Kranke Kinder
homöopathisch
behandeln

DR. HERMAN LEDUC

Kranke Kinder homöopathisch behandeln

Übersetzung aus dem Französischen
von Philip Gassmann

BECHTERMÜNZ VERLAG

Genehmigte Lizenzausgabe für
Weltbild Verlag GmbH, Augsburg 2001
Copyright © für die deutschsprachige Ausgabe
Droemersche Verlagsanstalt Th. Knaur Nachf., München 1990
Titel der belgischen Originalausgabe:
L' homœpathie à l'écoute de l'enfant
Copyright © 1986 by Didier Hatier, Brüssel
Das Werk einschließlich aller seiner Teile ist urheberrechtlich geschützt.
Jede Verwertung außerhalb der engen Grenzen des Urhebergesetzes
ist ohne Zustimmung des Verlages unzulässig und strafbar.
Das gilt insbesondere für Vervielfältigungen, Übersetzungen,
Mikroverfilmungen und die Einspeicherung und Verarbeitung
in elektronischen Systemen.
Umschlaggestaltung: Eisele & Bulach, Augsburg
Umschlagmotive: Bavaria Gauting (kleines Bild); Mauritius, Mitterwald (großes Bild)
Satzarbeiten: MPM, Wasserburg
Gesamtherstellung: Wiener Verlag, Himberg bei Wien
Printed in Austria
ISBN 3-8289-1827-1

Für meine Frau,
treue und unschätzbare Mitarbeiterin.

Für meine Kinder und Enkelkinder,
auf daß sie die menschliche Person respektieren.
Die ihrige und die der anderen.

Inhalt

Vorwort 17

ERSTER TEIL:
DIE KRANKHEIT UND IHRE BEDEUTUNG

I. Was ist Leben? 25
   1. Definition und Kennzeichen des Lebens 25
   2. Entstehung des Lebens 27

II. Was ist der Mensch? 31

III. Was ist Krankheit? 34

IV. Die Veranlagung zur Krankheit 38

V. Die Reaktionsfähigkeit 45
   1. Krankheit ist nicht das Leiden, sondern lediglich dessen Ausdruck 45
   2. Leiden spiegelt die Beeinträchtigung der Reaktionsfähigkeit wider 46
   3. Die Bedeutung der krankhaften Zustände, die einer schweren Krankheit vorausgehen 49
   4. Die Immunabwehr ist nur ein Aspekt der Reaktionsfähigkeit des Organismus 51
   5. Die Reaktionsfähigkeit und ihre Beziehung zu den Organen und den biologischen Funktionen 54
   6. Die Reaktionsfähigkeit des Organismus ist eine Energieform 56

7. Krankheit entsteht innerhalb des Organismus 57
8. Die Bedeutung der Krankheiten äußeren Ursprungs 58
9. Die homöopathischen Mittel wirken energetisch ... 63
10. Die allopathischen Mittel wirken chemisch 64

VI. Die Entstehung von Krankheit 68
  1. Chronische Krankheit und Reaktionsfähigkeit 68
    a) Die hyporeaktionelle Konstitution 69
    b) Die hyperreaktionelle Konstitution 75
    c) Die dysreaktionelle Konstitution 76
  2. Akute Krankheit 80

VII. Was bedeutet die Krankheit beim Kind? 90
  1. Physische Bedürfnisse 94
    a) Die Ernährung des Säuglings 94
    b) Die Ernährung des älteren Kindes 109
  2. Psychische Bedürfnisse 112
    a) Die Bedeutung unserer Urangst 114
    b) Das Bedürfnis nach Befriedigung 118
    c) Das Bedürfnis nach Selbständigkeit 120
    d) Widersprüchliche psychische Bedürfnisse 122
    e) Die Reaktion des Kindes auf seine Unzufriedenheit 124
    f) Negativismus aus Mangel an Selbständigkeit 126
    g) Freiheit und Selbständigkeit 131

VIII. Die Entstehung der gewöhnlichen Beschwerden des Kindes 135

ZWEITER TEIL: DIE THERAPIE

A. Allgemeine Überlegungen

I. Die Bedeutung des homöopathischen Mittels 151

II. Annäherung an das homöopathische Mittel 154

Inhalt

    1. Das Verhalten des Kindes 154
       a) Der Introvertierte 156
       b) Der Extrovertierte 173
    2. Eßgewohnheiten und Unverträglichkeiten von Gerüchen 190
       a) Verlangen 191
       b) Abneigungen 192
       c) Unverträglichkeiten 193
       d) Unverträglichkeit von Gerüchen 194
    3. Die Reaktionen auf Wärme und Kälte 195
    4. Besserung und Verschlimmerung allgemein 196
    5. Der Schmerz 199

III. Impfungen 202
    1. Die Impfung stimuliert die Immunabwehr, jedoch nicht die Reaktionsfähigkeit 202
    2. Die Impfung verschlechtert die Reaktionsfähigkeit.. 205
    3. Die Immunfähigkeit entspricht nicht der allgemeinen Widerstandskraft 206
    4. Der Impfstoff schafft einen künstlichen krankhaften Zustand 209
    5. Die Bedeutung der Schluckimpfung 211
    6. Was soll man von »homöopathischen Impfungen« halten? 214

B. Praktische Anwendungen

I. Die Krankheit und das homöopathische Mittel 217

II. Das Fieber 221
    1. Plötzliches Fieber 224
    2. Langsam beginnendes Fieber 231
    3. Wie findet man das richtige Mittel? 235
    4. Die Wichtigkeit des entzündlichen Stadiums ... 239
    5. Zusammenfassung: Mittel für akute Zustände ... 240

III. Allergien 243
   1. Die Ernährung des allergischen Kindes 248
   2. Hautallergie 253
      a) Seborrhoisches Ekzem 255
      b) Intertrigo (Wundsein, Hautwolf) 259
      c) Atopisches Ekzem 263
      d) Annäherung an das Mittel 278
   3. Atemwegsallergien 295
      a) Allergische Nasenschleimhautentzündung 296
      b) Heuschnupfen 297
      c) Asthma 301

IV. Erkrankungen des Verdauungstraktes 311
   1. Größere Verdauungsstörungen 313
      a) Erbrechen 313
      b) Durchfälle 323
      c) Enkopresis (Einkoten) 342
      d) Verstopfung 346
      e) Afterschrunde (Analfissur) 353
      f) Bauchschmerzen oder Koliken 354
      g) Hepatitis 365
   2. Leichtere Verdauungsstörungen 368
      a) Magenüberladung 368
      b) Erkrankungen des Mundes und der Zähne 370
      c) Schluckauf 385
      d) Hämorrhoiden 387
      e) Landkartenzunge 389
      f) Darmparasiten 390

V. Erkrankungen der Atemwege 394
   1. Schnupfen 395
      a) Initialstadium 395
      b) Ausflußstadium 397
      c) Nebenhöhlenentzündung 404
      d) Zusammenfassung 405
   2. Husten 406
      a) Luftröhrenentzündung 406
      b) Kehlkopfentzündung 409

c) Pseudokrupp 411
d) Kehldeckelentzündung 413
e) Bronchitis 414
f) Keuchhusten 434

VI. Hals-, Nasen- und Ohrenerkrankungen 444
   1. Nasen-Rachen-Entzündung 444
   2. Geschwollene Mandeln 447
   3. Erkrankungen der Ohren 449
      a) Ohrenentzündung 449
      b) Das äußere Ohr 457
   4. Nasenbluten 458
   5. Nebenhöhlenentzündung 461
   6. Angina 462
      a) Rote Angina 464
      b) Weiße Angina 466
      c) Zusammenfassung 470
   7. Zerklüftete und eitrige Mandeln 470

VII. Nervöse Beschwerden 472
   1. Die Nervosität des Kindes 472
      a) Gewöhnliche Nervosität 473
      b) Krankhafte Nervosität 476
   2. Kopfschmerzen 480
      a) Bedeutung 480
      b) Mittel 482
   3. Migräne 483
      a) Definition 483
      b) Lokalisierung 484
      c) Wahl des Mittels 487
      d) Zusammenfassung 494
   4. Konvulsionen und Epilepsie 496
      a) Fieber- und Affektkrämpfe 497
      b) Epilepsie 502
   5. Tics 509
   6. Lampenfieber 514
   7. Schlafstörungen 526
      a) Gelegentliche und chronische Schlaflosigkeit ... 528

    b) Annäherung an das Mittel 529
    c) Zusammenfassung 547

VIII. Erkrankungen der Augen 549
    1. Bindehautentzündung 549
    2. Gerstenkörner 552
    3. Lidrandentzündung 554
    4. Lidlähmung, Verletzung und Bluterguß 555
    5. Schielen 555

IX. Hautkrankheiten 558
    1. Windeldermatitis und Leiner-Krankheit 558
    2. Nesselsucht 560
    3. Hautjucken (Pruritus) 563
    4. Eiterflechte (Impetigo) 567
    5. Furunkel und Follikulitis (Haarbalgentzündung) ... 570
    6. Abszeß 572
    7. Nagelgeschwür (Panaritium) 573
    8. Pilzerkrankungen (Mykosen) 576
    9. Warzen 578
    10. Molluscum contagiosum (Dellwarzen) 584
    11. Akne 584
    12. Blutschwamm (Hämangiom) 585
    13. Pigmentale Leberflecken 586
    14. Schuppenflechte (Psoriasis) 587
    15. Scheibenrose (Stevens-Johnson-Syndrom) 588
    16. Insektenstiche 589
    17. Frostbeulen 590
    18. Verbrennungen und Sonnenbrand 592
    19. Haarausfall (Alopezie) 594
        a) Physische Ursachen 596
        b) Psychische Ursachen 596
    20. Bläschenausschlag und Gürtelrose 600
    21. Hautausschlag durch Lebensmittelvergiftung ... 601

X. Erkrankungen des Herz-Kreislauf-Systems 603
    1. Das Herz 603
        a) Endokarditis und Herzbeutelentzündung 603

b) Herzklopfen 604
2. Hämorrhagische Diathese (krankhafte
   Blutungsneigung) 609
   a) Purpura (Blutfleckenkrankheit) 609
   b) Meningokokkämie 612
3. Das Blut 613
   a) Beeinträchtigung der roten Blutkörperchen:
      Anämie 613
   b) Beeinträchtigung der weißen Blutkörperchen:
      Leukopenie 614

XI. Erkrankungen des Urogenitalsystems 616
1. Die Nieren 616
   a) Akute Nierenentzündung 616
   b) Albuminurie (Eiweiß im Harn) 618
2. Harnwege 618
   a) Harnwegsentzündungen und urologische
      Mißbildungen 618
   b) Blasenentzündung 619
   c) Bettnässen (Enuresis) 621

XII. Störungen des Genitalbereichs 625
1. Ständiges Masturbieren 625
2. Leistenbruch 626
3. Weibliche Genitalien 627
   a) Weißfluß 627
   b) Menstruationsstörungen 632
4. Männlicher Geschlechtsapparat 648
   a) Hydrozele (»Wasserbruch«) 648
   b) Hodenentzündung, Hodentorsion und
      Kryptorchismus 648
   c) Phimose (enge Vorhaut) 650
   d) Gynäkomastie (Brustentwicklung bei Jungen) .. 651

XIII. Allgemeine Beschwerden 653
1. Grippe 653
   a) Gewöhnliche Grippe 653
   b) Schwere Grippe 655

    c) Grippe mit Husten 657
    d) Darmgrippe 657
 2. Drüsenentzündung oder geschwollene Lymphknoten
    660
 3. Störungen der Schilddrüse 663
    a) Hypothyreose (Schilddrüsenunterfunktion) 663
    b) Hyperthyreose (Schilddrüsenüberfunktion) 666
 4. Reisekrankheiten 672
 5. Verletzungen 675
    a) Verletzungen im allgemeinen 675
    b) Schädeltraumen 677
    c) Verstauchungen, Verrenkungen, Schwäche der Knöchel 678
    d) Tortikollis (spastischer Schiefhals) 680
    e) Muskelkater 683
    f) Narben 683
 6. Ermüdung 685
    a) Mittel bei Introversion 688
    b) Mittel bei Extraversion 689
    c) Gelegentliche Müdigkeit 689
 7. Schwitzen 691
    a) Allgemeine Merkmale 691
    b) Lokalisierung 692
    c) Geruch 693
    d) Weitere Besonderheiten 694
 8. Schwindel 695

XIV. Erkrankungen der Gelenke, der Knochen, der Muskeln 697
 1. Gelenke 697
    a) Akuter Gelenkrheumatismus und Arthritis 697
    b) Sonstige Gelenkbeschwerden 698
 2. Knochen 700
 3. Muskeln 703

XV. Körperliches und geistiges Zurückbleiben 705
 1. Verzögerung und Stillstand der körperlichen Entwicklung 705
 2. Geistige Behinderung 706

XVI.	Kinderkrankheiten	709
	1. Masern	710
	2. Röteln	714
	3. Roseola oder Dreitagefieberexanthem	720
	4. Erythema infectiosum oder Fünfte Krankheit	720
	5. Windpocken	721
	6. Scharlach	723
	a) Normaler Scharlach	725
	b) Bösartiger Scharlach	726
	7. Mumps	728
	8. Pfeiffersches Drüsenfieber	731
XVII.	Notfälle	737
	1. Medizinische Notfälle	737
	a) Vergiftungen	737
	b) Schwere Erkrankungen	738
	2. Chirurgische Notfälle	738
	a) Blinddarmentzündung (akute Appendizitis)	738
	b) Darmeinstülpung (Invagination)	739
	c) Meckelsches Divertikel	739
	d) Akute Hodentorsion	740
XVIII.	Vererbte oder angeborene Krankheiten	741

Epilog 743
Arzneiformen und Potenzen 747
Literatur 748
Register 749
Verzeichnis der Arzneimittel 760

Vorwort

Dieses Buch richtet sich in erster Linie an den Laien. Sein Ziel ist, die Denkweise des homöopathischen Arztes und den Sinn seiner Behandlung verständlich zu machen.
Sollte man sich hierbei lediglich auf das Wesentliche beschränken? Sehr schnell wurde mir klar, daß eine Zusammenfassung der Hahnemannschen Lehre nicht ausreichen würde, um ihr Wesen verständlich zu machen, und man zwangsläufig auf die näheren Einzelheiten eingehen muß.
Dies ist auch der Grund, weshalb sich der erste Teil des Buches mit der »Philosophie« der Homöopathie befaßt: Meiner Meinung nach ist sie unerläßlich, um den Sinn der therapeutischen Handlung zu erfassen. Der zweite, praktische Teil des Buches handelt von den verschiedenen Beschwerden des Kindes und ihren homöopathischen Mitteln. Hierbei hätte ich mich darauf beschränken können, die für die jeweilige Erkrankung angezeigten Mittel aufzuführen, aber das hieße erneut, die Frage nach dem »Warum« unbeantwortet zu lassen. Folglich habe ich die Heilanzeigen der Mittel manchmal bis ins Detail angegeben. Aus diesem Grund ist dieser zweite Teil sehr ausführlich und wirkt daher auf manche anfangs verwirrend. Viele, die sich ein einfaches Handbuch erhoffen, werden ihn zu kompliziert finden. Andere Eltern möchten die homöopathischen Mittel jedoch genauer kennenlernen und werden froh sein über die genauen und ausführlichen Mittelbeschreibungen.
Es ist von grundlegender Bedeutung, zu erfassen, was ein homöopathisches Mittel überhaupt ist. Es ist nicht einfach ein »Medikament« oder irgendeine Substanz, sondern vielmehr ein lebendiges Wesen, welches im Krankheitsfall bei richtiger Wahl dem jeweiligen Zustand, dem »Sosein im Leben«, des Kindes entspricht.
Für diejenigen, die nicht so überzeugt und eifrig dabei sind oder die

es ganz einfach eilig haben, ist am Ende jedes Kapitels eine Zusammenfassung der wichtigsten Mittel für die jeweilige Erkrankung in Form von Stichworten oder einer Tabelle vorgesehen. Darüber hinaus könnte diese Abhandlung auch für Ärzte, insbesondere natürlich für Kinderärzte, die sich in Richtung Homöopathie entwickeln und mehr darüber erfahren möchten, von Interesse sein.
Interesse und ein möglichst vorurteilsfreier Geist sind wichtig zum Verständnis dieses Buches. Ein traditioneller, von der Richtigkeit und dem Alleinvertretungsanspruch der klassischen Medizin überzeugter Arzt sollte gar nicht erst damit anfangen. Er würde meine Äußerungen lächerlich finden und mich selbst als fortschrittsfeindlich, womöglich sogar als gefährlich bezeichnen. Die nichttraditionsgebundenen Ärzte, insbesondere die Anhänger der natürlichen Heilweisen und die Homöopathen, werden mich sicherlich eher akzeptieren, mitunter jedoch unter Vorbehalt, da sich meine Behandlungsweise nie völlig mit den von der traditionellen Medizin als »alternativ« bezeichneten Heilmethoden deckt. Ich bin weder Astrologe, Rutengänger, Erzieher noch Psychologe, sondern schlicht und einfach Arzt, genauer gesagt Kinderarzt, und ich habe mein gesamtes berufliches Leben, welches mittlerweile mehr als 40 Jahre umfaßt, dazu verwendet, den mir anvertrauten Kindern zu helfen, oder, bescheidener ausgedrückt, versucht, ihnen zu helfen. Mein »Erfolg« war mir nie wichtig, ich wollte vor allen Dingen nützlich sein.
Der Arztberuf ist nicht einfach. Er beinhaltet eine riesige Verantwortung. Der Patient vertraut dem Arzt sein kostbarstes Gut an: seine Gesundheit und sogar sein Leben. Eine geradezu erdrückende Last, die die Kräfte von manchen bisweilen übersteigt. Hierbei denke ich weniger an die ohnehin hart auf die Probe gestellte physische Widerstandskraft als an die psychische Belastbarkeit. Das Wohl des Patienten liegt nicht immer dort, wo er es vermutet, und es kommt öfters vor, daß er vom Arzt eine Therapie erwartet, die in Wirklichkeit gar nicht angebracht ist.
Ein einfaches Beispiel sind die Mandeln. Viele Eltern, die bei ihrem Kind eine Vergrößerung der Mandeln feststellen, sehen darin die Wurzel sämtlicher Beschwerden und erwarten natürlich, daß sie entfernt werden. Oftmals ist dies überhaupt nicht angezeigt. In diesem Fall obliegt es dem Arzt, dem Druck der Eltern nicht nachzugeben, auch auf die Gefahr hin, daß sie sich einen neuen Arzt suchen.

Fälle dieser Art stellen den Arzt manchmal vor die sehr schwere Wahl der jeweils anzuwendenden Therapie. Diese sollte in jeglicher Hinsicht die beste und nicht diejenige mit den spektakulärsten Wirkungen sein, welche im übrigen nicht zwangsläufig die tiefgreifendsten sind und obendrein noch das Risiko von schädlichen Nebenwirkungen beinhalten. Schnelle Lösungen beeindrucken und beruhigen den Patienten, unter Umständen jedoch auf seine eigenen Kosten.
Dies ist eine Form von Verantwortung, vor der Ärzte manchmal zurückschrecken. Manche behandeln selbst die banalsten Infektionen mit starken Antibiotika – nicht zum Wohle des Patienten, welcher durchaus mit einfacheren Mitteln oder gar von selbst gesunden würde, sondern um jeglichen Vorwurf seitens des Patienten, anderer Ärzte oder unter Umständen sogar von seiten der staatlichen Gesundheitsbehörden zu vermeiden. Es kann vorkommen, daß ein Patient an einer akuten Infektion stirbt, ganz egal, wie sie behandelt wird. Der Arzt ist sich dieser Tatsache bewußt, und seine Angst vor Vorwürfen bestimmt leider den häufig völlig unnötigen Einsatz von Antibiotika.
Der Arztberuf beinhaltet nicht nur Verantwortung, sondern auch unaufhörliches Lernen. Wir sind Zeugen großer Entdeckungen, das medizinische Wissen um die Beschaffenheit von Krankheiten und ihre jeweiligen Therapien schreitet in Windeseile voran, ständige Weiterbildung ist unumgänglich.
Wenn wir auch Krankheiten bis in ihre kleinsten mikrobiologischen Details immer besser kennenlernen, so heißt das noch lange nicht, daß wir den Menschen besser verstehen. Die beachtlichen medizinischen Entdeckungen sind ein treues Abbild unserer eher technisch als menschlich orientierten Zivilisation.
Ich frage mich, ob es jemals soviel Gewalt gegeben hat wie heutzutage. Gewalt, die man auch im Bereich der Medizin vorfindet, wenn Leben zerstört wird, statt Leben zu erhalten (Abtreibung, Euthanasie). Kann man hier überhaupt noch von medizinischem »Fortschritt« reden? Selbst wenn eine Abtreibung gerechtfertigt zu sein scheint (Mißbildung des Fötus, Erbkrankheit), ist und bleibt sie ein Unding. Andere haben es bereits gesagt: Man beseitigt den Kranken, weil man nicht in der Lage ist, seine Krankheit zu beseitigen. Das gute Beispiel wird mittlerweile nicht mehr von den »zivilisier-

ten« Ländern gegeben, vielleicht kommt es in Zukunft aus der Dritten Welt.

Aber darum geht es hier nicht. Vielmehr möchte ich die Tatsache belegen — ohne die traditionelle Medizin grundsätzlich zu kritisieren, deren Kenntnis ich für unumgänglich halte —, daß die Kenntnis des Patienten nützlicher ist als die seiner Krankheit. Natürlich geht das eine nicht ohne das andere, aber das Verständnis des menschlichen Wesens halte ich für vorrangig. Die Krankheit ist gewissermaßen nur ein »Ding«, allerdings nicht im statischen Sinne, denn sie »lebt« ja: Sie hat einen Anfang, eine Entwicklung und ein Ende. Diese Bewegung jedoch entstammt nicht ihr selbst; die Krankheit lebt nur durch denjenigen, der an ihr erkrankt ist: der Patient. Die Krankheit existiert nur, weil es einen Patienten gibt. Es gibt nicht zuerst eine Krankheit und dann einen Kranken. Nein, zuerst gibt es ein lebendiges, in der Regel gesundes Wesen, welches aus verschiedenerlei Gründen, auf die wir im späteren noch näher eingehen werden, ein Leiden aufweist, welches äußerlich betrachtet als Krankheit in Erscheinung tritt.

So wie man nicht in der Lage ist, ein Problem zu lösen, das man nicht kennt oder nicht verstanden hat, kann man ebensowenig einen Kranken heilen, dessen Krankheit man nicht kennt. Dennoch kann man sich nicht auf die Krankheit beschränken. Es geht vielmehr darum, durch die Krankheit den Kranken zu entdecken, das Wesen, das er ist, mit anderen Worten, das Leiden zu verstehen, das er durch seine Krankheit ausdrückt. Es genügt nicht, die Symptome oder die Krankheit selbst zu beseitigen, um den Patienten zu heilen. Vielmehr muß man sich in einer Art und Weise um ihn kümmern, die ihm dazu verhilft, das Leiden zu überwinden, dessen Ausdruck die Krankheit ist.

Die Symptome des Kindes besitzen eine Bedeutung, die nicht etwa in der Krankheit selbst enthalten ist, sondern in der Art und Weise, wie sie durch den Organismus bekämpft wird. Die Bedeutung der Krankheit näher zu ergründen ist das Ziel meiner Bemühungen, und ich lade Sie ein, mich hierbei zu begleiten.

Ein völlig gesunder Mensch verspürt keinerlei unangenehme Empfindungen, da alle körperlichen Vorgänge reibungslos vor sich gehen. Er spürt nicht, wie sein Körper »funktioniert«. Natürlich hat er physiologische Bedürfnisse wie Hunger, Durst usw., aber diese sind in der Regel nicht schmerzhaft. Das Leben fließt ungehindert durch seine Adern. Jegliche unangenehme Empfindung ist demnach Folge einer Beeinträchtigung der Lebenskraft. Hier entsteht Leiden, eine Störung dessen, was den Sinn eines lebendigen Wesens ausmacht. Um Krankheit zu verstehen, muß man Mensch und Leben verstehen. Dies ist das Ziel des ersten Kapitels.

Warum ich dieses Buch geschrieben habe? Fast täglich bitten mich Eltern, ihnen Bücher zu empfehlen als Wiederholung oder Vertiefung der Ratschläge, die sie von mir bekommen. Mittlerweile gibt es eine Vielzahl von Gesundheitsratgebern für Kinder. Ich kenne jedoch kein einziges, das das Kind in seiner Gesamtheit — als Einheit, bestehend aus dem materiellen Körper und der Seele — behandelt. Einige handeln von der physischen, andere von der psychischen Gesundheit, aber kein einziges betrachtet beide gleichzeitig. Im übrigen unterscheidet sich meine persönliche Art und Weise, das Problem des kranken Kindes anzugehen, grundlegend von der vieler Ärzte (sogar von Anhängern der Naturheilkunde), so daß es mir zweckmäßig schien, die Ratschläge, die ich den Eltern für ihre Kinder mitgeben will, zu Papier zu bringen.

Man sollte dieses Buch nicht nur mit dem Ziel lesen, ein gutes Schnupfen-, Angina- oder Hustenmittel zu finden. Selbstverständlich sind diese irgendwo aufgeführt, aber das betrachte ich als zweitrangig. Wenn auch jede ärztliche Sprechstunde zu einer Verschreibung führt, sollte die anfängliche Vorgehensweise eine andere sein. Das Wesentliche einer Sprechstunde liegt in dem, was vor der Verschreibung eines Medikamentes geschieht, welches im übrigen nur dann seinen Sinn hat, wenn alles Vorhergehende verstanden und angewendet wird. Ich möchte den Eltern verständlich machen, warum eine Krankheit auftritt und was sie tun können, um zu vermeiden, daß sie sich wiederholt. Darüber hinaus möchte ich sie dazu bringen, alles Notwendige zu tun, damit ihre Kinder gesund bleiben.

Es versteht sich von selbst, daß ich ihnen im Krankheitsfall genaue Anweisungen geben werde, gleichzeitig aber darauf hinweisen werde, daß die angewendete Therapie nur dann einen Sinn hat, wenn sie anschließend etwas unternehmen, um die Gesundheit ihres Kindes zu verbessern. Eine akute Erkrankung, wie zum Beispiel eine Angina mit 40° Fieber, bedarf einer sofortigen Behandlung. Wesentlich ist aber, daß die Eltern jetzt begreifen — und zwar ganz besonders bei den chronischen Fällen —, daß diese Erscheinung nur die mangelhafte Widerstandskraft des Kindes reflektiert, deren man sich vor allem anderen annehmen sollte. Dies ist die Botschaft, die ich Ihnen in den verschiedenen Kapiteln dieses Buches vermitteln will.

ERSTER TEIL

Die Krankheit und ihre Bedeutung

I.

Was ist Leben?

Die nun folgenden Überlegungen mögen dem einen oder anderen uninteressant und überflüssig erscheinen, ich selbst halte sie für unumgänglich zum Verständnis des Phänomens Krankheit. Ich will aufzeigen, daß das Leiden des Patienten nicht in der Krankheit selbst begründet liegt. Sie ist nur dessen äußere Erscheinung. Das Leiden eines Lebewesens ist die Widerspiegelung der Beeinträchtigung seiner Lebensqualität, und diese gilt es über sein Krankheitsbild zu erfassen. Da es um die Beeinträchtigung des Lebens geht, wollen wir fragen, was Leben überhaupt ist.

1. Definition und Kennzeichen des Lebens

Was ist Leben? Eine Vielzahl von Wissenschaftlern und ebenso viele Philosophen haben sich mit diesem Problem befaßt, ohne darauf eine wirklich befriedigende Lösung bieten zu können.
Im Grunde genommen, so werden manche erwidern, gibt es keine Antwort auf diese Frage, da es verschiedene Ebenen von Leben gibt. Das Leben eines Einzellers unterscheidet sich natürlich zutiefst von dem eines so komplizierten Wesens wie dem Menschen. Beide sind lebendige Wesen und doch völlig verschieden. Eine grundlegende Gemeinsamkeit besteht dennoch: Beide sind lebendig.
Das Leben an sich ist eigentlich nicht erkennbar. Man nimmt es nur in seinen verschiedenen Äußerungen wahr, und diese ändern sich je nach dem Grad der jeweiligen Ausformung, der Vervollkommnung des Lebewesens, so daß sich eine Bakterie anders verhält als ein Säugetier und umgekehrt. Beiden gemeinsam ist jedoch,

daß sie durch Anfang und Ende bestimmt sind. Im Gegensatz zur leblosen Materie ist auch das winzigste Lebewesen immer die Frucht eines ersten Lebensfunkens. Von diesem ausgehend, entwickelt sich das Leben während einer kürzeren oder längeren Zeitspanne, um schließlich mit dem Tod zu enden. Das, was dieses lebendige Wesen von Geburt bis zum Tode kennzeichnet und am Leben erhält, ist der Assimilationsvorgang, durch den es seine eigene Substanz hervorbringt. Der Mensch ist das schönste Beispiel hierfür: Aus einer einzigen Ursprungszelle ist er in der Lage, ein Wesen von unglaublicher Vielfalt heranzubilden, das im gesamten Universum seinesgleichen sucht.

Ein Lebewesen wird durch seine Fähigkeiten zur Assimilation, aber auch durch die ihm innewohnende Bewegung gekennzeichnet. Bewegung ist ein charakteristisches Merkmal jedes Lebewesens, selbst in seiner einfachsten Form. Eine Pflanze zum Beispiel ist selbstverständlich durch ihre Wurzeln mit dem Boden fest verbunden, erfährt aber trotzdem ständig Bewegung: einerseits die gewissermaßen passive Bewegung des Pflanzensaftes, der in ihr zirkuliert, andererseits eine aktive Bewegung, mit deren Hilfe sie sich so ausrichtet, daß sie die Sonnenstrahlen sowie die in der Atmosphäre enthaltenen Nährstoffe bestmöglichst aufnehmen kann.

Die charakteristischen Merkmale eines Lebewesens sind: Geburt, Wachstum, Bewegung. In der Regel fügt man noch seine Fortpflanzungsfähigkeit hinzu, doch dies ist nicht ganz zutreffend, da die Kristalle ebenfalls diese Fähigkeit besitzen. Von diesen drei Merkmalen des Lebens ist die Bewegung eigentlich die spezifischste. Bewegung ist allgegenwärtig. Bewegung belebt sämtliche lebenswichtigen Vorgänge, seien es aktive, willentlich hervorgerufene Äußerungen wie zum Beispiel Sprechen, Gehen, Essen oder vegetative Vorgänge wie Kreislauf, Atmung, Verdauung usw. Innerhalb jeder Zelle des Organismus wird der Assimilations- und der Ausscheidungsprozeß durch Bewegung ermöglicht. Es gibt kein Leben ohne Bewegung, aber jede Bewegung setzt eine Energie voraus. Woher kommt sie?

2. Entstehung des Lebens

Es gab nicht immer Leben auf der Erde. Die Biologen haben versucht herauszufinden, wie Leben entstanden ist und wodurch es sich von der Materie unterscheidet.
Das Leben, so wie es sich heutzutage bei einem Lebewesen äußert, ist aerob, mit anderen Worten: Es benötigt Sauerstoff. Da dieser in der ursprünglichen Erdatmosphäre nicht in ausreichendem Maße enthalten war, konnte es zunächst auch kein Leben geben. Die Synthese der grundlegenden Bestandteile lebendiger Materie wurde jedoch durch die Sonneneinstrahlung ermöglicht, deren Ultraviolettstrahlen ursprünglich noch nicht durch die Ozonschicht aufgehalten wurden.
Der Sonnenstrahlung verdanken wir, ausgehend von Wasser- sowie Kohlenstoffverbindungen, die Synthese gewisser Substanzen wie der Kohlehydrate sowie im folgenden der Aminosäuren und Nukleotide, welche die Grundsubstanz lebendiger Materie darstellen. Hat sich diese Grundsubstanz einmal gebildet, so stellen wir fest, daß sie, im Gegensatz zur leblosen Materie, aus der sie sich zusammensetzt, von Bewegung beseelt wird. Diese Bewegung tritt nur deshalb in Erscheinung, weil sie durch Energie hergestellt wurde. Dank der Sonnenstrahlung entsteht Energie, eine der wesentlichen Eigenschaften eines Lebewesens, im Grunde genommen die wichtigste, da sie alle weiteren bestimmt.
Diese erste Äußerung von Energie ist bei dem einfachsten Lebewesen, der Pflanze, feststellbar. Mit Hilfe der Photosynthese stellt die Pflanze Glukose in Form von Stärke her. Tiere, energieabhängig wie jedes andere Lebewesen, sind ihrerseits nicht in der Lage, Glukose zu synthetisieren. Folglich müssen sie zur Sicherung ihres Energiehaushaltes auf die in der Pflanze enthaltene Glukose zurückzugreifen, wobei sie noch in den Genuß weiterer Nährstoffe gelangen, zum Beispiel der Stickstoffverbindungen. An dieser Stelle wird die grundlegende Bedeutung von Bewegung deutlich, mittels deren sich das Tier das beschaffen kann, was es zum Leben benötigt. Es handelt sich hier bereits um eine sehr ausgeprägte Form von Bewegung. Wäre ein Tier wie eine Pflanze durch Wurzeln an den Boden gebunden, könnte es nicht überleben. Bewegung ist demnach eines der Grundmerkmale des Tieres, wobei, wir sahen es

bereits, die Pflanze bereits eine Art Bewegung aufweist, die in ihrer Fähigkeit zum Ausdruck kommt, sich dem Lichte zuzuwenden. Wenden wir uns nun der Form von Leben zu, die uns näher interessiert: dem menschlichen Leben.

Wir wissen, daß der Körper aus Zellen gebildet wird. Jede Zelle ist ein eigenes Wesen und bildet in sich eine Einheit. Die Zelle besteht aus dem Zytoplasma und dem Zellkern. Das Zytoplasma ist Sitz einer Vielzahl von enzymatischen (energetischen) Vorgängen, die den Stoffwechsel im gesamten Organismus gewährleisten. Im Zellkern befinden sich die Chromosomen, kleine, in der Hauptsache durch eine bestimmte Aminosäure, die Desoxyribonukleinsäure (DNS), gebildete Stäbchen. Unsere Chromosomen sind von grundlegender Bedeutung, da sie sämtliche Eigenschaften, die unsere Individualität ausmachen, mit anderen Worten unser gesamtes genetisches Erbgut sowie unsere Immunanlagen, in sich tragen. Unsere physischen und psychischen Eigenschaften, unsere Veranlagung für bestimmte Krankheiten, unsere Lebensdauer (Unfall ausgenommen), all dies ist in unseren Chromosomen enthalten.

Auch wenn wir in der Lage sind, die Grundlagen des Lebens, die Zelle und insbesondere den Zellkern und dessen Bestandteile genau zu bestimmen, hilft es uns herzlich wenig, wenn es darum geht, dessen Ursprung zu ergründen. Die individuellen Merkmale jedes einzelnen sowie sämtliche Veranlagungen sind in den Chromosomen enthalten, das steht fest. Aber was veranlaßt diese Merkmale, in Erscheinung zu treten? Tatsache ist, daß die Chromosomen nach dem Tode weiterexistieren, und zwar in derselben Form wie zuvor, als der Mensch noch am Leben war. Das für die verschiedenen enzymatischen Prozesse benötigte Material, das heißt alles, was zur Sicherung des Stoffwechsels benötigt wird, ist somit weiterhin vorhanden. Aber das Ganze ist leblos, da das Wichtigste fehlt: der notwendige Lebensatem, der das Programm verwirklicht.

Wie kommt es, daß das Leben zu einem bestimmten Zeitpunkt zum Vorschein kommt, um später wieder zu verschwinden? Wir wissen es nicht. Wir können lediglich feststellen, daß es am Anfang jedes (menschlichen) Lebens eine Ursprungszelle gibt, die jedoch im Unterschied zu »normalen« Zellen eine Kraft enthält, eine *Energie*, die analog ihrer Chromosomen und deren Merkmale ein sehr spezifisches Wesen heranbildet. Im Grunde genommen gibt es zwei

Arten von zellulären Bestandteilen. Zum einen die stabilen Substanzen, welche insbesondere die Chromosomen bilden, wie zum Beispiel die DNS. Diese Substanzen sind stabil, da sie die ihrer Entstehung vorausgehende Energie ein für allemal gespeichert haben. Sie sind so gut wie unzerstörbar, so daß es nicht auszuschließen ist, daß man zum jetzigen Zeitpunkt im Universum Aminosäuren vorfindet, die vor Millionen von Jahren einmal ein Lebewesen gebildet haben. Sie bestehen als solche ohne eigentliche dynamische Wirkung, das heißt ohne Energiefreisetzung. Andere Substanzen hingegen sind richtige Energiespeicher, und ihre Aufgabe besteht darin, diese Energie im Bedarfsfall wieder freizusetzen. Dies gilt insbesondere für das ATP (Adenosintriphosphat), die grundlegende Energiespeicherform von Lebewesen.

Wenn auch diese stabilen Substanzen grundlegender Natur sind, so haben sie dennoch keinerlei dynamische Wirkung. Sie sind im Grunde genommen völlig statisch. Ihr bloßes Vorhandensein reicht nicht, um ihre Wirkung zu entfalten. Hierzu bedarf es der Dynamik energiefreisetzender Substanzen. Mit anderen Worten: Sämtliche in den Chromosomen (stabile Substanzen) enthaltene Eigenschaften sowie jegliche Zellularprozesse treten nur dann in Erscheinung, wenn die Zelle durch Energie belebt wird.

Wir verfügen über eine sehr genaue Kenntnis der Zellbestandteile, ihrer Funktionen sowie der Energie, die sie antreibt. Die notwendigen Bedingungen des Lebens sind uns ebenfalls bekannt, und trotzdem ergibt sich aus alledem keinerlei Lösung auf die Frage: »Was ist Leben?« Gewiß besteht es sowohl aus statischen wie auch aus energetischen Bestandteilen, aber dies gibt uns keine Auskunft darüber, warum diese Energie zu einem bestimmten Zeitpunkt auftritt (bei der Empfängnis) und warum sie zu einem anderen, ebenso definitiven Zeitpunkt (beim Tode) wieder verschwindet.

Von alledem schlage ich vor festzuhalten, daß Energie eine der grundlegenden Eigenschaften des Lebens darstellt, da durch sie die verschiedenen Bestandteile der Zelle und insbesondere die Chromosomen ihre Funktion überhaupt erst ausüben können. Leben ist grundsätzlich nur durch die Vereinigung dreier Elemente möglich: Aminosäuren (Konstruktionsmaterial), genetisches Erbgut (Konstruktionsplan, der »Architekt«) und Energie (sie belebt den Plan und ermöglicht die Konstruktion). Von diesen drei Elementen scheint mir die Energie am wichtigsten zu sein. Sie steht am Anfang sämtlicher Lebensäußerungen: Assimilation, Wachstum, Fortpflanzung. Verschwindet sie, stirbt das Leben. Um Leben zu schützen, gilt es demnach, *die Lebensenergie nicht zu beeinträchtigen.* Darin besteht die Rolle des Menschen und insbesondere des Arztes. Welche Bedeutung hat nun der Mensch in bezug auf das Leben? Welchen Platz hat er in der biologischen Welt, in der Biosphäre?

II.

Was ist der Mensch?

Der Mensch befindet sich an der Spitze der Lebensleiter. Er ist das am weitesten entwickelte, differenzierteste Lebewesen. Ohne Stellung für oder gegen die Evolutionstheorien einnehmen zu wollen, möchte ich im folgenden einige Überlegungen zur Bedeutung des Lebewesens und insbesondere des Menschen anstellen.
Es scheint so gut wie sicher zu sein, daß das Leben zu einem bestimmten Zeitpunkt in der Geschichte des Universums aus der Leblosigkeit aufgetaucht ist. Wie wir bereits gesehen haben, wurden dank der Sonneneinstrahlung in der ursprünglichen Erdatmosphäre energetische Bedingungen geschaffen, die die Synthese von sehr einfachen organischen Substanzen ermöglichten. An der Oberfläche der Meere bildete sich eine Art Algen. Aus diesem »Brei« entstanden bereits differenziertere Formen von Leben. Ein Lebensfunken entsprang der leblosen Materie.
Alles auf dieser Erde, die gesamte lebendige oder leblose Materie, befindet sich in einer durch Raum und Zeit begrenzten Welt. Der entscheidende Punkt liegt jedoch darin, daß der Mensch nicht nur eine sich im Universum aus Raum und Zeit bewegende lebendige Materie ist, sondern auch Geist. Dieser Geist unterliegt weder Zeit noch Raum, vielmehr beherrscht er sie. Es liegt auf der Hand, daß der Geist als solcher nicht der Materie entstammen kann. Sicherlich mußte diese einen bestimmten Entwicklungsgrad aufweisen, aber dies allein ist noch keine ausreichende Erklärung für die Entstehung des Geistes.
Ich werde mich nicht weiter vorwagen, sondern mich damit begnügen festzustellen, daß das Universum und seine Bestandteile, seien sie leblos oder lebendig, zwar eine Erklärung für die Entwicklung des Menschen ermöglichen, aber keinerlei Antwort auf die Frage

nach dem Ursprung des Geistes bietet. Die christlichen Philosophen sind natürlich der Meinung, daß dieser Ursprung das Wirken Gottes voraussetzt, aber das ist ein anderes Thema.

Wenn der Geist Raum und Zeit beherrscht, ist es naheliegend, daß dies ebenso für die lebendige Materie zutrifft. Folglich müßte der Sinn des Menschen in der »Zelebration des Geistes« (so Teilhard de Chardin) liegen, und dies ist auch durchaus einleuchtend, wenn man beobachtet, was um einen herum geschieht.

Jeder kann die Tatsache beobachten, daß es — je nach Entwicklungsgrad — Unterschiede im Verhalten organisierter Lebewesen gibt. Alle organisierten Lebewesen halten sich an das, was ihnen am meisten Wohlbefinden bietet. Ein Tier geht instinktiv auf das zu, was ihm entspricht bzw. was es befriedigt. Der Mensch verhält sich da etwas anders, unterscheidet er sich doch vom Tier hauptsächlich durch seine Fähigkeit, zu denken, zu kritisieren und durch die ihm verfügbare Freiheit.

Freiheit ist sicherlich das wichtigste Kriterium. Auch wenn die Fähigkeit des Menschen, zu denken und zu kritisieren, ihn auf die »Zelebration des Geistes« ausrichtet, kann er doch dank seiner Freiheit hierauf verzichten und irgendeinem Weg folgen, der ihn von seiner wahren Bestimmung abbringen wird. Wie kommt es dazu?

Der Mensch, wir sagten es bereits, ist sowohl Körper als auch Geist. Das materielle Wesen, das er ist, kann nicht vom geistigen Wesen getrennt werden. Beide sind miteinander so tief verbunden, daß sie praktisch eins sind. Der Körper hat Bedürfnisse, die erfüllt werden müssen. Die Fähigkeit, über den Rest der Welt zu herrschen, verdankt der Mensch jedoch seinem Geist. Der Geist steht demnach an erster Stelle. Folglich sollte er über den Körper bestimmen und nicht umgekehrt.

Trotzdem sollte der Mensch seinem Körper keine Gewalt antun. Im Gegenteil, er sollte sich um dessen vollkommene Entfaltung bemühen, damit der Geist voll und ganz zur Geltung kommen kann. Häufig stellen wir jedoch fest, daß der Mensch den Geist seinem Körper unterordnet. Unsere gesamte materialistische Zivilisation, unsere gesamte Konsumgesellschaft, beweist es nur zu gut.

Wir streben nach Glück, ohne es jemals zu erreichen. Glück ist keine statische, ein und für allemal zu regelnde Angelegenheit, sondern eine fortwährende Bewegung auf der Suche nach der Erfüllung unseres Geistes. Vielleicht wird sie niemals durch und durch erfolgreich sein, aber jeder Fortschritt in dieser Richtung ist gleichbedeutend mit etwas mehr Glück.

Da unser Geist und unser Herz nicht ausschließlich im Dienste unserer eigenen Person stehen, sollten sie es uns ja gerade ermöglichen, andere Menschen wahrzunehmen, ihre körperlichen Bedürfnisse zu befriedigen und gleichzeitig auf ihre intellektuellen und gefühlsmäßigen Sehnsüchte einzugehen. Wir können nicht einfach unser Glück auf egoistische Art und Weise leben, vielmehr sollten wir der Versuchung widerstehen, uns der Außenwelt zu verschließen, andere zu beherrschen und zu besitzen. Das Glück des Menschen liegt nicht im Besitz, sondern im Geschenk. Er verwirklicht sich in dem Maße, wie er gibt. Dies gilt für sämtliche Bereiche des Lebens.

All diese Überlegungen mögen völlig überflüssig erscheinen, und trotzdem gehören sie ganz zum Thema dieses Buches. Das Glück des Menschen hängt ebenso wie seine Gesundheit von seinem inneren Gleichgewicht ab. Jeder Verstoß gegen die inneren Gesetze und Werte des Menschen ist Ursache für psychische und für physische Störungen. Ich gehe sogar so weit zu behaupten, daß Krankheit aus der Schicksalsverweigerung des Menschen entsteht. Mit anderen Worten aus der Weigerung, sich Schwierigkeiten auszusetzen, aus sich herauszugehen, um es sich statt dessen bequem zu machen und lediglich egoistischen, materiellen Befriedigungen nachzugehen.

III.

Was ist Krankheit?

Wenn man eine Kugel auf einer glatten Oberfläche zum Rollen bringt, wird die sie antreibende kinetische Energie aufgrund äußerer Widerstände sowie physischer Gesetze, wie dem der Schwerkraft, zunehmend schwächer werden, bis die Kugel schließlich zum Stillstand kommt. Nehmen wir einmal an, die Kugel sei nicht ganz rund. Bei gleichbleibender kinetischer Energie wird sie jetzt früher stehenbleiben. Auf einer rauhen Oberfläche wird die kinetische Energie noch schneller erschöpft sein.
Soeben haben wir vom Leben gesprochen. Es kann bei Mensch und Tier schlicht und einfach als Äußerung physischer wie auch psychischer Energie betrachtet werden. Jedes Lebewesen trägt in sich von Geburt an eine bestimmte Menge Energie, welche bereits im genetischen Erbgut seiner Ursprungszelle enthalten ist. Dieses genetische Erbgut und seine Bestandteile sollten nicht mit der zuvor erwähnten Lebenskraft verwechselt werden. Die Lebenskraft ist nicht das genetische Erbgut, sie ist vielmehr das, was diesem Erbgut Leben verleiht. Es ist beeindruckend festzustellen, daß die gesamte Lebenskraft, die dem Wesen von der Geburt bis zum Tod Leben verleihen wird, bereits in der winzigen Ursprungszelle enthalten ist.
Diese in der ersten Zelle enthaltene potentielle Energie, die es ihr ermöglichen wird, ein sehr kompliziertes Lebewesen zu werden, ist zeitlich begrenzt, wobei diese Lebensdauer ebenfalls in unseren Chromosomen determiniert ist.
Die Zeitspanne, während derer sich unsere Lebenskraft äußern wird, kann natürlich durch einen Unfall verkürzt werden. Unter Unfall ist all das zu verstehen, was diese Lebenskraft beeinträchtigt

und nicht von vornherein vorgesehen bzw. programmiert war. Unfall bedeutet jedoch nicht zwangsläufig Verletzung durch Autounfall oder dergleichen. Nein, das Unvorhergesehene kann auch eine Krankheit sein, die von außen kommt (beispielsweise Parasitenbefall), oder aber, was am häufigsten der Fall ist, eine Krankheit, die in uns selbst entsteht und nicht programmiert war. Krankheit muß folglich als etwas Unerwartetes, als »Unfall« bezeichnet werden. Gewiß sind manche Krankheiten bereits in unseren Genen enthalten, es sind die Erbkrankheiten, deren Anzahl zur Zeit infolge von Mutationen im Wachsen begriffen ist, aber diese stellen nur eine Minderheit dar. Die meisten Erkrankungen sind nicht in unseren Genen enthalten und könnten demnach auch vermieden werden.

Zu behaupten, der Mensch sei dazu bestimmt, an Altersschwäche und nicht an einer Krankheit zu sterben, wäre sicherlich eine große Vereinfachung. Die akuten Erkrankungen, an denen man in der Regel nur äußerst selten stirbt, bestätigen allerdings diese Annahme. Man könnte also folgern, daß die akuten (tödlichen) Krankheiten vermeidbar sind oder zumindest vermeidbar sein sollten. Ganz anders, wird man einwenden, verhält es sich mit den chronischen Krankheiten, die ja heutzutage häufig zum Tode führen. Auch dies halte ich jedoch nicht für »normal«. Man spricht zwar in diesem Zusammenhang von der »Logik des Lebendigen«, aber meines Erachtens ist es unlogisch anzunehmen, daß die Organisation des Lebendigen, die sich zwangsläufig in Richtung einer immer größer werdenden Vielfalt und zunehmender Lebensqualität entwickelt, in ihrem Ursprung einen Fehler enthält. Dies wäre die Verneinung dessen, was sie erschafft. Die Tatsache, daß jedes Lebewesen einmal stirbt, deutet natürlich darauf hin, daß die Ursprungszelle von vornherein potentiell eine Störung enthält. Diese kommt aber erst nach gewisser, ortsspezifisch unterschiedlich festgelegter Zeit zum Ausdruck. Tritt der Tod jedoch früher als vorgesehen ein, so handelt es sich offensichtlich um die Folge einer Beeinträchtigung des Lebens, die unter optimalen Bedingungen nicht hätte stattfinden müssen. Ursprünglich gab es keine genetischen Krankheiten. Sie sind die Folge von Veränderungen des genetischen Erbgutes mit unterschiedlicher Ursache: die Umwelt ganz allgemein (insbesondere durch den sich ständig verstärkenden Einfluß ionisierender Strahlungen), Aufnahme oder Berührung von toxischen Substanzen usw. Hat die Mutation einmal stattgefunden, wird sie unweigerlich weitervererbt. Die genetischen Krankheiten sind im jetzigen Stadium unvermeidlich. Die Rolle des Arztes beschränkt sich hierbei darauf, deren Folgen so gut wie möglich zu korrigieren.

Läßt man einmal die Erbkrankheiten beiseite, könnte man davon ausgehen, daß unsere Erbanlage in ihrem Ursprung gesund ist, das heißt keinerlei Krankheiten in unseren Chromosomen enthalten sind. Es müßte uns also möglich sein, ohne Krankheit zu leben und im Alter zu sterben nach der für die menschlichen Gattung vorgesehenen Zeitspanne. Die Realität sieht anders aus: Kaum ein Mensch entgeht Krankheit und Leid, wobei hiermit nicht die Folgen von Unfällen, von Verletzungen oder von Wunden gemeint sind, sondern Störungen ohne jegliche erkennbare äußere Ursache. Daraus folgt, daß unsere genetische Erbanlage, selbst wenn sie keine klar definierbare Krankheit enthält, eben doch nicht perfekt ist. Dies wiederum läßt den Schluß zu, daß wir alle die potentielle Veranlagung zur Beeinträchtigung unserer Lebenskraft und unseres Gleichgewichts in uns tragen. Diese Beeinträchtigung äußert sich als Leiden.

Jeder kennt die durch Legenden und Mythen überlieferte Geschichte vom Paradies auf Erden. Wenn dieses Thema über die Jahrhunderte erhalten und verbreitet wurde, dann sicherlich deshalb, weil es uns eine Wahrheit oder zumindest eine Erklärung für das Schicksal des Menschen und sein Leiden bietet. Auch hier handelt es sich wohl um eine vereinfachte Darstellung der Dinge, aber sie zeigt auf, wie der Mensch sein eigenes Leid erschaffen hat.

Die erste Sünde des Menschen, und dies erscheint mir ganz wesentlich, war eine Sünde wider den Geist. Im Grunde genommen die schwerwiegendste Sünde überhaupt, da sie gerade den Bereich betrifft, der uns von anderen Lebewesen unterscheidet. Der Mensch, wir sagten es bereits, sollte den »Geist zelebrieren« (Teilhard de Chardin), ihm den ersten Platz einräumen. Weicht er von diesem Auftrag ab, ist sein Leiden unvermeidlich, da er sich von dem Weg entfernt, der ihn zur Erfüllung seines Wesens und somit zum Glück führt.

Wenn wir davon ausgehen, daß der Mensch von Anbeginn der Menschheit in seinem Ursprung eine Beeinträchtigung seiner Le-

benskraft aufweist, wird die Vorstellung einer Erbsünde verständlicher und faßbarer. Diese beinhaltet nicht nur die Tatsache, daß wir sterblich sind, sondern ebenso unsere Veranlagung zur Krankheit. Die Kugel, um auf das zu Beginn dieses Kapitels benutzte Bild zurückzukommen, ist jetzt nicht mehr ganz rund.
Unter idealen Lebensbedingungen würde diese Erbsünde bzw. diese bereits in ihrem Ursprung beeinträchtigte Vitalität vielleicht überhaupt nicht zum Ausdruck kommen, sondern sich äußern als Stück für Stück im Laufe der Jahre schwindende und schließlich im Tod aus Altersgründen endende Lebenskapazität. In den allermeisten Fällen jedoch erschafft sich der Mensch aus freien Stücken eine physisch wie auch psychisch schädliche Umwelt, welche sein Lebenspotential beeinträchtigt und Krankheit und Leiden mit sich bringt. Hier haben wir die Kugel, die auf einer rauhen Oberfläche rollt.
Das Übel kann als Katastrophe (zum Beispiel als Erdbeben, als Zyklon oder als Flutwelle) auftreten, für die wir nur bedingt verantwortlich gemacht werden können. Ein Mensch, der sein Haus am Fuß eines noch nicht erloschenen Vulkans baut, wird sich schwerlich auf das Schicksal berufen können, wenn sein Haus durch Lavaströme zerstört wird. Das gleiche gilt für Überschwemmungen, die immer häufiger auftreten und nicht selten die Folge menschlicher Eingriffe in die Natur sind.
Aber belassen wir es bei diesen beiden Beispielen. Letztendlich sind unsere Eingriffe in die Natur unserer Gesundheit nicht so abträglich wie unsere Fehlhaltung im alltäglichen Leben. Ich will daher die zwei bereits erwähnten Aspekte menschlicher Gesundheit näher beleuchten: die Veranlagung zur Krankheit, die jeder in sich trägt, und andererseits die Fehler, die wir frei und ungehindert begehen und welche Krankheit (mit) verursachen.

IV.

Die Veranlagung zur Krankheit

Der Gesundheitszustand eines Lebewesens ist von seinem physischen und psychologischen Gleichgewicht abhängig. Dieses Gleichgewicht ist das Spiegelbild einer vollkommenen Anpassung an seine Umgebung. Ist die Anpassung nicht vollkommen, entstehen Störungen; es kommt zur Krankheit. Die Veranlagung zur Krankheit entspricht einer verminderten Anpassungsfähigkeit des Individuums an seine Umwelt.
Wir stellen fest, daß sämtliche Lebewesen, je nach Gattung, nach einer mehr oder weniger langen Zeitspanne sterben. Haben die Vorgänger des Menschen Leid erfahren? Niemand kann darauf eine Antwort geben. Es ist anzunehmen, daß sie in der Regel an Altersschwäche, an einem Unfall oder durch mangelnde Anpassungsfähigkeit an ihren Lebensraum gestorben sind. Wahrscheinlich sind sogar bestimmte Lebensformen, bestimmte Tierarten, wie zum Beispiel der Iguanodon, auf diese Art und Weise endgültig ausgestorben. Eine Vielzahl anderer und sicherlich auch andersgearteter Lebewesen hat jedoch überlebt. Zu ihnen gehört der Mensch. Der Grund ist denkbar einfach: Auch er war in der Lage, sich seiner Umwelt anzupassen. Sein Lebenspotential muß es dem Menschen folglich ermöglicht haben, sich von Anfang an seiner Umgebung und seinen Lebensbedingungen anzupassen. Erstaunlicherweise scheint der Mensch auf den ersten Blick weniger gut ausgerüstet zu sein als das Tier, welches zum Beispiel mit einem Fell ausgestattet ist, um sich gegen Kälte zu schützen. Der Mensch mußte seinen Geist, seinen Verstand einsetzen, um etwas gegen die Kälte zu unternehmen. Es ist denkbar, daß der Mensch ursprünglich lediglich mit dem bloßen Überleben beschäftigt war. Später jedoch hat er sich zweifellos darum bemüht, sein Leben angenehmer zu gestal-

ten, indem er beispielsweise seine Nahrung zunehmend nach Genuß und nicht nur entsprechend seinen Bedürfnissen auswählte. Als er sich seiner Macht bewußt wurde, begann er seine Herrschaft auszudehnen — zunächst über die ihn umgebenden Lebewesen, dann über andere Menschen, die über weniger Mittel verfügten als er. Ich glaube, hier liegt die Erbsünde. Von seinem Verlangen nach Macht und Genuß überwältigt, ist der Mensch schließlich so weit gekommen, seine Umwelt zu zerstören und Stück für Stück sogar sich selbst. Die Atomenergie ist ein gutes Beispiel für diese Entwicklung. Unbeherrscht birgt sie die Gefahr, die gesamte Menschheit auszurotten.

Ich erwähne die Erbsünde nur deshalb, weil sie sich fortwährend wiederholt und den Menschen dazu bringt, sich selbst zu schaden. Betrachten wir nun einmal die Auswirkungen dieses Problems auf die Gesundheit der Menschen.

Die Anpassungsfähigkeit ist ganz offensichtlich eine der Haupteigenschaften jedes Lebewesens und insbesondere des Menschen. Im Hinblick auf das reine Überleben ist sie die wichtigste überhaupt. Diese Anpassungsfähigkeit ermöglicht es, jeder Schwierigkeit, zum Beispiel jeder Veränderung der natürlichen Umgebung, entgegenzutreten. Solange das Hindernis in einem gesunden Verhältnis zum Lebenspotential steht, ist es möglich, es zu überwinden.

Verdeutlichen wir dies anhand eines einfachen Beispiels. Wenn wir in unserem Haus eine kräftige Pflanze fernab einer Licht- und Luftquelle aufstellen, werden wir feststellen, daß sie sich in Richtung Licht und Luft ausrichten wird, sofern diese nicht allzuweit entfernt sind. Statt sich gerade nach oben zu entwickeln, beugt sie sich — die Folge ihrer zum Überleben notwendigen Anpassung. Dennoch ist diese Schrägstellung nicht normal. Es handelt sich hier um einen Zwang, und es ist anzunehmen, daß die Pflanze hierdurch geschwächt wird und ihre Zellen nicht mehr dieselbe Vitalität aufweisen. Wahrscheinlich wird sie schneller auf einen Wasser- oder Nährstoffmangel reagieren und zweifellos eine kürzere Lebensdauer haben, als wenn sie unter besseren Lichtverhältnissen gedeihen könnte. Es ist denkbar, daß ein Ableger dieser Pflanze sich unter denselben Bedingungen ebenfalls beugen würde, und es ist nicht auszuschließen, daß die nachfolgenden Ableger infolge einer

Art Mutation sich automatisch ohne äußere Notwendigkeit ähnlich verhalten. Diese gebeugte Pflanzenart wird vermutlich weniger robust und vital sein als die ursprüngliche.
Dasselbe gilt für den Menschen. Ungeeignete Lebensbedingungen können seine Reaktionsfähigkeit, sein Lebenspotential beeinträchtigen. Der »erste Mensch« hat wahrscheinlich bereits einen Fehler begangen, dessen Folge uns in Gestalt der Beeinträchtigung des Lebenspotentials genetisch übermittelt wird. Wir sind dafür nicht verantwortlich. Aber wir können weitere Fehler machen und unsere Reaktionsfähigkeit und die unserer Nachkommen noch mehr beeinträchtigen.
Jeder Mensch weist also bei seiner Geburt geschwächtes Anpassungsvermögen auf. Die Äußerung dieser Schwäche kann sehr unterschiedlich sein. So sind unter identischen Bedingungen beachtliche Verhaltensunterschiede zwischen Individuen an der Tagesordnung. Es gibt aber nicht x-beliebige Möglichkeiten, einer schwierigen Situation zu begegnen, strenggenommen gibt es deren nur zwei: Entweder man paßt sich der Schwierigkeit vollkommen an und überwindet sie, oder man wird von der Schwierigkeit beherrscht und leidet. Um ein einfaches Beispiel zu nennen: Angenommen, jemand tritt auf unseren Fuß und wir verspüren einen Schmerz. Die beste und gesündeste Art und Weise, darauf zu reagieren, wäre, den Vorfall zu akzeptieren und dem Betreffenden, der den Schmerz verursacht hat, zu sagen, daß alles in Ordnung ist. Es gibt jedoch Menschen, die durch einen derartigen Zwischenfall stärker berührt werden und entsprechend überzogen darauf reagieren. Es kann sogar so weit gehen, daß infolge übermäßiger Empfindlichkeit der Schmerz unerträglichen Charakter annimmt und einen Kollaps verursacht — eine Reaktion, die in keinem Verhältnis zur tatsächlichen Begebenheit steht. Ein Mensch, der auf eine solche Art und Weise reagiert (vorausgesetzt, er ist nicht durch eine frühere Fußverletzung traumatisiert), ist nicht Herr der Situation, sondern wird von ihr beherrscht. Außerdem ist seine Reaktionsweise nicht nach außen, sondern nach innen gerichtet und verursacht schließlich auch noch einen physischen Schaden in Form eines Kollapses.
Der Vollständigkeit halber sei noch gesagt, daß es sich hierbei um eine unbedeutende Störung handelt, die durch eine Schwäche des

autonomen (neurovegetativen) Nervensystems verursacht wird. Ein im Grunde genommen alltäglicher Zwischenfall könnte bei einem anderen Menschen zu Herzrhythmusstörungen oder sogar zu einem Infarkt führen. Ich würde nicht so weit gehen und behaupten, daß dies auch bei einer derart harmlosen Situation häufig vorkommt, aber es liegt im Rahmen des Möglichen. Andere, ähnlich empfindliche Individuen würden auf dieselbe Situation nicht so reagieren. Der laute Typus wird sich aufregen und denjenigen, der ihn angerempelt hat, beschimpfen oder sogar schlagen. Auch hier eine übermäßige Reaktion im Verhältnis zur Ursache, aber diesmal richtet sie sich nach außen.

Im ersten Fall reagiert der Betreffende mit einer Funktionshemmung, im zweiten Fall mit einer Veräußerlichung. Beide, hier etwas skizzenhaft dargestellten Reaktionsweisen sind uns sicherlich aus dem täglichen Leben vertraut. Wir werden im Kapitel über die Entstehung der Krankheit noch darauf zurückkommen, aber halten wir fest: Die Funktionshemmung entspricht dem introvertierten, die Veräußerlichung dem extrovertierten Menschen.

Das Verhalten dieser Menschen — introvertiert oder extrovertiert — ergibt sich aus ihrem genetischen Erbgut. Ihre Seins- und Handlungsweise ist nicht angeeignet, sondern angeboren. Natürlich kann diese angeborene, vorbestimmte Verhaltensweise teilweise im Lauf des Lebens modifiziert werden; manche Reaktionen können gemildert oder verstärkt werden, in großen Zügen sind sie aber bereits in der ersten Zelle des jeweiligen Menschen enthalten.

Diese Verhaltensweisen findet man im täglichen Leben jedes Menschen. Sei es im Umgang mit Schwierigkeiten oder mit Krankheit. Angesichts einer Krankheit reagiert der introvertierte Typus entsprechend seiner Veranlagung mit Funktionshemmung. Nehmen wir das Beispiel einer durch Krankheitskeime verursachten Erkrankung, in diesem Fall eine Streptokokkeninfektion. Der introvertierte Mensch hat verminderte, gehemmte Abwehrreaktionen, mit anderen Worten, es fällt ihm schwer, sich gegen den Bakterienangriff zu wehren. Angesichts einer Streptokokke entwickelt er wesentlich schneller eine Angina als ein normal reagierender Mensch. Während der Angina ist er niedergeschlagen, erschöpft und kraftlos. Der extrovertierte Typus reagiert wesentlich besser auf eine solche Erkrankung, ist lebendiger, muß sich, auch bei hohen Temperaturen, nicht unbedingt ins Bett legen und gesundet schneller als der Introvertierte. Er ist dabei allerdings oft sehr unruhig.

Dieselbe Krankheit tritt also je nach Menschentypus in verschiedenen Formen in Erscheinung. Das entsprechende Arzneimittel muß logischerweise für den Extrovertierten ein anderes sein als für den Introvertierten. An dieser Stelle kann man bereits die Behauptung aufstellen, daß es nicht die Krankheit ist, die nach einem Arzneimittel verlangt, sondern der Patient, genauer gesagt: seine Art und Weise zu reagieren. Wenn wir im täglichen Leben einem Menschen helfen wollen, so ist es einleuchtend, daß wir unser Handeln danach richten, ob es sich um einen introvertierten Menschen handelt, den man stimulieren muß, oder um einen extrovertierten Menschen, den man in der Regel mäßigen muß. Warum sollte es bei einer Krankheit anders sein, deren Bedeutung im Individuum selbst, in seiner Reaktionsweise zu finden ist? Die Krankheit existiert nicht außerhalb des Körpers. Sie tritt nur dann in Erscheinung, wenn sie durch ein Lebewesen geäußert wird, und muß als Schwierigkeit betrachtet werden, der er zu begegnen hat. Der Schweregrad hängt von der Reaktion des Menschen ab, reagiert er schlecht, so ist sie ernst, verteidigt er sich gut, so ist sie harmlos.

Dies führt uns mitten in die homöopathische Vorstellung von Krankheit, so wie sie von ihrem Begründer, dem Arzt Samuel Hahnemann, in seinem *Organon der Heilkunst* definiert wurde. Es gibt tatsächlich einen grundlegenden Gegensatz zwischen der traditionellen Medizin und der Hahnemannschen Doktrin. Die traditionelle Medizin ist der Ansicht, daß sich die Krankheit ursprünglich außerhalb unseres Körpers befindet. Krank werden wir erst dann, wenn diese in unseren Körper eindringt. Das Gegenteil ist der Fall. Die Hahnemannsche Doktrin geht das Problem genau von der entgegengesetzten Seite an. An erster Stelle steht nicht die Krankheit, sondern ein lebendiges Wesen mit einer verminderten Vitalität, einer verminderten Lebenskraft, und diese verminderte Lebenskraft stellt an sich schon die Krankheit dar. Somit ist Krankheit nicht die Ursache, sondern die *Folge* einer Beeinträchtigung unserer Vitalität.

Eine Schlußfolgerung drängt sich auf: Die Therapie muß sich primär am Kranken und nicht an seiner Krankheit orientieren. Dies steht im Gegensatz zur traditionellen Medizin, deren gesamtes therapeutisches Arsenal einzig und allein auf die Art der Erkrankung ausgerichtet ist.

Wir müssen verstehen, daß das, was äußerlich zu sehen ist, lediglich den Schmerzensschrei des Organismus darstellt. Das Leiden selbst ist nicht sichtbar. Erkennbar wird es an der verminderten Widerstandskraft, der eingeschränkten Vitalität. Wirklich helfen können wir nur, wenn wir die Vitalität des Betreffenden stimulieren, indem wir ihn dazu bringen, sein Leiden zu überwinden und sich dadurch von den Krankheitssymptomen zu befreien. Die Heilungsarbeit ist Sache des Organismus. Unsere Aufgabe besteht darin, dem Organismus zu helfen, die Heilung in Gang zu bringen, seine Reaktionsfähigkeit zu stimulieren, damit er sein Gleichgewicht wiederfindet.

Den Kummer eines Kindes werden wir nicht dadurch heilen, daß wir seine Tränen behandeln. Es geht nicht um die Tränen, sondern um die »Person« des Kindes. Ein Beruhigungsmittel ist keine Lösung. Man würde lediglich das Problem daran hindern, zum Vorschein zu kommen. Man muß sich um das Kind kümmern und in einer Art und Weise bei ihm sein, die es ihm ermöglicht, aus seinem Problem herauszukommen. Die Methode ändert sich natürlich je nach Kind — seinen Reaktionen, seinem Temperament, seinem offenen oder verschlossenen Charakter, kurz: je nach seinen eigenen, zum großen Teil angeborenen, also genetisch vererbten Eigenschaften.

Man könnte einwenden, daß es sich hier lediglich um ein psychologisches Beispiel handelt. Dennoch sind diese Überlegungen auf jede menschliche Tätigkeit und somit auch auf die physischen Erscheinungen übertragbar.

Hiermit kehren wir zu Hahnemanns Grundidee in ihren zwei wesentlichen Aspekten zurück:

1. Heilung entsteht nicht durch Behandlung der Krankheit, sondern durch die Stimulation der Reaktionsfähigkeit des Organismus.
2. Ein Arzneimittel ist nur dann homöopathisch, wenn es den persönlichen Eigenschaften des jeweiligen Individuums und somit seiner Reaktionsfähigkeit entspricht. Die Reaktionsfähigkeit des Organismus entspricht der jeweiligen, in der Regel ab der Empfängnis bestehenden Veranlagung des Menschen.

Betrachten wir das Ganze einmal etwas näher, und folgen wir dabei Hahnemanns Gedankengängen: Hahnemann ist Arzt. Entmutigt durch die nur mittelmäßigen Ergebnisse der damaligen Medizin, gibt er seinen Beruf auf. Er ist ein sehr gradliniger Mensch. Folglich ist es ihm unerträglich, die Anzahl seiner Patienten zu vergrößern, indem er ihnen Arzneimittel verabreicht, die keinerlei Heilung bewirken. Um sich selbst und seine Familie zu ernähren, fängt er an, medizinische Bücher zu übersetzen. Eines Tages fällt ihm eine Stelle auf, wo beschrieben wird, daß Chinarinde, welche das Chinin enthält — es wurde zur damaligen Zeit benutzt, um Fieber zu bekämpfen —, nach Einnahme durch einen gesunden Menschen Fieber hervorrufen kann. Hahnemann prüft diesen Sachverhalt durch Versuche an sich selbst und seinen Angehörigen nach. Und tatsächlich, Chinarinde, ein Fiebermittel für das sogenannte »Wechselfieber«, ist beim gesunden Menschen fiebererzeugend. Auf diese Weise begründete er das Simile-Gesetz, die Grundlage der Homöopathie. Diese mag auf den ersten Blick etwas befremdlich erscheinen, da sie letztlich soviel wie »Krankheit durch Krankheit zu heilen« bedeutet. Aber in Anbetracht der Tatsache, daß Krankheit eben nicht ein von außen eindringendes Übel, sondern einen Kampf um die Lebenskraft des Patienten darstellt, leuchtet das Simile-Gesetz ein.

Fieber ist offensichtlich, und hier ist die traditionelle Medizin im übrigen völlig einverstanden, Ausdruck des körperlichen Abwehrkampfes gegen Krankheitserreger. Es zu unterdrücken ist demnach keine Hilfe für den Organismus. Im Gegenteil, man schadet ihm damit, da genau das Symptom unterdrückt wird, durch welches der Körper zeigt, daß er sich wehrt. Wollen wir dem Körper wirklich helfen, so müssen wir in derselben Richtung handeln wie er, das heißt ihm ein Mittel geben, das ihn in seinem Kampf unterstützt. Vielleicht wird das Mittel sogar Fieber bewirken oder einen Fieberzustand kurzfristig intensivieren, auf alle Fälle wird es die Abwehrfähigkeit steigern.

Diese Überlegung führt uns zu dem, was die Gesundheit des Kranken grundlegend bestimmt: seine Vitalität, seine Reaktionsfähigkeit, deren Störung wir als »Krankheit« bezeichnen.

V.

Die Reaktionsfähigkeit

1. Krankheit ist nicht das Leiden, sondern lediglich dessen Ausdruck

Wenn unser Kind krank ist, sind wir in der Regel sehr damit beschäftigt herauszufinden, was es wohl hat. Wir erwarten natürlich vom Arzt, daß er eine genaue Diagnose stellt. Tut er es nicht, sieht es so aus, als ob er die Krankheit nicht erkennen würde und infolgedessen dem Kind auch gar nicht helfen kann. Eine Diagnose hat insofern etwas Beruhigendes, da wir von nun an überzeugt sind, daß das Kind wieder gesund wird, sobald der Arzt etwas gegen die Krankheit unternimmt.

In Wirklichkeit aber befinden wir uns nirgendwo. Mit der Diagnose bringt der Arzt das zum Ausdruck, was rein äußerlich feststellbar ist, was er sehen, tasten oder abhören kann. Den Kern des Problems berührt er nicht. Für die traditionelle Medizin zählen nur diese Symptome; wichtig ist die Krankheit, denn sie ist es ja, die behandelt wird. Ein Mittel gegen die Bronchitis ist dasjenige, welches den Husten und die Entzündung der Bronchien beseitigt. Die Behandlung eines Magen-Darm-Katarrhs besteht darin, Erbrechen und Durchfall zu beenden, usw. Es ist durchaus möglich, daß diese Behandlung im konventionellen Sinn erfolgreich verläuft: Die Bronchitis verschwindet binnen weniger Tage, und das Erbrechen und die Durchfälle kommen bereits nach der ersten Einnahme des Medikaments zum Stillstand. Wenn mit Allopathie behandelt wird, handelt es sich allerdings lediglich um Unterdrückung, niemals um Heilung. Die Symptome verschwinden schlicht und einfach deshalb, weil man sie daran hindert, in Erscheinung zu treten. Sie äußern sich dann zwar nicht mehr, aber das, was sie einmal hervorgerufen hat, ist weiterhin vorhanden. Wirkliche Heilung findet nicht statt, da dies nur durch Stimulation der Widerstandskraft des Organismus geschehen kann. Es hat demnach wenig Sinn, nur die Krankheit in Betracht zu ziehen. Krankheit ist ja gewissermaßen ein »Ding«. Der Kranke selbst ist kein Ding. Er ist ein an Körper und Seele leidendes lebendiges Wesen, dem man nur dann helfen kann, wenn man die Bedeutung seines Leidens erfaßt.

Krankheit mit all ihren für jedermann sichtbaren, beobachtbaren und beschreibbaren Symptomen ist lediglich die Äußerung eines inneren Problems, welches der Kranke erfährt. Das Leiden als Beeinträchtigung der Lebensfähigkeit des betreffenden Menschen tritt nicht als solches in Erscheinung. Man kann es auch nicht beschreiben. Es trägt kein Etikett, und doch geht es darum, sich dieses für unsere Augen verborgenen Leidens bewußt zu werden.

Der homöopathische Arzt kümmert sich folglich weniger um die Krankheit als um den Menschen, der an ihr leidet. Dennoch ist es wichtig, zum Zwecke einer angemessenen Behandlung zunächst eine Diagnose der Erkrankung zu stellen und deren Schweregrad zu beurteilen, da dieser im direkten Verhältnis zur Reaktionsfähigkeit des Betreffenden steht.

2. Leiden spiegelt die Beeinträchtigung der Reaktionsfähigkeit wider

Nehmen wir als Beispiel einen akuten Zustand. Ein Kind hat Fieber und hustet. Handelt es sich um eine einfache Luftröhrenentzündung, so ist das völlig unbedenklich. Man sollte die Luftröhrenentzündung zwar behandeln, gleichzeitig aber den Patienten oder seine Eltern darauf hinweisen, daß sie ungefährlich ist und sogar ohne Medikamente ausheilen könnte. Handelt es sich jedoch um eine lobuläre Pneumonie (Lungenentzündung), so ist eine sofortige Behandlung erforderlich. Im Falle einer Luftröhrenentzündung ist die Beeinträchtigung der Vitalität minimal. Im Falle einer Lungenentzündung hingegen ist die Widerstandskraft offensichtlich stark herabgesetzt.

Die Reaktionsfähigkeit des Individuums bzw. seine Vitalität spielt also eine vorrangige Rolle im Krankheitsgeschehen. Diese Rolle ist bei weitem wichtiger als die des infizierten Krankheitserregers. Auf denselben Erreger unter gleichen Bedingungen können zwei Kranke völlig unterschiedlich reagieren. Der eine bekommt eine Luftröhrenentzündung und der andere eine Lungenentzündung. Dies würde bedeuten, daß die Reaktionsfähigkeit des ersten gut und die des zweiten stark geschwächt ist. Anders ausgedrückt: Der erste Patient hat eine harmlose Krankheit, weil er gut reagiert; der zweite hat eine schwere Krankheit, weil seine Reaktionsfähigkeit offensichtlich gestört ist. Halten wir also fest, daß nicht der Krankheitserreger die Ursache für die Gesundheitsstörung des Betreffenden darstellt, sondern sein schlechter energetischer Zustand.

Um Sie etwas zu erschrecken, will ich das Beispiel eines Tuberkulosekranken heranziehen. Der Betreffende leidet unter einer schweren Krankheit, da die Tuberkulose-Erreger in ihm tiefe Schädigungen hervorgerufen haben. Dennoch, und dies scheint unannehmbar zu sein, hat dieser Patient diese Krankheit nicht »aufgeschnappt«, seine Gesundheit hat sich nicht deshalb verschlechtert, weil er durch die Kochschen Bakterien infiziert wurde. Vielmehr wurde er überhaupt erst durch seine bereits beeinträchtigte Reaktionsfähigkeit, durch seine verminderte Widerstandskraft für diese Bakterien empfänglich. Das wahre Problem des Betreffenden liegt in seiner verminderten Vitalität; dies gilt es zu erkennen, wenn wir wirklich wirksam therapieren wollen. Die Tuberkulose zu behandeln und den Patienten davon zu befreien ist nicht gleichbedeutend mit Heilung. Um ihn zu heilen, müssen wir seine Lebenskraft in Ordnung bringen.

Dieses Gesetz duldet keine Ausnahmen. Es besitzt absolute Gültigkeit, ist aber nicht immer als solches anwendbar. So kann die Widerstandskraft des Patienten derartig herabgesetzt sein, daß der Betreffende in Lebensgefahr schwebt. Der Wasserentzug infolge eines akuten Magen-Darm-Katarrhs kann sich bei einem Säugling tödlich auswirken, aber auch hier nicht als Folge der Krankheit an sich, sondern der kaum mehr existierenden Reaktionsfähigkeit des Kindes. Zu diesem Zeitpunkt ist es nicht mehr möglich, sie entsprechend schnell zu stimulieren, so daß man auf eine Linderungstherapie zurückgreifen muß, in diesem Fall eine Infusion physiologischer Lösung, die das Gleichgewicht im Blut und im Stoffwechsel des Kindes wiederherstellt. Ähnlich im Fall einer lobulären Pneumonie, bei der die Lungen des Kindes infolge des drastischen Rückgangs seiner allgemeinen Widerstandskraft gespickt sind mit Entzündungsherden. Auch hier genügt es meist nicht, auf die Vitalität des Patienten einzuwirken. Man wird daher auf eine Linderungsmaßnahme, in diesem Fall ein Antibiotikum, welches die Entzündungsherde beseitigt, zurückgreifen müssen. Dasselbe gilt für die bakterielle Meningitis (Hirnhautentzündung), die ebenfalls eine Behandlung mit Antibiotika erfordert.

Diese Linderungsmaßnahmen sind, wie der Name schon sagt, nicht in der Lage zu heilen. Ihre sicherlich notwendige, aber vorübergehende Wirkung besteht darin, den krankhaften Zustand des Betreffenden zu unterdrücken. Mit anderen Worten, die Heilung des Magen-Darm-Katarrhs, der lobulären Pneumonie oder der Meningitis bedeutet noch lange nicht, daß der Mensch geheilt ist. Seine Widerstandskraft wird weiterhin geschwächt bleiben. Eine wirkliche Heilung wird nur durch eine darauf folgende Behandlung der Reaktionsschwäche zu erzielen sein. Die lobuläre Pneumonie oder die Meningitis sind nicht vom Himmel gefallen. Mit einer vorhergehenden Behandlung der Widerstandsfähigkeit des Patienten wären sie gar nicht erst aufgetreten.

Vielleicht muß man eine Ausnahme für die Periode unmittelbar nach der Geburt einräumen. Es kann vorkommen, daß bei einem scheinbar gesunden Neugeborenen unmittelbar nach der Geburt eine schwere Krankheit ausbricht. Neugeborene, ganz besonders wenn es sich um Frühgeburten handelt, sind in der Tat höchst empfindlich. Ihre Pathologie ist sehr eigentümlich. Sie unterscheidet sich erheblich von der Pathologie älterer Kinder und erfordert nicht selten den Einsatz technischer Geräte (zur Linderung einer Atmungs- oder Kreislaufschwäche) und in jedem Fall eine in der Hauptsache krankheitsorientierte Therapie, da es illusorisch ist, während der ersten Lebenstage die Reaktionsfähigkeit des Kindes ausreichend zu stimulieren. Dies gilt jedoch ausschließlich für Neugeborene.

3. Die Bedeutung der krankhaften Zustände, die einer schweren Krankheit vorausgehen

Es ist eher ungewöhnlich, daß eine schwere Krankheit, zum Beispiel eine lobuläre Pneumonie, »aus dem Nichts« in Erscheinung tritt. In der Regel gehen ihr immer diverse Beschwerden voraus, zum Beispiel im Bereich des Verdauungstraktes oder der Atemwege. Manchmal handelt es sich um einen einfachen hartnäckigen Husten, aber dieser zeugt bereits von einer schlechten Widerstandskraft, die der Arzt berücksichtigen sollte; wobei mit »berücksichtigen« etwas anderes gemeint ist, als dem Kind ein Hustenmittel zu verschreiben. Berücksichtigen bedeutet in diesem Fall, sich zu vergegenwärtigen, daß der Husten nur ein Ausdruck der unterschwellig verminderten Widerstandskraft des Patienten darstellt. Demzufolge gilt es, seine Reaktionsfähigkeit zu stimulieren.

Hierzu ein typisches Beispiel aus meiner Praxis. Es handelt sich um ein Kind, das mir zum erstenmal im Alter von 15 Monaten vorgestellt wurde. Hier seine Geschichte, so wie sie mir von seiner Mutter erzählt wurde:

Im Alter von 6 Wochen bekommt es seine erste Krankheit, eine schwere, von Fieber begleitete Erkältung, die mit Antibiotika behandelt wird. Ein paar Wochen später: Bronchitis mit pfeifender Atmung, welche als »asthmatoide Bronchitis« bezeichnet und ebenfalls mit Antibiotika behandelt wird. 3 Wochen später 40° Fieber ohne weitere Symptome. Behandlung: Antibiotika. Im Alter von 6 Monaten erneut asthmatoide Bronchitis, die wiederum mit Antibiotika behandelt wird. Mit 11 Monaten Rückfall: asthmatoide Bronchitis, weiterhin Antibiotika. Im 13. Monat basale Lungenentzündung links, die natürlich mit Antibiotika behandelt wird. Ein Monat später (man beachte, wie die Beschwerden trotz — wir würden eher sagen: infolge — der Therapie in immer kürzeren Zeitabständen auftauchen) Rückfall der asthmatoiden Bronchitis und antibiotische Therapie. Im 15. Monat erneuter und dieses Mal ernsterer Rückfall in Form eines richtigen Asthmaanfalles.

Dieser Fall besitzt geradezu exemplarischen Charakter. Nicht das Kind wurde behandelt, sondern seine Krankheit. Diese ist zwar jedesmal verschwunden, aber nur, um daraufhin immer öfter und in immer ernsteren Formen wieder in Erscheinung zu treten. Warum?

Ganz einfach, weil die Bedeutung der Krankheit außer acht gelassen wurde, die angewandte Therapie nicht auf die Reaktionsfähigkeit des Kindes ausgerichtet war und sich somit der energetische Zustand des Kindes permanent verschlechterte.

Diese Krankheitsgeschichte bestätigt, daß das ganze Problem der Krankheit von dem Begriff der Reaktionsfähigkeit beherrscht wird. Wiederholen wir es noch einmal: Eine Krankheit hat nur dann schwerwiegenden Charakter, wenn das Lebenspotential des Betreffenden vermindert wird. Heilung kann nur durch Behandlung dieses Lebenspotentials entstehen.

All dies zu verstehen und zu akzeptieren dürfte nicht nur dem Laien schwerfallen, sondern in noch größerem Maße dem Arzt, dessen Ausbildung nur die Krankheit selbst und in keiner Weise den Begriff des Lebenspotentials des Menschen beinhaltet. Die medizinische Lehre stützt sich auf die Tatsache, daß die Krankheit als solche existiert. Folglich ist die Krankheit auch das Übel, das behandelt werden muß. Dies erscheint um so logischer, da sich jede pathologische Störung zwangsläufig im Bereich eines Organs oder einer Funktion mittels krankhafter, klinischer oder biologischer (durch Blutuntersuchungen oder andere Untersuchungen feststellbare) Symptome äußert. Jedoch sollten diese krankhaften Äußerungen — seien es klinische Zeichen oder Veränderungen der Blutwerte — als eine Folge verstanden werden, deren Ursache im defizitären Energiepotential des Betreffenden zu suchen ist. Das soll allerdings in keiner Weise bedeuten, daß diese Untersuchungen unnötig sind. Sie sind notwendig, um eine Diagnose zu stellen und den Schweregrad der Erkrankung einzuschätzen, aber sie erbringen nicht die Indikation für ein geeignetes (homöopathisches) Medikament. Diese beruht einzig und allein auf den Reaktionssymptomen des Patienten, welche in erster Linie zu ihm gehören und erst in zweiter Linie zur Krankheit.

4. Die Immunabwehr ist nur ein Aspekt der Reaktionsfähigkeit des Organismus

Wir haben dieses Problem bereits mehrfach angesprochen. Befassen wir uns noch einmal damit, dieses Mal jedoch entsprechend der traditionellen Denkweise am Beispiel einer ganz alltäglichen Erkrankung: Angina. Vor uns ein Kranker mit hohem Fieber, einer roten Angina, erheblicher Drüsenschwellung und großer Mattigkeit. Zum Zweck einer genauen Diagnose wird eine Blutuntersuchung vorgenommen, um das Ausmaß der Infektion genauer beurteilen zu können, sowie ein Rachenabstrich, um den Krankheitskeim zu isolieren. Nehmen wir an, es handelt sich um einen betahämolytischen Streptokokkus der Gruppe A, einen besonders aggressiven Keim. Das Problem ist jetzt bereits klar, die Diagnose gestellt, und zudem hat man mit Hilfe der Laboruntersuchungen (Leukozytose, Blutsenkungsgeschwindigkeit, Immunoelektrophorese) deren Schweregrad exakt ermitteln können. Die Entscheidung ist denkbar einfach. Ohne jeglichen Zeitverlust sollte man gemäß der allopathischen Vorstellung ein Antibiotikum verabreichen, um diese Infektion zu unterbinden, welche anderenfalls das Herz oder die Nieren in Mitleidenschaft ziehen könnte. Die antibiotische Therapie (in diesem Fall mit Penicillin) ist in der Tat sehr wirksam, und die Infektion ist innerhalb von 48 Stunden beendet. Was soll man von einem solchen Erfolg offizieller Therapie halten?
Um diese Frage zu beantworten, nehmen wir den Fall von 20 Personen, die unter gleichen Lebensbedingungen diesem betahämolytischen Streptokokkus ausgesetzt sind. Von diesen 20 Personen werden nur ein paar, vielleicht 3 oder 4, Angina bekommen. Dennoch betrachtet die offizielle Medizin den Streptokokkus als Ursache der Angina. Wie kommt es dann, daß von den 20 Personen sich lediglich 3 oder 4 diese Krankheit zuziehen? Darauf wird man antworten, dies sei eine Frage der Immunität, was sicherlich richtig ist. Wäre es aber lediglich ein Immunitätsproblem, so müßte man in der Lage sein zu erklären, warum bestimmte Menschen eine gute Immunabwehr haben und andere nicht. Der Betreffende, so wurde nämlich festgestellt, kann beim ersten Kontakt mit dem Krankheitserreger keinerlei Angina, jedoch zu einem späteren Zeitpunkt, unter gleichen Bedingungen, bei erneutem Kontakt mit demselben Keim durchaus

Angina bekommen. Zudem wird von den 3 oder 4 an Angina Erkrankten vielleicht nur ein einziger eine schwere Form entwickeln, die anderen jedoch wesentlich harmlosere Formen, welche oftmals sogar ohne Behandlung ausheilen würden. Wie läßt sich dieser Sachverhalt erklären? Nun, von den 20 Personen hatten 16 oder 17 eine gute Abwehrkraft und blieben somit unberührt im Gegensatz zu den 3 oder 4 restlichen, deren Abwehrkraft offensichtlich vermindert war.

Man erhöht in keiner Weise die Widerstandskraft des Organismus, wenn man den Krankheitskeim mit Hilfe eines Antibiotikums zerstört. Dies wird schon allein durch die Tatsache bewiesen, daß der Angina sehr häufig ein Rückfall oder eine andere Krankheit folgt, es sei denn, man stimuliert sofort die Vitalität des Betreffenden.

Hier könnte man jetzt ein paar Einwände vorbringen. Auch wenn man davon ausgeht, daß die mangelnde Widerstandsfähigkeit des Betreffenden Ursache der Erkrankung ist, so stellt sich die Frage, ob es letztlich nicht weniger mühsam für den Kranken wäre, wenn man zunächst den Krankheitskeim behandelt, diesen zerstört, um anschließend seine Vitalität zu stimulieren.

Auf den ersten Blick erscheint das sehr logisch, und ich räume ein, daß man manchmal gezwungen ist, es zu tun, besonders im Falle einer schweren Angina, wo die Widerstandskraft des Patienten gleich Null ist. Das Ganze hat jedoch zwei Nachteile. Zum einen ersetzt diese Behandlung die eigene Abwehrreaktion des Organismus, die ja an und für sich für die Beseitigung des Krankheitskeimes zuständig wäre. Durch Verabreichung eines Antibiotikums verschmäht man die Widerstandsfähigkeit des Organismus, man verbannt sie gewissermaßen in den Hintergrund. Sie wird zu einem hypothetischen Faktor, weil sie ihren Aufgaben enthoben ist. Wird eine antibiotische Therapie öfters wiederholt, nimmt die Widerstandskraft des Organismus zunehmend ab. Zum anderen sind Antibiotika in der Mehrzahl toxische Substanzen, die in der Leber, den Nieren oder im Blut irreversible Schädigungen hervorrufen können. Die Wirkung vieler antibiotischer Medikamente besteht in der Störung des Zellstoffwechsels des Krankheitskeimes, ja sogar dessen genetischen Codes, zum Zwecke seiner Inaktivierung und Vernichtung seiner pathogenen Eigenschaften. Diese Störung des Zellstoffwechsels bleibt jedoch nicht auf die unerwünschten Krankheitserreger beschränkt, sondern betrifft den gesamten Organismus des Patienten. Die Folgen sind meistens reversibel, bei empfindlich veranlagten Patienten sind die Schäden jedoch nicht wiedergutzumachen. So wurden Fälle von Knochenmarksaplasie (Degeneration des Knochenmarks mit Unfähigkeit, weiterhin rote und weiße Blutkörperchen zu bilden) infolge einer Behandlung mit Chloramphenicol (ein Antibiotikum) beschrieben. Schließlich, und dies ist wesentlich schwieriger verständlich zu machen, wird neben der Zellschädigung auch die Reaktionsfähigkeit des Organismus beeinträchtigt. Schauen wir uns einmal näher an, was das bedeutet: Wenn ein Lebewesen in seiner Vitalität beeinträchtigt ist, wenn es leidet, so kommt sein Leiden durch eine Reihe von äußeren Zeichen zum Ausdruck. Diese Zeichen sind ja auch der Beweis dafür, daß es reagiert, daß es lebt. Tod bedeutet nichts anderes als Abwesenheit von äußeren Zeichen, sprich: Abwesenheit von Reaktionsfähigkeit. Diese Leidensäußerungen besitzen eine Art Ventilfunktion. Wäre das Leiden (die Beeinträchtigung der Vitalität) nicht in der Lage, sich zu äußern, so wäre es im Organismus eingesperrt, gewissermaßen »verinnerlicht«. Die Erfahrung zeigt, daß Beschwerden dann verinnerlicht werden, wenn die Vitalität des Betreffenden stark beeinträchtigt ist, wenn die Reaktionsfähigkeit des Organismus nicht mehr ausreicht, um sein Leiden »auszudrücken«. Verinnerlichte Beschwerden sind demnach tiefer und schwerwiegender. Wenn wir angesichts einer Äußerung des Leidens in einer Art und Weise handeln, die dessen Erscheinung verhindert, tun wir nichts anderes, als die Vitalität des Betreffenden einzuschränken.

All dies mag etwas eigenartig und realitätsfern klingen, und dennoch braucht man nur ein wenig aufzupassen, und man wird feststellen, daß oftmals nach der Unterdrückung einer Krankheit eine zweite in Erscheinung tritt. Diese ist in der Regel, im Vergleich zur ersten, ernsterer Natur. Wird auch sie unterdrückt, so folgt eine dritte, noch schwerwiegendere, usw.

Ein einfaches, der offiziellen Medizin wohlbekanntes Beispiel ist das atopische Ekzem (unspezifischer Hautausschlag) beim Säugling. Wird der Ausschlag durch Anwendung oder Verabreichung von Kortison behandelt, so kommt es fast immer zu Asthma, einer wesentlich ernsteren Krankheit.

Ein anderes Beispiel ist Durchfall (sei er infektiöser Art oder nicht). Unterdrückt man den Durchfall mit Hilfe eines Mittels, das zur Fe-

stigung der Stuhlkonsistenz führt, kommt es zu Fieber oder anderen Beschwerden. Tritt der Durchfall wieder auf, verschwindet das Fieber.
Ein weiteres gängiges Beispiel ist Schnupfen. Wenn durch lokale antiseptische und gefäßverengende Anwendungen der Ausfluß gestoppt wird, die Therapie somit »erfolgreich« ist, bekommt der Patient oftmals Fieber oder fängt an zu husten, obwohl er eigentlich weder Fieber noch Husten hatte. Ein Zeichen dafür, daß die Krankheit *verschlimmert* wurde! Manche werden sagen, es handele sich nur um einen Zufall oder um eine durch den üblichen Verlauf eines Schnupfens bedingte Verschlimmerung. Wenn man wirklich bereit ist, der Sache auf den Grund zu gehen, wird man feststellen, daß die Beziehung zwischen der Unterdrückung des Schnupfens und dem Husten- oder Fieberausbruch allzu deutlich und häufig ist, als daß man sie lediglich dem Zufall zuschreiben könnte. Im übrigen gibt es auch Fälle von unterschiedlichem Schnupfen, bei denen der Nasenausfluß ganz plötzlich von einer erhöhten Temperatur abgelöst wird. Mit anderen Worten heißt dies, daß eine Unterbrechung des Nasenflusses (Ausfluß bedeutet »Äußerung«), sogar wenn sie nicht durch Medikamente bewirkt wird, mit einer Verschlechterung des Allgemeinzustandes des Betreffenden einhergeht.

5. Die Reaktionsfähigkeit und ihre Beziehung zu den Organen und den biologischen Funktionen

Wir haben bereits mehrfach die Tatsache hervorgehoben, daß Krankheit nicht gleichbedeutend ist mit dem ihr zugrunde liegenden Leiden, sondern nur dessen Ausdruck. Dennoch äußert sich das Leiden zwangsläufig durch Erkrankung eines Organs oder einer Funktion, also auf körperlicher Ebene. Dies führt uns in anderer Form auf das zuvor angeschnittene Problem zurück.
Sollte man nicht angesichts der Erkrankung eines Organs und insbesondere einer Organschädigung auf das Organ selbst einwirken? Die Antwort lautet: Nein, da das Organ Teil eines Ganzen und somit vom gesamten Organismus abhängig ist. Der Organismus beherrscht die Organe. Dies ist der grundlegende Aspekt dessen, was ich »Reaktionsfähigkeit« genannt habe und was genausogut mit Be-

griffen wie »Vitalität«, »Lebenspotential«, »Lebenskraft« oder »Lebensprinzip« beschrieben werden könnte.
An dieser Stelle muß man an den Ursprung des Lebens erinnern. Wie bereits erwähnt, ist der Mensch aus einer einzigen, winzig kleinen Zelle entstanden. Diese Zelle enthält potentiell bereits den gesamten erwachsenen Menschen, also die gesamte Reaktionsfähigkeit, sämtliche Organe und sämtliche Funktionen. Mit anderen Worten: Der Mensch existiert bereits vor seinen Organen. Es ist also nicht so, daß die Organe zuerst entstanden sind und dann der Mensch. Vor jeder Organ- oder Gewebeentstehung existiert die organisierende Lebenskraft, die wesentlich essentieller ist als die Organe und ihre Funktionen, da es ohne sie überhaupt keine Lebensäußerung geben würde. Diese Lebenskraft beherrscht die Organe und steuert das für den gesamten Körper notwendige biologische Gleichgewicht. Sie gewährleistet die Ausführung des in unseren Genen enthaltenen Programms. Sollte es zu einer Störung des biologischen Gleichgewichts kommen, können nicht die Organe, die selbst von der Lebenskraft abhängig sind und nur durch sie funktionieren, dafür verantwortlich gemacht werden. Jegliche Störung des biologischen Gleichgewichts, jegliches Leiden kann folglich nur durch die Lebenskraft selbst verursacht werden.
Unsere Vitalität steht im Mittelpunkt. Sie strahlt von innen nach außen, vom Zentrum zur Peripherie, das heißt zu den Organen und ihren jeweiligen Funktionen. Will man die Organe erreichen, muß man demnach vom Zentrum ausgehen. Geht man von den Organen aus, erreicht man kein Zentrum.
Diese Wahrheit betrachte ich als grundlegend. Ohne sie kann man die Bedeutung der Krankheit nicht verstehen. Man kann Leiden nur erfassen, wenn man die Bedeutung des Lebens versteht. Von hier ausgehend, wird es offensichtlich, daß Leiden eine Beeinträchtigung des Lebens, der den Organismus belebenden Lebenskraft ist. Krankheit existiert zunächst nicht außerhalb von uns. Sie entsteht in unserem Organismus und entwickelte sich vom Zentrum des Wesens nach außen, zu den Organen. Infolgedessen kann man auch nicht den Kranken heilen, indem man von außen ausgeht, von seiner Krankheit, von dem Organ oder der Schädigung. Um ihm zu helfen, ist es erforderlich, auf die Lebenskraft einzuwirken, also von innen nach außen. Heilung kann nur auf diesem Wege geschehen.

6. Die Reaktionsfähigkeit des Organismus ist eine Energieform

Man wird jetzt vielleicht fragen: »Was ist denn diese Reaktionsfähigkeit?« Reaktionsfähigkeit ist ein Synonym für Lebenskraft. Lebenskraft ist das Leben selbst. Aber wie wir bereits gesehen haben, wissen wir gar nicht genau, was Leben ist. Wir erkennen es lediglich an seinen Äußerungen, und mit diesen sollte es nicht verwechselt werden.
Jede lebendige Zelle ist Sitz einer Vielzahl von chemischen Reaktionen, deren Sinn und Zweck nicht nur in der Assimilation oder Ausscheidung, sondern auch in der Erfüllung bestimmter Funktionen besteht. Die Funktion der Herzmuskelzellen besteht zum Beispiel darin, sich zusammenzuziehen und anschließend zu erschlaffen, so daß das Herz, die zentrale Pumpe, ohne die das Blut niemals die Gewebe erreichen würde, angetrieben wird. Die biochemischen Vorgänge sind — wenngleich lebensnotwendiger Natur — dennoch nicht das Leben selbst. Auch sie sind nur dessen Ausdruck, ja sie sind überhaupt nur dadurch in der Lage, sich zu äußern, weil sie von der Energieform Lebenskraft belebt werden. Diese Energie kann nur durch eine Energie gleicher Beschaffenheit beeinflußt werden.
Folglich haben chemische oder andere Substanzen, die wir einnehmen, keinerlei Einfluß auf die Lebenskraft. Sie besitzen zwar eine chemische Wirkung auf die Zellfunktionen, nicht aber auf die Lebenskraft, der die Zellvorgänge unterliegen. Wir werden später noch auf die Bedeutung dieser chemischen Wirkung zurückkommen.
Jede Beeinträchtigung unserer Lebenskraft stellt eine energetische Störung dar — und zieht Leiden nach sich. Hierzu einige Beispiele. Ein heftiger Wind, ein plötzlicher Temperatursturz bilden eine physisch-energetische Veränderung und können somit Ursache krankhafter Störungen, zum Beispiel einer sogenannten Erkältungskrankheit, darstellen. Ein intensives Gefühl, sei es Kummer oder Freude (beide Äußerungen unserer psychischen Energie), bewirkt ebenfalls eine Veränderung unserer Lebenskraft. Ist diese besonders ausgeprägt, so kann sie sich durch harmlose Störungen ausdrücken (Pulsbeschleunigung, unter Umständen ein Durchfall), manchmal jedoch auch ernstere Formen (einen Anfall von Angina pectoris zum Beispiel) annehmen.

Die Änderung unserer Lebenskraft infolge einer energetischen, physischen oder psychischen Unruhe hat natürlich physische Störungen, Veränderungen im Stoffwechsel unserer Zellen, insbesondere ihrer enzymatischen Prozesse zur Folge. So kann es zum Beispiel infolge von physischem oder psychischem Streß zu einer Hormonausschüttung (insbesondere Adrenalin) kommen. Dies jedoch nicht durch Einwirkung auf ein Organ oder die Rezeptoren eines für die Hormonsekretion zuständigen Organs, sondern durch Einwirkung auf unsere Reaktionsfähigkeit (oder die Rezeptoren dieser Reaktionsfähigkeit). Diese energetische Veränderung ist Ursache der Hormonsekretion.

Unsere Lebenskraft, unsere Reaktionsfähigkeit ist weder ein Organ noch eine Funktion. Sie lenkt die biologischen Prozesse, welche durch ein Organ oder eine Funktion in Erscheinung treten, und sie ist der Motor dieser Prozesse. Ohne die Lebenskraft würden diese gar nicht existieren.

7. Krankheit entsteht innerhalb des Organismus

Die Symptomatik, mit der ein und dieselbe Ursache beantwortet wird, unterscheidet sich natürlich von Mensch zu Mensch entsprechend seiner genetischen Veranlagung. Die Folgen beim jeweiligen Individuum werden durch seine Chromosomen bestimmt, sind aber nicht mit der Ursache zu verwechseln. Eine Veränderung unserer Lebensenergie findet ihren materiellen Ausdruck in unseren Chromosomen und deren Code, unterscheidet sich jedoch von ihnen, denn sie geht den chromosomalen Veränderungen gewissermaßen voraus.

Die Krankheit, Ausdruck einer Beeinträchtigung unserer Lebensenergie, tritt dann in Erscheinung, wenn unsere Reaktionsfähigkeit nicht in der Lage ist, sich einer energetischen Veränderung unserer physischen oder psychischen Umwelt anzupassen. Folglich entsteht sie innerhalb des Organismus. Die Ursache mag eine äußere sein, Wirkung erlangt sie jedoch nur auf dem Wege der Schwächung unserer Vitalität. Es gibt demnach nur innerlich bedingte Krankheiten. Mittlerweile sieht es so aus, als ob wir uns dem Konzept der psychosomatischen Medizin nähern würden.

Die Psychosomatik umfaßt jedoch nur einen Aspekt der Beeinträchtigung unserer Vitalität. Ihre Definition geht von einer Störung unserer psychischen Anpassungsfähigkeit aus. Die Homöopathie geht einen Schritt weiter. Sie orientiert sich an der Gesamtheit des menschlichen Wesens, an seinem Körper *und* an seinem Geist. Sie hebt die Tatsache hervor, daß es nicht nur psychisch bedingte Störungen gibt, sondern auch durch mangelnde Anpassungsfähigkeit hervorgerufene körperliche Beschwerden. Man denke an die Auswirkungen eines physischen Phänomens, zum Beispiel Wind und Kälte, auf unseren Organismus.

Fassen wir zusammen. Eine krankhafte Störung physischen oder psychischen Ursprungs kann nur durch die Beeinträchtigung unserer Vitalität in Erscheinung treten. Folglich entsteht jede Krankheit innerhalb des Organismus.

Man muß allerdings einräumen, daß es auch andere Krankheiten gibt, Krankheiten, die ganz offensichtlich von außen kommen. Hierzu zählen insbesondere parasitäre Krankheiten, Vergiftungen, Berufskrankheiten usw. Diese äußerlich bedingten Krankheiten haben jedoch nur einen relativ geringen Anteil am Gesamtkrankheitsgeschehen. Strenggenommen handelt es sich gar nicht um Krankheiten im engeren Sinne.

8. Die Bedeutung der Krankheiten äußeren Ursprungs

Hier handelt es sich um eine sehr vielschichtige Frage. Das Leben verschmilzt mit der Lebenskraft. Die Lebenskraft wiederum äußert sich in sämtlichen Organen, Geweben und Zellen des Organismus. Wir haben ebenfalls festgestellt, daß diese Lebenskraft bereits in der ersten, einzigartigen Zelle enthalten ist, aus der ein völlig differenziertes menschliches Wesen entstehen wird. Dies ist der Grund, warum ein Organ oder eine Funktion nur vom Zentrum bzw. von der Lebenskraft her beeinträchtigt werden kann. Dies ist das Grundprinzip. Daran etwas zu ändern hieße, die Bedeutung des Lebens zu negieren. Man muß jedoch ein paar Nuancen hervorheben.

Auch wenn eine Beeinträchtigung der Organe nur über die zentrale Lebensenergie möglich ist, so liegt es dennoch auf der Hand, daß das Leben auf der Ebene der Organe in Erscheinung tritt. Diese Lebens-

äußerung hat unterschiedliche Tragweite je nach Funktion des betreffenden Organs. Die Hand zum Beispiel wird, wie jedes andere Organ, ebenfalls durch die Lebensenergie angetrieben, ihre Aufgabe besteht jedoch darin, eine Beziehung zur äußeren Welt herzustellen. Die Hand ist somit eine Art Endorgan, mittels dessen das Leben und damit das Wesen selbst in Beziehung mit dem Universum tritt. Bei der Lebensäußerung im Inneren des Organismus spielt sie jedoch keine Rolle.
Ganz anders verhält es sich beim Herzen. Seine Rolle besteht nicht darin, eine Beziehung zur Außenwelt aufzunehmen, sondern eine wichtige innere Funktion zu gewährleisten, nämlich den Blutkreislauf in Bewegung zu halten. Dasselbe gilt für die Lunge, den Verdauungstrakt usw., die allesamt eine Art Transportfunktion des Lebensstromes wahrnehmen. Dies ist jedoch nicht das Wesentliche. Auch wenn die Organe, insbesondere der Verdauungstrakt und der Atmungsapparat, lebensnotwendigen Charakter haben, so steht dennoch die Lebenskraft an erster Stelle, denn ohne sie gäbe es überhaupt keine Organe und Funktionen.
Das zentrale Nervensystem (Gehirn und Rückenmark) spielt die Hauptrolle in der Verteilung des Lebensstromes innerhalb des Organismus; es gewährleistet die Funktion aller Organe: Herz, Lunge, Drüsen, Hand usw., welche ihrerseits für den Transport des Lebensstromes in sämtliche Gewebe, in sämtliche Bereiche des Organismus sowie für die Verbindung zur Außenwelt zuständig sind.
Fassen wir es so zusammen: Das zentrale Nervensystem hat eine koordinierende Lebenskraft inne. Die Organe wie Herz, Lunge, Verdauungstrakt, Drüsen usw. besitzen die Übermittlerrolle, und die Extremitäten haben Ausführungsfunktion und stellen die Verbindung zur Außenwelt her.
Dies verdeutlicht, daß die Organe zwar von Lebensenergie beherrscht werden, aber dennoch unerläßlich sind für den Lebensausdruck. Die Beeinträchtigung eines Organs kann dem Leben nichts anhaben, wenn es sich nicht um ein für die Übertragung oder Koordination des Lebens notwendiges Organ handelt. Amputiert man jemandem Gliedmaßen, die Milz oder den Mastdarm, so kann er trotzdem gut weiterleben. In diesem Fall ist das Organ selbst nicht das Wichtigste. Entfernt man ihm jedoch das Herz oder die Lunge, durchtrennt man ihm das zentrale Nervensystem,

von dem aus die Energie im Organismus verteilt wird, so stirbt das Lebewesen, da das Leben nicht mehr zirkuliert. Man kann also feststellen, daß der Körper zwar nur aufgrund der Lebenskraft funktioniert, diese aber erlischt, wenn wesentliche Organe beseitigt oder zerstört werden.

Im Gegensatz zu dem, was das Grundprinzip vermuten läßt, ist es möglich, das Leben, die Lebenskraft, durch Beeinträchtigung eines Organs — vorausgesetzt, es handelt sich um ein wesentliches Organ — zu stören. Es gibt hier jedoch eine Feinheit, die man klar herausstellen sollte. Durch die Beeinträchtigung oder die Beseitigung eines wesentlichen Organs beeinflußt man zweifellos die sich an dieser Stelle manifestierende Lebensenergie. Dies geschieht jedoch einzig und allein durch Verhinderung ihrer Weitergabe oder ihres Ausdrucks und nicht durch Beeinträchtigung des Lebens selbst. Hier liegt der ganze Unterschied zwischen einer krankhaften Störung, einer Krankheit, die im Inneren des Organismus (durch Beeinträchtigung der Lebensenergie) entsteht, und einer durch Einwirkung auf ein Organ hervorgerufenen Störung.

Unser Körper ist durch eine Schutzhülle von der Außenwelt getrennt. Diese Schutzhülle ist die Haut. Sie setzt sich innerhalb des Organismus in den Schleimhäuten, insbesondere den Verdauungs- und Atmungsschleimhäuten, fort. Auch diese trennen und schützen den Organismus vor der ihn umgebenen Umwelt. Unter normalen Umständen bilden Haut und Schleimhäute einen ausreichenden Schutz gegen die äußeren Angriffe. Wäre dies nicht der Fall, so wäre der Mensch schon lange von der Erdoberfläche verschwunden. Aufgrund äußerer Gewalteinwirkung kann es jedoch zu Verletzungen dieser Schutzhülle kommen. Gerät die Haut mit einer ätzenden Substanz in Berührung, resultiert dies zwangsläufig in Verbrennungen und Schmerzen. Die Schleimhäute können ebenfalls durch äußere Gewalteinwirkung verletzt werden. Bei einem Gewohnheitsraucher kann der tagaus, tagein inhalierte Rauch zu Schleimhautreizungen und Bronchitis führen, woraus Schädigungen und sogar Krebs entstehen können. Ebenso können unsere Atemwege manchmal durch Einatmung giftiger Dämpfe irreparabel beschädigt werden.

Wird in einem solchen Fall die Vitalität des Betreffenden beeinträchtigt, so liegt deren Ursache in ungewöhnlichen, quasi unfallartigen

Die Reaktionsfähigkeit

äußeren Umständen, welche Gewalt auf ihn ausüben. Hierin liegt der Unterschied zwischen den innerlich und den äußerlich bedingten Krankheiten.

Lediglich die innerhalb des Organismus durch Beeinträchtigung der Lebenskraft entstandene Erkrankung bezeichne ich als echte Krankheit. Was ist aber mit den parasitären Erkrankungen (Malaria, Schlafkrankheit), selbst mit harmlosen Infektionen, den Erbkrankheiten, den Beschwerden infolge von Mißbildungen, den Vergiftungen? Handelt es sich hierbei nicht um im Organismus entstandene Krankheiten? Zunächst muß man die Infektionskrankheiten aus dieser Gruppe herausnehmen. Auf den ersten Blick sieht es ganz so aus, als ob sie von außen, durch die Berührung mit einem Krankheitskeim, entstanden wären. In Wirklichkeit muß man die unmittelbare Ursache, den Keim, von der wirklichen Ursache trennen. Natürlich ist der Keim von außen in den Körper eingedrungen, eingenistet hat er sich jedoch nur infolge der mangelnden Widerstandskraft des Organismus. Diese bildet die tatsächliche, tiefere Ursache der Erkrankung. Die Infektionskrankheiten, obwohl unmittelbar betrachtet Folge eines äußeren Erregers, entstehen dennoch innerhalb des Organismus und gehören demzufolge auch zu den innerlich bedingten Krankheiten. Alle anderen zuvor erwähnten Erkrankungen (parasitäre Erkrankungen, Vergiftungen, Erbkrankheiten) sind ursächlich durch einen Angriff gegen den Organismus bedingt. Dieser Angriff beruht auf der Ursache selbst oder aber den normalen Lebensbedingungen, die den Organismus belasten.

Als Beispiel eines solchen Angriffs gelten die parasitären Erkrankungen, insbesondere Malaria. Diese Krankheit wird per Moskitostich übertragen. Ohne Hautverletzung (Stich) würde die Krankheit überhaupt nicht auftreten.

Was ist unter umweltbedingten Einwirkungen zu verstehen? Man spricht von einem Angriff gegen den Organismus, wenn die Lebensbedingungen in außergewöhnlichem Maße von den normalen Bedingungen abweichen. Wenn wir zum Beispiel einer Temperatur von 50° unter Null ausgesetzt sind, wird es möglicherweise zu tödlichen Störungen im Organismus kommen. Oder nehmen wir die Einnahme eines starken Giftes, wodurch die Verdauungsschleimhäute, die Leber und möglicherweise andere Organe zerstört werden. Ein weiteres Beispiel: unsere Umwelt. Enthält sie in hohem Maß radioaktive oder andere schädigende Substanzen, so übt auch sie Gewalt gegen unseren Organismus aus.

Man könnte einwenden, daß dies bezüglich der Erbkrankheiten nicht zutrifft. Warum kommt ein Kind mongoloid zur Welt? Warum hat es Mißbildungen infolge einer Rötelnerkrankung der Mutter während der Schwangerschaft? Hierzu muß man die genetischen Erbkrankheiten (durch Genschädigung der Eltern) von denen unterscheiden, die nach der Empfängnis durch Einwirkung auf den Embryo oder den Fötus verursacht wurden. Bei ersteren, den eigentlichen genetischen Krankheiten, kam es infolge einer Krankheit, häufiger jedoch durch schädliche Umwelteinflüsse (zum Beispiel intensive Röntgenbestrahlung) zu einer Veränderung der Gene und ihrer Programme. Dieses veränderte Erbgut wird auf das Kind übertragen, welches somit ab seiner Empfängnis von der jeweiligen Krankheit betroffen ist. Die Krankheit ist also bereits im genetischen Erbgut enthalten, aus dem sich das Kind entwickeln soll. Die Gene und ihre Programme, daran sei hier noch einmal erinnert, sind nicht mit der Lebenskraft zu verwechseln. Die Krankheit, an der das Kind leiden wird, ist dementsprechend keine Folge einer Beeinträchtigung seiner Lebensenergie, sondern der Tatsache, daß diese sich nicht auf normale Art und Weise äußern kann.

Schädigungen während der Schwangerschaft sind die Folge einer Veränderung des Lebensraumes. Die noch wenig differenzierten, sich noch in Entwicklung befindenden embryonalen Gewebe reagieren natürlich sehr empfindlich und wesentlich verletzlicher als die des erwachsenen Menschen. Ein Virus, das beim Erwachsenen keinerlei Beschwerden oder nur harmlose Störungen hervorruft, kann beim Fötus bestimmte Gewebe zerstören oder irreparable Schäden verursachen. Dies ist der Grund, weshalb ionisierende Strahlungen (durch Röntgen zum Beispiel), die für Erwachsene relativ unschädlich sind, beim Fötus Gewebszerstörungen hervorrufen können.

All diese von außen verursachten Erkrankungen bilden ein wichtiges Kapitel der Pathologie. Man muß sie klar von den innerlich bedingten Krankheiten abgrenzen. Viele der »äußeren Erkrankungen« wären vermeidbar. Dies gilt u. a. für Vergiftungsfälle und für die parasitären Erkrankungen. Weitere, zum Beispiel durch Luftverschmutzung oder Strahlungen verursachte Erkrankungen haben ihre Ursachen in kollektiven Fehlentwicklungen. Die Behandlung der äußerlich bedingten Erkrankungen erfordert in der Regel eine andere Behandlung als die Homöopathie. Hier muß die Erkrankung, nicht der Mensch geheilt werden. Im Falle einer parasitären Erkrankung geht es darum, den Parasiten zu beseitigen, im Falle einer Vergiftung muß das Gegengift verabreicht oder auf eine symptomatische Therapie, insbesondere durch Spülung mit einer physiologischen Lösung, zurückgegriffen werden. Auf die Gefahr hin, etwas Verwirrung zu stiften, muß man jedoch hinzufügen, daß die äußeren Krankheiten, obwohl nicht von einer Beeinträchtigung der Vitalität verursacht, dennoch in ihrer Entwicklung von dieser abhängig sind. Schließlich wird die Heilung des Betreffenden durch seine Reaktionsfähigkeit im Zusammenspiel mit der Behandlung gewährleistet. Nehmen wir das einfache Beispiel einer tiefen Wunde. Selbstverständlich muß sie genäht werden. Die Heilung der Wunde hängt jedoch allein von der Reaktionsfähigkeit des Betreffenden ab.

9. Die homöopathischen Mittel wirken energetisch

Diese Überlegungen zur innerlich und äußerlich bedingten Krankheit tragen ganz wesentlich zum besseren Verständnis der Bedeutung des homöopathischen Mittels bei.
So übertrieben es auch klingen mag, das homöopathische Mittel ist als einziges in der Lage, wirklich zu heilen. Warum? Krankheit, wir sahen es bereits mehrfach, ist lediglich die Widerspiegelung einer Beeinträchtigung unserer Reaktionsfähigkeit, einer Energiestörung, die nur von einer gleichartigen Form von Energie ausgelöst werden kann. Folglich kann Heilung nur durch eine energetische Behandlung der Reaktionsfähigkeit erzielt werden. Genau dies tut das homöopathische Mittel. Es wirkt nicht auf chemische Art und Weise. Selbstverständlich liegt ihm eine Ausgangssubstanz zugrunde, die wie jede andere auch eine chemische Struktur aufweist. Diese ist aber zwei grundlegenden Umwandlungen unterzogen worden. Die erste besteht in der Verdünnung (1:10 oder 1:100), die andere in der Verschüttelung mit zehn »Schüttelschlägen«. Diese sind für die »Dynamisierung« des Mittels verantwortlich, durch die die im Ausgangsstoff enthaltene Energie freigesetzt wird. Eine chemische Wirkung ist meist durch die Tatsache ausgeschlossen, daß die Mittel — zumin-

dest als höhere Potenzen ab D 23 — in solch einem Maße verdünnt sind, daß sie überhaupt kein Molekül der Ursprungssubstanz mehr enthalten. Daher behaupten klassische Wissenschaftler auch, ein homöopathisches Mittel könne überhaupt keine Wirkung haben, da es ja keine Moleküle des Ausgangsstoffes mehr enthalte. Auch wenn dem so ist, auch wenn keine Materie nachweisbar ist, so wirkt es trotzdem dank seiner dynamischen, energetischen Kraft. Im übrigen betrifft die Wirkung des homöopathischen Mittels nicht die Organe, die Funktionen als solche, sondern deren treibende Kraft, die Lebensenergie.

Angenommen, wir werden durch starken Wind irritiert. Es kommt zur Adrenalinausschüttung durch die Reizung der betreffenden Drüsen. Der Wind hat sich dennoch nicht direkt auf die Drüsen, sondern auf unsere Anpassungsfähigkeit, auf unsere Lebenskraft im Bereich des zentralen Nervensystems ausgewirkt. Offensichtlich ist die Primärwirkung nicht chemischer Natur. Wollen wir die Wirkung des Windes auf unseren Organismus heilen, so müssen wir auf ein homöopathisches Mittel zurückgreifen, welches die Wirkung des Windes auf unsere Anpassungsfähigkeit korrigiert. Die Wirkung des homöopathischen Mittels entspricht der Wirkung des Windes, sie ist dynamischer und nicht chemischer Art.

Der Vollständigkeit halber sei hier noch erwähnt, daß das homöopathische Mittel nur über den »Umweg« der Lebenskraftbeeinflussung seinen Zweck erfüllt. Darüber hinaus müssen die dynamischen Wirkungen des Mittels völlig mit der Reaktionsweise des Patienten zu dem jeweiligen Zeitpunkt übereinstimmen. Daraus folgt, daß für ein und dieselbe Erkrankung, je nach energetischer Reaktionslage des Betreffenden, verschiedene Mittel in Betracht kommen.

10. Die allopathischen Mittel wirken chemisch

Es gibt einen grundlegenden Unterschied zwischen einem allopathischen Medikament und einem homöopathischen Mittel. Das allopathische Mittel wirkt mehr oder weniger gezielt auf ein Organ oder eine Funktion. Es verursacht eine Art medikamentöser Erkrankung. Seine Wirkung ist rein chemischer Natur. Um eine Adrenalinausschüttung zu verursachen, verabreicht man eine adrenerge Substanz, mit anderen Worten eine Substanz, die die Adrenalinausschüttung beeinflußt. Ist das nicht das einzig richtige — wird man fragen —, wenn eine solche Ausschüttung erforderlich ist? Die Antwort lautet: Nein. Wenn Adrenalinmangel herrscht, liegt das nicht primär an defizitärer Adrenalinausschüttung, sondern an der beeinträchtigten Reaktionsfähigkeit des Gesamtorganismus. Dementsprechend muß die Lebenskraft und nicht das Organ behandelt werden. Das allopathische Mittel bewirkt zwar eine eindeutige, durchaus meßbare Reaktion am Organ, die jedoch künstlicher und nicht physiologisch normaler Art ist. Zudem beruht sie auf einer äußerlichen »Gewalteinwirkung«. Diese Gewalteinwirkung bringt natürlich eine Simulation oder in anderen Fällen eine Hemmung der jeweiligen Funktion mit sich. Da es sich aber um einen künstlichen Eingriff handelt, der nicht der wirklichen Ursache (der Beeinträchtigung der Lebenskraft) Rechnung trägt, führt dies zu einer Vertuschung der zugrundeliegenden Problematik. Die Krankheitsursache tritt nicht mehr in Erscheinung, da man ihre Äußerungen kappt. Letztendlich hat die aggressive Arzneiwirkung zwangsläufig eine Störung der betroffenen Funktion zur Folge. Man kann konstatieren, daß jede allopathisch-medizinische Substanz aufgrund ihrer organ- und funktionsbezogenen Wirkungsweise zwangsläufig eine künstliche, medikamentöse Krankheit hervorbringt. Diese sogenannte Krankheit verdeckt und verstärkt unweigerlich die zugrundeliegende Erkrankung. Warum? Weil die durch das Medikament vergewaltigte Funktion angesichts einer Anpassungsschwierigkeit nicht mehr normal, der Reaktionsfähigkeit entsprechend, reagieren wird. Wenn wir regelmäßig die Adrenalinausschüttung fördernden Medikamente einnehmen, hindern wir unsere diesbezüglichen Organe daran, auf eine Streßsituation (physischer oder psychischer Art) zu reagieren. Unsere Reaktionsfähigkeit wird folglich beeinträchtigt, unser Organismus dementsprechend empfindlicher. Genaugenommen ist jedes allopathische Medikament schädlich, auch wenn es spektakuläre Wirkungen zeigt, denn es bringt den Organismus Stück für Stück dazu, sich nicht mehr zu verteidigen bzw. sich vielleicht sogar zu zerstören. Dies erklärt den zynischen Scherz: Krankheit geheilt, Patient tot. Meist wäre es vorteilhafter, sich jeder Therapie zu enthalten, als auf allopathische Mittel zurückzugreifen — schwere Fälle ausgenommen, wo eine Linderungsmaßnahme erforderlich ist. Die schlimmen Folgen allopathischer Arzneimittel findet man übrigens auch bei Impfungen. Auf dieses wichtige Problem werden wir später noch zurückkommen.

Fassen wir zusammen. Der Homöopath wendet sich mit seiner Behandlung an die Reaktionsfähigkeit des betreffenden Menschen. In der Mehrzahl der Fälle ist eine Beeinträchtigung dieser Reaktionsfähigkeit Ursache der Erkrankung (innerlich bedingte Krankheiten). Im übrigen geht es auch bei äußerlich bedingten Krankheiten darum, bei gleichzeitiger Beseitigung der Ursache die Reaktionsfähigkeit des Betreffenden zu behandeln, um eine vollkommene Heilung zu erzielen.

An dieser Stelle wollen wir noch etwas untersuchen, wie es zu dieser Beeinträchtigung der Reaktionsfähigkeit kommt.

Der Mensch besteht aus Körper und Geist. Durch seinen Geist unterscheidet er sich von den anderen Lebewesen. Daraus muß man schließen, daß dem Geist Vorrang gebührt. Teilhard de Chardin versteht das Leben als »Zelebration des Geistes«. Dies ist Menschenschicksal. Weicht der Mensch von seinem Schicksal ab, entsteht Leiden. Seine Vitalität wird schwächer und seine Anpassungsfähigkeit geringer. Hierzu einige Überlegungen.

Bewegung ist eine der grundlegenden Eigenschaften von Mensch und Tier. Sie ist nicht nur eines seiner Kennzeichen, sondern auch ein Bedürfnis. Vor allem das Tier braucht Bewegung, um zu überleben. Beim Menschen trifft dies nicht in dem Maße zu; dennoch ist Bewegung unerläßlich für den Organismus. Bewegung erhält den Blutkreislauf und die Atmung und ermöglicht somit dem Herz zu funktionieren und der Atmung, den Geweben den benötigten Sauerstoff zuzuführen. Zieht sich der Mensch durch Bequemlichkeit oder ungesunde Lebensbedingungen in allzu große Seßhaftigkeit zurück und verweigert jegliche muskuläre Anstrengung, beeinträchtigt er hiermit seine Lebensenergie und seine Anpassungsfähigkeit. Das gleiche gilt im Verdauungsbereich. Ißt man nur noch des Genusses wegen, riskiert man eine qualitative oder quantitative Überlastung seines Verdauungssystems, welche ebenfalls eine Verminderung der Anpassungsfähigkeit nach sich zieht. Es handelt sich hierbei um rein physische Beispiele, aber in jedem der zwei Fälle ist eine geistige Veranlagung (Faulheit, Genußsucht) die Ursache des physischen Problems.

Die Reaktionsfähigkeit

Weitere Ursachen von Störungen sind ebenfalls im geistig-psychischen Bereich angesiedelt. Wenn Eigenschaften wie Hochmut, Habsucht oder Neid dominieren, so unternimmt der Mensch Aufgaben, die seine Anpassungsfähigkeit übersteigen. Fehlt es ihm an Selbstvertrauen, so beeinträchtigt er seine Vitalität durch Unterforderung oder durch aggressives Verhalten. Die Angst spielt hier eine zentrale Rolle.

Eine Schlußfolgerung drängt sich auf: Wollen wir gesund bleiben, so sollen wir auf optimale Lebensbedingungen achten. Und dennoch können wir erkranken. Es stellt sich daher die Frage, warum die Lebensenergie eines Individuums zu einem bestimmten Zeitpunkt beeinträchtigt wird, obwohl es unter völlig normalen Bedingungen lebt. Es kann vorkommen, daß die Lebensenergie kurzfristig durch Erschöpfung, durch nervliche Anspannung oder einen Wetterumschwung beeinträchtigt wird. Dies kommt vor, aber die Mehrzahl der Fälle liegt anders. Auch wenn wir unter optimalen Lebensbedingungen leben, können wir ohne erkennbaren Grund erkranken. Der Grund liegt in unserer Veranlagung. Diese Veranlagung zur Krankheit, diese erblich bedingte Beeinträchtigung der Vitalität, ist praktisch in jedem Menschen von Geburt an enthalten. Hierbei handelt es sich jedoch nicht um eine organische Erkrankung (sie muß formal von den genetischen und angeborenen Krankheiten unterschieden werden), sondern um eine funktionelle Krankheit, die der geschädigten Lebensenergie des Betreffenden entspricht.

VI.

Die Entstehung von Krankheit

Die Veranlagung zur Krankheit, mit anderen Worten die Beeinträchtigung der Reaktionsfähigkeit von Geburt an, ist individuell verschieden stark ausgeprägt. Diese grundlegende Veranlagung bewirkt eine Verlangsamung, eine Hemmung, also eine Schwächung aller biologischen Vorgänge.

Die Entstehung von Krankheit beinhaltet zwei Aspekte:
1. die chronische Krankheit, bedingt durch Grundveranlagung und Reaktionslage,
2. die akuten Zustände als momentane Äußerung der darunterliegenden chronischen Krankheit.

1. Chronische Krankheit und Reaktionsfähigkeit

Wir kommen alle mit einer beeinträchtigten Reaktionsfähigkeit zur Welt. Würden wir abseits jeder Ansteckungsmöglichkeit in einem gemäßigten Klima mit nur minimalen Temperaturschwankungen leben, würden wir einer völlig ausgewogenen Ernährungsweise und einem genügsamen Lebensstil folgen, würden wir unsere Muskeln in ausreichendem Maße betätigen, um gute Lungen- und Kreislauftätigkeit zu gewährleisten, würden wir in einem angenehmen psychologischen Klima leben, kurz, wären wir in der Lage, ideale Lebensbedingungen zu schaffen, dann wäre dem vielleicht nicht so. Aber es gibt keine idealen Lebensbedingungen, und demzufolge sind wir krank.

Die grundlegende Krankheitsveranlagung, die wir in uns tragen, entspricht in etwa dem, was die traditionelle Medizin als »arthritische

Konstitution« bezeichnet. Hahnemann, der Begründer der Homöopathie, gab ihr den Namen »Psora«. Nennen wir sie der Verdeutlichung wegen »hyporeaktionelle (reaktionsschwache) Konstitution«.

a) Die hyporeaktionelle Konstitution

Worin besteht eine hyporeaktionelle Konstitution (Psora oder Arthritismus)? Von Geburt an haben wir fast alle eine leichte Verdauungsschwäche, höchstwahrscheinlich die Folge einer unangemessenen Ernährungssituation unserer Vorfahren. Diese haben allzuoft den materiellen Genüssen, insbesondere denen des Essens, nachgegeben oder andererseits an mangelhafter Ernährung gelitten, wodurch der Verdauungstrakt ebenfalls in Mitleidenschaft gezogen wurde.
Der hyporeaktionelle Mensch zeichnet sich durch eine Verlangsamung der Verdauungstätigkeit mit einem Hang zur Stauung, sei es in Form von Verstopfung oder von Durchfall, aus. Diese wird gleichzeitig fast immer von einer Leberinsuffizienz mit der daraus resultierenden mangelhaften Entgiftungstätigkeit begleitet. Die Leber ist das Organ, in der alles, was durch den Verdauungstrakt hindurchgeht, umgewandelt werden muß. Die Nahrungsmittel sind nicht als solche durch die Verdauungsschleimhaut assimilierbar und müssen folglich in ihre Bestandteile (Glukose, Aminosäuren, Fettsäuren) zerlegt werden, welche dann in das Blut übergehen und den verschiedenen Zellen des Organismus zugeführt werden.
Dieser Stoffwechsel umfaßt jedoch nicht nur die Nahrungsmittel, sondern auch andere Substanzen, zum Beispiel Medikamente oder Gifte, die dem Organismus zugeführt werden. Diese Fremdstoffe sind giftig und müssen demzufolge von der Leber beseitigt werden.
Einfaches Beispiel: Alkohol. Alkohol wird zwar durch die Leber umgesetzt, große Mengen führen jedoch zu einer Überlastung der Leber und somit zu einer Vergiftung in Form eines Rausches mit den ihm eigenen Symptomen. Wird eine übermäßige Menge Alkohol allzuhäufig konsumiert, kann die Leber nicht mehr mithalten, die Leberzellen degenerieren, und es kommt zur Leberzirrhose mit möglicherweise tödlichen Folgen.
Giftstoffe können ebenfalls durch die Atemwege in unseren Orga-

nismus eindringen; dies betrifft ganz besonders flüchtige Stoffe wie Lösungsmittel (beispielsweise Tetrachlorkohlenstoff). Werden sie in stärkeren Konzentrationen eingeatmet, so kann unsere Leber zwar zunächst ihre Funktion adäquat ausüben, wird aber mit der Zeit immer schwächer werden.

Aufgrund seiner Leberschwäche ist der hyporeaktionelle (psorische oder arthritische) Mensch nicht nur für Verdauungsstörungen anfällig, sondern reagiert auch empfindlich auf die Vielzahl von lebensmittel- oder umweltvergiftenden Substanzen, denen er ausgesetzt ist. Dies führt zu einem chronischen Vergiftungszustand, der zwangsläufig seine Widerstandskraft gegenüber Infektionen ganz allgemein herabsetzt.

Im übrigen ist der hyporeaktionelle Mensch im besonderen Maße für allergische Erkrankungen im Bereich der Haut (Ekzem, Nesselsucht) oder der Atemwege (allergische Rhinitis, Heuschnupfen, spastische Bronchitis, Asthma) veranlagt. Im Grunde genommen befindet er sich ständig in einem kongestiven (Blutdrang hervorrufenden) Zustand, manchmal sogar mit Ödemen im Bereich der Hals- und Lungenschleimhäute. Ein solches Kind hat fast immer einen »roten« Hals, auch wenn es nicht erkältet oder anderweitig erkrankt ist. Diese Entzündung hat zwar entzündlichen Charakter, jedoch nicht als Folge einer Infektion. Sie ist lediglich Ausdruck des kongestiven Zustandes durch Überdehnung der Schleimhautgefäße. Zu der Rötung gesellt sich nicht selten eine Schwellung sowie vermehrte Schleimabsonderung. Viele Säuglinge haben ständig eine verstopfte Nase oder ein auch aus Entfernung hörbares Atemgeräusch im Bereich der Bronchien. Es handelt sich hier keineswegs um eine Infektion, eine Bronchitis, sondern einzig und allein um eine Ödem der Schleimhaut und die begleitende vermehrte Schleimabsonderung. Dennoch wird die Schleimhaut durch dieses Ödem und die vermehrte Schleimabsonderung geschwächt und empfänglicher für Infektionen.

Der hyporeaktionelle (psorische) Mensch ist also nicht nur in besonderem Maß für allergische Erkrankungen empfänglich, sondern auch für Erkrankungen des Rachens (Halsentzündung, Angina), des hinteren Nasenraumes (Nasen-Rachen-Entzündung) und der Bronchien, ja sogar des Lungengewebes (Lungenentzündung, Bronchopneumonie).

Menschen mit dieser Konstitution neigen zu Verdauungsschwierigkeiten, besonders bei »schwerer« Kost. Nun sind diese Speisen die große Schwäche des Hyporeaktionellen, der oft ein begeisterter Esser ist. Ist der Verdauungstrakt des Betreffenden überfüllt, weil er zuviel oder zu reichhaltig gegessen hat, so reagiert er am besten mit Erbrechen oder Durchfall darauf, um sich dieser Überladung zu entledigen — beides häufige Beschwerden (jedenfalls zunächst) des hyporeaktionellen (psorischen Menschen). Verschlimmert sich jedoch sein Zustand, dann ist er hierzu nicht mehr in der Lage, und es kommt zu einer regelrechten Vergiftung.

Nehmen wir als Beispiel Schalentiere, eine eher schwerverdauliche Kost. Viele Menschen sind trotzdem in der Lage, sie gut zu verdauen. Nicht so der verdauungsgeschwächte Mensch. Er wird eher mit Erbrechen und Durchfällen darauf reagieren. Tut er es, so ist dies dennoch ein gutes Zeichen. Ein Mensch, der keine Schalentiere verdauen, sie aber auch nicht mehr aus seinem Organismus hinausbefördern kann, ist in einer wesentlich schlechteren Lage. Bei ihm werden sich schwerwiegendere Symptome, zum Beispiel Fieber oder ein Hautausschlag als Zeugen der inneren Vergiftung äußern. Eine Lebensmittelvergiftung, die ein gesunder Mensch unter Umständen nach dem Verzehr verdorbener Lebensmittel bekommen kann, bekommt der hyporeaktionelle Mensch bereits nach ein wenig zu fetter Nahrung. Darüber hinaus kann man im Zusammenhang mit dieser Vergiftung eine Rötung der Schleimhäute im Bereich des Rachens und sogar der oberen Atemwege beobachten. Dies bedeutet, daß der Betreffende auch durch andere Äußerungen als die Verdauungsbeschwerden, insbesondere durch einen kongestiven und anschließend entzündlichen Zustand des Rachens (Angina) oder der Bronchien (Bronchitis), auf seinen Stauungszustand reagieren kann.

Leben ist ein Verbrennungsvorgang. Die Verbrennung unserer Nährstoffe ermöglicht es dem Organismus, seine verschiedenen Funktionen auszuführen, und liefert ihm die notwendige Energie für Leben und Bewegung. Wir haben also gewissermaßen ein ständiges Feuer in uns, das einerseits unterhalten werden muß und dessen Verbrennungsabfälle andererseits durch die Ausscheidungsorgane — Verdauungstrakt, Nieren, aber auch Haut und Lungen, durch die wir das Kohlendioxid ausatmen — ausgeschieden werden müssen. Man könnte unseren Organismus mit einer Art Ofen vergleichen. Damit dieser überhaupt wärmt, muß man ihn mit Brennstoffen versorgen. Sind diese verbraucht, läßt er Asche zurück, die entfernt werden muß. Nehmen wir einmal an, daß dieser zweite Vorgang nicht durchgeführt wird. Die Anhäufung von Asche wird von nun an den Betrieb des Ofens bremsen und ihn zu guter Letzt ersticken, so daß keine Wärmeproduktion mehr stattfindet.

Das gleiche gilt für den hyporeaktionellen (psorischen) Menschen. Er ist nicht in der Lage, seine Stoffwechselprodukte zu beseitigen. Infolgedessen verringert sich trotz ausreichender Kalorienzufuhr seine Energie, seine Vitalität wird gebremst und gehemmt durch die Anhäufung zellulärer Schlackstoffe, die eine regelrechte Selbstvergiftung hervorruft. Anders ausgedrückt, der normale Betrieb des Organismus ist aufgrund einer internen Störung und nicht einer äußeren Einwirkung gelähmt.

Diese Reaktionsschwäche beschränkt sich nicht auf den Verdauungstrakt, sondern äußert sich auch in anderen Organsystemen. Bei einer Infektion verfügt der hyporeaktionelle Mensch nur über eine verminderte Anpassungsfähigkeit. Seine Abwehrmechanismen sind gehemmt. Aus demselben Grund benötigt eine Infektion mehr Zeit, um auszuheilen. Erinnern wir uns daran, daß beim Psoriker bereits vor der Infektion ein kongestiver Zustand, ja sogar ein ödematöser Zustand der Schleimhäute mit vermehrter Schleimabsonderung besteht, der die Entwicklung von Krankheitserregern begünstigt. Der kongestive Zustand ist zumindest teilweise die Folge der Stauung im Verdauungsbereich. Diese zieht zwangsläufig eine Stauung des Kreislaufs und im Unterleib nach sich, die sich wiederum auf die in Beziehung zum Verdauungstrakt stehenden Gefäße des Rachens (gehört zum Verdauungskanal) auswirkt, aber auch auf den Brustbereich. In der traditionellen Medizin geht man davon aus, daß Infektionen der Atemwege häufiger bei Atopikern (allergischen, das heißt »psorischen« Menschen entsprechend der homöopathischen Terminologie) auftreten, und dies ist in etwa die Erklärung dafür.

Beim hyporeaktionellen (psorischen) Menschen sind alle Lebensfunktionen von mangelnder Abwehrkraft betroffen. Im Grunde äußert sich seine mangelnde Anpassungsfähigkeit in allen schwierigen Situationen — auf organischer wie auf psychischer Ebene.

Angesichts von außen kommenden Schwierigkeiten reagiert der hyporeaktionelle (psorische) Mensch mit Rückzug bzw. Hemmung. Er verkörpert den Typus des Introvertierten. Dies bedeutet keineswegs, daß er nicht über großartige intellektuelle Fähigkeiten oder große ethische Qualitäten verfügen könnte. Es kann sich durchaus um besonders intelligente und mutige Menschen handeln. Dennoch werden sie instinktiv vor Schwierigkeiten zurückschrecken oder Rückzieher machen.

Man kann diese Tendenz anhand eines Beispiels verdeutlichen. Jemand badet in einem Fluß und gerät plötzlich in Schwierigkeiten. Er ist nicht allein. Am Ufer befinden sich Menschen, die ihn sehen und bemerken, daß er Gefahr läuft zu ertrinken. Der hyporeaktionelle (psorische) Mensch, der das Ganze beobachtet, ist wohl entschlossen zu helfen, aber in dem Augenblick, wo er sich ins Wasser stürzen möchte, ist er wie gelähmt. Ein Reaktionsmuster, das ihn gegen seinen Willen festhält, und sei es nur für einen kurzen Augenblick. Danach springt er ins Wasser, aber mittlerweile sind ihm in vielen Fällen bereits andere zuvorgekommen. Diese sind nicht etwa waghalsiger, sondern reagieren einfach unmittelbarer. Sie kommen vielleicht nicht früher an, aber sie legen früher los und vermitteln auf diese Weise den Eindruck, als seien sie mutiger und tatkräftiger. Vielleicht funktionieren sie nicht einmal effektiver, da der hyporeaktionelle (psorische) Mensch nach Überwindung seiner anfänglichen Funktionshemmung sehr genau abschätzt, was zu tun ist, scharfsinnige Überlegungen anstellt und somit dem Problem zu einer adäquaten Lösung verhilft. Er ist effektiv, ohne auffällig zu sein.

Im Grunde genommen reagiert er langsam angesichts einer Schwierigkeit. Er ist an sich kein Mann der Tat. Man könnte sagen, daß ihm motorische, muskuläre, physische Reaktionen schwerfallen. Seine augenblickliche, instinktive Reaktion ist das genaue Gegenteil einer motorischen, nämlich eine funktionshemmende Reaktion. An die erste, instinktive Reaktion (sie stellt genauer betrachtet eine Folge der Angst des Betreffenden dar) schließt sich die intellektuelle Reaktion an.

Der psorische Mensch ist schüchtern und zurückhaltend. Er versucht, nicht aufzufallen, ist absolut kein Angeber und verbleibt, zumindest dem Anschein nach und soweit es Alltägliches betrifft, innerhalb seiner Möglichkeiten. Tritt irgendeine größere Schwierigkeit auf, unterliegt er zunächst einer Rückwärtsbewegung, die allerdings meist schnell überwunden wird.

In seinem Umgang mit Menschen verhält er sich zurückhaltend und unauffällig, dabei ist er jedoch ein aufmerksamer Zuhörer und bereit, anderen einen Dienst zu erweisen und ihnen bei der Lösung ihrer Probleme zu helfen.

Er ist introvertiert und dennoch kein sanftmütiger, gestaltloser Typ. Äußerlich mag er sehr ruhig erscheinen, und aufgrund seiner anfänglichen Hemmung ist er oftmals tatsächlich langsam; es braucht immer ein wenig Zeit, bis er in Gang kommt. Die Hemmung ist jedoch schnell überwunden, und dann widmet er sich methodisch, präzise, oftmals sogar perfektionistisch seiner Aufgabe. Beim Kind muß man erkennen, daß diese Langsamkeit weder ein Zeichen von Faulheit noch von schlechtem Willen darstellt, sondern tatsächlich instinktiver Art ist und als solche nicht von seinem Willen abhängt. Der hyporeaktionelle (psorische) Mensch hat demnach ein äußerst ruhiges, »lymphatisches« Erscheinungsbild. Dennoch ist er innerlich sehr angespannt.

Im Gegensatz hierzu gibt es aber auch den unruhigen Psoriker. Er kann nirgendwo zur Ruhe kommen und möchte alles anfassen. Er braucht Bewegung, verabscheut aber gleichzeitig körperliche Anstrengung. Seine Unruhe dient als Ventil für seine psychische Anspannung. Nimmt diese stärkere Züge an, versetzt ihn sein Bewegungsbedürfnis in einen fieberhaften, äußerst unruhigen Zustand, in dem er tausend Sachen anfängt, aber nichts zu Ende führt.

Die Krankheit beim Psoriker besteht oft in einfachen Verdauungsstörungen oder harmlosen Atemwegserkrankungen. Natürlich ist niemand vollkommen gefeit gegen einen Husten, eine Grippe oder unter Umständen sogar gegen eine Angina, aber in der Regel heilt das Ganze problemlos ohne Medikamente. Tritt Husten jedoch häufiger auf oder entwickelt er sich zur Bronchitis, nehmen die Anginaanfälle einen ernsteren Verlauf, dann liegt das offensichtlich an der geringen Widerstandskraft des Betreffenden. Das heißt, wir müssen uns dieser Veranlagung bewußt werden und ihre Behandlung in Angriff nehmen. Hierin liegt die Bedeutung der Homöopathie. Nehmen wir allerdings diese Veranlagung nicht zur Kenntnis, greifen wir lediglich auf krankheitsorientierte Therapiemaßnahmen zurück; leben wir weiter unter ungünstigen Lebensbedingungen, so wird sich das hyporeaktionelle (psorische, arthritische) Reaktionsmuster verstärken und sich schließlich zu einem tieferen Zustand verwandeln, den Hahnemann als »Sykose« bezeichnet hat und den wir der Einfachheit halber »hyperreaktionelle Konstitution« nennen wollen.

b) Die hyperreaktionelle Konstitution

Greifen wir die Grundveranlagung wieder auf. Wenn der Organismus mit einer physischen oder psychischen Schwierigkeit konfrontiert ist, reagiert er entsprechend seinem Überlebensinstinkt, seiner Reaktionsfähigkeit, um sein Leben zu erhalten. Ist der hyporeaktionelle Mensch einer Ansteckung durch Krankheitserreger ausgesetzt, zum Beispiel einer Infektion der Atemwege, so kämpft er, um sein Gleichgewicht aufrechtzuerhalten. Aufgrund seiner Reaktionsweise entwickelt sich eine Entzündung der Schleimhäute, die sich zwar hinzieht, nach einer Weile jedoch auch wieder verschwindet. Wird diese bereits gehemmte, aber immer noch ausreichende Reaktionsweise weiter behindert und geschädigt, reagiert der Organismus zwangsläufig immer schlechter.

Was verstehen wir unter Behinderung der Abwehrreaktion? Insbesondere ungünstige Umweltbedingungen, zum Beispiel ein besonders feuchtes Klima. Aber auch andere Faktoren können mitspielen, so zum Beispiel unterdrückende therapeutische Maßnahmen, die wir bereits beim Thema Reaktionsfähigkeit besprochen haben. Eine nur auf die Krankheit ausgerichtete Therapie führt dazu, daß sich der Organismus zunehmend schlechter verteidigen kann. Im Bereich der Schleimhäute wird man zum Beispiel eine Hypertrophie der Zellen infolge der übermäßigen Tätigkeit, die von ihnen verlangt wird, feststellen können. Beim Kind wird man die Entstehung von gutartigen Wucherungen des Drüsengewebes, so zum Beispiel der Mandeln, beobachten. Im Bereich der unteren Atemwege wird die Sekretherstellung stark aktiviert, die die Lunge regelrecht überschwemmt und die jetzt nicht mehr nur eine Bronchitis, sondern eine Lungenentzündung, ja sogar einen Lungenabszeß hervorrufen kann.

Während der Mensch im psorischen Stadium mit der Hemmung seiner Abwehrreaktion reagierte, verteidigt er sich im darauffolgenden

Stadium mit einer überschießenden Reaktion, einer Hypertrophie. Findet diese im Hautbereich (nässendes Ekzem) oder im Bereich der oberen Atemwegsschleimhäute (Nasen-Rachen-Entzündung, Bronchitis) statt, kann die daraus entstehende überschüssige Sekretion immerhin ungehindert abfließen, ohne größeren Schaden im Organismus hervorzurufen. Im Bereich eines inneren Organs, das nicht unmittelbar mit der Außenwelt in Verbindung steht — zum Beispiel das Herz und seine Hülle, der Herzbeutel, die Lunge und das Lungenfell oder das Gehirn und die Hirnhaut —, ist eine solch überschießende Reaktion wesentlich ernster, und für das Leben des Betreffenden besteht Gefahr. Es liegt auf der Hand, daß man in diesem Stadium aktiv gegen den Krankheitsprozeß angehen muß, ohne jedoch die zugrundeliegende Konstitution zu vernachlässigen, die diese Katastrophe überhaupt erst möglich gemacht hat.

Zu den sykotischen Erkrankungen (durch krankhafte Vergrößerungen gekennzeichnet) zählt man im Bereich der Haut die Warzen und ähnliche Erscheinungen; im Bereich der Schleimhäute die Zellvergrößerungen (gutartige Wucherungen der Drüsen), die Bronchitisfälle mit übermäßiger Sekretion sowie die Polypen und andere gutartige Tumore. Impfungen verstärken ein solches hyperreaktionelles Reaktionsmuster oder rufen es sogar hervor. Davon wird später noch die Rede sein.

c) Die dysreaktionelle Konstitution

Schließlich gibt es noch einen dritten Reaktionszustand, gewissermaßen als Endzustand der Schwächung der körperlichen Widerstandskraft. Zunächst hatten wir eine Hemmung der Reaktionsfähigkeit des Betreffenden (Psora), anschließend eine übertriebene Reaktion (Sykose), und nun begegnen wir im Endzustand der Erschöpfung. Der Organismus ist jetzt so weit, daß er sich selbst zerstört, was in homöopathischer Terminologie als das »syphilitische Stadium« bezeichnet wird. Ich nenne es »dysreaktionelle Konstitution«. Der dysreaktionelle Zustand äußert sich durch Funktionsminderungen aufgrund von Gewebsschädigungen (im Bereich der Haut und der Schleimhäute in Form von Geschwürbildungen) oder auch durch Spasmen (Angina pectoris, Asthma, Epilepsie usw.).

Die Entstehung von Krankheit

In der ersten Phase der Krankheit treten rein funktionelle Störungen auf. Die Organe sind etwas träge in der Verrichtung ihrer jeweiligen Funktion, weisen aber noch keine Schädigungen auf. In der zweiten Phase kommt es zur organischen Störung in Form der Vergrößerung eines Organs, welche zunächst noch reversibel sein kann. In der dritten Phase treten Spasmen auf oder bösartige Geschwüre, die meist nicht mehr rückbildungsfähig sind und praktisch oft zum Tod führen.

Wenden wir uns jetzt der psychischen Komponente der hyperreaktionellen und dysreaktionellen Veranlagung zu. Der Sykotiker ist im Gegensatz zum Psoriker ein extrovertierter Mensch. Er besitzt ein ausgeprägtes Bedürfnis nach Bewegung. Im Gegensatz zum zurückhaltenden Psoriker wartet er nicht darauf, daß man zu ihm kommt, er geht spontan auf andere zu. Er ist sehr offen, ein angenehmer und umgänglicher Mensch. Unternehmungslustig sprüht er geradezu vor Tatendrang und setzt diesen in Windeseile um. Im eingangs erwähnten Beispiel des Ertrinkenden hat der Hyperreaktionelle keinerlei Hemmschwelle zu überwinden. Im Gegenteil, ohne groß nachzudenken, springt er sofort ins Wasser, um Hilfe zu leisten. Gleichzeitig verkörpert er natürlich die Nachteile dieses Typus. Er legt viel Wert auf den äußeren Eindruck und liebt die prunkvolle Szenerie. Er möchte nicht übersehen werden, und wenn er in der Öffentlichkeit auftritt, will er andere auch beeindrucken. Er sucht den Erfolg und ist durchaus bereit, mit der Ellbogentaktik zu arbeiten und jeden, der sich ihm in den Weg stellt, zurückzudrängen oder zu beseitigen. Bei seinen Kontakten geht es nicht in erster Linie darum zu helfen, sondern vor allen Dingen erfolgreich zu sein. Der aggressive Extrovertierte ist der häufigste Vertreter des Sykose-Typus. Aber es gibt auch einen nichtaggressiven Extrovertierten, der die Herzen der anderen durch Liebesbezeugungen zu erobern sucht.

Im syphilitischen, dysreaktionellen Stadium wird die Hypertrophie der Persönlichkeit des aggressiven Hyperreaktionellen noch intensiver. Der Betreffende sieht nur noch sich selbst. Die anderen existieren nur noch durch ihn. Er betrachtet sie als unbedeutend, als Menschen ohne Wert. Der Syphilitiker neigt zum Größenwahn und schreckt nicht davor zurück, andere zu zerstören, um seinen Erfolg zu erreichen. Nebenbei bemerkt: Man braucht nicht unbedingt ein Gewehr, um andere zugrunde zu richten. Es gibt eine Vielzahl von

korrekten und eleganten, dafür aber hinterhältigeren Methoden zu diesem Zweck. Der Schein trügt.
Schließlich sei noch angemerkt, daß der Dysreaktionelle (Syphilitiker) im gleichen Maße wie der Hyperreaktionelle (Sykotiker) oder der Hyporeaktionelle (Psoriker) sich seiner Reaktionsweise in der Regel nicht bewußt ist. Niemand kennt sich selbst. Derjenige, der anderen Leid zufügt, kann es zwar wissentlich tun — das ist selten, denn dann ist er wirklich ein Dämon —, in den allermeisten Fällen ist er sich jedoch über seine Handlungsweise nicht im klaren.
Der hyporeaktionelle Mensch ist gewissermaßen ein Masochist. Das Wohl der anderen ist ihm wichtiger als sein eigenes. Er kümmert sich mehr um die Pflicht als um das Vergnügen. Der aggressive Hyperreaktionelle ist ein Egoist, oftmals unbewußt, da er durch sein Verlangen nach Erfolg völlig geblendet ist. Der nichtaggressive Hyperreaktionelle ist ein Verführer, der die anderen seiner Willkür unterordnet. Der Dysreaktionelle ist ein Sadist, dem es Lust bereitet, das zu zerstören, was ihn umgibt, um sich selbst zu verherrlichen. Diese Zerstörung der anderen richtet sich jedoch im Endstadium gegen ihn selbst. Schließlich zerstört er sich selbst, möglicherweise durch Selbstmord.
Diese unterschiedlichen angeborenen oder erworbenen Verhaltensweisen sind keine theoretischen Formeln. Wir wissen alle, daß es sie gibt. Wir müssen feststellen, daß sich die krankhafte Veranlagung, die mit einer einfachen Reaktionsschwäche beginnt, bis zur Zerstörung des Betreffenden entwickeln kann. Infolgedessen kommen wir nicht umhin, diese Vorgänge zu berücksichtigen und alles in Gang zu setzen, um diese Entgleisung unseres Reaktionsmusters zu vermeiden.
Um den eben beschriebenen Prozeß verständlicher zu machen, nehmen wir das Beispiel einer Muskelzelle und ihres Stoffwechsels. Ein Muskel besteht aus Tausenden von Zellen, deren Stoffwechsel dazu dient, die Muskelfunktion, sprich Bewegung, auszuführen. Jede Bewegung wird von einer Muskelkontraktion bewirkt, die im Endeffekt die Folge der Energiefreisetzung durch Glukoseverbrennung darstellt. Diese Verbrennung hinterläßt Schlackstoffe wie zum Beispiel die Milchsäure. Die Ansammlung von Milchsäure bewirkt Müdigkeit und veranlaßt den Betreffenden, sich auszuruhen. Das Ausruhen ermöglicht es dem Organismus, die Milchsäure auszuschei-

den und die Glukosereserven wieder aufzufüllen. Wenn die Ruhepause fehlt, kommt es zunächst zu verminderter Zelleistung, anschließend zu einer überschießenden Reaktion und schließlich zur Zellzerstörung. Dieser Zyklus kann übrigens experimentell nachvollzogen werden.

Im Labor kann man zum Beispiel einen Froschmuskel isolieren und die Muskelkontraktion unter Einfluß elektrischer Spannung beobachten. Ein klassisches Experiment. Wie wir soeben gesehen haben, wird bei einer Muskelkontraktion Milchsäure produziert. Normalerweise müßte jetzt eine Ruhepause folgen. Da es sich hier aber nicht um eine durch den Organismus angeordnete Muskelkontraktion handelt, sondern um eine äußere, elektrische Stimulation, kann die Kontraktion trotz der Milchsäureanhäufung fortgesetzt werden.

Was stellt man fest? Zunächst zieht sich der Muskel ganz normal zusammen, und auf diese Kontraktion folgt dementsprechend eine Erschlaffung. Setzt man das Experiment fort, ohne der Zelle eine Ruhepause zu gönnen, registriert man, daß der Muskel weniger gut reagiert. Bei Fortführung der Stimulierung kommt es zu einer Muskeltetanie, mit anderen Worten: zu wiederholten, nicht durch Ruhepausen unterbrochene Muskelkontraktionen, die immer schneller aufeinanderfolgen. Der Muskel entwickelt eine Kontraktur, das heißt eine anhaltende Kontraktion (ohne jegliche Erschlaffung). Diese Tetanie setzt sich über einen mehr oder weniger langen Zeitraum fort und hört dann schließlich auf, weil die Zelle stirbt. Zweifellos tritt der Tod der Zelle durch Überbeanspruchung des Zellstoffwechsels ein, aber auch durch den Umstand, daß es ihr nicht möglich war, ihre Abfallstoffe loszuwerden. Dies ermöglicht, das Muster zu begreifen, das sich auf der Ebene der verschiedenen krankhaften Veranlagungen, von denen wir soeben gesprochen haben, abspielt: Sie folgen aufeinander und werden von einer fortschreitenden Verschlechterung des Zustandes des Betreffenden begleitet, aus der letztendlich eine regelrechte Selbstzerstörung entstehen kann.

Was geschieht nun tatsächlich? Wie entwickelt sich die in jedem von uns vorhandene Grundveranlagung?

Ausgehend von dem ursprünglichen Reaktionszustand, kann es zu unzähligen Variationen kommen. Wenn die Hyporeaktivität (Psora) wenig ausgeprägt ist, tritt sie in einer stark abgeschwächten, fast un-

sichtbaren Form in Erscheinung. Sie verschlechtert sich auch nicht zwangsläufig. Lebt der Betreffende gesund, kann sie sein ganzes Leben lang unverändert weiterbestehen, ohne sich negativ bemerkbar zu machen.
Häufig sind alle drei Konstitutionen (hyporeaktionelle, hyperreaktionelle und dysreaktionelle) bei einem Menschen vermischt vorhanden. Eine dieser Konstitutionen ist jedoch in der Regel vorherrschend, während sich die beiden anderen nur durch gelegentliche Schübe im physischen und/oder im psychischen Bereich äußern. Zum Beispiel kann ein hyporeaktioneller Mensch, der gewöhnlich nur harmlose Erkältungen durchmacht, irgendwann eine spastische (asthmatoide) Bronchitis und sogar Asthma bekommen. Genausogut kann ein normalerweise introvertierter und sanftmütiger Mensch plötzlich Wutausbrüche bekommen. Soviel zu unserem grundlegenden Reaktionszustand.

2. Akute Krankheit

Der grundlegende Reaktionszustand, von dem soeben die Rede war, ist von Geburt, ja von unserer Empfängnis an in uns vorhanden. Er stellt die Ursache aller im späteren Verlauf auftretenden Krankheiten dar. Da diese Veranlagung von Anfang an in uns vorhanden ist und in der Regel auch weiterbesteht, nimmt sie die Form einer chronischen Krankheit an. Hierin besteht für die Homöopathie der wesentliche Unterschied zwischen einer akuten Erkrankung und einem chronischen Zustand.
Wie wir alle wissen, gibt es akute Krankheiten, zum Beispiel Grippe, oder chronische Erkrankungen, zum Beispiel Asthma. Die akute Krankheit ist eine genau umschriebene Einheit und bildet ein scheinbar zusammenhängendes Ganzes. Wir finden den Krankheitserreger, der den Betreffenden angreift und eine Krankheit hervorruft, beispielsweise Angina. Die Heilung erfolgt entweder spontan oder mit Hilfe von Medikamenten. Laut traditioneller Medizin beruht akute Krankheit nicht auf irgendeiner zugrundeliegenden Veranlagung. Allenfalls wird noch die mehr oder weniger ausgeprägte Immunabwehr des Betreffenden als Erklärung herangezogen. Der akute Zustand wird gewissermaßen als Zufall verstanden, als Folge

einer zufälligen Berührung mit einem Krankheitserreger oder einem kranken Menschen.
Die akute Krankheit ist laut Definition der Schulmedizin nur von kurzer Dauer. Sie hört nach wenigen Tagen mit dem Wiedererlangen des Gesundheitszustandes wieder auf, sie kann jedoch auch tödlich enden. Letztere Möglichkeit wird immer seltener, da die heutige Medizin über umfangreiche Mittel und Wege verfügt, um Infektionen zu bekämpfen, insbesondere die Antibiotika.
Es kann jedoch vorkommen, daß eine akute Krankheit sehr schleppend verläuft und daß die anfänglichen Symptome abgeschwächt werden, ohne völlig zu verschwinden, oder sie nehmen eine andere Form an. Nun spricht man von einer chronischen Erkrankung.
Die Schulmedizin steht auf dem Standpunkt: Die chronischen Erkrankungen bestehen nicht von Geburt an (mit Ausnahme der genetischen oder angeborenen Krankheiten); sie entstehen Stück für Stück, oftmals anscheinend im Anschluß an eine akute Krankheit. Ein häufiges, geradezu alltägliches Beispiel ist das der Bronchitis. Wenn man einem Patienten eröffnet, daß dieser an Bronchitis erkrankt ist, macht er sich häufig Sorgen, da er in der Regel schon irgendwo einmal gehört hat, daß eine »schlecht behandelte« Bronchitis zu jährlichen Rückfällen führen kann. Ihm liegt natürlich viel daran, diese Rückfälle zu vermeiden, und er wird alles daransetzen, damit seine Bronchitis gründlich behandelt wird.
Die homöopathische Sichtweise unterscheidet sich von der schulmedizinischen Lehrmeinung grundsätzlich. Für sie existiert akute Krankheit gar nicht als solche. Sie tritt nur infolge einer darunterliegenden chronischen Krankheit (psorische, sykotische oder syphilitische Veranlagung) in Erscheinung. Diese Veranlagung, und dies trifft ganz besonders auf die psorische, hyporeaktionelle Konstitution zu, ist oft verborgen, sie äußert sich nicht. Ist der Betreffende jedoch einem extremen Reiz ausgesetzt (heftiger äußerer Temperatursturz, ausgesprochen feuchtes Wetter, große Erschöpfung, starke Abweichung von Ernährungsgewohnheiten, Kontakt mit einer hochgradig ansteckenden Krankheit usw.), so wird seine Anpassungsfähigkeit überrumpelt, von den Schwierigkeiten überfordert, und es entsteht ein Leiden. Aus diesem Grund, seinem grundlegenden Bedürfnis, sein Leben, sein Gleichgewicht zu erhalten, mobilisiert er seine Reserven und betätigt seine Abwehrmechanismen.

Vielleicht sollte man hinzufügen, daß der Selbsterhaltungstrieb nur unter »lebbaren« Bedingungen zum Zuge kommen kann. Sinkt zum Beispiel die Temperatur urplötzlich von 20° über Null auf 50° unter Null, so übersteigt die Anpassungsschwierigkeit des Betreffenden seine Reaktionsmöglichkeiten.

Außerhalb derartig extremer Fälle springen angesichts einer schwierigen Situation sämtliche Abwehrmechanismen an, Fieber tritt auf, und wir stellen alle weiteren Zeichen einer akuten Krankheit fest. Allerdings ist häufig zu Beginn des Temperaturanstiegs kein örtlicher Hinweis, kein auf die Art der Erkrankung hinweisendes Symptom zu erkennen. Erst nach einigen Stunden, manchmal nach einem ganzen Tag, treten Lokalsymptome in Erscheinung, zum Beispiel eine Rachenentzündung. Nimmt man jetzt einen Rachenabstrich vor, so ist man oftmals in der Lage, Krankheitskeime, zum Beispiel Streptokokken, zu isolieren, die dann auch von der traditionellen Medizin für die Anginaerkrankung verantwortlich gemacht werden. Wir haben jedoch bereits festgestellt, daß die wirkliche Ursache eine akute Abwehrreaktion des Organismus ist, während derer sich der Krankheitserreger ausbreitet.

Vielleicht waren die isolierten Infektionsträger bereits im Organismus, bevor die Symptome der Krankheit auftraten. Möglicherweise wurden sie durch den Kontakt mit einem infizierten Menschen übertragen. Wie dem auch sei, der jeweilige Krankheitserreger allein spielt zunächst nur eine nebensächliche Rolle. Zum Ausbruch kommt die akute Infektion nur, wenn die Reaktionsfähigkeit des Betreffenden gestört, die Anpassungsfähigkeit überfordert ist und sich die bisher im verborgenen befindliche chronische Erkrankung äußert.

Zudem, wir sagten es bereits im Kapitel über die Reaktionsfähigkeit, ist es weniger die Immunabwehr des Betreffenden als seine allgemeine Reaktionsfähigkeit, seine Vitalität, die hier entscheidet. Bei etwa gleicher Abwehrkraft kommt es beim einen zu einer harmlosen Infektion, beim anderen zu einer Angina. Der gut- oder bösartige Charakter einer Krankheit ist ausschließlich von der Reaktionsfähigkeit abhängig, von der die Immunität nur einen Aspekt darstellt.

All dies mag eher ungewöhnlich in den Ohren derjenigen klingen, die davon ausgehen, daß lediglich der entdeckte Krankheitskeim die Ursache der akuten Krankheit ist. Allopathen werden nur schwerlich verstehen können, wie man die krankmachende Wirkung eines

Krankheitserregers bezweifeln kann. Dennoch, und diese Vorstellung sollte man sich zu eigen machen, ist der Krankheitskeim nicht die wahre Ursache der Krankheit.
Als Beweis möchte ich folgende Beobachtung heranziehen. In der Toxikologie weiß man, daß sich eine akute Quecksilbervergiftung durch verschiedene Zeichen wie ausgiebiger Speichelfluß, Entzündung der Mundschleimhaut mit Geschwürbildung im Zahnfleischbereich, aber auch eine Rachenentzündung in Form einer pseudomembranösen Angina äußert (als »Pseudomembran« bezeichnet man eine Entzündung mit strukturloser Membranbildung; Belag der entzündeten Schleimhaut). Es kommt zu Gewebszerstörungen im Rachenraum, insbesondere der Mandeln, mit einem äußerst übel riechenden Mundgeruch und einer starken Schwellung der Lymphknoten des Halsgrenzstranges. Dies ist im übrigen auch der Grund, warum man in der Homöopathie angesichts derartiger Symptome entsprechend dem Simile-Gesetz das Mittel MERCURIUS, häufig in der Form von MERCURIUS CYANATUS, verabreicht. Doch zurück zu unserem Beispiel. Bei einem Patienten, der diese Symptome aufwies, hatte man zahlreiche Rachenabstriche vorgenommen, die allesamt negativ ausfielen; eine Infektion schien ausgeschlossen zu sein. Nach ein paar Tagen ist der Betreffende an den Folgen der Erkrankung gestorben. Während seiner letzten Lebensstunden wurde ein weiterer Rachenabstrich durchgeführt, diesmal mit positivem Ergebnis: Man fand Diphtheriebakterien. Nun äußert sich eine Diphtherie häufig in Form einer pseudomembranösen Angina in der Art wie die soeben beschriebene, durch Quecksilbervergiftung hervorgerufene Erkrankung. In diesem Fall waren es angesichts der negativen Ergebnisse sämtlicher vorhergehender Abstriche jedoch nicht die Diphtheriebakterien, sondern die Quecksilbervergiftung, welche die Angina hervorgerufen hat. Folglich hat — und dies steht im Gegensatz zu der Auffassung der traditionellen Medizin — die durch Quecksilber hervorgerufene Rachenentzündung es den Diphtheriebakterien ermöglicht, sich einzunisten.
Das heißt mit anderen Worten, daß die Krankheit in der Regel nicht von außen, zum Beispiel durch Berührung mit einem Krankheitserreger, kommt. Sie entsteht vielmehr im Organismus, sie existiert bereits in ihm in Form einer — unter Umständen latenten — chronischen Krankheit, die sich zu bestimmten Zeitpunkten durch reak-

tionelle Ausbrüche, eben die akuten Krankheiten, äußert. Man kann also sagen, daß der Betreffende schon »vor der Krankheit krank ist«.
Bei einem plötzlichen Epidemieausbruch, beispielsweise einer Scharlachepidemie, findet man nicht immer eine Ansteckung als Auslöser. Es wurden Fälle von Epidemien in geschlossenen Gemeinschaften ohne jeglichen Kontakt zur Außenwelt beschrieben: Plötzlich tritt ein Fall auf, gefolgt von einer Reihe von Ansteckungen. Was ist geschehen? Der Scharlacherreger befand sich höchstwahrscheinlich in nichtpathogener (nichtkrankmachender) Form im Rachen des ersten Betroffenen. Infolge einer Verminderung seiner Abwehrfähigkeit kam es zu einer akuten Erkrankung, anläßlich derer sich der Krankheitskeim entwickelt und pathogene Züge angenommen hat. Von hier ausgehend, wurde die Krankheit zu einer scharlachartigen Streptokokkenangina. Dieser virulent (ansteckend) gewordene Erreger hat nun eine Reihe von Menschen befallen, die anderenfalls sicherlich keinen Scharlach bekommen hätten, allerdings eine entsprechende zugrundeliegende Veranlagung aufweisen müssen, damit die Krankheit überhaupt zutage tritt.
Erinnern wir uns daran, daß sich eine akute Krankheit — und dies gilt ganz besonders für das Kind — zunächst durch eine erhöhte Temperatur ohne weitere lokale Symptome bemerkbar macht. Schließlich, nach ein paar Stunden, erscheinen die jeweiligen Symptome, und man ist in der Lage, beispielsweise eine Angina, eine Bronchitis oder einen Magen-Darm-Katarrh festzustellen, wobei der Ort der Erkrankung weniger von dem betreffenden Keim abhängig ist als von der zugrundeliegenden Veranlagung. Der Betreffende äußert die Krankheit entsprechend seiner Veranlagung an seinen am wenigsten widerstandsfähigen Stellen. Beim einen wird es der Rachen sein, beim anderen sind es die Bronchien, bei einem weiteren wird der Darm betroffen. Dies ist bei jeder Epidemie nachprüfbar, ob sie durch Bakterien (Streptokokken zum Beispiel) oder Viren (Grippe insbesondere) ausgelöst wurde. Im Rahmen ein und derselben Epidemie kommt es zu Angina, zu Bronchitis und bei einem anderen zu Magen-Darm-Katarrh, obwohl es sich ursprünglich um denselben Krankheitserreger handelt. Dies beweist erneut, daß der Keim, auch wenn er in das Krankheitsgeschehen eingreift, dennoch nicht die wirkliche, tiefe Ursache der Krankheit ist.
Daraus folgt, daß man bei der Behandlung einer akuten Krankheit

anders vorgehen muß, als dies nach den Regeln der allopathischen Medizin geschieht. Ihnen zufolge soll man gegen die Temperatur mit fiebersenkenden Mitteln und gegen die Infektion mit Antibiotika vorgehen. In Wirklichkeit, wir sagten es bereits, ist die akute Krankheit ein »Aufflammen« der Abwehrkräfte des Organismus. Zweifellos eine anstrengende (und vermeidbare) Phase, aber dennoch notwendig, um das Gleichgewicht des Organismus zum Zeitpunkt ihres In-Erscheinung-Tretens wiederherzustellen. Sie ist das Mittel, durch das der Betreffende versucht, seine Gesundheit wiederzuerlangen und seine Vitalität wiederherzustellen. Man sollte ihm dabei helfen, indem man die natürliche körperliche Abwehrreaktion unterstützt. Genau dies tut das homöopathische Mittel.

Nach einer Behandlung mit Antibiotika ist der Patient oftmals sehr erschöpft, und es treten Folgeerkrankungen auf. Dies ist homöopathisch behandelbar. Im übrigen sind antibiotische Medikamente absolut nicht in der Lage, eventuellen Rückfällen vorzubeugen, während das Ziel einer wohldurchdachten homöopathischen Behandlung nicht allein darin besteht, den akuten Zustand zu behandeln, sondern vor allen Dingen Rückfälle und das Auftauchen anderer Beschwerden zu vermeiden. Ziel ist es, daß der Patient gesund wird, nicht nur vorläufig frei von Symptomen.

Außerhalb des akuten Zustands wird die zentrale Reaktionsfähigkeit entsprechend der Veranlagung im Verhalten des einzelnen Menschen sichtbar und äußert sich durch mehr oder weniger ausgeprägte Störungen. Verhalten und krankhafte Störungen besitzen für den Betreffenden jeweils charakteristische Eigenschaften, nach denen das zu verabreichende homöopathische Mittel bestimmt werden kann. Hierbei handelt es sich um das Grundmittel, das die allgemeine Reaktionsfähigkeit des Betreffenden verbessern und das Auftreten von wiederholten oder ernsten akuten Zuständen vermeiden soll. Dieses Grundmittel muß zwangsläufig eine tiefe Wirkung zeigen, die mit hohen Verdünnungen — C 30, C 200, C 1000 oder noch höher — erreicht wird.

Der akute Zustand ist eine Widerspiegelung der allgemeinen Reaktionsfähigkeit, einer Verminderung des Lebenspotentials, beim Betreffenden. Er tritt jedoch hauptsächlich im Bereich eines bestimmten Körperteils in Erscheinung, äußert sich vor allen Dingen durch lokale Symptome. Man sollte sich darum bemühen, soweit wie möglich die allgemeinen Krankheitszeichen herauszufinden, aber diese sind häufig durch die örtlichen Symptome verdeckt. Daher wird das Mittel für einen akuten Zustand in der Hauptsache eine lokal begrenzte Wirkung haben, zunächst mehr auf die periphere Äußerung als auf die zentrale Reaktionsfähigkeit abgestimmt sein. Deswegen sollte man in einem solchen Fall eher niedrige oder mittlere Verdünnungen — C 4, C 5, C 6 — anwenden. Ist das Grundmittel klar zu erkennen, sollte man es natürlich einsetzen. In der Praxis ist dies jedoch oftmals schwierig. Andererseits sollte man, wenn der akute Zustand überwunden ist, unbedingt das Grundmittel verabreichen, um die allgemeine Reaktionsfähigkeit wiederherzustellen.

An dieser Stelle wird vielleicht ein Einwand erhoben werden. So wurden bislang die Reaktionsfähigkeit und ihre ganz »zentrale« Eigenschaft mehrfach in den Vordergrund gestellt, und auf einmal ist die Rede von Mitteln mit peripherer Wirkung. Besteht da nicht ein Widerspruch?

Wird anläßlich eines akuten Zustandes ein homöopathisches Mittel aufgrund der organischen (peripheren) Symptome verabreicht, so geschieht dies immer nach dem Simile-Gesetz. Es gibt keine »Unterdrückung« wie im Falle eines allopathischen Mittels. Die heilende Wirkung des homöopathischen Mittels verdanken wir einer Stimulation der Reaktionsfähigkeit, der körpereigenen Abwehrkräfte des Betreffenden, jedoch in der Peripherie, im betroffenen Körperbereich. Diese örtlich begrenzte therapeutische Wirkung verbessert in keiner Weise die tiefe und zentrale Reaktionsfähigkeit, welche nur durch ein Grundmittel behandelt werden kann, das durch die dem Betreffenden eigenen Reaktionssymptome gefunden und nicht nur durch periphere Zeichen diktiert wird.

Während man sich bei akuten Zuständen meist notwendigerweise mit Mitteln von peripherer Wirkung zufriedengeben muß, sollte man dies vermeiden, wenn es um Symptome geht, die den tieferen Gesundheitszustand des Betreffenden widerspiegeln (seine Konstitution, seine Veranlagung), das heißt seinen chronischen Zustand, so wie er außerhalb einer akuten Erkrankung erscheint. Es ist auch nicht ausgeschlossen, daß die alleinige Anwendung eines homöopathischen Mittels mit rein organisch begrenzter Wirkung — obwohl es keine unterdrückende Wirkung als solche besitzt — sich auf lange Sicht schädlich auswirkt, da der grundlegende Gesundheitszustand, die Verminderung des Lebenspotentials unberührt und unverändert bleibt. Wird dieser nicht behandelt, dann bessert er sich nicht unbedingt spontan und droht sich sogar angesichts ungünstiger Lebensbedingungen des Betreffenden zu verschlechtern. Sich lediglich auf eine organische Wirkung zu verlassen, läuft darauf hinaus, das wirkliche Problem zu vernachlässigen, indem man seine äußeren Erscheinungen beseitigt. Man weigert sich zu verstehen. Mittel mit organisch begrenzter Wirkung sollten wir daher nur in akuten Fällen verabreichen.

Da der akute Zustand aus dieser Zeit eher von peripherer Bedeutung ist, bräuchte man ihn, wenn er nicht lebensbedrohende Formen angenommen hat, eigentlich gar nicht zu behandeln. Es ist durchaus vorgekommen, daß beispielsweise Anginafälle spontan, ohne Medikament, heilen konnten. Im übrigen ist es keinesfalls eine neue Erkenntnis, daß sich der Patient nach einer unbehandelten akuten Krankheit besser fühlt. Der akute Zustand kann als Ausscheidungsversuch des Organismus betrachtet werden, welcher sich darum bemüht, wieder von der Verschlackung frei zu werden. Diese Ausscheidung findet in der Regel im Bereich der Atmungs- und Verdauungsschleimhäute statt. Auch wenn sie beängstigende Formen annimmt, ist sie dennoch ungefährlich, da sie nach außen, aus dem Körper heraus erfolgt. Dies ist im übrigen charakteristisch für einen Menschen mit einer guten Abwehr. Geschieht die Ausscheidung hingegen, dies sei noch einmal wiederholt, im Bereich eines zentralen Organs (Herz, Lunge oder Gehirn), so ist sie äußerst gefährlich, da sie den Tod des Betreffenden verursachen kann.

Wie ist das mit der Aussage zu vereinbaren, eine akute Krankheit sei eine notwendige und heilbringende Abwehrreaktion, die man nicht unterdrücken sollte? Kommt es zu einer derart schlechten Reaktion des Organismus, dann nur deshalb, weil sämtliche vorhergehenden akuten Erscheinungen »schikaniert« wurden; ein äußerst schwerwiegender akuter Zustand tritt nämlich nicht ohne weiteres in Erscheinung. Reagiert der Organismus zum Beispiel durch einen akuten Zustand mit Ausscheidung im Bereich der oberen Atemwegsschleimhäute, so ruft jede Unterdrückungsmaßnahme, jede Behandlung, die diesem akuten Zustand entgegenwirkt oder ihn daran hindert, sich auf förderliche Art und Weise auszuwirken, eine nachträgliche schädliche Reaktion im Organismus hervor.

Es fällt mir oft recht schwer, den Eltern verständlich zu machen, daß man die äußeren Erscheinungen der akuten Krankheit, insbesondere das Fieber, nicht bekämpfen sollte. Sie befürchten vor allen Dingen die berühmt-berüchtigten »Fieberkrämpfe«, die es tatsächlich auch gibt, aber gerade dann kaum auftreten werden, wenn man sich die Mühe macht, die zugrundeliegende Veranlagung zu behandeln, und sich nicht darauf versteift, anläßlich eines akuten Zustandes die Symptome zu unterdrücken. Fieber ist eine Abwehrreaktion des Organismus, kann also nicht von vornherein als unheilvoll betrachtet werden. Unheilvoll wird es erst, wenn man sich bei jedem Temperaturanstieg darum bemüht, das Fieber zu unterdrücken. Diese Tatsache ist leicht zu belegen, da der erste Fieberanstieg (Erkrankungen des zentralen Nervensystems wie zum Beispiel Meningitis [Hirnhautentzündung] ausgenommen) in der Regel niemals zu Fieberkrämpfen führt. Häufig gab es vor den Krämpfen eine Reihe weiterer Fieberanfälle, die jedesmal mit fiebersenkenden oder antibiotischen Medikamenten behandelt wurden, ohne daß man versucht hätte, die Abwehr des Organismus zu unterstützen.

Zum Ende dieses Kapitels über die Entstehung von Krankheit fassen wir noch einmal das Wesentliche zusammen:
Im Laufe der Menschheitsgeschichte kam es vermutlich durch unangemessene Lebensumstände — zum Beispiel durch mangelhafte Ernährung, aber auch durch zu üppigen Genuß von Speisen — zu einer fortschreitenden Beeinträchtigung und Verminderung der Anpassungsfähigkeit, zur grundlegenden, hyporeaktionellen Veranlagung (Psora), welche praktisch in jedem menschlichen Wesen von Geburt an existent ist. Werden die Lebensumstände nicht angepaßt, korrigiert der Mensch nicht seine Lebensweise, so verstärkt sich die Stauung, vergrößert sich die Menge der Schlackstoffe. Daraufhin äußert der Organismus nun Ausbrüche seiner Reaktionsfähigkeit, mit der er diese Stauung zu beheben versucht. Werden die Abwehrreaktionen unterdrückt, dann wird der Organismus stärkere Reaktionen entwickeln (die hyperreaktionelle, sykotische Konstitution). Auf die Dauer jedoch erlahmt die Reaktionsfähigkeit, und es kommt zur Erschöpfung des Organismus (dysreaktionelle oder syphilitische Konstitution).
Die hyporeaktionelle Veranlagung kann sich aufgrund der physi-

Die Entstehung von Krankheit

schen und psychischen Einflüsse der Umgebung des Betreffenden im Laufe seines Lebens zunehmend verschlechtern und sich zum hyperreaktionellen oder sogar dysreaktionellen Stadium entwickeln. Dennoch kann sich die hyperreaktionelle oder dysreaktionelle Konstitution bereits von Geburt an als Folge einer belasteten Vererbung manifestieren. Dies scheint leider immer häufiger der Fall zu sein. Wenn heutzutage mehr Kinder mit diesen Veranlagungen zur Welt kommen, so müssen wir daraus schließen, daß der Mensch offensichtlich immer ungünstigere, schädlichere, immer mehr seiner Bestimmung entgegengesetzte Lebensbedingungen schafft.

Die vorhergehenden Betrachtungen sind auf jeden Menschen, ob Kind oder Erwachsener, übertragbar. In diesem Buch steht das Kind im Mittelpunkt unseres Interesses, und es ist wesentlich, zu wissen, daß seine Reaktionen eine ganz besondere Bedeutung haben. Um zu verstehen, was ein Kind durch seine Krankheit ausdrückt, muß man sich zunächst vergegenwärtigen, daß es sich vom Erwachsenen in zweierlei Gesichtspunkten unterscheidet. Zunächst kann es nicht über sich selbst verfügen und auch nicht für sich sorgen, es befindet sich in einer totalen Abhängigkeit von seinen Eltern oder Erziehungsberechtigten. Seine physische und psychische Entwicklung sind also hauptsächlich von denjenigen Menschen abhängig, die sich um das Kind kümmern. Und das Kind hat — dies ist der zweite Aspekt, der es vom Erwachsenen unterscheidet — spezielle lebenswichtige Bedürfnisse, die ihm eigen sind und die so gut wie nur möglich erfüllt werden müssen, um sein Gleichgewicht zu gewährleisten. Schauen wir uns diese Bedürfnisse einmal genauer an.

VII.

Was bedeutet die Krankheit beim Kind?

Sehr häufig, wenn nicht immer, ist Krankheit Ausdruck eines Mangels im Bereich der lebensnotwendigen physischen und psychischen Bedürfnisse des Kindes, deren Befriedigung unabdingbare Voraussetzung zur Erhaltung seines Gleichgewichts ist. Wie alle Menschen hat das Kind grundlegende, lebenswichtige Bedürfnisse sowohl physischer wie auch psychischer Natur, denen man entsprechen muß, damit es überleben und sich harmonisch entwickeln kann. Es ist jedoch äußerst wichtig, zu verstehen, daß sich die Bedürfnisse des Kindes in nicht geringem Maße von denen der Erwachsenen unterscheiden. Das Kind befindet sich in ständiger Entwicklung, in stetigem Fortschritt. Tagtäglich eignet es sich neue, für seine Entwicklung notwendige Dinge an. In ihm ist eine ständige Lebensbewegung, durch die es sich fortlaufend verändert.

Es ist ganz wesentlich, das Kind als ein in der Entwicklung befindliches Wesen zu begreifen, dessen Bedürfnisse, insbesondere auch bei der Ernährung, von elementarer Bedeutung sind. In den ersten Lebensmonaten verlangt das Wachstum des Kindes beispielsweise eine wesentlich höhere Proteinzufuhr, als ein Erwachsener sie benötigt, und zwar weil Proteine ein unabdingbarer Baustoff seines Wachstums sind. Fehlen sie, kommt es zu manchmal irreversiblen Mangelerscheinungen, insbesondere im Gehirn. Das Gehirnwachstum geht während der ersten 12 Lebensmonate besonders schnell vonstatten und benötigt demzufolge viel Proteine. Dieser Umstand wird für viele Kinder in der Dritten Welt, die an Unterernährung leiden, zu einer Tragödie, wenn sie nicht gar daran sterben.

Eigenartigerweise treten Fälle von Unterernährung aber auch in den reichen Ländern auf, so zum Beispiel bei den Anhängern mancher »Weltanschauung«, die es fertigbringen, durch eine Art Ernährungsfanatismus bei ihren Kindern Mangelerscheinungen hervorzurufen. So ist eine ganz streng pflanzliche Ernährung — ohne Soja — ganz gewiß nicht in der Lage, die Entwicklung eines Kindes, zumindest im ersten Lebensjahr, zu gewährleisten. Eine übertriebene Reaktion gegenüber dem Überfluß, in dem wir leben, führt scheinbar manchmal dahin, daß man — in doktrinärer Ahnungslosigkeit — in das andere Extrem verfällt. Ich erinnere mich an ein dreijähriges Kind, das von seiner Mutter »nach bestem Wissen und Gewissen« eine mangelhafte Ernährung erhielt und seine Mängel dadurch auszugleichen versuchte, daß es aus dem Hundenapf aß...! Ich erinnere mich ebenfalls an ein Kind, das nur rein pflanzliche Kost bekam und mit 18 Monaten noch nicht sitzen konnte. Es war wie eine Stoffpuppe, die jedesmal zusammensackte, wenn man sie hinsetzte. Vergeblich versuchte ich, der Mutter klarzumachen, daß ihre Auffassung sicherlich Gültigkeit für sie als erwachsenen Menschen besitzen mag, jedoch bei ihrem Kind zum Scheitern verurteilt ist. Ohne Erfolg, es gelang mir nicht, sie zu überzeugen. Erst als das Kind Spontanverformungen an Armen und Beinen erlitt, war sie bereit, ihren Fehler einzusehen.

Denjenigen, die diese Zeilen lesen und dennoch überzeugt bleiben, daß eine rein pflanzliche Ernährung zur Entwicklung eines Kindes ausreicht, möchte ich hiermit verdeutlichen, daß die Entkalzifizierung dieses jungen Patienten und die daraus entstehenden Spontanverformungen völlig unvermeidlich waren, selbst wenn man dem Kind bei gleicher Diät noch zusätzlich Kalzium zugeführt hätte. Kalzium wird nur dann in den Knochen zurückgehalten, wenn diese eine Proteinstruktur enthalten, eine Art Netz, das ausschließlich aus Proteinen gebildet werden kann, in dessen Maschen sich das Kalzium ablagert.

Es ist jedoch nicht unbedingt notwendig, auf Kuhmilch oder Milchprodukte zurückzugreifen, um die Proteinzufuhr des Kindes zu sichern. Die Kindernahrungsfirmen stellen mittlerweile Zubereitungen aus Soja her, die die Kuhmilch vollkommen ersetzen. Mit anderen Worten, wenn auch jede rein pflanzliche Ernährungsweise abgelehnt werden sollte, so ist sie dennoch unter Hinzufügung von »Sojamilch« annehmbar.

Diese zwei Beispiele mögen völlig ungewöhnlich erscheinen und entsprechen dennoch den Tatsachen. Andere Kinderärzte stoßen vielleicht niemals auf derart seltsame — um nicht zu sagen: tragische —

Fälle. Nun, da ich den Ruf eines nichttraditionellen Arztes habe, suchen mich möglicherweise mehr Menschen, deren Lebensauffassung und -weise sich von denen der Mehrheit sehr unterscheiden, der Gesundheit ihrer Kinder wegen auf.

Die Ernährungsbedürfnisse nehmen einen wichtigen Platz in der Entwicklung des Kindes ein. Einige Aspekte davon werde ich, ohne allzusehr in die Einzelheiten der Ernährung des Kindes einzugehen, später noch einmal hervorheben. Zuvor möchte ich jedoch den bereits erwähnten Unterschied zwischen dem Kind, einem sich in der Entwicklung befindenden Menschen, und dem Erwachsenen, der seine Entwicklung bis zu einem gewissen Grad abgeschlossen hat, näher beleuchten. Es geht um das Abhängigkeitsverhältnis, in dem sich das Kind während seines Heranwachsens befindet.

Jedes menschliche Wesen ist abhängig, ganz besonders von seiner Umgebung. Allerdings kann sich der Erwachsene, auch wenn es utopisch erscheinen mag, theoretisch von seiner Umgebung befreien, um — zum Beispiel — auf dem Land zu leben, das Wasser aus seinem Brunnen zu schöpfen, sein Gemüse anzubauen, kurz: autark zu leben. Das Kind kann es nicht. Solange es Kind ist, wird es von seinen Eltern bzw. Erziehungsberechtigten abhängig sein. Diese für den Säugling totale und sich im Laufe der Jahre verringernde Bindung bleibt ein Kinderleben lang erhalten. Erst im Jugendalter kann sich der Heranwachsende von seinen Eltern lösen und Stück für Stück unabhängig werden. Als erwachsen wird er dann bezeichnet, wenn er von seinen Eltern nicht mehr abhängig ist. Leider halten viele Eltern ihr Kind allzulange in einer übermäßigen Abhängigkeit, die sich als regelrechte Bremse in seiner Entwicklung und seiner Reifung auswirkt.

Weil sich das Kind vor allem in den ersten Lebensjahren in einem totalen Abhängigkeitsverhältnis befindet, spielen die Eltern eine grundlegende Rolle in seinem Leben und ganz besonders in seiner Entwicklung. Sie wird günstig verlaufen, wenn die Eltern zur Entfaltung des Kindes beitragen, und gestört werden, wenn sie ihr bewußt oder unbewußt entgegenwirken. Es geht also darum, aufmerksam zu sein, wach sein für das, was es zu seiner Entfaltung braucht. Des weiteren geht es aber auch darum, die Zeichen zu verstehen, die dann auftreten, wenn seine Entfaltung gestört ist.

Verdeutlichen wir dies einmal anhand eines etwas extremen Bei-

spiels, und stellen wir uns folgende Situation vor. Eine junges, völlig gesundes Elternpaar ist gezwungen, mit seinem Baby in einer ungesunden Wohnung zu leben, beispielsweise — nehmen wir einen ganz krassen Fall — in einem Keller ohne Licht mit wenig frischer Luft. Sie selbst sind sich freilich völlig im klaren, daß dies denkbar schlechte Bedingungen sind, und haben dementsprechend auch vor, die Behausung zu verlassen, sobald sich ein günstiges Angebot ergibt. Diese Wohnsituation ist kurzfristig wahrscheinlich mehr oder weniger unschädlich für sie, da ihre physische Entwicklung abgeschlossen ist, beim Kind wird sie jedoch mit größter Wahrscheinlichkeit Störungen verursachen, weil es in dieser Umgebung nicht das vorfindet, was es zu seinem Wachstum benötigt. Das Baby, das natürlich noch nicht richtig denken kann, wird sich zwar intellektuell nicht der Tatsache bewußt werden, daß es sich in einem schädlichen Lebensraum befindet, aber sein Körper nimmt es wahr und entwickelt Störungen, zum Beispiel Rachitis. Treten derartige Beschwerden in Erscheinung, ist es Sache der Eltern — die selbst ja gesund bleiben —, deren Bedeutung zu erfassen.
Aufmerksam sein, wach sein für das Kind bedeutet, zu begreifen, daß es — in unserem Beispiel — allerhöchste Zeit ist, die Unterkunft zu wechseln. Verstehen die Eltern es nicht, erfassen sie nicht, was das Kind ausdrückt, so wird sich sein Zustand weiter verschlechtern, da es nicht in der Lage ist, aus eigenem Antrieb seine Lebensbedingungen zu verändern.
Dieses Beispiel ist völlig frei erfunden, aber selbst in unseren reichen Ländern gibt es leider vergleichbare Verhältnisse, beispielsweise bei manchen Gastarbeitern, die hier in engen, kleinen Zimmern leben oder manchmal zu zehnt oder elf ein einziges Zimmer bewohnen. Oftmals fehlt es den Babys an Luft und Licht. Wenn sie obendrein selten getragen werden, wie es vielfach geschieht, kommt es zu Mangelerscheinungen. Auf einmal treten bei diesen Kindern bestimmte pathologische Erscheinungen auf (Rachitis, Tuberkulose), die an und für sich schon lange aus unseren Breitengraden verschwunden waren.

Die Haltung, die Bewegung, das ganze Verhalten sind die Ausdrucksmittel des Kindes für das, was es empfindet. Sobald es sprechen kann, wird es sich in der Regel auch darum bemühen, sich durch Worte auszudrücken, aber häufig ist das Verhalten die an uns gerichtete Sprache des Kindes. Dies ist beispielsweise der Fall, wenn ein Kind eifersüchtig auf den kleinen Bruder oder die kleine Schwester ist, die gerade zur Welt gekommen sind, und es trifft ebenso auf jede Lebenssituation des Kindes zu. Ist jedoch das Leiden, das es verspürt, außerordentlich tief, wird es die nicht mehr nur durch sein Verhalten allein, sondern durch Krankheitssymptome äußern. Treten solche Symptome auf, sind die Eltern in der Lage, zu sehen, daß das Kind leidet, daß es krank ist. Jetzt reicht es jedoch nicht, die Krankheit vordergründig zu diagnostizieren und die Symptome zu beseitigen. Eltern und Arzt sollten vielmehr ihre Bedeutung verstehen und insbesondere auch der Frage nachgehen, ob die Krankheit, Ausdruck der geschädigten Lebensenergie, nicht teilweise durch die Umgebung des Kindes verursacht wurde.

Diesen Überlegungen liegt die Absicht zugrunde, sowohl die Abhängigkeit, in der das Kind lebt, wie auch seine lebensnotwendigen Bedürfnisse klar herauszustellen. Sie sind sowohl physischer als auch psychischer Art. Betrachten wir zunächst die physischen Bedürfnisse.

1. Physische Bedürfnisse

a) Die Ernährung des Säuglings

Die wesentlichen physischen Bedürfnisse des Kindes betreffen den Bereich der Ernährung, folglich werde ich mich auch auf dieses Gebiet beschränken. Ohne bis ins Detail vorzudringen, werde ich einige wichtige Gesichtspunkte hervorheben.

Das Stillen

Welche ist die beste Ernährung für das Kind? Die Frage stellt sich natürlich sofort nach der Geburt des Kindes. Normalerweise gedeiht der Säugling immer am besten mit Muttermilch. Doch seit einiger Zeit kommt es immer seltener vor, daß Frauen ihre Neugeborenen stillen. Um ihre Weigerung zu begründen, berufen sich die Mütter auf eine Vielzahl von Ausflüchten (die Tätigkeit außer Haus, die Erschöpfung usw.), geben allerdings ausnahmsweise auch schon mal zu, daß der Hauptgrund eigentlich in der Angst besteht, das Aussehen ihrer Brust können Schaden nehmen. Die vorgeschobenen Schwierigkeiten sind vielfach mehr scheinbarer als tatsächlicher Natur und können meist ohne weiteres überwunden werden. Wenn eine Mutter wirklich entschlossen ist, ihr Kind zu stillen, so wird sie wohl auch in der Lage sein, all diese Hindernisse aus dem Weg zu räumen.

Warum ist es denn überhaupt so wichtig, daß eine Mutter ihr Kind stillt? Es gibt eine Vielzahl von Gründen, und ich werde sie hier auch nicht alle aufzählen oder sie näher erläutern. Ich werde mich damit begnügen zu sagen: Das, was von der Natur vorgesehen wurde, kann — im Gegensatz zu dem, was manche behaupten — in der Regel nicht ersetzt werden, zumindest was die Physiologie des Menschen betrifft. Kein einziges unserer Organe und keine unserer Funktionen könnten optimal durch einen künstlichen Ersatz oder irgendeinen Roboter vollwertig ersetzt werden. Die Muttermilch entspricht in ihrer Zusammensetzung genau den Bedürfnissen des Kindes, Kuhmilch hingegen denjenigen des Kalbs, dessen Wachstum und Entwicklung sich ja offensichtlich um einiges von dem des Menschen unterscheidet. Insbesondere ist der Proteinbedarf nicht der gleiche, und gerade in ihrem Proteingehalt weicht die Muttermilch stark von der Kuhmilch ab. Nun stellt man heutzutage mittlerweile adaptierte Kuhmilch her, deren Bestandteile und Zusammensetzung der menschlichen Milch angeglichen wurden. Aber die Kopie ist nicht perfekt, und es gibt ganz sicher bestimmte Elemente in der Muttermilch, die man nicht künstlich herstellen bzw. heranzüchten kann; der beste Beweis ist, daß in manchen Fällen von Verdauungsunverträglichkeiten das Baby lediglich Muttermilch verträgt.

Vergessen dürfen wir ebensowenig, daß die Mutter dem Kind mit ihrer Milch Antikörper übermittelt, die ihm eine unbedingt notwendige Immunabwehr ermöglichen. Eine Vielzahl von Studien beweist, daß gestillte Kinder eine wesentlich bessere Allgemeinverfassung aufweisen als Kinder, die mit Kuhmilch ernährt werden. Insbesondere Sterblichkeit und Krankheitsanfälligkeit sind geringer. Die häufigsten Erkrankungen bei den Säuglingen sind Infektionen der oberen Atemwege, Mittelohrentzündungen sowie Magen-Darm-

Katarrh. Systematische Untersuchungen einer großen Anzahl von Kindern belegen eindeutig, daß diese Erkrankungen weniger häufig bei gestillten Babys auftreten als bei Kindern, die mit Kuhmilch ernährt werden. Selbst wenn die Ernährung nicht ausschließlich durch die Mutter erfolgt, sondern auch eine Ergänzung durch Kuhmilch beinhaltet, stellt man eine erhöhte Widerstandskraft gegenüber Infektionen fest. Offenkundig enthält die Muttermilch Immunfaktoren, die die Widerstandsfähigkeit des Kindes gegenüber Bakterien und Viren steigern. Die durchgeführten Studien sind zahlreich und vielfältig genug, um dies mit Nachdruck betonen zu können. Zweifellos hängt die erhöhte Widerstandskraft des gestillten Kindes jedoch auch von anderen Faktoren ab, insbesondere psychologischer und sozialer Art.

Das Saugen

Man könnte andere Argumente für die Überlegenheit des Stillens heranziehen, beispielsweise schon den Vorgang selbst: das Saugen. Der Säugling saugt einfach anders an der Brust seiner Mutter als an der Flasche, so perfekt diese auch ausgeklügelt sein mag. Die Saugflasche hat viele Nachteile, so ruft sie zum Beispiel häufig Luftschlucken hervor. Dieses Luftschlucken ist die mechanische Folge von schlechtem Trinken und nicht etwa ein Verdauungs- oder Milchproblem. Man muß hier noch hinzufügen, daß Luftschlucken durch das Verhalten der Mutter — wenn sie nervös oder schroff ist und ganz besonders, wenn sie Angst hat — verstärkt werden kann. Diese Gemütslagen haben freilich auch Auswirkungen auf Babys, die an der Mutterbrust gestillt werden, aber die Rückwirkungen auf die Art und Weise, wie das Kind trinkt, sind geringer und verursachen kein Luftschlucken.
Fügen wir noch hinzu, daß ein Kind, welches an der Brust saugt, offensichtlich einen glücklicheren Eindruck macht als ein Kind mit einer Saugflasche. Es trinkt wesentlich ruhiger, was noch durch die Tatsache begünstigt wird, daß die stillende Mutter in der Regel sehr entspannt ist.
Schließlich braucht sich die Mutter keinerlei Sorgen über die Menge Milch machen, die das Baby zu sich nimmt. Das Baby nimmt spontan die Menge, die es braucht. Es kommt nur sehr selten vor, daß es

sich überfüttert — und wenn, dann oft durch eine zu besorgte Mutter, die weiterhin auf dem Trinken besteht, obwohl das Kind schon längst gesättigt ist, oder die Brustmahlzeit übermäßig in die Länge zieht.

Die Stilldauer

Eine normale Stillmahlzeit dauert nicht lange. Das Baby nimmt seine Ration in wenigen Minuten zu sich, oftmals sind es weniger als zehn Minuten. Man kann die Mahlzeit bis auf 15 oder 20 Minuten verlängern, darüber hinaus ist ein weiteres Stillen vollkommen sinnlos. Die Brustmahlzeit zu verlängern bringt nur Schwierigkeiten mit sich. Vor allem fängt die Magenverdauung schon beim ersten Schluck an, ist aber für die Dauer des Stillens stark verlangsamt, sie wird gewissermaßen gebremst, solange das Kind saugt. Richtig und vollständig in Gang kommt sie erst, wenn die Mahlzeit beendet ist. Im übrigen benötigt die Verdauung ungefähr 2½ bis 3 Stunden, beim Flaschenkind sogar mehr, bis sie vollständig abgeschlossen ist.

Läßt man das Baby an der Brust, obwohl es satt ist, so trinkt es immer noch ein wenig (in jedem Fall nur kleinste Mengen) in Stößen und eher passiv, womit weiterhin seine Verdauung gehemmt wird. Diese kann nicht innerhalb der normalen Zeiten stattfinden, was zu einer Stauung führt, einer Verdauungsüberlastung. Darüber hinaus kann ein allzu langes Lutschen an der Brustwarze Reizungen und, in der Regel immer schmerzhafte, Warzenrisse verursachen, die das Stillen erschweren und — unbehandelt — einen Abszeß nach sich ziehen können. Zwingt man das Kind dazu, zu saugen, obwohl es satt ist, so läuft man Gefahr, selbst bei der Brusternährung Luftschlucken zu verursachen.

Eine zu lange »Brustmahlzeit« muß nicht unbedingt zu großen Verdauungsproblemen führen, aber es ist, wie gesagt, zumindest vollkommen zwecklos und bringt keinen weiteren Erfolg, als die Mutter zu erschöpfen und nervös zu machen. Das Problem ist wesentlich ernster, wenn es sich um ein »Flaschenkind« handelt, da die Magenverdauung der Kuhmilch wesentlich länger dauert. Bei Flaschenmilch benötigt die Entleerung des Magens 3 bis 5 Stunden, manchmal sogar mehr, wenn die Mahlzeit zu lange dauert. Dazu kommt einer der großen Nachteile des Luftschluckens, nämlich daß die Mutter öfters gezwungen ist, Pausen beim Fläschchengeben einzulegen, um dem Baby das Aufstoßen zu ermöglichen. Diese Unterbrechungen verlängern natürlich die Dauer der Mahlzeit.

Manche Mütter werden einwenden, daß sie sich gezwungen sehen, die Flaschenmahlzeiten zu verlängern, da das Baby sonst nicht ausreichend Milch zu sich nimmt. Eine Haltung, die das Problem in Wirklichkeit nur noch verschlimmert. Nimmt das Kind nicht die Flasche innerhalb eines normalen Zeitraums, dann erfolgt die Nahrungszufuhr offensichtlich gegen seinen Willen. Auch hier muß man auf die Ursache einwirken. Im Falle von Luftschlucken zum Beispiel hilft es vielfach, den Flascheninhalt etwas anzudicken.

Es geht darum, die Schwierigkeit des Kindes zu erfassen und sie zu lösen — und nicht etwa, sich darauf zu versteifen, die Dauer der Mahlzeit aus vermeintlich guten Gründen zu verlängern.

Die Ernährung nach Verlangen

Das Stillen entspricht den Bedürfnissen des Babys in idealer Weise, weil es von sich aus danach verlangt; wenn es Hunger hat, fängt es an zu weinen. Man sollte jedoch darauf achten, zwischen den Mahlzeiten eine Zeit von mindestens 3 Stunden verstreichen zu lassen. Verkürzt man die Abstände, so kann dies — wie wir schon sagten — zu einer Verdauungsstockung führen, wodurch das Kind veranlaßt wird, die Überfülle durch häufiges Aufstoßen oder sogar Erbrechen wieder loszuwerden. Verlangt das Kind schon vor Ablauf der 3 Stunden nach der Brust, sollte man besser etwas warten. Wird es allerdings zu anstrengend für die Mutter, kann sie die Brust in Ausnahmefällen schon etwas früher reichen, vielleicht nach 2½ Stunden. Verlangt das Baby jedoch regelmäßig nach weniger als 3 Stunden nach seiner Mahlzeit, stellt sich die Frage, ob es nicht einen anderen Grund für seine Tränen gibt. Häufig ist dies nämlich beispielsweise ein Zeichen, daß die Mutter nicht genug Milch hat. In einem solchen Fall sollte sie nicht etwa öfter und in kürzeren Abständen die Brust anbieten, sondern den Speiseplan durch Ergänzungsnahrung erweitern. Andererseits kann das Kind nach dem Stillen ohne weiteres 7, 8 oder 9 Stunden lang schlafen, ohne nach der Brust zu verlangen; man sollte es dann ruhig schlafen lassen. Im übrigen entwickelt das

Kind von selbst in ziemlich kurzer Zeit einen relativ regelmäßigen Rhythmus mit Intervallen von etwa 4 Stunden zwischen den Mahlzeiten.
Dieser für das gestillte Kind ideale Rhythmus ist jedoch nicht auf das »Flaschenkind« anwendbar. Letzteres darf nur eine bestimmte Menge Milch zu sich nehmen. Wird diese Menge überschritten, kann sie nicht mehr normal verdaut werden, was wiederum zu Erbrechen oder Durchfällen führen könnte. Selbstverständlich kann sich auch das gestillte Kind übernehmen und zuviel Milch trinken, aber dies ist weniger häufig der Fall, da es sich praktisch instinktiv einschränkt. Zudem führt dies nur zu vergleichsweise kleinen Unpäßlichkeiten wie Aufstoßen und Erbrechen, Reaktionen, die allesamt eine Botschaft an die stillende Mutter darstellen: Die Menge (die Dauer) der Mahlzeit soll verringert werden. Hat der Säugling Durchfall, was hier selten vorkommt, so ist dies von weniger großer Bedeutung, während es beim künstlich ernährten Kind ein ernstes Zeichen sein kann.
Die Mütter, die ihr Kind übermäßig ernähren — sei es durch zu große Mengen oder infolge von allzu langen Brustmahlzeiten —, tun dies natürlich mit den besten Absichten; vielleicht aus Angst, ihr Baby könne zuwenig Nahrung bekommen. Sie sehen: Das Kind hat Hunger, denn es weint; und es beruhigt sich, wenn es zu trinken bekommt. Ein Baby weint aber nicht nur aus Hunger. Es gibt Babys, die, obwohl sie satt sind, immer noch weinen. Das ist häufig der Fall bei hyperreaktionellen (sykotischen) Kindern. Wenn sie übermäßig zu trinken verlangen, dann oft nur des Genusses wegen, den sie beim Stillen verspüren. Es wäre ein Fehler, darauf einzugehen, da dies früher oder später zu Störungen führen würde. Außerdem hören die Babys in einem solchen Fall ohnehin bald auf zu weinen.
Darüber hinaus gibt es auch Fälle von verspätetem Sättigungsgefühl. Normalerweise verschwindet das Hungergefühl, wenn man eine ausreichende Menge gegessen hat. Manche Menschen, insbesondere arthritischer Konstitution, haben, obwohl sie viel, manchmal sogar mehr als genug gegessen haben, immer noch Hunger. Hören sie allerdings auf zu essen, verschwindet dieses Gefühl innerhalb einer viertel oder einer halben Stunde. Dieses Problem gibt es auch beim Säugling.
Im übrigen scheint ein Kind ständig trinken zu wollen, wenn es eine

schwierige Verdauung hat, beispielsweise infolge von Luftschlucken. In der Tat werden Leibschmerzen durch Trinken vorübergehend gelindert, aber das zugrundeliegende Verdauungsproblem wird hiermit nur verstärkt, und das Kind weint in kurzer Zeit womöglich um so mehr.

Die Bedeutung der Gewichtskurve

Wie kann man feststellen, ob eine ausreichende Ernährung des Kindes gewährleistet ist? Das einzige brauchbare Kriterium ist die Gewichtszunahme. Diese sollte mindestens 150 g und maximal 200 g pro Woche betragen. Es ist allerdings kaum von Nutzen, das Kind nach jeder Mahlzeit zu wiegen, und zwar aus zweierlei Gründen. Der erste ist, daß die vom Kind aufgenommene Menge je nach Appetit starken Schwankungen ausgesetzt ist. Bei manchen Mahlzeiten wird es sich mit 80 ml begnügen, während es bei anderen 150 ml benötigt. Zweitens treten ebenso starke Schwankungen in der Reichhaltigkeit der Muttermilch auf. 80 ml einer reichhaltigen Milch werden das Kind eher befriedigen als 120 ml einer weniger reichhaltigen Milch. Im übrigen ist das ständige Wiegen des Kindes nach jeder Mahlzeit auf die Dauer eine nervenaufreibende Prozedur für die Mutter, die Gefahr läuft, sich unnötige Sorgen zu machen, wenn ihr die aufgenommene Menge als zu gering erscheint, obwohl das Kind vollauf zufrieden ist.

Ist es ratsam, das Kind täglich zu wiegen? Ganz bestimmt nicht. Dies mag vielleicht für ein problematisches Baby notwendig sein, für einen gesunden Säugling hat es wenig Zweck. Sein Gewicht kann 2 oder 3 Tage unverändert bleiben und dann plötzlich um 50 oder 100 g zunehmen, anschließend wieder gleich bleiben, um daraufhin wieder zu steigen. Um eine Gewichtszunahme genau festzustellen, benötigt man mindestens 3 bis 4 Tage. In der Regel reicht es aber vollkommen, wenn man das Kind alle 7 Tage wiegt und von einer Mindestzunahme von 150 g und einer maximalen Zunahme von 200 g ausgeht. Es kann hierbei durchaus vorkommen, daß ein sich völlig normal entwickelndes Baby in der einen Woche um 150 g und in der folgenden um 200 g oder sogar mehr zunimmt. Sollte die Gewichtszunahme manchmal 200 g übersteigen, besteht erst dann Anlaß zur Sorge, wenn die übermäßige Gewichtszunahme konstant bleibt. Diese Grenzwerte, 150 g und 200 g, gelten nur für die ersten 3 Monate. Vom 3. bis 6. Monat gelten 100 g und anschließend immer weniger. Die Gewichtszunahme verringert sich freilich mit zunehmendem Alter.

Die Ernährung an der Mutterbrust ist an und für sich unersetzlich, aber es kann vorkommen, daß die Mutter trotz guten Willens keine oder nur noch wenig Milch hat. In einem solchen Fall muß man zwangsläufig auf die Flaschennahrung zurückgreifen, sei es ausschließlich oder als Ergänzung. Ich werde hier nicht näher auf diese Ernährungsweise eingehen, da die Mutter in diesem Fall unbedingt den Rat eines Kinderarztes einholen sollte. Ein paar Gesichtspunkte möchte ich allerdings hervorheben.

Es gibt, wie bereits erwähnt, mittlerweile im Handel eine Vielzahl von adaptierten, humanisierten Kunstmilchsorten, die der Muttermilch angeglichen wurden. Diese Milch bietet selbstverständlich eine Vielzahl von Vorteilen. Zunächst ähneln ihre Bestandteile und Zusammensetzung denjenigen der Muttermilch, was sicherlich ihr wesentlicher Pluspunkt ist. Zudem ist ihre Zusammensetzung konstant die gleiche, während die der Kuhmilch sehr unterschiedlich sein kann. Schließlich wird ihre Sterilität garantiert, was nicht der Fall ist, wenn man Frischmilch kauft.

Dennoch hat diese industrielle, sterilisierte, veränderte und mit verschiedenen chemischen Substanzen angereicherte Milch keinerlei »biologischen« Wert mehr. Milch ist ein lebendiges Nahrungsmittel. Genau die Eigenschaften, die sie zu einer lebendigen Substanz machen, werden jedoch durch die verschiedenen Aufbereitungsvorgänge, denen sie unterzogen wird, tiefgreifend beeinträchtigt. So wird sie insbesondere durch die Sterilisation mit hohen Temperaturen zu einer toten Substanz. Diese verändert grundlegend die Struktur der Milchbestandteile und zerstört deren lebendige Elemente (die Enzyme und die Immunkörper).

Die Milch, so wie sie aus dem Euter der Kuh herauskommt, enthält, sofern das Tier gesund ist, praktisch keine Krankheitskeime, kann jedoch durch die verschiedenen Bearbeitungsvorgänge verunreinigt werden. Um diese Keime zu beseitigen, ist es jedoch absolut nicht notwendig, die Milch mit hoher Temperatur zu sterilisieren. Heutzutage wird die Milch kurzzeitig auf eine Temperatur von 62° bis 85° erhitzt, was durchaus genügt, um die mikrobiellen Enzyme und die vegetativen Zellen der meisten Bakterien abzutöten, ohne die grundlegenden Eigenschaften der Milch (Vitamine, Eiweiß) zu beeinträchtigen. Dieser Vorgang wird Pasteurisieren genannt. Anders als beim Sterilisieren bleiben jedoch die Sporen keimfähig; deshalb ist pasteurisierte Milch nur beschränkt haltbar, und auch sie darf dem Säugling nur gegeben werden, wenn sie vorher abgekocht worden ist.

Folglich verwenden die meisten Mütter die von den vielen Babynahrungsherstellern angebotene angepaßte Milch, die zumeist bereits gebrauchsfertig in der Flasche angeboten wird, was natürlich die Aufgabe der Mutter um einiges erleichtert.

Es sei der Mutter überlassen, sich für die eine oder andere Milchform zu entscheiden. Wählt sie die angepaßte Milch, so muß sie sich an die jeweiligen Angaben auf der Packung halten, sich jedoch dessen bewußt sein, daß die hier empfohlenen Mengen oft überhöht und manchmal um ein Drittel zu verringern sind.

Entscheidet sie sich für die Frischmilch, so muß diese im Verhältnis 1:1 mit Wasser während des ersten Monats, anschließend 2/3 Milch auf 1/3 Wasser verdünnt werden, ohne die Gesamtmenge von 600 g Milch pro Tag zu übersteigen. Man errechnet die Milchmenge entsprechend dem Körpergewicht im Verhältnis 1:10. Beispiel: Ein 4 kg schweres Kind erhält 400 g Milch + 200 g Wasser, die auf 5 oder 6 Flaschen verteilt werden. Man füge 5 Prozent Zucker hinzu, gegebenenfalls einfachen Rohr- oder Rübenzucker, vorzugsweise jedoch Malzzucker, welcher nicht so schnell resorbiert wird und weniger gärfähig ist. Diese 5 Prozent sind als Maximum zu betrachten, und es ist sicherlich vorteilhafter, weniger davon zu benutzen.

Zuviel Zucker: Ein Fehler, den man vermeiden sollte

Manche industriell hergestellte Milcharten sind ganz offensichtlich überzuckert (sie enthalten manchmal 2/3 Zucker auf 1/3 Milchpulver), aber auch Frischmilch benutzende Mütter fügen oftmals zuviel Zucker hinzu. Ein Übermaß an Zucker ruft oftmals Gärungsprozesse, Aufblähung, Koliken und eine erschwerte Verdauung hervor. Wenn das Kind später Brei mit dem Löffel bekommt, sollte man ebenfalls darauf achten, daß dieser nicht zu sehr gezuckert wird, da auch hier ein Übermaß an Zucker die Verdauung verlangsamt. Amylase, das Enzym, das für die Verdauung der Kohlehydrate zuständig ist, wird durch zuviel Zucker in seiner Wirkung gehemmt. Zudem ist es wünschenswert, die Kinder nicht an allzu gezuckerte Nahrungsmittel zu gewöhnen, um einer übermäßigen Vorliebe für Süßigkeiten möglichst vorzubeugen.

Eine große Vorliebe für Süßigkeiten ist nicht nur Folge einer Ernährungsgewohnheit, diese trägt aber im selben Maße wie andere familiäre Gepflogenheiten dazu bei. Es gibt Familien, in denen zuviel und zu häufig gegessen wird, was beim Kind oft zu einer regelrechten Konditionierung führt, der es sich nur unter Schwierigkeiten entziehen kann.

Schließlich, und dies soll unser letztes Argument für eine bewußte Einschränkung unseres Zuckerkonsums sein, kommt Zucker als solcher gar nicht in der Natur vor. Unser Verdauungstrakt ist im Prinzip nicht dafür geeignet, Zucker im Reinzustand zu assimilieren. Zucker dient eigentlich dazu, Nahrungsmittel zu »verdauen«, welche zunächst im Mund gekaut, zu einem Brei umgewandelt und mit Speichel und dem darin enthaltenen Enzym Ptyalin versetzt werden müssen. Dies ist die erste Stufe der Verdauung der stärkehaltigen Speisen. Anschließend wird der Speisebrei hinuntergeschluckt, um im Magen und daraufhin im Darm den verschiedenen Fermenten, welche die Nahrung in ihre jeweiligen Bestandteile zerlegen und aufschließen, ausgesetzt zu werden. Auf diese Weise werden die Kohlehydrate letztlich hauptsächlich in Glukose umgewandelt, die Fette in Fettsäuren und die Proteine in Aminosäuren. Diese Endprodukte sind direkt assimilierbar, das heißt, sie gehen ins Blut über und von dort aus je nach Bedarf zu den verschiedenen Geweben des Organismus.

Glukose wird nur Stück für Stück im Rahmen der Verdauung der Kohlehydrate freigesetzt und, von dort ausgehend, ebenfalls schrittweise assimiliert. Nehmen wir hingegen reinen Zucker zu uns, so führt dies zu einer übermäßigen, nicht physiologischen Zuckerkonzentration im Verdauungstrakt, die die Verdauung nicht unwesentlich beeinträchtigt.

Zudem kann zu hoher Zuckerkonsum zu einer Störung des Glukosestoffwechsels im Blut führen, der hauptsächlich durch das von der Bauchspeicheldrüse abgesonderte Insulin reguliert wird. Die Einnahme von reinem Zucker zieht eine Überfunktion der Bauchspei-

cheldrüse nach sich, die stoßweise vor sich geht und nicht auf regelmäßige und beständige Art und Weise, wie es physiologisch vorgesehen ist.
Es besteht die Möglichkeit, daß Diabetes durch übermäßigen Verzehr von Zucker begünstigt wird. Diese Krankheit tritt auch wesentlich häufiger in den reichen als in den armen Ländern auf. Unsere Lebensweise und unsere Ernährung scheinen also an ihrem Entstehen mitbeteiligt zu sein.

Die Einführung der stärkehaltigen Speisen

Am Ende des 1. Monats sollte man die Flaschennahrung durch eine stärkehaltige Speise (Mus von Reis oder Mais) im Verhältnis 1:100 (1 Prozent) ergänzen. Der Prozentanteil an stärkehaltigen Speisen sollte dem Alter des Kindes in Monaten minus eins entsprechen. Beispiel: Im 3. Monat muß die Flasche 3 minus 1 gleich 2 Prozent Reiscreme enthalten.
Da die Verdauung der stärkehaltigen Speisen im Mund durch die Wirkung des Ptyalins (im Speichel enthaltenes Ferment) beginnt und die Speichelproduktion des Babys erst ab der 4. Woche richtig funktioniert, sollte man ihm vorher keinerlei stärkehaltige Speisen geben. Zu diesem Zeitpunkt fängt das Kind zu »sabbern« an, und in der Tat ist die Speichelabsonderung anfänglich oftmals so stark, daß der Speichel aus dem Mund herausläuft. Häufig denken Eltern, es handele sich womöglich um einen Zahndurchbruch. In Wirklichkeit ist es jedoch der Beginn der »aktiven« Speichelabsonderung, und zwar in dem Maße, daß sie von nun an in die Verdauung eingreift. Man könnte also fast sagen, es ist von der Natur vorgesehen, daß es ab der 4. oder 5. Woche für die Entwicklung des Kindes förderlich ist, der Milch eine stärkehaltige Speise beizumengen.
Hier muß aber auch wieder daran erinnert werden, daß man die Menge von 600 g Milch am Tag nicht überschreiten sollte. Manche Mütter neigen nämlich dazu, dies zu tun, um den Appetit ihres Kindes zu stillen; aber das ist völlig unnötig und kann nur Verdauungsprobleme hervorrufen. Um den Appetit des Kindes zu befriedigen, sollte man seiner Nahrung eine stärkehaltige Speise hinzufügen. Darüber hinaus ist es empfehlenswert, relativ schnell zu einer Löffelnahrung überzugehen.

Löffelnahrung

Mütter schrecken häufig vor dieser Ernährungsweise zurück und zögern sie hinaus, obwohl sie aus vielerlei Gründen zu empfehlen ist. Ein Kind kann bereits mit 6 oder 8 Wochen feste Mahlzeiten zu sich zu nehmen. Man sollte natürlich diesen Wechsel nicht von heute auf morgen, sondern schrittweise vollziehen, da er anderenfalls mißlingt. Beim ersten Versuch macht das Kind in der Regel ein eher unfreundliches Gesicht, während es wesentlich mehr Freude an der Flasche hat. Häufig bestehen Mütter weiterhin darauf, die Flasche zu geben, da, wie sie sagen, das Baby ein instinktives Verlangen nach dem Saugen habe und sie es nicht enttäuschen wollen.

Das Saugen ist ein grundlegendes Bedürfnis des Kindes. Nun kann man aber ohne weiteres feststellen, daß das Saugen an der Flasche während der Mahlzeiten nicht ausreicht, um die Bedürfnisse des Babys zu befriedigen; es saugt dann an allem, was es in die Hände bekommt — seien es die Finger, seine Bettdecke, sein Spielzeug usw. Mit anderen Worten: Ob man nun dem Baby die Flasche gibt oder nicht, es saugt ohnehin an allen möglichen Gegenständen. Schrittweise ein oder zwei Flaschen weniger zu geben führt, davon bin ich überzeugt, zu keinerlei Frustration. Man sollte dieses grundlegende Bedürfnis des Saugens nicht aus den Augen verlieren, gleichzeitig aber darauf achten, daß die notwendigen Bedingungen für eine gute Verdauung erfüllt werden.

Die Flaschenernährung, wir sahen es bereits, stört häufig die Verdauung: Sie wird von Luftschlucken und häufig von Aufstoßen begleitet, beides Äußerungen eines Speiseröhrenrückflusses (dies ist auch der Grund, warum man gezwungen ist, den Flascheninhalt anzudicken). Fängt man jedoch an, das Kind mit dem Löffel zu füttern, hören sowohl das Luftschlucken wie auch das Würgen in der Regel auf. Luftschlucken und Würgen, dies sei noch an dieser Stelle erwähnt, sind nicht etwa die Folgen der Verdauung an sich, sondern ein »mechanisches« Problem. Das Kind ist durchaus in der Lage, seine Milch zu verdauen, bekommt jedoch Schwierigkeiten durch seine Art und Weise zu trinken (Luftschlucken) oder durch ein anatomisches Problem (Ausweitung der unteren Speiseröhre, etwaige Hiatushernie [Zwerchfellbruch], Pylorus-[Magenpförtner-]Verengung usw.). Ist die Verdauung selbst Ursache von Beschwerden, führt dies eher zu Darm- (Durchfall) oder Magenstörungen (Wiederauswürgen oder Erbrechen). In jedem Fall sind Magenstörungen ein weiterer Grund dafür, zur Löffelnahrung überzugehen, was sich ganz besonders dann bewahrheitet, wenn man stärkehaltige Speisen einsetzt. Stärkehaltige Speisen müssen nämlich, um gut verdaut zu werden, ausreichend mit Speichel durchtränkt, also gekaut sein und somit eine Weile im Mund bleiben, was praktisch ausgeschlossen ist, wenn das Kind aus der Flasche trinkt. Eine stärkehaltige Speise muß »gegessen« und nicht »getrunken« werden. Das ist das ganze Problem der im »Mixer« verkleinerten Nahrung, bei der ein ursprünglich festes Erzeugnis zerflüssigt wurde; dies führt dazu, daß ein Nahrungsmittel, das eigentlich gegessen werden sollte, statt dessen getrunken wird. Bei der Zubereitung von Mahlzeiten für Kinder jeden Alters sollten wir daher den Gebrauch dieser Geräte eher vermeiden.

Die Ernährung mit dem Löffel, auch wenn sie anfangs eine Herausforderung für viele Mütter darstellt, ist von wesentlicher Bedeutung. Hier ihre drei Vorzüge. Zunächst werden die Speisen besser verdaut, da der Speisebrei mit Speichel durchtränkt ist und das Kind weniger Luft verschluckt. Zudem ermöglicht es diese Ernährungsweise schon sehr früh, den Speiseplan des Kindes zu variieren. So kann man mit 2½ Monaten den Früchtekuchen einführen (ein fein zerdrückter Keks mit Früchten, es sei denn, das Baby reagiert hierauf allergisch) und mit 4 Monaten verschiedene Gemüsesorten. Schließlich ermöglicht das Füttern mit dem Löffel, dem Kind beizubringen, die Speisen zu kauen, was es ohnehin ein paar Monate später tun muß. Allzulange die Flaschennahrung beizubehalten macht das Kind passiv, hindert es daran, aktiv in den Vorgang des Essens einzugreifen und sich mit der späteren Form der Nahrungsaufnahme vertraut zu machen.

Die psychologische Entwicklung des Kindes hängt von einer wachsenden Zahl von Errungenschaften ab, hauptsächlich solchen, die es in sämtlichen Bereichen, zunächst aber in bezug auf die Ernährung, unabhängiger machen. Dies ist auch der Grund, weshalb man es vermeiden sollte, alles durch den »Mixer« zu jagen, da das Kind nicht lernt zu kauen und später jeden Krümel wieder ausspucken wird. Die Kinderärzte wissen sehr wohl, daß eine zu späte Umstellung auf eine Ernährung mit dem Löffel die Sache immer schwieriger macht, was nicht selten sogar zu dramatischen Zuständen mit Nahrungsver-

weigerung führt. Diese Umstände sind eine der zahlreichen Ursachen des schwerwiegenden Problems der Anorexie (Appetitlosigkeit) beim Kind.
Mir ist wohl bewußt, daß ich mich hier im völligen Widerspruch zu manchen Psychologen befinde, die sich mit den Problemen des Kindes befassen und laut und deutlich die Meinung vertreten, daß es dem Kind gestattet werden sollte, sich so lange mit der Flasche zu ernähren, wie es von ihm gewünscht wird, unter Umständen sogar bis zu 5 oder 6 Jahren. Es daran zu hindern, sagen sie, bedeute, es zu frustrieren und somit Verhaltensstörungen zu verursachen. Ihnen zufolge wird sich das Kind von selbst entscheiden, wann es mit der Flasche aufhört. Das Kind verspürt unbestreitbar eine große Befriedigung, an seiner Flasche zu saugen; vielleicht ist es sogar ein regelrechter Genuß und eine unentbehrliche Handlung, aber seine psychomotorische Entwicklung ist nicht nur die Folge von Genuß. Sie setzt ebenso eine Lernzeit in verschiedenen Bereichen voraus, durch die das Kind Stück für Stück seine Selbständigkeit erlangt. Das Erlernen der Ernährung mit dem Löffel ist eine der ersten derartigen Erfahrungen. Es ist eine Illusion, zu glauben, man könne dem Kind eine Frustration ersparen, indem man es so lange aus der Flasche trinken läßt, wie es will. Wenn es nämlich in diesem Sinne »von sich aus« aufhört, aus der Flasche zu trinken, dann nicht etwa deshalb, weil es keine Befriedigung mehr dabei empfindet, sondern weil es sich wohl auf die eine oder andere Art und Weise bewußt wird, daß es sich von anderen Kindern unterscheidet, wenn nicht sogar ihnen unterlegen ist. Zudem ist es nicht auszuschließen — es ist ein Fehler, aber es kommt natürlich vor —, daß man sich deswegen über das Kind lustig macht. Statt eine große Befriedigung dabei zu empfinden, aus seiner Flasche zu trinken, könnte es sich dann eher verärgert, gedemütigt und unbefriedigt fühlen.
Kürzlich erzählte mir ein dreißigjähriger Mann, er habe bis zu seinem 5. Lebensjahr aus der Flasche getrunken. Diese Flasche, die er tagtäglich verlangte, wurde ihm von seinen Eltern nicht verweigert. Nach seinem 5. Geburtstag waren sie wohl der Meinung, es sei an der Zeit, diese Ernährungsweise zu beenden, und teilten dem Kind mit, wenn die letzte Flasche zu Bruch gehe, würden sie keine neue mehr kaufen. Als dies schließlich eintraf, daran konnte sich dieser Mann noch sehr gut erinnern, empfand er eine richtige Erleichte-

rung. Obwohl er im Saugen Befriedigung gesucht und sich nicht in der Lage gefühlt hatte, darauf zu verzichten, war er richtig glücklich, als er gezwungen wurde, darauf zu verzichten.

Die Vielfalt in der Ernährung

Die Ernährung mit dem Löffel sollte, wie gesagt, schrittweise eingeführt werden. Der einfachste Weg besteht darin, dem Kind vor der Flasche 2 oder 3 Löffel Früchtekuchen anzubieten. In der Regel werden sie ohne weiteres angenommen. Auch wenn das Baby diese 2 oder 3 Löffel sehr zu schätzen scheint, sollte man sich nicht dazu verleiten lassen, ihm von vornherein eine größere Menge zu geben. Es ist ein neues Nahrungsmittel, an das der Magen sich erst gewöhnen muß. Geht man hierbei zu schnell vor, kann dies zu Erbrechen oder Durchfällen führen, und es besteht die Gefahr, daß das Kind eine Abneigung gegen diese Speise entwickelt.
Dasselbe gilt für Gemüsebrei. Gemüsebrei sollte ebenfalls mit dem Löffel verabreicht werden und nicht mit der Flasche, wie es häufig vorkommt. Hierzu sollte man das Gemüse zusammen mit Kartoffeln oder Getreideflocken (es sei denn, es besteht eine Allergie) zerdrücken (nicht in den Mixer geben) und etwas Milch hinzufügen (Butter ist schwerer verdaulich). Gemüse kann man dann in den Speiseplan des Kindes einführen, wenn es sich an seinen Früchtekuchen gewöhnt hat. Auch hier sollte man schrittweise vorgehen, wobei meiner Meinung nach die beste Methode darin besteht, unmittelbar vor dem Früchtekuchen ein paar Löffel Gemüsebrei zu geben. Es wäre falsch, das Ganze durch eine Milchflasche zu ergänzen. Das Kind soll sich im Hinblick auf eine gemischte Kost ruhig daran gewöhnen, eine feste Mahlzeit ohne Milch zu sich zu nehmen. Folgt auf das Gemüse automatisch eine Milchflasche, besteht zudem die Möglichkeit, daß das Kind das Gemüse verweigert und lediglich die Flasche zu sich nimmt.
Es gibt also mehrere Gründe — sowohl im Hinblick auf die physische als auch seine psychologische Entwicklung —, die Ernährung des Kindes relativ schnell vielfältiger zu gestalten. Diejenigen, die befürchten, sie könnten ihr Baby frustrieren, wenn sie ihm Stück für Stück die Flasche entziehen, an der es so sehr hängt, möchte ich darauf hinweisen, daß die Eisenreserven des Organismus im 5. Monat

nicht mehr ausreichen. Die Milch ihrerseits enthält nicht genügend davon und hat im übrigen auch zuwenig Vitamin C, man muß dem Kind also notgedrungen auch Früchte und Gemüse geben. Es empfiehlt sich, dem Kind nach einer Gemüse- oder Fruchtmahlzeit ein wenig Wasser in einer Tasse oder einem Becher (nicht in der Flasche) zu geben. Das Baby lernt auf diese Art und Weise recht schnell, auch aus diesen Behältnissen zu trinken. Aber hier ist es ebenso wichtig, schrittweise vorzugehen.

b) Die Ernährung des älteren Kindes

Das allmähliche Ersetzen der Flasche durch festere Nahrungsmittel (Früchtekuchen, Gemüse mit Kartoffeln oder Getreide) bringt das Baby sehr schnell dazu, die Ernährungsweise eines älteren Kindes anzunehmen. Mit 12 Monaten kann sich das Kind bereits ohne Flasche ernähren. Der Speiseplan könnte folgendermaßen aussehen: morgens und abends ein dickflüssiger Brei mit dem Löffel, mittags eine Mahlzeit bestehend aus Gemüse mit Kartoffeln oder Getreideflocken und um 16.00 Uhr eine Zwischenmahlzeit, zunächst ein Früchtekuchen und später ein Quarkbrot.
Anfänglich wird es dem Kind möglicherweise schwerfallen, sein Brot zu essen, man kann es jedoch daran gewöhnen, indem man ihm vor oder nach seinem Brei ein wenig Brot oder sogar eine Kruste zu kauen gibt, was es in der Regel gerne tut. Mit 10 oder 12 Monaten kann man ihm abends zum Beispiel zerdrückte Nudeln geben, denen man eventuell etwas geriebenen Käse hinzufügt. Das Ziel besteht darin, das Kind so weit zu bringen, daß es in der Lage ist, feste Nahrungsmittel anzunehmen und sie zu kauen. Das sollte an und für sich keinerlei Schwierigkeiten bereiten, soweit man hierbei schrittweise und ohne Gewalt vorgeht, das heißt, ohne durch allzu starkes Drängen Ablehnung hervorzurufen.

Eier, Fisch, Fleisch

Eier sind ein vollwertiges Nahrungsmittel, das Kinder ab 4 Monaten zu sich nehmen können, es sei denn, sie sind allergisch oder weisen eine Verdauungsschwäche auf. In jedem Fall sollte man nur wenig davon geben, da es ein sehr kompaktes Lebensmittel ist, sehr gehaltvoll für seine kleine Größe und folglich auch schwer zu verdauen. Kinder mit einer langsamen Verdauung werden sie vielleicht nicht gut vertragen.

Was Fisch und Eier anbelangt, so werden diese heutzutage bereits sehr früh, manchmal ab der 6. Woche, aus Angst vor einem Proteinmangel heraus in den Speiseplan der Kinder eingebaut. Die Gefahren des Proteinmangels im Bereich der allgemeinen und ganz besonders der Gehirnentwicklung wurden derartig hervorgehoben, daß man unter Umständen Gefahr läuft, hier zu übertreiben. Ein Übermaß an Proteinen, das sei an erster Stelle gesagt, ist völlig unnötig, da diese schlicht und einfach durch den Organismus in Harnstoff umgewandelt und mit dem Urin ausgeschieden werden. Man drängt somit dem Organismus eine Stoffwechselleistung auf, auf die er im Grunde genommen sehr wohl verzichten könnte.

Im übrigen ist diese Proteinüberfütterung nicht immer völlig ohne Nachteile. Kinder mit einer langsamen Verdauung, insbesondere diejenigen mit allergischer oder arthritischer Veranlagung, reagieren sehr schlecht darauf. Bei diesen Kindern stellt man sofort nach Einführung von Fisch und Fleisch eine deutliche Veränderung fest: Die Stühle, die bis dahin eine hellbraune Farbe und einen relativ normalen Geruch hatten, verfärben sich auffallend und plötzlich und verbreiten einen ungewöhnlich unangenehmen Geruch. Der normale Geruch des Kots entsteht durch den Abbau der Proteine in Fäulnisprodukte wie zum Beispiel Idol und Skatol. Treten diese infolge einer übermäßig proteinhaltigen Nahrung, insbesondere tierischer Herkunft, zu zahlreich auf, so wird der Stuhlgeruch äußerst widerlich und ähnelt dem Geruch von faulen Eiern. Zudem ist ein Übermaß an Fäulnisprodukten eine zu starke Belastung für die Leber in ihrer Entgiftungsfunktion.

Bei hyporeaktionellen Menschen (Psorikern, Arthritikern, Allergikern) kann ein Zuviel an Proteinen zu Haut- und sogar zu Atmungsanomalitäten führen, und zwar in Form von starken Ausscheidungen, die sich im hinteren Nasenbereich oder in den Bronchien ansammeln. Schulmediziner werden die Vorstellung weit von sich weisen, daß es einen Zusammenhang zwischen dem Verdauungszustand und den Nasen-Rachen-Ausscheidungen geben könnte. Aus der Sicht der Homöopathie ist die Beziehung zwischen den beiden jedoch nur zu offensichtlich, zumindest bei arthritisch veranlagten Menschen, was in etwa der allergischen Konstitution in der klassischen Medizin entspricht.

Nebenbei bemerkt weisen bestimmte allergisch veranlagte Menschen eine absolute Unverträglichkeit von Kuhmilchproteinen auf, so daß man gezwungen ist, die Milch durch entsprechende Sojazubereitungen zu ersetzen. Diese sind völlig ausgewogen, enthalten also sämtliche Proteine und andere zur Entwicklung des Kindes benötigte Substanzen.

Sollte man infolgedessen Vegetarier sein? Meiner Meinung nach wäre es oftmals besser, aber es ist nicht immer möglich. Man sollte sich vor allen Dingen nicht auf diesen Weg begeben, ohne ausreichend motiviert zu sein. Es würde bedeuten, große Frustrationen in Kauf zu nehmen. Im übrigen ist es nicht unbedingt notwendig, Vegetarier zu sein, um gesund zu bleiben. Man kann den Kindern Fisch oder Fleisch geben, jedoch nur in mäßigen Mengen und nicht zu früh. Ich persönlich bin der Meinung, daß es nicht angebracht ist, Fisch vor 9 oder 10 Monaten und Fleisch vor 12 Monaten in den Speiseplan des Kindes einzuführen. Man sollte mit minimalen Mengen, 20 g oder 30 g Fleisch oder Fisch pro Tag oder sogar alle zwei Tage, anfangen.

Ab einem Jahr sollte sich die Ernährungsweise des Kindes zunehmend derjenigen des Erwachsenen annähern. Ein Übermaß an tierischen Proteinen ist zu vermeiden, ebenso ein Übermaß an Süßigkeiten oder purem Zucker, den manche Kinder in völlig irrwitzigen Mengen zu sich nehmen. Zuviel Zucker, ich sagte es bereits, kann die Verdauung beeinträchtigen, verursacht ganz offensichtlich Karies und, was nicht auszuschließen ist, könnte eine Tendenz zu Diabetes begünstigen oder sogar verstärken.

Vollwertkost

Ist das Kind einmal zu einer festen Ernährungsbasis übergegangen, so ist es in jedem Fall von Vorteil, ihm vollwertige Nahrungsmittel zu geben, insbesondere Mischbrot und anschließend Vollkornbrot anstelle von Weißbrot. Desgleichen sollte man Vollkorngetreide, unter Umständen in Form von Flocken, den Kartoffeln vorziehen, da es reicher an Mineralsalzen, an Kleie und an Vitaminen ist. Vollkorn-

nudeln (es sei denn, das Kind reagiert allergisch auf diese Produkte) sind ebenfalls empfehlenswerter.
Die Anhänger natürlicher Heilweisen haben schon immer die Vollwertnahrung empfohlen, welche zunächst von der offiziellen Medizin stark verschrien wurde, jetzt aber im Zuge einer Kehrtwendung auch von ihr gepriesen wird, insbesondere was die in ihr enthaltenen Fasern anbelangt. So wurde festgestellt, daß Krebserkrankungen des Verdauungstraktes, genauer gesagt des Dickdarms, seltener bei Menschen auftreten, die sich mit vollwertigen Nahrungsmitteln ernähren. Dies bedeutet, daß diese Nahrungsmittel den physiologischen Bedürfnissen des Organismus besser entsprechen und die Tätigkeit des Verdauungstraktes begünstigen. Man findet kaum Verstopfung bei Menschen, die sich vollwertig ernähren, ganz im Gegensatz zu denen, die nur Weißbrot essen, wo Verstopfungen auf der Tagesordnung stehen.
Es ist allerdings nachdrücklich darauf hinzuweisen, daß vollwertige Nahrungsmittel gut gekaut werden müssen, um vollkommen verdaut zu werden — die Verdauung fängt im Mund an —, sonst rufen sie ziemlich leicht Blähungen hervor. Diese sind dann allerdings eher unangenehmer als schmerzhafter Natur.

Soviel zum Thema physische und insbesondere ernährungsspezifische Bedürfnisse des Kindes. Es handelt sich hier um einen Plan, dem man im großen und ganzen folgen kann. Was die eigentlichen Details der Ernährung des Kindes betrifft, sollte man mit dem Kinderarzt besprechen.

2. Psychische Bedürfnisse

Das menschliche Wesen ist Materie und Geist. Diese beiden Teile bilden ein unzertrennliches, unteilbares und zudem voneinander abhängiges Ganzes. Tagtäglich können wir die Rückwirkungen des Körpers auf den Geist und umgekehrt beobachten. Man kann also nicht das eine unabhängig von dem anderen betrachten, es wäre die Verleugnung des Ganzen — im übrigen der große Fehler der Schulmedizin. Faßt man das menschliche Wesen jedoch als eine Einheit, so muß man sich ebenso der Tatsache bewußt werden, daß die zwei

Aspekte des Ganzen sehr verschiedene Bedürfnisse haben. Das physische Wesen hat eigene Ansprüche, die nichts mit denjenigen seines psychischen Wesens, der Seele, die in ihm wohnt, gemeinsam haben.

Bereits in der Antike wußte man, wie wichtig es ist, nicht nur physisch, sondern auch psychisch gesund zu sein: »Mens sana in corpore sano« (»In einem gesunden Körper [möge auch] ein gesunder Geist [wohnen]«). Die körperliche Gesundheit ergibt sich aus der optimalen Tätigkeit der verschiedenen Organe und der Funktionen. Diejenige des Geistes resultiert einerseits aus der intellektuellen Entfaltung und andererseits aus der Willensbehauptung, die es dem Menschen ermöglicht, sich den Anforderungen der ihm begegnenden Situationen zu stellen.

Die körperliche Tätigkeit bei einem gesunden Menschen ist optimal, wenn die physischen Bedürfnisse erfüllt sind. Darüber haben wir bisher gesprochen. Es kann jedoch vorkommen, daß der betreffende Mensch von Geburt an durch eine schwere Krankheit gezeichnet ist; in diesem Fall ist die optimale Tätigkeit seiner Organe und Funktionen von Anfang an und selbst unter den besten Bedingungen beeinträchtigt.

Die psychische Gesundheit ist ihrerseits abhängig von der Erfüllung der psychischen Bedürfnisse. Psychische Fähigkeiten können jedoch bereits vor der Geburt stark beeinträchtigt werden. In diesem Fall ist eine vollkommene Entfaltung ausgeschlossen. Dies trifft zum Beispiel für Erbkrankheiten des zentralen Nervensystems zu.

Untersuchen wir nun einmal näher, wie wir auf die psychischen Bedürfnisse des Kindes antworten können und müssen. Allem anderen voran ist es wichtig, sich der Tatsache bewußt zu werden, daß es sich um *lebensnotwendige* Bedürfnisse handelt: Das Kind wird nur dann sein inneres Gleichgewicht finden, in der Lage sein, sich richtig zu entfalten, und ganz allgemein bei guter psychischer Gesundheit sein, wenn man diese Bedürfnisse erkennt und mit ihnen umzugehen weiß.

Halten wir einfach von Anfang an fest (wir kommen später darauf zu sprechen), daß die psychische Entfaltung des Kindes nur unter zwei Bedingungen stattfinden kann: Es muß sich geliebt fühlen — niemand kann ohne Zuneigung leben —, und es muß sich stark fühlen.

Es versteht sich von selbst, daß sich die nachfolgenden Überlegungen an Eltern richten, die darum bemüht sind, ihr Bestes zu tun, was wiederum voraussetzt, daß sie ihr Kind lieben. Man kann nicht Vater oder Mutter sein ohne Liebe. Dies setzt nicht zwangsläufig voraus, daß das Kind vor der Empfängnis erwünscht war. Die Liebe der Eltern kann auch erst zur Geburt in Erscheinung treten. Von diesem Augenblick an aber kann sich das Kind nur entfalten, wenn es geliebt wird. Unter jeden Umständen sollte man zunächst an das Kind und erst dann an sich selbst denken, was natürlich nicht ohne Verzicht und somit auch nicht ohne Liebe zu schaffen ist. Das Kind zu lieben heißt, es um seinetwillen zu lieben. Viele Eltern projizieren auf ihre Kinder ihre eigenen Anforderungen und erwarten mehr von ihm, als sie selbst zu geben in der Lage waren, und häufig auch mehr, als das Kind geben kann, was unweigerlich zu einem Mißerfolg führt. Man muß das Kind so lieben, wie es ist, mit seinen guten und seinen unvollkommenen Eigenschaften. Man muß es dazu anregen, aus seinen guten Eigenschaften Nutzen zu ziehen und seine Unvollkommenheiten zu korrigieren, ohne dabei zuviel oder zuwenig zu verlangen. Eltern sollten neben der Liebe also auch eine klare Einschätzung seiner Möglichkeiten und, von dieser ausgehend, eine Haltung entwickeln, die es ihm ermöglicht, sich zu entfalten und Bestätigung zu finden.

a) Die Bedeutung unserer Urangst

Die Seele wird von einer grundlegenden Eigenschaft beherrscht: der Angst. Sie ist mit unserem Menschsein verbunden, der Existenz von Leid und Tod, sie ist aber auch eine Äußerung der grundlegenden krankhaften Veranlagung in jedem von uns. Sie ist von der Empfängnis in individuell unterschiedlicher Ausprägung in unseren Genen enthalten.
Jedes Kind hat also von der Empfängnis an Angst. Seine Angst macht es verletzlich und führt dazu, daß es sich vor jedem Leiden, jeder physischen oder geistigen Herausforderung fürchtet. Je stärker die Angst ist, um so mühsamer wird das Leiden oder die Herausforderung sein. Im Extremfall kann jedes materielle oder geistige Hindernis Ursache einer Unzufriedenheit oder einer Frustration sein.
Die Angst der Eltern spielt ebenfalls eine bestimmte Rolle, und zwar

direkt wie auch indirekt, da sie auf das Kind projiziert wird. Wenn sie beispielsweise stets vor Situationen zurückschrecken, die für das Kind eventuell zu schwierig sein könnten, führt dies zu einem übertriebenen Schutzverhalten. Das Kind wird dementsprechend immer abhängiger und kann sich nicht behaupten. Manchmal führt die Angst der Eltern zu einer allzu großen Strenge; dem Kind werden zu viele Regeln auferlegt, so daß es praktisch keine Freiheiten mehr hat, was es ebenfalls daran hindert, sich zu behaupten. Sind die Eltern sehr ängstlich, so ist ihr ganzes Verhalten davon beeinflußt und kann somit indirekt auf das Kind einwirken. In diesem Fall schafft die ständige Sorge der Eltern selbst in Situationen, die das Kind nicht betreffen, aufgrund seiner Abhängigkeit ein ungutes Klima und vermittelt den Eindruck einer ständigen Gefahr. Zudem wird die Angst der Eltern in Gegenwart von Schwierigkeiten vom Kind als Schwäche empfunden. Es spürt, daß seine Eltern nicht stark genug sind, um die Gefahr zu beseitigen, und fühlt sich ihr aus diesem Grund ebenfalls ausgesetzt. Wie soll es stark werden, wenn seine Eltern es nicht sind! Auf diese Art und Weise verhindert eine große Ängstlichkeit der Eltern die Befriedigung des lebensnotwendigen Bedürfnisses des Kindes, sich zu behaupten. Diese Eltern lieben selbstverständlich ihr Kind und erfüllen auch sein Zuneigungsbedürfnis, aber das ist nicht ausreichend, um es selbständig und selbstsicher zu machen. Um dies zu erreichen, muß sich das Kind auch mit Schwierigkeiten messen können.

Unsere Fürsorge für das Kind kann uns dazu verleiten, ihm mühsame Situationen und Prüfungen zu ersparen. Dennoch sind diese Prüfungen weniger schmerzhaft, weniger frustrierend für das Kind, wenn es Vertrauen in sich selbst hat und sich stark fühlt. Um es stark zu machen, muß es Zuneigung erfahren, jedoch auf stimulierende, aufwertende Art und Weise. Unsere Liebe soll Ausdruck unseres Vertrauens sein und besteht eben nicht darin, ihm die zu seinem Kinderleben gehörenden Schwierigkeiten zu ersparen. Diese zu beseitigen wäre ein Zeichen, daß man dem Kind nicht traut. Das Kind würde es spüren und sich herabgesetzt fühlen. Darüber werden wir später noch einmal sprechen.

Die Angst ist also Ursache von Frustrationen, die ihrerseits wiederum Angst bewirken. Es liegt vielfach an uns, diesen Teufelskreis zu vermeiden oder ihn zu unterbrechen, wenn er einmal im Gange ist.

Das ist durchaus machbar, wenn wir aufmerksam sind für das Kind. Frustrationen äußern sich zwangsläufig, allerdings auf verschiedene Art und Weise, je nachdem, ob es sich um einen introvertierten oder einen extrovertierten Menschen handelt. Durch Berücksichtigung der Veranlagung des Kindes werden wir in der Lage sein, ihm dabei zu helfen, daß es mit seinem Problem umzugehen und Schwierigkeiten zu bewältigen lernt.

Das Kind hat von Anfang an psychische Bedürfnisse, also auch schon bei der Geburt. Deshalb glaube ich, daß die Methode der »sanften Geburt« größere Verbreitung finden sollte. Ihre Anhänger achten bei der Geburt des Kindes auf eine friedliche und warme Atmosphäre, die ganz bestimmt wesentlich günstiger ist als die »klassischen« Kreißsäle, die die Mütter allein schon von ihrem Aussehen her erstarren lassen.

Viele traditionelle Geburtshelfer machen sich über die von Leboyer empfohlene »sanfte Geburt« lustig. Sie belächeln die vermeintlich übermäßige Sorgfalt, die man bestimmten Details zukommen läßt, zum Beispiel das Halbdunkel, dessen Sinn und Zweck darin besteht, dem Neugeborenen einen sanften Übergang aus der Dunkelheit, in der es gelebt hat, und dem äußeren Licht zu ermöglichen. Das helle Licht, wie es in den Kreißsälen gang und gäbe ist, stellt in der Tat ein Trauma für die Augen und, von hier ausgehend, auch für das Nervensystem des Kindes dar. Manche gehen gar so weit, zu behaupten, daß dieses Halbdunkel gefährlich sei, da es dem Geburtshelfer nicht ermögliche, klar und deutlich zu sehen, was vor sich geht. Manche Kinderärzte finden die Methode etwas unrealistisch und berufen sich ebenfalls auf den Mangel an Licht, der es nicht gestatte, beispielsweise die Farbe des Babys festzustellen, was etwa im Falle einer Zyanose (Blaufärbung der Haut infolge Sauerstoffmangels im Blut) von Bedeutung ist.

Manche Aspekte der Leboyer-Methode mögen vielleicht etwas übertrieben erscheinen, aber sie hat sich bewährt und wird von den Müttern sehr geschätzt. Daß der Mangel an Licht eine Gefahr darstellt, ist ein falsches Argument. Sollte der Geburtshelfer oder der Kinderarzt nicht genug sehen, so hindert ihn ja nichts daran, mehr Licht zu verlangen. Hier wie überall gilt, daß, wenn die Methode gut ist — und sie ist es, da sie ja gute Dienste leistet —, man sie dennoch nicht um jeden Preis durchsetzen sollte. Ist sie unter bestimmten Umstän-

den nicht anwendbar, sollte man darauf verzichten oder sie den Gegebenheiten anpassen. Jede das menschliche Wesen betreffende Lehre, so bedeutsam sie auch sein mag, hat nur dann einen echten, praktischen Sinn, wenn sie heilbringend für denjenigen ist, auf den sie in der Praxis angewendet wird.
Wir sprachen von der Angst. Seien wir uns bewußt, daß die Geburt an sich schon Angst erzeugt, da das Baby, das bislang nur über die Plazenta Sauerstoff erhielt, wenn es auf die Welt kommt, ein Erstickungsgefühl verspürt. In diesem Augenblick schreit es, und die Lungenatmung setzt sich in Gang. Dies ist wahrscheinlich der wichtigste Augenblick im Leben eines Kindes. Man kann nicht genug die Wichtigkeit der Sauerstoffversorgung beim Neugeborenen unterstreichen. Kommt es zu einer Anoxie (Sauerstoffmangel in den Geweben), kann dies, wenn sie länger anhält, zu irreversiblen Gehirnschädigungen führen und somit zur zerebralen Kinderlähmung. Auch wenn die Anoxie nur von kurzer Dauer ist, ist sie dennoch Ursache von Streß, und dieser verstärkt die Angst, die das Kind bereits vor der Geburt in sich trug.
In diesem Zusammenhang ist die »sanfte Geburt« ebenfalls von großem Vorteil, da die Nabelschnur nicht gleich nach der Geburt durchtrennt wird. Erinnern wir uns daran, daß die Plazenta der Mutter die Funktion der Lunge beim Fötus einnimmt und sich das Blut des Fötus durch die Berührung mit dem Blut der Mutter im Bereich der Plazenta durch die Nabelschnur regeneriert, sich also der Kohlensäure entledigt und Sauerstoff aufnimmt. Zum Zeitpunkt der Geburt wird das Blut des Kindes sowohl durch die Lunge wie auch durch die Nabelschnur mit Sauerstoff versorgt. Das Baby verfügt also über zwei Sauerstoffquellen, und die Nabelschnur versorgt es weiterhin mit Sauerstoff, bis die Lunge diese Aufgabe vollständig übernommen hat. Man sollte dennoch nicht von einer Übertreibung in die andere verfallen. Wartet man allzulange, um die Nabelschnur zu durchtrennen, kann dies zu einer Polyglobulie (übermäßige Anzahl an roten Blutkörperchen) führen, die nicht ganz ungefährlich ist. Es obliegt dem Geburtshelfer, die »goldene Mitte«, den richtigen Zeitpunkt, auszuwählen. Halten wir fest, daß es dem Kind somit ermöglicht wird, sich reibungslos an die Lungenatmung zu gewöhnen. Parallel hierzu verläßt das Blut schrittweise die Nabelschnur in Richtung Lungenkreislauf. Dieser Aspekt ist sicherlich einer der wesentlich-

sten Gesichtspunkte der »sanften Geburt«, welche nicht nur einer physischen Notwendigkeit, dem Sauerstoffbedürfnis, entspricht, sondern es zudem ermöglicht, den Streß, der den Beginn der Lungenatmung begleitet, zu verringern.
Es ist empfehlenswert, das Kind unmittelbar nach der Geburt in Bauchlage auf den Bauch der Mutter zu legen. Für sie ist es eine große Freude, und für das Kind wird der physische Kontakt mit seiner Mutter nicht allzu brutal unterbrochen. Zunächst bleibt es regungslos liegen, aber in Kürze fängt es an, seine Arme und Beine zu bewegen. Zu diesem Zeitpunkt kann man es auf den Rücken legen, es dann sanft aufrichten und hinsetzen, wobei man seinen Kopf gut abstützt.
Ganz allgemein sollten die Bewegungen im Umgang mit dem Neugeborenen sehr sanft sein. Jede Schroffheit erschreckt das Kind, welches dann weint — nicht etwa aus Schmerz, sondern aus Angst. Vergessen wir nicht, daß seine Ankunft auf der Welt allein bereits eine beängstigende Erfahrung ist und man infolgedessen soweit wie möglich jegliche übrigen Streßfaktoren von ihm fernhalten sollte.

b) Das Bedürfnis nach Befriedigung

Die Existenz von psychischen Bedürfnissen des Neugeborenen wird schon allein durch das Wohlbefinden eines Babys nach einer sanften Geburt belegt. Allerdings muß man einräumen, daß dieses psychische Wohlbefinden praktisch mit der Befriedigung bestimmter physischer Bedürfnisse, insbesondere seines Nahrungsbedürfnisses, einhergeht. Das Neugeborene ist zunächst zufrieden, wenn man seinen Hunger stillt. Darüber hinaus gibt es jedoch eine Reihe weiterer Ursachen für Unzufriedenheit, auch wenn das Kind völlig gesättigt wird. Das kann an der Art der Ernährung liegen, wovon bereits die Rede war, doch auch an der psychischen Situation seiner Umgebung und ganz besonders am Verhalten seiner Mutter. Ist sie ruhig und entspannt, so wird das Kind zufrieden sein, ist sie jedoch nervös und ängstlich, verursacht sie in ihm einen regelrechten Streßzustand.
Auch wenn sich das Baby anscheinend wie ein »ausschließlich physisches« Wesen verhält, das in der Hauptsache nur sein Bedürfnis nach Nahrung äußert (es weint, wenn es Hunger hat, und ist zufrie-

den, wenn es satt ist), so ist es trotzdem auch ein psychisches Wesen. Wenn seinem Nahrungsbedürfnis nicht entsprochen wird, leidet es nicht nur körperlich, sondern auch psychisch unter diesem Umstand, das die Abwesenheit einer Antwort auf ein Bedürfnis Angst (die Angst, zu leiden und nicht das zu erhalten, was es benötigt) hervorruft. Wie wir bereits sagten, als wir von dem Begriff der Abhängigkeit sprachen, ist die Angst des Kindes um so größer, je weniger es sich selbst ernähren kann — je weniger es in der Lage ist, die Ursache seiner Unzufriedenheit und seiner Angst selbständig zu beheben. Angst und Unzufriedenheit, dies ist ein ganz wesentlicher Aspekt, bedingen sich gegenseitig.

Für einen Säugling besteht die größte Befriedigung darin, sich zu ernähren. Da dies durch das Saugen geschieht, ist jegliches Lutschen eine Quelle großer Befriedigung. Viele Babys lutschen ständig an ihren Fingern, ihrer Bettdecke, einem Spielzeug oder gegebenenfalls an einem Schnuller.

Sollte man dem Kind einen Schnuller geben? Warum nicht! Ein Schnuller ist sicherlich besser, als wenn es an den Fingern lutscht. Das Risiko einer Kieferverformung besteht erst bei dem etwas älteren Kind ab dem 4., 5. Lebensjahr oder darüber hinaus, dies besonders, wenn es an seinem Daumen lutscht und dabei intensiv auf den Gaumen und die obere Zahnleiste drückt. Sollte man das Kind dann daran hindern? Das verspräche mehr Nachteile als Vorteile, da sein Fingerlutschen aus einem bestimmten Bedürfnis heraus geschieht. Dauert es mehr als 5 Jahre, so ist es sicherlich ein übermäßiges Bedürfnis, aber auch dies hat eine Ursache, seinen Grund, und diesen gilt es herauszufinden. Das Kind einfach an seinem Daumenlutschen zu hindern ist keine Lösung, ganz im Gegenteil, es wird die Unzufriedenheit nur noch verstärken, die sich zwangsläufig auf eine andere — im übrigen ungünstigere — Art und Weise äußern wird. Akzeptieren wir also zunächst lieber die Tatsache, daß es an seinen Fingern lutscht, auch wenn es dadurch zu einer Fehlstellung der Zähne kommen kann. Diese Fehlstellung wird wahrscheinlich wesentlich leichter zu beheben sein als die tiefe Frustration, die das Kind unweigerlich erfährt, wenn man ihm etwa den Arm festbindet oder seinen Daumen oder seine Finger gar mit einer Aloelösung einschmiert, um das Lutschen zu verhindern. Solange das Kind lutschen möchte, ist es vielleicht besser, ihm einen Schnuller zu geben, weil er den Kiefer nicht verformt. Man kann es allerdings auch in entgegengesetzter Richtung übertreiben: Kommt man nicht umhin, dem Kind einen Schnuller zu geben, so sollte man es auf jeden Fall vermeiden, diesen darüber hinaus auch noch in irgendeinen Sirup oder dergleichen zu tauchen. Zu viele Mütter schwieriger Kinder tunken den Schnuller beispielsweise in Honig, um den Säugling besser zu beruhigen, und dies jedesmal, wenn er wieder zu weinen anfängt. Dies führt praktisch immer zu einer kleinen Katastrophe, da die Zähne bereits vor ihrem Durchbruch schwarz und kariös werden.

Der Säugling findet also seine ersten Befriedigungen im Stillen des Hungers, aber auch im Lutschen, sei es an der Brust, einem Sauger oder irgend etwas anderem. Er empfindet ebenfalls große Freude im physischen Kontakt mit seiner Mutter. Er liebt es, von ihr sanft gedrückt, liebkost, gestreichelt und umarmt zu werden. Die Psychoanalytiker behaupten, es handele sich hier um eine Art sinnliche, erotische (im Sinne von körperlicher Lust) Befriedigung.

c) Das Bedürfnis nach Selbständigkeit

Es scheint so, als ob die anfänglichen psychischen Bedürfnisse gewissermaßen Ausdruck eines Instinkts, eines — man könnte fast sagen: animalischen — Bedürfnisses sind, da ihre Erfüllung offensichtlich über die Befriedigung bestimmter physischer Bedürfnisse erfolgt. Dies trifft ganz besonders während der ersten Lebensmonate zu, solange das Kind noch völlig von seiner Mutter abhängig ist. Indessen bemüht sich das Kind im Lauf der Jahre darum, sich von seiner Mutter zu lösen und seine Selbständigkeit zu erlangen. Diese ist zunächst sehr beschränkt; damit die psychologische Entwicklung des Kindes jedoch günstig verläuft, muß sie sich zunehmend behaupten.

Das Erlernen der Selbständigkeit fängt bereits sehr früh mit der Löffelnahrung an. Jedes Dazulernen ist ein Schritt in Richtung Autonomie. Manche werden behaupten, diese erworbene Fähigkeit sei in keiner Weise als positiv zu bewerten, da das Essen mit dem Löffel für das Baby eine Herausforderung darstelle, der es grundlos unterzogen werde, während das Stillen wesentlich angenehmer und einfacher sei. Es steht außer Zweifel, daß diese Schwierigkeit beim Kind eine Art Unzufriedenheit hervorruft, aber diese Herausforderung ist unumgänglich zur fortschreitenden Erlangung seiner Selbständigkeit. Es ist für ein Baby zu Beginn natürlich nicht einfach, mit dem Löffel zu essen, aber es wird sich leicht daran gewöhnen. Mit jedem überwundenen Hindernis lernt es, sich zu behaupten, es wird stärker und erlangt ein größeres Selbstvertrauen, was es ihm ermöglicht, seine Urangst zu überwinden. Von dieser Basis aus wird es eher in der Lage sein, die Schwierigkeiten anzunehmen, die in immer größerem Umfang und Ausmaß im Verlauf seiner Entwicklung auftreten werden.

Man kann, ich sagte es bereits, einiges an dieser Erziehung zur Überwindung von Schwierigkeiten aussetzen. Die Kinderpsychologen sind der Ansicht, daß man das Kind frustriert, indem man insbesondere sein Saugbedürfnis nicht vollkommen erfüllt. Jede vom Kind angetroffene Schwierigkeit sei in sich ein Angstauslöser und werde als Frustration empfunden. Um jedoch eine vollkommene Entwicklung seiner psychischen Persönlichkeit zu ermöglichen, sollte diese auf den ersten Blick willkürlich auferlegte erste Schwierigkeit früh genug stattfinden. Es empfiehlt sich daher, noch vor dem Zahnen mit der Löffelnahrung zu beginnen.

Das Zahnen fängt manchmal bereits sehr früh an: mit 4 Monaten oder sogar früher. Das Kind verspürt insbesondere zu dem Zeitpunkt, wo der Zahn herauskommen wird oder tatsächlich herauskommt, einen Schmerz, den man zwar lindern, aber nicht vollkommen beseitigen kann. Folglich haben wir keine andere Wahl, als dem Kind dabei zu helfen, diese Schwierigkeiten zu überwinden. Wir können es ganz einfach darauf vorbereiten, indem wir uns entsprechend seiner physischen und psychischen Entwicklung verhalten. Die verschiedenen Wachstumsstufen des Kindes gibt es nicht zufällig. Wenn die Zähne in Erscheinung treten, so liegt es auf der Hand, daß sie eine Funktion zu erfüllen haben: Sie zeigen an, daß das Kind nunmehr fähig ist, sich anders als durch Saugen zu ernähren. Deswegen sollte man das Kind frühzeitig auf diese neue Funktion vorbereiten, um zu vermeiden, daß diese etwas mühsame Herausforderung noch zu dem Schmerzen des Zahns hinzukommt und eine noch größere Unzufriedenheit hervorruft.

Zusammenfassend können wir also festhalten: Das Kind hat zwei Arten von grundlegenden, lebensnotwendigen psychischen Bedürfnissen, welche unbedingt erfüllt werden müssen, um eine vollkommene Entfaltung der Persönlichkeit zu ermöglichen. Das erste besteht hauptsächlich aus physischen Befriedigungen — essen, gestreichelt und gehätschelt werden (das Urbedürfnis) —, parallel dazu entwickelt sich schrittweise ein zweites Bedürfnis: sich gegenüber seiner Umwelt zu behaupten und seine Unabhängigkeit zu erobern.

d) *Widersprüchliche psychische Bedürfnisse*

Offenbar besteht ein Widerspruch zwischen den beiden erwähnten Arten von Bedürfnissen. Erfüllt man die körperlichen und seelischen Bedürfnisse des Kindes, so empfindet es Freude. Es ist glücklich, wenn es satt ist, wenn es gestreichelt oder gehätschelt wird. Erwacht in ihm jedoch sein Bedürfnis, sich zu behaupten, seine Unabhängigkeit zu ergreifen, so verlangt dies nicht nur nach einer an sich schon mühsamen Anstrengung, sondern geschieht auch noch häufig auf Kosten seiner körperlichen Befriedigungen.

Ein paar Anmerkungen zum Bedürfnis nach Bestätigung, Unabhängigkeit und Eroberung: Der Mensch fühlt sich dazu berufen, die ihn umgebende materielle Welt zu beherrschen. Wenn die Rolle des Menschen darin besteht, die Erde zu »erobern«, so kann er dies nur schaffen, wenn er stark, von sich überzeugt ist und nicht vor jeder Schwierigkeit zurückschreckt. Diese Fähigkeiten zeichnen sich bereits im Säuglingsalter ab. Viele Kinder verlangen über längere Zeit nach der Saugflasche, andere hingegen zeigen bereits sehr früh, daß sie sich selbst ernähren wollen: Sie verweigern die Nahrung, die man ihnen in den Mund schiebt, und möchten das Ganze lieber allein machen. Auch wenn sie dabei ungeschickt sind und alles um sich herum verstreuen, sollte man ihnen diese Möglichkeit der Selbstbehauptung lassen (und ihnen gegebenenfalls ab und zu einen volleren Löffel zukommen lassen!). Das gleiche Unabhängigkeits- und Selbstbestätigungsbedürfnis ist auch der Grund dafür, daß sich das Kind darum bemüht, sich hinzusetzen und anschließend aufzustehen. Zunächst verlangt es nach der Unterstützung der Mutter, verweigert jedoch diese Hilfe bereits nach kurzer Zeit. Desgleichen fängt es sehr früh damit an, auf allen vieren seine Umgebung zu ergründen und sich ihre Gegebenheiten anzueignen.

Ich wiederhole es noch einmal: Die verschiedenen Schritte, mit denen sich das Kind behauptet und seine Persönlichkeit äußert, geschehen nicht immer ohne Schmerz, aber mit diesem negativen Aspekt kann es umgehen, wenn es gut vorbereitet wurde, wenn man ihm beigebracht hat, Schwierigkeiten zu überwinden, die man ihm unter normalen Umständen nicht ersparen kann. Man darf das Kind keinen Prüfungen aussetzen, die seine Fähigkeiten übersteigen.

Stellen wir uns ein 12 bis 14 Monate altes Baby vor, daß zwei oder drei Schritte allein machen kann. Es befindet sich auf dem Schoß seiner Mutter und wird von ihr gestreichelt und liebkost. Zu diesem Zeitpunkt erfüllt die Mutter voll und ganz sein Bedürfnis nach körperlicher Befriedigung. Dennoch reichen dem Kind, das gerade dabei ist, laufen zu lernen, diese Befriedigungen nicht mehr aus. Es verläßt den Schoß seiner Mutter, um ein paar Schritte zu machen. Diese Situation ist frustrierend und aufwertend zugleich. Das Kind verspürt ohne Zweifel Unzufriedenheit, wenn es seine Mutter verläßt, wird aber gleichzeitig durch sein Bedürfnis, sich zu behaupten, hierzu angetrieben. Aber das ist noch nicht alles. Entfernt es sich von seiner Mutter, um ganz alleine ein paar Schritte zu machen, so fällt es zunächst häufig und fängt an zu weinen.

Das Verhalten des Kindes ist vor allem von der Art und Weise, wie es erzogen wird, abhängig. Ein gut geleitetes Kind, das über eine bestimmte Selbständigkeit verfügt, wird sich weinend wieder auf die Beine stellen und sein Ziel weiterverfolgen: gehen zu lernen. Das übermäßig geschützte Kind hingegen, dessen Mutter weiterhin sämtliche Schwierigkeiten aus dem Wege räumt, zeigt nicht eine derart positive Reaktion.

Die Psychologen haben allzuhäufig die Erfüllung der körperlichen Bedürfnisse des Kindes betont. Aus diesem Grund halten viele Mütter im Bemühen, jegliche Frustration des Kindes zu vermeiden, sämtliche Schwierigkeiten von ihm fern. Nun ist dies bei Übertreibung ein offenkundiger Fehler, gewissermaßen die Entwaffnung des Kindes vor dem Leben. Wenn ein Kind, das dabei ist, gehen zu lernen, vorher nur Befriedigungen erfahren hat und sich in keiner Weise einem Problem stellen mußte, empfindet es das mit dem Gehenlernen notwendig verbundene Hinfallen als übermäßig frustrierend. In diesem Augenblick ist es unzufrieden, jedoch mit sich selbst. Das überbehütete Kind fühlt sich nicht auf der Höhe der Aufgabe, die es unternimmt, und zweifelt an sich selbst. Dennoch ist es im Innersten davon überzeugt, daß es diese Schwierigkeit überwinden kann.

e) Die Reaktion des Kindes auf seine Unzufriedenheit

In der soeben beschriebenen Situation verspürt das Kind drei verschiedene Gefühle: Es ist unzufrieden mit sich selbst, es ist ängstlich, weil es an sich zweifelt, und es ist aufgebracht gegenüber seiner Umwelt, besonders gegenüber seinen Eltern. Wie kommt dies zum Ausdruck, wenn es nicht auf die Schwierigkeit des Gehenlernens vorbereitet wurde? Die einzelnen Reaktionen sind je nach Individuum unendlich vielfältig, doch entsprechend der Persönlichkeit des Kindes kann man im großen und ganzen zwei typische Verhaltensweisen beobachten: Das eine Kind bleibt passiv, seine Reaktionen sind verinnerlicht (introvertiert); das andere reagiert aggressiv und nach außen gerichtet (extrovertiert).

Manche Kinder weinen bitterlich, wenn sie fallen, strecken ihre Arme zur Mutter und möchten von ihr getröstet werden oder Süßigkeiten bekommen. Auf diese Weise möchten sie Befriedigung erhalten, versuchen sie, ihre Frustration zu kompensieren. Doch ihr Unzufriedenheitsgefühl wird nur dann wirklich überwunden werden, wenn sie sich behaupten können.

Denken wir ein wenig darüber nach. Es ist so, daß sich jeder unzufriedene Mensch (auch wenn er mit Zuneigung überhäuft wird), ob Erwachsener oder Kind, ob mit oder ohne Grund, ungerecht behandelt fühlt. In Wirklichkeit ist er mit sich selbst unzufrieden und deshalb auch so schwer zu ertragen, launisch, verlangt ständig nach irgendwelchen Dingen, mit denen er aber letztlich nie zufrieden ist. Er möchte immer mehr und wird eine Plage für seine Umwelt. Die Lösung für seine Unzufriedenheit kann jedoch nicht von außen kommen. Das Problem liegt in ihm; der Grund besteht in seiner Unzulänglichkeit, und die ist ihm unerträglich. Ihn wahllos mit irgendeiner Ersatzbefriedigung abzuspeisen, wird diesen Mangel nicht beseitigen. Nur eine persönliche Anstrengung kann hier wirklich Abhilfe schaffen.

Andere Kinder weinen ebenfalls bitterlich, sehen aber nicht so bemitleidenswert aus. Sie haben einen eher aggressiven, mürrischen Ausdruck. Auch sie strecken ihre Arme zur Mutter aus. Nimmt sie das Kind zu sich, um es zu trösten, so schlägt es möglicherweise um sich, gibt ihr Fußtritte und beißt sie sogar manchmal.
Die ersteren sind gehemmt, verinnerlicht und warten passiv auf eine Reaktion, die in Wirklichkeit nur eine scheinbare Kompensation ihrer Unzufriedenheit bringt. Die anderen, nach außen gerichteten, aggressiven Kinder machen durch ihr Verhalten der Umgebung ihre eigenen Unzulänglichkeiten offen zum Vorwurf und erklären sie als verantwortlich. Diese zweite Haltung ist sicherlich anstrengender für die Mutter, jedoch positiver für das Kind. Die ersteren zeigen bei jeder Gelegenheit ihre Unbeweglichkeit, während die zweiten eine gewisse »Kampfeslust« zum Ausdruck bringen, die es ihnen — vorausgesetzt, sie wird richtig gelenkt — schließlich ermöglicht, das Hindernis zu überwinden.
Die Mutter muß die Botschaft des Kindes verstehen. Ob es auf die eine oder andere Art reagiert, in jedem Fall muß sie sich bewußt werden, daß es an sich zweifelt und sich für unfähig hält, die Schwierigkeit zu überwinden. Infolgedessen sollte sie es nicht umschmeicheln, weder seine Aggressivität akzeptieren noch das Kind schikanieren, sondern es einfach wieder auf seine Füße stellen und darum bitten, es noch einmal zu versuchen.
Die Mutter muß nun Entschlossenheit zeigen. Das Kind wäre anders nicht in der Lage, der Schwäche zu begegnen, die es verspürt. Um stark zu werden, muß es sich auf die Kraft desjenigen stützen können, der es im Leben leitet. Das Kind verlangt nach Zuneigung, aber auch nach Festigkeit. Ein Mangel an Festigkeit besteht darin, ihm Schwierigkeiten ersparen zu wollen, ihm den Eindruck zu vermitteln, man halte es für unfähig, und es folglich so weit zu bringen, daß es an sich selbst zweifelt und zunehmend vor Hindernissen zurückweicht.
Festigkeit bedeutet keineswegs diktatorisch, brutal oder gewalttätig, sondern vielmehr realistisch zu sein, das heißt, dem Kind die notwendigen Schwierigkeiten nicht vorzuenthalten. Realistisch zu sein setzt voraus, weder zu fordernd noch zuwenig fordernd zu sein. Man muß dem Kind eine bestimmte Handlungsfreiheit lassen. Diese Freiheit ändert sich natürlich je nach Alter und Entwicklungsgrad, sie ist

jedoch unerläßlich, um ihm seine Lebensbehauptung zu ermöglichen.

Häufig unterdrücken die Eltern die Selbständigkeit des Kindes, indem sie es zu sehr beschützen, sich gewissermaßen an seine Stelle setzen; ebenso verkehrt ist es, wenn sie zu streng oder zu fordernd sind.

f) Negativismus aus Mangel an Selbständigkeit

Nehmen wir ein häufig vorkommendes Beispiel, das der Appetitlosigkeit, der Weigerung zu essen. Es sei von vornherein gesagt, daß das Kind grundsätzlich — was auch immer die Ursache sein mag — ein Recht darauf hat. Es muß die Freiheit haben, Nahrungsmittel zu verweigern.

Jede Verhaltensweise des Kindes hat ihre eigene Bedeutung, ist ein an uns gerichtetes Signal, eine Botschaft. Die Weigerung zu essen gehört zur unartikulierten Sprache des Kindes. Das Signal ist das erste, was wir wahrnehmen; es ärgert uns, irritiert uns, und zunächst tritt auch seine wahre Bedeutung nicht zum Vorschein. Handeln wir nur entsprechend dieser äußeren Erscheinung — beispielsweise indem wir erbost reagieren —, so verhalten wir uns so, als ob wir uns weigern würden, zu verstehen, was das Kind eigentlich zum Ausdruck bringen möchte, und verstärken somit nur noch sein Problem.

Erinnern wir uns an das, was wir über die Reaktionsfähigkeit gesagt haben. Das erlebte Problem des Kindes ist nicht das, was sich in der äußeren Erscheinung ausdrückt. Fieber ist zum Beispiel nicht die Krankheit selbst, sondern ein Ausdruck der Abwehr des Organismus. Die eigentliche Bedeutung dieses von jedermann erkennbaren Symptoms tritt nicht als solche zum Vorschein. Sie befindet sich im Inneren und ist doch das einzige, was zählt.

Dasselbe gilt für die Appetitlosigkeit. Es geht nicht darum, auf sie einzuwirken, wie es die Mehrheit der Eltern tut. Die überbeschützenden Eltern versuchen mit allen Mitteln, das Kind zum Essen zu bringen, indem sie seine Aufmerksamkeit ablenken, ihm Geschichten erzählen, ihm einen Löffel für Papa, den anderen für Mama geben. All dies führt zu nichts. Sicherlich wird es jetzt essen, weil man es unterhält, aber es bleibt passiv. Es schluckt die Speisen gegen seinen Willen. Man tut für das Kind, was es eigentlich selbst zu tun hätte. Mit anderen Worten, man bringt ihm nicht bei zu essen, sondern nicht zu essen. Man bringt ihm bei, an einer Stelle Hilfe zu benötigen, an der es sich eigentlich selbst helfen müßte. Das Kind wird also, eine gewisse Dickköpfigkeit vorausgesetzt, immer abhängiger; gehört es allerdings zum aggressiven Typus, so wird es immer negativer.

Viele Mütter behaupten, sie könnten diese Weigerung nicht akzeptieren. Sie sagen, ihr Kind sei mager und würde noch mehr Gewicht verlieren, wenn sie ihm nicht helfen oder es dazu zwingen, etwas zu essen. Selbstverständlich ist es notwendig, daß sich das Kind ernährt, aber noch wichtiger ist es, zuallererst das Problem zu lösen, das seine Appetitlosigkeit signalisiert. Andere Mütter behaupten wiederum, es sei eine Laune, die man korrigieren sollte. Manche Anhänger der harten Methode werden schließlich sagen, die Weigerung des Kindes sei ein Zeichen von Ungehorsamkeit und es gehe nur darum, ihm Gehorsam beizubringen.

Man kann natürlich ein Kind mit Gewalt füttern, aber diese Gewalt wird zwangsläufig eine Gegenreaktion — in Form einer immer hartnäckigeren Weigerung, sich zu ernähren — hervorrufen, sei es durch Erbrechen gleich nach den ersten Bissen oder charakterliche Störungen (Ungehorsam, heftiger Zorn) sowie auch physische Störungen (zum Beispiel Atmungskrämpfe, ja sogar Asthmaanfälle). Einem Kind wird man niemals mit Gewalt beibringen, wirklich zu gehorchen, sondern vielmehr, indem man es ihm ermöglicht, sich durch Ausübung seines eigenen Willens zu behaupten. Die Selbstbestätigung ist ein lebensnotwendiges Bedürfnis des Kindes, welches nur möglich im Rahmen einer bestimmten Freiheit erfüllt werden kann. Im Beispiel, das uns gerade beschäftigt, der Weigerung zu essen, muß man dem Kind die Freiheit lassen, sich auf diese Art und Weise zu äußern.

Die Ursache der Appetitlosigkeit kann auch eine andere als eine psychologische sein. Es kann vorkommen, daß ein Kind ganz einfach nichts mehr essen möchte, weil sein Magen überfüllt ist. Hier weiter darauf zu beharren hieße, sich weigern zu verstehen, was das Kind mit diesem Symptom ausdrücken möchte, und seine Verdauungsstörung noch zu verschlimmern. Dies ist jedoch nicht der häufigste Fall. Das Problem ist in der Regel rein psychologischer Art und entsprechend seiner Bedeutung zu lösen, die manchmal nicht einfach zu verstehen ist. Halten wir also fest, daß es nicht möglich ist, die Schwierigkeit einzukreisen, geschweige denn, sie zu lösen, wenn man auf die Appetitlosigkeit selbst einzuwirken versucht.

Was ist also zu tun? Gehen wir das Problem noch einmal von vorne an. Das Kind sitzt am Tisch vor seinem Teller und weigert sich zu essen. Man sollte es nicht drängen, ihm nicht den Löffel in den Mund stecken, ja nicht einmal vom Essen reden. Wenn es nach 15 bis 20 Minuten, der normalen Dauer einer Mahlzeit, immer noch nicht seinen Teller angerührt hat, sollte man ohne jeglichen Kommentar den Tisch abräumen. Zu diesem Zeitpunkt kann das Kind verschiedene Verhaltensweisen zeigen, aber fast immer wird es nach Essen verlangen, manchmal sogar mit Tränen. An dieser Stelle geben viele Eltern nach — ein Fehler, da man hierdurch das Kind geradezu ermutigt, auf dieses Druckmittel zurückzugreifen, ihm die »Erpressung« beibringt, derer es sich unter anderen Umständen bedienen wird, um von den Eltern das zu erhalten, was es möchte. Auch wenn die Situation sehr anstrengend ist, sollte man dem Kind verständlich machen, daß man ihm nicht seine Verweigerung zu essen zum Vorwurf macht, es aber dessen Folgen tragen muß. Es muß wissen, daß diese Folgen eine direkte Konsequenz seines Verhaltens, seines eigenen Willens darstellen. Man bestraft es nicht, sondern zeigt ihm ganz einfach, daß die Mahlzeit vorüber ist.

Die Situation, die das Kind in diesem Moment erlebt, ist eine sehr unangenehme, aber notwendige Erfahrung. Die Erziehung des Kindes besteht nicht nur aus dem verbalen Umgang, sondern auch aus erlebten Situationen, aus konkreten Erfahrungen. Es ist zwecklos, das Kind zum Essen zu ermutigen oder ihm mit Strafen zu drohen, da es seine Meinung nicht ändern wird. Nur die schmerzhafte Erfahrung, schließlich mit leerem Magen dazusitzen, kann ihm ein Verständnis der Tragweite seiner Weigerung vermitteln. Diese Methode ist sicherlich nicht vollkommen, aber als einzige in der Lage, sein Verhalten zu ändern. Sich zu weigern, einem Kind das Essen zu geben, das es mit Tränen erbittet, mag ausgesprochen grausam erscheinen (selten gibt es übrigens Eltern, die es so weit kommen lassen), dennoch gibt es keine andere, zumindest unmittelbare Lösung. Es ist ganz klar, daß sie das Problem des Kindes nicht löst. Seine Weigerung zu essen ist lediglich Ausdruck einer Unzufriedenheit, die wir in keiner Weise verändern. Allerdings, und das ist ganz wesentlich, ermöglichen wir es dem Kind, sich auszudrücken. Das Ergebnis ist zunächst schmerzhaft, wäre es aber um so mehr, wenn man es daran hindern würde. Man kann also nicht anders, als ihm zu zeigen, daß es Hunger haben wird, wenn es nicht ißt. In diesem Augenblick hat das Kind das Gefühl, in eine Falle geraten zu sein, und fängt in der Regel an zu weinen. Es erhofft sich, die Eltern durch seine Tränen umzustimmen. Geben sie nach, so geraten sie in einen Teufelskreis, und dieselbe Szene wird sich bei jeder Mahlzeit wiederholen.

Es kommt vor, ist aber wesentlich seltener, daß das Kind eine andere Haltung einnimmt. Sich in der Falle fühlend und wohl wissend, daß es keine Mahlzeit bekommen wird, prahlt es und täuscht die vollkommene Gleichgültigkeit vor. Es akzeptiert die Tatsache, daß es einen leeren Magen bis zur nächsten Mahlzeit haben wird, bei der sich dieselbe Szene womöglich wiederholen wird. Dieses Verhalten ist eher ungewöhnlich, aber es kommt vor. Es ist, das sei an dieser Stelle bereits gesagt, Zeichen einer Kraft, welche — positiv ausgerichtet — es dem Kind ermöglichen wird, die Schwierigkeiten, denen es begegnen wird, zu überwinden; und man kann sagen, daß die Zeichen für seine Zukunft sehr gut sind.

Wenn sich das Kind jedoch gezwungen sieht, mit leerem Magen auf das nächste Essen zu warten, so verharrt es nur selten in seiner Weigerung, ob es nun prahlt oder weint. Manche sind der Ansicht, man würde das arme Kind mit einem solchen Verhalten unterdrücken, welches sich letzlich nur geschlagen geben könne, und dies sei eine unangenehme Methode, es zu behandeln. In Wirklichkeit — vorausgesetzt, die Ermahnung wird mit Klarheit und innerer Ruhe geführt — gibt es weder Sieger noch Besiegte. Man bringt das Kind vielmehr dazu, die *Realität einzuschätzen*. Die Nacht folgt auf den Tag, und wenn das Kind nach der Sonne verlangt, während die Nacht anbricht, kann ihm niemand seinen Wunsch erfüllen...

Jede elterliche »Vorsorgemaßnahme«, die dem Kind die äußere Wirklichkeit vorenthält, ist negativ. Sie beeinträchtigt seine Persönlichkeit und hindert es daran, sich mit notwendigen Schwierigkeiten zu messen. Ein Kind hungern zu lassen, nachdem es sich vorher geweigert hat zu essen, ist sicherlich keine gute Erfahrung; sie allein bringt nichts in Ordnung, ist aber die einzige vernünftige Lösung für diese Kraftprobe. Darüber hinaus sollte man alles daransetzen, das Problem des Kindes wirklich zu lösen, und in diesem Sinne vorbeugen, damit es solche extremen Verhaltensweisen überhaupt nicht erst annimmt.

Die Appetitlosigkeit des Kindes ist — wie viele andere Formen von Ablehnung auch — ein Hilferuf an die Eltern. Es verspürt einen Schmerz, den es mit Worten noch nicht ausdrücken kann, und versucht, sich auf andere Weise verständlich zu machen.

Was versucht es auszudrücken? Manchmal ein Gefühl von Frustration oder einen Mangel an Zuneigung, auch Eifersucht, wenn in der Familie ein weiteres Kind zur Welt kommt. Für das älteste, bis dahin einziger Empfänger der elterlichen Liebe, sieht es möglicherweise so aus, als ob das zweite Kind die ganze Aufmerksamkeit auf sich konzentriere. Dies muß keineswegs objektiv so sein, aber das Kind verspürt es nun einmal so, und dementsprechend muß man sein Verhalten verstehen. Häufiger jedoch drückt das Kind durch seine Ablehnung nicht etwa einen tatsächlichen oder eingebildeten Mangel an Zuneigung aus, sondern Unzufriedenheit, die aus einem Schwächegefühl bzw. einer Unfähigkeit angesichts einer schwierigen Situation entsteht. Es kann sich nicht behaupten.

Der Ruf des Kindes sollte die Eltern zum Nachdenken veranlassen. Sie sollten nicht nur auf die äußeren Merkmale des Unbehagens ihres Kindes eingehen, sondern versuchen zu verstehen, warum es unzufrieden ist, und darauf hinwirken, daß es sein eigentliches Problem zu bewältigen lernt. Man muß es zu diesem Zeitpunkt in stärkerem Maße begleiten, ihm mehr Zuneigung bezeigen und, wenn es Geschwister hat, sich ihm von Zeit zu Zeit allein widmen. Die Eltern sollten sich ebenfalls die Frage stellen, ob sie es vielleicht »überbeschützt« haben. Man muß es schließlich so weit bringen, daß es die Schwierigkeiten, an denen zu lernen ihm bislang vorenthalten wurde, schrittweise überwindet. Es kann aber auch sein, daß man ihm mehr Freiheit gewähren muß, wenn man bisher zu fordernd war.

Die Appetitlosigkeit tritt — wie jede andere Form von Ablehnung — nicht bei zufriedenen Kindern auf, bei Kindern, denen in gebührendem Maße Zuneigung zuteil wird und die gleichzeitig vor Schwierigkeiten nicht zurückschrecken. Das ablehnende Verhalten des Kindes war von den Eltern natürlich nicht beabsichtigt, sie sollten jedoch wissen, daß sie es unbewußt hervorgerufen haben. Wir befinden uns in einer Situation, in der es keinen Schuldigen gibt, aber ein Opfer:

das Kind. Die Eltern dürfen sich nun keineswegs von Schuldgefühlen übermannen lassen. Das würde nur die Verwirrung des Kindes vergrößern, weil es den Eindruck bekäme, keine guten Eltern zu haben. Ganz im Gegenteil geht es jetzt darum, auf positive Weise auf die Probleme des Kindes zu reagieren und sich dabei bewußt zu sein, daß die Hilfe nur von ihnen kommen kann, da das Kind völlig von ihnen abhängig ist. Aus diesem Grund sollten sie ihr Verhalten ändern, indem sie dem Kind mehr Aufmerksamkeit schenken. Gleichzeitig müssen sie Festigkeit zeigen, die als Orientierungshilfe unbedingt erforderlich ist, um dem Kind dabei zu helfen, den Umgang mit den Schwierigkeiten des Lebens zu lernen.

g) Freiheit und Selbständigkeit

Ein Kinderleben wird von vielen Verboten begleitet. Das ist wohl nicht zu vermeiden, aber man kann es dem Kind leichter machen, diese Verbote zu akzeptieren, wenn man ihm, immer wenn es sich als möglich erweist, eine gewisse Freiheit läßt. Freiheit ist nicht gleichbedeutend mit Unordnung oder Willkürlichkeit. Man sollte dem Kind die Freiheit lassen, je nach Alter und Möglichkeiten die Erfahrungen zu machen, die es ihm gestatten, die Realität der Dinge und der Wesen genau einschätzen zu lernen.
Nehmen wir noch einmal das Beispiel des etwas älteren Kindes, das schon eine gewisse Selbständigkeit erreicht hat. Die gemeinsame Mahlzeit ist bei vielen Familien ein besonderer Zeitabschnitt im Tagesablauf, an dem man sich versammelt und miteinander spricht. Falls nun ein Kind nicht darauf reagiert, wenn es aufgefordert wird, zu Tisch zu kommen, sollte man ihm zu verstehen geben, daß es ihm freistehe, nicht zu kommen, wenn es sich aber nicht innerhalb einer angemessenen Zeit einfinde, müsse es auf die Mahlzeit verzichten. Es ist ganz wesentlich, dem Kind begreiflich zu machen, daß es eine Wahl zu treffen hat. Das Kind sollte wissen, daß es auf Kosten der Mahlzeit geschieht, wenn es sich für das Spielen entscheidet. Es an den Tisch zu zwingen ist keine Lösung; das Kind würde das Gefühl haben, man habe es ungerecht behandelt, da man es beispielsweise am Weiterspielen hindert, und in der Folge eine Ablehnungs- und Widerstandshaltung einnehmen. Ihm zu gestatten, zu Tisch zu

kommen, wann immer es ihm gefalle, wäre ebenfalls keine Lösung. Damit würde man ihm eine Sonderrolle zugestehen, die alles andere als dienlich ist, wenn es die Realität richtig einschätzen lernen soll. Das Kind, das gelernt hat, Entscheidungen zu treffen, ist besser in der Lage, im Leben zurechtzukommen. Es kann mit Problemen umgehen, statt darunter zu leiden. Das Kind, dem man nicht beigebracht hat, eine Entscheidung zu treffen, neigt dazu, sich ablehnend zu verhalten, sich zu widersetzen und in einen Negativismus abzusinken. Ist es einmal soweit, braucht es Hilfe und, wir sagten es bereits, auch eine bestimmte Freiheit. Es muß in den entsprechenden Situationen eine Wahl zwischen zwei Möglichkeiten treffen können. In unserem Beispiel kann sich das Kind weigern, zu Tisch zu kommen, muß sich jedoch darüber im klaren sein, daß die unmittelbare Konsequenz seiner Weigerung in einer letztlich schmerzhaften Situation besteht.

Situationen dieser Art sind häufig, aber nicht die Regel. Manchmal hat das Verhalten des Kindes keinerlei unmittelbare Konsequenzen. Weigert es sich beispielsweise, die Hausaufgaben zu machen, so wird sein Verhalten keine direkten unangenehmen Folgen nach sich ziehen. Hier gestaltet sich die Erziehungsaufgabe der Eltern schon etwas komplizierter. Auf keinen Fall sollte man jedoch versuchen, das Kind mit Gewalt dazu zu bringen.

Im Grunde genommen ist diese Weigerung nichts anderes als eine Konsequenz aus vorher erlebten Situationen: Das Kind weigert sich schließlich, seine Schularbeiten zu machen, da es sich zuvor in ähnlichen, weniger schwerwiegenden Situationen genauso verhalten hat, wobei die Eltern nicht die Gelegenheit ergriffen haben, ihm die Folgen seiner Weigerung verständlich zu machen. Die negative Einstellung des Kindes zu seinen Schulaufgaben beispielsweise hat sich schrittweise entwickelt, da es ihm vorher an Gelegenheit gefehlt hat, geringere Schwierigkeiten überwinden zu lernen. Diesem Problem kann ein gutes Teil vorgebeugt werden, indem man das Kind so lenkt, daß es sich bemüht, kleine Hindernisse im täglichen Familienleben — beispielsweise das Einhalten der Essenszeiten — zu überwinden.

Eine andere Situation aus dem täglichen Leben ist ebenso für viele Kinder problematisch: das morgendliche Aufstehen. Das Kind kommt nicht aus dem Bett; man muß es ein paarmal rufen. Anschließend trödelt es beim Anziehen und muß ständig daran erinnert werden, daß es bald Zeit ist, zur Schule zu gehen. Alles umsonst, das Kind beeilt sich genausowenig wie zuvor. Auch hier sollte man ihm zeigen, daß es über seine Zeit verfügen, seinem eigenen Rhythmus folgen, im Bett trödeln und beim Anziehen herumträumen kann, jedoch zum gegebenen Zeitpunkt gehen muß, ganz gleich, ob es bereit ist oder nicht; auch wenn es keine Zeit zum Frühstücken hatte, es muß gehen. Wenn es dann ohne Frühstück und womöglich mit einem Teil seiner Kleidung auf dem Arm vor der Tür steht, wird ihm bewußt werden, daß es besser ist, rechtzeitig fertig zu sein.

Es gibt jedoch Bereiche, wie ich es bereits anhand der Hausaufgaben verdeutlicht habe, in denen diese »Politik« nicht anwendbar ist. Wenn es Zeit ist, ins Bett zu gehen, kann man es nicht dem Kind überlassen, darüber zu entscheiden. Man muß ihm klarmachen, daß es soweit ist. Dies setzt natürlich eine große Entschlossenheit der Eltern oder Erziehungsberechtigten voraus. Leider lassen es viele Eltern an einem notwendigen Maß an Entschlossenheit fehlen, und diese Haltung — genauso wie im anderen Extrem eine autoritäre Erziehung — führt unweigerlich dazu, daß das Kind Widerstand entwickelt. Eine gewisse Disziplin braucht das Kind sowohl innerhalb der Familie wie auch im übrigen gesellschaftlichen Umgang, deren Betonung man allerdings auch nicht übertreiben sollte.

Der Umgang mit den Verboten im Leben eines Kindes ist äußerst schwierig. Er verlangt von den Eltern viel Verständnis. Offenheit, liebevolle Aufmerksamkeit, aber auch Konsequenz. Man kann keine Verbote ohne eine gewisse Strenge durchsetzen, womit natürlich keine Starrheit gemeint ist.

Manche Eltern halten sämtliche Zwänge von ihren Kindern fern. Eltern und Kinder leben scheinbar »nach Lust und Laune« und machen auch einen sehr glücklichen Eindruck. Sie sind sehr offen, sehr großzügig, sehr gastfreundlich und teilen gerne das, was sie besitzen, mit anderen. Alles ganz offensichtlich großartige Eigenschaften. Nicht selten jedoch sind diese Kinder, die keinerlei Verbot kennen, im täglichen Leben außerhalb des Familienkreises verwirrt. Sie zerstreuen ständig ihre Sachen, sind nachlässig in der Schule, vergessen ihre Hefte, ihre Hausaufgaben und den Unterrichtsstoff. Sie werden häufig von ihrem Lehrer bestraft, was ihnen aber in der Regel gleichgültig ist. Auf den ersten Blick erscheint das Ganze ohne größere Bedeutung, es

ist jedoch bereits ein erstes Anzeichen einer (unbewußten) Weigerung, sich mit den unumgänglichen Schwierigkeiten des Lebens zu befassen. In vielen Fällen kann man feststellen, daß sich diese ausgesprochen offenen und großzügigen Menschen nur unter den geeigneten Umständen auch dementsprechend verhalten. Tritt eine Schwierigkeit in Erscheinung, so entziehen sie sich möglicherweise, so daß man praktisch nicht mehr mit ihnen rechnen kann.
Um das Kind auf das Leben vorzubereiten, muß man ihm einerseits viel Liebe und Zuneigung bezeigen, andererseits darf man aber auch nicht zu nachsichtig sein und sämtliche Schwierigkeiten aus seinem Weg räumen, womit man ihre Überwindung in Wirklichkeit erschwert. Die Lösung liegt wohl in der »goldenen Mitte«.

Diese Überlegungen werden von den Psychologen oder Psychoanalytikern, die sich mit den Problemen des Kindes beschäftigen, wenig geschätzt. Die psychoanalytische Theorie ist zweifellos eine Erklärungsweise der psychischen Probleme des Kindes. Es ist vorstellbar, daß jedes Problem die Folge einer anfänglichen, durch Unterdrückung der instinktiven Triebe des Kindes von frühester Kindheit an verursachten Frustration darstellt. Die Psychoanalytiker sehen sich dennoch gezwungen, die Tatsache anzuerkennen, daß das Kind keine andere Wahl hat, als seine jeweiligen Frustrationen letztlich zu akzeptieren. Nach ihrer Auffassung entwickelt es sein »Über-Ich«, die Verinnerlichung der elterlichen Forderungen und Verbote. Es gehen aber auch gesellschaftliche Normtraditionen in das »Über-Ich« ein, eine Persönlichkeitsinstanz, deren störungsfreie Funktion eine Voraussetzung für das Zusammenleben in der menschlichen Gesellschaft darstellt.
Wir Erwachsenen sind nicht im Besitz einer perfekten Lösung für die Frustrationen des Kindes. Wir können ihm lediglich helfen, indem wir ihm beibringen, sich zu behaupten und seine Frustrationen zu überwinden. Die zuvor erwähnten Erfahrungen habe ich durch den Umgang mit Kindern und Eltern in meiner Praxis gewonnen. Man muß, ich wiederhole es noch einmal, parallel zur Zuneigung, die wir dem Kind schenken und die wir ihm niemals genug bezeigen können, ihm beibringen, die Hindernisse anzugehen, die ihm das Leben in den Weg legen wird. Jedes Übermaß an Schutz oder Strenge ist freilich unnötig. Lediglich die Ausübung einer »gelenkten Freiheit« ermöglicht es dem Kind, sich zu behaupten.

VIII.

Die Entstehung der gewöhnlichen Beschwerden des Kindes

Wie der Erwachsene kann auch das Kind von sehr schweren Krankheiten betroffen sein, die entweder angeboren sind — etwa Herzmißbildungen — oder erworben werden, beispielsweise Tuberkulose, Leukämie, Krebs, Diabetes usw. Glücklicherweise sind diese Krankheiten eher selten. Zudem werden sie kaum in einer normalen Arztpraxis behandelt. Ihre Behandlung erfordert häufig eine technische Ausrüstung, die man nur im Krankenhaus oder in einer Klinik vorfindet. Ein Kinderarzt behandelt hauptsächlich harmlose Erkrankungen. Nun gehören 80 bis 90 Prozent der Beschwerden des Kindes zu den harmloseren Erkrankungen. Es sind Nasen-Rachen-Katarrhe (welches Kind hat sie nicht gehabt!), die Anginen, die gewöhnlichen Entzündungen der Atemwege (Luftröhrenentzündung), die diversen Verdauungsstörungen, die sogenannten nervlichen Beschwerden, die »klassischen Kinderkrankheiten« (Masern, Röteln, Windpocken, Mumps) nicht zu vergessen.

Wir werden hier nur von den gewöhnlichen Erkrankungen des Kindes sprechen — mit dem Ziel, ihre Bedeutung und ihre Entstehung zu erkennen und sie wirksam entsprechend diesen Faktoren zu behandeln. Es wird nur von Erkrankungen, die im Inneren des Organismus entstehen, und nicht von Folgen äußerer Gewalteinwirkung die Rede sein. Zudem sind die nun folgenden Betrachtungen weder auf das frühreife noch auf das neugeborene Kind anwendbar. Gerade geborene Säuglinge sind ganz besonders empfindlich und weisen charakteristische Krankheitsbilder auf, die sich wesentlich von denen eines 2 bis 3 Wochen alten Kindes unterscheiden. In der Regel ist in ihrem Fall eine Krankenhausbehandlung in einer Neugeborenenabteilung erforderlich. — Mit diesen Einschränkungen wollen wir nun der Frage nach der Entstehung der gewöhnlichen Erkrankungen des Kindes nachgehen.

Nehmen wir als Beispiel ein (erstgeborenes) Kind vollkommen gesunder Eltern, bei dem wir davon ausgehen, daß es keinerlei Mängel aufweist. Setzen wir zusätzlich voraus, daß die Schwangerschaft problemlos, ohne jegliches Unwohlsein für die Mutter, verlaufen ist, daß sie keinerlei Medikamente eingenommen hat, und schließlich, daß es sich um ein erwünschtes und mit Liebe erwartetes Kind handelt. Die Geburt verläuft völlig normal, und die Mutter gebiert ein mehr als 3 kg schweres Baby von körperlicher Unversehrtheit und gesundem Aussehen. Die Mutter nährt es an der Brust, um ihm den besten Start ins Leben zu ermöglichen.

Sehr häufig entwickelt sich das Kind unter solchen Voraussetzungen normal und weist keinerlei Störungen oder Krankheiten auf, zumindest so lange, wie es nicht einer Infektion ausgesetzt wird. Die ersten Krankheiten, wie harmlose Erkältungen, treten nur dann in Erscheinung, wenn es durch andere Personen angesteckt wird. Durch die ansteckenden Kontakte entwickelt sich im übrigen die Immunabwehr des Kindes, welche erst ab dem 18. bis zum 24. Monat voll ausgeprägt sein wird.

Es kommt jedoch vor, was leider nicht selten der Fall ist, daß das Kind von den ersten Wochen an Gesundheitsprobleme hat, zum Beispiel Verdauungsstörungen oder sogar Atmungsschwierigkeiten (verstopfte Nase, Husten usw.), und dies selbst dann, wenn es sich offensichtlich nicht angesteckt haben kann. Auch wenn die Mutter oder jede andere Person, die sich der Wiege nähert, einen Atemschutz vor dem Mund trägt, selbst wenn sämtliche Vorsichtsmaßnahmen getroffen werden, um einen etwaigen ansteckenden Kontakt auszuschließen, kann es zu solchen Erkrankungen kommen.

Es handelt sich häufig zunächst um Verdauungsstörungen in Form ausgiebigen Aufstoßens, Erbrechens oder Durchfalls. Diese Störungen sind kein Produkt des Zufalls; sie haben einen Ursprung, und diesen gilt es herauszufinden. Vielleicht liegt er im Organismus des Kindes begründet. Das ist die erste Frage, die man sich stellen sollte. In der Tat können Verdauungsstörungen auch eine organische Ursache haben (z. B. übermäßiger Magen-Speiseröhren-Rückfluß, Zwerchfelldurchbruch [Hiatushernie], Pylorus-[Magenpförtner-]Verengung). Aber angenommen, man wäre in der Lage, jegliche organische Ursache auszuschließen, wo wäre dann eine mögliche Erklärung dieser Störungen zu suchen?

Wir haben uns eingangs als Beispiel ein Kind ohne jeglichen erkennbaren Mangel, unter den bestmöglichen Bedingungen lebend, vorgestellt. Sind hier eventuell auftretende Störungen nicht organischer Natur, so liegt die Ursache vielleicht in seiner Umgebung. Wie bereits beim Kapitel über die physischen Bedürfnisse des Kindes gesagt wurde, kann ein technischer Fehler in der Ernährung des Kindes vorliegen: ein schlecht angepaßter Sauger, eine zu reichhaltige oder zuviel Nahrung oder zu häufige Mahlzeiten. In einem solchen Fall ist es von Bedeutung, den Eltern verständlich zu machen, daß die Beschwerden ihres Kindes ausschließlich durch einen von ihnen — gegen ihren Willen und trotz guter Absichten — begangenen Fehler verursacht werden.

Erinnern wir uns ebenfalls daran, daß in einer zu großen Besorgnis der Eltern, besonders der Mutter, oftmals der grundsätzliche Fehler liegt. Diese Einstellung veranlaßt sie dazu, das Kind qualitativ und quantitativ übermäßig zu ernähren. Möglicherweise ist Unruhe in der Umgebung des Kindes, selbst noch als Baby, Ursache einer übermäßigen nervlichen Anspannung und schließlich eines Angstzustandes. Selbst wenn man jegliche Ernährungsfehler ausschließt, kann diese Angst verschiedene Verdauungsstörungen hervorrufen: Aufstoßen, Erbrechen, Unterleibsschmerzen und häufig auch Schlafstörungen.

An dieser Stelle setzt nun die grundlegende krankhafte Veranlagung des Kindes ein: die Psora (Hyporeaktivität des Organismus). Da man praktisch bei jedem Menschen als Grundveranlagung eine Art Verlangsamung oder Hemmung der verschiedenen Funktionen des Organismus mit einer Neigung zur Stauung im Verdauungsbereich feststellen kann, wird diese Stauung noch verstärkt und führt zu Erbrechen oder Durchfällen, wenn nicht sogar zu beidem gleichzeitig. Erbrechen und Durchfälle, wie wir bereits mehrfach festgestellt haben, sind im Grunde genommen Abwehrreaktionen des Organismus, der sich darum bemüht, das loszuwerden, was ihn belastet. Wird dieser Hilferuf des Organismus nicht gehört, so verstärkt sich die zugrundeliegende Veranlagung. Das Kind wird sehr wahrscheinlich in der nun folgenden reaktionellen Stufe krankhafte Erscheinungen im Bereich der übrigen Ausscheidungsorgane des Organismus aufweisen, nämlich der Haut und der Schleimhäute. Auf der Haut wird es möglicherweise zu verschiedenen Ausschlägen kommen, unter Umständen zu einem Ekzem. Im Bereich der Atemwege wird es anfänglich — ohne daß das Kind erkältet ist — eine die Atmung behindernde Nasenverstopfung sein und anschließend eventuell ein von außen hörbares Brummen im Brustkorb. Die Nasenverstopfung und das Brummen sind die Folge einer Stauung der Nasen-Bronchien-Schleimhäute, ohne daß eine Infektion vorliegt.

Wird die Bedeutung dieser äußeren Erscheinungen von den Eltern nicht verstanden, so kommt es zu sich wiederholenden Infektionen der Atemwege, da das grundlegende Stauungsproblem nicht beseitigt wurde. Zu diesem Zeitpunkt wird die akute Infektion offensichtlich durch einen Krankheitserreger ausgelöst. Aber die wirkliche, tiefe, anfängliche Ursache beruht in dem Stauungszustand der Schleimhäute, der nicht berücksichtigt wurde und sich folglich verstärkt hat.

Die Allopathen lassen diese Betrachtungen nicht zu, bezeichnen sie sogar als Unsinn. Für sie ist das Problem klar: Ein Ekzem, ganz wie die allergischen Atemwegssymptome, sind die Äußerungen einer Krankheit, die man als Atopie (Überempfindlichkeit) bezeichnet. Es ist eine Erbkrankheit. In der Tat findet man fast immer in der Familie eines an Ekzem oder Asthma erkrankten Kindes ähnliche Phänomene bei den Eltern oder den näheren Verwandten. Zudem, wird man sagen, ist dieser allergische Mechanismus wohlbekannt. Eine Allergie entsteht, wenn eine fremde Substanz, ein Allergen (oder Antigen), in den Organismus eindringt und eine Antikörperbildung verursacht, wodurch Symptome von Nesselsucht, Ekzeme, Heuschnupfen oder Asthma in Erscheinung treten.

Diese Theorie ist einleuchtend, jedoch nur dem Anschein nach. Viele Phänomene bleiben unerklärt. Eine Vielzahl von deutlichen allergischen Äußerungen sind und bleiben ein Rätsel: Allergene und Antikörper erklären nicht alles. Im übrigen bleiben manche Kinder mit atopischer Veranlagung (im Blut nachweisbar) symptomfrei. Schließlich stellt man fest, daß ein Organismus einem Allergen ausgesetzt werden kann und durch die Bildung entsprechender Antikörper reagieren kann (Immunglobulin der Klasse E oder abgekürzt IgE), die klinische Äußerung jedoch überhaupt nicht oder erst nach einem Zeitraum von mehreren Jahren in Erscheinung tritt. Es gibt Menschen, die ganz offensichtlich für Heuschnupfen veranlagt sind — man kann es aus den biologischen Zeichen (RAST, Radio-Aller-

gen-Sorbent-Test) ersehen —, die, obwohl sie den Pollen ausgesetzt werden, keinerlei Symptome aufweisen oder erst nach mehreren Jahren eine Pollenallergie entwickeln.
Im Grunde genommen ist die Antigen-Antikörper-Reaktion nur ein Aspekt der Atopie, welche an sich, was von den traditionellen Medizinern auch anerkannt wird, eine wesentlich umfangreichere Erkrankung darstellt. Sie korrespondiert mit der psorischen Veranlagung oder der hyporeaktionellen Konstitution, verbunden in der homöopathischen Terminologie. Man ist eher in der Lage, die Allergen-Antikörper-Reaktion, das heißt die akute Erscheinung, zu verstehen, wenn man sich darüber im klaren ist, daß sie nur einen Ausdruck der Verstärkung der zugrundeliegenden chronischen Erkrankung darstellt. Die Frist bis zum In-Erscheinung-Treten der Symptome ist auf diese Weise eher zu erklären. Die traditionellen Mediziner erkennen die Tatsache an, daß die Atopie, insbesondere in der Form des Säuglingsekzems, obwohl vererbt und von der Empfängnis des Kindes an vorhanden, nicht bei der Geburt, sondern erst nach 2½ oder 3 Monaten zum Vorschein tritt. Warum diese Frist? Sie wird damit erklärt, daß die Allergen-Antikörper-Reaktion erst nach einer gewissen Zeit einsetzt und die Sensibilisierung somit nur schrittweise vor sich gehen kann. In Wirklichkeit äußert sich die allergische Konstitution (die Psora) bereits in den ersten Lebenstagen durch gewisse Zeichen, beispielsweise Verdauungsprobleme. Dies wird jedoch von der traditionellen Medizin verkannt.
Es sieht ganz so aus, als gebe es eine klare Verbindung zwischen dem Ekzem des Betreffenden und seinem Verdauungszustand. Ein Beweis wäre die Tatsache, daß ein manchmal durch Kuhmilch hervorgerufenes Ekzem verschwindet, wenn man das Kind mit Sojamilch ernährt. Die Allopathen sind der Ansicht, daß es die Allergene der Kuhmilch, die Proteine und ihre Bestandteile sind, die durch die noch unausgereifte Darmschleimhaut des Säuglings hindurchgelangen und die Bildung von Antikörpern und somit die allergische ekzematöse Reaktion hervorrufen. Zweifellos ist dieses Phänomen mitbeteiligt, aber es ist nur ein Aspekt des Problems. Die Antigen-Antikörper-Reaktion erklärt nicht alles. Desensibilisiert man ein Kind, das auf Milch allergisch reagiert, oder ersetzt man sie durch eine Sojazubereitung, gibt es zwar keine Milchallergie mehr, aber die grundlegende Veranlagung bleibt unberührt und läuft Gefahr, sich zu ei-

nem späteren Zeitpunkt in einer anderen Form zu äußern. Dieses Problem werden wir im zweiten Teil (»Die Therapie«) im Kapitel über die allergischen Erkrankungen noch einmal aufgreifen. Die Beeinträchtigung der Verdauungsschleimhäute durch Nahrungsüberlastung, durch Einnahme toxischer Substanzen oder als Folge von Darminfektionen verstärkt offensichtlich die allergische Konstitution. Wenn ein an Ekzemen erkranktes Kind nicht homöopathisch behandelt wird, so kommt es vor, daß sein Ekzem spontan oder infolge einer Behandlung im Alter von 1½ oder 2 Jahren verschwindet. Oftmals jedoch wird es von Asthma abgelöst...
Dieses Phänomen beweist, daß die zugrundeliegende Veranlagung nicht verschwunden ist; ganz im Gegenteil, sie hat sich sogar verstärkt. Es ist möglich, daß sie sich nicht verstärkt, wenn man bestimmte diätetische und hygienische Vorsichtsmaßnahmen beachtet und das Kind in einer idealen Umgebung aufwächst. Allerdings, und das sollte man niemals vergessen, ist die zugrundeliegende Veranlagung damit nicht beseitigt. Man kann sie nur durch eine homöopathische Behandlung korrigieren. Behandelt man sie auf allopathische Art und Weise, indem man die Symptome, also nur ihre äußeren Erscheinungen unterdrückt, so verschlimmert man sie in Wahrheit zwangsläufig. In der Allopathie weiß man im übrigen sehr wohl, daß die Unterdrückung eines Ekzems mit Kortikoiden fast systematisch zu Asthma führt. Dies belegt erneut die Gültigkeit der allopathischen Theorie.
Bereits vor dem Auftreten der asthmatischen Beschwerden wird das Kind jedoch aufgrund seiner arthritischen, hyporeaktionellen Konstitution die typischen Stauungszustände der Schleimhäute aufweisen, nämlich andere Beschwerden wie Husten, Nasen-Rachen-Entzündung, Halsentzündung, Luftröhrenentzündung und sogar chronische Bronchitis bekommen. Wenn man nun, ohne den Versuch zu unternehmen, die Bedeutung der zugrundeliegenden Konstitution zu erfassen, diese Beschwerden mit unterdrückenden Therapiemaßnahmen behandelt (desinfizierende Nasentropfen, hustenreizlindernde Sirups, entzündungshemmende Medikamente oder Antibiotika), verstärkt man die Veranlagung, und es kommt zu einer Wiederholung der Infektionen, die sich dazu noch verschlimmern.
Sehr häufig also beginnt das Ganze mit unbedeutenden Verdauungsstörungen wie Durchfall, gefolgt von diversen Hautausschlägen oder

sogar einem Ekzem. Anschließend treten Beschwerden im Bereich der Atemwege in Erscheinung, welche in der Regel auf das Ekzem folgen oder manchmal gleichzeitig oder abwechselnd auftreten. Die Beschwerden im Bereich der Atemwege werden immer häufiger und tiefgehender und entwickeln sich gegebenenfalls zu Asthma. Kommt es zu solchen Beschwerden, so müssen sie selbstverständlich behandelt werden, allerdings nicht allopathisch, sondern mit einem homöopathischen Mittel, das nicht nur auf die Symptome einwirkt, sondern dem Betreffenden dabei hilft, die eigentliche Krankheit zu überwinden.

Viele Eltern, sogar wenn sie der Homöopathie gegenüber positiv eingestellt sind, bekommen Angst angesichts eines akuten Zustandes und greifen dann doch auf eine allopathische Behandlung (insbesondere durch Antibiotika) zurück, deren Wirkung, wie sie sagen, schneller zum Tragen komme. Man kann jedoch nicht oft genug wiederholen, daß man damit lediglich die Symptome unterdrückt, was immer unangenehme und manchmal sogar schwere Nebenwirkungen nach sich zieht (Veränderungen der Blutkörperchen, insbesondere der weißen, oder eine tiefgreifende Leberschädigung).

Die Befürworter der verschiedenen natürlichen Heilmethoden sind sich dieser schädlichen Folgen sehr wohl bewußt, und dies ist auch der Grund, warum sie die allopathischen Medikamente ablehnen. Will man keine homöopathischen Mittel anwenden, aber auch jegliche »Unterdrückungstherapie« meiden, könnte man sich auf allgemeine diätetische und hygienische Maßnahmen beschränken, wie sie in der Naturheilkunde empfohlen werden. Auch wenn man hierdurch die Reaktionsfähigkeit des Organismus nicht unbedingt stimulieren würde, könnte man somit zumindest eine Verschlimmerung sowie die Nebenwirkungen vermeiden.

Um einen fortschreitenden Verschlimmerungsprozeß des Gesundheitszustandes zu verdeutlichen, möchte ich an dieser Stelle ein sehr charakteristisches Beispiel anführen. Es handelt sich um ein kleines Mädchen, drittes Kind einer Familie, das etwas spät, 7 Jahre nach dem zweiten Kind, zur Welt kam. Die erbliche Vorbelastung ist ziemlich schwerwiegend, insbesondere aufgrund der an Lupus (tuberkulöse Hautflechte) erkrankten Mutter, deren Krankheit für sie eine Quelle großer Angst darstellte. Das Kind schien bei der Geburt von bester Gesundheit, obwohl es nur 2,5 kg wog. Der Gesundheitszustand der Mutter gestattete es ihr nicht, das Baby zu stillen, weswegen es mit »adaptierter« Milch ernährt wurde. Die um das geringe Gewicht des Neugeborenen besorgte Mutter gab ihm nun allzusehr konzentrierte Milch in zu großen Mengen. Recht schnell, bereits nach der 3. Woche, kam es zu Durchfall. Das Kind wurde auf Diät gesetzt und schrittweise wieder an normale Babynahrung gewöhnt. Die Mutter begann jedoch jedesmal erneut, es zu überfüttern, und folglich wiederholten sich die Durchfälle. Mit 2½ Monaten besserten sich die Verdauungsbeschwerden, aber ein trockenes, leichtes, generalisiertes, das heißt sich am ganzen Körper ausbreitendes Ekzem trat in Erscheinung. Dieses Ekzem, Ausdruck der allergischen Konstitution des Kindes, wäre vielleicht ohnehin aufgetreten, aber in diesem Fall handelte es sich um eine Reaktionsverschiebung, daß es bei jedem Durchfall verschwand und nach Ende des Durchfalls wieder zum Vorschein kam. Nach Auffassung der Schulmedizin muß dieses Ekzem als atopische Erscheinung betrachtet werden, es ist aber hauptsächlich ein Anzeichen für eine Verschlechterung des Gesundheitszustandes des Kindes, die allein durch den Umstand hervorgerufen wurde, daß man die Bedeutung des Durchfalls nicht verstehen konnte oder nicht verstehen wollte. Dies ist ein erster Fehler; den Durchfall mittels Hilfe eines Antidiarrhoikums (Durchfallmittel) zu beseitigen ist ein weiterer, der das Problem nur noch verschlimmert.

Die Fortsetzung der Geschichte ist sehr lehrreich. In der Tat wies das Kind wenig später eine asthmaähnliche Bronchitis auf, anfänglich im Wechsel mit dem Ekzem und anschließend, nach dem Verschwinden des Ekzems, immer häufiger typische Asthmaanfälle. Dieser Fall ist ein bezeichnendes Beispiel für die schrittweise Verschlechterung des Gesundheitszustandes beim Kind. Sie ist als direkte Folge einer Verständnislosigkeit gegenüber dem anfänglichen Problem und Konsequenz einer ausschließlich auf die äußeren Symptome und deren Unterdrückung ausgerichteten Therapie aufzufassen. Kommt es zu Asthmaanfällen, so hat die Mutter in vielen Fällen die Verdauungsstörungen der ersten Monate vergessen und erwähnt sie nicht einmal gegenüber dem Arzt, den sie zu Rate zieht. Dennoch fängt das Ganze mit einem einfachen Durchfallproblem an, dessen Entwicklung offensichtlich ist: Dem Durchfall folgt ein Ekzem und diesem wiederum Asthma. Würde sich ein Arzt die Mühe machen, diese Ereig-

niskette zurückzuverfolgen, so läge das Problem klar auf der Hand, und er könnte die entsprechende Therapie einsetzen.
Hat das Kind einmal das Asthmastadium erreicht, so ist die Behandlung schwieriger und langwieriger, als wenn man sie während der anfänglichen Verdauungsbeschwerden begonnen hätte. Bei einer Behandlung zu diesem frühen Zeitpunkt wäre es so gut wie sicher möglich gewesen — die Erfahrung beweist es —, die darauffolgende Verschlimmerung zu vermeiden.
Dennoch ist das Problem nicht immer so klar und einfach. In vielen Fällen geht dem Auftreten eines Ekzems oder einer Verstopfung der Atemwege (in Form einer einfachen Nasenverstopfung) keinerlei sichtbare Verdauungsstörung voraus. Diese Beschwerden sind unterdessen die ersten Äußerungen der Hyporeaktivität zur Verlangsamung, zur Hemmung der Funktionen des Organismus; die Stauung im Verdauungsbereich ist nur ein Aspekt des Ganzen. Die Tendenz zur Stauung muß sich nicht unbedingt zuerst im Verdauungstrakt äußern, sondern kann auch gleich auf der Haut und den Schleimhäuten zum Ausdruck kommen.
Unser oben angeführtes Beispiel zeigt auch, welche wichtige Rolle die Umgebung eines Kindes in der Entstehung seiner Beschwerden spielen kann. Seine Lebensbedingungen waren — zumindest nach Ansicht der Angehörigen — vollkommen. Doch die Beschwerden erfolgten nicht aus einem Mangel, sondern einem Übermaß, da das Kind überernährt war. Es gibt natürlich eine ganze Reihe von weiteren Möglichkeiten, Fehler zu begehen, weil man es »zu gut« meint. Manche Eltern lassen ihr Kind beispielsweise in überheizten Zimmern leben oder versuchen zu seinem vermeintlichen Schutz, Kontakt des Kindes mit der Außenwelt möglichst zu vermeiden. Jede Form von übermäßigem Beschützen ist aber für die körperliche Entwicklung des Kindes und um so mehr in psychologischer Hinsicht schädlich, wie das folgende Beispiel zeigen soll.
Daniel ist Einzelkind älterer Eltern, die mit keinem Kind mehr gerechnet hatten; die Mutter hatte bereits mehrere Fehlgeburten. Das Kind wurde also sehnlichst erwartet. Von den ersten Wochen an kommt es bei Daniel — infolge einer durch die Ängstlichkeit der Mutter verursachten Überernährung — öfter zu Durchfällen. Er ist ein schwächliches Kind, das bereits in den ersten Monaten zu wiederholten Erkältungen und Bronchitis mit Rückfällen neigt — zur

Verzweiflung der Mutter, die sämtliche nur erdenklichen und möglichen Vorsichtsmaßnahmen zu treffen sucht. Sie achtet darauf, jeden Kontakt mit Kälte zu verhindern, zieht ihn immer warm an, geht mit ihm nur bei schönem Wetter an die frische Luft; und um jegliche Ansteckungsgefahr zu vermeiden, bringt sie ihn niemals mit anderen Kindern in Kontakt. Doch durch all die Vorsichtsmaßnahmen werden weder die Erkältungen noch die Bronchitis umgangen.

Trotz dieser in der Regel harmlosen Atmungsprobleme ist der Gesundheitszustand des Kindes, ohne perfekt zu sein, in den ersten Jahren niemals wirklich besorgniserregend; doch als Daniel 5½ Jahre alt ist, verschlechtert sich plötzlich und anscheinend grundlos sein Gesamtbefinden. Er hat einen ersten Asthmaanfall, dem schnell weitere folgen.

Warum diese Verschlechterung? Was ist geschehen? Auf den ersten Blick überhaupt nichts. Der einzige neue Umstand ist, daß Daniel ins erste Schuljahr gekommen ist. Seine etwas frühe Einschulung mit 5 Jahren scheint vollkommen gerechtfertigt zu sein, weil er ein sehr intelligentes Kind ist. Er ist intellektuell augenscheinlich in der Lage, das erste Schuljahr zu bewältigen. Aber zum großen Leidwesen der Eltern bleibt er schließlich doch zurück, und sein Lehrer beklagt sich über Daniels Unbeteiligtsein und Trägheit.

Die Erklärung für dieses Verhalten ist im Grunde sehr einfach, denn die Eltern haben einen ganz offensichtlichen Fehler begangen: Im Bemühen, jegliche Ansteckungsgefahr von ihm fernzuhalten, haben sie ihn nicht zum Kindergarten geschickt. Es handelt sich also um seine erste Berührung mit Gleichaltrigen in der Schule. Auch wenn das Kind intellektuell in der Lage ist, das zu verstehen und zu verarbeiten, was man ihm beibringt, ist es dieser neuen Umgebung psychisch noch nicht gewachsen. Das wahrscheinlich von Geburt an, besonders jedoch durch den ihm gewährten Überschutz seiner Eltern überängstliche Kind schafft es nicht, sich neuen Situationen anzupassen. In der Tat handelt es sich bei Daniel um seinen ersten wirklichen Kontakt mit der Gesellschaft, die sich ihm gegenüber selbst unter den freundlichsten Umständen natürlich niemals so verhalten wird, wie er es bisher von seiner Familie gewohnt war. Für ihn ist die neue Welt unbekannt, und als ängstlicher Mensch verbindet er damit alle möglichen Gefahren. Während er sich selbst innerhalb der Gruppe verloren fühlt, stellt er zudem noch fest, daß seine durch den Kindergarten besser vorbereiteten Mitschüler gut mit der neuen Situation zurechtkommen. Eigentlich müßte Daniel diese Schwierigkeiten überwinden können; aber überbehütet, wie er ist, fühlt er sich völlig unfähig, sich dem Problem zu stellen, und ist derart verstört, daß es zu einem Asthmaanfall kommt. Der Anfall ist gleichsam eine »Verleiblichung«: Das Kind bringt durch einen körperlichen Zustand die große Angst, die es empfindet, zum Ausdruck.

Die neue Umgebung ist freilich nicht die Ursache für Daniels Erkrankung. Sie ist lediglich ein auslösender Faktor. Die Tendenz zur Hemmung und, von hier ausgehend, zum Minderwertigkeitskomplex wird aufgezeigt und verstärkt. Die von Geburt an bestehende Veranlagung hätte dahingehend korrigiert werden können, daß dem Kind durch eine günstigere psychologische Umgebung später ermöglicht worden wäre, diesen Minderwertigkeitskomplex zu überwinden. Aber in diesem Fall hat die Haltung der Eltern das Problem verschlimmert.

Die bisher erwähnten Beispiele beweisen, ich wiederhole es erneut, wie wichtig eine dem Kind gemäße Umgebung und Erziehung sind. Es ist jedoch bekannt, daß es angeborene Krankheiten gibt, die sich zwangsläufig trotz bestmöglicher Lebensbedingungen äußern; ein Problem, von dem noch die Rede sein wird. Zudem gibt es außer den hier genannten Faktoren sicher noch andere Störungen, die das seelische und körperliche Gleichgewicht eines Kindes — auch auf eine andere Art und Weise — stören. Der wesentliche Fehler, den es hier aufzuzeigen galt, war jedoch, daß manche Eltern die lebensnotwendigen Bedürfnisse des Kindes nicht verstehen und folglich nicht darauf eingehen können.

Greifen wir diesbezüglich einige Aspekte auf. Neben Verdauungsstörungen, Angina oder Erkrankungen der Atemwege ist es besonders häufig auch der nervliche Zustand des Kindes, dessentwegen Eltern mich in der Sprechstunde aufsuchen — wegen der extremen Nervosität ihres Kindes, sei es bei Tag oder bei Nacht (erschwertes Einschlafen, unruhiger Schlaf, Alpträume). Auch diese Beschwerden gehören in den Bereich der grundlegenden, jedem Menschen eigenen psorischen Veranlagung, welcher immer von Angst begleitet wird. Unter idealen Lebensbedingungen könnte diese Angst verborgen bleiben und nicht zum Ausdruck kommen. Sehr häufig wird sie jedoch durch das Verhalten der Eltern verstärkt, wovon bereits im Kapitel über die psychischen Bedürfnisse des Kindes die Rede war.

Man sollte sich mit dem Gedanken vertraut machen, daß die üblichen nervösen Beschwerden des Kindes (Unruhe, Schlaflosigkeit usw.), wenn sie nicht Folge einer organischen Nervenerkrankung oder eines mit Schmerzen verbundenen akuten Zustandes (eine Ohrenentzündung zum Beispiel) sind, einen Ausdruck seiner Angst darstellen. Wenn man dem Kind in einem solchen Fall wirklich nützlich sein will, muß man diese Verbindung zwischen Ursache und Wirkung verstehen und ihm gegenüber ein Verhalten annehmen, das es ihm ermöglicht, seine Angst zu überwinden. Wir haben bereits darüber gesprochen, daß sich der ängstliche Charakter des Kindes verstärken wird, wenn Eltern in übertriebenem Maße eingreifen bzw. beschützen, aber auch wenn sie zuviel von ihrem Kind verlangen. Es kann dann nämlich nicht lernen, in angemessener Form mit den Schwierigkeiten des täglichen Lebens umzugehen.

Nehmen wir beispielsweise den Fall von Schlaflosigkeit und im besonderen des erschwerten Einschlafens. Wenn das Kind nicht einschlafen kann, dann ganz gewiß deshalb — es sei denn, es ist krank —, weil es zu angespannt oder zu unruhig ist und Angst vor dem Dunkeln hat. Jeden Abend findet dann dieselbe Zeremonie statt: die Mutter muß sich eine Weile auf das Bett neben das Kind setzen, eine Geschichte erzählen, danach einen Kuß auf die linke Wange, anschließend auf die rechte geben. Die Mutter ist dann der Meinung, das Kind sei zufrieden, und geht, wird aber sofort zurückgerufen für einen weiteren Kuß auf die Stirn. Hiernach muß man eine weitere Geschichte erzählen... Es will kein Ende nehmen.

Es ist natürlich in einem gewissen Maße notwendig, auf den Wunsch des Kindes einzugehen, einen Augenblick bei ihm zu verweilen, ihm den Kuß zu geben, den es haben möchte, jedoch ohne die »Erpressung«, die es unbewußt ausübt, zu akzeptieren. Dennoch muß man verstehen, daß es Angst hat, und ihm helfen, daß es seine Angst selbst überwindet. Man kann beispielsweise eine Nachttischlampe brennen und die Tür halb offenstehen lassen, ihm versichern, daß Vater und Mutter im Hause sind und sich in Rufweite befinden. Wenn das Kind danach immer noch nach seiner Mutter verlangt, sollte man meiner Meinung nach nicht nachgeben. Man kann durch die halboffene Tür wiederholt zu verstehen geben, Vater und Mutter seien anwesend, alles sei in Ordnung und es solle geduldig auf den Schlaf warten. Kehrt die Mutter jedoch zu ihm zurück, nimmt der Zirkus kein Ende. Sie sollte natürlich ebensowenig das Kinderbett in ihr Zimmer stellen oder das Kind gar in ihr Bett holen; dies würde es zunächst zwar vordergründig zufriedenstellen, sein eigentliches Problem aber unberührt lassen, ja sogar verschlimmern. Es würde ihm der Eindruck vermitteln, daß es keinerlei Einfluß auf die Situation habe, daß Angst zu überwinden nicht seine eigene Angelegenheit sei. Ist es ängstlich und fürchtet sich vor dem Alleinsein, so sollte das Wissen um die Anwesenheit der Eltern ausreichen, daß es sich beruhigt.

Selbstverständlich kann man dem Kind auch mit einer Arznei helfen, dies sollten aber keine Beruhigungsmittel oder Schlafmittel sein. Man muß ihm ein seinem Zustand entsprechendes homöopathisches Mittel geben. Doch auch hier ist das wahre Mittel das Mittel des Grundzustandes, der zugrundeliegenden Veranlagung. Parallel ist eine Veränderung der Einstellung bei den Eltern unumgänglich.

Ob die Beschwerden nun körperlich oder psychisch sind, die Eltern müssen sich in jedem Fall der Rolle, die sie oftmals unbewußt in deren Entstehung und infolgedessen auch in der anzustrebenden Lösung spielen, bewußt werden. Es liegt bei ihnen, ihre etwaigen Fehler zu verstehen und richtigzustellen, sich aber auch dem Kind gegenüber positiv zu verhalten, das heißt, seine Widerstandsfähigkeit zu verstärken und es dazu zu bringen, den Schwierigkeiten gegenüberzutreten.

Hier endet der erste Teil dieses Buches, der dazu dienen soll, die Bedeutung der Krankheit zu verstehen. Die Anwendung der homöopathischen Therapie setzt eine völlig andere, der traditionellen Medizin sogar entgegengesetzte Sichtweise voraus.

Krankheit — bis auf die bereits erwähnten Ausnahmen wie beispielsweise Unfälle — kommt nicht von außen. Krankheit ist ein Leiden, das in uns selbst aufgrund einer Beeinträchtigung unserer Reaktionsfähigkeit entsteht. Eine mögliche Lösung wäre, die Schwierigkeit aus dem Weg zu räumen. Oftmals liegt dies jedoch

nicht innerhalb unserer Möglichkeiten. Infolgedessen besteht der einzige Weg darin, unsere Reaktionsfähigkeit zu stimulieren, um unser Leiden zu beenden.
Die homöopathische Therapie wirkt in diese Richtung. Im zweiten, praktischen Teil dieses Buches werden wir nun einige Möglichkeiten der homöopathischen Therapie besprechen.

ZWEITER TEIL

Die Therapie

A

ALLGEMEINE ÜBERLEGUNGEN

I.

Die Bedeutung des homöopathischen Mittels

Ein homöopathisches Mittel wird nicht nach der Krankheit, sondern individuell nach dem kranken Menschen ausgewählt. Da die Krankheit nur äußerer Ausdruck einer mangelnden Reaktionsfähigkeit des Patienten ist, kann eine Therapie nur in der Wiederherstellung ebendieser Reaktionsfähigkeit bestehen. Die Äußerungen des akuten Zustandes — beispielsweise im Fall von Masern: Fieber, Bindehautentzündung, Husten, Hautausschlag — sind nicht die Symptome, nach denen sich das homöopathische Grundmittel richtet. Allein die Zeichen, die anzeigen, wie der Kranke seine Krankheit lebt, sind von Bedeutung. Diese umfassen sowohl die körperlichen wie auch die psychischen Symptome.

Unter den bedeutsamen körperlichen Zeichen nennen wir zunächst diejenigen, die mit dem allgemeinen Verhalten des Patienten verbunden sind: Mattigkeit oder Unruhe. Bei ein und derselben Krankheit wird der eine kraftlos und der andere unruhig sein; manche werden ein Bedürfnis nach Bewegung verspüren, werden nicht liegen bleiben können, während andere das Bett hüten. Die Mittel werden sich folglich entsprechend dieser Symptome ändern. Ein weiteres körperliches Symptom ist das Fieber oder, genauer gesagt, seine Äußerungen: Manche Patienten haben weiterhin eine trockene Haut, während andere in erhöhtem Maße schwitzen. Manche verlangen nach Getränken, während andere überhaupt keinen Durst haben. Unter denjenigen, die durstig sind, trinken manche

größere Mengen, andere wiederum trinken mit kleinen, oft wiederholten Schlucken. Die einen verlangen heiße, andere möchten kalte oder sogar eiskalte Getränke. Die einen frieren, während die anderen keine Wärme vertragen. Das Verhalten kann sich ebenfalls je nach Tageszeit verändern: Die einen sind tagsüber niedergeschlagen, jedoch unruhig während der Nacht, und dies manchmal nur zu ganz bestimmten Zeitpunkten (Mitternacht, 2.00 bis 3.00 Uhr morgens), die anderen sind unruhig am Tag und ruhig bei Nacht.
Die psychischen Symptome sind noch wichtiger, da sie die Persönlichkeit des Betreffenden deutlicher zum Ausdruck bringen. Besonders die mit Angst verbundenen Zeichen geben aufschlußreiche Hinweise. Manche Patienten haben eine panische Angst vor dem Tod, wenn sie krank sind (ACONITUM, ARSENICUM ALBUM). Andere fürchten, sie würden ersticken; sie haben ein übermäßiges Bedürfnis nach frischer Luft und möchten, daß man Türen und Fenster öffnet. Wenn sie erkrankt sind, möchten manche allein sein und daß man sich nicht um sie kümmert. Andere hingegen suchen ständig die Anwesenheit eines Menschen, manchmal sogar einen körperlichen Kontakt. Das PHOSPHORUS-Kind möchte zum Beispiel, daß ihm die Mutter die Hand hält. Ein solcher Wunsch bringt in der Regel schlicht und einfach das Bedürfnis nach Gesellschaft, einer moralischen Unterstützung, einem Liebesbeweis zum Ausdruck (PULSATILLA insbesondere). Manchmal ist es auch die Folge der Angst vor dem Alleinsein (ARSENICUM ALBUM). Manche haben visuelle oder akustische Halluzinationen; sie sehen beispielsweise Ratten, die im Zimmer umherrennen, drohende Tiere, Geister und Gespenster (BELLADONNA). Es gibt Menschen, die das leiseste Geräusch hören und sich gestört fühlen, aber auch eingebildete Geräusche wahrnehmen. Sie hören die Fliegen auf der Wand laufen oder hören das Wasser im Haus am Ende der Straße fließen usw. Der eine ist sehr schmerzempfindlich und jammert beim kleinsten Wehwehchen, der andere erträgt jeden Schmerz oder scheint ihn zu ignorieren. Diese verschiedenen Verhaltensweisen verlangen jedesmal nach einem ganz spezifischen Mittel. Man muß also sehr auf die individuellen Unterschiede achten.
Da es uns nicht um die Krankheit, sondern um den Kranken geht, könnte man meinen, daß der Arzt die akute Krankheit nicht zu diagnostizieren brauche. Ich persönlich halte dies für einen Fehler; die

klinische Untersuchung ist sehr wichtig. Sie kann einen Zustand ans Tageslicht bringen, der sich nicht zwangsläufig durch reaktionsbezügliche Symptome geäußert hätte. Die klinische Untersuchung kann beispielsweise einen Tumor zutage fördern, der durch die vom Patienten verspürten und beschriebenen Symptome nicht zum Ausdruck gekommen wäre und einen sofortigen, unter Umständen chirurgischen Eingriff erfordert.

Dazu ein einfaches Beispiel: Ein Patient beklagt sich über Schmerzen im Bein. Selbst wenn er das, was er verspürt, peinlich genau beschreibt, um dem Arzt zu ermöglichen, das entsprechende homöopathische Mittel zu finden, ist es einleuchtend, daß man das Bein untersuchen muß, um sich darüber klarzuwerden, ob es sich um eine Knochenschädigung (gegebenenfalls ein Bruch, auch ohne Kenntnis einer bestimmten Verletzung) oder ein Gelenkproblem handelt. Es liegt auf der Hand, daß ein Knochenbruch eine äußerliche Behandlung, die Ruhigstellung durch Eingipsen, erfordert und daß ein innerlich wirkendes Mittel nicht ausreicht.

Der Homöopath muß also zwangsläufig wie jeder andere Arzt auch mit einer Diagnosestellung beginnen. Die Diagnose ist nicht nur notwendig, um zu vermeiden, daß man eine Krankheit verkennt, die nur durch eine bestimmte Untersuchung festgestellt werden kann. Sondern es geht auch darum, den Schweregrad der Störung zu beurteilen. Es ist von höchster Priorität, eine harmlosere Entzündung von einer schwereren Schädigung zu unterscheiden. Wenn ein Kranker beispielsweise über Halsschmerzen klagt, so hat dies eine völlig andere Bedeutung, wenn es sich um eine einfache Rötung handelt, als wenn eine Entzündung mit Pseudomembran, etwa eine Diphtherie, der Grund für die Beschwerden ist. Die Unterscheidung zwischen diesen beiden Krankheiten ist nur durch eine klinische Untersuchung möglich, die vom Patienten beschriebenen Symptome reichen nicht aus. Im übrigen ändert sich die therapeutische Vorgehensweise je nach Tiefe der gesundheitlichen Beeinträchtigung. Beim Husten ist es zum Beispiel nur durch eine klinische Untersuchung möglich, eine Luftröhrenentzündung von einer Bronchopneumonie (Lungenentzündung) zu unterscheiden. Die Untersuchung des Kranken ist folglich unumgänglich, sowohl um die Diagnose zu stellen wie auch den Schweregrad der Krankheit zu beurteilen.

II.
Annäherung an das homöopathische Mittel

Wenn die Diagnose der Krankheit gestellt ist, gilt es, die Reaktionsweise des Betreffenden genau zu definieren, um das Mittel herauszufinden, das ihm entspricht, das für ihn zutreffende homöopathische Grundmittel. Dies bedeutet, man muß die für den Kranken typischen Symptome hervorheben. Sie treten bereits in seinem Verhalten zutage, aber auch in einer ganzen Reihe weiterer Merkmale, insbesondere seinen Vorlieben und Abneigungen in bezug auf Essen, seine Unverträglichkeiten, seinen Reaktionen auf Wärme und auf Kälte, den Umständen, durch die sein Zustand verbessert oder verschlechtert wird, und schließlich in seiner Weise, auf Schmerz zu reagieren.
Betrachten wir nacheinander diese verschiedenen Stufen der Untersuchung des Kranken, um ihn selbst, seine ganze Person, zu erfassen — über die Beschwerden, derentwegen er in die ärztliche Praxis kommt, hinausgehend.

1. Das Verhalten des Kindes

Das Verhalten des Kindes ist die Widerspiegelung seines grundlegenden Reaktionszustandes und seiner Lebenskraft. Demzufolge ist es zum Zweck der Mittelwahl ausgesprochen wichtig, das Verhalten des Kindes außerhalb des akuten Zustands in Betracht zu ziehen, aber auch im Falle der krankhaften Störung insbesondere dem nervlichen Bereich große Aufmerksamkeit zu widmen.
Auch wenn wir uns dessen nicht bewußt sind, ist unser Verhalten und ganz besonders dasjenige des Kindes durch Angst geprägt. Diese äußert sich je nach Konstitution auf verschiedenerlei Art und Weise (siehe diesbezüglich das Kapitel über die Nervosität des Kindes und

vor allen Dingen den Abschnitt über die psychischen Bedürfnisse des Kindes). Die Bedeutung dieser Angst kann nicht genügend unterstrichen werden, bestimmt sie doch in der gelebten Alltagsrealität des Patienten die Gesamtheit seiner Reaktionsweisen. Demzufolge können wir das richtige Mittel nur dann finden, wenn wir uns auf Zeichen stützen, die die grundlegende Angst des Betreffenden zum Ausdruck bringt, mit anderen Worten: Symptome aus dem psychischen Bereich. Dies gilt zumindest dann, wenn es darum geht, das Konstitutionsmittel herauszuarbeiten, welches den Gesundheitszustand des Patienten grundlegend wiederherstellen soll. Hierbei handelt es sich jedoch um eine Vorgehensweise, die einzig und allein Sache eines qualifizierten Behandlers ist. Ein Laie sollte sich nicht in diesen Bereich hineinwagen, da er selbst einen wesentlichen Bestandteil des Problems darstellt. Er ist an der Problematik emotional beteiligt und kann demzufolge nicht vollkommen objektiv sein. Wozu dann die nun folgenden Überlegungen? Sie dienen hauptsächlich dem Zweck, die Eltern dazu zu befähigen, ihr Kind und seine Reaktionsweise besser zu verstehen, um auf diese Weise dem Behandler ein möglichst klares Bild vermitteln zu können. Zudem ermöglichen sie eine Einschätzung der Bedeutung des Mittels sowie möglicher Reaktionen hierauf.

Vergleichen wir also das Verhalten des Introvertierten und des Extrovertierten, wohl wissend, daß kein Mensch vollkommen und stets der einen oder der anderen Kategorie zugeordnet werden kann. Manchmal treffen beide Merkmale zu, manchmal treten sie auch abwechselnd auf. Ein bestimmtes Mittel kann also bei beiderlei Reaktionsweisen wirken; aber dies ist nicht die Regel, die Mehrzahl der Mittel entspricht eher einer genauen Verhaltensweise. Ein Introvertierter (CALCIUM CARBONICUM etwa) kann beispielsweise einen heftigen Wutanfall bekommen — ganz wie der typischste Extrovertierte —, aber das ist für ihn nicht üblich. Diese eher außergewöhnliche Erscheinung entspricht nicht seinem tatsächlichen Typus.

In der nun folgenden Beschreibung kann man unter ein und derselben Rubrik ein Verhaltensmerkmal vorfinden, das sowohl auf den Introvertierten wie auch auf den Extrovertierten zutrifft. Dennoch kann man sich nie auf ein einziges Merkmal stützen; man muß mehrere davon herausarbeiten, und ihre Summe wird darüber bestimmen, um welchen Typus es sich handelt.

a) Der Introvertierte

Körperliche Kennzeichen

Der Hyporeaktionelle verkörpert eine gewisse Trägheit, Gleichgültigkeit, einen Mangel an Eifer, ja sogar regelrechte Faulheit. Dies äußert sich besonders in seinen schulischen Leistungen, aber auch bei körperlicher Betätigung und bei Spielen: Der Introvertierte liebt die ruhigen Spiele.
Im übrigen gibt es zwei Arten von Introvertierten: den Sanftmütigen und den Unruhigen.

Der ruhige Introvertierte

Die Sanftmütigkeit des ruhigen Introvertierten kann konstitutionell begründet sein (grundlegender Charakterzug) oder sporadisch auftreten (das Kind ist während des einen oder anderen akuten oder subakuten Krankheitszustands träge).

- GEWÖHNLICHE TRÄGHEIT (siehe auch »Durch Kummer hervorgerufene Störungen« [S. 184]):

  — Hauptsächlich: CALCIUM CARBONICUM, GRAPHITES, BARIUM CARBONICUM, AMMONIUM CARBONICUM, AURUM METALLICUM (GRAPHITES und AURUM METALLICUM: trauriges und apathisches Aussehen), CARBO VEGETABILIS, KALIUM CARBONICUM, NATRIUM CARBONICUM.
  — Gelegentlich: ARGENTUM NITRICUM, ALUMINA, BORAX, BROMUM, CARBONEUM SULFURATUM, CAUSTICUM, CHINA, HEPAR SULFURIS, LACHESIS, LYCOPODIUM, MAGNESIUM CARBONICUM, MEZEREUM, NATRIUM MURIATICUM, NUX VOMICA, PHOSPHORUS, SEPIA, SULFUR (in der Regel sehr extrovertiert), THUJA (hypotonisch, träge, aber auch unruhig).

- TRÄGHEIT WÄHREND EINES KRANKHAFTEN ZUSTANDES:

  ANACARDIUM, APIS, ARNICA, ANTIMONIUM CRUDUM, BELLADONNA, BRYONIA, CAMPHORA, CAPSICUM, CHELIDONIUM, CYCLAMEN, DULCAMARA, ACIDUM PHOSPHORICUM, RHUS TOXICODENDRON.

— Trägheit mit großer Langsamkeit: SEPIA, SULFUR, THUJA, BARIUM CARBONICUM, CALCIUM CARBONICUM, CARBO VEGETABILIS, GRAPHITES, PLUMBUM, ZINCUM METALLICUM.
— Trägheit mit Langsamkeit beim Sprechen: ACIDUM PHOSPHORICUM, PHOSPHORUS, PLUMBUM, SEPIA, THUJA.

Zwei Besonderheiten:
ARGENTUM NITRICUM: Der Betreffende weigert sich zu arbeiten, da er fürchtet, die Arbeit könne ihm schaden oder ihn krank machen.
ANACARDIUM: Der Betreffende verspürt in sich zwei gegensätzliche Willen, der eine treibt ihn zu arbeiten, der andere hindert ihn daran.

Der unruhige Introvertierte

Aufgrund der durch seine Angst verursachten nervlichen Spannung kann der unruhige Introvertierte nicht stillhalten. Es handelt sich um unterdrückte Unruhe, die ihn ermüdet. Der TUBERCULINUM-Mensch ist hierfür ein gutes Beispiel. Trotz seiner großen Erschöpfung kann er nicht still bleiben: die Erschöpfung veranlaßt ihn, jegliche körperliche und intellektuelle Anstrengung zu verweigern. Seine Unruhe verfolgt ihn auch bei Nacht, hindert ihn daran einzuschlafen und verursacht häufiges Erwachen. Im Schlaf wälzt er seinen Kopf ruhelos auf dem Kopfkissen.

Hier die wichtigsten Unruhemittel bei einem hauptsächlich introvertierten Menschen: ALUMINA, ARSENICUM ALBUM, ARSENICUM JODATUM, CALCIUM PHOSPHORICUM (der Betreffende hat das Verlangen zu reisen ebenso wie der TUBERCULINUM-Typus), CUPRUM, JALAPA, KALIUM ARSENICOSUM, KALIUM BROMATUM, MERCURIUS SOLUBILIS, PETROLEUM, PULSATILLA, RHUS TOXICODENDRON, ZINCUM METALLICUM, HYOSCYAMUS (Unfähigkeit, auch nur bei einer einzigen Sache zu bleiben, und sei es beim Spielen), THUJA, TUBERCULINUM.

Die folgenden Mittel verursachen in verstärktem Maße Unruhe während der Nacht. Hier einige genauere Angaben:
ARSENICUM ALBUM: Der Betreffende ist extrem ängstlich, und dies ganz besonders in der Zeit von Mitternacht bis 2.00 Uhr morgens.

RHUS TOXICODENDRON: Der Kranke muß ständig seine Glieder bewegen und eventuell auch aufstehen, um sich besser zu fühlen.
KALIUM BROMATUM: Ständige Unruhe der Hände (Kind muß ständig alles anfassen).
JALAPA: Der Patient ist ruhig am Tage und unruhig bei Nacht, ähnlich wie PSORINUM.
MERCURIUS SOLUBILIS: Charakteristische, klebrige Nachtschweiße.
ZINCUM METALLICUM: Zittern und Zuckungen der Gliedmaßen. Der Betreffende bewegt Tag und Nacht seine Beine. Bei Unruhe der Beine nur nachts: ZINCUM VALERIANICUM.

— Für den Säugling mit nächtlicher Unruhe:
  CUPRUM: Das Baby nimmt die unglaublichsten Stellungen ein und landet unter Umständen mit dem Kopf am Fußende des Bettes.
— Im übrigen kann man sich auch auf die Uhrzeit stützen, zu der die Symptome beim Säugling in Erscheinung treten:
  LYCOPODIUM: Unruhe zwischen 16.00 und 20.00 Uhr.
  KALIUM BROMATUM: Unruhe und Weinen zwischen 18.00 und 21.00 Uhr.
  BELLADONNA: Unruhe zwischen 20.00 und 22.00 Uhr, rotes, schweißbedecktes Gesicht.
  CHAMOMILLA: rotes, schweißbedecktes Gesicht wie bei BELLADONNA, aber die Unruhe ist besonders während der Zahnungsperiode ausgeprägt.
  BORAX, PHOSPHORUS und BISMUTUM: Das Kind schläft nur dann ein, wenn ihm die Mutter die Hand hält.

Psychische Kennzeichen

Auch hier ist es ganz wesentlich, den ruhigen Introvertierten vom unruhigen Introvertierten zu unterscheiden.

Der ruhige Introvertierte

Er ist von seinem Wesen her sanft, gewaltlos, von gleichbleibender Stimmung. Häufig hat er ein fröhliches Naturell. In diesem Fall können CALCIUM PHOSPHORICUM, PHOSPHORUS, SULFUR, CAUSTICUM ange-

zeigt sein. Aber dieser fröhliche Wesenszug ist nicht immer von Dauer. Er kann wechseln:
— mit einer gewissen Reizbarkeit: CHAMOMILLA, CINA, CALCIUM PHOSPHORICUM, SILICEA, AURUM METALLICUM, GRAPHITES (Wutanfälle wegen irgendwelcher Kleinigkeiten), ARSENICUM ALBUM, CAUSTICUM, LYCOPODIUM, PULSATILLA, SEPIA, PSORINUM;
— mit Kummer: PHOSPHORUS, CAUSTICUM, PULSATILLA.

Manchmal macht er einen trägen, gleichgültigen Eindruck:
— Träge: CALCIUM CARBONICUM, PULSATILLA, CAUSTICUM, IGNATIA, LYCOPODIUM, ACIDUM PHOSPHORICUM, PHOSPHORUS.
— Gleichgültig: SEPIA, CARBO VEGETABILIS, ACIDUM PHOSPHORICUM, PHOSPHORUS, PULSATILLA, STAPHISAGRIA, CALCIUM CARBONICUM, CHAMOMILLA, GRAPHITES, LYCOPODIUM.
— Gleichgültig gegenüber allem: CARBO VEGETABILIS, SEPIA, ACIDUM PHOSPHORICUM, CINA, MERCURIUS SOLUBILIS, PHOSPHORUS.
— Gleichgültig gegenüber allem während eines akuten Zustands: HELLABORUS, NUX VOMICA, STAPHISAGRIA.
— Reizbarkeit bei Berührung und Streicheln: CINA.
— Gleichgültig gegenüber denjenigen, die er liebt: ARSENICUM ALBUM, PHOSPHORUS, SEPIA, ACIDUM FLUORUM, HEPAR SULFURIS, NATRIUM CARBONICUM, PLATINUM. In akuten Zuständen: HELLEBORUS.
— Gleichgültig gegenüber Vergnügen: ARSENICUM ALBUM, CHAMOMILLA, GRAPHITES, PULSATILLA, SEPIA, SULFUR.
— Gleichgültig gegenüber Schmerzen: HELLEBORUS, OPIUM, STRAMONIUM.

Er liebt die Ruhe, möchte jedoch manchmal getragen oder herumgefahren werden: ARSENICUM ALBUM (die Bewegung muß schnell sein), CARBO VEGETABILIS, CHAMOMILLA, CINA, LYCOPODIUM, KALIUM CARBONICUM, PULSATILLA, RHUS TOXICODENDRON.

Kinder, die gewiegt werden wollen: CHAMOMILLA, CINA, PULSATILLA, RHUS TOXICODENDRON.

Er ist sanftmütig, aber innerlich angespannt, wodurch er fiebrig und unruhig wird und sich zur Eile getrieben fühlt: ARSENICUM ALBUM, ARSENICUM JODATUM, BARIUM CARBONICUM, ARGENTUM NITRICUM, BELLA-

DONNA, CARBONEUM SULFURATUM, GRAPHITES, HEPAR SULFURIS, IGNATIA, KALIUM CARBONICUM, MERCURIUS SOLUBILIS, PHOSPHORICUM ACIDUM, PULSATILLA, SULFUR, ALUMINA.

Seine Angst treibt ihn häufig zu übertriebener Gewissenhaftigkeit: ARSENICUM ALBUM, NUX VOMICA, BARIUM CARBONICUM, PULSATILLA, SILICEA, ANACARDIUM ORIENTALE, GRAPHITES, PHOSPHORUS, ALUMINA.

● MINDERWERTIGKEITSKOMPLEX OHNE DEPRESSION:

Die Mehrzahl der hier aufgezählten Mittel werden im Kapitel über das »Lampenfieber« (S. 514) untersucht.

GEGENÜBER JEGLICHER ARBEIT ODER TÄTIGKEIT:

— Dem Betreffenden mangelt es an Selbstvertrauen. Infolgedessen unternimmt er nichts, oder aber er gibt es auf, aus Angst zu scheitern (siehe auch »Ermüdung« [S. 685]).
— Mangel an Selbstvertrauen (siehe auch »Lampenfieber« [S. 514]): ANACARDIUM ORIENTALE, BARIUM CARBONICUM, CALCIUM CARBONICUM, KALIUM CARBONICUM, LYCOPODIUM, MERCURIUS SOLUBILIS, NATRIUM MURIATICUM, PHOSPHORUS, PULSATILLA, SILICEA, STAPHISAGRIA, PSORINUM.
— Er ist davon überzeugt, daß er scheitern wird: dieselben Mittel, insbesondere ANACARDIUM ORIENTALE. Außerdem ist zu denken an: ARGENTUM NITRICUM, AURUM METALLICUM und NATRIUM CARBONICUM.
— Er ist schnell entmutigt: dieselben Mittel, zusätzlich: ARSENICUM ALBUM, ANTIMONIUM CRUDUM, CARBO VEGETABILIS, CHINA, GRAPHITES, LACHESIS, NUX VOMICA, PETROLEUM, RHUS TOXICODENDRON, SEPIA, SULFUR, VERATRUM ALBUM.
— Er ist eigensinnig: ANACARDIUM ORIENTALE, ARGENTUM NITRICUM, CALCIUM CARBONICUM, CHAMOMILLA, NUX VOMICA, CINA, HEPAR SULFURIS, LYCOPODIUM, KALIUM CARBONICUM, CHINA, ACIDUM NITRICUM, ACIDUM PHOSPHORICUM, SILICEA, SULFUR, TARANTULA HISPANICA.
— Er ist launisch: ARSENICUM ALBUM, CAUSTICUM, CHAMOMILLA, CINA, HEPAR SULFURIS, IGNATIA, KALIUM CARBONICUM, PULSATILLA, SEPIA, STAPHISAGRIA.

— Er ist unbeständig: IGNATIA (ARSENICUM ALBUM, SILICEA).
— Er ist unentschlossen: ANACARDIUM ORIENTALE, ARGENTUM NITRICUM, ARSENICUM ALBUM, BARIUM CARBONICUM, CALCIUM CARBONICUM, SULFUR, COCCULUS, IGNATIA, LACHESIS, LYCOPODIUM, MERCURIUS SOLUBILIS, NUX VOMICA, OPIUM, PETROLEUM, PHOSPHORUS, SEPIA, SILICEA, SULFUR, GRAPHITES, CARBONEUM SULFURATUM.

GEGENÜBER ANDEREN MENSCHEN:

— Er meidet andere und zieht sich selbst zurück.
Wichtigste Mittel: NATRIUM MURIATICUM, SEPIA (verhält sich abweisend, unfreundlich, patzig anderen gegenüber und kritisiert sie nach Herzenslust), IGNATIA, PULSATILLA.
— Gelegentlich: AURUM METALLICUM, CAUSTICUM, COCCULUS, CHAMOMILLA, GELSEMIUM, NUX VOMICA, ACIDUM PHOSPHORICUM, HEPAR SULFURIS, LYCOPODIUM, ACIDUM NITRICUM, IPECACUANHA, PLATINUM, RHUS TOXICODENDRON, SULFUR, LUESINUM, VERATRUM ALBUM; PSORINUM hat dabei Angst vor dem Alleinsein.
— Er ist schüchtern: AMBRA GRISEA, AURUM METALLICUM, BARIUM CARBONICUM (versteckt sich hinter den Eltern oder einem Einrichtungsgegenstand), BORAX, CALCIUM CARBONICUM, CARBO VEGETABILIS, CAUSTICUM, PULSATILLA, PHOSPHORUS, SILICEA.
— Hängt sich an seine Mutter und weint still vor sich hin in der Arztpraxis: CALCIUM CARBONICUM, PHOSPHORUS, SILICEA.
— Ist ängstlich in Anwesenheit Fremder: CARBO VEGETABILIS, STRAMONIUM.
— Angst, in der Öffentlichkeit aufzutreten: AMBRA GRISEA, GELSEMIUM, SILICEA, CARBO VEGETABILIS, PLUMBUM.

Seine Furcht vor den anderen und seine Schüchternheit sind derart ausgeprägt, daß er sich manchmal vorstellt:
— Man beobachte ihn: ARSENICUM ALBUM, CALCIUM CARBONICUM, BARIUM CARBONICUM, HYOSCYAMUS.
— Man mache sich lustig über ihn: BARIUM CARBONICUM, IGNATIA, NUX VOMICA, ACIDUM PHOSPHORICUM, SEPIA.
— Man kritisiere ihn: BARIUM CARBONICUM, PLUMBUM, RHUS TOXICODENDRON.

Aufgrund seines Minderwertigkeitskomplexes reagiert er feige: AMMONIUM CARBONICUM, BARIUM CARBONICUM, BRYONIA, NUX VOMICA, OPIUM, PULSATILLA, SILICEA.

Benimmt sich übellaunig in seiner Familie und fühlt sich fremd in ihr. Zieht sich in sich selbst zurück: NATRIUM MURIATICUM, SEPIA, PHOSPHORUS, ACIDUM FLUORATUM, NATRIUM CARBONICUM, ACIDUM NITRICUM, STAPHISAGRIA.

Scheinbar mangelt es ihm an Sensibilität: ACIDUM PHOSPHORICUM, PHOSPHORUS, STAPHISAGRIA, STRAMONIUM.

Kindisches, lächerliches Verhalten:
— Benimmt sich wie ein Baby: ALUMINA, ANACARDIUM ORIENTALE, ARGENTUM NITRICUM, BARIUM CARBONICUM, CARBONEUM SULFURATUM, CICUTA VIROSA, IGNATIA, KALIUM BROMATUM, PULSATILLA. In akuten Zuständen: ACONITUM, APIS, STRAMONIUM.
— Spielt den Clown: MERCURIUS SOLUBILIS, PHOSPHORUS, PLUMBUM, CUPRUM, ANTHERUM. In akuten Zuständen: BELLADONNA, HYOSCYAMUS, OPIUM, STRAMONIUM.
— Schneidet Grimassen: CINA, CUPRUM, PLATINUM. In akuten Zuständen: BELLADONNA, HELLEBORUS NIGER, HYOSCYAMUS, NUX MOSCHATA, STRAMONIUM.
— Spricht in lächerlicher Art und Weise oder macht lächerliche Bewegungen: die eben genannten Mittel, jedoch insbesondere HYOSCYAMUS (der Patient macht einen törichten Eindruck; er lacht bei jeder passenden und unpassenden Gelegenheit, er plappert dummes Zeug und spricht über unwesentliche Dinge, die niemanden interessieren).
— Fängt an zu tanzen: TARANTULA HISPANICA, BELLADONNA, CICUTA VIROSA, CROCUS, HYOSCYAMUS, STRAMONIUM.

GEGENÜBER SICH SELBST:

Er bildet sich ein, daß er krank werden wird oder krank ist: ARSENICUM ALBUM, AMMONIUM CARBONICUM, ARGENTUM NITRICUM, BORAX, CALCIUM CARBONICUM, GRAPHITES, HEPAR SULFURIS, IGNATIA, KALIUM CARBONICUM, ACIDUM NITRICUM, PHOSPHORUS, SEPIA.

Bildet sich ein, daß er nicht mehr gesund wird: ARSENICUM ALBUM, ALUMINA, CALCIUM CARBONICUM, ACIDUM PHOSPHORICUM, PHOSPHORUS, PSORINUM (S. 524), SEPIA (S. 523). In akuten Zuständen: ACONITUM, BRYONIA, NUX VOMICA.

— Hat Schuldgefühle (glaubt, seine Pflicht nicht erfüllt zu haben): AURUM METALLICUM, HYOSCYAMUS, IGNATIA, LYCOPODIUM, PULSATILLA.
— Glaubt, etwas Schlechtes getan zu haben: ARSENICUM ALBUM, AURUM METALLICUM, IGNATIA, LYCOPODIUM, PULSATILLA, THUJA, CYCLAMEN, HELLEBORUS, MERCURIUS SOLUBILIS.
— Macht sich Vorwürfe: ARSENICUM ALBUM, AURUM METALLICUM.

- MINDERWERTIGKEITSKOMPLEX MIT DEPRESSION:

PSYCHISCHE DEPRESSION:

Fühlt sich unglücklich: CHINA, LYCOPODIUM, SEPIA, GRAPHITES, STAPHISAGRIA. In akuten Zuständen: BRYONIA, IPECACUANHA, VERATRUM ALBUM.

Fühlt sich müde, deprimiert, entmutigt: ANACARDIUM ORIENTALE, ARSENICUM ALBUM, CALCIUM CARBONICUM, CAUSTICUM, CARBO VEGETABILIS, CHINA, IGNATIA, LACHESIS, ACIDUM PHOSPHORICUM, PULSATILLA, SEPIA, STAPHISAGRIA, STANNUM, VERATRUM ALBUM, PETROLEUM (S. 521).

Ist des Lebens überdrüssig: ARSENICUM ALBUM, ANTIMONIUM CRUDUM, AURUM METALLICUM, CALCIUM CARBONICUM, CARBO VEGETABILIS, LACHESIS, LYCOPODIUM, NATRIUM MURIATICUM, ACIDUM NITRICUM, PHOSPHORUS, PLUMBUM, PULSATILLA, SILICEA.
— Mit Selbstmordneigung: ANACARDIUM ORIENTALE, ANTIMONIUM CRUDUM, ARSENICUM ALBUM, AURUM METALLICUM, LACHESIS, MERCURIUS SOLUBILIS, NATRIUM SULFURICUM, PLUMBUM, SEPIA.
— Mit Selbstmordneigung, begleitet von Angst vor Selbstmord: ALUMINA (beim Anblick eines Messers oder von Blut), ARGENTUM NITRICUM, ARSENICUM ALBUM, MERCURIUS SOLUBILIS, NATRIUM SULFURICUM, RHUS TOXICODENDRON, SEPIA.
— Mit Furcht vor Alleinsein, aus Angst, sich umzubringen: MERCURIUS SOLUBILIS, NATRIUM SULFURICUM.

Sagt, alles sei in Ordnung, obwohl er schwer krank ist: ARNICA, OPIUM, APIS, ARSENCIUM ALBUM.

INTELLEKTUELLE DEPRESSION:

Erschwerte Konzentrationsfähigkeit:
— Gewöhnlicher Zustand: BARIUM CARBONICUM, CARBONEUM SULFURATUM, CARBO VEGETABILIS, CAUSTICUM, GRAPHITES, KALIUM CARBONICUM, LACHESIS, LYCOPODIUM, PHOSPHORUS, SEPIA, SILICEA, AGARICUS, PSORINUM (S. 524), PLUMBUM METALLICUM (S. 522), NATRIUM CARBONICUM (S. 521), MEDORRHINUM, XEROPHYLLUM (S. 275).
— Vorübergehender akuter Zustand (zum Beispiel: Vorbereitung für eine Prüfung): AETHUSA, AMBRA GRISEA, ANACARDIUM ORIENTALE, HELLEBORUS, HYOSCYAMUS, NUX VOMICA, ACIDUM PHOSPHORICUM, PULSATILLA.

Schwaches Gedächtnis:
— Gewöhnlicher Zustand: ARSENICUM ALBUM, AURUM METALLICUM, BARIUM CARBONICUM, BUFO RANA, CALCIUM CARBONICUM, CAUSTICUM, HEPAR SULFURIS, KALIUM PHOSPHORICUM, LACHESIS, LYCOPODIUM, MEDORRHINUM, MERCURIUS SOLUBILIS, ACIDUM NITRICUM, SEPIA, XEROPHYLLUM.
— Akuter Zustand (Prüfungsvorbereitung, Spannungszustand), siehe auch »Lampenfieber« (S. 514): AMBRA GRISEA, ARGENTUM NITRICUM, COCCULUS, ANACARDIUM ORIENTALE, GELSEMIUM, HYOSCYAMUS, IGNATIA, PHOSPHORUS, PULSATILLA, VERATRUM ALBUM.
— Schwaches Gedächtnis, wenn er mit einer intellektuellen Arbeit beginnt: NATRIUM CARBONICUM, NATRIUM MURIATICUM, ACIDUM PHOSPHORICUM, SILICEA.
— Die Intelligenz scheint träge und geschwächt zu sein: BARIUM CARBONICUM, BUFO RANA, CARBONEUM SULFURATUM, KALIUM BROMATUM, MEDORRHINUM, MERCURIUS SOLUBILIS, NATRIUM MURIATICUM, SILICEA, SULFUR, THUJA.
— Der Geist ist vernebelt (akuter, vorübergehender Zustand): GELSEMIUM, LYCOPODIUM, NATRIUM MURIATICUM, NUX MOSCHATA, OPIUM, PLUMBUM METALLICUM (S. 522).

Nachdenken bereitet Mühe:
— Gewöhnlicher Zustand: CARBO VEGETABILIS, CHINA, LYCOPODIUM, PHOSPHORUS.
— Akuter Zustand: BAPTISIA, GELSEMIUM, ACIDUM PHOSPHORICUM.
— Macht Fehler beim Sprechen: NATRIUM MURIATICUM, CALCIUM CARBONICUM, AMMONIUM CARBONICUM, KALIUM CARBONICUM, LYCOPODIUM.
— Macht Fehler beim Schreiben: LYCOPODIUM, LACHESIS, THUJA.
— Vertauscht Silben, Buchstaben, Wörter: LYCOPODIUM, CHINA, CHAMOMILLA, KALIUM BROMATUM.

● MINDERWERTIGKEITSKOMPLEX MIT ÜBEREMPFINDLICHKEIT:

KÖRPERLICHE ÜBEREMPFINDLICHKEIT (SINNESORGANE):

Überempfindlichkeit gegenüber Licht:
— Gewöhnlicher Zustand: ARSENICUM ALBUM, COLCHICUM, KALIUM PHOSPHORICUM, LAC CANINUM, NUX VOMICA.
— Akuter Zustand: BELLADONNA, ACONITUM.

Überempfindlichkeit gegenüber Geräuschen:
— Gewöhnlicher Zustand: BORAX, CHINA, KALIUM CARBONICUM, ACIDUM NITRICUM, SEPIA, SILICEA, ZINCUM METALLICUM, ARSENICUM ALBUM, AURUM METALLICUM, CALCIUM CARBONICUM, CAUSTICUM, COCCULUS, FERRUM METALLICUM, LYCOPODIUM, PHOSPHORUS, PULSATILLA.
— Akuter Zustand: ACONITUM, BELLADONNA, COFFEA, NUX VOMICA, OPIUM, ARNICA, CHAMOMILLA, BRYONIA, IGNATIA, IPECACUANHA.
— Furcht vor Geräuschen: ANTIMONIUM CRUDUM, AURUM METALLICUM, BORAX, CAUSTICUM, COCCULUS, LYCOPODIUM, NATRIUM CARBONICUM, NATRIUM SULFURICUM, NUX VOMICA.

Überempfindlichkeit gegenüber Musik:
— Gewöhnlicher Zustand: NATRIUM CARBONICUM (S. 521), NUX VOMICA, SEPIA, GRAPHITES, KREOSOTUM, LYCOPODIUM, NATRIUM MURIATICUM, NATRIUM SULFURICUM, PHOSPHORUS, ACIDUM PHOSPHORICUM, TARANTULA HISPANICA, THUJA (S. 524).
— Akuter Zustand: ACONITUM, AMBRA GRISEA, COFFEA.

Überempfindlichkeit gegenüber Berührung:
ANTIMONIUM CRUDUM, CHAMOMILLA, KALIUM CARBONICUM, CINA, COFFEA, LACHESIS, MEDORRHINUM, SILICEA, TARANTULA HISPANICA.
— Erträgt es nicht, gekitzelt zu werden: KALIUM CARBONICUM.
— Erträgt es nicht, gestreichelt zu werden: CINA.
— Erträgt es nicht, wenn man sich ihm nähert: LYCOPODIUM, JODUM, AURUM METALLICUM, LILIUM TIGRINUM, SULFUR, THUJA.
— Hat Angst, berührt zu werden: ARNICA, COFFEA, KALIUM CARBONICUM, LACHESIS, TELLURIUM.
— Erschrickt, wenn man ihn berührt: KALIUM CARBONICUM, KALIUM PHOSPHORICUM, BELLADONNA, COCCULUS, SILICEA, MAGNESIUM CARBONICUM, RUTA.
— Wird wütend bei Berührung: TARANTULA HISPANICA, ANTIMONIUM CRUDUM, JODUM.
— Erträgt es nicht, daß seine Finger sich berühren: LAC CANINUM, LACHESIS, SECALE CORNUTUM.

PSYCHISCHE ÜBEREMPFINDLICHKEIT:

Tendenz zur Empfindsamkeit:
ANTIMONIUM CRUDUM, IGNATIA, ARSENICUM ALBUM, CALCIUM PHOSPHORICUM, COCCULUS, CUPRUM, PHOSPHORUS.
— Schmusekind, das an seiner Mutter »klebt«: IGNATIA, PHOSPHORUS, manchmal auch PULSATILLA.

Verschiedene Ängste (siehe auch »Lampenfieber« [S. 514]):
Angst vor dem Tod:
Gewöhnlicher Zustand: ARSENICUM ALBUM, CALCIUM CARBONICUM, CIMICIFUGA, GRAPHITES, ACIDUM NITRICUM, LAC CANINUM, PHOSPHORUS, PLATINUM, CAUSTICUM, HEPAR SULFURIS, KALIUM CARBONICUM, LACHESIS, PSORINUM (S. 524).
Akuter Zustand: ACONITUM, COFFEA, GELSEMIUM, NUX VOMICA, BELLADONNA, CUPRUM, FERRUM PHOSPHORICUM, RHUS TOXICODENDRON, OPIUM, SPONGIA, VERATRUM ALBUM.
— Angst, daß ihm etwas zustößt: CALCIUM CARBONICUM, CAUSTICUM, PHOSPHORUS, COFFEA, CARBO VEGETABILIS, CHINA, NATRIUM CARBONICUM, NATRIUM MURIATICUM, ACIDUM PHOSPHORICUM, PSORINUM.

— Angst vor dem Alleinsein: ARGENTUM NITRICUM, ARSENICUM ALBUM, KALIUM CARBONICUM, HYOSCYAMUS, LYCOPODIUM, PHOSPHORUS, CALCIUM CARBONICUM, GELSEMIUM, HEPAR SULFURIS, NUX VOMICA, PULSATILLA, SEPIA; PSORINUM hat gleichzeitig ein Verlangen nach Einsamkeit (siehe auch S. 169: Kummer). Weil er Angst hat zu sterben: ARGENTUM NITRICUM, ARSENICUM ALBUM, KALIUM CARBONICUM, PHOSPHORUS.
— Angst vor dem Alleinsein nachts: STRAMONIUM, CAUSTICUM.
— Angst vor der Dämmerung: PULSATILLA, CAUSTICUM, CALCIUM CARBONICUM, PHOSPHORUS, RHUS TOXICODENDRON.
— Angst vor der Dunkelheit: STRAMONIUM, CALCIUM CARBONICUM, CARBO VEGETABILIS, CAUSTICUM, CUPRUM, LYCOPODIUM, PHOSPHORUS, PULSATILLA, ARSENICUM ALBUM.
— Angst vor dem Bett: ARSENICUM ALBUM, CAUSTICUM, LACHESIS, KALIUM CARBONICUM, LYCOPODIUM, MERCURIUS SOLUBILIS, NATRIUM CARBONICUM. Akute Zustände: ACONITUM, CAMPHORA.
— Angst beim Schließen der Augen: CAUSTICUM, AETHUSA, CARBO ANIMALIS.
— Angst vor einer unmittelbar drohenden Krankheit: Diese Mittel wurden bereits unter »Minderwertigkeitskomplex« (gegenüber sich selbst) genannt (S. 162). Die wichtigsten sind: CALCIUM CARBONICUM, KALIUM CARBONICUM, PHOSPHORUS.
— Angst zu ersticken: ACONITUM, CARBO VEGETABILIS, PHOSPHORUS, SPONGIA, STRAMONIUM, SULFUR.
— Angst, den Verstand zu verlieren: ALUMINA, CALCIUM CARBONICUM, CIMICIFUGA, MERCURIUS SOLUBILIS, PULSATILLA, STAPHISAGRIA, AMBRA GRISEA, ARGENTUM NITRICUM, GRAPHITES, KALIUM BROMATUM, LAC CANINUM, NATRIUM MURIATICUM, NUX VOMICA, PHOSPHORUS, SEPIA, PSORINUM.
— Angst vor Gespenstern: ACONITUM, CALCIUM CARBONICUM, CARBO VEGETABILIS, CAUSTICUM, LYCOPODIUM, PHOSPHORUS, PULSATILLA.
— Angst vor Unfällen: ACONITUM, CARBO VEGETABILIS, CUPRUM. Von einem Auto überfahren zu werden: PHOSPHORUS. Verletzt zu werden: STRAMONIUM.
— Angst, ermordet zu werden: CIMICIFUGA, OPIUM, PHOSPHORUS, PLUMBUM, STRAMONIUM. Erwürgt zu werden: PLATINUM. Vergiftet zu werden: BAPTISIA, BELLADONNA, HYOSCYAMUS, KALIUM BROMATUM, LACHESIS, RHUS TOXICODENDRON, NATRIUM MURIATICUM, ACI-

DUM PHOSPHORICUM, PHOSPHORUS, IGNATIA, PLUMBUM METALLICUM.
— Angst vor Tieren: BELLADONNA (insbesondere vor Hunden), TUBERCULINUM (Angst vor schwarzen Hunden), CALCIUM CARBONICUM, CAUSTICUM, CHINA, HYOSCYAMUS, STRAMONIUM.
— Angst vor Dieben: ARSENICUM ALBUM, CONIUM, NATRIUM MURIATICUM (das Kind sieht nach, ob keine Diebe unter dem Bett liegen), PHOSPHORUS, ARGENTUM NITRICUM, IGNATIA, LACHESIS, MERCURIUS SOLUBILIS, NATRIUM CARBONICUM, SANICULA, SILICEA, VERATRUM ALBUM, ZINCUM METALLICUM.
— Angst vor geschlossenen Räumlichkeiten (Klaustrophobie): PULSATILLA, LYCOPODIUM, ARGENTUM NITRICUM, ACONITUM, COCCULUS, NUX VOMICA, STAPHISAGRIA, STRAMONIUM, SULFUR, TABACUM, VALERIANA.
— Angst vor Menschenmengen, vor öffentlichen Plätzen (Platzangst, Agoraphobie): ACONITUM, GELSEMIUM, FERRUM METALLICUM, BARIUM CARBONICUM, ARNICA, ARGENTUM NITRICUM, ARSENICUM ALBUM, AURUM METALLICUM, CALCIUM CARBONICUM, CAUSTICUM, GRAPHITES, LYCOPODIUM, NATRIUM MURIATICUM, NUX VOMICA, PHOSPHORUS, PULSATILLA.
— Angst vor Menschen: BARIUM CARBONICUM, LYCOPODIUM, NATRIUM MURIATICUM, ANACARDIUM ORIENTALE, AURUM METALLICUM, CAUSTICUM, CHINA, CUPRUM, NATRIUM CARBONICUM, PULSATILLA, SEPIA, STRAMONIUM, STAPHISAGRIA.
— Angst vor Fremden: BARIUM CARBONICUM, AMBRA GRISEA, CARBO VEGETABILIS, CAUSTICUM, CUPRUM, STRAMONIUM, THUJA.
— Angst vor Gewittern: PHOSPHORUS, CALCIUM CARBONICUM, NATRIUM CARBONICUM, NATRIUM MURIATICUM, ACIDUM NITRICUM, MERCURIUS SOLUBILIS, BORAX, RHODODENDRON; SEPIA mag manchmal Gewitter, mag in der Regel das, was anderen mißfällt.
— Angst vor Kleinigkeiten: CALCIUM CARBONICUM, ARSENICUM ALBUM, KALIUM CARBONICUM, LYCOPODIUM, NATRIUM CARBONICUM, NATRIUM MURIATICUM, BORAX, IGNATIA.
— Angst vor Nadeln: SPIGELIA, SILICEA, NATRIUM MURIATICUM, APIS.
— Angst vor spitzen Gegenständen: SILICEA, SPIGELIA.
— Angst vor Wasser: HYOSCYAMUS, LYSSINUM, STRAMONIUM, BELLADONNA, LACHESIS, PHOSPHORUS.
— Angst vor fließendem Wasser: LYSSINUM, STRAMONIUM.

— Angst vor Bewegung (im Auto): BORAX, LACHESIS, PSORINUM, SEPIA.
— Vor Bewegungen nach unten: BORAX, GELSEMIUM, SANICULA, BOVISTA. Vor Bewegungen nach oben: CALCIUM CARBONICUM, ARSENICUM ALBUM, SPIGELIA, SPONGIA.
— Angst vor Wind: CHAMOMILLA.
— Angst, in Ohnmacht zu fallen: LAC CANINUM, ARGENTUM NITRICUM.
— Angst zu fallen: ARGENTUM NITRICUM, ARSENICUM ALBUM, BORAX, CHINA, COFFEA, CUPRUM, GELSEMIUM, HYPERICUM, KALIUM CARBONICUM, LAC CANINUM, LILIUM TIGRINUM, TABACUM, ZINCUM METALLICUM.
— Angst vor dem Arzt: CHAMOMILLA, LYCOPODIUM, NUX VOMICA (Kinder dieses Typus schreien, wenn sie in die Praxis kommen, und es gelingt nicht, sie zu beruhigen). ACONITUM oder ARSENICUM ALBUM haben ebenfalls Angst, beruhigen sich aber mit der Zeit. Siehe auch »Tritt in der Sprechstunde Mutter und Arzt« (S. 182) und »Hängt sich an seine Mutter und weint...« (S. 161).

● TRAURIGES GEMÜT:

Der Introvertierte äußert seinen Kummer selten anderen gegenüber. Er zieht sich eher in eine Ecke zurück, um allein zu weinen; oder aber sein Kummer bleibt still und wird verinnerlicht.

STILLER, EINSAMER KUMMER:

Auch hier ist das Verhalten des Gehemmten anderen gegenüber zu beobachten (siehe »Minderwertigkeitskomplex«, S. 160). Zu dem Kummer gesellt sich manchmal die Weigerung, sich trösten zu lassen.

Er verweigert oder flüchtet vor dem Trost:
— Der Trost verschlimmert seinen Kummer: NATRIUM MURIATICUM, PLATINUM, ARSENICUM ALBUM, CHAMOMILLA, CHINA, CICUTA, IGNATIA, LYCOPODIUM, LACHESIS, NUX VOMICA, VERATRUM ALBUM.
— Der Trost macht ihn reizbar: NATRIUM MURIATICUM, SEPIA, SILICEA, IGNATIA, ACIDUM NITRICUM, BELLADONNA, CALCIUM PHOSPHORICUM, KALIUM CARBONICUM, LYCOPODIUM, NUX VOMICA, PLATINUM, STAPHI-

SAGRIA (ACIDUM NITRICUM und SEPIA vertragen keine Sympathie; SEPIA macht sich unbeliebt, ärgert und kritisiert die anderen).
— Der Trost verursacht noch stärkeres Weinen: NATRIUM MURIATICUM, SEPIA, SILICEA, CALCIUM CARBONICUM.

Seinen Kummer zu erzählen verschlimmert seinen Zustand: CALCIUM CARBONICUM, IGNATIA; PULSATILLA hat das Bedürfnis, sein Herz auszuschütten, während CALCIUM CARBONICUM sich weigert, dies zu tun.

Sein Kummer macht ihn zum Trotzkopf: ANTIMONIUM CRUDUM, CAUSTICUM, NUX VOMICA, CALCIUM CARBONICUM, CARBONEUM SULFURATUM, KALIUM BROMATUM, KALIUM CARBONICUM, ACIDUM PHOSPHORICUM, PLATINUM.

Verhält sich aufgrund seines Kummers anderen Menschen gegenüber feindlich: AURUM METALLICUM, ANACARDIUM ORIENTALE, AMBRA GRISEA, ANTIMONIUM CRUDUM, BARIUM CARBONICUM, CALCIUM CARBONICUM, HYOSCYAMUS, LYCOPODIUM, NATRIUM CARBONICUM, PHOSPHORUS, PULSATILLA, STRAMONIUM. Manchmal bis zu dem Grad, daß er sich als Fremder unter seinen Angehörigen fühlt: insbesondere NATRIUM MURIATICUM, SEPIA, STAPHISAGRIA, PHOSPHORUS.

Verschanzt sich in seinem Kummer und will nicht mehr spielen: NATRIUM MURIATICUM, SEPIA, OPIUM, PULSATILLA, BARIUM CARBONICUM, ARGENTUM NITRICUM, ARSENICUM ALBUM, CHAMOMILLA, GRAPHITES, HELLEBORUS NIGER, KALIUM CARBONICUM, NATRIUM CARBONICUM, PULSATILLA, SULFUR.

Sucht die Einsamkeit und möchte dennoch nicht allein sein: BUFO, CLEMATIS, CONIUM, ELAPS, KALIUM BROMATUM, LYCOPODIUM, NATRIUM CARBONICUM, SEPIA.

HEIMWEH:

Der Introvertierte mit traurigem Gemüt ist häufig unglücklich, wenn er nicht zu Hause ist, und möchte heimkehren: CAPSICUM, AURUM METALLICUM, CARBO ANIMALIS, IGNATIA, NATRIUM MURIATICUM, ACIDUM PHOSPHORICUM, SILICEA, STAPHISAGRIA, CAUSTICUM, CLEMATIS, HYOscyamus, kalium phosphoricum, mercurius solubilis, petroleum, pulsatilla, sepia.

LAUTSTARKER KUMMER:

Obwohl es nicht die Regel ist, kann es dennoch vorkommen, daß der Introvertierte lauthals jammert und nach Gesellschaft verlangt.
Verlangen nach Gesellschaft: phosphorus, pulsatilla, bismutum, argentum nitricum, arsenicum album, calcium carbonicum, calcium phosphoricum, causticum, gelsemium, hyoscyamus, ignatia, kalium arsenicosum, kalium carbonicum, kalium phosphoricum, lac caninum, lycopodium, nux vomica, sepia, stramonium.

Hat Angst vor dem Alleinsein:
— weil es seinen Zustand verschlimmert: phosphorus, arsenicum album, calcium carbonicum, kalium carbonicum, lycopodium, mezereum, stramonium, silicea, bismutum;
— weil er Angst vor seinen eigenen Impulsen hat, die ihn dazu antreiben, sich selbst weh zu tun: natrium sulfuricum, mercurius solubilis, sepia;
— da er befürchtet, er könnte versuchen, sich selbst umzubringen: natrium sulfuricum, aurum metallicum, calcium carbonicum, hepar sulfuris, hyoscyamus, kalium bromatum, plumbum, pulsatilla, psorinum, sepia.

Einstellung gegenüber Gesellschaft ist ambivalent (Zuneigung und Ablehnung zugleich): calcium carbonicum, calcium phosphoricum, carbo vegetabilis, gelsemium, hepar sulfuris, hyoscyamus, ignatia, kalium carbonicum, kalium phosphoricum, lycopodium, nux vomica, phosphorus, pulsatilla, sepia.

Jammert: aurum metallicum, phosphorus, pulsatilla, arsenicum album, chamomilla, coffea, cina, causticum, hepar sulfuris, mercurius solubilis, acidum nitricum, colocynthis, lachesis, lycopodium, nux vomica, sulfur, bismutum, veratrum album, kalium carbonicum, zincum.

Plagt die anderen mit seinem Kummer: zincum metallicum.

Scheint untröstlich zu sein: PULSATILLA, NATRIUM MURIATICUM, CHAMOMILLA, ARSENICUM ALBUM, CHINA, COFFEA, LYCOPODIUM, NUX VOMICA, PHOSPHORUS, VERATRUM ALBUM.

Schreit: CUPRUM, KALIUM CARBONICUM, LYCOPODIUM, PLATINUM, STRAMONIUM, VERATRUM ALBUM, AURUM METALLICUM, BORAX, CAUSTICUM, CHAMOMILLA, CICUTA, CINA, COFFEA, GELSEMIUM, HYOSCYAMUS, PHOSPHORUS, PLATINUM.

Seufzt mitleiderregend: IGNATIA, CIMICIFUGA, CALCIUM PHOSPHORICUM, CHAMOMILLA, PULSATILLA, IPECACUANHA, STRAMONIUM.

Manche Kinder reagieren auf eine Frustration mit der Weigerung zu essen (Anorexie). Anorexiemittel: NATRIUM MURIATICUM, PHOSPHORUS, LYCOPODIUM, ARSENICUM ALBUM, IGNATIA, HYOSCYAMUS, ACIDUM PHOSPHORICUM, KALIUM PHOSPHORICUM, PULSATILLA, SEPIA, TARANTULA HISPANICA, VERATRUM ALBUM, CHAMOMILLA, COCCULUS, CYCLAMEN, FERRUM METALLICUM, SILICEA, NUX VOMICA, PLATINUM. Bei Mädchen im Jugendalter: ARSENICUM ALBUM, CHINA, SULFUR, VERATRUM ALBUM, RHUS TOXICODENDRON.

Der unruhige Introvertierte

Das typische Verhalten des unruhigen Introvertierten ist beim ruhigen Introvertierten nur gelegentlich zu beobachten:

Ist reizbar: CHAMOMILLA, CINA, CALCIUM PHOSPHORICUM, ARSENICUM ALBUM, CAUSTICUM, LYCOPODIUM.

Ist hektisch, hat es eilig: ARSENICUM ALBUM, ARSENICUM JODATUM, ARGENTUM NITRICUM, HEPAR SULFURIS, IGNATIA, MERCURIUS SOLUBILIS.

Benimmt sich kindisch: IGNATIA, CICUTA VIROSA, STRAMONIUM, HYOSCYAMUS.

Fängt an zu tanzen: TARANTULA HISPANICA, CICUTA VIROSA, HYOSCYAMUS, STRAMONIUM.

Ist überempfindlich:
— gegenüber Licht: ARSENICUM ALBUM, NUX VOMICA, BELLADONNA;
— gegenüber Geräuschen: ARSENICUM ALBUM, CAUSTICUM, FERRUM METALLICUM, ACIDUM NITRICUM, PHOSPHORUS, COFFEA, NUX VOMICA, BELLADONNA;
— gegenüber Berührungen: ANTIMONIUM CRUDUM, CHAMOMILLA, CINA LYCOPODIUM, KALIUM CARBONICUM.

Äußert lautstark seinen Kummer: ARGENTUM NITRICUM, ARSENICUM ALBUM, CALCIUM PHOSPHORICUM, IGNATIA, HYOSCYAMUS, PULSATILLA, PHOSPHORUS, AURUM METALLICUM, ZINCUM, CUPRUM METALLICUM (Schreie).

b) Der Extrovertierte

Der Extrovertierte verspürt oftmals einen geradezu überschäumenden Tatendrang. Er wird angetrieben von seinem Verlangen, Eindruck zu machen und Erfolg zu haben, vielfach auch mit offener oder hinterhältiger Gewalt.

Körperliche Kennzeichen

Der Extrovertierte verspürt ein starkes Bedürfnis nach Bewegung, vorzugsweise an der frischen Luft. Der unruhige Introvertierte ist aufgrund seiner Ängstlichkeit auch ständig in Bewegung, aber diese Unruhe äußert sich an Ort und Stelle, im Zimmer. Der Extrovertierte muß sich hingegen im Freien austoben. Zudem ist der unruhige Introvertierte immer ein erschöpfter, asthenischer (kraftloser) Mensch ohne körperliche Widerstandskraft, und seine Unruhe, die er nicht beherrschen kann, ermüdet um so mehr. Der Extrovertierte wird dagegen durch Bewegung beruhigt und erleichtert.

Hier einige Mittelbeispiele:
JODUM: Tachykardie (Herzjagen, erhöhte Pulsfrequenz), Unfähigkeit, untätig zu bleiben, Verlangen zu reisen, wie CALCIUM PHOSPHORICUM und TUBERCULINUM.
MEDORRHINUM: draufgängerisch, jedoch ohne Boshaftigkeit.

ACIDUM FLUORATUM: Drang, das Haus zu verlassen.
KALIUM JODATUM: Verlangen nach stundenlanger Bewegung an der frischen Luft.
MERCURIUS SOLUBILIS: Schnelligkeit, überstürztes Sprechen.
LACHESIS: Zu schnelles Sprechen und Essen, Geschwätzigkeit.
TARANTULA HISPANICA: Unruhe, bis zum Auf-der-Stelle-Tanzen.
SULFUR: sehr offene Einstellung allem gegenüber, Verschlimmerung durch Ruhe und langes Stehen.
RHUS TOXICODENDRON: stetige Besserung durch Bewegung.
ARGENTUM NITRICUM: Übereilung (insbesondere aus Angst), Furcht, zu spät anzukommen (geht viel zu früh los und rennt trotz alledem die gesamte Wegstrecke).

Bei den folgenden Merkmalen achte man darauf, ein starkes, aber dennoch »normales« Bewegungsbedürfnis nicht gleich als übereilen zu interpretieren:
— Überstürzung beim Essen: LACHESIS, HYOSCYAMUS, HEPAR SULFURIS, MERCURIUS SOLUBILIS.
— Überstürzung beim Essen: ACIDUM SULFURICUM, CAUSTICUM, HEPAR SULFURIS, LACHESIS.
— Übereilung in allen Bewegungen: ARSENICUM ALBUM, ACIDUM SULFURICUM, STRAMONIUM, TARANTULA HISPANICA, HYOSCYAMUS, THUJA, SULFUR (LILIUM TIGRINUM, KALIUM CARBONICUM).

Neben diesen Menschen, deren Gesundheitszustand durch Bewegung verbessert wird, muß man noch folgende nennen:
SEPIA, FERRUM METALLICUM und PULSATILLA: Durch Bewegung wird der geschwächte Kreislauf stimuliert.
AURUM METALLICUM: zutiefst deprimierter Mensch, der alles in Eile macht, dessen Zustand jedoch durch Bewegung, insbesondere durch Gehen, verbessert wird.
NATRIUM MURIATICUM: Besserung durch frische Luft, schnelles Gehen; Verschlimmerung durch einseitige geistige, intellektuelle Betätigung.
IGNATIA: widersprüchlich, oft Verschlimmerung durch frische Luft, jedoch starkes Bedürfnis nach Bewegung vorhanden.
LYCOPODIUM: »Grenzgänger« zwischen den beiden letztgenannten Typen, Besserung durch Bewegung.

PLUMBUM: körperlich, psychisch und intellektuell niedergeschlagener Mensch, dessen Gesundheitszustand durch körperliche Tätigkeit verbessert wird.

KALIUM CARBONICUM: aufgedunsener, weichlicher, asthenischer, kälteempfindlicher Mensch, Besserung insbesondere durch Gehen in der frischen Luft.

Psychische Kennzeichen

Die Extraversion kann sich vor allem in folgenden vier Weisen äußern: durch eine sehr offene, herzliche, warmherzige Haltung (SULFUR), durch Selbstüberhebung bzw. Überheblichkeit (LYCOPODIUM, PLATINUM), durch Wutanfälle (LYCOPODIUM, NUX VOMICA, CHAMOMILLA) sowie durch Aggressivität und Gewalt.

Offene Haltung

Die meisten Extrovertierten haben schnell Kontakt mit anderen Menschen, da sie zu gefallen versuchen. Dies trifft ganz besonders auf SULFUR zu (sehr offen, häufig sehr fröhlich), PHOSPHORUS (immer zu »Liebesbeweisen« geneigt), JODUM (und CAUSTICUM) und in einem geringeren Maße KALIUM JODATUM. ACIDUM FLUORATUM versucht ebenfalls zu gefallen, jedoch um sich der anderen zu bedienen. IGNATIA, PHOSPHORUS und PULSATILLA (häufig weinerlich) sind sehr schmusebedürftig und können sich nicht von ihrer Mutter lösen.

Da er einen lebhaften Eindruck machen will, kann es vorkommen, daß der Extrovertierte zum Angeber wird: ACONITUM, ARSENICUM ALBUM, BELLADONNA, LACHESIS, MERCURIUS SOLUBILIS, NATRIUM MURIATICUM, NUX VOMICA, PLATINUM, STRAMONIUM, PALLADIUM. Er liebt es auch »aufzutreten« und ist sehr darüber in Sorge, was man von ihm denkt; so bemüht er sich, eine »glänzende Figur« zu machen, wenn er sich in Gesellschaft befindet, ist aber im Anschluß daran erschöpft und deprimiert.

Das fröhliche und überströmende Naturell des Extrovertierten wird dann und wann von Reizbarkeit oder Traurigkeit abgelöst.

— Im Wechsel mit Reizbarkeit: AURUM METALLICUM, LYCOPODIUM, PLATINUM.
— Im Wechsel mit Traurigkeit: NATRIUM MURIATICUM, PHOSPHORUS, LYCOPODIUM.

Wenn der Extrovertierte von Grund auf unzufrieden ist, kann er — wie auch der Introvertierte — einen Ausgleich in der Gefräßigkeit oder der Selbstbefriedigung (zwanghaftes Masturbieren) suchen.
— Gefräßigkeit: AURUM METALLICUM (S. 518), CINA, LYCOPODIUM (S. 520), NATRIUM MURIATICUM (S. 267), NUX VOMICA, PULSATILLA, PHOSPHORUS, SULFUR (S. 263), CALCIUM CARBONICUM (S. 267), ARSENICUM ALBUM (S. 518), PETROLEUM (S. 521), PSORINUM (S. 524).
— Ständiges Masturbieren (bei Jungen und Mädchen): CALCIUM PHOSPHORICUM, HYOSCYAMUS, LILIUM TIGRINUM, LYCOPODIUM, PHOSPHORUS, PLATINUM, STAPHISAGRIA, STRAMONIUM. Man kann bei Jungen noch ANATHERUM, BUFO RANA und ORIGANUM hinzufügen. Stärker als bei den anderen Problemen, die durch eine tiefe Unzufriedenheit hervorgerufen werden, muß das Mittel dem Kind als Gesamtpersönlichkeit entsprechen und nicht nur einer einzelnen Erscheinung.

Selbstüberhebung

Der Extrovertierte ist häufig von dem Verlangen besessen, etwas zu beherrschen. Das kommt insbesondere durch Überheblichkeit anderen gegenüber zum Ausdruck. Er stellt sich übermäßig zur Schau, dies kommt bisweilen durch eine Arroganz, Geringschätzung, ja sogar Verachtung zum Ausdruck. Der PLATINUM-Typus ist das bezeichnende Beispiel hierfür: Er meint, er wisse alles besser als die anderen, und macht sie auch darauf aufmerksam.

Er ist arrogant: AURUM METALLICUM, CAUSTICUM, CUPRUM, HYOSCYAMUS, LACHESIS, LYCOPODIUM, PLATINUM, NUX VOMICA, STAPHISAGRIA, STRAMONIUM, SULFUR, VERATRUM ALBUM.

Geringschätzig: BRYONIA, CHAMOMILLA, COLOCYNTHIS, NATRIUM MURIATICUM.

Verächtlich: ARSENICUM ALBUM, CICUTA, HYOSCYAMUS, LACHESIS, LYCOPODIUM, NUX VOMICA, PLATINUM.

Provozierend: LYCOPODIUM, SEPIA, CAUSTICUM, BARIUM CARBONICUM, ARNICA.

Spöttisch: LACHESIS, PLATINUM, ARSENICUM ALBUM.

Verleumderisch: ARSENICUM ALBUM, CAUSTICUM, HYOSCYAMUS, LACHESIS, LYCOPODIUM, NUX VOMICA, SEPIA, VERATRUM ALBUM.

Unverschämt: GRAPHITES, ACIDUM FLUORATUM, HYOSCYAMUS, LYCOPODIUM, NUX VOMICA, PLATINUM, VERATRUM ALBUM.

Beleidigend: ANACARDIUM ORIENTALE, HYOSCYAMUS, LYCOPODIUM, ACIDUM NITRICUM, NUX VOMICA, SEPIA, HEPAR SULFURIS, TUBERCULINUM.

Er fühlt sich den anderen überlegen, alles scheint ihm klein und unbedeutend zu sein (Menschen und Dinge): PLATINUM, AURUM METALLICUM, STAPHISAGRIA, NATRIUM CARBONICUM. Und wenn es sich besonders um die Dinge handelt: ALLIUM CEPA, STRAMONIUM, LYCOPODIUM, MEDORRHINUM, MERCURIUS SOLUBILIS, OPIUM, ACIDUM NITRICUM, PLUMBUM.

Hat Verlangen nach Macht: LYCOPODIUM.

Ist diktatorisch: AURUM METALLICUM, CAUSTICUM, CHAMOMILLA, CUPRUM, LACHESIS, LYCOPODIUM, MERCURIUS SOLUBILIS, PLATINUM, VERATRUM ALBUM, ARNICA.

Egoistisch, auf sich bezogen: PLATINUM, PALLADIUM, SULFUR, CALCIUM CARBONICUM, PULSATILLA, LACHESIS, MEDORRHINUM, MERCURIUS SOLUBILIS, IGNATIA, SILICEA, VALERIANA.

Schmiedet Pläne: ARSENICUM ALBUM, AURUM METALLICUM, CANNABIS INDICA, COFFEA, LACHESIS, LYCOPODIUM, SEPIA, SULFUR, NUX VOMICA; CHINA schmiedet insbesondere abends Pläne.

Wutanfälle

Die Extraversion kann durch Reizbarkeit oder Wutanfälle zum Ausdruck kommen. Der Extrovertierte ist manchmal boshaft, sogar gehässig. Er ist empfindlich und verträgt sehr schlecht eine vermeintliche oder tatsächliche Beleidigung.

Er ist reizbar: ANTIMONIUM CRUDUM, CALCIUM CARBONICUM, CAUSTICUM, CINA, CUPRUM, GRAPHITES, KALIUM JODATUM, LACHESIS, LILIUM TIGRINUM, MAGNESIUM CARBONICUM, MEDORRHINUM, MERCURIUS SOLUBILIS, NATRIUM CARBONICUM, PLATINUM, PULSATILLA, SILICEA, THUJA, ZINCUM METALLICUM, BRYONIA.

Ist jähzornig: ANACARDIUM ORIENTALE, ARSENICUM ALBUM, AURUM METALLICUM, CHAMOMILLA, CINA, HEPAR SULFURIS, IGNATIA, KALIUM CARBONICUM, LYCOPODIUM, BUFO, NATRIUM MURIATICUM, ACIDUM NITRICUM, NUX VOMICA, PETROLEUM, SEPIA, STAPHISAGRIA, SULFUR.

Wird wütend, weil man ihm widerspricht: AURUM METALLICUM, IGNATIA, LYCOPODIUM, NUX VOMICA, SEPIA, SILICEA, THUJA.

Er wird bei Wutanfällen bleich, läuft rot oder blau an:
— bleich: CONIUM, CINA, NUX VOMICA, NATRIUM SULFURICUM (bleich, sogar wächsern, nach dem Wutanfall), KALIUM CARBONICUM (bleich nach einer Beleidigung);
— rot: BELLADONNA, BRYONIA, CALCIUM CARBONICUM, HYOSCYAMUS, NUX VOMICA, CHAMOMILLA, PULSATILLA, STRAMONIUM, STAPHISAGRIA;
— blau: STAPHISAGRIA, CUPRUM (rotviolett, manchmal Krämpfe).

Hier die wichtigsten Mittel, die bei reizbaren und jähzornigen Kindern angezeigt sind:

● DIE REIZBAREN:

BRYONIA: Das Kind möchte nicht gestört werden.
ANTIMONIUM CRUDUM, CINA und NATRIUM MURIATICUM haben eine Widerstands- und Ablehnungshaltung. Der ANTIMONIUM-CRUDUM-Typus

erträgt es nicht, berührt oder sogar angesehen zu werden. Er ist gefräßig und hat eine milchweiße Zunge.
CINA: Das Kind will weder berührt noch angesehen werden. Es möchte nicht in den Armen getragen werden. Es ist sehr bleich, insbesondere um den Mund herum, und hat Ringe um die Augen. Es ist niemals mit dem zufrieden, was man ihm gibt.
NATRIUM MURIATICUM: Mag nicht, daß man sich um ihn kümmert. Regt sich auf, wenn man in der Arztpraxis über seine Gesundheit redet. Weint, wenn er getröstet wird. Ist hochmütig.

- **DIE JÄHZORNIGEN:**

CHAMOMILLA: Das verwöhnte Kind, das wütend wird, sobald es nicht das bekommt, was es will. Es wirft sich auf den Boden, stampft mit den Füßen und tritt um sich. Häufig ist eine Backe rot und warm.
ANACARDIUM: Aufbrausende Kinder. Sie explodieren leicht und werden dann gewalttätig und grob (Schimpfwörter). Solche Kinder schlagen Umstehende.
LYCOPODIUM: Das Kind ist von sich selbst sehr eingenommen und verträgt weder Widerspruch noch den kleinsten Tadel. Ist es einmal wütend, dann ist es so gut wie unmöglich, es wieder zur Vernunft zu bringen.
NUX VOMICA: Das Kind ist sehr auf sich selbst bezogen. Es wird wegen Kleinigkeiten wütend. Der kleinste Tadel macht es gewalttätig, streitsüchtig, zerstörerisch. Ganz wie beim LYCOPODIUM-Typus scheint es fast unmöglich, das Kind dann wieder zur Vernunft zu bringen. Es ist mager (LYCOPODIUM ist dicker, insbesondere dickbäuchig). Es wacht nachts zwischen 2.00 und 5.00 Uhr auf, schläft dann nur noch mit Schwierigkeiten ein und wacht morgens brummig und erschöpft auf.
IGNATIA: Das Kind ist wankelmütig. Man kann es ziemlich leicht zur Vernunft bringen.
CINA: Das Kind wird bleich vor Wut.
CUPRUM: Es läuft rotviolett an.
BUFO: Beißen aus Wut.

Das jähzornige Kind kann zudem die folgenden Reaktionen zeigen:

— gehässig sein: ANACARDIUM ORIENTALE, AURUM METALLICUM, CALCIUM CARBONICUM, LACHESIS, CUPRUM, NATRIUM MURIATICUM, ACIDUM NITRI-

CUM; wenn es demjenigen gegenüber gehässig ist, der es gekränkt hat: AURUM METALLICUM, NATRIUM MURIATICUM, ACIDUM NITRICUM, NUX VOMICA, STAPHISAGRIA, CALCIUM CARBONICUM, MERCURIUS SOLUBILIS;

— empfindlich sein und bei dem kleinsten Tadel wütend werden oder weinen: AGARICUS, CALCIUM CARBONICUM, CAUSTICUM, CINA, COLOCYNTHIS, GRAPHITES, IGNATIA, LYCOPODIUM, NATRIUM MURIATICUM, NATRIUM SULFURICUM, NUX VOMICA, MEDORRHINUM, STAPHISAGRIA, SULFUR, AURUM METALLICUM;

— sich manchmal einbilden, man habe es beleidigt: CHAMOMILLA, IGNATIA, NUX VOMICA, PALLADIUM, PULSATILLA, TARANTULA HISPANICA; siehe auch »Minderwertigkeitskomplex« (gegenüber anderen Menschen [S. 161]);

— ständig widersprechen: ARSENICUM ALBUM, LACHESIS, SEPIA, HEPAR SULFURIS, NUX VOMICA, ANACARDIUM ORIENTALE, MERCURIUS SOLUBILIS, CAUSTICUM, STAPHISAGRIA;

— verärgert oder entrüstet sein, wenn man ihm Vorwürfe macht: STAPHISAGRIA, NATRIUM MURIATICUM, COLOCYNTHIS, IGNATIA, LYCOPODIUM, PALLADIUM, OPIUM, ARSENICUM ALBUM, AURUM METALLICUM, CALCIUM PHOSPHORICUM, NATRIUM CARBONICUM;

— eifersüchtig sein: HYOSCYAMUS, IGNATIA, LACHESIS, NUX VOMICA, PULSATILLA, STRAMONIUM, THUJA, LYCOPODIUM;

— von sehr wechselhaftem Gemüt sein — wie der Introvertierte (Wechsel zwischen guter Laune und Reizbarkeit) —: IGNATIA, LYCOPODIUM, PULSATILLA, ZINCUM METALLICUM (AURUM METALLICUM, CALCIUM CARBONICUM, PHOSPHORUS);

— Wechsel zwischen körperlichen und psychischen Störungen aufweisen: CIMICIFUGA, CROCUS, LILIUM TIGRINUM, PLATINUM, ARNICA;

— es an moralischem Empfinden fehlen lassen: ANACARDIUM ORIENTALE, BISMUTUM, HYOSCYAMUS, KALIUM BROMATUM, LAC CANINUM, LAUROCERASUS;

— bedrohlich sein: HEPAR SULFURIS, STRAMONIUM, TARANTULA HISPANICA;

— drohen zu töten: HEPAR SULFURIS, TARANTULA HISPANICA;

— boshaft sein: ANACARDIUM ORIENTALE, CANNABIS INDICA, NUX VOMICA, ARSENICUM ALBUM, AURUM METALLICUM, BORAX, CALCIUM CARBONICUM, CUPRUM, HEPAR SULFURIS, HYOSCYAMUS, LACHESIS, LYCOPODIUM, NATRIUM MURIATICUM, ACIDUM NITRICUM, STRAMONIUM;

— grausam sein: ANACARDIUM ORIENTALE, PLATINUM, NUX VOMICA;

— ein Quälgeist sein: ARSENICUM ALBUM, CALCIUM CARBONICUM, CAUSTICUM, LACHESIS, VERATRUM ALBUM;

— Tiere quälen: ARSENICUM ALBUM, HYOSCYAMUS, BELLADONNA;

— betrügerisch sein: NUX VOMICA, BELLADONNA, LYCOPODIUM, ARSENICUM ALBUM, CALCIUM CARBONICUM, SILICEA;

— lügen: ARGENTUM NITRICUM, OPIUM, VERATRUM ALBUM.

Aggressivität und Gewalt

Die Reizbarkeit kann in Gewalt ausarten, Gewalt gegen andere und manchmal, im äußersten Stadium, gegen sich selbst. Der Patient hat dann das hyporeaktionelle sowie hyperreaktionelle Stadium überschritten und die dysreaktionelle (destruktive) Konstitution erreicht, die manchmal nicht mehr reversibel ist.

Ist gewalttätig, streitsüchtig: AGARICUS, ANACARDIUM ORIENTALE, AURUM METALLICUM, BELLADONNA, CUPRUM, HYOSCYAMUS, CANTHARIS, IGNATIA, LYCOPODIUM, MERCURIUS SOLUBILIS, NATRIUM MURIATICUM, OPIUM, PHOSPHORUS, PULSATILLA, STRAMONIUM, VERATRUM ALBUM.

Wirft mit Dingen vor Wut: STAPHISAGRIA, CINA, KREOSOTUM, CHAMOMILLA.

Zerreißt: BELLADONNA, CAMPHORA, HYOSCYAMUS, KALIUM PHOSPHORICUM, MERCURIUS SOLUBILIS, PHOSPHORUS, STRAMONIUM, VERATRUM ALBUM.

Schlägt (insbesondere andere Kinder): CHAMOMILLA und CINA, aber auch BELLADONNA, CANTHARIS, CUPRUM, HYOSCYAMUS, IGNATIA, KALIUM CARBONICUM, LYCOPODIUM, NUX VOMICA, PLUMBUM, STAPHISAGRIA, STRAMONIUM, TARANTULA HISPANICA, VERATRUM ALBUM.

Beißt: BELLADONNA, BUFO RANA, CALCIUM CARBONICUM, CAMPHORA, CANTHARIS, CARBONEUM SULFURATUM, CICUTA, CUPRUM, HYOSCYAMUS, LACHESIS, LYSSINUM, PHYTOLACCA, STRAMONIUM, VERATRUM ALBUM.

Verteilt Fußtritte: BELLADONNA, CARBO VEGETABILIS, CHAMOMILLA, CINA, LYCOPODIUM, STRAMONIUM, TARANTULA HISPANICA.

Empfängt Mutter beim Aufstehen mit Fußtritten: LYCOPODIUM.

Tritt in der Sprechstunde Mutter und Arzt: BRYONIA, CHAMOMILLA, CINA, IGNATIA, NUX VOMICA, LYCOPODIUM; HYOSCYAMUS ist unruhig und bleibt nicht bei einer Beschäftigung, nicht einmal bei Spielen, ist eifersüchtig, mißtrauisch und boshaft, insbesondere Wehrlosen gegenüber. Siehe auch »Angst vor dem Arzt« (S. 169) und »Hängt sich an seine Mutter und weint...« (S. 161).

Will töten: ANACARDIUM ORIENTALE, HYOSCYAMUS, JODUM, LACHESIS, PETROLEUM, PHOSPHORUS, STRAMONIUM.

Droht zu töten: HEPAR SULFURIS, TARANTULA HISPANICA.
— Häufig in plötzlichen Impulsen: ARSENICUM ALBUM, HEPAR SULFURIS, NUX VOMICA, PLATINUM.
— Bei der kleinsten Beleidigung: HEPAR SULFURIS, MERCURIUS SOLUBILIS, NUX VOMICA.
— Als »Widerrede«: MERCURIUS SOLUBILIS.

Gewalttätig gegen sich selbst (Selbstmordneigung): ANACARDIUM ORIENTALE, ANTIMONIUM CRUDUM, AURUM METALLICUM, HEPAR SULFURIS, HYOSCYAMUS, KALIUM BROMATUM, LACHESIS, MERCURIUS SOLUBILIS, NA-

TRIUM SULFURICUM, NUX VOMICA, PLUMBUM, PULSATILLA, SEPIA, SPIGELIA, STRAMONIUM, ZINCUM METALLICUM.

Psychische Reaktionen wie Angst, Kummer, Wut, Ärger können körperliche Störungen verursachen:

● DURCH ANGST VERURSACHTE STÖRUNGEN:

Störungen im Bereich des Kopfes:
— Schwindel: ACONITUM, OPIUM.
— Blutandrang im Kopf, Wärmegefühl: ACIDUM PHOSPHORICUM.
— Kopfschmerzen: ACONITUM, IGNATIA, PULSATILLA, ARGENTUM NITRICUM, CALCIUM CARBONICUM, COFFEA, CUPRUM, HYOSCYAMUS, NUX VOMICA, OPIUM, ACIDUM PHOSPHORICUM, PLATINUM, SAMBUCUS, CHINA. Siehe auch das Kapitel »Kopfschmerzen« (S. 480).

Verdauungsstörungen (siehe auch »Erkrankungen des Verdauungstraktes. Innere oder psychische Ursachen« [S. 340]):
— Magenschmerzen: IGNATIA, CARBO VEGETABILIS, ACONITUM.
— Unterleibsschmerzen: PLATINUM, ACONITUM. Siehe auch »Erkrankungen des Verdauungstraktes. Bauchschmerzen oder Koliken« (S. 354).
— Durchfall: GELSEMIUM, ARGENTUM NITRICUM, ACONITUM, IGNATIA, KALIUM PHOSPHORICUM, OPIUM, ACIDUM PHOSPHORICUM, PHOSPHORUS, PULSATILLA, VERATRUM ALBUM.

Störungen der Geschlechtsorgane:
— Unterdrückung der Menstruation bei Mädchen im jugendlichen Alter: ACONITUM, KALIUM CARBONICUM, LYCOPODIUM, OPIUM, BRYONIA, CALCIUM CARBONICUM, COFFEA, GELSEMIUM, NUX VOMICA. Siehe auch »Menstruationsstörungen durch psychische Faktoren« (S. 641).

Störungen der Atemwege:
— Stimmlosigkeit: ACONITUM, GELSEMIUM, OPIUM. Siehe auch »Kehlkopfentzündung« (S. 409).
— Husten: ACONITUM, BELLADONNA, IGNATIA, RHUS TOXICODENDRON, SAMBUCUS NIGRA, STRAMONIUM. Siehe auch den Abschnitt über die Wahl des Hustenmittels (S. 420).

Herzstörungen:
— Herzklopfen: ACONITUM, COFFEA, AURUM MURIATICUM, OPIUM, PULSATILLA, CACTUS, NATRIUM MURIATICUM, NUX MOSCHATA, STRAMONIUM, VERATRUM ALBUM, AURUM METALLICUM. Siehe auch das Kapitel »Herzklopfen« (S. 604).

Andere Störungen:
— Schüttelfrost: GELSEMIUM, PULSATILLA, ACONITUM, IGNATIA, LYCOPODIUM, MERCURIUS SOLUBILIS, NUX VOMICA, OPIUM, PLATINUM, SILICEA, VERATRUM ALBUM.
— Schweiße: OPIUM, ANACARDIUM ORIENTALE, BELLADONNA, GELSEMIUM, LYCOPODIUM, SILICEA.
— Synkope (Kollaps): ACONITUM, OPIUM, GELSEMIUM, IGNATIA, LACHESIS, VERATRUM ALBUM. Siehe auch das Kapitel »Fieber- und Affektkrämpfe« (S. 497).
— Zittern: AURUM METALLICUM, COFFEA, OPIUM, ARGENTUM NITRICUM, GLONOINUM, IGNATIA, MAGNESIUM CARBONICUM, MERCURIUS SOLUBILIS, PULSATILLA, RHUS TOXICODENDRON, SEPIA.
— Schwäche: COFFEA, MERCURIUS SOLUBILIS, OPIUM. Siehe auch die Abschnitte über Trägheit (S. 156).
— Schilddrüsenüberfunktion: s. S. 666.

● DURCH KUMMER HERVORGERUFENE STÖRUNGEN:

Störungen im Bereich des Kopfes:
— Blutandrang und Wärmegefühl: ACIDUM PHOSPHORICUM.
— Schmerzen: IGNATIA, STAPHISAGRIA, ACIDUM PHOSPHORICUM, PULSATILLA, NATRIUM MURIATICUM, OPIUM. Siehe auch das Kapitel »Kopfschmerzen« (S. 480).
— Haarausfall: ACIDUM PHOSPHORICUM. Siehe auch entsprechendes Kapitel (S. 594).

Verdauungsstörungen (siehe das Kapitel »Erkrankungen des Verdauungstraktes. Innere oder psychische Ursachen« [S. 340]).
— Anorexie (Appetitlosigkeit): PLATINUM. Siehe auch S. 172.
— Durchfall: COLOCYNTHIS, GELSEMIUM, IGNATIA, ACIDUM PHOSPHORICUM, CALCIUM PHOSPHORICUM, OPIUM, MERCURIUS SOLUBILIS. Siehe

auch das Kapitel »Erkrankungen des Verdauungstraktes. Innere oder psychische Ursachen« (S. 340).
— Enkopresis (Einkoten): OPIUM. Siehe auch entsprechendes Kapitel (S. 342).

Störungen im Bereich der Atemwege:
— Husten: CHAMOMILLA, ARNICA, ASARUM, ACIDUM PHOSPHORICUM, PHOSPHORUS. Siehe auch den Abschnitt über die Wahl des Hustenmittels (S. 420).
— Brusteinengung: IGNATIA. Siehe auch das Kapitel »Schlafstörungen. Angst zu ersticken« (S. 531).

Störungen der Geschlechtsorgane:
— Ausbleiben der Menstruation: COLOCYNTHIS, STAPHISAGRIA, ACONITUM, CHINA, PULSATILLA, IGNATIA. Siehe auch das Kapitel »Menstruationsstörungen durch psychische Faktoren« (S. 641).

Herzstörungen:
— Herzklopfen: DIGITALIS, OPIUM, ACIDUM PHOSPHORICUM, NUX MOSCHATA. Siehe auch entsprechendes Kapitel (S. 604).

Weitere Störungen:
— Müdigkeit: CAUSTICUM, IGNATIA, ACIDUM PHOSPHORICUM, NATRIUM MURIATICUM. Siehe auch das Kapitel »Ermüdung« (S. 685).
— Schlaflosigkeit: NATRIUM MURIATICUM, IGNATIA, KALIUM BROMATUM. Siehe auch »Schlafstörungen. Kummer« (S. 534).
— Schüttelfrost: GELSEMIUM, IGNATIA.
— Schwäche: CAUSTICUM, IGNATIA, ACIDUM PHOSPHORICUM. Siehe auch die Abschnitte über Trägheit (S. 156).
— Abmagerung: PETROLEUM, ACIDUM PHOSPHORICUM. Siehe auch »Verzögerung oder Stillstand der körperlichen Entwicklung« (S. 705).
— Katalepsie (Starrkrampf der Muskeln): IGNATIA, ACIDUM PHOSPHORICUM, STAPHISAGRIA.
— Konvulsion (Schüttelkrämpfe): HYOSCYAMUS, OPIUM, ARTEMISIA VULGARIS, IGNATIA, NATRIUM MURIATICUM. Siehe auch »Fieber- und Affektkrämpfe« (S. 497).
— Schilddrüsenüberfunktion: s. S. 666.

- **DURCH WUT HERVORGERUFENE STÖRUNGEN:**

Störungen im Bereich des Kopfes:
— Schwindel: ACONITUM, CALCIUM CARBONICUM.
— Blutandrang: BRYONIA, CHAMOMILLA, STAPHISAGRIA.

Verdauungsstörungen (siehe auch »Erkrankungen des Verdauungstraktes. Innere oder psychische Ursachen« [S. 340]):
— Magenschmerzen: COLOCYNTHIS, STAPHISAGRIA.
— Erbrechen: CHAMOMILLA, COLOCYNTHIS, NUX VOMICA, VALERIANA.
— Bauchschmerzen: CHAMOMILLA, COCCULUS (insbesondere in der Lebergegend), COLOCYNTHIS, NUX VOMICA, STAPHISAGRIA, SULFUR.
— Darmbeschwerden, Durchfall: COLOCYNTHIS, ACONITUM, ALOE, ARSENICUM ALBUM, BARIUM CARBONICUM, BRYONIA, CALCIUM PHOSPHORICUM, CHAMOMILLA, IPECACUANHA, NUX VOMICA, STAPHISAGRIA. Siehe auch »Erkrankungen des Verdauungstraktes«. Innere oder psychische Ursachen (S. 340).

Störungen der Geschlechtsorgane:
— Ausbleiben der Menstruation: COLOCYNTHIS, CHAMOMILLA. Siehe auch »Menstruationsstörungen durch psychische Faktoren« (S. 641).
— Metrorrhagie (nichtmenstruelle Blutung aus der Gebärmutter): CHAMOMILLA, STAPHISAGRIA.

Störungen im Bereich der Atemwege:
— Stimmlosigkeit: STAPHISAGRIA. Siehe auch »Kehlkopfentzündung« (S. 409).
— Asthmaähnliche Atmung: ARSENICUM ALBUM, CHAMOMILLA. Siehe auch »Asthma« (S. 301).
— Atembeklemmung: STAPHISAGRIA.
— Husten: ACONITUM, ANTIMONIUM TARTARICUM, ARGENTUM NITRICUM, ARNICA, ARSENICUM ALBUM, BRYONIA, CAPSICUM, CHAMOMILLA, CHINA, COLOCYNTHIS, IGNATIA, NUX VOMICA, SEPIA, STAPHISAGRIA, VERATRUM ALBUM. Siehe auch den Abschnitt über die Wahl des Hustenmittels (S. 420).
— Brusteinengung: CUPRUM.

Herzstörungen:
— Herzklopfen: PHOSPHORUS, ARNICA, SEPIA, STAPHISAGRIA, AURUM METALLICUM (S. 671). Siehe auch »Herzklopfen« (S. 604).

Weitere Störungen:
— Schüttelfrost: BRYONIA, NUX VOMICA, ACONITUM, ARSENICUM ALBUM, CHAMOMILLA, TEUCRIUM.
— Fieberschübe: CHAMOMILLA, SEPIA, STAPHISAGRIA, ACONITUM, COCCULUS, COLOCYNTHIS, IGNATIA, NATRIUM MURIATICUM, NUX VOMICA, PETROLEUM.
— Schweiße: SEPIA, CHAMOMILLA, PETROLEUM, ACONITUM, BRYONIA, CUPRUM, LYCOPODIUM, STAPHISAGRIA.
— Gelbsucht: NUX VOMICA, NATRIUM SULFURICUM, BRYONIA, CHAMOMILLA. Siehe auch »Hepatitis« (S. 365).
— Synkope (Kollaps): GELSEMIUM. Siehe auch »Fieber- und Affektkrämpfe« (S. 497).
— Hitzewallungen: PHOSPHORUS.
— Zittern: AURUM METALLICUM, ACIDUM NITRICUM, STAPHISAGRIA, ZINCUM METALLICUM, ACONITUM, AMBRA GRISEA, ARGENTUM NITRICUM, CHELIDONIUM, LYCOPODIUM, MERCURIUS SOLUBILIS, PALLADIUM, PHOSPHORUS, SEPIA.
— Schwäche: ZINCUM METALLICUM. Siehe auch die Abschnitte über Trägheit (S. 156).

● DURCH VERÄRGERUNG HERVORGERUFENE STÖRUNGEN:

Störungen im Bereich des Kopfes:
— Schwindel: CALCIUM CARBONICUM, IGNATIA, NUX VOMICA.
— Blässe des Gesichts: ARSENICUM ALBUM, KALIUM CARBONICUM (Gelbsucht).

Verdauungsstörungen:
— Anorexie (Appetitlosigkeit): NATRIUM MURIATICUM, PETROLEUM, PHOSPHORUS. Siehe auch S. 172.
— Unterleibsschmerzen: STAPHISAGRIA, ACONITUM, ARSENICUM ALBUM, CHAMOMILLA, IGNATIA, PHOSPHORUS. Siehe auch »Erkrankungen des Verdauungstraktes. Bauchschmerzen oder Koliken« (S. 354).

— Erbrechen: CHAMOMILLA, VERATRUM ALBUM, ACONITUM, IGNATIA, IPECACUANHA, LYCOPODIUM, NATRIUM SULFURICUM. Siehe auch »Erbrechen« (S. 313).
— Bauchschmerzen: COLOCYNTHIS, STAPHISAGRIA.
— Schmerzen in der Lebergegend: COCCULUS, BRYONIA, NATRIUM SULFURICUM.
— Durchfall: CALCIUM PHOSPHORICUM, COLOCYNTHIS, PETROLEUM, STAPHISAGRIA, ALOE, CHAMOMILLA, SULFUR. Siehe auch »Erkrankungen des Verdauungstraktes. Innere oder psychische Ursachen« (S. 340).

Störungen der Geschlechtsorgane:
— Unterdrückung der Menstruation: ACONITUM, COLOCYNTHIS, PULSATILLA, STAPHISAGRIA. Siehe auch »Menstruationsstörungen durch psychische Faktoren« (S. 641).
— Metrorrhagie (nichtmenstruelle Blutung aus der Gebärmutter): IPECACUANHA, KALIUM CARBONICUM.

Störungen im Bereich der Atemwege:
— Asthmaähnliche Atmung: ARSENICUM ALBUM. Siehe auch »Asthma« (S. 301).
— Husten: CHAMOMILLA, IGNATIA, STAPHISAGRIA, CINA, NATRIUM MURIATICUM, ACONITUM, ANTIMONIUM TARTARICUM, ARSENICUM ALBUM, BRYONIA, CHINA, JODUM, NUX VOMICA, ACIDUM PHOSPHORICUM, SEPIA. Siehe auch den Abschnitt über die Wahl des Hustenmittels (S. 420).

Herzstörungen:
— Herzklopfen: AURUM MURIATICUM, IGNATIA, NUX VOMICA, PHOSPHORUS, AGARICUS, CHAMOMILLA, JODUM, LYCOPODIUM, VERATRUM ALBUM, AURUM METALLICUM. Siehe auch »Herzklopfen« (S. 604).

Weitere Störungen:
— Schmerzen in Rücken- oder Lendenbereich: NUX VOMICA. Siehe auch »Knochen« (S. 700).
— Schlaflosigkeit: STAPHISAGRIA, ACONITUM, ARSENICUM ALBUM, CHAMOMILLA, KALIUM PHOSPHORICUM, NUX VOMICA, PETROLEUM. Siehe auch »Ursachen der Schlaflosigkeit« (S. 530).

- Schüttelfrost: NUX VOMICA, RHUS TOXICODENDRON, TARANTULA HISPANICA, ACONITUM, ARSENICUM ALBUM, BRYONIA, GELSEMIUM, MERCURIUS SOLUBILIS.
- Hitzewallungen: SEPIA, CHAMOMILLA, PETROLEUM, ACONITUM, BRYONIA, LYCOPODIUM, STAPHISAGRIA, VERATRUM ALBUM.
- Schweiße: SEPIA, CHAMOMILLA, PETROLEUM, ACONITUM, BRYONIA, LYCOPODIUM, STAPHISAGRIA, VERATRUM ALBUM.
- Gelbsucht: CHAMOMILLA, NATRIUM SULFURICUM, KALIUM CARBONICUM.
- Zittern: AURUM METALLICUM, ACONITUM, LYCOPODIUM, ACIDUM NITRICUM, RANUNCULUS BULBOSUS.
- Schwäche: ARSENICUM ALBUM, CALCIUM PHOSPHORICUM, NATRIUM MURIATICUM, LYCOPODIUM, NUX VOMICA, PETROLEUM, VERATRUM ALBUM. Siehe auch die Abschnitte über Trägheit (S. 156).
- Zahnschmerzen: STAPHISAGRIA, CHAMOMILLA, ACONITUM, RHUS TOXICODENDRON.
- Schilddrüsenüberfunktion: s. S. 666.

Diese lange Auflistung von verschiedenen Verhaltensweisen des Kindes und der entsprechenden Mittel sollte angesichts ihrer Vielfältigkeit nicht entmutigend auf Sie wirken. Sie mag wie eine rein theoretische Übung ohne praktische Bedeutung aussehen, dennoch ist sie eine Widerspiegelung der Realität und beruht auf objektiven Feststellungen. Und die Realität der menschlichen Eigenarten ist nun mal sehr vielfältig. Das Verhalten der Menschen ist unendlich wechselhaft. Diese Einteilung stellt folglich nur ein Hilfsmittel dar, ein Werkzeug. Manche Menschen lassen sich keinem Typus eindeutig zuordnen. Einige weisen zum Beispiel gleichzeitig hyporeaktionelle, hyperreaktionelle und dysreaktionelle Merkmale auf (etwa LYCOPODIUM). Die Kenntnis des individuellen Verhaltens, auch wenn es nicht exakt in eine der beschriebenen Kategorien hineinpaßt, ist dennoch praktisch unumgänglich zur Auswahl des entsprechenden homöopathischen Mittels.

Wenn Eltern mit ihrem kranken Kind in die Sprechstunde kommen, dann in der Regel nicht anläßlich einer Verhaltensstörung (obwohl diese häufig zugrunde liegt), sondern wegen körperlicher Symptome (wiederholte Erkältungen, Verdauungsstörungen, Ekzeme usw.). Die für diese Beschwerden angezeigten Mittel werden unter »Praktische Anwendungen« (ab S. 217) aufgeführt. Für jede Störung gibt es eine Vielzahl von Mitteln. Um das richtige herauszufinden, muß man sich im wesentlichen auf das Verhalten des Kindes stützen. Darüber hinaus sollte man sich zur Absicherung der Mittelwahl darum bemühen, mindestens drei charakteristische reaktionelle Eigenschaften herauszufinden. Dies ist zumindest meine persönliche Methode. Zudem kann es von Nutzen sein, die Eßgewohnheiten des Kindes klar herauszufinden, insbesondere was sein »Verlangen« und seine »Abneigungen« betrifft.

2. Eßgewohnheiten und Unverträglichkeiten von Gerüchen

Sehr häufig sagen Eltern: »Mein Kind braucht Zucker.« Was sie zu dieser Annahme führt, ist das Verlangen des Kindes nach gezuckerten Lebensmitteln und ganz besonders nach Süßigkeiten. In Wirklichkeit ist dieses Verlangen in den seltensten Fällen die Folge eines Mangels. Meistens ist es Ausdruck einer Unzufriedenheit, und das Kind sucht im Genuß süßer Nahrung eine Kompensation für das eine oder andere psychologische Problem.

Was die Abneigung gegenüber bestimmten Lebensmitteln betrifft, so sind sie häufig die Folge einer allzu starken Unnachgiebigkeit der Eltern, wenn sie das Kind dazu zwingen, etwas zu essen, das ihm einfach nicht schmeckt. Das Kind, das ursprünglicherweise keine wirkliche Abneigung gegen das betreffende Nahrungsmittel hatte, wird durch Zwang dazu getrieben, einen Widerwillen zu entwickeln.

Zweifellos gibt es Kinder, die an einem Mangel leiden und instinktiv nach Lebensmitteln verlangen, die es ihnen ermöglichen, diesen Mangel auszugleichen. Dies kann unter anderem bei CALCIUM-CARBONICUM-, SILICEA- und FERRUM-METALLICUM-Kindern der Fall sein, aber es handelt sich hierbei nur um eine Minderheit. In den meisten Fällen ist es ein psychologisches Problem.

a) Verlangen

Zucker: Das bei Kindern übliche Verlangen nach Zucker ist erst dann von Bedeutung, wenn es übermäßige Formen annimmt. In diesem Fall sind folgende Mittel angezeigt: ARGENTUM NITRICUM (der Betreffende verträgt jedoch keinen Zucker), LYCOPODIUM, SULFUR (ebenfalls Verlangen nach pikanten Lebensmitteln, in der Regel Feinschmecker) und CALCIUM CARBONICUM.

Salz und gesalzene Lebensmittel: ARGENTUM NITRICUM, CALCIUM CARBONICUM, CALCIUM PHOSPHORICUM, CARBO VEGETABILIS, CAUSTICUM, LAC CANINUM, MEDORRHINUM, NATRIUM MURIATICUM, ACIDUM NITRICUM, PHOSPHORUS, PULSATILLA, TUBERCULINUM, PLUMBUM, SANICULA, SULFUR, VERATRUM ALBUM (ARSENICUM ALBUM, HEPAR SULFURIS und NUX VOMICA haben kein Verlangen nach Salz).

Salz und Zucker: ARGENTUM NITRICUM, CALCIUM CARBONICUM, CARBO VEGETABILIS, MEDORRHINUM, TUBERCULINUM.

Fettige Speisen: ARSENICUM ALBUM, HEPAR SULFURIS, ACIDUM NITRICUM, NUX VOMICA, SULFUR.

Salz und fettige Speisen: ACIDUM NITRICUM und SULFUR (der ACIDUM-NITRICUM-Mensch ist dem SEPIA-Typus in den psychischen Eigenschaften sehr nahe, letzterer aber haßt fettiges Essen und mag kein Salz).

Butter: FERRUM METALLICUM (MERCURIUS SOLUBILIS).

Eier: CALCIUM CARBONICUM (CALCIUM PHOSPHORICUM), CHININUM, ARSENICOSUM.

Fleisch: AURUM METALLICUM, FERRUM METALLICUM, GRAPHITES, JODUM, KREOSOTUM, LILIUM TIGRINUM, MAGNESIUM CARBONICUM, MENYANTHES, MERCURIUS SOLUBILIS, NATRIUM MURIATICUM, SANICULA, SULFUR, TUBERCULINUM.

Speck, geräucherte Speisen und fetter Schinken: CALCIUM CARBONICUM, CALCIUM PHOSPHORICUM, MEZEREUM, SANICULA, TUBERCULINUM, CENCHRIS.

Fisch: NATRIUM MURIATICUM, PHOSPHORUS.

Früchte: ALUMINA, ANTIMONIUM TARTARICUM, ARSENICUM ALBUM, CHINA, HEPAR SULFURIS, IGNATIA, MAGNESIUM CARBONICUM, NATRIUM MURIATICUM, ACIDUM PHOSPHORICUM, PULSATILLA, ACIDUM SULFURICUM (jedoch mit einer allgemeinen Unverträglichkeit von Früchten), VERATRUM ALBUM.

Eiscreme: CALCIUM CARBONICUM, PHOSPHORUS, TUBERCULINUM, VERATRUM ALBUM.

Schwerverdauliche Speisen: ALUMINA, CALCIUM CARBONICUM, CALCIUM PHOSPHORICUM, IGNATIA.
Gewürzte Speisen: CHINA, HEPAR SULFURIS, LAC CANINUM, NUX VOMICA, PHOSPHORUS, PULSATILLA, SEPIA, SANGUINARIA, SULFUR, TARANTULA HISPANICA.
Senf: ARSENICUM ALBUM, COCCULUS, HEPAR SULFURIS, MEZEREUM.
Pickles: ANTIMONIUM CRUDUM, HEPAR SULFURIS, HYPERICUM, LACHESIS, SULFUR, VERATRUM ALBUM.
Austern: BROMUM, CALCIUM CARBONICUM, LACHESIS, LYCOPODIUM, NATRIUM MURIATICUM, RHUS TOXICODENDRON.
Saure Lebensmittel (mit Essig): ANTIMONIUM CRUDUM, ARSENICUM ALBUM, BORAX, CALCIUM CARBONICUM, CARBO VEGETABILIS, CHAMOMILLA, FERRUM METALLICUM, ACIDUM FLUORATUM, HEPAR SULFURIS, IGNATIA, KALIUM ARSENICOSUM, KALIUM BICHROMICUM, LACHESIS, MAGNESIUM CARBONICUM, MEDORRHINUM, NATRIUM MURIATICUM, PHOSPHORUS, PULSATILLA, SEPIA, VERATRUM ALBUM.
Kalte Speisen: PHOSPHORUS, PULSATILLA, SILICEA, THUJA, VERATRUM ALBUM.
Kalte Getränke: ACONITUM, ARSENICUM ALBUM, BRYONIA, CHAMOMILLA, CINA, EUPATORIUM, MERCURIUS SOLUBILIS, PHOSPHORUS.
Warme Speisen: ARSENICUM ALBUM, FERRUM METALLICUM, LYCOPODIUM, ACIDUM PHOSPHORICUM, SILICEA.
Warme Getränke: ARSENICUM ALBUM, CARBO VEGETABILIS, GRAPHITES, HYPERICUM, KALIUM ARSENICOSUM, LAC CANINUM, LYCOPODIUM, SULFUR.
Fruchtsäfte: ALOE, ANTIMONIUM TARTARICUM, CHINA, MAGNESIUM CARBONICUM, MEDORRHINUM, ACIDUM PHOSPHORICUM, PHOSPHORUS, VERATRUM ALBUM.
Milch: ACIDUM PHOSPHORICUM, RHUS TOXICODENDRON, ARSENICUM ALBUM.
Nichteßbare Substanzen (Erde, Stifte, Kreide usw.): ALUMINA, CALCIUM CARBONICUM, CICUTA, FERRUM METALLICUM, NATRIUM MURIATICUM, ACIDUM NITRICUM, NUX VOMICA.

b) Abneigungen

Süße Speisen: ARSENICUM ALBUM, CAUSTICUM, GRAPHITES (ebensowenig Verlangen nach Salz), MERCURIUS SOLUBILIS, ACIDUM NITRICUM, PHOSPHORUS, ZINCUM METALLICUM, SULFUR.

Gesalzene Speisen: CARBOVEGETABILIS, GRAPHITES (NATRIUM MURIATICUM), SELENIUM, SEPIA, SILICEA.

Fettige Speisen: ARSENICUM ALBUM, CARBO VEGETABILIS, CHINA, COLCHICUM, CYCLAMEN, HEPAR SULFURIS, MERCURIUS SOLUBILIS, NATRIUM MURIATICUM, PETROLEUM, PULSATILLA (manchmal Verlangen nach Butter), SEPIA, SULFUR.

Butter: CHINA, MERCURIUS SOLUBILIS, PHOSPHORUS, PULSATILLA (MERCURIUS SOLUBILIS und PULSATILLA: manchmal Verlangen nach Butter trotz einer Abneigung gegen fettige Speisen).

Eier: FERRUM METALLICUM, ACIDUM NITRICUM, SULFUR, COLCHICUM (gegen Eiergeruch).

Fleisch: CALCIUM CARBONICUM, CHINA (FERRUM METALLICUM, GRAPHITES), ACIDUM MURIATICUM, NUX VOMICA, PETROLEUM, PHOSPHORUS, PULSATILLA, SEPIA, SILICEA, SULFUR, CARBO VEGETABILIS.

Fisch: GRAPHITES, NATRIUM MURIATICUM, PHOSPHORUS, ZINCUM METALLICUM.

Brot: CHINA (NATRIUM MURIATICUM), NUX VOMICA (PHOSPHORUS), PULSATILLA, SEPIA, IGNATIA (Verlangen nach schwerverdaulichen Speisen).

Essen- und Küchengeruch (insbesondere während eines akuten Zustandes): ARSENICUM ALBUM, COCCULUS, COLCHICUM, IPECACUANHA, PODOPHYLLUM, SEPIA.

Warme Speisen: CALCIUM CARBONICUM, GRAPHITES, IGNATIA, LACHESIS, MERCURIUS SOLUBILIS, PHOSPHORUS, PULSATILLA, VERATRUM ALBUM.

Früchte: ARSENICUM ALBUM, CHINA, PULSATILLA, CARCINOMINUM, BARIUM CARBONICUM, IGNATIA.

Milch: AETHUSA, CALCIUM CARBONICUM, ANTIMONIUM TARTARICUM, CARBO VEGETABILIS, CINA, IGNATIA, NATRIUM CARBONICUM, PHOSPHORUS, PULSATILLA, SEPIA, SILICEA, SULFUR, MAGNESIUM CARBONICUM, STAPHISAGRIA.

c) Unverträglichkeiten

Milch: MAGNESIUM CARBONICUM, CALCIUM CARBONICUM, SULFUR, ACIDUM NITRICUM, SEPIA, NATRIUM CARBONICUM.

Fette: PULSATILLA, CARBO VEGETABILIS, ACIDUM NITRICUM, ANGUINARIA (Migräne), SEPIA (Migräne). Siehe auch das Kapitel »Migräne. Die Verdauung« (S. 491).

Eier: SULFUR, FERRUM METALLICUM.
Brot: LYCOPODIUM, NATRIUM MURIATICUM, PULSATILLA.
Butter: CARBO VEGETABILIS, NATRIUM MURIATICUM, PULSATILLA.
Kohl: PETROLEUM, LYCOPODIUM, KALIUM CARBONICUM, CARBO VEGETABILIS, BRYONIA.
Kalte Getränke: ARSENICUM ALBUM, VERATRUM ALBUM.
Warme Getränke: PHOSPHORUS, PULSATILLA.
Früchte: ARSENICUM ALBUM, CARBO VEGETABILIS, CAUSTICUM, FERRUM METALLICUM, KALIUM BICHROMICUM, ACIDUM SULFURICUM, ACIDUM PHOSPHORICUM (verlangt nach Fruchtsäften, verträgt sie aber nicht).
Mehlspeisen: CARBO VEGETABILIS, CHINA, LYCOPODIUM, NATRIUM CARBONICUM, NATRIUM SULFURICUM, SULFUR.

d) *Unverträglichkeit von Gerüchen*

Neigung zum Kollaps (Synkope), hervorgerufen durch:
— *Gerüche ganz allgemein:* IGNATIA, NUX VOMICA, PHOSPHORUS.
— *Kochgerüche:* COLCHICUM, IPECACUANHA.
— *Fischgerüche:* COLCHICUM.
— *Blumengerüche:* PHOSPHORUS, SANGUINARIA.

Schwindel, hervorgerufen durch *Blumengeruch:* HYOSCYAMUS, NUX VOMICA, PHOSPHORUS.

Die Unverträglichkeit von Gerüchen ist häufig bei Migräne anzutreffen. Sogar der *Anblick von Speisen* kann unerträglich sein (SEPIA). Verschlimmerung durch *Anblick von Speisen:* ANTIMONIUM TARTARICUM, COLCHICUM, KALIUM BICHROMICUM, KALIUM CARBONICUM, LYCOPODIUM, MERCURIUS JODATUS, MOSCHUS, ACIDUM PHOSPHORICUM, SABADILLA, SPIGELIA, SULFUR, XANTHOXYLON.

Unverträglichkeit von Essensgerüchen: ARSENICUM ALBUM, COCCULUS, COLCHICUM, DIGITALIS, EUPATORIUM PERFOLIATUM, IPECACUANHA, SEPIA, STANNUM, THUJA.

3. Die Reaktionen auf Wärme und Kälte

Ein weiteres Kriterium, das beachtet werden muß, ist die Reaktion des Patienten auf Wärme und Kälte. Es gibt kälteempfindliche Menschen, die Wärme mögen, und solche, die sie überhaupt nicht vertragen. Das für erstere angezeigte Mittel ist die falsche Wahl für die letzteren, obwohl die übrigen Symptome bei beiden ähnlich sein können.

- **VERSCHLIMMERUNG DURCH KÄLTE:**

ACIDUM MURIATICUM, ACIDUM NITRICUM, ACIDUM PHOSPHORICUM, ACONITUM, AMMONIUM CARBONICUM, ARSENICUM ALBUM, AURUM METALLICUM, BARIUM CARBONICUM, BELLADONNA, BORAX, BROMUM, CALCIUM CARBONICUM, CALCIUM FLUORATUM, CALCIUM PHOSPHORICUM, CANTHARIS, CARBO VEGETABILIS, CARBONEUM SULFURATUM, CAUSTICUM, CHAMOMILLA, CHELIDONIUM, CHINA, CIMICIFUGA, CISTUS, COCCULUS, COFFEA, COLCHICUM, CONIUM, CYCLAMEN, DULCAMARA, EUPHRASIA, FERRUM METALLICUM, GRAPHITES, HELLEBORUS NIGER, HEPAR SULFURIS, HYOSCYAMUS, HYPERICUM, IGNATIA, KALIUM ARSENICOSUM, KALIUM BICHROMICUM, KALIUM CARBONICUM, KALIUM CHLORICUM, KALIUM PHOSPHORICUM, KREOSOTUM, MAGNESIUM CARBONICUM, MAGNESIUM PHOSPHORICUM, MANGANUM, MOSCHUS, NATRIUM ARSENICOSUM, NATRIUM CARBONICUM, NUX MOSCHATA, NUX VOMICA, PHOSPHORUS, PLUMBUM, PODOPHYLLUM, PSORINUM, PYROGENIUM, RHEUM, RHODODENDRON, RHUS TOXICODENDRON, RUMEX, RUTA, SABADILLA, SARSAPARILLA, SEPIA, SILICEA, SPIGELIA, STANNUM, STRAMONIUM, THERIDION, VALERIANA, ZINCUM METALLICUM.

- **VERSCHLIMMERUNG DURCH WÄRME:**

ACIDUM FLUORATUM, AESCULUS, ALLIUM CEPA, ALOE, AMBRA GRISEA, APIS, ARGENTUM NITRICUM, AURUM MURIATICUM, BRYONIA, CALCIUM JODATUM, CALCIUM SULFURICUM, COCCUS CACTI, CROCUS, DROSERA, FERRUM JODATUM, HAMAMELIS VIRGINIANA, JODUM, KALIUM JODATUM, KALIUM SULFURICUM, LACHESIS, LEDUM, LILIUM TIGRINUM, LYCOPODIUM, NATRIUM MURIATICUM, NATRIUM SULFURICUM, OPIUM, PLATINUM, PULSATILLA, SABINA, SECALE, SPONGIA, SULFUR, THUJA.

- **VERSCHLIMMERUNG DURCH SONNENEINWIRKUNG:**

AGARICUS, ANTIMONIUM CRUDUM, ARGENTUM METALLICUM, BARIUM CARBONICUM, BELLADONNA, BRYONIA, CAMPHORA, CARBO VEGETABILIS, EUPHRASIA, GLONOINUM, LACHESIS, NATRIUM CARBONICUM, NATRIUM MURIATICUM, NUX VOMICA, OPIUM, PULSATILLA, SELENIUM, ZINCUM.

- **BESSERUNG DURCH SONNENEINWIRKUNG:**

CONIUM, KALIUM CARBONICUM, RHODODENDRON.

- **VERSCHLIMMERUNG DURCH WÄRME UND KÄLTE:**

CINNABARIS, IPECACUANHA, MERCURIUS SOLUBILIS, NATRIUM CARBONICUM. Der Zustand des MERCURIUS-SOLUBILIS-Patienten wird in chronischen Fällen durch Kälte und in akuten Fällen durch Wärme verschlechtert. Der Zustand des ANTIMONIUM-CRUDUM-Patienten wird durch strahlende Wärme (beispielsweise bei der Heizung) verschlechtert, aber viele Symptome werden durch Wärme gebessert.

4. Besserung und Verschlimmerung allgemein

Ebenfalls von Bedeutung sind die allgemeinen Umstände, unter denen sich der Patient besser oder aber auch schlechter fühlt. Eine möglichst umfassende Kenntnis der im folgenden aufgeführten Kriterien erleichtert es, das richtige homöopathische Mittel zu finden.

- **BESSERUNG:**

Je nach Tageszeit:
— Nach dem Schlafen: ACIDUM PHOSPHORICUM, ARSENICUM ALBUM, MERCURIUS SOLUBILIS, NUX VOMICA, PHOSPHORUS, SEPIA.
— Nach dem Frühstück: CALCIUM CARBONICUM, CROCUS, FERRUM METALLICUM, JODUM, NATRIUM MURIATICUM, STAPHISAGRIA, VALERIANA.
— Abends: ALUMINA, ARNICA, AURUM METALLICUM, CHELIDONIUM, LYCOPODIUM, MEDORRHINUM, SEPIA.

Je nach Klima:
— Am Meer: MEDORRHINUM.
— Im Sommer: AESCULUS, CAUSTICUM, SILICEA.

Verschiedene:
— Beim Essen: ANACARDIUM, IGNATIA, JODUM, LACHESIS, MEZEREUM.
— Nach dem Essen: dieselben, aber insbesondere JODUM, NATRIUM CARBONICUM, NATRIUM PHOSPHORICUM, PHOSPHORUS, SEPIA, SPONGIA.
— Durch körperliche Betätigung: IGNATIA, NATRIUM MURIATICUM, PLUMBUM, RHUS TOXICODENDRON, SEPIA, SILICEA, STANNUM.
— Durch Gehen an der frischen Luft: ARGENTUM NITRICUM, ACIDUM FLUORATUM, KALIUM JODATUM, KALIUM ·SULFURICUM, LYCOPODIUM, PULSATILLA, RHUS THOXICODENDRON. Durch schnelles Gehen: SEPIA, TUBERCULINUM, ARGENTUM NITRICUM, IGNATIA, STANNUM, ACIDUM SULFURICUM. Durch langsames Gehen: AURUM METALLICUM, FERRUM METALLICUM, KALIUM PHOSPHORICUM, PULSATILLA, TARANTULA HISPANICA.
— Während eines akuten Zustandes Besserung vor dem Schüttelfrost: PSORINUM (der sich immer kurz vor dem Krankwerden besser fühlt).
— CARCINOMINUM und SEPIA fühlen sich besser während eines Gewitters (aber SEPIA wird manchmal durch Gewitter verschlechtert).

● VERSCHLIMMERUNG:

Je nach Tageszeit:
— Morgens: bei Sonnenaufgang: NUX VOMICA, CHAMOMILLA, PULSATILLA; um 7.00 Uhr: EUPATORIUM PERFOLIATUM, PODOPHYLLUM; um 9.00 Uhr: CHAMOMILLA, KALIUM CARBONICUM, PODOPHYLLUM; um 10.00 Uhr: CIMICIFUGA, GELSEMIUM, NATRIUM MURIATICUM, NUX VOMICA; um 11.00 Uhr SULFUR (der ein starkes Hungergefühl mit Schwächeanfall zu dieser Uhrzeit verspürt).
— Nachmittags: ganz allgemein: LYCOPODIUM, PULSATILLA, RHUS TOXICODENDRON, SEPIA, SILICEA, THUJA, ZINCUM METALLICUM; um 15.00 Uhr: BELLADONNA; von 16.00 bis 20.00 Uhr: LYCOPODIUM.
— Abends in der Dämmerung: ARSENICUM ALBUM, CALCIUM CARBONICUM, CAUSTICUM, PHOSPHORUS (wird jedoch manchmal in der Dämmerung gebessert), PULSATILLA.

— Von Sonnenuntergang zu Sonnenaufgang: AURUM METALLICUM, LUESINUM, CIMICIFUGA.

Je nach Jahreszeit:
— Im Frühling: KALIUM BICHROMICUM, LACHESIS, LYCOPODIUM, NATRIUM SULFURICUM, PULSATILLA, RHUS TOXICODENDRON, SILICEA, VERATRUM ALBUM.
— Im Sommer: ACIDUM FLUORATUM, ANTIMONIUM CRUDUM, BELLADONNA, BRYONIA, CARBO VEGETABILIS, JODUM, KALIUM BICHROMICUM, LACHESIS, NATRIUM CARBONICUM, NATRIUM MURIATICUM, NUX VOMICA, PSORINUM, PULSATILLA, SELENIUM, IPECACUANHA, CINA, CAMPHORA, GELSEMIUM, GLONOINUM, PHOSPHORUS.
— Im Herbst: CALCIUM CARBONICUM, DULCAMARA, KALIUM BICHROMICUM, LACHESIS, RHUS TOXICODENDRON, VERATRUM ALBUM.
— Im Winter: ALUMINA, ARSENICUM ALBUM, ARSENICUM JODATUM, CALCIUM CARBONICUM, GRAPHITES, HEPAR SULFURIS, KALIUM ARSENICOSUM, PETROLEUM, PSORINUM, RHUS TOXICODENDRON, SEPIA.

Je nach Klima:
— Am Meer: ARSENICUM ALBUM, KALIUM JODATUM, MAGNESIUM MURIATICUM, NATRIUM MURIATICUM, NATRIUM SULFURICUM, SEPIA, MEDORRHINUM, LUESINUM, CARCINOMINUM, TUBERCULINUM (MEDORRHINUM und TUBERCULINUM können jedoch auch am Meer gebessert werden).

Je nach Witterungsverhältnissen:
— Beim Übergang vom kalten zum warmen Wetter: BRYONIA, FERRUM METALLICUM, KALIUM SULFURICUM, LACHESIS, LYCOPODIUM, NATRIUM MURIATICUM, NATRIUM SULFURICUM, PSORINUM, PULSATILLA, SULFUR, TUBERCULINUM.
— Bei trockenem Wetter: BRYONIA, CAUSTICUM, HEPAR SULFURIS, KALIUM CARBONICUM, NUX VOMICA, SEPIA, SPONGIA.
— Bei warmem, feuchtem Wetter: CARBO VEGETABILIS, LACHESIS, NATRIUM SULFURICUM.
— Bei Schnee: ACIDUM PHOSPHORICUM, CALCIUM CARBONICUM, CALCIUM PHOSPHORICUM, CONIUM, LYCOPODIUM, NUX VOMICA, PHOSPHORUS, PULSATILLA, RHUS TOXICODENDRON, SEPIA, SILICEA, SULFUR.

— Bei Gewitter: bei drohendem Gewitter: GELSEMIUM, LACHESIS, LYCOPODIUM, NATRIUM CARBONICUM, PHOSPHORUS, PSORINUM, RHODODENDRON, RHUS TOXICODENDRON, SEPIA (wird manchmal durch Gewitter gebessert), TUBERCULINUM (PHOSPHORUS rennt in den Keller, um sich zu verstecken); während des Gewitters: dieselben Mittel, hauptsächlich aber NATRIUM CARBONICUM, außerdem MEDORRHINUM und SILICEA.

Verschiedenes:
— Beim Knien: COCCULUS, MAGNESIUM CARBONICUM, SEPIA.
— Bei der geringsten Berührung: BELLADONNA, CHINA, COLCHICUM, IGNATIA, LACHESIS, MERCURIUS, MEZEREUM, NUX VOMICA, PHOSPHORUS, STANNUM.
— Nach dem Schlafen: LACHESIS, LYCOPODIUM, SPONGIA.

5. Der Schmerz

Schmerzen können sowohl im akuten wie auch im chronischen Zustand auftreten. Die Art und Weise, wie das Kind darauf reagiert, ist sehr bezeichnend und wird dabei helfen, das entsprechende homöopathische Mittel zu finden. Auch in diesem Zusammenhang unterscheiden sich die Reaktionen des Introvertierten von denen des Extrovertierten. Darüber hinaus ist die Antwort auf den Schmerz von der Ängstlichkeit des Betreffenden abhängig: Der Schmerz wird um so größer sein (ob er nun geäußert wird oder nicht), je ängstlicher das Kind ist. Dies bewahrheitet sich im übrigen auch beim Erwachsenen.
In der Praxis muß man die einem akuten Zustand entsprechenden Schmerzen von chronischen oder wiederkehrenden Schmerzen unterscheiden.

● AKUTER ZUSTAND:

Der Schmerz ist hier die Folge einer entzündlichen Erkrankung (Ohrenentzündung, Nebenhöhlenentzündung usw.). Als Mittel für den akuten Zustand erwähnen wir insbesondere:
ACONITUM: Hat Angst zu sterben.

BELLADONNA: Überschärfe sämtlicher Sinne.
COFFEA: Bildet sich ein, daß er sterben wird.
CHAMOMILLA: Erklärt, daß er lieber sterben möchte, als weiter zu leiden.

● GEWÖHNLICHER ZUSTAND

Ständig anhaltender Schmerz ist selten. Wiederkehrende Schmerzen, die periodisch in mehr oder weniger langen Zeitabständen auftreten, sind häufiger zu beklagen. Sie können die Folge eines organischen Problems sein (chronische Darmentzündung, anhaltende Hals-Nasen-Rachen-Entzündungen usw.), in den meisten Fällen liegt ihnen jedoch ein psychisches Problem zugrunde. Auf die einzelnen Unterscheidungskriterien hierzu werden wir noch im Teil »Praktische Anwendungen« eingehen (siehe beispielsweise »Nervöse Beschwerden« [S. 472]).

Je nach der typischen Reaktionsweise des Betreffenden kann der Schmerz verschiedene Nebenerscheinungen hervorrufen.

NERVÖSE REAKTIONEN:

— Lautstarke Schreie: ACONITUM, ARSENICUM ALBUM, BELLADONNA, CACTUS, CHAMOMILLA, COFFEA, COLOCYNTHIS, OPIUM, PLATINUM, PULSATILLA.
— Synkope (Kollaps): AURUM METALLICUM, CHAMOMILLA, HEPAR SULFURIS, COCCULUS, COLOCYNTHIS, NUX MOSCHATA, NUX VOMICA, VALERIANA, ANTIMONIUM CRUDUM, PHYTOLACCA, LYCOPODIUM.
— Unruhe: ARSENICUM ALBUM, BELLADONNA, LACHESIS, LYCOPODIUM.
— Delirium: DULCAMARA, VERATRUM ALBUM, BELLADONNA.

PSYCHISCHE REAKTIONEN:

— Angst vor dem Tod: COFFEA, ACONITUM.
— Reizbarkeit: HEPAR SULFURIS, IGNATIA, AMMONIUM CARBONICUM, ANACARDIUM ORIENTALE, ARSENICUM ALBUM, KREOSOTUM, MAGNESIUM PHOSPHORICUM, NUX VOMICA, PHOSPHORUS, LUESINUM.
— Wut: ARSENICUM ALBUM, BELLADONNA, LYCOPODIUM, NATRIUM MURIATICUM, PULSATILLA, STRAMONIUM, VERATRUM ALBUM.

— Aufregung: AURUM.
— Verzweiflung: ACONITUM, ARSENICUM ALBUM, AURUM METALLICUM, CHAMOMILLA, CHINA, COFFEA, LACHESIS, LILIUM TIGRINUM, MAGNESIUM CARBONICUM, NUX VOMICA, VERATRUM ALBUM.
— Selbstmordneigung: AURUM METALLICUM, BELLADONNA, LACHESIS, NUX VOMICA, SEPIA.

III.
Impfungen

Heutzutage impft man gegen eine Vielzahl von Krankheiten: Pocken, Kinderlähmung, Diphtherie, Tetanus, Keuchhusten, Masern, Röteln, Mumps, um nur die wichtigsten zu nennen. Es ist sehr wahrscheinlich, daß man eines Tages einen Impfstoff gegen sämtliche infektiöse — bakterielle wie durch Viren verursachte Krankheiten finden wird, man würde somit eine vollkommene Resistenz gegenüber Keimen herstellen.
Wäre dies von Vorteil? Zweifellos, wenn man nur den Aspekt »Krankheit« berücksichtigt, da dieser ja separat betrachtet werden würde. Dieser Sachverhalt ändert sich jedoch, wenn man das Problem unter dem Gesichtspunkt des Gesamtorganismus untersucht. Dies führt uns erneut zu dem Thema der Reaktionsfähigkeit zurück. Greifen wir das Wesentliche davon noch einmal auf.

1. Die Impfung stimuliert die Immunabwehr, jedoch nicht die Reaktionsfähigkeit

Die infektiösen Krankheiten (die Mehrzahl der akuten Krankheiten) sind für den homöopathischen Arzt ein Ausdruck der Reaktionsfähigkeit des Patienten angesichts einer Beeinträchtigung der Lebensenergie. Welche Ursachen gibt es für die Reaktionsschübe?
Es kommt vor, daß sie durch die Infektionserreger selbst ausgelöst werden. Stellen wir uns einen Menschen vor, der einer ganz besonders virulenten, massiven Ansteckung durch einen Krankheitskeim ausgesetzt ist, wie es während einer Epidemie der Fall sein kann. Der krankmachende Erreger greift den Organismus an und versucht, diesen zu befallen. Der Betreffende wird nicht zwangsläufig erkranken, aber das Risiko einer Krankheit ist offensichtlich größer als außer-

halb einer Epidemiezeit. In einem solchen Fall stellt die Infektion selbst die Schwierigkeit dar, an die sich der Organismus aus Überforderung schlecht anpassen kann und für dessen Überwindung er nicht in der Lage ist. Hier ist der Krankheitskeim tatsächlich die Ursache der Krankheit. Epidemien treten jedoch vergleichsweise selten ein.
In der Mehrzahl der Fälle ist der Verlauf folgendermaßen: Bestimmte Umstände wie eine große Erschöpfung, ungünstige Witterungsverhältnisse, ein heftiger Schock, große Sorgen usw. vermindern plötzlich die Widerstandskraft des Betreffenden derartig, daß ein bis dahin in seinem Organismus (oder in demjenigen einer seiner Angehörigen) nicht krankmachend lebender Keim sein Gewebe befällt und es zu einer Infektion kommt. Der Organismus reagiert darauf, indem er sein Immunsystem mobilisiert. Es kommt zum akuten Zustand mit Fieber, eine Reaktion, mit der der Organismus den infizierenden Keim abwehrt. Zudem versetzt die Krankheit in diesem Fall nicht nur die gegen den betreffenden Keim spezifischen Immunabwehrmechanismen in Gang, sondern sämtliche weitere Abwehrsysteme des Organismus, und zwar genau diejenigen, von denen der Schweregrad der Erkrankung — unabhängig vom jeweiligen infizierenden Keim — abhängig sein wird.
Die Allopathen behaupten, daß der Schweregrad einer Erkrankung hauptsächlich von der Immunabwehr des Betreffenden abhänge, die bei dem einen gut und bei dem anderen weniger gut sein könne. Diese Behauptung stellt uns allerdings nicht mehr ganz zufrieden. Wir wissen, daß derselbe Mensch, der ein und derselben Ansteckungsart bei gleicher Immunglobulinbeschaffenheit ausgesetzt ist, einmal eine harmlose, ein andermal jedoch eine schwere Krankheit bekommen kann. Man könnte dies nun auf seine momentan geschwächte Immunabwehr zurückführen. Doch wenn die Immunabwehr momentan geschwächt ist, dann nicht aufgrund der Immunfähigkeit als solcher. Hier sind andere Faktoren beteiligt, und zwar ganz besonders die grundlegende, in jedem von uns vorhandene krankhafte Veranlagung, die zu gewissen Zeitpunkten stärker ausgeprägt sein kann, als es normalerweise der Fall ist.
Wenn ein Kind mit einem an Masern erkrankten Menschen in Berührung gerät, entwickelt sich bei ihm die Krankheit in den darauffolgenden 2 bis 3 Wochen (vorausgesetzt, daß es älter als 6 Monate ist, also nicht mehr den von der Mutter übertragenen passiven Schutz

genießt). Es kommt jedoch vor — allerdings nur selten —, daß es sich die Krankheit weder während der ersten noch bei weiteren Berührungen zuzieht. Eines Tages schließlich, ohne irgendeinen erkennbaren Grund, bekommt es Masern. Was ist geschehen?

Die Immunabwehr allein ist nicht die Ursache. In der Tat hat das Kind keinerlei Antikörper gegen Masern im Blut, da sich diese erst nach einer Krankheit oder einer Impfung entwickeln. Wenn es trotz Ansteckungsmöglichkeit nicht zu einer Krankheit kommt, dann deshalb, weil die zugrundeliegende Veranlagung des Kindes für diese Krankheit noch nicht empfänglich ist. Die Veranlagung, die tatsächliche chronische Krankheit, die wir in uns tragen, hat keinen statischen Charakter. Sie entwickelt sich und verstärkt sich anläßlich von Umwelteinflüssen und insbesondere durch die Unterdrückung der Symptome akuter Krankheiten.

Die hyporeaktionelle Veranlagung (Psora) kann insbesondere in Ländern mit kaltem, feuchtem Klima zu wiederholten Atemwegserkrankungen führen. Jede einzelne dieser Infektionen der Atemwege ist eine Aktivierung der Abwehrreaktion des Individuums. Diese Abwehrreaktion ist jedoch in vielen Fällen nur ungenügend. Nach diesen unterschiedlichen »kleinen« akuten Zuständen und der zunehmend erhöhten Widerstandskraft des Organismus kommt es schließlich zu einer stärkeren Reaktion mit Befall durch das Masernvirus. Die Masern, die zu diesem Zeitpunkt in Erscheinung treten, sind ein in der Regel sehr heftiger akuter Zustand mit hohem Fieber und sehr ausgeprägten entzündlichen Erscheinungen im Bereich der Atemwegsschleimhäute. Da es sich hierbei um eine wesentlich stärkere Abwehrreaktion handelt, wird es dem Organismus ermöglicht, entsprechend der Veranlagung zu reagieren und die Krankheit zu überwinden. Der Beweis hierfür ist, daß es dem Kind fast immer nach den Masern bessergeht — als ob diese Krankheit es ihm ermöglicht hat, eine große Reinigung seines Organismus vorzunehmen.

Folgende Schlußfolgerung scheint zwingend: Die Empfindlichkeit gegenüber einer Infektion hängt einerseits ohne jeden Zweifel von dem infizierenden Keim, andererseits jedoch hauptsächlich von der Konstitution des Betreffenden ab (was nicht mit seiner Immunabwehr zu verwechseln ist). Darüber hinaus ist die akute Krankheit für den Organismus eine Gelegenheit, seine Widerstandskraft zu behaupten.

Man könnte an dieser Stelle einwenden, es sei unmöglich vorauszusehen, ob die Krankheit harmlos oder ernsthaft verlaufen wird, und es sei somit von Vorteil, die Krankheit zu eliminieren und insbesondere hier durch eine Impfung vorzubeugen. Was kann man darauf antworten?

2. Die Impfung verschlechtert die Reaktionsfähigkeit

An dieser Stelle setzt die homöopathische Auffassung von Krankheit in ihrer gesamten Bedeutung und in dem, was sie grundsätzlich von der allopathischen Medizin unterscheidet, ein. Die Überlegungen wurden bereits im Kapitel über die Entstehung der Krankheit vorgestellt, müssen jedoch in diesem Zusammenhang wiederholt werden, um die Folgen der Impfung klar und deutlich hervorzuheben.
Für die allopathischen Mediziner besteht das Problem des Kranken in der Krankheit selbst. Der homöopathischen Auffassung nach ist die Krankheit, insbesondere in ihrer akuten Form, zumindest anfänglich eine Abwehrreaktion des Organismus. Sie zu beseitigen bedeutet, dem Organismus Gewalt anzutun, den Zustand des Betreffenden zu verschlechtern und damit eine andere Krankheit hervorzurufen. Ein fiebersenkendes Medikament zum Beispiel senkt das Fieber, weil die Wirkung des Medikamentes zeitweilig stärker ist als die Reaktion des Organismus. Genau durch diese Wirkungsweise verhindert er die Reaktion gewaltsam und verschlechtert um so mehr die Vitalität des Betreffenden. Auf diese Weise ersetzt man schließlich eine natürliche Erkrankung durch eine medikamentös verursachte Erkrankung. Man sollte nicht die Krankheit unterdrücken, sei es zum Zweck der Heilung oder der Vorbeugung (durch eine Impfung), sondern den kranken Menschen (seine Reaktionsfähigkeit) behandeln.
Aber, wird man möglicherweise einwenden, ist nicht die Impfung auch eine Form von Homöopathie? Ganz wie das homöopathische Mittel wirkt die Impfung nicht auf die Krankheit selbst. Viel eher stimuliert sie die Abwehrfähigkeit des Betreffenden, da sie es ihm ermöglicht, Antikörper gegen die entsprechende Krankheit herzustellen. Zudem, ganz wie in der Homöopathie, handelt man nach einem Ähnlichkeitsgesetz. In der Tat besteht die Impfung darin, in abge-

schwächter Dosierung diejenige Substanz zu verabreichen, die in höherer Dosierung die jeweilige Krankheit hervorrufen würde. Warum sollte man sie also nicht empfehlen?

3. Die Immunfähigkeit entspricht nicht der allgemeinen Widerstandskraft

Zunächst sei daran erinnert, daß man die Immunabwehr nicht mit der allgemeinen Widerstandskraft (Reaktionsfähigkeit) des Betreffenden verwechseln sollte. Die Immunabwehr ist nur ein Aspekt der Widerstandskraft, und zwar lediglich ein »äußerlicher« Aspekt.
Wenn wir uns aufgrund einer großen Erschöpfung eine Grippe zuziehen, wird die Infektion zweifellos durch eine vorübergehende Immunschwäche ausgelöst, diese ist jedoch ihrerseits die Folge unserer durch die Erschöpfung verminderten Reaktionsfähigkeit. Die Reaktionsfähigkeit hat nicht etwa ihren Sitz in dem einem oder anderen Organ, sondern im gesamten Organismus und in sämtlichen Zellen. Die Zellen, wir sahen es bereits, sind hierarchisch eingeteilt, was zur Folge hat, daß diejenigen, die dem zentralen Nervensystem zugehörig sind, über die anderen Zellen »bestimmen«. Wenn eine allzu große, überfordernde Anpassungsleistung vom Organismus verlangt wird, kann die Lebensenergie dieser Forderung nicht folgen. Das Leiden erscheint genau im Bereich der zentralen Zellen, um, von dort ausgehend, auch an der Oberfläche, »äußerlich«, zum Ausdruck zu kommen.
Im Kapitel über die Reaktionsfähigkeit wurde darauf hingewiesen, daß sämtliche Organe, sämtliche Funktionen (und insbesondere die Immunfunktion) von dem zentralen Lebenspotential abhängig sind. Um auf die Organe und die Funktionen einzuwirken, muß man also vom Zentrum ausgehen. Dies bedeutet, daß, wenn ein Mensch beispielsweise an Bronchitis leidet, diese Bronchitis die Folge einer verminderten zentralen Reaktionsfähigkeit im Bereich der Bronchien darstellt. Infolgedessen muß man auch auf die Reaktionsfähigkeit einwirken, um diese Erkrankung zu heilen. Dies ist genau das, was durch das homöopathische Mittel erreicht wird. Auf die Bronchien allein einzuwirken würde bedeuten, die Vitalität des Betreffenden noch weiter zu beeinträchtigen.

Die Wirkung der Impfung betrifft nicht die zentrale Reaktionsfähigkeit des Patienten, sondern seine »Oberfläche«, in diesem Fall insbesondere diejenigen Teile des Organismus, welche die Lymphozyten B und T produzieren. Dies ist auch der Grund, warum die Krankheit, gegen die geimpft wurde, nicht mehr in Erscheinung tritt, da die entsprechende Immunantwort stimuliert wurde. Die Schwäche der zentralen Reaktionsfähigkeit, die Ursache der herabgesetzten peripheren Immunabwehr, bleibt jedoch unberührt und wird sogar verstärkt. Diese zentrale Schwäche ist es, die der Infektion ihren schwerwiegenden Charakter verleiht. Wenn sich eine Infektion verschlimmert und den gesamten Organismus befällt, dann sind es nicht die Immunglobuline als solche, die in das Geschehen eingreifen (manchmal sind sie stark erhöht), sondern es ist die allgemeine, nicht immunspezifische Widerstandskraft des Organismus. Mit anderen Worten, man kann es nicht oft genug wiederholen, die spezifische Immunstimulierung durch den Impfstoff (der Schutz gegen einen ganz bestimmten Keim) verringert in keiner Weise die Schwäche der zentralen Reaktionsfähigkeit. Dieser defizitäre energetische Zustand wird in der Folge nicht etwa in Form der Krankheit, die unterdrückt wurde oder gegen die der Betreffende geimpft wurde, in Erscheinung treten, sondern in Form einer anderen, in der Regel ernsteren Erkrankung.

Darüber hinaus sollte man wissen, daß beispielsweise die Pocken- und die Keuchhustenimpfungen Komplikationen, insbesondere Hirnhautentzündungen, nach sich ziehen können. Diese Komplikationen sind selten, aber allein die Tatsache ihrer Existenz belegt, daß Impfungen nicht ungefährlich sind.

Die vorausgehenden Überlegungen führen uns zu dem zurück, was den Schweregrad einer Krankheit ausmacht. Die etwaigen Komplikationen beweisen, daß der Krankheitskeim nicht die alleinige Ursache, das einzige für den Schweregrad der Erkrankung verantwortliche Element darstellt. Das Auftreten einer Hirnhautentzündung infolge einer Impfung oder irgendeiner vorhergehenden Erkrankung ist ein Zeichen stark beeinträchtigter Reaktionsfähigkeit, einer derartig verminderten Widerstandskraft, daß sogar das zentrale Nervensystem betroffen wird. Ausschlaggebend ist folglich vielmehr die Beeinträchtigung der Vitalität des Betreffenden als die Infektion selbst.

Das Ziel des homöopathischen Arztes besteht ja gerade darin, den Finger auf die Beeinträchtigung der Reaktionsfähigkeit des Patienten zu legen; und wenn es ihm gelingt, diese aufzudecken, dann deshalb, weil er es gelernt hat, einen Patienten nicht nach der Krankheit, unter der er leidet, sondern nach der Gesamtpersönlichkeit, die er zum Ausdruck bringt, einzuschätzen. Es ist diese Reaktionsschwäche, um die sich der homöopathische Arzt mit Hilfe des homöopathischen Mittels bemühen wird. Ein homöopathisch behandelter Patient ist im Grunde genommen vor den Komplikationen einer infektiösen Erkrankung geschützt. Natürlich gibt es auch hier — wie bei allen Dingen — keine absolute Sicherheit. Alles kann geschehen, sogar die schlimmsten Katastrophen. Eines ist jedoch sicher, und die Erfahrung beweist es, nämlich daß ein homöopathisch behandelter Patient — vorausgesetzt, er verfügt zu Beginn der Behandlung noch über eine ausreichende Reaktionsfähigkeit — weniger Risiken eingeht und im Falle einer infektiösen Krankheit weniger stark betroffen sein wird als ein Mensch, dessen zentrale Reaktionsfähigkeit nicht stimuliert wurde.

Zu Beginn meiner beruflichen Laufbahn behandelte ich Masern auf allopathische Weise, wobei ich ein paarmal Komplikationen im Lungenbereich feststellen mußte. Seitdem ich Masern homöopathisch behandle, ist dieser Fall nie wieder eingetreten. Man könnte nun behaupten, es handele sich hierbei um einen Glücksfall. Dennoch ist es eine Tatsache. Im übrigen stellte ich fest, daß viele Kinder, die gegen die Masern geimpft wurden, in der Folge eine Vielzahl verschiedenartiger Atemwegserkrankungen aufwiesen (Nasen-Rachen-Entzündung, Luftröhrenentzündung, Schnupfen usw.). Sie sind in der Regel harmlos, jedoch eher schleppend und neigen zu ständigen Rückfällen. Andererseits kommt es vor, daß die geimpften Kinder (insbesondere wenn sie homöopathisch behandelt werden) trotzdem die Masern bekommen und, ein bemerkenswerter Umstand, sich nach überstandener Krankheit wesentlich besser fühlen: Sie unterliegen nicht mehr den genannten Atemwegserkrankungen oder zumindest wesentlich seltener; es ist genau so, als ob die Masern ihre Abwehrreaktionen stimuliert hätten. Diese Beobachtung belegt erneut, daß der Impfstoff — auch wenn er es ermöglicht, die Krankheit zu vermeiden (was nicht absolut sicher ist) — die allgemeine Widerstandskraft des Betreffenden herabsetzt und seine Vitalität beeinträchtigt.

Diese Theorie ist vielleicht schwer zu verstehen und insbesondere zu akzeptieren. Man wird möglicherweise behaupten, daß ich mich von meinen Bemühungen, die Homöopathie zu verteidigen, fortreißen lasse, hierbei doktrinär werde und den Kontakt zur Realität verliere. In Wirklichkeit entspricht die homöopathische Sicht der Dinge, ganz im Gegensatz zu den Behauptungen ihrer Gegner, wesentlich mehr der Realität.

4. Der Impfstoff schafft einen künstlichen krankhaften Zustand

Da das Thema Impfen zu den grundsätzlichen Problemen gehört, greife ich es noch einmal unter einem anderen Gesichtspunkt auf. Die zuvor formulierten Überlegungen beziehen sich ausschließlich auf diejenigen Krankheiten, die in uns selbst, im Inneren unseres Organismus, entstehen, sei es auf direkte oder indirekte Art und Weise.
Im Kapitel über die Reaktionsfähigkeit wurde bereits festgestellt, daß es auch äußerlich bedingte Krankheiten gibt. Sie entstehen nicht im Organismus, sondern sind die Folge einer äußerlichen Gewalteinwirkung auf ein Organ oder eine Funktion. Es sei daran erinnert, daß jegliche allopathische Arzneiverabreichung (deren Wirkung sich zwangsläufig auf ein Organ oder eine Funktion, und sei es sogar die Immunfunktion selbst, erstreckt) aufgrund der Gewalt, die sie auf dieses Organ oder diese Funktion ausübt, eine regelrechte Krankheit nach sich zieht. Diese medikamentös verursachte künstliche Krankheit ist natürlich eine äußerlich verursachte Erkrankung. Sie besteht ausschließlich wegen der Gewalt, die ausgeübt wurde.
Dasselbe gilt für die Impfungen. Jede Impfung (die Impfung gegen Kinderlähmung ausgenommen) besteht in der Injektion des Krankheitskeimes in den Organismus mit dem Ziel, eine Antikörperbildung zu verursachen, wie sie während eines Befalls durch die jeweiligen Krankheitskeime geschehen würde. Man bemüht sich also, das nachzuahmen, was während einer Berührung des Organismus mit einem Krankheitskeim geschehen würde, wobei die Risiken der natürlichen Infektion durch Abschwächung des injizierten Keimes verringert werden. Jedoch gelangen die Krankheitskeime normalerwei-

se nicht durch Injektionen in unseren Organismus, sondern durch unsere Atmungs- und Verdauungsschleimhäute. Die Injektion eines Impfstoffes in das Gewebe stellt somit eine Verletzung unserer natürlichen Schranken dar, ganz wie im Falle der äußerlich bedingten Krankheiten. Der Organismus wird somit vergiftet, da der injizierte Impfstoff ein Fremdkörper ist, der unweigerlich den Stoffwechsel des Betreffenden stören wird. Der injizierte Impfstoff ruft eine Antikörperbildung hervor, jedoch durch direkte Einwirkung auf das Organ und nicht durch Stimulation der Reaktionsfähigkeit. Diese Einwirkung auf das Organ stört den Stoffwechsel, die enzymatischen Prozesse.

Um dies zu verdeutlichen, werde ich auf einen etwas überzeichneten Vergleich zurückgreifen. Man kann eine reichhaltige Tränenabsonderung durch Reizung der Augen mit einer chemischen Substanz hervorrufen, welche die für die Tränenproduktion zuständigen enzymatischen Prozesse beschleunigt. Dennoch unterscheidet sich diese oberflächliche, durch direkte Organeinwirkung erzielte Absonderung selbstverständlich vollkommen von derjenigen, welche durch einen Schmerz oder eine Emotion hervorgerufen wurde. Außerdem bedeutet diese direkte oberflächliche Einwirkung auf ein Organ eine Verletzung mit dem Risiko einer Beeinträchtigung der enzymatischen Vorgänge, der Tränenabsonderung oder im folgenden eines erschwerten normalen, zentral durch Schmerz oder Gefühl verursachten Tränenflusses.

Die Impfung führt wegen ihrer direkten Einwirkung auf die Gewebe ebenso zu einer Beeinträchtigung der Immunkraft. Es läuft also darauf hinaus, die Reaktionsfähigkeit des Organismus herabzusetzen, statt sie zu stimulieren. Das geschieht jedesmal, wenn man mit einem Medikament oder einer Impfung direkt auf ein Organ oder eine Funktion einwirkt. Die beabsichtigte Wirkung des allopathischen Medikamentes beschränkt sich immer und zwangsläufig auf das Organ (gegebenenfalls auf die innerzellulären Vorgänge) und seine Funktion. Es handelt sich hierbei um eine chemische und nicht um eine energetische Wirkung. Um auf die allgemeine (energetische) Reaktionsfähigkeit des Organismus einzuwirken, muß man zwangsläufig auf eine andere Form von Energie zurückgreifen — wie diejenige, die durch das homöopathische Mittel aufgrund der während seiner Herstellung erfolgten Dynamisierung freigesetzt wird (durch den beim Verdünnen durchgeführten Verschüttelungs- bzw. Verreibungsprozeß entwickeln die Arzneien Kräfte, die über den materiellen Wirkungsgrad des eigentlichen Mittels hinausgehen). Kehren wir noch einmal zur Impfung gegen Kinderlähmung zurück, die das bekannteste Beispiel für eine Schluckimpfung ist. Im Gegensatz zu den Injektionsimmunisierungen verursacht die Schluckimpfung keine Verletzung der natürlichen Schranken des Organismus und respektiert infolgedessen die natürlichen Vorgänge. Was soll man von dieser Impfung halten?

5. Die Bedeutung der Schluckimpfung

Im Falle einer Ansteckung durch Poliomyelitis-(Kinderlähmungs-) Viren spielt der Verdauungstrakt als Eintrittspforte eine wichtige Rolle. Die Viren entwickeln sich im Körper und stimulieren die Bildung von Antikörpern. Besteht eine Schwäche der Abwehrmechanismen des Darmes, greifen die Viren auf das Rückenmark über und verursachen Lähmungen. Die Kinderlähmungsimpfung besteht darin, die Viren ebenfalls über den Verdauungstrakt, jedoch in abgeschwächter Form, zu verabreichen. Auch sie entwickeln sich im Organismus und stimulieren die Antikörperbildung, haben jedoch aufgrund der abgeschwächten Virulenz keine pathogene Wirkung. Folglich stellt sich die Frage, was an diesem Verfahren auszusetzen ist. Die Antwort liegt wiederum bei der zentralen Reaktionsfähigkeit. Wie wir bereits mehrfach festgestellt haben, ist die Reaktionsfähigkeit zentralen Ursprungs; sie äußert sich jedoch in der »Peripherie«, bei den Organen, insbesondere der Atmungs- und Verdauungsschleimhäute.

Stellen wir uns nun einen Patienten vor, der durch einen an Kinderlähmung erkrankten Menschen angesteckt wird. Wenn die Viren mit den Schleimhäuten in Berührung geraten, werden diese mit ihren eigenen Abwehrmechanismen, ihren örtlichen Antikörpern, gegen den Krankheitskeim ankämpfen und nur eine mehr oder weniger große Menge von Antigenen in das Blut übertreten lassen. Diese rufen eine Immunreaktion hervor und verursachen eine von Mensch zu Mensch unterschiedliche Bildung von Antikörpern. Bereits in diesem Stadium ist die örtliche Abwehrkraft von der allgemeinen, aber auf dieses eine Organ beschränkten allgemeinen Reaktionsfähigkeit abhängig.

Im darauffolgenden Stadium greift die zentrale Reaktionsfähigkeit entsprechend der allgemeinen Widerstandskraft des Betreffenden in das Geschehen ein. Ist sie von guter Beschaffenheit, so kommt es zu keiner Erkrankung (dies ist der häufigste Fall, auch in Epidemiezeiten). Ist sie geschwächt, treten mehr oder weniger schwerwiegende Symptome in Erscheinung.

Im Falle einer Impfung ist der Vorgang identisch, beschränkt sich jedoch auf die erste Phase, derjenigen der örtlichen Reaktionsfähigkeit und der Antikörperbildung. Es kommt zu keinem Eingreifen der zentralen Reaktionsfähigkeit, oder zumindest ist dies sehr unwahrscheinlich. Dieses würde voraussetzen, daß der Organismus zufällig zum Zeitpunkt der Impfung für die jeweilige Krankheit empfänglich ist.

Bei sehr guten örtlichen Abwehrmechanismen des Betreffenden kommt es jedoch vor, daß der Impfstoff durch Erbrechen oder Durchfall wieder ausgeschieden wird, was nicht selten der Fall ist.

Die Schluckimpfung entspricht also in etwa (was die Antikörperbildung betrifft) dem, was während einer natürlichen Ansteckung geschieht, und ist infolgedessen annehmbar. Man könnte vielleicht einwenden, daß der Impfstoff mit einem Konservierungsstoff oder einem Antibiotikum (in minimalen Mengen) versetzt ist, welche schädlich sein könnten; dies ist jedoch eher belanglos. Es gibt also prinzipiell keinen grundsätzlichen Einwand, einen Impfstoff oral zu verabreichen.

Es gilt jedoch, auf zwei wesentliche Aspekte zu dieser Frage hinzuweisen. Zum einen verursacht die Schluckimpfung eine Antikörperbildung gegenüber dem verabreichten Keim und stimuliert infolgedessen die Immunkraft des Betreffenden, sie übt jedoch keinerlei förderliche Wirkung auf seine ganzheitliche Reaktionsfähigkeit aus. Der Impfstoff wirkt nur in der »Peripherie«. Seine Wirkung ist einzig und allein auf ein bestimmtes Organ gerichtet. Lediglich eine Substanz, deren Wirkung sich nicht auf eine organische oder funktionelle Schwäche, sondern auf den Organismus des Betreffenden in seiner Gesamtheit erstreckt, kann auf die zentrale Reaktionsfähigkeit einwirken. Die Wahl dieses homöopathischen Mittels wird durch die reaktionellen Symptome des jeweiligen Menschen bestimmt werden.

Zum anderen schützt uns die »Schranke« im Darm nur dann, wenn der Befall durch den Keim nicht zu massiv ist. Ansonsten ist die örtliche Abwehr überfordert, die Krankheitskeime treten direkt in das Blut über und rufen eine Vergiftung hervor (eine von außen hervorgerufene Krankheit wie im Falle einer Impfung durch Injektion in die Gewebe). Man muß also hinzufügen, daß die Virulenz dieser Substanz auch von der jeweiligen Qualität der örtlichen Abwehrkraft im Verdauungstrakt des Betreffenden abhängig ist.
Was soll man daraus schließen? Soll man nun auf Impfungen zurückgreifen oder nicht? Wären sämtliche Hindernisse aufgehoben, wenn alle Impfungen Schluckimpfungen wären?
Die Antwort ist einfach und ergibt sich aus all dem, was vorhergehend gesagt wurde. Unsere Widerstandsfähigkeit gegenüber einer wie auch immer gearteten Infektion hängt in wesentlich stärkerem Maße von unserer Reaktionsfähigkeit als von unserer Immunfähigkeit ab. Nun hat die homöopathische Therapie im Grunde genommen keine andere Wirkung, als unsere Reaktionsfähigkeit zu stimulieren und uns infolgedessen fähiger zu machen, auf einen Befall durch einen Krankheitserreger zu reagieren. Mit anderen Worten: Der entsprechend seiner grundlegenden Veranlagung behandelte Mensch ist nicht vor Infektionen geschützt, er ist aber besser darauf vorbereitet, sie zu überwinden. Folglich ist es unter normalen Bedingungen nicht notwendig, ihn zu impfen, selbst nicht mit einer Schluckimpfung.
Denjenigen, die durch diese Sichtweise nicht beruhigt sein sollten, muß man die völlige Freiheit lassen, auf Impfungen zurückzugreifen. Wenn sie ihre Kinder impfen lassen, dann geschieht es aus Überzeugung, und es steht niemandem zu, dies zu kritisieren.
Den weniger Beunruhigten rate ich von den Diphtherie-, Keuchhusten- und Masernimpfungen ab. Es gibt so gut wie keine Diphtheriegefahr mehr. Die Masern können homöopathisch sehr gut behandelt werden. Und was den Keuchhusten betrifft, so kann er in Erscheinung treten und sogar sehr mühsam für das Kind sein, welches manchmal wochenlang husten wird; es gibt jedoch Mittel für diese Krankheit, und ich persönlich bin der Überzeugung, daß eine Keuchhustenimpfung schädlicher ist als ein etwaiger Keuchhusten selbst. Was Tetanusimpfungen betrifft, so genügt es, bei einer verdächtigen Wunde — wenn es sich um einen nichtgeimpften Men-

schen handelt — eine Injektion spezifischer Gammaglobuline vorzunehmen. Der Tetanusbazillus ist ein Anaerobier, das heißt, er entwickelt sich nur in Abwesenheit von Sauerstoff; folglich stellen insbesondere, tiefe, durch spitze Gegenstände hervorgerufene Wunden eine Gefahr dar. Wenn Eltern eine Tetanusimpfung wünschen, fügen sie der Reaktionsfähigkeit ihres Kindes sicherlich keinen großen Schaden zu. Auch die Kinderlähmungsimpfung scheint, da es sich hierbei um eine Schluckimpfung handelt, ohne wirkliche Gefahr für die Mehrzahl der Kinder zu sein. Es gibt also — von meinem Standpunkt aus — keinen Grund, sie generell abzulehnen.

6. Was soll man von »homöopathischen Impfungen« halten?

Manche Ärzte empfehlen, gegen die Infektionskrankheiten mittels homöopathisch verdünnter und dynamisierter Zubereitungen des infizierenden Keimes oder seines Toxins zu impfen, zum Beispiel mit DIPHTEROTOXINUM, was die Diphtherie betrifft, und behaupten, daß diese Impfstoffe ihre Patienten tatsächlich schützen. Ich persönlich teile diese Überzeugung nicht. Das Verfahren scheint mir sogar im Widerspruch zu der Bedeutung des homöopathischen Mittels zu stehen.

Wir haben wiederholt festgestellt, daß die Krankheit nicht auf die Symptome bzw. Störungen organischer Funktionen beschränkt ist, sondern eine Beeinträchtigung der Reaktionsfähigkeit des Betreffenden darstellt. Ein homöopathisches Mittel wirkt nur dann, wenn es in Übereinstimmung mit dieser Reaktionsfähigkeit gewählt ist. Besteht keine Übereinstimmung, so hat das Mittel keine Wirkung, weder eine gute noch eine schlechte (es sei denn, man verabreicht es in zu hoher Dosis). Gibt man also einem gesunden Menschen beispielsweise DIPHTEROTOXINUM, so wird dieses Mittel keinerlei Wirkung haben, da es vom Organismus zu diesem Zeitpunkt nicht benötigt wird. Und gesetzt den Fall, daß ein solches Bedürfnis dennoch bestehen würde, so wäre es zwangsläufig nur von sehr kurzer Dauer, da künstlicher Natur. In Epidemiezeiten kann man vielleicht einen »homöopathischen Impfstoff« verabreichen, wohl wissend, daß er nur ein paar Tage wirkt, sicherlich nicht länger.

Die Verschreibung eines Mittels ist von der Krankheitsgeschichte abhängig, das heißt von seiner Prüfung am Menschen. Hier ein Beispiel: Man verabreicht jemandem, der an der Arzneimittelprüfung (AMP) teilnimmt, einige Gaben IPECACUANHA. Handelt es sich um einen sensiblen Menschen, so kann man Übelkeit, ein bleiches, von kalten Schweißen begleitetes Gesicht usw. beobachten. Stellt man nun dieselben Symptome bei einem Kranken fest, so ist IPECACUANHA das zu verabreichende Mittel, da es sich hierbei um diejenige Substanz handelt, welche zu diesem Zeitpunkt seiner Reaktionsweise entspricht. Es leuchtet jedoch ein, daß es unnötig ist, einem Menschen vorbeugend IPECACUANHA zu verabreichen, wenn er diese Symptome nicht aufweist. Ein zu vorbeugenden Zwecken verabreichtes Mittel kann unter Umständen eine Wirkung in den auf die Einnahme folgenden Stunden haben, jedoch sicherlich nicht in den darauffolgenden Wochen und Monaten.

Es scheint mir gefährlich und sogar mißbräuchlich zu sein (dies ist meine Meinung und verpflichtet nur mich), einem Patienten weiszumachen, daß ein sogenannter »homöopathischer Impfstoff« eine gleich starke Wirkung habe wie ein offizieller Impfstoff. Die Wirkung eines homöopathischen Mittels ist eine andere und befindet sich auf einer anderen Ebene. Die einzige Vorbeugung, die es in der Homöopathie gibt, ist die Behandlung der Veranlagung des Betreffenden und nicht der Krankheiten, die daraus entstehen können.

B

PRAKTISCHE ANWENDUNGEN

I.

Die Krankheit und das homöopathische Mittel

In welcher Form soll das homöopathische Mittel verabreicht werden, in welcher Potenz und wie oft? Hierzu muß man die akuten und chronischen Zustände unterscheiden. Im Falle von akuten Krankheiten mit manchmal sehr hohen Temperaturen sowie weiteren Zeichen eines entzündlichen Zustandes ist es empfehlenswert, auf mittlere Potenzen — C 4, C 5 und C 6 — zurückzugreifen (siehe auch den »Anhang: Arzneiformen und Potenzen« am Ende dieses Buches). Wie oft? Während eines akuten Zustandes sind sämtliche Stoffwechselvorgänge beschleunigt, was eine rasche Erschöpfung der Wirkung des Mittels zur Folge hat. Demzufolge ist es notwendigerweise oft zu geben, unter Umständen sogar jede Stunde, bis eine Besserung eintritt. Ab diesem Zeitpunkt vergrößert man die Zeitabstände zwischen der Einnahme, um das Mittel nur noch drei- bis viermal täglich zu verabreichen. Schließlich, wenn die Symptome verschwunden sind, wird das Mittel nicht mehr verabreicht. Bei erneutem Auftreten der Beschwerden kann man es dann wieder einsetzen.

Bei sehr hohen Potenzen, zum Beispiel C 30 oder C 200, wird es wesentlich schwieriger, den Zeitpunkt zu bestimmen, an dem das Mittel wiederholt gegeben werden muß. Grundsätzlich sollte man nach Verabreichung von Potenzen wie C 30 oder C 200 abwarten, bis sich die Wirkung des Mittels unbestreitbar, klar und deutlich zeigt, und es nur dann wiederholen (oder eventuell eine höhere Potenz), wenn seine positiven Wirkungen völlig erschöpft sind, was nicht immer leicht zu erkennen ist.

Bei chronischen Krankheiten ist eine Wiederholung der Gabe angezeigt. Das Mittel ist ja nur dann homöopathisch, wenn es der Reaktionsweise des Patienten entspricht und diese stimuliert. Bei einem chronischen Zustand äußert sich diese Stimulation in der Regel nicht innerhalb weniger Stunden. Manchmal muß man 2 bis 3 Tage abwarten. Darüber hinaus soll man die Gabe nur dann wiederholen, wenn die Wirkung der Arznei erschöpft ist. Im Falle eines chronischen Verlaufs kann man auf mittlere Potenzen wie C 4, C 5 oder C 6 zurückgreifen. Es empfiehlt sich aber, hier höhere Potenzen — C 30, C 200, C 1000 oder noch höher — einzusetzen, da das Mittel nicht oder erst nach langer Zeit wieder genommen werden kann. Der Patient ist in der Regel jedoch nicht in der Lage, über den Zeitpunkt der Wiederholung selbst zu entscheiden. In chronischen Fällen sollte man Eigenbehandlungen vermeiden und die Weisheit besitzen, sich einem erfahrenen homöopathischen Arzt anzuvertrauen. Prinzipiell sollte ein Laie keine höhere Potenz als C 6 verwenden.

Zusammenfassend kann man folgendes festhalten: Bei einem akuten Zustand, ob mit oder ohne Fieber (Schmerz, Husten, Atembeklemmung usw.), sollte man das Mittel in der C-4-, C-5- oder C-6-Potenz in Globulinform (Kügelchen) mindestens viermal pro Tag, in sehr akuten Zuständen gegebenenfalls stündlich verabreichen. Sobald eine Besserung eintritt, sollte die Mitteleinnahme beendet werden. Tritt nach 24 oder 48 Stunden keine oder nur eine geringe Besserung ein, dann ist dies ein Zeichen dafür, daß das Mittel nicht angezeigt ist und eine neue Mittelwahl (sofern keine andere Anweisung des Arztes vorliegt) erforderlich wird. In chronischen Fällen (bei denen die Eigenbehandlung nicht angezeigt ist) sollte das Mittel in einer Einzelgabe von C 30, C 200 oder C 1000 verabreicht und nicht wiederholt werden.

Die erworbenen Krankheiten müssen von den angeborenen oder vererbten Krankheiten unterschieden werden, die eine andere Vorgehensweise erfordern. In diesem Buch wird hauptsächlich von den erworbenen Krankheiten die Rede sein, bei denen die homöopathische Therapie ihre volle Wirkung entwickelt. Die angeborenen oder vererbten Krankheiten beruhen sehr häufig auf nichtreversiblen or-

ganischen Schädigungen, deren Behandlung nur symptomatisch sein kann. Selbstverständlich kann ein homöopathisches Mittel auch unter diesen Umständen angezeigt sein, und es wird auch häufig nützlicher und weniger schädlich sein als ein allopathisches Mittel; man sollte sich jedoch der Tatsache bewußt sein, daß es in diesem Fall keine wirkliche Heilung hervorrufen kann.
Will man die homöopathische Therapie richtig anwenden, so muß man verstehen, was sie bedeutet. Ein Mittel ist nur dann homöopathisch, wenn es der Bedeutung der Krankheit selbst entspricht. Diese, es wird nochmals wiederholt, kommt nicht von außen. Sie drückt lediglich aus, daß eine Beeinträchtigung der Reaktionsfähigkeit des Betreffenden besteht, um deren Wiederherstellung man sich bemühen sollte.
Um in der Lage zu sein, ein Kind besser zu verstehen, sollte man seine Ängste genau beobachten, da diese seine Reaktionsweise bestimmen. Zweifellos sind die akuten Krankheiten (Husten, Angina, Durchfall usw.) unter diesem Gesichtspunkt in der Praxis vom normalen Gesundheitszustand des Kindes zu unterscheiden. Auch wenn sie aufregend verlaufen können, sind die akuten Zustände meist nur eine kurze Angelegenheit, und ihre Behandlung erfordert keine umfassende Untersuchung des Patienten. Denn akute Krankheiten sind körperlicher Natur und erfordern in der Regel ein Mittel mit organischer Wirkung, welches zu den körperlichen Äußerungen des Kranken paßt. Dies ist der einzige Bereich, in den sich ein Laie hineinwagen und versuchen kann, selbständig das entsprechende Mittel zu finden. Wiederholen sich bestimmte Zustände immer wieder, so ist, auch wenn sie völlig harmlos sind, die grundlegende Reaktionsweise des Patienten als Ursache zu betrachten, die durch sein Allgemeinverhalten und durch seine psychischen Merkmale zum Ausdruck kommt. Es handelt sich also um eine Anzeige für ein Konstitutionsmittel, welches nur durch einen qualifizierten Behandler verabreicht werden sollte.
Betrachten wir nun die verschiedenen krankhaften Störungen des Kindes und ihre jeweiligen Mittel. Im Rahmen dieses Buches ist es freilich nicht beabsichtigt, sämtliche existierenden Arzneien ausführlich zu besprechen; es wird folglich nur von den gebräuchlichsten die Rede sein.
Bevor wir zur systematischen Untersuchung der verschiedenen

Krankheiten des Kindes übergehen, wird man zwangsläufig zunächst das Problem des Fiebers und infolgedessen der akuten Zustände behandeln müssen. Dies aus zweierlei Gründen. Zuallererst kündigt sich beim Kind eine Krankheit sehr häufig durch einen Fieberausbruch an. Darüber hinaus ist das Fieber ein Symptom, welches die Eltern am meisten beunruhigt. Schließlich besprechen wir die gängigsten Erkrankungen, welche häufig von Fieber begleitet sind und im Verdauungs- und Atemwegsbereich angesiedelt sind. Dies sind im übrigen, wenn man von der chronologischen Reihenfolge ausgeht, die ersten Beschwerden des Kindes. Häufig treten sie bereits ab den ersten Lebenstagen in Erscheinung. Wir werden jedoch — nach dem Thema Fieber — an erster Stelle die allergischen Erkrankungen untersuchen, welche immer häufiger auftreten und sich insbesondere im Bereich des Verdauungstraktes und der Atemwege äußern. Zudem ist bei dieser Art von Erkrankungen der Begriff der Veranlagung von grundlegender Bedeutung.

Der ausführlichen Beschreibung der verschiedenen Erkrankungen und ihrer entsprechenden Mittel folgt am Ende des jeweiligen Kapitels in der Regel eine Zusammenfassung. Auch wenn sie — u. a. aus Zeitgründen — nützlich ist, sollte man sich nicht auf diese Zeilen beschränken, sondern in der Folge versuchen, die verschiedenen Mittel und ihre Aspekte besser zu verstehen.

II.
Das Fieber

Im Falle eines akuten Zustandes ist das Fieber immer als Abwehrreaktion des Organismus zu verstehen. Es sollte demnach auch nicht durch fiebersenkende Mittel bekämpft werden. Die einzige nützliche Arzneiverabreichung ist diejenige, welche diese Abwehrreaktion stimuliert. Hierin beruht die Wirkung des homöopathischen Mittels. Sie ist eine »Kopie« der von Mensch zu Mensch unterschiedlichen reaktionellen Eigenschaften des Individuums. Folglich gibt es auch nicht »ein« Fiebermittel.

Über die Arzneimittelverabreichung hinaus gibt es noch eine Reihe von Maßnahmen, die getroffen werden sollten, um den Organismus in seinem Kampf zu unterstützen. Man sollte sich der Tatsache bewußt sein, daß Fieber immer von einer Beschleunigung der meisten Stoffwechselvorgänge des Organismus begleitet wird. Man könnte fast sagen, daß der »Motor zu schnell läuft«.

Auch wenn die Stoffwechselvorgänge im großen und ganzen beschleunigt werden, gibt es jedoch ein paar Ausnahmen; zum Beispiel werden die Verdauungsfunktionen verlangsamt. Dies sollte man selbstverständlich berücksichtigen und einem fiebrigen Kind dementsprechend keine schwerverdaulichen Speisen anbieten. Es ist ratsamer, in diesem Fall Wasserfasten durchzuführen, das heißt, ihm lediglich Wasser, Kräutertees, Gemüsebrühe und Früchte zu geben. Es ist ganz wichtig, daß es trinkt (jedoch keine Milch, weil Milch beispielsweise vom Nährwert her den Nahrungsmitteln zuzuordnen ist), da jegliche erhöhte Temperatur eine gesteigerte Wasserverdunstung nach sich zieht, die ausgeglichen werden muß.

Viele Eltern sind der Meinung, es sei unmöglich, dem Kind lediglich Wasser, Früchte oder Gemüsebrühe zu geben, da es ja etwas essen möchte. Es soll vorkommen, daß ein Kind während des Fiebers wirklich hungrig ist. Ich selbst glaube kaum daran; wenn es zutrifft, dann ist es wirklich ungewöhnlich. In diesem Fall handelt es sich eher um ein psychisches Bedürfnis und nicht etwa um richtigen Hunger. Häufig geben die Eltern auch zu, daß, wenn man dem Kind das verlangte Essen gibt, diese Nahrungsmittel kaum von ihm angerührt werden.

Die Schulmediziner sind wiederum anderer Meinung, und sie erheben den Einwand, daß es bei Fieber zu einem starken Kalorienverlust komme, einem intensiven Abbaustoffwechsel (Zellverbrauch, insbesondere der Proteine, der in Ermangelung erneuter Nährstoffzufuhr einen Proteinmangel nach sich ziehen kann). Dieser Abbaustoffwechsel findet ganz offenkundig beim Fieber statt, aber es ist unmöglich, ihn zu diesem Zeitpunkt auszugleichen, es wird auch durch die Verdauungsschwäche des fieberhaften Organismus verhindert. Zudem stellen die Vorgänge, mit denen wir unsere Zellen und das für ihre Funktionen benötigte Material herstellen, eine enorme biologische Leistung dar. An erster Stelle steht die Verdauung der Speisen durch das Zusammenspiel einer Vielzahl von enzymatischen Prozessen (die im übrigen viel Flüssigkeit benötigen). Anschließend erfolgt die Aufnahme der Verdauungsprodukte durch die Darmschleimhaut und der Übergang in das Blut. Schließlich werden diese verschiedenen Nährstoffe zu den Zellen transportiert. Die ganze Arbeit beansprucht einen erheblichen Teil der Lebensenergie. Nun benötigt aber der Organismus in dem Kampf, den er während eines akuten Zustandes führt, seine ganze Lebensenergie, um das Hindernis zu überwinden, das sich in seinen Weg gelegt hat. Man kann demzufolge zu diesem Zeitpunkt nicht einen Teil seiner Kräfte zugunsten der Verdauung beanspruchen!

Bei Fieber ist Wasserfasten eine förderliche Maßnahme. Es sollte jedoch nur von kurzer Dauer sein. Nach 2 oder 3 Tagen kann man wieder beginnen, das Kind normal zu ernähren, indem man ihm leichte Nahrungsmittel gibt. Die Mehrzahl der akuten Zustände dauert praktisch nur 2 oder 3 Tage. Hält die Temperatur länger an, muß man das Kind entsprechend seiner beeinträchtigten Verdauungstätigkeit ernähren. Sollte das Fieber bei einem Kind, das eine allgemeine Nahrungsmittelunverträglichkeit durch Erbrechen oder Durchfall äußert, wirklich fortdauern, muß es unter Umständen künstlich ernährt werden. In solch einem Fall ist dann der Arzt zu Rate zu ziehen.

Neben dem Wasserfasten gibt es noch eine Reihe weiterer grundlegender Maßnahmen, die man ergreifen sollte. Ein Fieberausbruch hat 3 Stadien. Zunächst das Stadium des Fröstelns zum Zeitpunkt des Temperaturanstiegs: Der Betreffende friert. Darauf folgt die Phase, in der es dem Kind sehr warm ist und es spontan seine Decke zurückwirft. Schließlich kommen die Schweiße, welche normalerweise einen Temperaturabfall anzeigen. Dieser kann nur vorübergehend sein und von einem erneuten Anstieg abgelöst werden. Die Haltung, die man gegenüber dem kranken Kind einnehmen sollte, ändert sich je nach diesen verschiedenen Zuständen. Wenn es friert, muß man es zudecken; ist ihm heiß und wirft es seine Decke zurück, muß man es aufgedeckt lassen (in diesem Stadium will es nur selten zugedeckt bleiben, wäre es jedoch der Fall, so sollte man an NUX VOMICA denken). Im Stadium der Schweiße ändert sich das Verhalten je nach Patient. Der eine möchte zugedeckt, der andere aufgedeckt bleiben; und auf diese Wünsche sollte man eingehen. Man darf vor allem nicht dem jeweiligen Verlangen entgegenwirken. Wenn sich der Betreffende aufdeckt, so hat er das Bedürfnis danach. Es ermöglicht dem Organismus, sich zu erfrischen.

Man sollte das Kind nicht um jeden Preis gegen seinen Willen zudecken, wie es manche Mütter tun, dies kann nur einen Temperaturanstieg bewirken. Ich erinnere mich eines an Bronchitis erkrankten Kindes mit starkem Fieber, dessen Pflege die Eltern einem Kindermädchen anvertraut hatten. Diese, sehr bemüht, aber nicht gut informiert, kleidete, nachdem sie vernahm, daß es sich um eine Bronchitis handelte (ihrem Verständnis nach eine »Erkältungs«-Krankheit), das Kind warm ein und stapelte sogar Decken drauf, obwohl es mitten im Sommer und die Außentemperatur sehr hoch war. Die Folge war eine Hyperthermie (Wärmestauung im Körper, ungenügende Abfuhr der Körperwärme) mit Dehydratation (Abnahme des Körperwassers), und es war nicht mehr möglich, das Kind zu retten. Ein trauriges Beispiel dafür, was passiert, wenn man sich weigert, die Botschaft des Organismus zu beachten. Wenn uns das Kind zeigt, daß es ihm warm ist, so muß man es aufdecken. Anders zu handeln hieße, ihm Gewalt anzutun. In diesem Zusammenhang ist es ebenso vorteilhaft, das fiebrige Kind zu baden. Die Temperatur des Wassers sollte 1° bis 2° unter der Körpertemperatur des Kindes liegen und kann schrittweise herabgesenkt werden. Das Prinzip der kalten Umschläge, die früher häufig angewendet wurden, war im Grunde genommen dasselbe. Diese einfachen Techniken ermöglichen es, die Temperatur des Organismus zu senken, ohne ihm Gewalt anzutun, und zwar auf eine bessere Weise, als fiebersenkende Mittel anzuwenden, die die Symptome nur künstlich unterdrücken.

Welche homöopathische Therapie sollte man bei Fieber zusätzlich zu den genannten grundlegenden Maßnahmen ergreifen? Wenn man ein Kind behandelt, ganz gleich, unter welcher Krankheit es leidet, ist es, wir sagten es bereits, wesentlich, seine Reaktionen zu beobachten. Denn nur das ihnen entsprechende Mittel ist in der Lage, ihm wirklich zu helfen.

Wie sich das Fieber bei einem Kind anfangs bemerkbar macht, ist ein erster Hinweis für den Arzt. Oftmals tritt das Fieber auf brutale Art und Weise in wenigen Stunden in Erscheinung. Das Kind ist mittags bei bester Gesundheit, und nachmittags um 16.00 Uhr hat es bereits 39° oder 40° Fieber. Anläßlich bestimmter akuter Zustände kommt das Fieber jedoch nur sehr langsam und schrittweise zum Vorschein. Das Kind hat sich verkühlt, erinnert sich auch daran, aber das Fieber bricht erst am nächsten oder übernächsten Tag aus. Es handelt sich also um verschiedene Reaktionen, und dementsprechend werden die Mittel für ein und dieselbe Temperatur und Erkrankung (zum Beispiel eine Bronchitis) auch unter diesem Gesichtspunkt bei jedem Menschen anders sein.

1. Plötzliches Fieber

Betrachten wir zunächst einmal den Fall eines plötzlich einsetzenden Fiebers: Innerhalb einer Stunde wird eine Temperatur von 40° erreicht. Sehr häufig sind diese akuten oder sogar hochakuten Zustände nur von kurzer Dauer. Das Fieber bleibt 2 bis 3 Tage lang erhöht, um dann wieder plötzlich zu verschwinden. Der Organismus wird gewissermaßen von einem Orkan erschüttert, einem gewaltigen, aber vorübergehenden Wirbelsturm. Ein Mensch, der auf diese Art und Weise reagiert, wird als »sthenisch« bezeichnet. Er ist von robuster, kräftiger Konstitution, und sein Fieberverlauf entspricht seinen üblichen Reaktionen, welche klar und deutlich ausgeprägt, heftig und brutal sind. Solche Menschen sind in der Regel von guter

Gesundheit, kräftigem Aussehen und erholen sich schnell von einer Krankheit.

Dieser im übrigen günstige Reaktionstyp ist nicht ausschließlich dem muskulösen Typ mit einer eher physischen als geistigen Widerstandskraft — in dem Sinne, daß sie hauptsächlich körperlich aktiv sind, festes Gewebe, harte Muskeln, eine gute allgemeine Durchblutung und eine gesunde Gesichtsfarbe aufweisen — zuzuordnen, sondern er entspricht auch anderen, die weniger Muskelspannung haben und die körperliche Betätigung weniger schätzen. Sie haben andererseits starke Nerven oder eine große geistige Kraft und fühlen sich mehr zu intellektuellen Beschäftigungen hingezogen. Während eines plötzlichen Fieberanfalls benötigen diese Patienten ein anderes Mittel, da ihre Art und Weise zu reagieren sich von der vorhergehenden unterscheidet.

ACONITUM ist das Mittel für den erstgenannten Typus, den Sanguiniker, den lebhaften, temperamentvollen Menschen, der durch einen intensiven kongestiven Zustand (Blutandrang) sämtlicher Organe, einen schnellen, kräftigen Puls und insbesondere eine *extreme Unruhe* gekennzeichnet ist. Er kann nicht ruhig bleiben. Es ist das Kind, daß sich im Bett von einer Seite zur anderen wirft, sich aufrichtet und seine Mutter zu sich ruft. Diese Unruhe wird durch seine *Angst* verursacht; auch wenn sie nicht ausgesprochen wird, handelt es sich um eine regelrechte Todesangst. Ein älterer Patient dieses Typus wird während einer akuten und dennoch harmlosen Krankheit sagen, er habe Angst zu sterben. Diese grundsätzliche Angst ist sehr charakteristisch und wird, auch wenn sie nicht formuliert wird, immer durch eine große Unruhe ausgedrückt. Der Patient wirft seine Decke zurück, da er zudem keine Wärme verträgt. Er hat ein hochrotes, kongestives Gesicht, kann aber eigenartigerweise, wenn er sich im Bett hinsetzt, sehr bleich werden und sogar eine Tendenz zum Bewußtseinsverlust aufweisen. Er hat großen Durst. Seine Haut ist trocken. In dem Moment, in dem er zu schwitzen anfängt, ist ACONITUM nicht mehr angezeigt, sei es, weil das Problem gelöst ist, sei es, weil es sich in Richtung eines organspezifischen Leidens, beispielsweise einer Bronchitis, mit anderen Symptomen wie losem statt vorherigem trockenen Husten entwickelt. Es ist ganz wesentlich zu erfassen, daß ACONITUM nur im ersten Entzündungsstadium, während des Stauungszustandes, angezeigt ist. Sobald die Schleimhäute mit einer Absonderung oder die Haut mit Schweißen reagiert, muß man zu einem anderen Mittel übergehen. Zusammenfassend beruht der Hauptzug des Individuums, der ACONITUM benötigt, im kongestiven Zustand der Haut und der Schleimhäute und insbesondere seiner großen Unruhe.

BELLADONNA entspricht dem zweiten Typus eines akuten Zustandes, demjenigen des intellektuell Ausgerichteten. Dieses Mittel ist ebenfalls im hochakuten Zustand mit starkem Blutandrang insbesondere im Kopf- und Gesichtsbereich angezeigt. Der Blutandrang ist so stark, daß der Betreffende das Pulsieren seiner Arterien spürt. Seine Haut ist rot und so heiß, daß man die Wärmestrahlung aus einiger Entfernung mit der Hand spürt. Während jedoch bei ACONITUM die Haut stets trocken ist, ist sie bei BELLADONNA etwas feucht, ohne deswegen gleich von Schweiß bedeckt zu sein. Der Patient ist eher *niedergeschlagen* (der ACONITUM-Patient ist sehr unruhig). Er liegt leicht erschöpft in seinem Bett und hat manchmal ein Zucken in den Beinen und Füßen, jedoch niemals die für ACONITUM charakteristische körperliche Unruhe. Der BELLADONNA-Patient ist zwar mitunter unruhig, aber es handelt sich dann um eine Unruhe des Geistes und nicht des Körpers. Aufgrund des intensiven Blutandrangs im Gehirn werden die visuellen und hörbaren Eindrücke verstärkt, was auch *Halluzinationen* zur Folge haben kann. Das Kind phantasiert, schreit, sieht Gespenster, Geister, Schlangen, gräßliche Tiere, die ihm Angst einflößen und vor denen es manchmal flüchten möchte, indem es das Bett verläßt. Es genügt hierbei, es zu beruhigen und wieder ins Bett zu bringen, damit diese vorübergehende Unruhe ein Ende findet. Der BELLADONNA-Patient hat Durst, jedoch in geringerem Maße als ACONITUM. Zudem trinkt er nur wenig, häufig deshalb, weil ihm das Schlucken aufgrund der im akuten Zustand häufig auftretenden Rachenentzündung Schmerzen bereitet. In diesem Fall dauert der Fieberanfall nur wenige Stunden, maximal 2 oder 3. Er korreliert mit dem anfänglichen Entzündungsstadium, der lediglich durch eine Rötung in Erscheinung tritt. Das Fieber verschwindet bei Auftreten eines Exsudats, eines durch Entzündung bedingten Austritts von Flüssigkeit aus den Blutgefäßen und Lymphbahnen, beispielsweise wenn sich eine Rachenentzündung zu einer weißen Angina mit Mandelablagerungen entwickelt.

Die Indikationen (Heilanzeigen) für ACONITUM und BELLADONNA sind also nicht von der Krankheit der Betreffenden, sondern vom Verhalten abhängig. Es handelt sich in diesem Fall um zwei Mittel, die praktisch ausschließlich nur zu Beginn eines akuten entzündlichen Zustandes angezeigt sind, also zu dem Zeitpunkt, wo ein einfacher Schnupfen, eine Angina, eine Luftröhrenentzündung, eine Bronchitis oder unter Umständen eine Pneumonie (Lungenentzündung) beginnt. Wenn das Mittel gut gewählt ist, wird die sich gerade entwickelnde Infektion überwunden, auch wenn es sich um eine Pneumonie handelt, und der Patient gesundet innerhalb von 2 bis 3 Tagen. Paßt es allerdings nicht vollkommen, dauert die Infektion an und tritt in das nachfolgende entzündliche Stadium über. Es kommt zu einer Ausscheidung, das heißt einer Absonderung, der Schleimhäute: Ein trockener Husten wird zu einem feuchten, produktiven Husten, oder eine rote Angina entwickelt sich zu einer weißen Angina. Ab diesem Zeitpunkt ist ein anderes Mittel angezeigt.

Ein typischer ACONITUM- oder BELLADONNA-Patient kann von den Eltern selbst ohne Hilfe eines Arztes erkannt werden. Aber leider ist es nicht immer ganz so einfach, und es gibt Fälle, in denen die Auswahl des Mittels sogar für einen Arzt ein großes Problem darstellt. Ein Patient kann in den Bereich von ACONITUM oder BELLADONNA fallen, auch wenn nicht alle Symptome vorhanden oder nur teilweise ausgeprägt sind, wobei es fast nur aufgrund von Erfahrung möglich ist, das richtige Mittel zu finden. Darüber hinaus fallen nicht sämtliche akuten Zustände in den Wirkungsbereich von ACONITUM oder BELLADONNA, das wäre zu einfach. Es führte wohl zu weit, an dieser Stelle sämtliche Mittel für akute Zustände zu beschreiben, folglich werde ich mich auf die wichtigsten beschränken.

FERRUM PHOSPHORICUM ist oftmals in akuten Fällen angezeigt. Es handelt sich um dieselben Symptome wie bei ACONITUM, jedoch in abgeschwächter Form. Die Temperatur ist weniger hoch (38° bis 39°), der kongestive Zustand (Blutandrang) weniger ausgeprägt und die Rötung der Backen stärker abgegrenzt. Da der kongestive Zustand im Kreislaufsystem weniger ausgeprägt ist, ist auch der Puls weniger hart. Häufig äußert sich der Blutandrang zu Beginn des Fieberanfalls durch Nasenbluten. Die Haut ist sehr trocken wie bei ACONITUM, aber in der Nacht nach dem Fieberanfall kommt es zu verstärktem Schwitzen. Auch wenn die charakteristischen Eigenschaften von FERRUM PHOSPHORICUM denen von ACONITUM sehr ähneln, handelt es sich hier um einen ganz anderen Typus, dessen grundlegende Reaktionsweisen sich stark unterscheiden. Der Mensch, der FERRUM PHOSPHORICUM benötigt, ist unter normalen Bedingungen erheblich weniger sthenisch, also körperlich und psychisch weicher, träger, weniger aktiv und weniger gefeit gegen Ermüdung. Er kann zwar während des akuten Zustandes durch das Fieber erregt werden, weist aber niemals die große Unruhe des ACONITUM-Kranken auf, der denkt, er würde sterben.

CHAMOMILLA ist ebenfalls häufig in den akuten Zuständen des Kindes angezeigt. Das CHAMOMILLA-Kind ist sehr unruhig, aber sehr verschieden von dem ACONITUM-Kind, dessen Unruhe eine Folge seiner Todesangst darstellt. Es hat vor allem ein schwieriges Naturell. Es ist unruhig, weil es nichts verträgt; es ist jähzornig und regt sich über jede Unannehmlichkeit auf. Es kann vor allen Dingen keine Schmerzen ertragen und reagiert beim kleinsten Wehwehchen mit schrillen Schreien und lautstarkem Geheule. Es verlangt ständig nach der Anwesenheit seiner Mutter, nähert sie sich jedoch, stößt es sie zurück, und sie muß geduldig darauf bestehen, um es schließlich in ihre Arme zu nehmen (was es im übrigen auch möchte und es dennoch zunächst ablehnt). Es ist fordernd, ungeduldig, unbeständig. Es möchte, daß man ihm auf der Stelle eine ganze Reihe von Dingen bringt, insbesondere Essen und Trinken, verweigert sie aber, wenn man sie ihm gibt. Kurz, es ist das typische verwöhnte Kind. Es hat eine sehr eigentümliche Eigenschaft, die darin besteht, daß es immer durch Bewegung gebessert wird, das heißt, wenn man es trägt oder im Auto mit ihm fährt; in diesem Augenblick geht alles besser, das Kind beruhigt sich, und sein Fieber sinkt sogar. Während eines akuten Zustands, wenn es Schmerzen oder einen Fieberanfall hat, möchte es ständig in den Armen seiner Mutter im Zimmer umhergetragen werden. Sobald sie stehenbleibt, wird es unruhig oder schreit wegen Schmerzen; wenn man im Auto gezwungen ist, an einer Kreuzung stehenzubleiben, fängt es wieder an zu weinen. Zudem zeigt es häufig ein kleines, aber zur Mittelwahl nützliches körperliches Zeichen: Eine Wange ist rot und warm, die andere bleich und kalt. Der ACONITUM-Patient kann allerdings auch dieses Merkmal aufweisen.

NUX VOMICA ist ebenfalls ein Mittel, das einem jähzornigen Menschen, jedoch von anderer Art als im Falle von CHAMOMILLA, entspricht, wo man es mit einem verwöhnten Kind zu tun hat, das mit etwas Entschlossenheit gebändigt werden kann. Der CHAMOMILLA-Patient verteilt zwar Fußtritte, wenn man ihn beruhigen möchte, aber das Ganze erregt mehr Aufsehen, als es in Wirklichkeit verdient. Die Gewaltsamkeit des NUX-VOMICA-Kindes sitzt tiefer. Es kann sogar so weit gehen, daß es mit Kraft zuschlägt, wenn man sich ihm widersetzt. Steht ihm beispielsweise ein Stuhl im Weg, so wirft es ihn einfach um, und wenn sich beim Ausziehen ein Knopf nicht direkt öffnen läßt, reißt es ihn ganz einfach ab. NUX VOMICA ist vornehmlich in akuten Zuständen angezeigt, die von Verdauungsstörungen und einer ganz besonderen Eigenschaft begleitet werden: *häufige Bedürfnisse, die nicht erfüllt werden können.* Der Patient verspürt zum Beispiel das Bedürfnis, auf die Toilette zu gehen, hat aber keine Ausscheidung. Oder er möchte sich übergeben, doch es kommt nichts. Bei Fieber fröstelt er ständig, und selbst beim Höhepunkt, wenn es ihm wirklich warm ist, bleibt er bedeckt, da er fröstelt, *sobald er sich aufdeckt.* NUX VOMICA entspricht vor allem den Verkühlungen bei kaltem und trockenem Wetter und bei Ostwind (ACONITUM ist insbesondere bei Nordwind angezeigt).

APIS, ein aus dem Bienengift gewonnenes Mittel, ist häufig in sehr heftigen akuten Zuständen angezeigt, die von einem rosafarbenen und nicht rotem Ödem begleitet werden. Bestimmte Entzündungen des Rachens werden von einem rosa Ödem des Zäpfchens begleitet. Dieses Ödem kann sich in jedem Gewebe äußern. Es kann sich um einen Erguß in einem Gelenk (Arthritis, akuter Gelenkrheumatismus), in der Pleura (Rippenfell; Pleuritis) im subkutanen (unter der Haut befindlichen) Zellgewebe aufgrund einer lokalen oder einer allgemeinen Infektion, insbesondere einer Nephritis (Nierenentzündung), handeln. Der Beginn der Erkrankung ist immer plötzlich. Die *Schmerzen* sind sehr lebhaft, *brennend und stechend.* Sie werden durch Wärme verschlechtert, insbesondere durch warme Umschläge, von denen man glaubt, man müsse sie auf ein entzündetes Gelenk oder einen Abszeß auflegen. Die Wärmeunverträglichkeit ist nicht nur lokal, sondern besteht ganz allgemein. Während des Fieberanfalls möchte der APIS-Mensch nicht zugedeckt werden, dies sogar im Stadium des Fröstelns, was ansonsten selten vorkommt. Er hat keinen Durst; dies ist ebenfalls ein hilfreicher Hinweis für die Diagnose, da ein Fieberkranker in der Regel Durst hat. Er ist ein eher ruhiger Patient. Er gibt während des Schlafs Laute von sich, ist aber keineswegs unruhig. Doktor Léon Vannier, ein großer Homöopath, weist darauf hin, daß APIS sehr hilfreich bei Tuberkulinikern sein kann (Kinder mit sich wiederholenden, häufig wenig tiefen und von geringer Temperatur begleiteten Atemwegserkrankungen), die nach einem Aufenthalt am Meer, an der frischen Luft, bei ihrer Rückkehr in die Stadt, in der die Luft verschmutzt ist, einen plötzlichen Fieberanfall bekommen. Diese Indikation wurde häufig bestätigt.

Einige Mittel für akute Zustände mit plötzlichem Anfang und hoher Temperatur wurden erwähnt. Ich erinnere daran, daß das Verhalten des Kranken, so wie es beschrieben wurde, ausschlaggebend bei ihrer Wahl ist. Zusätzliche Orientierungshilfe können noch die Witterungsverhältnisse leisten.

ACONITUM ist bei *trockenem und kaltem Wetter* (Nordwind) angezeigt, aber auch im Sommer, bei *sehr trockenem und warmem Wetter*.

NUX VOMICA ist ein Mittel für *trockenes Wetter* (Ostwind).

BELLADONNA ist hauptsächlich bei Verkühlungen bei *feuchtem Wetter* entsprechend der beschriebenen Eigenschaften angezeigt.

Ein weiteres in unseren Breiten häufig nützliches Mittel, von dem bislang noch nicht die Rede war, muß noch hinzugefügt werden: DULCAMARA.

DULCAMARA ist bei *feuchtem und kaltem Wetter* angezeigt. Man sollte im Herbst daran denken, wenn das Wetter plötzlich sehr feucht wird, aber auch wenn das Kind durch einen Regenschauer überrascht wurde oder es sich einen Spaß daraus gemacht hat, in der Straßenrinne zu laufen, und die Füße richtig naß geworden sind. Das Fieber ist in der Regel weniger plötzlich und weniger hoch als bei den vorhergehenden Mitteln (38° bis 39°). Der Rachen ist rot, und dieser Zustand wird von Absonderungen im hinteren Nasenraum und von Schmerzen, die in die Ohren ausstrahlen, begleitet. Der Patient, und dies ist ein wichtiger Hinweis für die Mittelwahl, hat fast immer gleichzeitig eine Bindehautentzündung. Die Lymphknoten des Halsgrenzstranges sind in der Regel einige Tage lang vergrößert und schmerzhaft. Häufig hat das Kind gleichzeitig oder abwechselnd mit den Rachenbeschwerden Durchfall.

Da die Indikation des homöopathischen Mittels, allem anderen voran, auf den Reaktionen des Betreffenden beruht, ist es im Falle eines akuten Zustandes von Bedeutung festzustellen, wie dieser entstanden ist. Wir haben einige Mittel für plötzliche Erkrankungen untersucht, betrachten wir nun einmal diejenigen Mittel, die dann angezeigt sind, wenn sich die Krankheit schrittweise entwickelt.

2. Langsam beginnendes Fieber

Es kommt vor, daß ein Patient über ein unbestimmtes Unwohlsein klagt. Er sagt möglicherweise: »Ich habe mich verkühlt« oder »Ich habe das Gefühl, nicht richtig zu verdauen«, kann aber nicht genauer ausdrücken, was er verspürt, und darüber hinaus gibt es kein weiteres Symptom. Er spürt, »daß ihm nicht wohl ist«, aber nichts kündigt sich richtig an. Erst am nächsten oder übernächsten Tag treten Fieber und ganz bestimmte Symptome in Form einer Atemwegsinfektion oder eines Verdauungsproblems, aber auch Muskelkater, Gliederschmerzen, allgemeiner Erschöpfung in Erscheinung, die man als »Grippe« bezeichnet. Es kann sich ebenfalls um eine Muskel- oder Gelenkentzündung handeln, sogar um Rheuma. Das Mittel in diesem Fall ist oftmals BRYONIA.

BRYONIA ist dann angezeigt, wenn die Erkrankung schrittweise entsteht, jedoch auch im Falle deutlicher Verschlechterung durch Bewegung. Der Betreffende möchte sich sowenig wie möglich bewegen. Sobald er sich bewegt, verschlimmern sich seine Beschwerden. Das BRYONIA-Kind ist ein einfacher Kranker, wenn es Fieber hat. Es möchte nur im Bett bleiben und niemanden um sich herum haben. Es stört den Patienten, wenn man an seiner Seite bleibt, und ganz besonders, wenn man ihn anspricht, da er dadurch nicht nur zum Zuhören gezwungen wird, sondern auch zu antworten, das heißt, sich in Bewegung zu setzen, und genau dies möchte er ja um jeden Preis vermeiden. Er hat großen Durst auf kaltes Wasser. Er verlangt zwar selten danach, da Trinken auch eine Bewegung ist, aber wenn er trinkt, dann nimmt er große Mengen zu sich. Wenn er hustet, dann ist es ein trockener und schmerzhafter Husten. Im Falle einer etwaigen Pneumonie (Lungenentzündung) bleibt er unbeweglich auf der betroffenen Seite liegen, um die Bewegungen der entzündeten Seite zu verringern. Auch hier richtet sich die Indikation des Mittels nicht nur nach der Krankheit, sondern ebenso nach dem Verhalten sowie der Entstehungsweise der Krankheit, welche eine Widerspiegelung des allgemeinen Verhaltens des Patienten darstellt. Der BRYONIA-Patient ist im gesunden Zustand kein weiches, leicht erschöpfbares, asthenisches Individuum, sondern ein *kraftvoller* Mensch, aber mit *langsamen Reaktionen*. Das Fieber, während einer Pneumonie zum Beispiel, entsteht schrittweise und kann, wenn es sich dann schließlich richtig eingenistet hat, sehr hohe Temperaturen (40°) erreichen wie im Fall von ACONITUM oder BELLADONNA. Aber das Verhalten des Kranken ist anders. Obwohl der BRYONIA-Kranke bei der Entstehung seiner Symptome langsam reagiert, so ist seine Reaktion sehr kraftvoll, wenn auch weniger eindrucksvoll als bei ACONITUM oder BELLADONNA, sobald die Krankheit voll entwickelt ist. Da seine Reaktionen langsam und schrittweise vor sich gehen, weist der Patient zunächst einen kongestiven Zustand (Blutandrang) auf, gefolgt von einer Absonderungsphase im Bereich der Schleimhäute (die Bronchien zum Beispiel) oder der serösen (vorwiegend oder ganz aus Serum bestehenden) Gewebe, etwa einer Entzündung des Rippenfells (Pleuritis). Anschließend kommt das Stadium der Symptomlösung: Der Betreffende gesundet, und dies entsprechend seinen Eigenschaften, was bedeutet, daß seine Temperatur nicht plötzlich, sondern wie bei der Entstehung schrittweise fällt.

BRYONIA ist natürlich nicht das einzige Mittel im Falle von sich langsam und schrittweise entwickelnden Entzündungszuständen, sondern es gibt noch eine ganze Reihe weiterer Arzneien, im übrigen sehr unterschiedlicher Natur. Im Gegensatz zum Patienten des kraftvollen Typus BRYONIA gibt es Menschen, die sich im täglichen Leben eher als weich und träge mit einer geringen körperlichen und psychischen Widerstandskraft zeigen. Sehr oft reagieren diese Menschen auf äußere Bedingungen, die gewissermaßen ihrer Konstitution entsprechen, Beispiel ein milder, feuchter Winter.

GELSEMIUM ist ein Mittel für die sich langsam entwickelnde Grippe mit häufig wenig erhöhten Temperaturen, die 39° nicht übersteigen und entspricht diesem Reaktionstypus. Das Kind ist trotz der wenig erhöhten Temperatur sehr niedergeschlagen, *matt*, als sei es schwer erkrankt, obwohl es nur eine einfache Grippe hat. Im übrigen benötigt es 8 Tage, um sich davon zu erholen. Noch einmal: Die Indikation für GELSEMIUM erfolgt nicht aufgrund der Krankheit, der Grippe, sondern der Weise, wie der Kranke reagiert! Dieser Reaktionstypus kennzeichnet gewissermaßen bereits den Betreffenden im gesunden Zustand. Es handelt sich immer um ein ziemlich weichliches, wenig widerstandsfähiges Kind im Gegensatz zu dem sthenischen ACONITUM- oder dem BELLADONNA-Typus.

RHUS TOXICODENDRON ist ein Mittel, das bei feuchtem Wetter und ebenfalls bei langsamer und fortschreitender Entwicklung der Symptome angezeigt ist. In seinen Modalitäten ist es BRYONIA praktisch entgegengesetzt. Der BRYONIA-Kranke versucht sich nicht zu bewegen, während der RHUS-TOXICODENDRON-Mensch ständig in Bewegung ist. Seine wie auch immer gearteten Symptome werden durch *Bewegung gebessert*. Auch im nichtakuten Zustand fällt es dem Betreffenden schwer, in Ruhe zu Hause zu bleiben. Er muß hinaus und in der frischen Luft herumlaufen. Er bekommt Angst, wenn er sich nicht bewegt. Der Zustand, bei dem häufig RHUS TOXICODENDRON angezeigt ist, ist eine Grippe, die bei feuchtem Wetter in Erscheinung tritt. Der RHUS-TOXICODENDRON-Mensch ist kälteempfindlich, wenn sich das Fieber entwickelt, und er fröstelt. Oftmals sagt er, er habe das Gefühl, ein Teil seines Körpers sei in kaltes Wasser getaucht. Das Frösteln wird in der Regel von einem trockenen Husten ohne Atemwegserkrankung begleitet. Es handelt sich im Grunde genommen nur um einen Reizhusten. Seltsamerweise verstärkt sich dieser Husten, welcher nur zum Zeitpunkt des Fröstelns auftaucht, wenn sich der Patient aufdeckt. Sehr schnell kommt es zum Wärmestadium mit stark erhöhter Temperatur und anschließend zu Schweißen. Das

Fieber im Fall von RHUS TOXICODENDRON ist sehr konstant. Es bleibt hoch und ist nicht etwa veränderlich, wie es sonst häufig beim Kind vorzufinden ist. Es wird in vielen Fällen von Bauchschmerzen und Herpes (»Fieberbläschen«) um den Mund herum begleitet. Sehr häufig ist die Zunge im vorderen Bereich gerötet: Man sieht dort ein ziemlich charakteristisches Dreieck (SULFUR hat nur eine gerötete Zungenspitze). Ich erinnere daran, daß RHUS TOXICODENDRON ein Mittel ist, das sich langsam entwickelnden Symptomen entspricht. Am darauffolgenden Tag, nach der Verkühlung, verspürt der Betreffende eine allgemeine Niedergeschlagenheit. Seine Muskeln tun ihm weh, als ob er große Anstrengungen unternommen hätte; sie sind steif, seine Gelenke ebenso. Dennoch bleibt der Kranke nicht unbeweglich, da sich seine Schmerzen bessern, wenn er sich bewegt. Dies kann ihm zunächst erst einmal mehr Schmerzen bereiten, aber er weiß, daß er sich besser fühlen wird, wenn er die Bewegungen fortsetzt. Selbst im Bett, vom Fieber sehr niedergeschlagen, bewegt er sich ständig, als ob er die richtige Stellung suchen würde. Sein Schlaf ist nicht erholend, da ihn seine Unruhe bis in die Träume hinein verfolgt. Er träumt beispielsweise davon, daß er gezwungen wird, eine sehr anstrengende Arbeit durchzuführen, zum Beispiel, eine schwere Last zu tragen, die ihm dann auch infolge seiner großen Erschöpfung und seines Muskelkaters als zu schwer erscheint. Er kann sich ihr jedoch nicht entziehen, oder sein Pflichtbewußtsein hindert ihn daran. Hier findet man erneut den ängstlichen Charakter von RHUS TOXICODENDRON. Es kann ein Mittel für Gelenkschmerzen sein, wenn diese die Folge einer Entzündung nicht etwa des Gelenkes selbst (wofür oftmals BRYONIA benötigt wird), sondern der die Gelenke umgebenen Gewebe, das heißt der Sehnen und Bänder, darstellen. Auch wenn es sich hauptsächlich um ein Mittel für Grippe und rheumatische Erscheinungen handelt, ist es auch bei bestimmten Hautentzündungen angezeigt, insbesondere dem Erysipel (Rose, Wundrose). Die Entzündung ist in diesem Fall tiefgehend und erreicht das subkutane Zellgewebe, so daß die Haut gerötet, aber auch geschwollen ist (mit einem phlegmonösen [flächenhaft entzündlichen] Aussehen) und von Bläschen bedeckt, gewissermaßen das Gegenstück zum Lippenherpes. Der Kranke ist niedergeschlagen, erschöpft, aber ständig unruhig, was bezeichnend ist für dieses Mittel. Will man es wirklich verstehen, muß man sich darüber im klaren sein, daß es sich um einen Menschen handelt, der unter normalen Umständen asthenisch (schnell ermüdbar, kraftlos, schwach) und ängstlich ist und keine große Widerstandsfähigkeit gegenüber körperlicher Erschöpfung besitzt, obwohl er sehr nervös und ständig in Bewegung ist. Im Falle einer Krankheit verändert sich seine Asthenie in Niedergeschlagenheit oder in Entkräftung. Dennoch muß er sich ständig bewegen, da er dadurch trotz großer Ermüdung Erleichterung erfährt.

3. Wie findet man das richtige Mittel?

Die Vielzahl der erwähnten Einzelheiten wird den Laien vermutlich zunächst etwas entmutigen. Es erscheint ihm schwierig, allein das Mittel für sein Kind zu finden. Selbstverständlich bedarf es einiger Erfahrung, um sich zurechtzufinden, und manchmal ist dies sogar für einen Arzt eine schwierige Aufgabe. Doch mit gutem Willen und aufmerksamer Beschäftigung mit dem Thema wird es schließlich — zumindest den meisten — gelingen, die richtige Arznei zu wählen.
Um die Arbeit für den Anfang ein wenig zu erleichtern, ist es hilfreich, sich zunächst auf die großen Haupteigenschaften des Verhaltens sowie auf die Ätiologie (die Umstände, die zu dem Problem geführt haben) zu beschränken.
Zunächst wird das Mittel ein anderes sein, je nachdem, ob das Fieber aufgrund einer Verkühlung bei trockenem Wetter (ACONITUM, BRYONIA, FERRUM PHOSPHORICUM, NUX VOMICA) oder bei feuchtem Wetter (DULCAMARA, RHUS TOXICODENDRON, BELLADONNA, PULSATILLA, MERCURIUS SOLUBILIS) aufgetreten ist.
Anschließend muß man die unruhigen Menschen (ACONITUM, RHUS TOXICODENDRON, CHAMOMILLA) von den niedergeschlagenen Menschen (BRYONIA, GELSEMIUM, NUX VOMICA) unterscheiden — oder denjenigen, die, obwohl nicht sonderlich niedergeschlagen, dennoch unbeweglich bleiben wollen.
Schließlich können die Äußerungen eines schwierigen Charakters ebenfalls ein wichtiger Hinweis sein (CHAMOMILLA, PULSATILLA, NUX VOMICA).

Hier nun einige nähere Erläuterungen zu diesen grundlegenden Eigenschaften:

- **UNRUHIG:**

ACONITUM: der Unruhigste von allen. Seine Unruhe ist hauptsächlich psychischer Natur; er hat Angst vor dem Tod, und er sagt es.
CHAMOMILLA: Der Betreffende ist ebenfalls unruhig, aber überwiegend von einem schwierigen Charakter.
RHUS TOXICODENDRON: Der Patient ist körperlich unruhig. Die Schmerzen treiben ihn dazu an, sich ständig zu bewegen, da Bewegung seinen Zustand bessert.
MERCURIUS SOLUBILIS (ein Mittel, das im Kapitel über Angina untersucht werden wird): Der Betreffende ist nur nachts unruhig, insbesondere im ersten Teil der Nacht (im Gegensatz zu den vorher genannten Mitteln). Es gelingt ihm nicht, vor Mitternacht einzuschlafen, während die schlechten Schläfer üblicherweise nach Mitternacht aufwachen.

- **NIEDERGESCHLAGEN:**

BELLADONNA: Der Betreffende ist niedergeschlagen, auch wenn er auf den ersten Blick unruhig erscheint. Im Grunde genommen ist er hauptsächlich gedanklich unruhig und hat Halluzinationen oder befindet sich im Delirium. Manchmal kommt es zu Zuckungen in den Beinen während des Schlafes, aber trotz dieser vorübergehenden Erscheinungen ist die Niedergeschlagenheit das vorherrschende Kennzeichen.
BRYONIA: Dem Patienten liegt viel daran, sich weder aktiv noch passiv (er möchte nicht gestört werden) zu bewegen, da sein Zustand durch die kleinste Bewegung verschlimmert wird.
EUPATORIUM (wovon im Kapitel über die Grippemittel die Rede sein wird): Der Patient bleibt unbeweglich, weil er überall in den *Knochen* Schmerzen hat.
ARNICA: Der Kranke bewegt sich nicht, weil er Schmerzen in den *Muskeln* hat. Ganz wie EUPATORIUM unterscheidet sich ARNICA von RHUS TOXICODENDRON, der sich angesichts derselben Schmerzen ständig bewegt.

GELSEMIUM: Der Betreffende ist ständig halb eingeschlafen und schläfrig.
NUX VOMICA: Der Kranke bewegt sich nicht, weil er bei der geringsten Bewegung fröstelt.
OPIUM: Die Schläfrigkeit des Patienten ist derart ausgeprägt, daß sie Anlaß zur Sorge bietet und die Eltern unbedingt dazu führen sollte, den Arzt zu rufen.

- **SCHWIERIGER CHARAKTER:**

CHAMOMILLA: Das Kind »spielt die Hauptrolle«. Es ist niemals zufrieden und zeigt sich ganz besonders schwierig im Umgang.
NUX VOMICA: Das Kind ist unzufrieden, brummig. Es möchte nicht, daß sich jemand um es kümmert oder es liebkost. Dennoch will es nicht allein sein; es braucht jemanden in seinem Zimmer, aber nicht in allzu großer Nähe.
PULSATILLA: Das Kind hat einen bemitleidenswerten Ausdruck. Es weint bei Kleinigkeiten und beansprucht ständig Liebesbeweise.
BRYONIA: Das Kind ist brummig und möchte niemanden in seiner Nähe haben: es möchte in Ruhe gelassen werden.

Diese verschiedenen Mittel entsprechen jeweils ganz bestimmten Verhaltensweisen, die es ermöglichen, sie ziemlich leicht auseinanderzuhalten. Es gelingt aber nicht immer. So sind bestimmte Kinder im Falle von Fieber weder unruhig noch niedergeschlagen. Dies trifft auf Fälle zu, denen folgende Mittel entsprechen:
FERRUM PHOSPHORICUM entspricht einem geringen Fieber. Die Gesichtsfarbe des Erkrankten wechselt zwischen Rot und Weiß, was sehr charakteristisch für dieses Mittel ist. Der Patient blutet häufig aus der Nase.
DULCAMARA ist bei Empfindlichkeit gegenüber feuchtem Wetter, insbesondere im Herbst, angezeigt, wenn warmen Tagen kühle Abende folgen. Der DULCAMARA-Patient ist gewissermaßen wie ein Kranker vom Typus RHUS TOXICODENDRON ohne Unruhe. Die Haut ist brennend und trocken. Nachts kommt es zu einer Verschlimmerung, jedoch ohne Unruhe.

4. Die Wichtigkeit des entzündlichen Stadiums

Um einem an Fieber leidenden Kranken wirksam zu helfen, geht es allem anderen voran zunächst darum, zu beobachten, wie er reagiert. Darauf wurde bereits mehrfach hingewiesen. Fügen wir dem noch hinzu, daß man ebenfalls ermessen sollte, in welchem Stadium die Entzündung sich zum entsprechenden Zeitpunkt befindet. Jeder entzündliche Zustand beginnt mit drei typischen Merkmalen: Rötung, Wärme, Schwellung. Handelt es sich um eine günstige Entwicklung — und diese sollte durch ein homöopathisches Mittel bewirkt werden —, so verschlimmert sich die Entzündung nicht weiter und verschwindet ohne weitere Symptome. Dauert sie an, weil man nicht das entsprechende Mittel verabreicht hat oder weil die Widerstandskraft des Betreffenden derart herabgesetzt ist, daß er nicht in genügendem Maße reagieren kann, entwickelt sich die Entzündung zu einem zweiten Stadium: dem der Ausbreitung in die Tiefe. Die an der Oberfläche in Form eines kongestiven Zustandes (Blutandrang, Rötung) der Haut oder der Schleimhäute bestehende Entzündung befällt die darunterliegenden Gewebe. Dies kann zu zweierlei Situationen führen. Im günstigsten Fall kommt es zu einer Exsudation (Ausschwitzen eines Exsudats), insbesondere im Bereich der Schleimhäute, das heißt eine Ausscheidung mehr oder weniger dickflüssiger Absonderungen (Schleim). Breitet sich die Entzündung noch weiter aus, kommt es zu einer Eiterung, einer Vereiterung im Bereich der Haut, der Mandeln, eines Lymphknotens oder sogar eines zentralen Organs, etwa der Lunge (dies bedeutet natürlich einen sehr ernsten Zustand).

Die Mittel für einen akuten, lediglich leichten entzündlichen Zustand sind natürlich keine Mittel für Exsudationen oder Eiterungen. Äußert sich eine Angina in Form einer Entzündung mit weißlichem Exsudat (weiße Angina), so unterliegt der Kranke nicht mehr der Zuständigkeit von ACONITUM oder BELLADONNA. Er weist von vornherein (oder hat sich in diese Richtung entwickelt) eine andere, apathischere und weniger kraftvolle Reaktionsweise auf, so daß sich die Entzündung sogleich in tieferen Bereichen des Organismus befindet. Es ist der Kranke vom Typus MERCURIUS SOLUBILIS, ein Mittel, das bei weißen Ablagerungen auf den Mandeln, bedeckter Zunge und übelriechendem Atem angezeigt ist. Der Patient hat ganz offensichtlich eine Stauung im Verdauungsbereich und schwitzt viel, aber dieses Schwitzen bessert seinen Gesundheitszustand in keiner Weise, ist eher eine Begleiterscheinung. Dies ist nicht der Fall bei Mitteln des entzündlichen Zustandes im Anfangsstadium wie ACONITUM oder BELLADONNA, die durch ausgiebiges Schwitzen gekennzeichnet sind, welches oftmals das Ende der Entzündung anzeigt. Reagiert der Patient apathisch, so findet man Schweiße praktisch in jedem Stadium der Entzündung, sie verschaffen ihm aber — wie gesagt — keinerlei Erleichterung. Zudem hat dieser Patient großen Durst. Seine Haut ist ausgesprochen feucht, und der Schweiß, der ihn ständig bedeckt, hat einen aufdringlichen Geruch. Ein MERCURIUS-SOLUBILIS-Patient gehört folglich nicht zum BELLADONNA-Typus und umgekehrt. Deshalb darf man auch nicht die beiden Mittel gleichzeitig verabreichen.

Die Überlegungen über die Bedeutung der Reaktionsweise und das Entzündungsstadium, das in Wirklichkeit auch nur ein Ausdruck der Reaktionsweise des Patienten ist, gelten natürlich für jeden krankhaften Zustand. Ein plötzlich bei kaltem und trockenem Wetter entstandener Schnupfen mit Prickeln in der Nase bedarf in vielen Fällen des Mittels ACONITUM. Aber ACONITUM ist nur im allerersten Stadium des Schnupfens angezeigt. Wenn die Nasenschleimhäute anfangen, Flüssigkeiten abzusondern, muß man auf ein anderes Mittel zurückgreifen, das zudem noch entsprechend dem Aussehen des Ausflusses gewählt werden muß: wäßrig und durchsichtig oder dickflüssig und gelblich. Nunmehr kommen Mittel wie NUX VOMICA, ALLIUM CEPA (Nasenlöcher und Oberlippe ätzender, wäßriger Ausfluß), PULSATILLA (gelblicher, nicht ätzender Ausfluß) oder HEPAR SULFURIS (eitriger, ätzender, übelriechender Ausfluß) in Frage. Desgleichen verlangt ein trockener Husten (ACONITUM, BELLADONNA, BRYONIA usw.) nach einem anderen Mittel, als wenn er lose ist (PULSATILLA, ANTIMONIUM TARTARICUM, KALIUM SULFURICUM, HEPAR SULFURIS usw.). Die Angina- und Erkältungsmittel werden an späterer Stelle noch näher untersucht.

Bei den Atmungsorganen kann man, akute Erkrankungen ausgenommen, träge sich dahinschleppende Zustände — mit oder ohne Fieber oder mit geringem Fieber — beobachten, die wochenlang andauern. Dies ist bei Kindern häufig, ganz besonders in den ersten Jahren, der Fall. Hierbei kommt es darauf an, eine tatsächliche Infektion von einem rein allergischen Zustand zu unterscheiden. Die grundlegende Veranlagung, wir sagten es bereits, kann sich anfänglich schlicht und einfach durch eine Nasenverstopfung und auf Entfernung hörbare Atemgeräusche (eine Art Brummen) äußern. Der zu Rate gezogene allopathische Arzt wird in diesem Fall wohl von Bronchitis sprechen. In Wirklichkeit handelt es sich aber nicht um eine Entzündung, sondern ganz einfach um eine umfangreiche Sekretabsonderung. Der Betreffende ist trotz chronischen Hustens und eines ständigen »Brummens« im Grunde genommen von einer guten Allgemeinverfassung. Man sollte ihm vorübergehend ein Mittel zur Entlastung der Atemwege verabreichen, vor allen Dingen aber eine Grundbehandlung vornehmen, welche einzig und allein in der Lage ist, dem Patienten wirklich zu helfen.

Mangels einer Behandlung oder ganz zu Beginn, bevor eine Behandlung überhaupt zum Tragen gekommen ist, tritt fast immer eine Sekundärinfektion dieser Schleimhautausscheidungen in Erscheinung. Der Nasenausfluß wird dick und gelb, ganz wie der Schleimauswurf, der sich zu einem gelben, klebrigen Auswurf entwickelt. Jetzt ist es an der Zeit, Mittel wie ANTIMONIUM TARTARICUM, KALIUM SULFURICUM, HEPAR SULFURIS einige Tage lang zu verabreichen, um der Superinfektion momentan Abhilfe zu verschaffen, ohne jedoch dabei die Tatsache aus den Augen zu verlieren, daß es allem anderen voran darum geht, den Grundzustand zu behandeln, den alleinigen »Verantwortlichen« für die einfachen Schleimhautabsonderungen und der darauffolgenden Superinfektion. Diese Mittel werden noch näher untersucht werden.

5. Zusammenfassung: Mittel für akute Zustände

- ANFANGSSTADIUM MIT STAUUNGSZUSTAND UND EINFACHER RÖTUNG:

  PLÖTZLICHER ANFANG:

— *Unruhiger Patient:*
ACONITUM: Verkühlung bei trockenem Wetter, Angst vor dem Tod, trockene Haut.

RHUS TOXICODENDRON: Verkühlung bei feuchtem Wetter, ständige Bewegung während des Schlafs, Rötung der Zungenspitze, Herpes, ständiges Fieber.
CHAMOMILLA: jähzorniges, unzufriedenes, launisches Kind, das in den Armen seiner Mutter getragen werden möchte.

— *Niedergeschlagener Patient:*
BELLADONNA: Verkühlung bei eher feuchtem Wetter, feuchte Haut, Zuckungen in den Beinen, Delirium.
NUX VOMICA: jähzorniges, gewalttätiges Kind, Frösteln, sobald es sich aufdeckt.
APIS: hochakuter Zustand mit Ödem, kein Durst.
DULCAMARA: Temperatur im Bereich von 38° bis 38,5°, immer bei feuchtem Wetter, trockene Haut, Nasen-Rachen-Entzündung, Schwellung der Lymphknoten des Halsgrenzstranges, häufige Durchfälle, Bindehautentzündung.
FERRUM PHOSPHORICUM: Temperatur im Bereich von 38° bis 38,5°, abgegrenzte Rötung der Wangen, häufiges Nasenbluten.
OPIUM: tiefe Schläfrigkeit.

LANGSAMER ANFANG:

BRYONIA: Verkühlung bei trockenem Wetter, kräftiger, gut reagierender Mensch, Verschlechterung durch die kleinste Bewegung, Verlangen nach vollständiger Ruhe, starker Durst auf große Mengen kalten Wassers.
GELSEMIUM: Verkühlung bei feuchtem, mildem Wetter, weicher Mensch, Erschöpfung mit Zittern.
EUPATORIUM: Grippe mit durch Bewegung verschlimmerten Knochenschmerzen.
ARNICA: Grippe mit durch Bewegung verschlimmerten Muskelschmerzen (im Gegensatz zu RHUS TOXICODENDRON, der durch Bewegung gebessert wird).

- ENTZÜNDUNGSSTADIUM MIT AUSSCHWITZEN EINES EXSUDATES; RÖTUNG UND ABLAGERUNG ODER ABSONDERUNG (siehe auch die Kapitel über Angina und Atemwegserkrankungen):

— *Im Bereich des Rachens:*
MERCURIUS SOLUBILIS (weiße Angina, stark belegte Zunge, reichliches Schwitzen, insbesondere nachts).

— *Im Bereich der Atemwege:*
PULSATILLA: gelbe, nicht ätzende Absonderungen, weinerliches Kind, Verschlimmerung durch Wärme.
HEPAR SULFURIS: ätzende gelbe Absonderungen, eher jähzorniges Kind, Verschlechterung durch Kälte.

III.

Allergien

Eine Allergie ist ein Ausdruck der individuellen Konstitution, einer von Geburt an und sogar noch vorher bestehenden Veranlagung; sie ist bereits im Erbgut enthalten. Dies ist auch der Grund, weshalb die allergische Veranlagung des Kindes im Mutterleib beeinflußt werden kann. Die genetische Veranlagung bleibt in der Regel latent, solange sich das Kind im Mutterleib befindet, und ruft somit keine Symptome hervor; der Zustand der Mutter kann demzufolge nicht deren Widerspiegelung darstellen. Im übrigen gibt es ein homöopathisches Mittel nur entsprechend tatsächlich beobachteter Störungen und nicht entsprechend latenter, das heißt nicht ausgedrückter Symptome. Man kann also nicht über die Behandlung der Mutter die Veranlagung des Kindes behandeln.

Dies soll nun keineswegs bedeuten, daß man auf eine Behandlung der Mutter während der Schwangerschaft verzichten sollte. Ganz im Gegenteil ist es sehr wichtig, dies zu tun, schon um zu vermeiden, daß ihre etwaigen Störungen das Kind erreichen. Würden die Symptome der Mutter auch nur ein ganz klein wenig den Gesundheitszustand des Fetus widerspiegeln, könnte das der Mutter verabreichte Mittel tatsächlich den Zustand des Kindes verbessern. Jedoch ist diese wenig wahrscheinliche Hypothese nicht nachprüfbar.

Die vererbte Allergie, in der offiziellen Medizin Atopie genannt, ist eine überempfindliche Reaktion auf bestimmte Substanzen (Allergene) die zu einer Antikörperbildung (Immunglobulin der Klasse E, abgekürzt: IgE) führen. Wenn der Betroffene mit der jeweiligen Substanz, auf die er allergisch reagiert, in Berührung gebracht wird, so wird diese bzw. das Allergen mit dem Antikörper reagieren und die Freisetzung bestimmter Substanzen (insbesondere das Histamin) hervorrufen, welche die allergischen Symptome herbeiführen: Ödem der Haut oder der Schleimhäute, vermehrte Schleimabsonderung, Krämpfe. Beim Kind sind die allergischen Erscheinungen vor allem im Bereich der Atemwege (Asthma, Nasenschleimhautentzündung), der Augen (Bindehautentzündung, Lidrandentzündung), der Haut (Ekzem, Nesselsucht) oder des Darms anzutreffen (insbesondere bestimmte Durchfälle sind allergischen Ursprungs).

Allergien hat es wahrscheinlich schon immer gegeben. Dennoch ist es offenkundig, daß sie immer häufiger auftreten. Ein Kinderarzt kann heutzutage feststellen, daß er von etwa jedem fünften Patienten aufgrund allergischer Störungen aufgesucht wird. Die Allergiespezialisten haben bestätigt, daß die (in der Hauptsache westlichen) Industrieländer eine hohe Zahl allergischer Krankheiten zu verzeichnen haben. Dies aus zweierlei Gründen.

An erster Stelle die Umweltverschmutzung und -vergiftung. Es scheint so zu sein, als ob diese einen günstigen Nährboden für Allergien darstellen, obwohl die Erklärung hierfür nicht ganz einleuchtet. In der Tat nimmt die Anzahl der allergenen Substanzen anscheinend nicht oder nur wenig zu, während die Anzahl allergischer Menschen ständig im Wachsen begriffen ist. Die Umweltverschmutzung würde also gewissermaßen eine Beeinträchtigung der Abwehrmechanismen des Individuums hervorrufen, eine Art von Vergiftung. Man stößt somit wieder auf den homöopathischen Begriff der zugrundeliegenden Veranlagung, der Psora, der anfänglich hyporeaktionellen Konstitution, die sich dann zur hyperreaktionellen Konstitution entwickelt. Es scheint ebenfalls so gut wie sicher, daß eine Überlastung der Verdauungstätigkeit und insbesondere Infektionen im Darmbereich durch Störung der Verdauungsschleimhäute den Durchtritt von Proteinen ermöglichen, die zu Allergenen werden. Insbesondere stellt man fest, daß der Sonnenbrand, der früher nur selten zu beobachten war, heutzutage immer häufiger auftritt. Es ist nicht auszuschließen, daß die Lebensmittelzusätze — die Farb- und Konservierungsmittel sowie die Insektenvernichtungsmittel —, die wir täglich mit der Nahrung zu uns nehmen, unsere Verdauungsschleimhäute insbesondere durch Zerstörung von Antikörpern, welche diese Schleimhäute beschützen, schädigen und folglich allergische Reaktionen begünstigen. Wenn schon von den Lebensmitteln eine solche Gefahr ausgeht, dann liegt es auf der Hand, daß eine große Anzahl chemischer Medikamente, die von manchen Menschen täglich eingenommen werden, genauso verantwortlich gemacht wer-

den kann: Auch sie verändern die Verdauungsschleimhäute und begünstigen somit allergische Reaktionen.
Eine zweite in unseren Ländern vorherrschende Ursache ist der Streß. Emotionale Erregungen, die wir erfahren, rufen eine Adrenalinausschüttung im Nebennierenmark hervor sowie die Freisetzung bestimmter Substanzen, die in die allergische Reaktion eingreifen (Histamin, Serotonin usw.). Streß spielt eine große Rolle im Leben eines Allergikers. Er mag vielleicht nicht den ursprünglichen Grund seiner Beschwerden darstellen, ist aber zweifellos der auslösende Faktor. Sehr häufig wird das Beispiel des Asthmatikers aufgeführt, der auf bestimmte Blumen allergisch reagiert. Das Problem als solches beschränkt sich scheinbar auf den Körper: Es handelt sich offensichtlich um eine organische Unverträglichkeitsreaktion auf die Berührung mit dem Allergen. Dennoch kann dieser Asthmatiker beim Betreten eines Zimmers, in dem sich künstliche Blumen befinden, auf deren natürliches Vorbild er allergisch reagiert, einen Anfall allein beim Anblick der nachgebildeten Blumen bekommen. In diesem Fall ist es die Furcht, die den Anfall verursacht, und nicht das Allergen! Auch hier trifft man wieder auf die homöopathische Grundveranlagung (die Psora oder hyporeaktionelle Konstitution). Wir haben bereits festgestellt, daß der Hyporeaktionelle sehr empfindlich sowohl auf körperliche (physische) wie auch auf psychische Einflüsse reagiert. Demzufolge fördert jede vergiftete Lebensmittel- oder Umwelt-Substanz, der er ausgesetzt ist, durch Überbelastung der Entgiftungsorgane (etwa der Leber) quasi einen chronischen Vergiftungszustand, ebenso wie Angstauslöser darstellende Einflüsse akute Erscheinungen hervorrufen können.
In der Schulmedizin wird empfohlen, auf Allergietests (im Bereich der Haut oder des Blutes) zurückzugreifen, um diejenigen Allergene aufzuspüren, auf die das Kind empfindlich reagiert. Dies ist sicherlich nicht überflüssig, da man anschließend einen Kontakt mit den entsprechenden Substanzen vermeiden kann, beispielsweise wenn es sich um Tierhaare oder bestimmte Nahrungsmittel oder aber um eine Empfindlichkeit gegenüber Bettstaub handelt (welche in Wirklichkeit durch einen winzig kleinen Parasiten, die Hausmilbe, ausgelöst wird). In letzterem Fall ist es möglich, ein Produkt zu Hilfe zu ziehen, das durch Aufsprühen auf die Bettwäsche den Einfluß des Allergens praktisch ausschaltet.

Es hat jedoch meiner Meinung nach wenig Sinn, sich auf diese Tests zu stützen, um eine Desensibilisierung durch zunehmende subkutane (unter die Haut verabreichte) Injektionen des Allergens durchzuführen. Diese Therapie kann zwar manchmal eine Desensibilisierung, insbesondere bei Heuschnupfen, gegenüber dem entsprechenden Allergen herbeiführen. Bei Asthma wird sie jedoch bereits eine wesentlich geringere und bei einem Ekzem überhaupt keine Wirkung haben. Zudem ist eine Desensibilisierung nicht ganz ungefährlich. Der Arzt, der sie anwendet, ist sich dessen wohl bewußt, da er bei jeder Injektion eine Adrenalinspritze in Reichweite hat, um sofort in der Lage zu sein, bei einer schwerwiegenden Reaktion (Schock oder Asthmaanfall) einzugreifen. Auch wenn die Desensibilisierung wirkt, ist schon die Möglichkeit, daß solche Reaktionen auftreten, ein Beleg dafür, daß man hier ein wenig den Zauberlehrling spielt. Selbst wenn der Anfall durch eine Adrenalininjektion bekämpft werden kann, zeigt die Gefahr seines Eintretens ganz offensichtlich, daß man den Organismus in starkem Maße erschüttert, und dies in einem grundlegenden Bereich: in seiner Reaktionsfähigkeit. Vergessen wir nicht, daß die Reaktionsfähigkeit des Menschen die Grundlage seines biologischen Gleichgewichtes darstellt. Von ihr werden die Abwehrreaktionen bestimmt und demzufolge auch seine gesamte Gesundheit.
Folgendes sei noch hinzugefügt: Wenn man mit Hilfe der Desensibilisierung die Überempfindlichkeit des Patienten gegenüber einem bestimmten Allergen beseitigt, verändert man dadurch nicht seine Empfindlichkeit anderen Allergenen gegenüber und verbessert erst recht nicht seine für Allergien empfängliche Konstitution im eigentlichen Sinne. Sie kann sogar durch die Desensibilisierung verstärkt werden, da die Injektion des Allergens im Grunde genommen eine Vergiftung bedeutet. Diese Vergiftung führt bei der hyporeaktionellen Konstitution stets zu einer Verschlimmerung.
All dies kann sehr leicht nachgeprüft werden. Die charakteristische Eigenschaft des hyporeaktionellen Menschen besteht in dem fortwährenden kongestiven Zustand der Schleimhäute (außerhalb jeglichen allergischen Anfalls). Dieser Blutandrang im Bereich der Nasen- und Rachenschleimhäute bleibt auch nach der Desensibilisierung aufrechterhalten, so daß der Betreffende zwar nicht mehr auf

bestimmte Allergene, jedoch um so empfindlicher auf Keime reagiert (Bakterien oder Viren).
In der Tat stellt man fest, daß ein desensibilisierter Mensch zu sich wiederholenden Atemwegsinfektionen neigt, Mischungen sowohl aus allergischen Reaktionen (Ödeme, vermehrte Schleimabsonderung, Krämpfe) sowie Superinfektionen (dickflüssige, gelbliche oder grünliche Absonderungen, Fieber). Diese Superinfektionen sind ohne Zweifel das Los der Allergiker, seien sie nun desensibilisiert oder nicht. Sie scheinen allerdings häufiger bei desensibilisierten Menschen aufzutreten. Dieser Umstand beweist erneut, daß die Beseitigung der äußeren Erscheinung eines Problems noch lange nicht dessen Lösung bedeutet.
In manchen Fällen ist es möglich, diesen Sekundärinfektionen vorzubeugen, sie zumindest abzuschwächen oder ihr Erscheinen zu verzögern, wenn man das Kind im Falle einer Familienatopie (Ekzem und Asthma oder eines von beiden, väterlicher- oder mütterlicherseits) sehr aufmerksam behandelt. Das Stillen, wir sahen es bereits, spielt hierbei eine sehr wichtige Rolle. Die Muttermilch hat Substanzen (IgA, Immunglobulin der Klasse A), welche die Darmschleimhäute so schützen, daß sie keinerlei Proteine hindurchlassen. Proteine, die ihrerseits ebenso viele Allergene darstellen, die das Kind zunehmend sensibilisieren und schließlich zu allergischen Reaktionen führen würden.
Erfahrungsgemäß wird ein Baby allergischer Eltern ebenfalls zum Allergiker. Man kann bei der Geburt die Immunglobuline der Klasse E (IgE) des in der Nabelschnur enthaltenen Blutes quantitativ bestimmen. Ist der Gehalt an Immunglobulinen stark erhöht, so kann man davon ausgehen, daß das Kind eine Atopie aufweist, eine erbliche Veranlagung für allergische Erscheinungen. Möglicherweise wird sie latent bleiben (dies ist unvorhersehbar), wahrscheinlicher ist es jedoch, daß sie früher oder später in Erscheinung treten wird. Abhilfe ist in jedem Fall zumindest teilweise dadurch zu erreichen, daß man das Kind während der ersten Monate ausschließlich mit Muttermilch ernährt.

1. Die Ernährung des allergischen Kindes

Wir haben soeben betont, daß es äußerst wichtig ist, jedes Neugeborene allergischer Eltern zu stillen. Wie verhält es sich nun mit älteren Kindern? Sollten sie eventuell mit einer Diät leben?
Wir sind weit entfernt von einer einheitlichen Meinung zu diesem Thema. Manche behaupten, daß eine bestimmte Diät unumgänglich ist, andere kümmern sich überhaupt nicht darum. Ich persönlich bin der Ansicht, der allergische Mensch — sogar der lediglich allergisch veranlagte Mensch — sollte sich an bestimmte Ernährungsvorschriften halten. Zunächst, um seine lokale Überempfindlichkeit nicht zu verstärken, auf lange Sicht, um den konstitutionellen Zustand nicht zu verschlimmern. Freilich sind Einschränkungen bei der Ernährung immer eine mühsame Angelegenheit, mehr noch für die Mutter als für das Kind; und häufig wird die Nahrungsmittelzusammenstellung schlecht angenommen oder gar abgelehnt.
Um die entsprechende Diät festzulegen, könnte man sich in der Praxis auf die Unverträglichkeiten stützen, die am kranken Kind beobachtet worden sind (beispielsweise Nesselsuchtanfall nach dem Verzehr von Erdbeeren), oder aber Blutuntersuchungen vornehmen, um biologische Zeichen einer Allergie nachzuweisen (Erhöhung des IgE-Gehaltes). Diese Tests können für ganz bestimmte Nahrungsmittel — wie zum Beispiel Fisch, Eier, Milch und in geringerem Maße Tomaten, Nüsse, Äpfel, Erdnüsse, Schnecken, Soja und Hühnchen — positiv ausfallen. Wir sollten uns jedoch der Tatsache bewußt sein, daß diese Ergebnisse nicht unbedingt der Realität entsprechen: Sie können positiv ausfallen, obwohl der Betreffende keine Unverträglichkeit gegenüber dem getesteten Nahrungsmittel aufweist. Im Gegensatz hierzu kommt es durchaus vor, daß er auf bestimmte Nahrungsmittel reagiert, die während des Tests zu negativen Ergebnissen geführt haben.
Das Problem ist jedoch noch um einiges vielschichtiger. Die allergischen Erscheinungen werden durch bestimmte Substanzen hervorgerufen, hauptsächlich das Histamin, die während der Allergen-Antikörper-Reaktion freigesetzt werden. Diese Antigen-(Allergen-)Antikörper-Reaktion ist das spezifische, charakteristische Element des allergischen Geschehens, dessen biologischer Beweis im Blut erscheint. Man kann jedoch feststellen, daß es manchmal auch ohne

Allergen-Antikörper-Reaktion ebenfalls zu einer Histaminfreisetzung nach dem Verzehr bestimmter Nahrungsmittel kommt, zum Beispiel bei Kabeljau, Erdbeeren, Tomaten, Muscheln, Hummer oder Haselnüssen. Zudem können Substanzen wie das Tyramin und das Phenyläthylamin zur Histaminbildung führen. Tyramin ist in bestimmten Käsesorten, Ananas, Wein, Essig sowie Sauerkraut enthalten, Phenyläthylamin in Schokolade.
Darüber hinaus ist der Frischezustand der Nahrungsmittel von Bedeutung. Bei Meeresfrüchten (Muscheln, Austern) und bestimmten Fischarten (insbesondere Makrelen) kann es zur Bildung von Histidin kommen, das sich anschließend in Histamin umwandelt.
Die Mehrzahl der Nahrungsmittelzusätze kann Unverträglichkeitsreaktionen hervorrufen, insbesondere die Farb- und Konservierungsstoffe. Achten Sie beim Kauf von verpackten Lebensmitteln auf das Etikett, denn alle Zutaten, die bei ihrer Herstellung verwendet wurden, müssen dort aufgeführt werden (außer bei Honig, Zucker, Kakao, Kaffee-Extrakt, Aromen und alkoholischen Getränken mit mehr als 1,2 Prozent Alkohol [zum Beispiel Bier, Wein oder Likör]). Die Zusatzstoffe haben eine Zulassungsnummer der Europäischen Gemeinschaft bekommen, die mit einem E beginnt (vorläufige Nummern tragen noch kein E).
Grundsätzlich dürfen die Zusatzstoffe, die von der Industrie eingesetzt werden, zwar nicht gesundheitsschädlich sein; doch kann man nicht alle Risiken ausschließen, denn es ist beispielsweise recht wenig bekannt über das Zusammenwirken der unterschiedlichen Stoffe und die Wechselwirkungen mit Arzneimitteln, Umweltgiften und Schädlingsbekämpfungsmitteln. Individuelle Empfindlichkeiten und Ernährungsgewohnheiten können dann noch das Ihrige dazu beitragen, daß nicht nur Allergien, sondern auch andere Krankheitserscheinungen auftreten. Freilich müssen diese Wirkungen nicht zwangsläufig in Erscheinung treten, denn häufig wurden sie erst bei hohen Dosierungen festgestellt; dennoch sollte man jedes gesundheitliche Risiko, das in Zusammenhang mit der Verwendung eines Zusatzstoffes steht, tunlichst vermeiden.
Unter den Farbstoffen muß vor allem E 102 hervorgehoben werden, das besonders bei Zuckerwaren verwendete Tartrazin, doch auch die folgenden Farbstoffe können allergieauslösend sein: E 104 (Chinolingelb), E 110 (Gelborange), E 123 (Amaranth [Rot; in den USA verbo-

ten]), E 124 (Cochenillerot A), E 127 (Erythrosin [Rot]), E 131 (Patentblau V), E 132 (Indigotin I [Blau]) und E 151 (Brillantschwarz BN).
Konservierungsstoffe werden zur Verlängerung der Haltbarkeit von Lebensmitteln eingesetzt, und einige gelten im allgemeinen als unbedenklich, da sie wie Fettsäuren vom Körper abgebaut werden, beispielsweise E 200 (Sorbinsäure) oder E 201 (Natriumsorbat). Aber folgende körperfremde Substanzen können zum Teil beträchtliche Einschränkungen der Gesundheit bedeuten: E 210 (Benzoesäure), E 211 (Natriumbenzoat), E 212 (Kaliumbenzoat), E 213 (Calciumbenzoat), E 214 (pHB-Ester), E 215 (pHB-Ester-Natrium-Verbindung), E 216 (pHB-n-Propylester), E 217 (pHB-n-Propylester-Natrium-Verbindung), E 218 (pHB-Methylester), E 219 (pHB-Methylester-Natrium-Verbindung), E 220 (Schwefeldioxid), E 221 (Natriumsulfit), E 222 (Natriumhydrogensulfit), E 223 (Natriumdisulfit), E 224 (Kaliumdisulfit), E 226 (Calciumsulfit), E 227 (Calciumhydrogensulfit), E 250 (Natriumnitrit), E 251 (Natriumnitrat) und E 252 (Kaliumnitrat).
Als Geschmacksverstärker werden in vielen Fertiggerichten folgende bedenkliche Substanzen eingesetzt: E 620 (Glutaminsäure), E 621 (Natriumglutamat), E 622 (Kaliumglutamat), E 623 (Calciumglutamat) und E 625 (Magnesiumglutamat).
Außerdem enthalten viele (immer mehr) Nahrungsmittel Rückstände von Antibiotika (häufig in Milch und Eiern), insbesondere Penicillin, was den Allergikern ganz und gar nicht zuträglich ist.
Schließlich muß man traurigerweise konstatieren, daß heutzutage fast sämtliche Anbaugebiete von Gemüse, Früchten und Getreide ausgiebig mit Unkrautvernichtungs-, Insektenbekämpfungs- sowie Düngemitteln und anderen chemischen Produkten durchtränkt sind — allesamt giftige Substanzen für jeden menschlichen Organismus, jedoch ganz besonders für den Allergiker.
Diese Überlegungen werden auch in der allopathischen Medizin berücksichtigt, doch wollen wir sie in die homöopathische Auffassung von Krankheit integrieren. Jede krankhafte Störung setzt eine entsprechende Veranlagung voraus. Allergien treten zumindest zunächst hauptsächlich bei hyporeaktionellen Menschen auf. Eine Allergie ist ein Ausdruck dieser Veranlagung, jedoch nicht der einzige. Die grundlegende Eigenschaft der hyporeaktionellen Konstitution ist die Verlangsamung sämtlicher Funktionen, insbesondere die Ten-

denz von Darmträgheit und Leberinsuffizienz, welche beide die Grundlage jeglicher Vergiftung bilden. Im Grunde genommen bringt ja eine Allergie, wie auch immer der biologische Mechanismus aussehen mag, eine Vergiftung zum Ausdruck. Die Allergen-Antikörper-Reaktion ist vielleicht das Schlüsselelement des allergischen Vorgangs, gleichzeitig ist es aber der oberflächliche, periphere Ausdruck eines tieferen Vergiftungsprozesses, welcher seinerseits von der Veranlagung des Organismus in seiner Gesamtheit abhängig ist.
Versuchen wir einmal, eine praktische Schlußfolgerung aus alledem zu ziehen. Wenn ein Kind in einer allergisch vorbelasteten Familie zur Welt kommt, ist es ganz wesentlich, bevor es überhaupt zu einer allergischen Erscheinung kommt, diätetische Maßnahmen zu ergreifen. Es ist absolut zwingend, das Kind zu stillen — die wichtigste vorbeugende Maßnahme überhaupt. Ist das Stillen nicht möglich, kann man ihm Sojamilch oder gegebenenfalls eine diätetische, kuhmilch-proteinfreie Mischung geben. Bei einem entsprechend veranlagten Säugling sollte man Orangensaft (den viele, anscheinend nichtallergische, Kinder nicht vertragen können) sowie Eier meiden.
Später, auch wenn das so veranlagte Kind keinerlei allergische Reaktionen aufweist, sollte man trotzdem eine allzu fette oder reichhaltige Kost vermeiden. Dies ist das mindeste. Außerdem ist es erwiesen, daß ein übermäßiger Genuß proteinreicher Nahrungsmittel Allergien hervorrufen kann.
Die Hyporeaktionellen können wegen der Verdauungsschwäche und insbesondere der verminderten Entgiftungskapazität der Leber eine Vielzahl von Nahrungsmitteln nicht vertragen. Deshalb ist es ratsam, vor allem folgende Nahrungsmittel zu meiden: Eier und eierhaltige Speisen, Süßspeisen, Mayonnaise, Wurstwaren, Tomaten, Orangen und Mandarinen (Pampelmusen und Zitronen sind erlaubt), exotische Früchte (Kiwis, Mangos, Avocados), Früchte und Gemüse in Dosen oder in Gläsern, Schokolade und schokoladehaltigen Speise, Corn-flakes und dergleichen sowie Chips.
Schließlich sollte man sich darum bemühen, Lebensmittel, die Nahrungsmittelzusätze oder Pflanzenschutzmittel enthalten, aus dem Speiseplan zu streichen, was sicherlich nicht ganz einfach, aber machbar ist. Es gibt immer mehr Naturkostgeschäfte (Bioläden), die im Rahmen des Möglichen zusatzfreie Lebensmittel anbieten. Sie verkaufen ebenfalls biologisch, das heißt ohne Dünge- und Pflanzen-

schutzmittel angebaute Nahrungsmittel. Ein absoluter Schutz ist jedoch wegen der allgemeinen Luftverschmutzung illusorisch. Der Regen, der auf unsere kontrolliert biologisch-dynamischen Äcker fällt, sowie die Luft, die wir einatmen, sind beladen mit giftigen und radioaktiven Substanzen. Dieses Problem betrifft mittlerweile unseren gesamten Planeten Erde.

Die diätetischen Maßnahmen, die hier vorgeschlagen wurden, dies sei noch einmal wiederholt, sind beim allergischen Kind angezeigt, auch wenn es keinerlei allergische Reaktionen aufweist, aus dem einfachen Grund, weil es von allergischen Eltern abstammt. Diese Diät reicht unter Umständen aus, um das Kind vor Beschwerden zu schützen.

In der allopathischen Medizin empfiehlt man in der Regel neben Maßnahmen wie Diäten eine Desensibilisierung durch zunächst unendlich kleine und anschließend schrittweise zunehmende Mengen der allergischen Substanz. Die Desensibilisierung durch Injektionen ist gefährlich. Man könnte jedoch auf eine orale Desensibilisierung zurückgreifen. Häufig genügt es, dem Kind eine minimale, gewissermaßen unendlich kleine Menge des Nahrungsmittels, das es nicht verträgt, zu geben (beispielsweise eine Messerspitze Erdbeeren). Man wartet 20 bis 30 Minuten, ist diese Frist einmal überschritten, kann es dieses Nahrungsmittel in normalen Mengen zu sich nehmen, ohne, häufig zumindest, eine Unverträglichkeit zu äußern. Diese sehr einfache Methode ist nicht unfehlbar, hat aber dennoch bereits gute Erfolge erzielt.

Wenn die diätetischen Maßnahmen auch unerläßlich sind, wird der Patient sicher nicht allein dadurch geheilt. Man kann keine Heilung der Allergie ohne eine entsprechende Therapie erreichen. Obwohl man zweifellos die akute allergische Erscheinung behandeln muß, geht es hauptsächlich darum, sich um die zugrundeliegende Veranlagung zu kümmern. Dies ist auch genau der Bereich, in dem die Homöopathie ihre schönsten Erfolge hat. Betrachten wir nun die verschiedenen allergischen Erscheinungen beim Kind in chronologischer Reihenfolge.

2. Hautallergie

An dieser Stelle wird nur von dem Ekzem die Rede sein. Die anderen Formen von Hautallergien, insbesondere die Nesselsucht, werden im Kapitel über Hautkrankheiten behandelt werden.
Das atopische Ekzem, das sich zu einer Atemwegsallergie entwickeln kann, tritt nicht vor 2 bis 3 Monaten in Erscheinung. Es ist in der Regel im Gesicht, am Hals und an den Gelenkbeugefalten lokalisiert, kann jedoch auch am ganzen Körper auftreten. Es ist meistens trocken, mit sich lösenden Schuppen, welche eine trockene, verdickte Haut hinterlassen. Manchmal ist es nässend. Es kann aber auch ein Wechsel zwischen nässenden Schüben und trockenen Flecken auftreten. Das Ekzem geht vielfach Ende des 2. Jahres zurück. Es handelt sich hierbei jedoch nicht um eine Heilung, da es zu diesem Zeitpunkt sehr häufig einer Atemwegsallergie den Platz überläßt.
Man unterscheidet das atopische Ekzem von den anderen Formen von Ekzemen, insbesondere dem seborrhoischen Ekzem und der Intertrigo. Das vor allem durch eine fettige Absonderung gekennzeichnete seborrhoische Ekzem ist gewöhnlich auf der Kopfhaut lokalisiert. Der Intertrigo ist ein Faltenekzem, das hauptsächlich hinter oder unter dem Ohrläppchen lokalisiert ist, jedoch ebenfalls in den Falten des Halses, der Leisten oder der Achseln. Die Haut ist rot und nässend. Sehr häufig bildet sich die Mutter ein, es liege daran, daß man das Kind nach dem Bad nicht sorgfältig abgetrocknet habe. Im Grunde genommen handelt es sich hierbei um ein superinfiziertes Ekzem. Ein Abstrich der Absonderung bringt stets Superinfektionskeime ans Licht, was beim eigentlichen Ekzem nicht der Fall ist.
Man muß ebenfalls das Gesäßekzem (Gesäßdermatitis) erwähnen, welches häufig das Aussehen von Windpocken (Windeldermatitis) annimmt. Die Anal- bzw. Genitalregion ist häufig betroffen, der Grund liegt im Aufweichen der Haut in den feuchten Windeln (insbesondere wenn der Urin stark ammoniakhaltig ist) oder in durchfallartigem Kot. Die Haut ist gleichmäßig rot, manchmal trocken, häufig nässend und weist überhöhte Papeln, die geschwürig werden können, oder sogar Bläschen auf.
Die zunächst auf das Gesäß beschränkte Rötung kann sich auf den Unterleib, den Rücken, die Seiten und den Rumpf ausbreiten. Es

kann zu einem Befall der Kopfhaut, des Gesichts und hierbei insbesondere der Augenbrauen kommen, die ein sehr grindiges Aussehen annehmen können. Wenn diese Form von Gesäßdermatitis sehr ausgeprägt ist, trägt sie den Namen Leiner-Krankheit. Diese unterscheidet sich von einem Ekzem dadurch, daß es zu keinem Pruritus (Hautjucken) kommt und daß die Schädigungen durch eine Superinfektion verursacht werden. Die Erkrankung kann sich über einen Zeitraum von mehreren Wochen erstrecken. Die Mittel sind diejenigen der Windeldermatitis. Stellt man fest, daß sich die Entzündung nicht auf die Oberfläche der Haut beschränkt, sondern von einer gewissen Schwellung sogar einem Ödem des Unterhautzellgewebes mit einem erysipeloidem (wundroseartigem) Erscheinungsbild begleitet ist, dann ist das Mittel EUPHORBIUM angezeigt. Wenn diese Schwellung von Papeln und insbesondere einer großen Unruhe des Kindes begleitet ist, dann wählt man das Mittel RHUS TOXICODENDRON (siehe auch »Windeldermatitis und Leiner-Krankheit« [S. 558]).

Diese verschiedenen Hautkrankheiten haben nicht denselben Schweregrad. Eine vergleichsweise harmlose Intertrigo, auch wenn sie sich in die Länge zieht, sowie eine Seborrhoe heilen in jedem Fall. Die sicherlich sehr erschreckende Leiner-Krankheit heilt ebenfalls völlig aus. Doch das atopische Ekzem kann über Jahre fortdauern und erfordert eine grundlegende Behandlung, um die Symptome zu beseitigen und insbesondere die zugrundeliegende Konstitution zu verbessern.

Die offizielle Unterscheidung zwischen dem atopischen Ekzem und anderen Ekzemen ist hinsichtlich der Schwere des Problems berechtigt, doch was die Ursache angeht, nicht ganz zutreffend. Man kann nur dann von Atopie sprechen, wenn vorher allergische Erscheinungen bei den Eltern oder Verwandten aufgetreten waren. Indessen sind die anderen ekzemartigen Hauterkrankungen, auch wenn sie genaugenommen keine atopischen Erscheinungen darstellen, ebenfalls die Folge einer zugrundeliegenden Veranlagung, eigentlich der gleichen, jedoch weniger ausgeprägten Veranlagung wie im Falle einer Atopie, so daß eine wirkliche konstitutionelle Behandlung auch an dieser Stelle ansetzen muß. Die homöopathischen Mittel dieser verschiedenen Hauterkrankungen sollen nun im folgenden besprochen werden.

a) Seborrhoisches Ekzem

Die seborrhoische Hauterkrankung ist weniger tief und weniger schwerwiegend als das atopische Ekzem. Im Gegensatz zu letzterem entartet sie in der Regel nicht zu allergischen Atemwegserkrankungen. Dennoch trifft dies nicht in sämtlichen Fällen zu. Bestimmte seborrhoische Zustände, im übrigen oft gemeinsam mit einem atopischen Ekzem auftretend, entwickeln sich in Richtung asthmaähnliche Bronchitis oder Asthma.

Die seborrhoische Hauterkrankung beginnt früher als das atopische Ekzem, häufig bereits in den ersten Wochen. Sie ist durch eine *fettige Absonderung* der Haut und ihre fast ausschließliche Lokalisierung im Bereich der *Kopfhaut* gekennzeichnet. Manchmal äußert sich der Hautausschlag im oberen Gesichtsbereich sowie in den Gelenkbeugen.

Das seborrhoische Ekzem kann mehr oder weniger ausgeprägt sein. Oftmals äußert es sich in Form eines kleinen, dünnen, gelblichen Häutchens auf der Kopfhaut. Sie macht lediglich einen etwas fettigen, schmutzigen Eindruck. Man könnte fast glauben, man habe den Kopf des Babys nicht genügend gewaschen. Diese kleine Kruste löst sich ganz einfach, wenn man daran kratzt oder die Kopfhaut mit ein wenig Äther entfettet — noch besser, indem man den Kopf mit einer Mischung aus Öl und Eigelb reibt.

Die Erkrankung kann jedoch wesentlich stärker ausgeprägt sein. Manchmal stellt man die Bildung einer Vielzahl von nässenden Bläschen fest, aus der eine dickflüssige, fettige, die Haare verklebende und mehr oder weniger krustenbildende Flüssigkeit hervorquillt. Sämtliche Formen sehen sehr ähnlich aus. Dennoch kann sich das angezeigte Mittel von einem zum anderen Fall stark unterscheiden. Um dieses herauszufinden, muß man sich darum bemühen, die charakteristischen Eigenschaften herauszufinden. Wenn es keinerlei Merkmale zu geben scheint, kann man auf MEZERUM zurückgreifen, das oft zu hervorragenden Ergebnissen führt. Es ist die am häufigsten angezeigte Arznei. Außerdem kommen Mittel wie CALCIUM CARBONICUM, GRAPHITES, HEPAR SULFURIS, LYCOPODIUM, SEPIA, SILICEA in Frage. Diese sind allesamt hauptsächlich konstitutionelle Mittel, die folglich vor allen Dingen entsprechend der allgemeinen Eigenschaften des Betreffenden (im nichtakuten Zustand) angezeigt sind. Ne-

ben den oben genannten Arzneien — die häufigsten — kann man (in alphabetischer Reihenfolge) noch folgende anführen: CICUTA VIROSA, CLEMATIS RECTA, DULCAMARA, KALIUM MURIATICUM, JUGLANS REGIA, MERCURIUS SOLUBILIS, OLEANDER, PETROLEUM, PSORINUM, RHUS TOXICODENDRON, SARSAPARILLA, SCROPHULARIA, SULFUR, TRIFOLIUM, VINCA MINOR, VIOLA TRICOLOR.
Um das richtige Mittel zu bestimmen, muß man sich sowohl auf das Aussehen der zumeist nässenden, manchmal jedoch auch trockenen, krustigen Schädigungen sowie auf die Farbe der Krusten, ihre Lokalisation und ihre Begleitsymptome stützen:

● TROCKENE SEBORRHOE:

— *Dünne Schicht:*
Wenn der Hautausschlag von trockener Beschaffenheit ist, kann er in einer dünnen, schuppigen Form in Erscheinung treten. In diesem Fall sind SUFUR und TRIFOLIUM angezeigt.
SULFUR: in der Regel Rötung sämtlicher Körperöffnungen.
TRIFOLIUM: Milchschorf mit ausgiebigem Speichelfluß.

— *Dicke Krusten:*
Bei einem trockenen Hautausschlag, der nicht mehr aus Schuppen, sondern aus dicken Krusten besteht, sollte man an folgende Mittel denken:
DULCAMARA: bräunliche Krusten, hart wie Leder, die beim Kratzen bluten.
CICUTA VIROSA: zitronengelbe Krusten.

● FETTIGE SEBORRHOE:

Die Kopfhaut ist meist sehr fettig und schmierig. Auf dieser fettigen Grundlage bilden sich, von der Absonderung ausgehend, mehr oder weniger dicke Krusten, die wie bei der trockenen Seborrhoe verschiedene Farben annehmen können.

— *Farbe der Krusten:*
KALIUM MURIATICUM: weiße Krusten.
CICUTA VIROSA: zitronengelbe Krusten.

MERCURIUS SOLUBILIS: gelbbraune Krusten.
CALCIUM JODATUM: kupferrote Krusten.
PETROLEUM: grünliche Krusten.

— *Stark nässende Krusten:*
CLEMATIS RECTA: übelriechender Hautausschlag, insbesondere im Nackenbereich, am Haaransatz, mit übermäßig vergrößerten Lymphknoten, Verschlimmerung durch Waschen und durch Wärme, und mit sehr starkem Juckreiz.
GRAPHITES: honigartige Absonderung, fast immer gleichzeitige Intertrigo in der Ohrenfalte sowie Ekzemzeichen, vergrößerte Lymphknoten.
KALIUM MURIATICUM: Bläschen mit weißlichem Inhalt.
CALCIUM SUFURICUM: deutliche, eitrige und flüssige Absonderung oder Bildung von gelben eitrigen Krusten.
HEPAR SULFURIS: nach altem Käse riechendes Nässen.
VIOLA TRICOLOR: eitrige, impetiginöse (borkige, grindige) Milchkruste im Gesicht, nach Katzenurin riechender Harn, Spalt im Ohrläppchen.
MERCURIUS SOLUBILIS: übelriechendes Nässen, starkes Schwitzen am ganzen Körper mit feuchter Haut, schlechter Mundgeruch, stark belegte Zunge.
OLEANDER: Hautausschlag in Form von übelriechenden nässenden Flecken hinter den Ohren, schwächliches Kind mit Neigung zu Durchfällen.

— *Lokalisierung der Krusten:*
CLEMATIS RECTA: im Nacken, am Haaransatz.
SEPIA: an der Stirn, am Haaransatz (häufig gleichzeitiger nässender Hautausschlag in den Ohrmuscheln sowie in der Hinterohrfurche).
SARSAPARILLA: im Gesicht beginnender und auf die Kopfhaut sich ausdehnender Hautausschlag, jedoch immer mit ein paar Krusten im Gesicht und auf der Oberlippe.
Die Seborrhoe kann, von der Kopfhaut ausgehend, benachbarte Bereiche befallen. Die entsprechenden Mittel sind:
GRAPHITES: vor allem hinter den Ohren.
JUGLANS REGIA: hauptsächlich, wenn es gleichzeitig zu einer Gerstenkornbildung kommt.

LYCOPODIUM: ständige Blähungen und Leberprobleme.
OLEANDER: nässende Flecken.
PETROLEUM: grünliche Kruste und häufig Ekzem in den Körperfalten.
PSORINUM: gleichzeitiger bläschenartiger Hautausschlag der Gelenkbeugenfalten.
CLEMATIS RECTA, CALCIUM JODATUM, GRAPHITES, PSORINUM: dicke Lymphknoten aufgrund der Lokalisation im Nacken oder der Ohrenfalte.
SCROPHULARIA: Ausbreitung zur Ohrmuschel hin.
SEPIA: Ekzem der Hinterohrfalte und Lokalisation im Stirnbereich.
VINCA MINOR: bis zur Nase und zur Oberlippe.
VIOLA TRICOLOR: im gesamten Gesicht, dicke Krusten, aus denen ein gelber, klebriger Eiter heraustritt (im Grunde genommen ein impetiginöses [borkiges, grindiges] Ekzem des Gesichts).

In der Regel erstreckt sich die Seborrhoe über die gesamte Kopfhaut. Tritt sie nur in isolierten Flecken in Erscheinung, sollte man an VINCA MINOR denken, von dem soeben die Rede war.

— *Weitere typische Kennzeichen:*
RHUS TOXICODENDRON: sehr unruhiges Kind, besonders nachts, bewegt ständig die Arme und Beine.
SILICEA: starkes Schwitzen am Kopf (CALCIUM CARBONICUM, SANICULA) und sehr häufig verdickte rissige Nägel, insbesondere an den Zehen, mit einer Tendenz zu eingewachsenen Nägeln (was durchaus nicht selten ist bei Säuglingen).
CLEMATIS RECTA: sehr starker Juckreiz.
CICUTA VIROSA: kein Juckreiz, unbeständige Modalitäten.

Die Haare sind häufig durch das Nässen verklebt. An dieser Stelle muß eine Arznei genannt werden, die kein Seborrhoemittel ist, es handelt sich um BORAX (nur an den Haarspitzen verfilzte Haare).
Schließen wir dieses Kapitel mit dem ausdrücklichen Hinweis darauf, daß man keinerlei örtliche Cremebehandlungen gegen das Ekzem durchführen darf, die den Hautausschlag nur »hineindrücken« und andere Beschwerden nach sich ziehen. Man sollte lediglich eine normale Körperpflege beibehalten und unter Umständen die Kopfhaut entfetten.

Zusammenfassung

Eine Seborrhoe ist niemals schwerwiegend. In vielen Fällen geht sie von selbst zurück — was nicht bedeutet, daß die zugrundeliegende Veranlagung ebenfalls aufgehoben wäre. In den harmlosen Fällen kann man es bei einer örtlichen Behandlung belassen. Ist die Seborrhoe jedoch stärker ausgeprägt — ohne weitere besondere Zeichen, wie sie oben aufgeführt sind —, sollte man MEZEREUM (C 4, C 5 oder C 6 zweimal pro Tag während 5 oder 6 Tagen) ausprobieren. Wenn das Nässen sehr ausgeprägt ist, sollte man CLEMATIS RECTA oder unter Umständen VIOLA TRICOLOR verabreichen. Diese Mittel werden rein lokalsymptomatisch verabreicht: Sie behandeln nicht die zugrundeliegende Veranlagung. Bei einer hartnäckigen Seborrhoe muß man auf eine grundlegende konstitutionelle Behandlung zurückgreifen. Häufig wird die Wahl auf die Mittel GRAPHITES, CALCIUM CARBONICUM, PSORINUM oder SULFUR fallen. Allerdings übersteigt die Heilanzeige dieser Mittel in der Regel die Möglichkeiten eines Laien und erfordert die Mithilfe eines Arztes — um so mehr, als es sich hierbei um Arzneien mit einer tiefgehenden Wirkung handelt, die in hohen Potenzen (C 30, C 200, C 1000) in einer einzigen oder erst nach mehreren Wochen zu wiederholenden Dosis verabreicht werden. Wenn nach zwei- oder dreimaliger Verabreichung keine weitere Verbesserung erzielt wurde, muß man zu einem anderen Mittel übergehen.

b) Intertrigo (Wundsein, Hautwolf)

Die Intertrigo ist eine Hautkrankheit, die in den Körperfalten (in der Analfalte, zwischen den Oberschenkeln usw.) durch Reibung, Einweichung der Haut und Infektionen mit Bakterien sowie Soorpilzen ausgelöst wird. Die Haut in den Falten ist rot und nässend. Die Absonderung kann mehr oder weniger ausgeprägt sein und bildet in der Regel kleine bräunliche Krusten im Grenzbereich der Rötung. Es kommt jedoch auch vor, daß sich regelrechte dicke Verhärtungen bilden. Die Behandlung besteht darin, das entzündete Gebiet mit einer CALENDULA-Urtinktur zu desinfizieren (unter Umständen um die Hälfte oder noch stärker verdünnt) und es anschließend mit CALENDULA-haltigem Pulver zu bepudern, um die Absonderungen auszutrocknen. Diese örtliche Behandlung, auch wenn sie nützlich ist, heilt nicht die zugrundeliegende Krankheit selbst. Um sie zu heilen, muß man auf ein Mittel zurückgreifen, welches man fast immer unter den üblichen Ekzemmitteln aussuchen wird. Man kann daraus schließen, daß die Veranlagung zur Intertrigo sich quasi mit derjenigen des Ekzems deckt. Darüber hinaus wird diese Erkrankung häufig von eindeutig ekzemartigen Schädigungen an anderen Stellen des Körpers begleitet. Mit anderen Worten: Es kommt trotz sehr unterschiedlicher äußerer Erscheinungen praktisch zu einer Vermischung von Intertrigo und einem Ekzem.

Die Intertrigo ist vielfach auf die (gesamte) Hinterohrfurche begrenzt. Es kommt jedoch vor, daß sie nur unter dem Ohrläppchen oder in der oberen Furche in Erscheinung tritt. Manchmal ist sie lediglich in den Gelenkbeugenfalten oder in der Leistenfalte anzutreffen. Darüber hinaus gibt es Fälle, in denen sie sich sowohl im Bereich des Ohrs wie in den Gelenkbeugenfalten äußert.

Die verschiedenen angezeigten Arzneien sind entsprechend dem Ort der Schädigungen, ihrer Ausbreitung und der begleitenden, ekzemartigen Erscheinung zu wählen. An dieser Stelle wird nur von Mitteln die Rede sein, die angezeigt sind, wenn die Intertrigo nicht oder kaum von anderen Ekzemen begleitet wird. Falls zudem noch bedeutende ekzemartige Schädigungen auftreten, dann bestimmen *diese* die Mittelwahl. Die Indikation bei vorherrschendem Ekzem wird im Abschnitt »Atopisches Ekzem« behandelt werden. Intertrigo tritt auch häufig in Verbindung mit der Seborrhoe auf; wenn letztere überwiegt, wird das Mittel durch die Seborrhoe bestimmt (s. o.).

»Eigentliche« Intertrigomittel sind: AETHUSA CYNAPIUM, AMMONIUM CARBONICUM, ARSENICUM ALBUM, BORAX, CALCIUM CARBONICUM, CALCIUM SULFURICUM, CAUSTICUM, CLEMATIS RECTA, CHRYSAROBINUM, CROTON, GRAPHITES, JUGLANS REGIA, LYCOPODIUM, MERCURIUS SOLUBILIS, MEZEREUM, OLEANDER, PETROLEUM, PSORINUM, SULFUR, TELLURIUM, SANICULA, SCROPHULARIA, STAPHISAGRIA.

Man kann sie in zwei Kategorien einordnen, je nachdem, ob die Erkrankung lediglich auf die Hinterohrfurche oder auf die Körper- bzw. Gelenkbeugenfalten beschränkt ist.

● INTERTRIGO AM HINTEROHR:

CALCIUM CARBONICUM: eines der großen Intertrigomittel. Die Intertrigo breitet sich auf das Ohr aus und ist von Seborrhoe begleitet.
CLEMATIS RECTA: Dieses Mittel ist häufig angezeigt. Die Intertrigo des Ohrs ist in vielen Fällen von hauptsächlich im Nacken lokalisierter Seborrhoe begleitet. Die Nervenknoten des Halsgrenzstranges sind stark vergrößert.
OLEANDER: Die Intertrigo bildet keine einheitliche rote Fläche, sondern äußert sich in Form von *Flecken*.
Sie ist fast immer von Seborrhoe und im Bereich der Stirn und des Haaransatzes von einem bläschenförmigen Hautausschlag mit Neigung zur Impetigo (Eiterflechte) begleitet.
CROTON: Die Intertrigo wird häufig von Bläschen im Gesäßbereich begleitet. Ein gelber, plötzlich eintretender, vom geringsten Nahrungsmittel- oder Getränkeverzehr verschlimmerter Durchfall ist ebensooft zu beklagen.
SANICULA: Dieses Mittel ist im Fall von starkem Schwitzen am Hinterhaupt während des Schlafs (CALCIUM CARBONICUM, SILICEA) angezeigt. Der Patient hat große Angst vor jeglicher nach unten gerichteter Bewegung (BORAX). Gleichzeitig tritt ein rissiges Ekzem an den Händen auf (PETROLEUM, GRAPHITES).
CHRYSAROBINUM: Das stark krustige Erscheinungsbild der Intertrigo ist sehr charakteristisch. Das Ohr ist in seinem gesamten Umfang eine einzige Kruste mit darunterliegendem Eiter. Man stellt ebenfalls einen Hautausschlag in der Augengegend sowie Blepharitis (Lidrandentzündung) fest.
LYCOPODIUM: Die Intertrigo tritt in Begleitung von Lidrandentzündung und einem Ekzem auf den Händen auf.
SCROPHULARIA: Die Intertrigo ist praktisch immer von einem Ekzem der Ohrmuschel sowie einer Seborrhoe mit heftiger Lymphknotenreaktion begleitet. Zudem kann man eine Tendenz zum Asthma beobachten.
STAPHISAGRIA: Die Intertrigo wird von einem Ekzem der Kopfhaut, des Gesichts oder an verschiedenen Körperstellen begleitet. Es besteht eine Tendenz zu wiederholt auftretenden Gerstenkörnern sowie zur Zahnfleischentzündung in Verbindung mit starkem Speichelfluß. Die Zähne verfärben sich schwarz und werden kariös. Das

Kind ist jähzornig und gewalttätig. Es verlangt mit lautem Geschrei nach Dingen, lehnt sie jedoch ab, wenn man sie ihm bringt. Sein Körpergeruch ist penetrant und unangenehm.
TELLURIUM: Die Intertrigo wird von einem Ekzem des Hinterhauptes oder kreisrundem Herpes begleitet. Häufig stellt man ebenfalls eine eitrige Ohrenentzündung (mit Salzlakengeruch) fest.

- **INTERTRIGO DER KÖRPER- BZW. GELENKBEUGENFALTEN:**

GRAPHITES: Sämtliche Falten, insbesondere hinter dem Ohr oder im Leistenbereich, sind betroffen. Diese Symptome werden von Seborrhoe sowie von Rissen im Mundwinkel, in den Augenwinkeln und an den Nasenlöchern begleitet. Die Absonderung sieht aus wie Honig.
PETROLEUM: Sämtliche Falten sind betroffen. Gleichzeitig treten Seborrhoe sowie Ekzeme auf (Schrunden an den Fingern).
CALCIUM SULFURICUM: Der Betreffende ist durch seine Tendenz zu Eiterungen gekennzeichnet. Die Absonderungen in den Falten sind eitrig und gelb. Gleichzeitig beobachtet man eitrige Seborrhoe an verschiedenen Körperteilen, einen eitrigen, krustigen Hautausschlag und häufig gelbe, eitrige Absonderungen im Bereich der Augen und der Nase.
AMMONIUM CARBONICUM: Die Intertrigo äußert sich in den Gelenkbeugenfalten und der Leistenfalte, häufig von Ekzemen im Anal- und Genitalbereich begleitet, ebenso von Rissen in den Mundwinkeln. Fast immer ist die Nase stark verstopft, sind die Mandeln vergrößert, findet eine ausgeprägte Lymphknotenreaktion statt.
CAUSTICUM: Die Intertrigo äußert sich in sämtlichen Körperfalten. Es handelt sich um eine Intertrigo, die *während des Zahnens* auftritt.
AETHUSA CYNAPIUM: Man stellt eine Milchunverträglichkeit fest (insbesondere während des Zahnens oder im Sommer), außerdem grünen Durchfall und Erbrechen dicker Klümpchen, sobald das Kind etwas getrunken hat. Überdies zeigt es eine große Erschöpfung, Schläfrigkeit und kalte Schweiße.

Zusammenfassung

Intertrigo ist wie das seborrhoische Ekzem eine harmlose Erkrankung. Sie kann im übrigen spontan ausheilen. In der stark ausgeprägten Form ist sie häufig von einem Ekzem begleitet, oder beide Erkrankungen treten abwechselnd in Erscheinung. In diesem Fall muß man auf eine grundlegende Behandlung zurückgreifen. Die angezeigten Mittel wären dann insbesondere CALCIUM CARBONICUM, GRAPHITES und PETROLEUM.

c) Atopisches Ekzem

Es sei von vornherein gesagt, daß man einem Laien davon abraten sollte, das atopische Ekzem seines Kindes zu behandeln. Sämtliche Symptome dieses Kindes sind die Widerspiegelung einer allergischen Veranlagung, deren Behandlung selbst für einen erfahrenen Homöopathen ein schwieriges Unterfangen bleibt. Trotz einer gut durchgeführten Therapie bedarf es manchmal mehrerer Jahre, um zu einem nennenswerten Ergebnis zu kommen.
Bei einem atopischen Ekzem sind vor allem zwei große Arzneien angezeigt: SULFUR und ARSENICUM ALBUM. Es handelt sich jedoch hierbei um einander entgegengesetzte Mittel, welche ebendeswegen niemals gleichzeitig, ja nicht einmal abwechselnd verabreicht werden dürfen. Die beiden Konstitutionstypen, denen sie entsprechen, unterscheiden sich nicht nur durch ihre körperlichen Symptome, sondern auch durch ihr Verhalten.
Das SULFUR-Kind hat eine praktische, konkrete Einstellung. Es ist gewissermaßen ein »Materialist«; es ist auf der Suche nach sofortigen Bedürfnisbefriedigungen und demzufolge auch als »erdverbunden« zu bezeichnen. Das ARSENICUM-ALBUM-Kind ist gefühlsbetonter, weniger körperlich orientiert, nervöser, vergeistigter und sucht seine Befriedigung eher in den geistigen als in den körperlichen Aktivitäten. Schauen wir uns diese beiden Mittel einmal etwas näher an.

SULFUR: Es handelt sich um ein wärmeunverträgliches Kind. Häufig weist es eine Rötung sämtlicher Körperöffnungen auf. Die Lippen sind knallrot, trocken und brennen; die Lidränder sind rot; die Nasenlöcher sind rot, trocken, krustig, sie brennen und haben einen juckenden Ausschlag; die Ohren sind rot und brennend; der After ist rot und wund; die Öffnung der Harnröhre ist ebenfalls gerötet. Es handelt sich um einen Menschen, der darum bemüht ist, seine »Giftstoffe« durch sämtliche Körperöffnungen auszuscheiden. Wenn diese Art von Ausscheidungen nicht mehr ausreicht, werden die Giftstoffe durch die Haut in Form eines Ekzems ausgeschieden. Das SULFUR-Kind hat einen Abscheu gegenüber dem Baden, wodurch sein Zustand übrigens auch verschlechtert wird. Seine Haut sieht schmutzig aus, auch wenn man es gerade gewaschen hat, und ein unangenehmer Geruch geht von ihr aus. Das Ekzem ist in der Regel von trockener Beschaffenheit, die nichtbefallene Haut jedoch häufig fettig und mit kleinen infizierten Pickeln übersät. Der Juckreiz ist sehr ausgeprägt und wird nachts durch Wärme oder durch Baden verschlimmert. Sehr oft ist das SULFUR-Kind ein großer Esser, und es leidet häufig unter Verdauungsstörungen (Magenüberladung, Durchfall).

In vielen Fällen wechseln Ekzem und Durchfall einander ab. Manchmal tritt auch Bronchitis oder Asthma auf. Es gibt ein allgemeines Merkmal von SULFUR, das charakteristisch ist: eine Art Schwächeanfall um 11.00 Uhr morgens, begleitet von einem starken Bedürfnis, etwas zu essen. Das SULFUR-Kind spielt überwiegend am Boden liegend, längere Zeit zu stehen bereitet ihm Mühe. Es versucht ständig, sich irgendwo abzustützen. Darüber hinaus bevorzugt es beim Spiel solche Plätze, die schmutzig sind, und nimmt dabei keinerlei Rücksicht auf seine Kleidung. — In diesem Zusammenhang sei noch das Mittel SULFUR JODATUM genannt; hier sind dieselben Eigenschaften wie bei SULFUR zu beobachten, aber das Kind ist in der Regel wesentlich dünner, hat eine Veranlagung für Atemwegserkrankungen, leidet unter zahlreichen Drüsenerkrankungen sowie häufig unter Lippenherpes. In diesem Fall tritt das Ekzem eher abwechselnd mit Bronchitis und Asthma als mit Durchfall auf.

ARSENICUM ALBUM: Es handelt sich um ein extrem kälteempfindliches Kind im Gegensatz zu SULFUR. Allein dadurch wird man die beiden kaum verwechseln. Zudem ist es im Gegensatz zum SULFUR-Kind sehr sorgfältig und will nicht schmutzig sein. Es ist sogar peinlich genau und wirkt womöglich etwas schrullig. In der Regel handelt es sich um ein mageres, unruhiges Kind, das nicht still bleiben kann und dennoch sehr erschöpft ist. Es macht ständig einen angespannten, unruhigen Eindruck, insbesondere in der Nacht. Sein Schlaf wird durch häufiges Aufwachen gestört. Seine Haut fühlt sich sehr trocken und rauh an, das Ekzem ist ebenfalls trocken. Es lösen sich ständig kleine Schuppen, die auf einem dunklen Kleidungsstück feine Staubspuren hinterlassen. Das Ekzem bei ARSENICUM ALBUM wird immer im Winter und durch Kälte verschlimmert. Der Juckreiz ist sehr heftig und brennend, er verstärkt sich nachts zwischen 1.00 und 3.00 Uhr. Eigenartigerweise, und dies ist charakteristisch für dieses Mittel, wird dieses brennende Gefühl durch Wärme und Wärmeanwendungen gelindert. Es sei wegen der grundlegenden Bedeutung noch einmal daran erinnert, daß das ARSENICUM-ALBUM-Ekzem immer trocken ist. Kratzen — wodurch das Ekzem verschlimmert wird! — kann ein Bluten, aber niemals eine Absonderung hervorrufen.

SULFUR und ARSENICUM ALBUM zeigen sehr deutlich den grundlegenden Unterschied zwischen einem »warmen« (SULFUR) und einem »kalten« (ARSENICUM ALBUM) Menschen, man kann sie eigentlich nicht verwechseln.

Neben diesen beiden Mitteln muß man zunächst PSORINUM nennen. Was die Erscheinungen auf der Haut betrifft, so steht es im Gegensatz zu SULFUR, und häufig ergänzt es die Wirkung von ARSENICUM ALBUM.

PSORINUM: Im Gegensatz zu SULFUR friert der PSORINUM-Mensch ständig; selbst im Sommer hüllt er sich warm ein. Es mangelt ihm nicht nur an Wärme, sondern an Vitalität. Seine Reaktionsfähigkeit ist stark vermindert. Auch er bemüht sich darum, seine »Giftstoffe« auszuscheiden, doch kommt es am Ausscheidungsort immer zu einer Sekundärinfektion, zum Beispiel zu einer ständigen Bindehautentzündung, einem chronischen Ohrenausfluß, einer anhaltenden Naseninfektion mit Krustenbildung, einem hartnäckigen Husten mit dickem, grünlichem Auswurf sowie oftmals Haarbalgentzündungen, Furunkeln und krustigen, nässenden Hautausschlägen. Die Haut verbreitet einen modrigen Geruch, der auch nach dem Baden anhält. Es mangelt dem PSORINUM-Typus an Vitalität und Reaktionsfähigkeit. Er ist ein deprimierter, ängstlicher Mensch, der davon überzeugt ist, daß er nicht wieder gesund wird. Er ist unfähig zu arbeiten und irgend etwas zu unternehmen. Das Kind ist tagsüber ruhig, nachts jedoch unruhig, besorgt und schreit stundenlang. In der Nacht verspürt es ebenfalls einen großen Hunger und möchte aufstehen, um etwas zu essen. Das Ekzem von PSORINUM wird sich immer im Winter verschlechtern und im Sommer bessern. Die Schädigungen an den Händen sind trocken, jedoch nässend an der Kopfhaut und in den Körperfalten.

PETROLEUM: Es handelt sich hierbei ebenfalls um einen Menschen, dessen Zustand im Winter verschlechtert wird. Die Haut im Bereich des Handrückens ist sehr trocken, rauh und häufig rissig, insbesondere an den Fingerspitzen. Eine rissige Haut im Winter sollte dazu veranlassen, an PETROLEUM zu denken, das ebenfalls ein Mittel gegen Frostbeulen ist. Obwohl die Haut in der Regel sehr trocken ist, kann sie kleine nässende Bläschen aufweisen, die gelbliche Krusten in den Körperfalten und auf der Kopfhaut hinterlassen (seborrhoisches Ekzem). Der Betreffende ist unruhig und hastig. Er ist mager trotz eines großen Appetits (wie bei PSORINUM) und steht in der Nacht auf, um etwas zu essen. Nach dem Stuhlgang hat er ebenfalls Hunger. Eigenartigerweise kann er einen Durchfall haben, der nur bei Tag und niemals bei Nacht in Erscheinung tritt. Er verträgt keinen Kohl, sehr häufig leidet er unter Reisekrankheiten.

GRAPHITES: Es handelt sich um ein dickes, gefräßiges, weiches, apathisches Kind. Das Ekzem ist ebenfalls rissig mit einer sehr charakteristischen Absonderung, die wie Honig aussieht und dicke Krusten bildet. Der Hautausschlag betrifft hauptsächlich die Körperfalten (insbesondere die Ohrenfalte mit Lymphknotenreaktion), kann dann jedoch auch am ganzen Körper auftreten. Sehr oft, wenn nicht immer, sind die Mundwinkel aufgesprungen, und man kann auch an dieser Stelle die dickflüssige, klebrige, charakteristische Absonderung beobachten. Die innere Handfläche ist in der Regel verdickt, schwielig und rissig. Der Betreffende leidet häufig unter Verstopfung. Der Kot ist hart und dunkel mit weißen Schleimspuren. Die Verstopfung ist in der Regel von Afterschrunden oder Rissen in der

Afterumgebung begleitet — mit Nässen und Krustenbildung. Der Juckreiz bei diesem sehr kälteempfindlichen Menschen wird durch Kälte gebessert. Dieses weiche apathische Kind ist nicht unbedingt folgsam: Es lacht beispielsweise, wenn man mit ihm schimpft, und macht einen Eindruck, als ob es sich über den Tadel lustig machen würde. GRAPHITES ist eines der besten Mittel für das Faltenekzem, insbesondere bei tiefen Rissen mit gelbem Grund (bei rotem blutigen Grund sollte man an ACIDUM NITRICUM denken).

NATRIUM MURIATICUM: Dieses Mittel ist dann angezeigt, wenn das Kind ein anscheinend trockenes Ekzem aufweist, das jedoch auf einer äußerst fettigen, öligen Haut eintritt, so daß sich häufig dicke Krusten bilden. Der Betreffende ist in der Regel ein magerer Mensch (die Abmagerung zeigt sich insbesondere im Bereich des Halses), der trotz eines guten Appetits nicht zunimmt. Er ist gierig nach Salz. Sein Zustand wird oftmals durch einen längeren Aufenthalt am Meer verschlechtert (ein kurzer Aufenthalt am Meer verbessert ihn manchmal), auch durch Sonneneinwirkung. Das Ekzem ist hauptsächlich am Haaransatz des Nackens und der Stirn ausgeprägt. Sehr häufig findet man auch Herpesbläschen sogar auf der Kopfhaut, jedoch ebenfalls im Mund- und Afterbereich. NATRIUM MURIATICUM ist ein gutes Mittel bei kleinen Rissen oder Abhebungen am Nagelwall (Niednagel). Dem Betreffenden mangelt es offensichtlich an Lebenswärme, sein Zustand wird jedoch durch Wärme und insbesondere durch Sonnenwärme verschlechtert.

CALCIUM CARBONICUM: Es handelt sich um ein fettleibiges, apathisches, kälteempfindliches, sehr blasses Kind mit weichen Muskeln und einer ebenfalls sehr weichen Haut. Es schwitzt ausgiebig am ganzen Körper. Seine Haut ist fettig, und demzufolge ist das Ekzem häufig nässend. Das CALCIUM-CARBONICUM-Kind hat häufig eine Milchunverträglichkeit. Sein Ekzem wird durch den Genuß von Eiern verschlimmert, die ihm jedoch leider sehr gut schmecken. Es ist in der Regel ein schüchternes, zurückhaltendes, sanftes, jedoch eigensinniges Kind. Wenn man es grob behandelt, zieht es sich in eine Trägheit zurück. Dies ist eine vorherrschende psychische Eigenschaft. CALCIUM CARBONICUM und GRAPHITES sind auf den ersten Blick zwei sehr ähnliche Mittel und entsprechen beide dicken, sogar fetten, und kälteempfindlichen Kindern. Dennoch ist die Haut bei CALCIUM CARBONICUM wesentlich bleicher und kreidefarbener als bei GRAPHITES, bei dem man von Zeit zu Zeit kongestive Schübe (Blutandrang) im Gesicht feststellen kann. Zudem ist die Haut vom CALCIUM-CARBONICUM-Menschen feucht, während die des GRAPHITES-Typus trocken ist, zumindest in dem gesunden Bereich (sie ist nässend im Bereich der Schädigungen). Beide haben eine große Anzahl ausgesprochen harter Lymphknoten, welche sich im Falle von CALCIUM CARBONICUM geradezu verkalkt anfühlen, wobei man sie aufgrund der teigigen Anschwellung des Unterhautzellgewebes nicht mit den Fingern umkreisen kann. Im Falle von GRAPHITES sind sie wesentlich besser abgegrenzt.

HEPAR SULFURIS: Hierbei handelt es sich ebenfalls um einen sehr stark kälteempfindlichen, jedoch in keiner Weise apathischen Menschen. Ganz im Gegenteil, er braucht nicht viel, um in Wut zu geraten. Wenn er sich ärgert, ist er häufig gewalttätig und aggressiv. HEPAR SULFURIS ist hauptsächlich bei einem infizierten Ekzem angezeigt, was nicht selten vorkommt. Die Haut infiziert sich sehr leicht. Der kleinste Kratzer braucht sehr lange, um auszuheilen. Der Betreffende hat häufig Furunkel. Der Ausfluß ist übelriechend (Geruch nach altem Käse), die Hautausschläge sind sehr schmerzhaft. Der Betreffende ist überempfindlich, was Schmerz anbelangt. Seine Haut reagiert sehr empfindlich auf jegliche Berührung mit kalter Luft. Der Zustand wird immer durch Wärme, sowohl örtlich wie auch allgemein, gebessert.

RHUS TOXICODENDRON: ein Mittel für ein Ekzem mit Bläschenbildung. Auf der roten und geschwollenen Haut tritt eine Vielzahl von juckenden Bläschen, begleitet von einem sehr ausgeprägten Brennen, in Erscheinung. Der Juckreiz wird durch Wärme verschlechtert, während die Haut sehr empfindlich und schmerzhaft auf Kälte reagiert. Feuchtes Wetter verschlimmert immer den Zustand des Betreffenden. Die Bläschen bilden sich bevorzugt an den Genitalien, die rot und geschwollen sind.

MEZEREUM: eines der großen Mittel bei Säuglingsseborrhoe. Das Ekzem äußert sich in diesem Fall an verschiedenen Stellen des Körpers durch von einem roten Hof umgebene Bläschen, wodurch es vom RHUS TOXICODENDRON unterschieden wird. Bei Juckreiz wird das Ekzem durch Kratzen verschlimmert, oder es breitet sich aus (STAPHISAGRIA). Sehr häufig bilden sich Bläschen auf einem bereits vom Ekzem befallenen Hautbereich und zeugen somit von einer Sekundärinfektion. MEZEREUM ist ein hervorragendes Mittel bei einem mit Impetigo (Eiterflechte) verbundenen Ekzem.

CROTON TIGLIUM: ebenfalls ein Mittel bei einem Ekzem mit Bläschenbildung, das wie bei RHUS TOXICODENDRON insbesondere im Genitalbereich lokalisiert ist. Die Bläschen sind nässend, zusammenfließend und machen die Haut extrem schmerzempfindlich. Darüber hinaus kann man ebenfalls Bläschen im Bereich der Augen (Augenlider, Bindehaut, Hornhaut) beobachten. Der Betreffende sagt, daß er das Gefühl hat, als ob das Auge durch einen Faden nach hinten gezogen würde (PARIS QUADRIFOLIA). Dieses Mittel ist angezeigt, wenn folgende charakteristische Merkmale beobachtet werden: Das Kind hat Durchfall, der Kot ist dabei wäßrig und wird in einem Strahl ausgestoßen, was schon bei der geringsten Nahrungs- oder Getränkeaufnahme geschieht. Der Hautausschlag läßt nach, wenn der Durchfall einsetzt.

SEPIA: Dieses Mittel ist angezeigt bei einem Kind mit roten, trockenen, runden oder girlandenförmigen, verhärteten, ein wenig hervorragenden Hautflächen, die der Schuppenflechte ähneln. Manchmal bestehen nur sehr wenige Schädigungen, jedoch ein ausgeprägter Juckreiz an den Gelenkbeugefalten — insbesondere an den Ellbogen — sowie an den Genitalien. Manchmal ist der Ausschlag bläschenförmig im Bereich des Mundes, der Nase, auf den Augenlidern, am Kinn, hinter den Ohren sowie am Haaransatz im Nacken, jedoch ebenfalls an der Stirn (seborrhoisches Ekzem). Es ist ebenfalls ein Mittel bei Herpes, der in runden Flecken mit deutlichen Rändern erscheint. Der Fleck heilt von der Mitte aus und breitet sich in der Peripherie aus, wo er mit Bläschen umrandet ist. Der SEPIA-Mensch hat häufig braungelbe Flecken am ganzen Körper (sogenannte »Leberflecken«) sowie einen großen gelben Fleck auf der Nase. In der Regel besteht ein stark ausgeprägter Juckreiz. Der Urin hinterläßt ein rötliches Sediment (LYCOPODIUM).

Die Arzneien, die bisher beschrieben wurden, ermöglichen es, etwa 70 Prozent der Ekzeme zu heilen. Bestimmte Patienten mit einem Ekzem lassen sich jedoch nicht mit diesen Mitteln behandeln. Deswegen sei im folgenden noch eine Reihe weiterer Mittel erwähnt, deren Heilanzeige häufig auf besonderen Zeichen beruht.

ACIDUM MURIATICUM ist das Mittel des Ekzems mit Bläschenbildung an der Außenseite der Hände mit intensivem Juckreiz (RHUS TOXICODENDRON) und des Ekzems, das durch Sonnenstrahlen verschlimmert wird.

ACIDUM NITRICUM ist beim geschwächten, kälteempfindlichen Kind angezeigt. Es weist Risse im Grenzbereich der Haut- und Schleimhaut auf (Mund, Nase, After, Öffnung der Harnröhre). Sein Urin riecht stark. Es mag fettige Nahrungsmittel, verdaut sie jedoch nicht. Es verdaut ebenfalls keine Milch. Es hat ein Verlangen, nichtgenießbare Substanzen (Erde, Kohle usw.) zu essen.

ALNUS ist insbesondere angezeigt bei einem Fingerekzem in Form von Herpesbläschen, die sich zur Bildung von Pusteln weiterentwickeln.

ALUMINA ist bei äußerst trockener Haut angezeigt. Insbesondere die Fingerhaut ist trocken und schuppig. Die Nasenspitze ist rissig, der Rand um die Nasenlöcher rot und schmerzhaft. Die Nägel sind dick und brüchig. Der Betreffende leidet unter Verstopfung ohne Stuhldrang. Der Kot ist manchmal hart, manchmal weich, und das Kind muß enorme Anstrengungen unternehmen, um selbst weichen Kot auszuscheiden. Der Betreffende ist immer unruhig und in Eile. Erwähnen wir noch ein besonderes Merkmal: Er hat das Gefühl, als befinde sich ein dünner, trockener Film auf seinem Gesicht.

AMMONIUM CARBONICUM hilft bei einem Ekzem im Anal- bzw. Genitalbereich, das von Intertrigo (Hautwolf) begleitet ist. Der Patient leidet nachts unter Nasenverstopfung.

ANAGALLIS entspricht einem Ekzem der Hände, insbesondere der inneren Handfläche und der Finger, mit intensivem Juckreiz. Das Ekzem ist trocken, es können sich jedoch Bläschengruppen bilden.

ANARCADIUM ist bei einem Ekzem angezeigt, das häufig bei einer akuten Krankheit in Erscheinung tritt. Der Betreffende leidet fast immer unter Verdauungsstörungen und insbesondere unter Verstopfung ohne Stuhldrang. Sämtliche Symptome werden durch Essen verbessert. Das Ekzem ist manchmal trocken, hauptsächlich jedoch mit Bläschenbildung. Man findet die Bläschenbildung insbesondere an den Fingern, jedoch auch um den Mund herum. Es handelt sich um einen extrem reizbaren Menschen, der eine sehr ungestüme, grobe Sprache benutzt; er flucht und lästert viel. Manchmal ist er sehr deprimiert und zeigt eine große Gedächtnisschwäche.

ANTHRACOKALI ist angezeigt beim Ekzem mit Herpes, insbesondere des Hodensackes, jedoch auch der Hände und der Füße.

ANTIMONIUM CRUDUM entspricht einem reizbaren Kind, das es nicht erträgt, berührt oder schon allein angeschaut zu werden. Es verträgt keine Sonnenwärme. Es leidet unter Ekzemen an der Hinterohrfalte und an den Augenlidern, mit Rissen an den Augenlidrandwinkeln sowie Schrunden an den Nasenlöchern und den Mundwinkeln.

ARSENICUM JODATUM wird dadurch angezeigt, daß sich die Haut in breiten Fetzen schuppt, die darunter eine roh aussehende Haut hinterlassen. Im angrenzenden Bereich befinden sich sehr dicke Lymphknoten.

BERBERIS ist dann angezeigt, wenn das Ekzem hauptsächlich die Aftergegend und die Hände befällt. Sein charakteristisches Merkmal ist, daß dem Ekzem eine übermäßige, auf den ehemaligen befallenen Bereich beschränkte Pigmentierung folgt. Es bestehen immer gleichzeitig Probleme mit der Leber.

BORAX ist angezeigt bei einem hauptsächlich die Finger (Außenseite) und die Zehen betreffenden Ekzem mit Klopfen sowie einem brennenden Gefühl in den Fingerspitzen. Finger- und Fußnägel werden zum Teil vollständig abgestoßen. Die Nasenspitze ist rot, rissig und aufgesprungen. Der Kranke hat das Gefühl, ein Spinngewebe spanne sich über die Hände und das Gesicht. Das BORAX-Kind verträgt keine nach unten gerichtete Bewegungen. Das Baby weint, wenn man es auf den Wickeltisch legt (SANICULA und ACIDUM BENZOICUM). Die Haare sind eigenartigerweise nur an den Enden verfilzt (und nicht überall wie etwa bei einer Seborrhoe).

BOVISTA entspricht einem nässenden, krustigen Ekzem der Handaußenflächen sowie der Mundwinkel. Der Achselschweiß riecht nach Zwiebeln. Das Kind lallt und ist ungeschickt (es läßt fallen, was es in die Hände bekommt).

CALADIUM kommt in Frage bei einem Ekzem mit starkem Juckreiz, das insbesondere durch seinen Wechsel mit asthmatischen Erscheinungen gekennzeichnet ist.

CANTHARIS ist bei Ekzemen mit Hautblasen angezeigt (vergleichbar mit denen einer Verbrennung). Dazu kommt ein ausgeprägtes Brennen sowie Juckreiz im Gesicht, jedoch insbesondere auch an den Genitalien. Man kann dieselben Bläschen im Mund und im Rachen beobachten. Der Betreffende leidet überall an brennenden, stechenden Schmerzen: Haut, Mundschleimhäute, Rachen, Harnröhre (er klagt über Brennen beim Wasserlassen). Der Zustand wird durch kalte Anwendungen gebessert.

CARBO VEGETABILIS entspricht einem Ekzem der Nasenspitze, der Nasenlöcher sowie der Nasenflügelränder. Der Betreffende hat einen schlechten venösen Kreislauf (bläuliche und kalte Haut).

CAUSTICUM ist bei Ekzemen der Körperfalten, insbesondere der Hinterohr- sowie der Leistenfalten, angezeigt. Die Intertrigo erscheint insbesondere während des Zahnens. Das Kind ist sehr ängstlich, hat Angst, abends in sein Bett zu gehen, will nicht allein sein und ist nachts sehr unruhig.

DULCAMARA entspricht einem Ekzem mit Herpesbläschen. Das vorherrschende Merkmal des Betreffenden ist seine große Empfindlichkeit gegenüber kaltem und feuchtem Wetter.

JUGLANS CINEREA ist insbesondere beim Ekzem der unteren Gliedmaßen, des Gesäßes und der Hände angezeigt. Es bestehen immer Störungen der Leber mit Schmerzen im Hinterhauptbereich.

KALIUM ARSENICOSUM ähnelt sehr ARSENICUM ALBUM, ihre Heilanzeigen sind die gleichen mit vielleicht in diesem Fall einer stärkeren Neigung zu Durchfällen. Hier ist das Ekzem trocken mit sehr feinen Schuppen (wie Staub) und wird von einem sehr ausgeprägten, durch Wärme und Ausziehen der Kleider verschlimmerten Juckreiz begleitet.

KREOSOTUM ist das Mittel beim Ekzem der Finger- und Handaußenseiten. Es entspricht Kindern mit einer schlechten Allgemeinverfassung, vielfältigen Atemwegsproblemen mit reichlichem Schleimauswurf. Das Zahnen ist sehr mühsam, und es besteht eine frühzeitige Neigung zu Karies.

LYCOPODIUM ist hauptsächlich ein Mittel bei Seborrhoe sowie Intertrigo des Ohrs. Der Betreffende hat häufig Lidrandentzündungen sowie Ekzeme an den Händen. Am Körper ist das Ekzem trocken, rissig mit einer Tendenz der Haut, sich zu verdicken und zu verhärten. Das Kind hat einen ältlichen Gesichtsausdruck und einen hervorstehenden Bauch (wegen der ständigen Verdauungsstörungen). Es hat stets großen Hunger und schluckt alles wahllos hinunter. Häufig ist es nach wenigen Bissen vollgestopft. Es verlangt insbesondere nach warmen Getränken und Speisen. In der Regel ist es ein sehr intelligenter Mensch, der jedoch stark unter Selbstzweifeln leidet.

MEDORRHINUM ist zweifellos kein übliches Ekzemmittel. Es wirkt jedoch Wunder bei sehr extrovertierten Kindern, die sich in ständiger Bewegung befinden und einen chronischen Katarrh der Nase und des hinteren Nasenbereiches sowie manchmal Asthma haben. Die Kinder, insbesondere die Säuglinge, weisen sehr häufig Windelpocken, vor allem in der Afterumgebung, mit ausgeprägtem Juckreiz auf. Der Zustand des MEDORRHINUM-Kindes wird am Meer stark gebessert. Typischerweise schläft das Kind auf dem Bauch, die Ellbogen unter sich, die Beine am Knie gewinkelt.

NATRIUM SULFURICUM entspricht dem sehr kälteempfindlichen Kind, dessen Gesundheitszustand durch Feuchtigkeit und am Meer — insbesondere wenn es auch an Bronchitis leidet — verschlechtert wird. Das Ekzem betrifft hauptsächlich die Anal- bzw. Genitalgegend und tritt in jedem Frühling wieder auf.

PIX LIQUIDA heißt das angezeigte Mittel bei einem trockenen Ekzem mit Rissen, insbesondere an den Händen und an den Fingern (PETROLEUM). Es wird von einem intensiven Juckreiz begleitet. Das Kratzen bringt eine seröse, blutige Absonderung zum Vorschein.
PRIMULA FARINOSA ist beim Ekzem des Zeigefingers und Daumens angezeigt.

SANICULA ist das Mittel bei Intertrigo des Ohrs und rissigem Ekzem der Hände und der Finger. Man beobachtet ein starkes Schwitzen am Kopf während des Schlafes (CALCIUM CARBONICUM, SILICEA). Das Kind fürchtet sich vor nach unten gerichteten Bewegungen (BORAX). Es leidet an Verstopfung (Obstipation).

SARSAPARILLA ist bei ältlichem Aussehen und Abmagerung insbesondere am Hals (NATRIUM MURIATICUM) angezeigt. Man beobachtet ein Ekzem der Finger und der Zehen, das im Frühling auftritt und sich im Sommer verstärkt. Die Haut ist rissig. Am Kopf ist das Ekzem nässend, manchmal trocken mit Haarausfall. Es tritt eine Verschlechterung ein durch Waschen mit Wasser sowie im Sommer durch die Wärme.
SELENIUM soll bei einem trockenen Ekzem angewandt werden, das in jedem Frühling wieder in Erscheinung tritt, durch die Sonne verstärkt wird und sich insbesondere an den Händen sowie im Gesicht äußert.
STANNUM ist das angezeigte Mittel bei einer Geschwürbildung am Ohrläppchenrand.
STAPHISAGRIA entspricht einem Kind mit einem Ekzem in Form von dicken, trockenen Krusten mit intensivem Juckreiz, das am ganzen Körper auftreten kann. Das charakteristische Merkmal dieses Juckreizes besteht darin, daß er sich, wenn das Kind sich kratzt, an anderen Stellen bemerkbar macht (MEZEREUM). Das Kind ist fordernd, häufig beleidigt und fühlt sich sehr oft ungerecht behandelt.

THUJA muß man insbesondere bei einer Tendenz zu Asthma sowie zu Warzen einsetzen. Der Betreffende schwitzt ausgiebig an den von Kleidung üblicherweise unbedeckten Körperteilen, abgesehen vom Kopf (im Gegensatz beispielsweise zu SILICEA), während die Hautausschläge insbesondere im Bereich der bedeckten Körperteile angesiedelt sind. Der Schweiß tritt während des Schlafs auf und läßt beim Erwachen nach (im Gegensatz zu SAMBUCUS). Die Haut ist äußerst fettig und schmutzig. Die Hände sind ständig feucht und klebrig. Das Kind ist weichlich, träge, nicht sehr gesellig und äußerst kälteempfindlich. Man kann eine sehr deutliche Fettansammlung im Hüftbereich feststellen. Das Ekzem ist nässend (häufig herpetisch) und bildet Krusten.
TUBERCULINUM, die Arznei für das chronische Ekzem insbesondere der Augenlider, empfiehlt sich nach Versagen anderer Mittel bei Kindern, die sich nach der kleinsten Verkühlung erkälten und unter einem anhaltenden, chronischen Husten leiden. Der Allgemeinzustand des Kindes ist schlecht. Es leidet unter nächtlichen Schweißen, zahlreichen Drüsenerkrankungen sowie einer Vergrößerung der Man-

deln. Es hat eine Abneigung gegen Fleisch. Man beobachtet ebenfalls Durchfall, unruhigen Schlaf und ein sehr frühzeitiges Erwachen. Es ist sehr sensibel. Es hat Angst vor Tieren, insbesondere Hunden.

VINCA MINOR ist bei Seborrhoe und beim Ekzem des Gesichts (untere Nase und obere Lippe) angezeigt. Der Juckreiz ist ausgeprägt und die Haut sehr empfindlich. Beim geringsten Kratzen wird die Haut sehr rot und schmerzhaft.

XEROPHYLLUM entspricht einem Kind mit äußerst schwachem Gedächtnis. Es vergißt Namen, Wörter, Buchstaben. Häufig erinnert es sich nur noch an die letzten Buchstaben eines Wortes. Es ist unfähig, sich beim Lernen zu konzentrieren. Es weist einen chronischen Katarrh des hinteren Nasenbereichs mit dicken gelben Absonderungen auf. Das Ekzem ist mit Bläschenbildung verbunden. Man findet es insbesondere an den Knien, jedoch ebenfalls an den Geschlechtsorganen, ganz besonders an der Vulva. Darüber hinaus werden beträchtliche Drüsenerkrankungen im Leistenbereich hervorgerufen.

Ekzem und Atemwegsstörungen

Das Ekzem und die asthmatischen Atemwegsprobleme sind beide allergischer Natur, so daß man sie häufig zusammen oder abwechselnd vorfindet. Dies ist insbesondere der Fall bei ARSENICUM ALBUM, SULFUR und PSORINUM. Es ist jedoch ratsam, auch an andere Mittel zu denken, insbesondere die folgenden.

GRINDELIA: Häufig liegt ein herpetisches Ekzem vor. Die Bronchien sind überfüllt mit einer Absonderung. Das Kind gerät beim Einschlafen in Atemnot und muß sich in seinem Bett hinsetzen.
NATRIUM SULFURICUM: Das Ekzem, insbesondere im Anal- bzw. Genitalbereich, tritt in jedem Frühling wieder auf. Daneben ist eine feuchte, durch Feuchtigkeit und am Meer sich verschlimmernde Bronchitis zu diagnostizieren (Reibegeräusche am linken Zwerchfell).
KREOSOTUM: Der allgemein schlechte Zustand wird von sich wiederholenden Atemwegsproblemen mit ausgiebigem Schleimauswurf be-

gleitet. Stets ist das Zahnen sehr mühsam, zudem werden die Zähne sehr schnell schwarz und kariös. Das Ekzem befindet sich an der Außenseite der Hände und Finger.

THUJA: Zu der sehr großen Empfindlichkeit gegenüber feuchtem Wetter treten chronische Infektionen der Augen, der Nase sowie der Ohren mit einer grünlichen eitrigen Absonderung. Das Kind hat eine feuchte, klebrige, ölige Haut. Das Ekzem ist nässend, häufig herpetisch und befällt die üblicherweise von Kleidung bedeckten Körperteile (während die Schweiße an den unbedeckten Körperteilen auftreten, ausgenommen am Kopf).

TUBERCULINUM: Das Kind ist ständig erkältet mit leicht erhöhter Temperatur (37,5°). Es weist schlechten Allgemeinzustand auf, leidet an einer Vielzahl von Drüsenerkrankungen, chronischem Husten und chronischen Ekzemen, insbesondere der Augenlider.

RHUS TOXICODENDRON: Große Empfindlichkeit besteht gegenüber feuchtem Wetter. Arme und Beine sind nachts unruhig. Das Ekzem mit Bläschenbildung (insbesondere an den Lippen) wechselt sich manchmal ab mit Durchfall oder Asthma.

MEZEREUM: Das Ekzem mit Bläschenbildung ist immer von Seborrhoe begleitet, häufig eitergrindig und tritt manchmal abwechselnd mit Asthma auf.

CALADIUM: Das stark juckende Ekzem ist insbesondere durch sein Abwechseln mit Asthma gekennzeichnet. Der süßliche Schweiß zieht Fliegen an.

Ekzem und Nasen-Rachen-Entzündung

Die beim allergischen (hyporeaktionellen) Menschen übliche Stauung im Bereich der oberen Atemwegsschleimhäute (Nase, hinterer Nasenbereich) macht es begreiflich, daß es gewöhnlich zu damit verbundenen Nasenschleimhautentzündungen oder Nasen-Rachen-Entzündungen kommen kann.

Die typischen Beispiele wären: CALCIUM CARBONICUM, HEPAR SULFURIS, SEPIA, AMMONIUM CARBONICUM, DULCAMARA, KALIUM MURIATICUM, MEDORRHINUM, LYCOPODIUM, THUJA, KREOSOTUM, MERCURIUS SOLUBILIS, CEROPHYLLUM (mit häufigen Gedächtnisstörungen). All diese Mittel wurden bereits beschrieben.

Ekzem und Verdauungsstörungen

Die Verdauungsstörungen sind beim allergischen Menschen wegen seiner Leberschwäche (SULFUR ist das beste Beispiel hierfür) oft sehr ausgeprägt. Wenn dies der Fall ist, sollte man außerdem noch an folgende Mittel denken:

ANTIMONIUM CRUDUM: Das Kind verlangt ständig insbesondere nach Backwaren und fettigen Nahrungsmitteln.

ANACARDIUM: Das Kind schluckt Getränke und sämtliche Nahrungsmittel gierig hinunter (wahrscheinlich, weil es sich besser fühlt beim Essen). Es hat eine Verstopfung ohne Stuhldrang. Das Ekzem tritt häufig nach einer akuten Krankheit in Erscheinung.

KALIUM ARSENICOSUM: Es besteht eine starke Neigung zu Durchfällen. Das trockene Ekzem weist eine feine, staubartige Schuppenbildung auf.

LYCOPODIUM: Das stets Essen verlangende, jedoch nach wenigen Bissen gesättigte Kind hat einen ausgedehnten Bauch und leidet unter Blähungen. Lidrandentzündung, ein Ekzem an den Händen sowie Intertrigo an der Hinterohrfalte sind ebenso zu beobachten.

CROTON TIGLIUM: Es besteht eine Neigung zu wäßrigen, gelben, strahlweise ausgeschiedenen, durch die geringste Nahrungs- oder Getränkeaufnahme verschlimmerten Durchfällen. Das Ekzem (mit Bläschenbildung) verschwindet beim Auftreten des Durchfalls.

ALUMINA: Eine Verstopfung tritt auch bei weichen Stühlen auf. Die Haut ist äußerst trocken.

PSORINUM: Das Kind hat einen ständigen gierigen Hunger (es steht in der Nacht auf, um etwas zu essen) und große Verdauungsprobleme.

PETROLEUM: Das Kind hat auch großen Hunger, besonders nach dem Stuhlgang, steht nachts auf, um etwas zu essen, ist trotz des Heißhungers jedoch sehr mager. Auch dieses Kind hat eine schwere Verdauung und Durchfall, der typischerweise nur tagsüber auftritt.

OLEANDER: Das Kind ist gefräßig und übergibt sich sehr leicht. Das Mittel ist in Verbindung mit Seborrhoe angezeigt.

CALCIUM CARBONICUM: In der Regel ißt das Kind zuviel und verdaut schlecht. Häufiges Aufstoßen und Verstopfungen sind die Folge. Es hat ein Verlangen nach Süßigkeiten, jedoch auch nach gesalzenen Nahrungsmitteln sowie Eiern, die es aber nicht verträgt. Es besteht ebenfalls eine Unverträglichkeit gegenüber Milch sowie fettigen Nahrungsmitteln.

CALCIUM PHOSPHORICUM: Der schlanke, trotz eines ausgeprägten Appetits sogar magere CALCIUM-PHOSPHORICUM-Mensch hat ein Verlangen nach Schinken und geräuchertem Fleisch. Er ist sehr empfindlich gegenüber feuchtem Wetter, insbesondere bei Schnee. Der Durchfall und der Hautausschlag können abwechselnd in Erscheinung treten.
RHUS TOXICODENDRON kann ebenfalls eine Abwechslung zwischen Ekzem, Asthma oder Durchfall aufweisen.

Wenn die Verdauungsstörungen durch eine deutliche Leberkomponente auffallen (vergrößerte Leber, gelbliche Verfärbung der Bindehaut), sollte man zweifellos an LYCOPODIUM denken, jedoch auch an BERBERIS (übermäßige Pigmentbildung der Haut im Bereich des Ekzems) sowie an JUGLANS CINEREA (Ekzem des Gesäßes und der Hände).

d) Annäherung an das Mittel

Wir haben nun eine ganze Reihe von Mitteln beschrieben, wobei es ganz offensichtlich nicht ganz einfach ist, sich darin zurechtzufinden. Es sei an die Wichtigkeit erinnert, sich insbesondere auf die allgemeinen, charakteristischen Merkmale des Betroffenen zu stützen. Dies überschreitet in der Regel die Möglichkeiten des Laien und gehört in den Zuständigkeitsbereich des erfahrenen homöopathischen Arztes.
Hier sei jedoch eine vereinfachte Vorgehensweise genannt, um die Mittelwahl etwas zu erleichtern. Es ist vor allen Dingen wichtig, sich folgende Fragen zu stellen:
Ist das Ekzem trocken, mit Bläschenbildung, eitrig, rissig (manchmal finden sich mehrere Eigenschaften bei ein und demselben Mittel, in vielen Fällen jedoch überwiegt der eine oder andere Aspekt)?
An welcher Körperstelle tritt es auf?
Zu welchem Zeitpunkt des Jahres tritt es in Erscheinung, und welches sind seine Verschlimmerungs- oder Besserungsmodalitäten?

Eigenschaften des Ekzems

● BEI TROCKENEM EKZEM:

ARSENICUM ALBUM, KALIUM ARSENICOSUM (kleine Schuppen) und ARSENICUM JODATUM (große Schuppen), ALUMINA.
ANAGALLIS: Ekzem der Finger.
ANTIMONIUM CRUDUM: Ekzem der Augenlider, der Nasenlöcher, der Mundwinkel.
SEPIA: runde Flecken und Herpes.
PIX LIQUIDA: trockenes Ekzem, näßt jedoch nach dem Kratzen.
SELENIUM: trockener Hautausschlag der Handinnenfläche, jedoch Bläschen zwischen den Fingern.
SULFUR: trockenes Ekzem, jedoch fettige Haut.

● BEI TROCKENEM, DOCH MANCHMAL NÄSSENDEM EKZEM:

CALCIUM CARBONICUM: zunächst trockenes, anschließend nässendes Ekzem.
LYCOPODIUM: trockenes Ekzem am Körper, jedoch nässend auf der Kopfhaut und in der Hinterohrfalte.
STAPHISAGRIA: trockenes Ekzem der Augenlider und des Nackens, jedoch nässend hinter den Ohren.
TELLURIUM: kreisrunde Flecken am Körper, jedoch nässende Intertrigo in der Hinterohrfalte.
PETROLEUM: trockenes Ekzem am Körper, jedoch nässend in den Falten und auf der Kopfhaut.
PSORINUM: trockenes Ekzem an den Händen, jedoch nässend auf der Kopfhaut und in den Falten.

● BEI NÄSSENDEM EKZEM:

— *Hauptsächlich:*
GRAPHITES: Risse mit honigartiger Absonderung.
THUJA: deutliche Neigung zu Asthma, Ausschlag insbesondere an von Kleidung bedeckten Körperteilen.

— *Gelegentlich:*
BOVISTA: insbesondere Hände.
CICUTA VIROSA: insbesondere Seborrhoe.
DULCAMARA: herpetisches, auf feuchtes Wetter sehr empfindlich reagierendes Ekzem.
MEZEREUM: insbesondere auf der Kopfhaut lokalisiertes Ekzem.
OLEANDER: Seborrhoe und Intertrigo.
VINCA MINOR: Seborrhoe.
VIOLA TRICOLOR: eitergrindiges Ekzem.
SARSAPARILLA: nässendes Ekzem im Gesicht und auf der Kopfhaut, jedoch trocken und rissig an den Händen und an den Füßen.

- BEI EKZEM MIT BLÄSCHENBILDUNG:

Das Ekzem mit Bläschenbildung ist vom nässenden Ekzem zu unterscheiden. Im letzteren Fall entsteht das Nässen durch das von der angerauhten Hautoberfläche hergestellte Serum, es bestehen jedoch keine wirklichen Bläschen. Im Falle eines Ekzems mit Bläschenbildung kommt es an erster Stelle zu Bläschen, die sich anschließend öffnen und nässen. Die Bläschen sind immer juckend und brennend: Wenn sie zerplatzen, verspürt der Betroffene ein brennendes, stechendes Gefühl, als ob das Fleisch offen wäre.
Es gibt Mittel, die bei einem trockenen, von Bläschen begleiteten Ekzem angezeigt sind (PETROLEUM, PSORINUM, NATRIUM MURIATICUM). Andere sind nur im Falle von Bläschen anzuwenden, insbesondere: RHUS TOXICODENDRON (Herpes) und CROTON TIGLIUM (insbesondere Anal- bzw. Genitalbereich und Gesicht), jedoch ebenfalls die folgenden:
ANACARDIUM: Finger und Umkreis des Mundes.
CANTHARIS: insbesondere Anal- bzw. Genitalbereich und Gesicht.
GRINDELIA: verbunden mit Bronchitis.
XEROPHYLLUM: dicke Blasen insbesondere an den Knien, jedoch auch im Anal- bzw. Genitalbereich.
ANTHRACOKALI: Hodensack, Hände und Füße.
ALNUS: Bläschen an den Fingern, die sich zu Pusteln entwickeln.
DULCAMARA: sehr empfindlich gegenüber kaltem und feuchtem Wetter.
Sehr häufig wird man diese Mittel nur durch ihre allgemeinen, charakteristischen Merkmale unterscheiden können:

RHUS TOXICODENDRON: sehr große Empfindlichkeit gegenüber feuchter Kälte, ständige Bewegungen der Arme und der Beine nachts. Das Ekzem kann abwechselnd mit Durchfall oder Asthma auftreten.
CROTON TIGLIUM: Das Ekzem verschwindet beim Auftreten eines Durchfalls.
ANACARDIUM ORIENTALE: extreme Reizbarkeit, heftige, grobe Sprache, allgemeine Besserung beim Essen.
CANTHARIS: brennende, stechende Schmerzen überall (Haut, Mund, Rachen, beim Urinieren).
XEROPHYLLUM: begleitende Nasen-Rachen-Entzündung mit dicken, gelben Absonderungen.
ACIDUM MURIATICUM: ausgeprägter Juckreiz, Ekzem durch Sonnenstrahlen.
MEZEREUM: begleitende Seborrhoe, manchmal abwechselnd mit Asthma.

- BEI EITRIGEM EKZEM:

CLEMATIS ist im Fall einer eitrigen, ausgiebigen, übelriechenden Absonderung, insbesondere im Bereich der Kopfhaut, angezeigt.
HEPAR SULFURIS ist bei einer eitrigen Absonderung, die nach altem Käse riecht, sowie sehr schmerzhaften und auf kalte Luft sehr empfindlich reagierenden Schädigungen angezeigt.
PSORINUM ist das Mittel der Wahl bei Eiterungen in sämtlichen Bereichen (Augen, Nase, Ohren).
MERCURIUS SOLUBILIS wurde in der Liste der eigentlichen Ekzemmittel nicht erwähnt, weil es sich insbesondere um eine Arznei gegen Eiterungen handelt. Wenn ein MERCURIUS-Mensch ein Ekzem aufweist, so ist es stets eitrig. Die Heilanzeige des Mittels beruht insbesondere auf folgenden allgemein charakteristischen Merkmalen: ausgiebiges und ständiges Schwitzen am ganzen Körper mit klebriger Haut, unangenehm anzufassen, stark belegte Zunge, übelriechender Atem und ausgiebiger Speichelfluß (bräunliche Flecken auf dem Kissen).
MERCURIUS SOLUBILIS wird durch andere Symptome gekennzeichnet: Nasenschleimhautentzündung mit grünlichgelbem, übelriechendem Ausfluß, Angina mit weißlichen Ablagerungen und stinkender Atem, Husten mit gelbem, eitrigem Schleimauswurf, zähschleimiger Durchfall, Unruhe, Verschlimmerung nachts und durch Schwitzen.

SILICEA ist bei einem geschwächten Kind mit einem dicken Kopf, dessen Fontanellen sich spät schließen, und einem spätentwickelten Gehvermögen angezeigt. Es ist sehr kälteempfindlich (Hände und Füße sind immer eiskalt), das Kind schwitzt jedoch stark am Kopf (im Gegensatz zu THUJA). Es erkältet sich leicht, und die Absonderungen — im Bereich der Augen, der Nase oder der Ohren — sind in der Regel eitrig. Im übrigen eitert auch die geringste Wunde. Das Ekzem ist häufig trocken (insbesondere an den Fingerspitzen), kann jedoch auch eitrig sein. Das Kind, das dieses Mittel benötigt, ist schüchtern, furchtsam, ängstlich, sehr eigensinnig.

CALCIUM SULFURICUM ist dann angezeigt, wenn der Hautausschlag einen eitrigen Ausfluß hervorruft (an irgendeiner Stelle des Körpers, jedoch insbesondere im Bereich der Kopfhaut), der flüssig bleibt oder gelbe Krusten bildet. Man beobachtet dieselben eitrigen Absonderungen im Bereich der Schleimhäute. Der Zustand des Betreffenden wird durch Wärme verschlimmert — im Gegensatz zu PSORINUM, HEPAR SULFURIS und SILICEA, die durch Wärme eine Besserung erfahren (bei MERCURIUS SOLUBILIS tritt eine Verschlimmerung sowohl durch Wärme wie durch Kälte ein).

- BEI RISSIGEM EKZEM:

ALUMINA: Finger, Nasenspitze, Nasenlöcher.
BORAX: Nasenspitze.
CARBO VEGETABILIS: Nasenspitze, Nasenlöcher.
PRIMULA FARINOSA: Zeigefinger und Daumen.
SANICULA: Hände und Finger (mit Intertrigo hinter dem Ohr).
SARSAPARILLA: Hände und Füße. Auftreten im Frühling.
STANNUM: Riß im Ohrläppchen.
ACIDUM NITRICUM: am Haut-Schleimhaut-Grenzbereich lokalisiertes Ekzem.
NATRIUM MURIATICUM: Lippen.
ANTIMONIUM CRUDUM und GRAPHITES: Mundwinkel.
PETROLEUM: Finger.
VIOLA TRICOLOR: Ohrläppchen.
PIX LIQUIDA: Hände und Finger.

Allergien

● BEI EKZEM MIT STARKER LYMPHKNOTENREAKTION:

Insbesondere CALCIUM CARBONICUM und GRAPHITES.
Gelegentlich: AMMONIUM CARBONICUM (insbesondere die Lymphknoten des Halsgrenzstranges).

Lokalisierung der Ekzeme

Es sei von vornherein gesagt, daß die großen Ekzemmittel wie SULFUR, PSORINUM, ARSENICUM ALBUM, ARSENICUM JODATUM, KALIUM ARSENICOSUM, PETROLEUM, CALCIUM CARBONICUM, SILICEA, SEPIA sowie MERCURIUS und THUJA sämtliche möglichen Lokalisierungen aufweisen können und ihre Heilanzeige insbesondere auf den allgemein charakteristischen Merkmalen des Patienten beruht. Diese Rubrik umfaßt insbesondere eine bestimmte Anzahl untergeordneter Mittel, deren Heilanzeige von örtlichen Zeichen und insbesondere der Lokalisierung des Ekzems bestimmt wird.

● KOPF:

KOPFHAUT:

Die Seborrhoemittel, die hier angezeigt sind, werden auch durch die Farbe der Krusten bestimmt:
DULCAMARA: bräunliche Krusten, hart wie Leder.
CICUTA VIROSA: zitronengelbe Krusten.
KALIUM MURIATICUM: weiße Krusten.
MERCURIUS: gelbbraune Krusten.
CALCIUM JODATUM: kupferrote Krusten.
PETROLEUM: grünliche Krusten (gleichzeitig nässendes Ekzem der Falten und trockenes Ekzem der Hände).

Weitere charakteristische Merkmale:
TRIFOLIUM: sehr ausgiebiger Speichelfluß.
CLEMATIS: übelriechendes Nässen, Ausdehnung in die Hinterohrfalte.
GRAPHITES: honigartiges, stinkendes Nässen, ebenfalls Ekzem der Körperfalten und des Ohrs.
VINCA MINOR: gleichzeitiges Ekzem des Gesichts und der oberen Lippe.

SEPIA: Die Seborrhoe wird von Bläschen im Nacken, um den Mund herum, einer Intertrigo des Ohrs und einem aus rundlichen Flecken am Körper bestehenden Ekzem begleitet.
OLEANDER: Der Hautausschlag besteht aus nässenden *Flecken* hinter dem Ohr.
SARSAPARILLA: Der Hautausschlag beginnt im Gesicht, um sich danach auf die Kopfhaut auszubreiten. Gleichzeitig entsteht ein *trockenes* Ekzem der Finger und der Zehen. Die Krankheit tritt im Frühling auf und verschlimmert sich in der Sonne.
JUGLANS REGIA: häufige Gerstenkörner.
LYCOPODIUM: gleichzeitig Nässen der Hinterohrfalte, jedoch *trockenes* Ekzem am Körper, insbesondere an den Händen.
PSORINUM: gleichzeitig nässendes Ekzem der Falten, jedoch *trockenes* Ekzem der Hände.
STAPHISAGRIA: außer der Seborrhoe krustiges, trockenes Ekzem des Gesichts und des Nackens, jedoch nässend in der Hinterohrfalte, ausgeprägter Juckreiz, der sich durch Kratzen örtlich verlagert (MEZEREUM).

Wenn das Nässen besonders eitrig ist, kommen 4 Mittel in Frage:
CALCIUM SULFURICUM: eitriges Nässen, das gelbe Krusten bildet.
HEPAR SULPURIS: eitriges Nässen mit einem Geruch nach altem Käse.
VIOLA TRICOLOR: gelber, klebriger Eiter. Zudem Impetigo (Eiterflechte) im Gesicht.
MEZEREUM: dicke Krusten, unter denen sich Eiter ansammelt, brennende Bläschen am Körper mit rotem Hof, die anschließend ein ausgiebiges Nässen hervorrufen. Sich durch Kratzen örtlich verlagernder Juckreiz (STAPHISAGRIA).

NACKEN (am Haaransatz):

Sehr häufig befällt die Seborrhoe den Nacken.
CLEMATIS: übelriechendes Nässen, viele Lymphknoten, kein Juckreiz. (Besteht ein starker Juckreiz, so handelt es sich um CICUTA VIROSA.)
SEPIA: Bläschen an der Stirn, um den Mund, hinter den Ohren.
NATRIUM MURIATICUM: außerdem herpetisches Ekzem an der Stirn und an den Mundwinkeln.
STAPHISAGRIA: trockenes Ekzem des Nackens, jedoch nässend am Ohr, Gerstenkörner.

GESICHT:

Stirn (am Haaransatz):
SEPIA: außerdem herpetisches Ekzem des Nackens, der Hinterohrfalte sowie *trockenes* Ekzem in rundlichen Flecken am Körper.
VINCA MINOR: Die Seborrhoe weitet sich über die Kopfhaut auf die Stirn, die Nase und die obere Lippe aus.
VIOLA TRICOLOR: Die Seborrhoe im Bereich des Gesichts verwandelt sich in eine Eiterflechte mit gelbem, klebrigem Eiter (Impetigo).
OLEANDER: Neigung zu Impetigo, Ekzem in Form von »Flecken« hinter den Ohren.
SARSAPARILLA: Die Seborrhoeerscheinungen beginnen im Gesicht sowie an der oberen Lippe und breiten sich anschließend zur Kopfhaut aus. Die Krankheit tritt im Frühling auf und verschlimmert sich in der Sonne.
STAPHISAGRIA: trockenes Ekzem des Gesichts, jedoch nässend hinter den Ohren.
NATRIUM MURIATICUM: außerdem Herpes an Mund und After.
CICUTA VIROSA: Die Seborrhoe verbreitet sich auf dem Gesicht, zitronengelbe Krusten.

Gesicht allgemein:
CANTHARIS: Blasen (ebenfalls im Anal- bzw. Genitalbereich).
SELENIUM: trockenes Ekzem, erscheint im Frühling.
DULCAMARA: herpetisches Ekzem, große Empfindlichkeit gegenüber feuchter Kälte.
GRAPHITES: zahlreiche Risse in den Körperfalten mit honigartigem Nässen.
CROTON: Bläschen um die Augen herum (ebenfalls im Anal- bzw. Genitalbereich).
SULFUR: Rötung sämtlicher Körperöffnungen.

OHREN:

Hinterohrfalte (Intertrigo):
SEPIA: außerdem Bläschen an der Stirn und am Mund.
OLEANDER: Ekzem in Form von »Flecken«, Neigung zu Durchfall.
CROTON: außerdem Anal- und Genitalherpes.

SANICULA: außerdem rissiges Ekzem der Hände und Finger.
STAPHISAGRIA: nässendes Ekzem der Ohrenfalte, jedoch trockenes Ekzem des Gesichts, des Nackens, der Kopfhaut; Gerstenkörner.
TELLURIUM: außerdem Ekzem des Hinterkopfs sowie kreisrunder Herpes.
CHRYSAROBINUM: sehr dicke Krusten, Lidrandentzündung.
SCROPHULARIA: ebenfalls Befall der Ohrmuschel.
GRAPHITES: honigartiges Nässen, Risse, Lidrandentzündung.
CALCIUM CARBONICUM: siehe Kopfhaut.
CLEMATIS: Die erkrankten Stellen ragen über den hinteren Ohrbereich hinaus, begleitet von übelriechendem Nässen.
JUGLANS REGIA: Gerstenkörner.
LYCOPODIUM: außerdem *trockenes* Ekzem des Körpers und der Hände, Verdauungsstörungen.
PETROLEUM: Ausbreitung der Erkrankung (grünliche Krusten), *trockenes* Ekzem der Finger.
PSORINUM: Ausbreitung vom hinteren Ohrbereich aus, außerdem nässendes Ekzem der Körperfalten, jedoch trockenes Ekzem der Hände.
CALCIUM JODATUM: Ausbreitung, dabei kupferrote Verfärbung.
CAUSTICUM: ebenfalls nässende Intertrigo der Gelenkbeugefalten und der Leisten. Die Intertrigo tritt während des Zahnens in Erscheinung.
ANTIMONIUM CRUDUM: außerdem Risse an den Mundwinkeln sowie Lidrandentzündung.

Gehörgang:
ARGENTUM NITRICUM: trockenes Ekzem, das nachts und durch Süßigkeiten verschlimmert wird.

Ohrmuschel:
SCROPHULARIA: Ausbreitung von der Ohrmuschel aus.
SEPIA: außerdem herpetisches Ekzem der Stirn sowie trockenes Ekzem des Körpers.
CALCIUM CARBONICUM: siehe Kopfhaut.
STAPHISAGRIA: siehe Kopfhaut; gleichzeitig Gerstenkörner.

Ohrrand: STANNUM.

AUGEN:

Augenlidwinkel:
ANTIMONIUM CRUDUM: siehe Ohren und Nasenlöcher.
GRAPHITES: siehe Ohren.
CROTON: Bläschen um die Augen herum sowie in der Anal- bzw. Genitalgegend.
ALUMINA: ebenfalls Befall der Nasenlöcher und der Finger (trockenes Ekzem).
HEPAR SULFURIS: deutliche Neigung zur Eiterung.
NATRIUM MURIATICUM: herpetisches Ekzem, Verschlimmerung in der Sonne und am Meer.
PETROLEUM: siehe Kopfhaut.
SILICEA: Kind, das sich schlecht entwickelt, dünn, aber dicker Bauch, kälteempfindlich, schwitzt viel am Kopf und weist eine Vielzahl von Drüsenerkrankungen auf.
STAPHISAGRIA: siehe Kopfhaut.

Lidränder (Lidrandentzündung):
ANTIMONIUM CRUDUM: siehe Nasenlöcher und Mund.
STAPHISAGRIA: siehe Kopfhaut.
GRAPHITES: siehe Kopfhaut.
PETROLEUM: siehe Kopfhaut.
VIOLA TRICOLOR: siehe Kopfhaut.
LYCOPODIUM: trockenes Ekzem der Augenlider, jedoch nässend in der Hinterohrfalte.
TUBERCULINUM: chronisches Ekzem bei einem geschwächten Kind mit vielfältigen Atemwegserkrankungen, leicht erhöhter (subfebriler) Temperatur und zahlreichen Lymphknotenschwellungen.

NASE:

Nasenlöcher:
ALUMINA: rote und schmerzhafte Nasenlöcher, Riß an der Nasenspitze, trockenes Ekzem der Finger.
GRAPHITES: außerdem Risse an den Augen, dem Mund, der Hinterohrfalte.
SULFUR: Rötung sämtlicher Körperöffnungen.

SEPIA: herpetisches Ekzem, Intertrigo, trockenes Ekzem des Körpers.
CARBO VEGETABILIS: außerdem Ekzem der Nasenflügel und der Nasenspitze, bläuliche, kalte Haut.
ANTIMONIUM CRUDUM: ebenfalls Risse an den Augen und am Mund.
ACIDUM NITRICUM: Risse in sämtlichen Haut-Schleimhaut-Grenzbereichen.
PETROLEUM: siehe Kopfhaut.
BOVISTA: zudem ein nässendes Ekzem der Handaußenflächen, Zwiebelgeruch des Achselschweißes.

Rissige Nasenspitze:
ALUMINA: siehe Nasenlöcher.
BORAX: gleichzeitig Ekzem der Hände und der Füße mit brennendem Gefühl sowie Klopfen in den Fingerspitzen.
CARBO VEGETABILIS: ebenfalls Befall der Nasenlöcher.

Nasenflügel und obere Lippe:
VINCA MINOR: siehe Kopfhaut.

MUND (Mundwinkel):

NATRIUM MURIATICUM: Herpes, Verschlimmerung in der Sonne und am Meer.
SEPIA: Herpes, trockenes Ekzem des Körpers.
GRAPHITES: siehe Kopfhaut.
SULFUR: Rötung mit Hitze sämtlicher Körperöffnungen.
ANACARDIUM: bläschenförmiger Hautausschlag, ebenfalls im Bereich der Finger.
ANTIMONIUM CRUDUM: ebenfalls Befall der Augenwinkel und der Nasenlöcher, Intertrigo des Ohres.
BOVISTA: siehe Nasenlöcher.
ACIDUM NITRICUM: siehe Nasenlöcher.
ARUM TRIPHYLLUM: schmerzhafte Risse an den Mundwinkeln, kleine Hautbildungen, die das Kind ständig abreißt, an den Lippen und am Rand der Nasenlöcher.
CONDURANGO: schmerzhafte Risse, häufig auch an anderen Körper-

öffnungen, in Verbindung mit häufigen Verdauungsstörungen; symptomatisch zu verabreichendes Mittel.
CICUTA VIROSA: siehe Kopfhaut.
PETROLEUM: siehe Kopfhaut.

● **RUMPF:**

HAUT-SCHLEIMHAUT-GRENZBEREICH:

NATRIUM MURIATICUM: siehe Stirn.
ACIDUM NITRICUM: siehe Nase.
SULFUR: siehe Nase.

KÖRPERFALTEN:

CAUSTICUM: ebenfalls Leisten- sowie Hinterohrfalte, während des Zahnens.
GRAPHITES: Befall sämtlicher Körperfalten.
PSORINUM: nässendes Ekzem sämtlicher Körperfalten, jedoch trockenes Ekzem der Hände.
CALCIUM SULFURICUM: deutlich eitrige Absonderung.
AMMONIUM CARBONICUM: außerdem Ekzem im Anal- bzw. Genitalbereich.
AETHUSA CYNAPIUM: Milchunverträglichkeit.
PETROLEUM: mit trockenem Ekzem der Hände.
NATRIUM MURIATICUM: mit Herpes am Mund und manchmal am After.
SULFUR: Rötung und Brennen sämtlicher Körperöffnungen.

GESÄSS:

Eigentliches Gesäßerythem (Rötung der Haut):
EUPHORBIUM: Ödem des subkutanen (unter der Haut befindlichen) Zellgewebes.
RHUS TOXICODENDRON: Papeln und Bläschen mit Schwellung der Haut. Ausgeprägte Unruhe nachts.

Gesäßekzem:
ANTIMONIUM CRUDUM, CAUSTICUM, GRAPHITES und JUGLANS CINEREA: ebenfalls Ekzem der Hände und der Beine.
MEZEREUM: Seborrhoe.
SELENIUM: trockenes Ekzem der Hände und des Gesichtes, Rückfall jeden Frühling.
THUJA: häufig mit Rissen und Warzen am After.

Gesäßfurche:
BERBERIS: Ekzem der Hände.
GRAPHITES und KREOSOTUM: Ekzem des Handrückens und der Finger.
ACIDUM NITRICUM: Befall sämtlicher Haut-Schleimhaut-Grenzbereiche.
SEPIA: Herpes am Mund und an den Augenlidern (außerdem SULFUR).

Anal- bzw. Genitalgegend:
NATRIUM SULFURICUM: Rückfall in jedem Frühling, häufig außerdem Bronchitis.
JUGLANS CINEREA: außerdem Ekzem der Beine und der Hände.
RHUS TOXICODENDRON: Bläschen auf geschwollener Haut, Unruhe nachts.
CROTON TIGLIUM: pustolöse (eitrige) Bläschen mit roten Rändern, sehr berührungsempfindlich, ausgeprägter Juckreiz.
SEPIA: Herpes an Mund und Augenlidern.
CAUSTICUM: insbesondere in den Falten der Schenkel, vor allem während des Zahnens.
CANTHARIS: Blasen (ebenfalls im Gesicht) mit brennendem Gefühl.
XEROPHYLLUM: sehr große Blasen (ebenfalls im Bereich der Knie), verbunden mit chronischer Nasen-Rachen-Entzündung.
ACIDUM NITRICUM: Befall sämtlicher Körperöffnungen, Urin riecht sehr stark.
ANTHRACOKALI: Herpes an Hodensack, Händen und Füßen.
BERBERIS: Ekzem an After und Händen, übermäßige Pigmentbildung im Bereich der vom Ekzem betroffenen Haut.
AMMONIUM CARBONICUM: starke Nasenverstopfung nachts, sobald das Kind zu Bett geht.

• GLIEDMASSEN:

OBERE GLIEDMASSEN:

Hände:
ANATHERUM: Ekzem, häufig mit Bläschenbildung: Verformung der Nägel.
ARSENICUM ALBUM: sehr ängstliches Kind, starke Verschlimmerung nachts zwischen 1.00 und 2.00 Uhr mit großer Unruhe.
ANTHRACOKALI: Ekzem mit Bläschenbildung, ebenfalls an den Füßen und am Hodensack.
BERBERIS: ebenfalls Ekzem am After, im Anschluß daran übermäßige Pigmentbildung der Haut.
CANTHARIS: Blasen mit brennendem Gefühl, ebenfalls im Gesicht und in der Anal- bzw. Genitalgegend.
PETROLEUM: trockenes Ekzem an den Fingerspitzen, jedoch nässend in den Falten.
SANICULA: rissiges Ekzem der Hände und der Finger, Intertrigo des Ohres.
LYCOPODIUM: trockenes Ekzem mit verhärteter, rissiger Haut, jedoch nässend im Bereich der Kopfhaut und des Ohres.
PIX LIQUIDA: trockenes, rissiges Ekzem mit ausgeprägtem Juckreiz. Das Kratzen ruft einen serös-blutigen Ausfluß hervor.
SELENIUM: trockenes Ekzem der inneren Handfläche und des Gesichts, jedoch mit Bläschenbildung zwischen den Fingern, das im Frühling in Erscheinung tritt und sich in der Sonne verschlimmert.
JUGLANS CINEREA: außerdem Ekzem der unteren Gliedmaßen und des Gesäßes.
MEZEREUM: gleichzeitig mit Seborrhoe.
ACIDUM NITRICUM: Risse an sämtlichen Körperöffnungen.
MALANDRINUM: Ekzem der Hände und der Füße bei kaltem Wetter.

Handrücken:
KREOSOTUM: außerdem häufiger Befall der Gesäßfurche.
ACIDUM MURIATICUM: Ekzem mit Bläschenbildung und Juckreiz, Verstärkung durch Sonnenstrahlen.
PETROLEUM: siehe Hände.

BORAX: mit klopfendem, brennendem Gefühl in den Fingerspitzen.
BOVISTA: nässendes, krustiges Ekzem, ebenfalls Befall der Mundwinkel, Zwiebelgeruch des Achselschweißes.

Innere Handflächen:
SELENIUM: siehe Hände.
GRAPHITES: rissige Handinnenflächen, jedoch nässend im Bereich der Kopfhaut und der Körperfalten.
ANAGALLIS: trockenes Ekzem, manchmal mit Bläschenbildung, ausgeprägter Juckreiz.
NATRIUM SULFURICUM: außerdem häufig Befall der Anal- bzw. Genitalgegend, Rückfall im Frühling.
SULFUR: Rötung und Brennen sämtlicher Körperöffnungen.

Finger:
SARSAPARILLA: trockenes, rissiges Ekzem der Finger und der Zehen (jedoch nässendes Ekzem der Kopfhaut), Auftreten im Frühling, Verschlimmerung im Sommer.
PETROLEUM: rissige Fingerspitzen.
PIX LIQUIDA: siehe Hände.
ALNUS: herpetisches Ekzem, das sich zu einer Pustelbildung (Eiterbläschen) weiterentwickelt.
ANAGALLIS: siehe innere Handflächen.
ALUMINA: trockenes Ekzem der Fingerspitzen, Risse der Nasenlöcher und der Nasenspitze.
ANACARDIUM: trockenes Ekzem oder mit Bläschenbildung (manchmal am Mund).
KREOSOTUM: äußere Seite der Finger und Handrücken, allgemeiner schlechter Zustand, vorzeitig Karies (schwarze Zähne).

Zwischen den Fingern:
SELENIUM, RHUS TOXICODENDRON und ANACARDIUM: Ekzem mit Bläschenbildung.

Zeigefinger und Daumen: PRIMULA FARINOSA.

UNTERE GLIEDMASSEN:

JUGLANS CINEREA: ebenfalls Befall der Hände und des Gesäßes.

Knie:
XEROPHYLLUM: große Blasen, ebenfalls in der Anal- bzw. Genitalgegend, häufig gleichzeitig Nasen-Rachen-Entzündung.

Füße:
ANTHRACOKALI, MALANDRINUM, ALNUS, GRAPHITES, PETROLEUM und SARSAPARILLA.

Zehen:
SARSAPARILLA; BORAX (mit brennendem Gefühl).

Erscheinung, Verschlimmerung oder Besserung

● ERSCHEINUNG:

Im Frühling: NATRIUM SULFURICUM, SARSAPARILLA, SELENIUM, PSORINUM.
Im Winter: ARSENICUM ALBUM, PETROLEUM, PSORINUM, ALUMINA.

● VERSCHLIMMERUNG:

Im Winter: ARSENICUM ALBUM, PSORINUM, ALUMINA, PETROLEUM, CALCIUM CARBONICUM, GRAPHITES, SULFUR.
Durch Sonne: NATRIUM MURIATICUM, SARSAPARILLA, SELENIUM, ACIDUM MURIATICUM.
Durch einen Aufenthalt am Meer: NATRIUM MURIATICUM, NATRIUM SULFURICUM (von Bronchitis begleitetes Ekzem, welches am Meer verschlimmert wird).
Im Sommer: SARSAPARILLA

● BESSERUNG:

Im Winter: SARSAPARILLA.

Zusammenfassung

Das Mittel ist nur dann wirksam, wenn es den konstitutionellen Zustand des Kranken verbessert. Dies setzt eine tiefe Kenntnis sowohl der Arzneien wie auch des Patienten voraus.

Um das bisher Gesagte zusammenzufassen, halten wir folgendes fest: Man sollte sich zunächst darum bemühen, die introvertierten von den extrovertierten sowie die kälteempfindlichen von den nichtkälteempfindlichen Menschen zu unterscheiden. Die Introvertierten sind ihrerseits unruhig oder gehemmt. Bei der weiteren Orientierung werden der etwaige Einfluß der Jahreszeiten auf das Ekzem, die Verschlimmerungs- oder Besserungsmodalitäten (s. o.) sowie zusätzlich das Aussehen und die Lokalisierung des Ekzems berücksichtigt.

- INTROVERTIERT:

KÄLTEEMPFINDLICH (Verschlimmerung im Winter):

Unruhig:
ARSENICUM ALBUM: sehr große Angst.
KALIUM ARSENICOSUM: ebenso, jedoch mit Neigung zu Durchfällen.
ARSENICUM JODATUM: Haut schuppt sich in breiten Hautfetzen.
PETROLEUM: rissiges Ekzem, insbesondere an den Fingern, Reisekrankheiten, Kohlunverträglichkeit.
HEPAR SULFURIS: infiziertes Ekzem, Furunkel.
PSORINUM: ruhiges Kind am Tag, nachts unruhig, schleppende Infektionen in sämtlichen Bereichen, insbesondere der Atemwege (chronische Nasenschleimhautentzündung).
RHUS TOXICODENDRON: Ekzem mit Bläschenbildung, sehr große Empfindlichkeit gegenüber Feuchtigkeit.

Gehemmt:
CALCIUM CARBONICUM: dickes, weiches, apathisches Kind, in der Regel nässendes Ekzem.
GRAPHITES: rissiges Ekzem mit honigartigem Ausfluß.
SEPIA: insbesondere Herpes.

DURCH WÄRME VERSCHLIMMERT:

NATRIUM MURIATICUM: sehr verschlossener Mensch, dessen Zustand am Meer und durch Sonne verschlimmert wird.
LYCOPODIUM: gehemmter Mensch, jedoch mit Wutanfällen, stets Verdauungsstörungen (dicker Bauch, Blähungen).

● **EXTROVERTIERT:**

Es sind in der Regel Menschen, deren gesundheitlicher Zustand durch Wärme verschlimmert wird.
SULFUR: Rötung sämtlicher Körperöffnungen, normalerweise trockenes Ekzem.
SULFUR JODATUM: magerer als SULFUR, zahlreiche Drüsen- sowie häufige Atemwegserkrankungen.
THUJA: nässendes Ekzem mit gleichzeitigem Asthma oder abwechselnd mit Asthma.
MEDORRHINUM: Hautausschlag insbesondere in der Umgebung des Afters.

Es sei nochmals daran erinnert, daß die hier genannten Arzneien eine tiefgehende Wirkung haben, es sind konstitutionelle Grundmittel. Deswegen können sie — wenn nötig — nur nach langen Zeitabständen wiederholt verabreicht werden.

3. Atemwegsallergien

Eine Allergie der Atemwege kann bereits in den ersten Lebensmonaten parallel zum Ekzem in Erscheinung treten, manchmal in Form eines — auch auf Distanz vernehmbaren — einfachen Atemsurrens oder als anhaltende Nasenverstopfung. Sehr häufig verschlimmern sich die zu Beginn unauffälligen Atemwegserkrankungen zunehmend. Es kommt vor, daß sie sich mit einem Ekzem abwechseln und in dem Augenblick auftreten, da der Hautausschlag vorübergehend abklingt, um wieder nachzulassen, wenn sich das Ekzem erneut verstärkt. Es kann aber ebenso geschehen, daß die Atemwegsallergien sich verstärken, während die Hautsymptome vermeintlich so gut wie geheilt sind.

Eine Allergie der Atemwege kann durch eine ständige Nasenverstopfung, eine allergische Nasenschleimhautentzündung, wiederholt auftretende Bronchitis, spastische Bronchitis sowie Asthma zum Ausdruck kommen.

Die Nasenverstopfung ist sehr häufig anzutreffen. Sie äußert sich in der Regel als die einleitende Erscheinung der Allergie und kann bei einem Baby bereits in den ersten Tagen auftreten. Dabei handelt es sich keineswegs um eine Erkältung, sondern lediglich um ein Ödem der Nasenschleimhaut, das eine ständige Verstopfung oder einen wäßrigen bzw. schleimigen, jedoch nicht dicken Ausfluß hervorruft. Meistens ist die Nase stärker in der Nacht als am Tag verstopft, ebenso verschlimmern sich die Symptome in einem warmen Zimmer. Sehr häufig wird die Nase an der frischen Luft wieder frei. Trifft dies zu, so sind drei Mittel angezeigt: NUX VOMICA, SAMBUCUS NIGRA und AMMONIUM CARBONICUM. Letzteres ist insbesondere im Falle nächtlicher Nasenverstopfung von Nutzen. Diese Arzneien haben jedoch lediglich eine lindernde Wirkung. Um in die Tiefe zu gehen, um wirklich zu heilen, muß man auf ein Grundmittel zurückgreifen, dessen Heilanzeige auf allgemeinen konstitutionellen Zeichen beruht. Diese sollte jedoch nur ein in der homöopathischen Therapie erfahrener Arzt auswählen.

Das darauffolgende Stadium ist das der eigentlichen Nasenschleimhautentzündung mit Niesen, häufig in Salven, sowie mit wäßrigem Ausfluß. Es sei daran erinnert, daß es sich hierbei um eine allergische Erscheinung und nicht um eine Erkältung durch Verkühlung oder Ansteckung handelt. Eine wirkliche Erkältung tritt nur gelegentlich auf und hat einen Krankheitsverlauf von 7 bis zu 10 Tagen. Eine Allergie hingegen ist ein ständiger, chronischer Zustand, und die Beschwerden treten regelmäßig, gegebenenfalls täglich auf, ohne daß eine Ansteckung oder dergleichen als Auslöser auszumachen wäre.

a) Allergische Nasenschleimhautentzündung

Eine der Arten allergischer Nasenschleimhautentzündungen ist die krampfhafte Form, die sich jeden Morgen nach dem Aufwachen durch wiederholtes Niesen sowie einen sehr ausgiebigen wäßrigen Ausfluß äußert. Der ganze Vorgang ist normalerweise in einer hal-

ben, spätestens einer Stunde vorüber. Sehr häufig kommt es zu diesen Beschwerden, sobald das Kind das Bett verläßt, als ob die Berührung der Füße mit dem kalten Boden oder einfach der Eindruck von Kälte die auslösende Ursache wäre. All dies ist natürlich ganz sicherlich nicht die grundlegende Ursache der Krankheit. Die wirkliche Ursache liegt in der allergischen Konstitution, das morgendliche Niesen erscheint wie ein Ventil, es ist eine notwendige Ausscheidung.
Seltsamerweise ist das Niesen stärker ausgeprägt, wenn der Betreffende am Vorabend etwas ganz anderes gegessen hat, als er es gewohnt ist — ein erneuter Beweis für die Wichtigkeit der Verdauung beim allergisch veranlagten Menschen. Wir sagten bereits, daß er gewissermaßen ständig infolge einer Leberinsuffizienz »vergiftet« ist.
Sehr häufig kann bei diesen Symptomen NUX VOMICA von Nutzen sein, doch wird auch hier nur eine Therapie der Konstitution die Lösung des eigentlichen Problems bewirken.

b) Heuschnupfen

Eine ganz besonders beschwerliche Form der krampfhaften Nasenschleimhautentzündung ist der Heuschnupfen. Sehr häufig tritt er spät, meist erst im Jugendalter in Erscheinung. Die damit einhergehenden Beeinträchtigungen sind sehr lästig, darüber hinaus ist auch das entsprechende Mittel — oder zumindest die Arznei für den akuten Zustand — manchmal sehr schwer zu finden.
Der Heuschnupfen ist die Folge einer Pollenallergie. Es gibt mehrere Sorten Gräser- und Baumpollen; demzufolge können die Beschwerden im Frühling zu sehr unterschiedlichen Zeitpunkten, jedoch auch im Sommer oder sogar im Herbst auftreten. Die Wahl des homöopathischen Mittels beruht vor allem auf den charakteristischen Merkmalen des Anfalles. Die Heuschnupfenerkrankungen unterscheiden sich durch ihre Modalitäten. Die einen äußern sich durch Niesen mit ausgiebigem Nasenausfluß, die anderen insbesondere durch einen Tränenfluß.
ALLIUM CEPA und ARSENICUM ALBUM sind dann angezeigt, wenn das Niesen überwiegt. CARBO VEGETABILIS und EUPHRASIA, wenn der Tränenfluß stärker ist. In der Regel jedoch sind Niesen und Tränenfluß

gleichermaßen ausgeprägt, und es ist kaum möglich, das entsprechende Mittel allein mit Hilfe dieser Symptome auszuwählen. Deshalb gilt es, auch die folgenden Merkmale zu berücksichtigen.
SILICEA: Kitzeln im hinteren Nasenbereich.
SABADILLA: starkes Kitzeln am Gaumen, das den Betreffenden dazu zwingt, seine Zunge dorthin zu drücken, um eine Erleichterung zu erreichen. Häufige Schmerzen an der Stirn, Verschlimmerung durch kalte Getränke, Besserung durch warme Getränke und durch Wärme ganz allgemein. Häufiger Juckreiz im Bereich des Afters.
ALLIUM CEPA: Verschlimmerung in einem warmen Zimmer und Besserung an der frischen Luft (im Gegensatz zu SABADILLA). Nasenlöcher und obere Lippe reizender Nasenausfluß, jedoch nichtwundmachender Tränenfluß trotz einer großen Lichtempfindlichkeit der Augen. Ausfluß insbesondere durch das linke Nasenloch.
ARSENICUM ALBUM: die obere Lippe wundmachender Ausfluß, jedoch im Gegensatz zu ALLIUM CEPA Besserung in einem warmen Zimmer, durch warme Anwendungen oder durch warme Getränke. Verschlimmerung im Freien, in der Kälte sowie nachts zwischen 1.00 und 3.00 Uhr mit zu diesem Zeitpunkt häufigen Atembeklemmungen.
ARSENICUM JODATUM: sehr nahe an ARSENICUM ALBUM. Die Nase und die obere Lippe wundmachender Ausfluß, häufiges schmerzhaftes Niesen, Bindehautentzündung und häufig Reizung des Rachens. Verschlimmerung durch Wärme und durch Kälte im Gegensatz zu ARSENICUM ALBUM, der durch Wärme gebessert und durch Kälte verschlimmert wird.
EUPHRASIA: entgegengesetzte Modalitäten von ALLIUM CEPA. Sehr ausgeprägter, die Augenlider wundmachender Tränenfluß, welche schmerzhaft und geschwollen sind. Nichtwundmachender Schnupfen. Verschlimmerung im Freien.
CARBO VEGETABILIS: mehr Niesen als Nasenausfluß, rote und häufig rissige Nasenspitze, juckende, manchmal rissige Nasenlöcher. Ausgiebiger Tränenfluß, »brennende Augen«.
DULCAMARA: ausgeprägter Nasenausfluß mit vorherrschender Nasenverstopfung. Die Nase verstopft sich in der Kälte, daher Verlangen, die Nase warm zu halten. Insbesondere im Herbst angezeigtes Mittel.

NAPHTHALINUM: insbesondere Niesen. Große Niedergeschlagenheit aufgrund der wundmachenden Nasenschleimhautentzündung und der Bindehautentzündung. Schmerzhafte Augen, warmer Kopf, sehr häufig gleichzeitig Asthma, das an der frischen Luft gebessert wird. Häufiges Bedürfnis, Wasser zu lassen, stark ammoniakhaltiger Urin.
NATRIUM MURIATICUM: sehr ausgiebiger Tränen- und Nasenausfluß. Verschlimmerung am Meer.
In der Regel ist der Heuschnupfen nicht von Husten begleitet. Manchmal jedoch wird das Problem durch einen unter Umständen asthmatischen Husten noch verstärkt. Wir haben bereits festgestellt, daß dies ein charakteristisches Symptom für ARSENICUM ALBUM und NAPHTHALINUM darstellt. Es ist ebenfalls sehr typisch für ARALIA RACEMOSA, das Mittel für einen Patienten, der nur nachts hustet: Während er friedlich schläft, wird er plötzlich gegen 23.00 Uhr von Husten und Beklemmungen ergriffen.
Der Nasenausfluß während eines Heuschnupfens ist wäßrig und durchsichtig, da es sich um eine Transsudation (Erguß), ausgehend von der ödematösen Schleimhaut, und nicht um eine Infektion dieser Schleimhaut handelt. Es kommt ausnahmsweise vor, daß der Ausfluß gelblich ist. In diesem Fall, insbesondere wenn der Ausfluß durch das rechte Nasenloch kommt, muß man an SANGUINARIA denken. Dieses Mittel ist dann angezeigt, wenn der Kranke über einen Schmerz in der Nase klagt, der zur Stirnhöhle ausstrahlt. Er leidet unter anhaltendem Husten nachts im Liegen, der sehr häufig von Atembeschwerden begleitet wird. Das Kind weist in der Regel eine abgegrenzte Rötung der Wangen auf. Häufig tritt nach Beendigung des Nasenausflusses ein Durchfall in Erscheinung.
Der Heuschnupfen ist fast immer von Juckreiz an der Nase, insbesondere den Nasenlöchern, begleitet. Mehrere Mittel können hier von Nutzen sein: ARSENICUM JODATUM, ARUNDO, ALLIUM CEPA, NATRIUM MURIATICUM, RANUNCULUS BULBOSUS, ROSA DAMASCENA (gleichzeitiger Tubenkatarrh [Verschluß der Ohrtrompete], Verminderung der Hörfähigkeit), SABADILLA, SANGUINARIA, SILICEA (Juckreiz an der Nasenspitze), WYETHIA (Juckreiz im hinteren Nasenbereich, der ständig zum Schlucken zwingt). Wenn jedoch der Juckreiz hauptsächlich die Nasenlöcher betrifft und besonders ausgeprägt ist, sollte man vor allem an ARUNDO denken (Juckreiz im wesentlichen der Nasenlö-

cher, jedoch ebenfalls des Gaumens und der Augen) sowie an SABA-
DILLA (der Heuschnupfen ist von starken Stirnhöhlenschmerzen begleitet).

Neben diesen Mitteln ist es manchmal nützlich, dem Patienten Dilutionen von Pollen in zunehmender Dosis zu geben. Man nähme auf diese Weise eine Art homöopathische Desensibilisierung vor. Vorbeugend (vor den Beschwerden) kann eine Dosis PSORINUM C 200 von Nutzen sein.

Die Behandlung der Heuschnupfenbeschwerden, auch wenn sie die Symptome abschwächt, ist in der Regel nicht in der Lage, sie völlig zu unterbinden. Nach der akuten Phase muß eine grundlegende Behandlung vorgenommen werden, um einen etwaigen Rückfall im darauffolgenden Jahr zu verhindern oder zumindest seinen Schweregrad zu verringern.

Zusammenfassung

Allem anderen voran sollte man den Heuschnupfenausbrüchen durch eine grundlegende Therapie vorbeugen, da die Behandlung eines akuten Heuschnupfens — die sonst typischen und charakteristischen Symptome des jeweiligen Patienten treten in den Hintergrund — häufig enttäuschend ist. Hier jedoch einige Anhaltspunkte:

- EINFACHER HEUSCHNUPFEN (ohne Husten):

WÄSSRIGER NASENAUSFLUSS:

Wundmachend:
ALLIUM CEPA: Verschlimmerung durch Wärme, Besserung durch Kälte.
ARSENICUM ALBUM: Verschlimmerung durch Kälte, Besserung durch Wärme.
ARSENICUM JODATUM: Verschlimmerung durch Wärme und durch Kälte.
NATRIUM MURIATICUM: wenig wundmachender und nichtbrennender Ausfluß, Verschlimmerung an der Sonne.
NAPHTHALINUM: häufig gleichzeitig Asthma.
ARALIA RACEMOSA: Husten abends, insbesondere gegen 23.00 Uhr, mit Beklemmungen.

Nichtwundmachend:
EUPHRASIA: Verschlimmerung durch Kälte, Besserung durch Wärme, jedoch wundmachender Tränenfluß.
SABADILLA: Besserung durch Wärme, Stirnhöhlenschmerzen, Gaumenjuckreiz.
WYETHIA: Juckreiz im hinteren Nasenbereich, gleichzeitig häufig trockenes Asthma.

DICKFLÜSSIGER AUSFLUSS: SANGUINARIA.

- VON HUSTEN BEGLEITETER HEUSCHNUPFEN:

ARSENICUM ALBUM: nächtliches Asthma (von 1.00 bis 2.00 Uhr).
NAPHTHALINUM: an der frischen Luft gebessertes Asthma.
ARALIA RACEMOSA: wundmachender Nasenausfluß, asthmaähnlicher Husten, wenn der Betreffende sich hinlegt.
WYETHIA: trockenes Asthma.

— Besondere Zeichen:

Sehr ausgeprägtes Nasenjucken: ARUNDO.
Jucken des Daumens: SABADILLA.
Jucken des hinteren Nasenbereichs: WYETHIA.
Verschlimmerung bei feuchtem Wetter (in der Regel erfolgt bei feuchtem Wetter eine Besserung): DULCAMARA.

c) Asthma

Die quälendste Äußerung einer allergischen Konstitution ist Asthma. Asthma ist manchmal bereits beim Säugling anzutreffen. Häufiger jedoch tritt es erst nach einem Jahr sowie insbesondere zu einem späteren Zeitpunkt auf. Die Veranlagung zu Asthma besteht schon vor der Geburt (Atopie) und wird meistens zunächst durch eine ekzemartige Hautkrankheit angezeigt. Manchmal beobachtet man gleichzeitig eine Neigung zur Nasenverstopfung mit oder ohne Atemsurren. Später, zwischen dem 5. und 12. Monat, entwickeln sich bronchiale Erkrankungen mit leichtem Pfeifen (spastische Bronchitis). Davon wird im Kapitel über die Bronchitis die Rede sein. Anschließend kann es in bestimmten Momenten zu tatsächlichen Asthmaanfällen kommen.

Bei einem Asthmaanfall handelt es sich im Grunde genommen um eine exspiratorische Dyspnoe (Atemnot beim *Ausatmen*). Dem Asthmatiker gelingt es relativ leicht, seine Lungen mit Luft zu füllen. Beim Ausatmen jedoch kommt es zu einem die Luft zurückhaltenden Krampf, deren mühsames Ausstoßen von einem charakteristischen, auch auf Distanz hörbaren Pfeifen begleitet wird. Das Kind mobilisiert in höchstem Maße seine Kräfte, um die in den Lungen gefangene Luft auszustoßen. In der Regel kann es nicht liegen bleiben. Es ist gezwungen, sich in seinem Bett hinzusetzen. Darüber hinaus verstärkt die geringste Tätigkeit seine Beklemmung, so daß es gezwungen ist, sitzen zu bleiben und jegliche vermeidbare Bewegung zu unterlassen.

Auch beim Asthma besteht die Therapie vor allem darin, die grundlegende Veranlagung des Betreffenden zu behandeln. Bei einem Anfall sollte man allopathische Arzneiverabreichungen vermeiden. Diese sind insbesondere zu Beginn zweifellos wirksam, erweisen sich jedoch durch Gewöhnung sehr schnell als unzureichend. Zudem sind sie giftig wie jede andere chemische Arznei auch, und sie verstärken den für die allergische Konstitution charakteristischen Vergiftungszustand. Schließlich unterdrücken diese Medikamente vielleicht den Anfall, versetzen den betroffenen Menschen jedoch in eine Situation völliger Abhängigkeit; und da sich der Zustand zwangsläufig mit der Zeit verschlimmert, besteht die Gefahr, daß der Patient völlig unheilbar gemacht wird.

Die Atemnot des Asthmatikers zieht verständlicherweise eine sehr große, von Mensch zu Mensch unterschiedliche, jedoch stets vorhandene *Angst* nach sich. Die Angst wird in der Regel bei jedem Allergiker sehr ausgeprägt sein. Es ist aber nicht nur so, daß der Asthmaanfall Angst hervorruft, sondern es kann auch umgekehrt so sein, daß die Angst einen Anfall verursacht. Von nun an entwickelt sich ein Teufelskreis, den es um jeden Preis zu unterbrechen gilt. Wenn es zu einem Anfall kommt, muß der Patient wissen, daß er den Anfall auch ohne die allopathische Arznei übersteht. Wenn es ihm gelingt, die Angst vor dem Anfall zu überwinden, meistert er gleich mehrere Etappen auf dem Weg zur Heilung.

Allergien

Ein Asthmaanfall ist immer sehr beeindruckend für die Menschen, die ihn beobachten und häufig sehr erschrocken reagieren. Deswegen muß betont werden, daß dieses Verhalten das Kind stark beeinflußt. Wenn die Eltern sehr unruhig und ängstlich reagieren, verstärken sie gegen ihren eigenen Willen die Angst des Kindes und somit auch den Anfall. Bewahren sie andererseits Ruhe, so beruhigen sie hiermit gleichermaßen das Kind und helfen ihm, seinen Atemschwierigkeiten entgegenzutreten.

Entspannungstechniken wie eine einfache Massage können einen Asthmaanfall zum Nachlassen bringen. Ich habe eine ganze Reihe von Fällen kennengelernt, in denen das Eingreifen eines kompetenten Heilgymnastikers eine Beendigung des Anfalls ohne jegliche Arzneiverabreichung bewirkt hat.

Es kann ebenfalls nützlich sein, das Kind (bis zum Alter von 2 Jahren) in ein warmes Bad zu setzen, dessen Temperatur man schrittweise bis zu einer Temperatur von 40° erhöht, um es darin ungefähr 10 Minuten baden zu lassen. Man sollte das Kind natürlich nicht dazu zwingen, wenn es dies ablehnt und sich dagegen wehrt; Zwang würde lediglich seine Angst und den Anfall selbst verstärken. Die Wirkung dieses Bades ist häufig sehr eindrucksvoll. Beim älteren Kind greift man auf feuchte, warme Umschläge zurück. Man nimmt ein in sehr warmes Wasser getauchtes Handtuch, das man anschließend auswringt, damit es nicht zu feucht ist. Man wickelt Brust und Rücken des Kindes ein und bedeckt es mit einer Decke, um die Wärme des Umschlags aufrechtzuerhalten. Man erneuert den Umschlag alle 15 bis 20 Minuten, wenn nötig etwa drei- bis viermal.

Kommen wir jetzt zu den homöopathischen Arzneien des Asthmaanfalls. Diese Mittel enttäuschen zunächst sehr häufig, da sie offensichtlich nicht die aufsehenerregende Wirkung der allopathischen Medikamente erzielen. Die allopathische Therapie beseitigt den Anfall als solchen, hilft jedoch dem Patienten in keiner Weise, gesund zu werden. Das homöopathische Mittel hingegen wirkt nicht direkt auf den Anfall ein. Es hilft dem Kind, so zu reagieren, daß es die Anfälle überwinden kann, und führt infolgedessen eine wirkliche Heilung herbei. Diese Heilung wird durch den Patienten selbst mit Hilfe des Mittels bewerkstelligt.

Es ist ganz wesentlich, daß sowohl die Eltern wie auch das Kind wissen, daß der Anfall — so beschwerlich er auch sein mag — nicht das

Wesentliche des Problems darstellt, sondern nur das Problem anzeigt. Selbstverständlich muß man dem Kind während eines akuten Zustands helfen. Es ist jedoch insbesondere wichtig, ihn auf Dauer von seiner allergischen Empfindlichkeit zu befreien. Zu Beginn der homöopathischen Behandlung kann es noch zu Anfällen kommen. Sie werden aber mit der Zeit seltener und weniger ausgeprägt auftreten, um schließlich nach einer individuell unterschiedlichen Frist ganz zurückzugehen. Doch sollen im folgenden zunächst einige Mittel für den Asthmaanfall erläutert werden.

IPECACUANHA ist sicherlich die charakteristischste Arznei bei einem Asthmaanfall. Der Brustkorb ist blockiert beim Ausatmen. Der Betreffende gerät in Atemnot. Sein Gesicht ist bleich und von kaltem Schweiß bedeckt, die Zunge nicht belegt. Er atmet stark pfeifend. Der Husten ist erschöpfend, trocken und ruft Übelkeit, manchmal Erbrechen hervor. Es gibt keinen Schleimauswurf. Sollte es dazu kommen, ist nicht mehr IPECACUANHA, sondern ANTIMONIUM TARTARICUM angezeigt.

ARSENICUM ALBUM ist ein anderes großes Mittel bei einem Asthmaanfall. Als grundlegendes charakteristisches Merkmal tritt der Anfall zwischen 1.00 und 3.00 Uhr morgens auf. Den auch zu normalen Zeiten schon ängstlichen Betroffenen befällt große Furcht, und er hat Angst, er müsse sterben. Er kann nicht liegen bleiben, setzt sich in seinem Bett auf und verlangt, daß jemand bei ihm bleibt. Obwohl er sehr kälteempfindlich ist und sein Zustand durch Wärme gebessert wird, verlangt er nach Luft und möchte, daß man das Fenster öffnet. Das Bild ist also sehr klar: Der Patient hat ein Verlangen, frische Luft zu atmen, und dabei warm bedeckt zu sein. Er hat ein brennendes Gefühl in der Brust. Sämtliche Symptome von ARSENICUM ALBUM sind praktisch von einem brennenden Gefühl begleitet, dies ist ein anderes charakteristisches Merkmal dieses Mittels. Manchmal sind die Augenlider geschwollen, insbesondere die unteren. Was beim ARSENICUM-ALBUM-Menschen vorherrscht, ist die Angst, er müsse sterben.

Es können auch andere Mittel bei einem Asthmaanfall angezeigt sein, doch ist ihre Wahl für einen Laien manchmal nicht ganz einfach.

SAMBUCUS NIGRA ist insbesondere bei einem Säugling angezeigt. Er hat ständig eine verstopfte Nase, dies bereits vor dem Anfall; und es

scheint so, als ob diese Nasenverstopfung, die nachts stärker ausgeprägt ist, ihn plötzlich kurz vor Mitternacht aufweckt, weil er nicht mehr atmen kann. Er hustet, gerät in Atemnot und ist gezwungen, sich in seinem Bett hinzusetzen. Sehr häufig wird er zyanotisch (bläulich verfärbt [CUPRUM ARSENICOSUM]). Das SAMBUCUS-NIGRA-Kind weist ein ganz besonderes charakteristisches Merkmal auf: Es schwitzt am gesamten Körper beim Aufwachen, und diese Schweiße verschwinden, wenn es wieder einschläft (im Gegensatz zu THUJA).
CUPRUM METALLICUM ist angezeigt bei Zyanose (bläuliche Verfärbung der Haut infolge Sauerstoffmangels im Blut [wenn die Angst sehr groß ist: CUPRUM ARSENICOSUM]), besonders wenn das Kind Muskelzuckungen aufweist oder sogar kleine Krämpfe mit — charakteristischerweise — dem gebeugten Daumen in der geschlossenen Faust.
ACIDUM HYDROCYANICUM ist ein bei äußerst ausgeprägter Zyanose zu verabreichendes Mittel mit schwachem Puls und unter Umständen kalten Extremitäten.
ANTIMONIUM TARTARICUM ist dann angezeigt, wenn der Anfall von einem feuchten Husten begleitet ist (IPECACUANHA, ARSENICUM ALBUM und SAMBUCUS NIGRA sind durch einen trockenen Husten gekennzeichnet, der praktisch immer zu Beginn des Asthmaanfalls eintritt). Die Bronchien sind überfüllt mit Absonderungen, wodurch die Atmung geräuschvoll wird (jedoch weniger pfeifend oder zumindest in einem wesentlich geringeren Maße als bei IPECACUANHA). Das Kind ist trotz seiner Bemühungen nicht in der Lage, den Schleim auszuwerfen. Der Betreffende ist häufig ein wenig zyanotisch, dies aufgrund seiner Bronchialüberfüllung und nicht etwa des Krampfs wie im Falle von CUPRUM ARSENICOSUM oder SAMBUCUS NIGRA. Manchmal tritt plötzliches Erbrechen auf, wodurch das Kind nicht wirklich Erleichterung erfährt.
KALIUM CARBONICUM ist das Mittel der Asthmaanfalls, der zwischen 2.00 und 3.00 Uhr morgens (später als bei ARSENICUM ALBUM) auftritt. Der Betreffende muß sich in seinem Bett mit nach vorn geneigtem Rumpf und auf den Knien abgestützten Ellbogen hinsetzen. Häufig hat er ein Ödem am oberen Augenlid.
ARALIA RACEMOSA ist dann angezeigt, wenn das Asthma im Verlauf eines Heuschnupfens auftritt. Der Anfall ereignet sich im ersten Schlaf des Kindes gegen 23.00 Uhr.
HEDERA HELIX ist dann angezeigt, wenn der Asthmaanfall von einem

wäßrigen Nasenausfluß begleitet wird. Der Zustand des Patienten wird nachts und morgens verschlimmert und an der frischen Luft gebessert.

KALIUM JODATUM weist denselben Nasenausfluß auf, diesmal jedoch brennender Art. Hartnäckige, schwer auszustoßende Schleimablagerungen füllen die Bronchien. Sein Zustand wird in den ersten Morgenstunden und durch Wärme verschlimmert. Besserung durch frische Luft.

NAPHTHALINUM weist zahlreiches Niesen auf, eine wundmachende Nasenschleimhautentzündung sowie Bindehautentzündung und ein häufiges Bedürfnis, Wasser zu lassen. Das Asthma wird an der frischen Luft gebessert.

IGNATIA ist dann angezeigt, wenn der Anfall offensichtlich nervöser Art ist und in der Folge einer intensiven Gemütsbewegung (Angst oder Kummer) auftritt.

MOSCHUS ist bei vorherrschender Nervosität hauptsächlich bei Mädchen im Jugendalter zu verabreichen. Der Anfall tritt nicht nachts, sondern tagsüber, insbesondere nachmittags auf. Die Patientin hat sehr starke Beklemmungen. Sie hat das Gefühl, daß ihr Kehlkopf und ihre Bronchien sich völlig verschließen. Sie hat jedoch keinen Husten.

Der Asthmatiker ist stets ein nervlich sehr empfindlicher Mensch. Auch wenn die Ursache des Anfalls rein physischer Art ist, spielt der psychische Zustand eine wichtige Rolle. Der asthmatische Mensch befürchtet sehr stark, keine Luft zu bekommen. Manchmal erträgt er keine enge Kleidung, insbesondere im Bereich des Halses.

CENCHRIS CONTORTRIX entspricht einem Kind, das sich davor fürchtet, zu Bett zu gehen, weil es weiß, daß es im Liegen unter Beklemmungen leiden wird. Diese Symptome und die Unverträglichkeit von engen Kleidungsstücken sind charakteristische Merkmale dieses Mittels.

NUX MOSCHATA ist fast ausschließlich bei Mädchen angezeigt. Es ist in der Regel das Mittel eines deprimierten jungen Mädchens, jedoch insbesondere von sehr veränderlicher Laune, die von der größten Freude zur tiefsten Trauer übergehen kann. Sie ist derartig empfindlich, daß sie beim geringsten Anlaß, beim kleinsten Schmerz oder wenn sie lange stehen muß, einen Schwächeanfall erleidet. Sie ist ebenfalls sehr empfindlich gegenüber Wind, der bei ihr Heiserkeit hervorruft. Sie wird einen Asthmaanfall nach einem emotionalen Schock oder einem Aufenthalt in der Kälte bekommen. Sie wird behaupten, die Beklemmung entstehe dadurch, daß ihr Magen voller Luft sei.

AMBRA GRISEA ist dann angezeigt, wenn der Asthmaanfall von starkem Luftausstoßen, von lautem und ausgiebigem Rülpsen begleitet ist oder wenn starkes Luftschlucken einen Hustenanfall beendet.

LACHESIS oder SULFUR können dann angezeigt sein, wenn der Asthmaanfall nachts auftritt, *ohne das Kind zu wecken.*

Es sei noch einmal gesagt, daß es nicht ausreicht, einen akuten Anfall zu unterbinden. Im Anschluß daran muß man insbesondere die Behandlung der allergischen Veranlagung beginnen. Das Grundmittel ist hauptsächlich je nach den jeweiligen Symptomen des Betreffenden angezeigt, die seinen Reaktionstypus erkennen lassen.

Einige Besonderheiten werden die Wahl des Mittels erleichtern, vor allem die Reaktion des Betreffenden am Meer. Normalerweise wird der Zustand der Kinder während eines Aufenthalts am Meer durch das Klima verbessert. Bestimmte Menschen reagieren besonders gut darauf, insbesondere der MEDORRHINUM-Mensch (der hier buchstäblich umgewandelt ist) sowie der BROMUM-Typus. Es ist ziemlich einfach, diese beiden Mittel zu unterscheiden.

MEDORRHINUM entspricht einem überaktiven, turbulenten Menschen, welcher stets auf dem Bauch liegend schläft, die Ellbogen unter sich und die Knie gebeugt.

BROMUM entspricht häufig einem dicken blinden Kind, anscheinend von guter Gesundheit, doch mit sehr dicken, verhärteten Nervenknoten des Halsgrenzstranges. Es handelt sich um ein Mittel bei wundmachender Nasenschleimhautentzündung, insbesondere mit Reizung der Nasenlöcher, Verstopfung des rechten Nasenloches sowie Schwellung der oberen Lippe. Es ist ebenfalls im Falle einer besonderen Veranlagung zu Kehlkopfentzündungen mit Krämpfen (Atemnot) angezeigt. Dem Asthma, wenn es in Erscheinung tritt, ist fast immer eine Kehlkopfentzündung mit Erstickungsmerkmalen vorausgegangen. Die Atemschwierigkeiten werden von einem Zucken der Nasenflügel begleitet. Der Zustand des Betreffenden wird durch Wärme stark verschlimmert.

Andere Asthmatiker erfahren hingegen eine Verschlechterung ihres Zustands. Dies gilt insbesondere für den NATRIUM-SULFURICUM-Typus (eher ein Bronchitis- als ein Asthmamittel), doch ebenfalls für den NATRIUM-MURIATICUM-Menschen bei einem verlängerten Aufenthalt (ein kurzer Aufenthalt kann bessern), für den ARSENICUM-ALBUM- und für den KALIUM-JODATUM-Typus (wäßriger, wundmachender Nasenausfluß, der durch Wärme stark verschlimmert wird).

Zusammenfassung

Ganz allgemein:

Das erste Mittel, das man während eines Anfalls ausprobieren kann, ist IPECACUANHA.
IPECACUANHA (halbstündlich zu wiederholen, falls erforderlich): Der Husten ist trocken, erschöpfend und ruft häufig Übelkeit hervor, dies jedoch mit einer nichtbelegten Zunge.
ARSENICUM ALBUM bei einem Mißerfolg mit IPECACUANHA. Insbesondere wenn das Asthma nachts auftritt, was sehr häufig der Fall ist, und von einer großen Angst begleitet wird.

Bei einer gleichzeitigen Zyanose (bläuliche Verfärbung der Haut):
SAMBUCUS wenn die Nase hartnäckig verstopft ist. Dieses Mittel ist hauptsächlich beim Säugling mit einer stark verstopften Nase selbst ohne Zyanose angezeigt.
CUPRUM ist insbesondere bei Muskelzuckungen anzuwenden.
CUPRUM ARSENICOSUM wird bei Muskelzuckungen mit sehr ausgeprägter Angst verabreicht.
ACIDUM HYDROCYANICUM wenn die Zyanose sehr ausgeprägt ist, mit schwachem Puls und häufig kalten Extremitäten.

Wenn der Husten feucht wird (zu Beginn des Anfalls ist er immer trocken):
ANTIMONIUM TARTARICUM im allgemeinen.
KALIUM CARBONICUM wenn der Anfall zwischen 2.00 und 3.00 Uhr morgens auftritt.

Bei gleichzeitigem starken Nasenausfluß:
HEDERA HELIX: Verschlimmerung nachts und morgens, Besserung an der frischen Luft.

Allergien

KALIUM JODATUM: brennender Ausfluß mit Verschlimmerung am frühen Morgen sowie durch Wärme, Besserung an der frischen Luft.

Wenn sich das Kind davor fürchtet, zu Bett zu gehen, weil es weiß, daß es zu einem Anfall kommen wird: CENCHRIS CONTORTRIX.

Wenn der Anfall von starkem Luftaufstoßen begleitet ist: AMBRA GRISEA.

Wenn der Anfall nur tagsüber auftritt:
MEDORRHINUM: Besserung durch Liegen auf dem Bauch.
MOSCHUS: Asthma *ohne Husten.*

Wenn der Anfall nachts auftritt und das Kind nicht weckt:
LACHESIS: Unverträglichkeit allem gegenüber, was den Hals einengt.
SULFUR: in der Regel gleichzeitiges Ekzem.

Modalitäten:
Besserung durch Liegen auf dem Rücken mit verschränkten Armen: PSORINUM. Hierbei handelt es sich um eine seltsame Modalität, da der Betreffende in der Regel durch Liegen in Atemnot gerät und sich infolgedessen in seinem Bett hinsetzen muß, wodurch wiederum der PSORINUM-Mensch gerade verschlimmert wird.
Besserung durch Liegen auf dem Bauch: MEDORRHINUM.
Verschlimmerung durch Wärme:
BROMUM: Dem Anfall geht häufig eine Kehlkopfentzündung voraus.
KALIUM JODATUM: wundmachender Nasenausfluß.
Verschlimmerung am Meer: NATRIUM SULFURICUM, NATRIUM MURIATICUM, ARSENICUM ALBUM, KALIUM JODATUM.
Besserung am Meer: MEDORRHINUM, BROMUM.

Weitere Besonderheiten:
Asthma mit Heuschnupfen: ARSENICUM ALBUM, NAPHTHALINUM, ARALIA RACEMOSA, WYETHIA.
Abwechselnd Asthma und Ekzem: SULFUR, PSORINUM, THUJA, SULFUR JODATUM, CALADIUM, MEZEREUM, RHUS TOXICODENDRON.
Asthma und Ekzem zusammen: THUJA.

Abwechselnd Asthma und juckender Hautausschlag: CALADIUM.
Abwechselnd Asthma und Durchfall: ARSENICUM ALBUM, RHUS TOXICODENDRON, SULFUR.
IGNATIA: Der Anfall tritt infolge einer Angst oder eines Kummers auf.
MOSCHUS: insbesondere bei Mädchen im Jugendalter. Der Anfall tritt nur tagsüber auf, kein Husten.
NUX MOSCHATA: Das Kind glaubt, der Anfall werde durch seinen mit Luft gefüllten Magen verursacht, Neigung zur Ohnmacht.

IV.

Erkrankungen des Verdauungstraktes

Verdauungsstörungen können die Folge einer organischen Erkrankung, einer Verletzung und Schädigung erworbener oder angeborener Art sein (etwa Darmverengung oder -verschlingung [Volvolus]). Dies ist jedoch nicht der häufigste Fall. Meistens sind sie schlicht und einfach die Konsequenz von Ernährungsstörungen. Eine Ernährung mit über die Jahre hinweg zu zahlreichen und zu üppigen Mahlzeiten muß früher oder später die Assimilationsfähigkeit des Verdauungstraktes überfordern. Dies wird vor allem bei hyporeaktionellen Menschen eintreten, die ja von Geburt an bereits eine gewisse Verdauungs- und insbesondere Leberschwäche aufweisen. Vergessen wir nicht, daß die Leber eine große »chemische Fabrik« ist, deren Aufgabe zum großen Teil darin besteht, schädliche Stoffwechselprodukte und von außen in den Körper gelangende Gifte zu »entsorgen«.

Eine funktionelle Leberschwäche wie die des hyporeaktionellen Menschen läßt sich nicht unbedingt durch biologische Tests messen, wie sie beispielsweise bei einer Hepatitis durchgeführt werden. Eine alltägliche funktionelle Leberüberlastung entzieht sich den Laboruntersuchungen. Nennen wir ein sehr einfaches Beispiel: Ein Mensch, der Eier und Fette schlecht verdaut, sogar bis zu einem Grad, daß er davon gestört oder regelrecht krank wird, wird sehr wahrscheinlich völlig normale Leberwerte haben. Man könnte daraus schließen, seine Leber sei in Ordnung und er sei nicht krank. Dies ändert jedoch nichts daran, daß die Störungen ein deutliches Zeichen für das schlechte Funktionieren seiner Verdauung sind. Und wenn die schlechte Verdauung tatsächlich Fette betrifft, ist die Ursache auch bei der Leber zu suchen. Falls sich gewöhnliche Verdauungsstörungen wiederholen (langsame Verdauung, Schweregefühl, Magenüberladung, verdorbener Magen, Erbrechen, Verstopfung, Durchfall),

muß man selbstverständlich die Ernährungsweise ändern, wahrscheinlich die Menge reduzieren, häufiger jedoch die allzu nahrhaften Lebensmittel einschränken (Soßen, Kuchen, Süßigkeiten, fettige Nahrungsmittel).
Im übrigen spiegeln Verdauungsprobleme häufig die Lebensbedingungen des Betreffenden und insbesondere das psychische Klima wider. Wir haben soeben die Ernährungsfehler betrachtet. Diese sind wiederum insbesondere beim Heißhunger sowie bei Freßsucht lediglich Ausdruck einer tiefen Unzufriedenheit. Ein Mensch, der sich unwohl in seiner Haut, frustriert und gestreßt fühlt, sucht nicht selten einen Ausgleich im Essen. Streß und Angst können auch unmittelbar die Ursache einer ganzen Reihe krampfartiger Erscheinungen darstellen, welche so gut wie immer bei Verdauungsproblemen vorzufinden sind, zum Beispiel Erbrechen, Durchfall, Verstopfung oder Magenschmerzen überhaupt. Niemand bestreitet mehr, daß Magengeschwüre psychischen Ursprungs sein können. Diese Erkrankung tritt beim Kind sicherlich eher selten auf. Es gibt jedoch eine Vielzahl weiterer Fälle, deren psychische Ursache unbestreitbar ist.
All dies läßt darauf schließen, daß man zweifellos das entsprechende Mittel für die Verdauungsstörungen suchen muß, darüber hinaus aber auch etwas an den Umweltbedingungen ändern sollte, das heißt, die Ernährungsweise wieder in Ordnung zu bringen sowie gegebenenfalls das zugrundeliegende psychologische Problem aufzuspüren und zu behandeln. Schließlich und endlich geht es wie bei jedem anderen Problem insbesondere darum, das Mittel der Konstitution, der individuellen Veranlagung des Betreffenden herauszufinden.
Der Verdauungstrakt spielt beim Erkennen der Krankheiten des Kindes eine wesentliche Rolle. Seine ersten Störungen sind fast immer in diesem Bereich anzutreffen — als Ausdruck sowohl der Veranlagung wie auch der Umwelteinflüsse (unangemessene Ernährungsweise sowie durch die Umgebung hervorgerufener Streß). Wenn diese Probleme nicht entsprechend ihrer wirklichen Bedeutung verstanden werden, wird man sich vielfach damit begnügen, lediglich ihre Symptome zu beseitigen, wodurch letztlich — wir sahen es bereits mehrfach — die zugrundeliegende Veranlagung nur geschwächt wird. In der Folge sind tiefergehende Erscheinungen, unter Umständen in Form von wiederholten Atemwegserkrankungen bis zum Asthma,

zu beklagen. Vergessen wir nicht, daß der Rachen zum Verdauungstrakt gehört und eine Verdauungsstauung wiederholte Anginaerkrankungen begünstigen wird.

1. Größere Verdauungsstörungen

a) Erbrechen

Erbrechen ist ein Symptom, keine Krankheit als solche. Folglich muß man seine Ursache aufspüren. Diese ist häufig im Verdauungsbereich anzutreffen, kann jedoch auch außerhalb desselben vorzufinden sein, besonders dann, wenn der Patient Fieber hat. Trifft letzteres zu, handelt es sich nicht um eine gewöhnliche Magenüberladung, sondern es kann sich um eine Wurmfortsatzentzündung, eine beginnende allgemeine Infektion wie beispielsweise Angina, Scharlach (der häufig mit Erbrechen beginnt), um eine Ohrenentzündung, Meningitis (Hirnhautentzündung) usw. handeln. Es ist offensichtlich, daß man bei Erbrechen mit Fieber einen Arzt rufen sollte, der allein in der Lage ist, die verursachende Erkrankung aufzuspüren und die entsprechende Behandlung anzuordnen. In jedem Fall muß man jedoch beim Säugling anders als beim etwas älteren Kind vorgehen.

Der Säugling

Beim Neugeborenen, der sich übergibt, ist es unbedingt erforderlich, jegliche mögliche organische Ursache aufzuspüren: Ausweitung des Magenmundes, Zwerchfellentzündung, Speiseröhrenverengung usw. Sollte es ab der ersten Nahrungsaufnahme zu regelmäßigem Erbrechen kommen, muß eine vollständige Untersuchung des Verdauungstraktes vorgenommen werden. Hierbei wird insbesondere die Durchlässigkeit der Speiseröhre mit einer Sonde überprüft, und es werden Röntgenuntersuchungen durchgeführt. Dies alles ist jedoch Aufgabe des Kinderarztes und geschieht hauptsächlich im Krankenhaus. Es soll daher an dieser Stelle nicht weiter besprochen werden.
Das gewöhnliche Erbrechen entsteht oft durch eine Ausweitung des

Magenmundes. Die Einmündung des unteren Endes der Speiseröhre in den Magen läßt manchmal die Nahrungsmittel wieder aufsteigen. In diesem Fall handelt es sich gewissermaßen um ein zu heftiges Wiederauswürgen. Jedes Baby kann Speisen auswürgen, ohne gleich therapiebedürftig zu sein. Sollte dieses Auswürgen allerdings ein bestimmtes Maß übersteigen, so stellt es, abgesehen von der mangelnden Gewichtszunahme, eine doppelte Gefahr dar. Zum einen kann häufiges und reichliches Auswürgen wegen des sauren Magensaftes Ursache einer für das Kind schmerzhaften Verbrennung der Speiseröhrenschleimhaut darstellen, die möglicherweise eine Verengung der Speiseröhre nach sich zieht. Zum anderen scheint es erwiesen zu sein, daß dieses wieder ausgewürgte Essen die Atemwege infizieren und wiederholte Lungenbeschwerden hervorrufen kann.

Es gibt in der homöopathischen Materia medica eine Fülle von Mitteln, die bei Wiederauswürgen oder Erbrechen angezeigt sind. Ich werde sie hier nicht alle aufzählen. Meiner Meinung nach sind sie nebensächlich; man muß das Problem vorrangig mit anderen Mitteln beheben. Insbesondere sollte man die Nahrungsmittel andicken und das Kind nach dem Essen in eine halb sitzende Stellung bringen bzw. das Kopfende des Bettes um 10 oder 15 cm erhöhen — oder aber das Kind auf den Bauch legen, was ihm im übrigen auch gut gefällt. Des weiteren sollte man es erst 2 Stunden nach dem Abendessen zu Bett bringen, um Atembeschwerden, die wegen des Rückflusses häufiger am Abend auftreten, zu vermeiden. Normalerweise sind diese Maßnahmen ausreichend. Wiederauswürgen und Erbrechen verschwinden gewöhnlich im Alter von 6 bis 8 Wochen.

Säuglinge, die gestillt werden, erbrechen — die obengenannten Ursachen ausgenommen — nur dann, wenn sie überfüttert werden. Ihnen und auch »Flaschenkindern« kann man folgende Mittel geben:

MAGNESIUM CARBONICUM: wenn das Kind säuerlich riecht und gleichzeitig immer sehr wäßrige, sauer riechende, grüne Stühle hat.

CUPRUM: bei sehr krampfartigem Erbrechen (darauf wird im folgenden noch näher eingegangen werden).

BAPTISIA: wenn das Kind die ersten Schlucke wieder erbricht, den Rest der Flasche aber bei sich behält.

Ältere Kinder

● ERBRECHEN BEI EINEM HARMLOSEN ZUSTAND:

Das Erbrechen entsteht fast immer durch eine Magenüberlastung infolge einer zu reichlichen oder zu mächtigen, füllenden Ernährung. Abhilfe zu schaffen ist hier denkbar einfach: Die Nahrung muß entweder in ihrer Quantität oder aber Qualität — wenn nicht sogar in beidem — eingeschränkt werden. Im folgenden seien jedoch einige Mittel genannt, die von Nutzen sein können:
ANTIMONIUM CRUDUM ist angezeigt, wenn das Kind zuviel gegessen hat, insbesondere fette Nahrungsmittel wie Schweinefleisch oder bestimmte Backwaren. Die Zunge ist weiß, wie von Milch bedeckt. Das Kind muß oft aufstoßen. Es klagt über Kopfschmerzen, die nachlassen, wenn es sich erbricht oder wenn es zu einem Durchfall kommt. Es ist kratzbürstig, streitsüchtig, will nicht, daß man sich um es kümmert, und weist den Arzt zurück.
NUX VOMICA ist bei Krämpfen angezeigt. Das Kind fühlt sich sehr schlecht. Es will sich übergeben, aber es geht einfach nicht. Plötzlich kommt es dann zum problemlosen Erbrechen, wonach es sich viel besser fühlt. Die Zunge hat einen gelblichweißen Belag, insbesondere die hintere Hälfte.
IPECACUANHA ist das Mittel für eine ständige, anhaltende Übelkeit, die nicht durch Erbrechen abklingt. Charakteristisch für das Mittel ist die nichtbelegte Zunge trotz der Verdauungsbeschwerden. Oftmals hat das Kind gleichzeitig Durchfall.
CUPRUM ist angezeigt, wenn das Erbrechen in Verbindung mit sehr starken Krämpfen auftritt und eine Wurmfortsatzentzündung ausgeschlossen wurde. Typisch sind die Krämpfe. Sogar ein Getränk ruft beim Hinunterfließen kullernde Geräusche hervor. Der Patient hat einen schmerzhaften Schluckauf, starke Übelkeit bei gleichzeitigen Durchfällen mit heftigen Koliken (krampfartigen Leibschmerzen), die ebenso plötzlich auftreten, wie sie abklingen. Die Krämpfe gehen nach dem Stuhlgang zurück. Der Patient möchte kaltes Wasser, welches das Erbrechen beruhigt.
PULSATILLA ist nach dem Verzehr von fettigen Nahrungsmitteln, insbesondere Kuchen, wie bei ANTIMONIUM CRUDUM angezeigt. Die Zunge ist jedoch nicht weiß, sondern sehr gelb. Der Atem ist übelrie-

chend. Der Patient hat keinen Durst, und wenn er dennoch etwas trinkt, dann vorzugsweise kalte Getränke. Kommt es zu einem Durchfall, so liegt das Typische darin, daß jeder Stuhl anders aussieht als der vorhergehende. PULSATILLA entspricht einem sanften, gehorsamen, weinerlichen Kind, im Gegensatz zu ANTIMONIUM CRUDUM, das eher bei einem jähzornigen und aggressiven Kind angezeigt ist.

DULCAMARA ist auch recht häufig in unseren Ländern mit feuchtem Klima angezeigt. Es kommt vor, daß es so aussieht, als ob das Erbrechen lediglich durch eine Verkühlung, sei es durch feuchtes Wetter oder einen kalten Herbstabend nach einem warmen Tag, hervorgerufen wurde. Dieses Mittel ist hauptsächlich dann anzuwenden, wenn es gleichzeitig zu Durchfällen kommt. Das Kind hat das Bedürfnis, bei Übelkeit auf die Toilette zu gehen. Oft verweigert es jegliche Nahrung, verlangt aber kalte Getränke.

Erwähnen wir noch einige Mittel mit besonderer Heilanzeige:
BAPTISIA: Aufgrund eines Krampfs der Speiseröhre kann das Kind nur noch Flüssigkeiten schlucken, oder es erbricht die ersten Bissen, behält dann aber den Rest der Mahlzeit.
ARGENTUM NITRICUM: Nach übermäßigem Verzehr von Süßigkeiten kommt es zu kleinerem Erbrechen und vor allen Dingen zu massivem, lautstarkem Aufstoßen. Sehr häufig bestehen gleichzeitig saure, durchfallartige, grüne Stühle.
BELLADONNA: Das Kind erbricht im ersten Teil des Schlafes.
IGNATIA: Der Patient erbricht leichtverdauliche Nahrungsmittel, verträgt jedoch sehr gut schwerverdauliche Speisen wie Soßen, Wurst und dergleichen.
BISMUTUM: Das Kind erbricht sofort, nachdem es gegessen oder getrunken hat, insbesondere nach Wasser. Es hat Zahnfleischentzündung mit reichlichem Speichelfluß und schmerzlosem Durchfall. Das Kind hat ein starkes Verlangen nach Gesellschaft. Es klammert sich an seine Mutter, wenn sie weggehen will.
CHINA: Das Kind erbricht erst lange nach dem Essen. Der Durchfall äußert sich hingegen sofort nach dem Essen, begleitet von starken Blähungen. Der Patient muß aufstoßen, wobei das Aufgestoßene einen bitteren Geschmack hat.
FERRUM METALLICUM: Das Kind erbricht sofort nach der Mahlzeit oder nachts.

FERRUM PHOSPHORICUM: Das Kind erbricht unverdaute Speisen und rotes Blut. Auffällig das saure Aufstoßen, die flüssigen, blutgestreiften Stühle und eine Abneigung gegen Fleisch und Milch.
KREOSOTUM: Das Kind erbricht mehrere Stunden nach dem Essen und leidet gleichzeitig unter einer Mundentzündung mit blutunterlaufenem Zahnfleisch. Das Erbrochene ist blutgestreift und hat einen milden Geschmack.
TARAXACUM: Das Kind übergibt sich nach dem Verzehr von fettigen Speisen. Es leidet gleichzeitig unter Durchfall. Die Zunge ähnelt einer Landkarte.

- **ERBRECHEN BEI EINEM ERNSTEN ZUSTAND:**

Die verschiedenen genannten Mittel betreffen hauptsächlich die unbedenklichen Zustände. Wenn das Erbrechen mit einem ernsten Zustand einhergeht, kommt es in der Regel fast immer zu gleichzeitigen Durchfällen. Die entsprechenden Mittel werden in den Kapiteln untersucht werden, die diese ernsten Zustände behandeln. Es geht insbesondere um VERATRUM ALBUM und ARSENICUM ALBUM. Im folgenden werden jedoch einige Mittel für schweres Erbrechen mit etwaigen Durchfällen genannt.
CARBO VEGETABILIS: starke Blähungen, Abkühlung der Extremitäten bis zu den Knien, zyanotisches (bläuliches), kaltes Gesicht.
AETHUSA CYNAPIUM: endloses Erbrechen, verbunden mit einer sich rasch entwickelnden Entkräftung des Kindes sowie einer zyanotischen Verfärbung im Mundbereich. Fast immer gleichzeitige Durchfälle, zähschleimige, gelbe Stühle. Oftmals Aphthenbildung (Pusteln, Bläschen) auf der Zunge, Milchunverträglichkeit.
ANTIMONIUM TARTARICUM: Das Kind ist bereits geschwächt, und das Erbrechen ist ebenfalls schwach. Das Gesicht wird oft leicht zyanotisch. Der Kreislauf ist verlangsamt (schwacher Puls). Oft tritt gleichzeitig Durchfall auf.
ACIDUM SULFURICUM: Das Erbrechen wird von Schluckauf begleitet. Der Patient ist in einem ausgesprochenen Schwächezustand. Häufig sind auch die Mundschleimhäute entzündet.
CROTALUS: Das Kind erbricht Blut während eines schweren infektiösen Zustandes.
APOCYNUM: reichliches, übermäßiges Erbrechen. Was soeben ge-

schluckt wurde, wird sofort wieder erbrochen. Die Schließmuskeln sind erschlafft, so daß die in diesem Fall flüssigen, wäßrigen Stühle aus dem After hinauslaufen, als ob dieser ständig geöffnet bleiben würde. Gleichzeitig entwickeln sich starke Blähungen.

- **HINWEISE ZUR MITTELWAHL BEI ERBRECHEN GANZ ALLGEMEIN:**

ERBRECHEN MIT UNBELEGTER ZUNGE:
IPECACUANHA: heftige Übelkeit.
CHINA: Heißhunger.
PYROGENIUM: septische Zustände.

MÜHEVOLLES ERBRECHEN:
AETHUSA CYNAPIUM: Das Kind erbricht Milch.
ANTIMONIUM TARTARICUM: mit Erschöpfung und Verlangsamung des Pulses.
IPECACUANHA: heftige Übelkeit mit unbelegter Zunge.
APOCYNUM: ständiges Erbrechen und unkontrollierbarer, wäßriger Durchfall.

MÜHELOSES ERBRECHEN:
ANTIMONIUM CRUDUM: nach einem »verdorbenen« Magen.
FERRUM METALLICUM: Erbrechen sofort nach der Mahlzeit oder nachts.
ACIDUM SULFURICUM: Schwäche, begleitet von Zittern.
NUX VOMICA: starker Krampf mit erfolglosem Brechbedürfnis. Daraufhin kommt es plötzlich zu Erbrechen.

ERBRECHEN MIT STARKEM AUFSTOSSEN:
ARGENTUM NITRICUM: starkes, schweres, sehr lautstarkes, anfallsartiges Aufstoßen, insbesondere nach übermäßigem Verzehr von Süßwaren.
NUX VOMICA: schwieriges und sogar schmerzhaftes Aufstoßen, bitter schmeckendes Wiederausgewürgtes.
ASA FOETIDA (soll hier erwähnt werden, obwohl es eigentlich kein typisches Mittel bei Erbrechen ist): ganz besonders ausgeprägtes, schlecht riechendes Aufstoßen nervösen Ursprungs, wahrscheinlich

bei einem übernervösen, überempfindlichen Menschen, der Krämpfe in sämtlichen Körperbereichen aufweist und insbesondere über einen »Kloß im Hals« klagt.
CHINA: bitter schmeckendes Wiederausgewürgtes, ausgeprägte Blähungen.
ANTIMONIUM CRUDUM: ständiges Aufstoßen, weiße Zunge (wie Milch).
CARBO VEGETABILIS: mehr Aufstoßen als Erbrechen nach einer zu mächtigen Mahlzeit. Dieses Mittel ist insbesondere in schweren Fällen mit Abkühlung der Extremitäten, zyanotischem (bläulichem), kaltem Gesicht angezeigt.
CALCIUM CARBONICUM: saures Aufstoßen, saures Erbrechen, Milchunverträglichkeit.
FERRUM PHOSPHORICUM: saures Aufstoßen, blutgestreifte Stühle.
ACIDUM SULFURICUM: saures Aufstoßen und schmerzhafter Schluckauf mit großer Schwäche.

ERBRECHEN MIT SCHLUCKAUF:
ACIDUM SULFURICUM: schmerzhafter Schluckauf, saures Erbrechen und saures Aufstoßen, saurer Geruch am ganzen Körper. Das schwache und unruhige Kind hat es sehr eilig mit allem, was es tut. Der Stuhlgang ist wäßrig, schwarz und übelriechend.
CHINA: von Durchfall begleiteter Schluckauf, Milchunverträglichkeit, zahlreiche Blähungen.
NUX VOMICA: Schluckauf mit schwierigem und schmerzhaftem Aufstoßen.
BRYONIA und insbesondere VERATRUM ALBUM (immer mit gleichzeitigem Durchfall): Schluckauf nach dem Erbrechen.

ERBRECHEN MIT BLUT:
Blut im Erbrochenen ist nicht zwangsläufig ein ernstes Zeichen. FERRUM PHOSPHORICUM ist ein Mittel, das im allgemeinen harmlosen Zuständen entspricht und häufig durch ein Bluten der Schleimhäute gekennzeichnet sein kann, sei es im Bereich der Nase, des Magens oder des Darmes. Es kann sich jedoch auch um sehr ernste Zustände handeln, beispielsweise denjenigen, bei dem CROTALUS angezeigt ist. In diesen Fällen muß uns der Zusammenhang nähere Aufschlüsse liefern. Auch hier geht es wieder darum, das Symptom in das Gesamtbild einzureihen, um seine Bedeutung genau einschätzen zu können.

Nennen wir die wichtigsten Mittel, welche in diesem Fall angezeigt sind:

ARGENTUM NITRICUM: Erbrechen, das blutgefärbt sein kann, mehr Aufstoßen als Erbrechen.

CARBO VEGETABILIS: aschgraue Blässe, eisiger Körper, kalte Beine bis zu den Knien.

CHINA: starkes Aufstoßen und bittere wieder ausgewürgte Nahrung.

FERRUM METALLICUM: bleiches Kind mit Hitzewallungen (Rötungen) im Gesicht, Unverträglichkeit von Eiern, sofortiges Erbrechen nach der Mahlzeit oder nachts nach Mitternacht.

FERRUM PHOSPHORICUM: Erbrechen von leuchtendrotem Blut, häufiges Bluten sämtlicher Schleimhäute, insbesondere zu Beginn irgendeiner Infektion, flüssige, blutgestreifte Stühle, Abneigung gegen Milch und Fleisch.

IPECACUANHA: Erbrechen von Blut, Galle, Schleim, Nahrungsmitteln. Der Betreffende ist insbesondere durch ausgeprägte Übelkeit und eine unbelegte Zunge gekennzeichnet.

KREOSOTUM: lange Zeit nach der Mahlzeit auftretendes Erbrechen, blutgestreiftes Erbrochenes, gleichzeitige Entzündung der Mundschleimhaut, die leicht blutet.

PHOSPHORUS: Erbrechen von Blut nach einer Anstrengung, einer körperlichen Tätigkeit.

CROTALUS: septische Zustände, blutiges Erbrechen, schwarze Stühle.

STANNUM: Verschlimmerung durch Liegen (ist als solches kein Mittel bei Erbrechen, sondern eigentlich bei Atemwegsstörungen mit großer Schwäche, die manchmal von durch Liegen verschlimmertem Erbrechen von Blut begleitet werden).

ERBRECHEN UND NAHRUNGSBEDÜRFNIS:
Ein Kind, das sich erbricht, äußert in der Regel keinerlei Verlangen, etwas zu essen.

— Wenn die Weigerung, etwas zu essen, sehr ausgeprägt ist, insbesondere mit Ekel beim Anblick von Fleisch:

ACIDUM MURIATICUM: ausgeprägte Schwächezustände mit Erbrechen, Durchfall (unwillkürliche Stühle) und damit verbundene Entzündung der Mundschleimhaut mit Aphthenbildung, Stuhlgang bei jedem Wasserlassen.

— Wenn das Kind, wie es manchmal vorkommt, sofort nach dem
Erbrechen etwas zu essen verlangt:
AETHUSA: starke Übelkeit beim Anblick von Nahrungsmitteln
vor dem Erbrechen, Milchunverträglichkeit.
CHINA: jähzorniges, im allgemeinen heißhungriges Kind, das bereits kurze Zeit nach der Mahlzeit etwas zu essen verlangt, Erbrechen, sofort nachdem es (zuviel) gegessen oder getrunken hat, unbelegte Zunge wie beim IPECACUANHA-Kind, das insbesondere durch seine sehr ausgeprägte Übelkeit gekennzeichnet ist.
COLCHICUM: Übelkeitszustand mit Ekel, hervorgerufen durch den Anblick und den Geruch von Lebensmitteln, insbesondere Eiern.
OLEANDER: vor allen Dingen ein Mittel bei Seborrhoe. Gefräßiges Kind, das überstürzt ißt.
PODOPHYLLUM: Kind mit schwierigem Zahnen (beide Wangen sind rot). Es knirscht nachts mit den Zähnen und wälzt sich auf dem Kopfkissen. Das Zahnen wird von Erbrechen und Durchfall mit Vorfall des Mastdarms (Prolapsus recti) begleitet.
TUBERCULINUM: wiederholte Atemwegserscheinungen mit subfebriler (gering erhöhter) Temperatur, dicken Mandeln, einem Leeregefühl im Magen und quälendem, schmerzhaftem Hunger.

- **AZETONÄMISCHES ERBRECHEN:**

Azetonämisches Erbrechen tritt ohne erkennbare Ursache auf. In der Regel wiederholt es sich mehrmals am Tag, oft mit nur sehr kurzen Unterbrechungen, ist manchmal überhaupt nicht aufzuhalten und wird von einem nach Azeton (obstartig) riechenden charakteristischen Mundgeruch begleitet. Diese Erkrankung tritt nur bei entsprechender Veranlagung auf, meist mit allergischer Vorgeschichte. Demzufolge ist eine grundlegende Behandlung dieser Veranlagung unerläßlich, um Rückfälle zu vermeiden.
Zu Beginn der Beschwerden ist es schwierig, ihre weitere Entwicklung vorherzusagen. Es kommt vor, daß das Erbrechen von einem Laien nicht zu unterbinden ist. Es hält sich unter Umständen quasi selbst in Gang und ruft eine fortschreitende Dehydratation (Austrocknung) des Kindes hervor, die dann eine Krankenhauseinweisung zur Infusionsbehandlung erforderlich machen kann. Es gibt je-

doch eine Möglichkeit, den Anfällen ein Ende zu setzen, indem man dem Kind wiederholt kleinere Mengen in Wasser aufgelösten Kaliumchlorids gibt.

Das zu verabreichende Mittel ist eine der vorher genannten Arzneien für Erbrechen — je nach den entsprechenden charakteristischen Symptomen. Man sollte jedoch stets SENNA ausprobieren. SENNA ist oft sehr wirksam, wenn man 2 Globuli (Streukügelchen) in der C-4-Potenz alle 30 Minuten bis zur Besserung verabreicht. Die sonstigen Symptome, bei denen SENNA angezeigt ist, sind insbesondere starke Blähungen, Verstopfung mit harten, gelben Stühlen oder gelber, von grünem Schleim bedeckter Durchfall. Sollten die Symptome jedoch eher auf ein anderes Mittel hinweisen, ist dieses natürlich vorzuziehen. Folgende Arzneien sind vor allem in Betracht zu ziehen.

AETHUSA CYNAPIUM: ständiges Erbrechen mit großer Erschöpfung, zyanotischer (bläulicher) Verfärbung im Mundbereich und kalten Schweißen.

ARSENICUM ALBUM: Angst und Milchunverträglichkeit, große Unruhe trotz äußerster Schwäche.

IGNATIA: Da das für azetonämisches Erbrechen veranlagte Kind immer übererregbar und überempfindlich ist, kann dieses Mittel angezeigt sein.

Es ist außerordentlich wichtig, die Bedeutung des emotionalen Zustands bei azetonämischen Patienten zu erkennen. Mit etwas Aufmerksamkeit wird man beispielsweise feststellen, daß die Anfälle oft durch Angstsituationen ausgelöst werden. Azetonämisches Erbrechen wird von den Eltern sehr gefürchtet. Manche sind schon bei kleinstem Azetongeruch im Atem aufs äußerste beunruhigt. Wenn auch dieser Azetongeruch ein sicheres Zeichen für das Vorhandensein von Azeton im Blut darstellt, so muß dies noch lange kein Anlaß zur Sorge sein. Dies kann durchaus bei einem nüchternen Kind oder in einem akuten Zustand auftreten, bedeutet also nicht zwangsläufig die Gefahr azetonämischer Anfälle.

Zusammenfassung

Bei Erbrechen sollte ein Kind unbedingt fasten und lediglich in kleinen Mengen Wasser erhalten.

Erkrankungen des Verdauungstraktes

— Bei weißer Zunge: ANTIMONIUM CRUDUM.
— Bei vielen Krämpfen: NUX VOMICA.
— Bei anhaltender Übelkeit mit unbelegter Zunge: IPECACUANHA.
— Bei gelber Zunge und völliger Durstlosigkeit: PULSATILLA.

b) Durchfälle

Die meisten Schulmediziner sind der Ansicht, daß Durchfälle immer Ausdruck einer Infektion und nur in seltenen Fällen durch eine andere Ursache bedingt sind. Die homöopathische Einschätzung dieses Problems unterscheidet sich hiervon aus dem einfachen Grund, daß sie den Durchfall wie jeden anderen krankhaften Zustand auch nicht isoliert als das Problem an sich betrachten kann. Jedes krankhafte Zeichen muß zwangsläufig in die Gesamtheit der Reaktionen des Organismus, in die Gesamtheit des körperlichen und seelischen Befindens des Patienten eingefügt werden. Zweifellos hat jeder Durchfall einen unmittelbaren, häufig offensichtlichen und lokal zu diagnostizierenden Auslöser. Doch können sowohl die Ursache wie auch die Konsequenz nicht als lineares, kausales, vom Rest des Körpers unabhängiges Phänomen betrachtet werden. Ursache und Konsequenz erhalten ihre Bedeutung nur im Lichte der Gesamtheit eines biologischen Organismus, dessen Reaktionen in vielfacher Verknüpfung, eher netzwerkartig und nicht linear, vonstatten gehen.
Wenn man wirklich effektiv heilen will, muß man verstehen, daß der Durchfall wie jede andere krankhafte Erscheinung zunächst eine Abwehrreaktion ist. Ein lebendiger Organismus zerstört sich nicht einfach spontan, sondern bemüht sich im Gegenteil, am Leben zu bleiben. Die krankhafte Störung bringt zumindest in ihrem Anfang lediglich den Kampf des Organismus um sein Gleichgewicht zum Ausdruck. Natürlich können die reaktionellen Symptome im späteren Verlauf degenerieren, insbesondere wenn sie mißverstanden oder schlecht behandelt werden. Zunächst aber sind sie Ausdruck der Mobilisierung von Abwehrprozessen des Organismus.
Diese Überlegungen lassen sich bei Durchfallerkrankungen sehr deutlich überprüfen, da diese ganz offensichtlich einen Ausscheidungsversuch, gewissermaßen einen Reinigungsversuch des Organismus oder zumindest seines Verdauungstraktes darstellen. Die mei-

sten Menschen haben wohl schon die Erfahrung machen müssen, daß für die Durchfälle (in der Regel harmlos und von kurzer Dauer) häufig ein Ernährungsfehler als Auslöser verantwortlich zu machen ist: Die Mahlzeit war — quantitativ wie qualitativ — zu opulent; und dies zog eine Stauung, eine Überlastung des Verdauungstraktes nach sich. Der dann auftretende Durchfall war folglich eine körperliche Reaktion, um sich der übermäßigen Nahrungsmenge wieder zu entledigen. Hier handelt es sich um einen gelegentlichen Durchfall infolge einer vorübergehenden Überlastung.
Im Kapitel über die hyporeaktionelle Konstitution (S. 69) haben wir jedoch festgestellt, daß diesem Typus zuzuordnende Menschen einen ständigen, chronischen Stauungszustand aufweisen — nicht nur des Verdauungstraktes, sondern des gesamten Organismus aufgrund der Verlangsamung aller biologischen Funktionen. Wenn diese Menschen einen Durchfall bekommen, so kann sein Ursprung durchaus in einer gelegentlichen Nahrungsmittelüberlastung zu finden sein. Am häufigsten tritt er jedoch auf, ohne daß ein solcher Ernährungsfehler ursächlich beteiligt ist. Dies bedeutet, daß der Organismus sich aus einem anderen Grund zu entlasten und sein Gleichgewicht wiederzufinden bemüht ist.
Hierfür gibt es zahlreiche Beispiele. Besonders wenn bei einem an Ekzemen erkrankten Menschen ein Durchfall auftritt (häufig ohne ersichtlichen Grund), stellt man meist fest, daß sein Ekzem abklingt. Dies beweist, daß der Durchfall durch die Entlastung, die er nach sich zieht, heilbringend für den Organismus ist, auch wenn das Ekzem nach dem Durchfall erneut auftritt. Der Durchfall ist keine ausreichend starke Reaktion, um einen tiefen Zustand wie den einer Grundveranlagung zu heilen. Er kann ihn nur vorübergehend bessern.
Dieses Phänomen wird man nicht nur beim Ekzem feststellen, sondern zum Beispiel auch bei einer Bronchitis, die ebenso Ausdruck einer Grundveranlagung ist. Die Bronchitis und insbesondere die ausgiebigen Absonderungen, welche die Bronchien überfüllen, gehen beim Ausbruch eines Durchfalls zurück. Auch hier tritt meistens ein Rückfall der Bronchitis ein, sobald der Durchfall nachgelassen hat.
Das gleiche gilt für einen Schnupfen, bei dem ein sehr ergiebiger Ausfluß beim Auftreten des Durchfalls sofort aufhört. Wenn es sich hier um einen akuten Zustand handelt, tritt normalerweise kein Rückfall

ein (dies bedeutet, daß der Durchfall ausreichen kann, diesen akuten Zustand zu heilen). Dasselbe Phänomen wird man während einer akuten Krankheit mit hohem Fieber beobachten können, wo ein völliges Abklingen des Fiebers dem Ausbruch eines Durchfalls folgt. Es wird jedoch zu einem erneuten Temperaturanstieg kommen, wenn der Durchfall zu unpassender Zeit blockiert wird.
Diese allgemeinen Überlegungen gelten sowohl für den Säugling wie auch für das ältere Kind. Wenn es um die zu ergreifenden Maßnahmen bei einem Durchfall geht, muß man jedoch wieder zwischen beiden unterscheiden.

Säuglinge

Beim Säugling und ganz besonders beim Neugeborenen ist es vor allen Dingen wichtig, die durch enzymatische Insuffizienz hervorgerufenen Durchfälle als solche zu erkennen. Diese Schwäche in der Stoffwechselsteuerung tritt bereits in den ersten Lebenstagen auf und kann nur durch einen Kinderarzt behandelt werden.
Man sollte ebenso darauf achten, die Möglichkeit einer Mukoviszidose auszuschließen, die eine unzureichende Sekretion der Bauchspeicheldrüse mit mangelhafter Fettverdauung zur Folge hat. Wiederholte Infektionen der Atemwege, welche durch Sekretionen hervorgerufen werden, die die Bronchien geradezu verstopfen, gehören mit zum Krankheitsbild des Mukoviszidose. Manchmal allerdings gibt es auch lediglich auf den Verdauungsapparat beschränkte Formen der Mukoviszidose. Normalerweise wird diese Krankheit gleich bei der Geburt mittels eines Tests am intrauterinen Kinderstuhl festgestellt.
Durchfälle können die Folge einer Milchunverträglichkeit sein. Sie können ebenso durch eine mangelhafte Glutenverdauung entstehen, die möglicherweise nach Einführung von mehlhaltigen Speisen auftritt. Auch hier ist die Behandlung durch einen Kinderarzt unumgänglich. Viele Eltern, die von dieser Glutenunverträglichkeit gehört haben, streichen aus eigener Initiative bei wiederkehrenden Durchfällen Gluten aus dem Speiseplan des Kindes schlicht und einfach heraus. Das Problem ist jedoch nicht ganz so einfach. Die Zöliakie (Glutenallergie) ist eine ernste Erkrankung, die manchmal ein Leben lang fortbestehen kann. Es ist daher absolut notwendig, eine

sichere Diagnose zu stellen, was nur anhand einer Gewebeentnahme aus dem Darm möglich ist. Einem erfahrenen Spezialisten bereiten diese Untersuchungen keinerlei Schwierigkeiten, und im Zweifelsfall sollte man ohne Zögern davon Gebrauch machen.
Im übrigen ist selbst das absolut gesunde Neugeborene sehr empfindlich gegenüber Infektionen und kann daher einen infektiösen Durchfall bekommen. Dieser ist nur durch einen Kinderarzt zu behandeln — um so mehr, da es sich um eine nekrotische Enterokolitis (Entzündung des Dünn- und Dickdarms) handeln kann, eine besonders schwere Form des Durchfalls bei Säuglingen.
Im übrigen sei hier noch erwähnt, daß — die verschiedenen enzymatischen Störungen einmal ausgenommen — ein Kind, das gestillt wird, sehr flüssige Stühle haben kann. Dies ist völlig normal und bedarf keinerlei Behandlung.

Das ältere Kind

Beim älteren Kind wird Durchfall zumeist durch eine bakterielle oder virale Darminfektion hervorgerufen. Er tritt aber möglicherweise auch als Folge einer parenteralen Infektion in Erscheinung, das heißt einer Infektion, die ihren Sitz außerhalb des Verdauungstrakts hat. So kann zum Beispiel eine Ohrenentzündung durchaus von einem Durchfall begleitet werden. Dies ist die schulmedizinische Auffassung des Problems, und man bemüht sich sehr, in solchen Fällen Koprokulturen anzulegen (Methode der Kotuntersuchung), um den verursachenden Keim zu isolieren. Die homöopathische Sicht dieses Problems, wir sagten es bereits, sieht da etwas anders aus.
Der Keim, selbst wenn er im Stuhl nachgewiesen werden kann, ist nicht die wahre Ursache, sondern lediglich auslösender Faktor der Symptome eines tieferen Problems. Das zugrundeliegende Problem tritt in der gestörten Reaktionsfähigkeit des Patienten zutage. Und diese gilt es zu therapieren. Das trifft sogar für eine so schwerwiegende Infektion wie Typhus zu. Die Erkrankung wird natürlich durch ganz spezifische Keime ausgelöst, Salmonellen. Diese konnten aber letztlich nur wegen der geschwächten Reaktionsfähigkeit des Erkrankten ihre Wirkung entfalten. Ein Antibiotikum wird die Salmonella typhi zwar beseitigen, aber keinerlei Einfluß auf die Veranlagung, die wahre Ursache der Infektion, ausüben. Doch auch wenn

Erkrankungen des Verdauungstraktes 327

man mit dem Wissen um diese Zusammenhänge ausgestattet ist, muß man sich im akuten Fall natürlich zunächst der Behandlung der Beschwerden widmen, um sich dann im weiteren Verlauf einer Therapie der individuellen Konstitution zuwenden zu können.

Wie behandelt man einen Durchfall?

Sei er mit oder ohne Temperatur, positiver oder negativer Koprokultur, ein Durchfall ist immer Ausdruck einer Unverträglichkeit der Darmschleimhaut und demzufolge eine notwendige Ausscheidung. Daher sollte man nicht gegen das Phänomen vorgehen, wie es in der allopathischen Medizin üblicherweise geschieht, sondern versuchen, dem Organismus entsprechend der Art des Durchfalls dabei zu helfen, daß er ihn los wird. Vor allem sollte man dem Darm Ruhe verschaffen, bevor man an irgendein Mittel denkt. Wie? Mit Wasserfasten. 24 Stunden lang erhält das Kind lediglich Wasser oder besser eine Lösung, die Glukose sowie die unbedingt notwendigen Mineralien enthält (in der Apotheke erhältlich). Sollte das Wasserfasten zu beschwerlich sein, kann man auf eine Karottensuppe zurückgreifen (500 g Karotten und 1 Liter Wasser 1 Stunde lang auf kleiner Flamme kochen, fein passieren, abgekochtes Wasser bis zur ursprünglichen Menge von 1 Liter hinzufügen) oder unter Umständen auf geriebene Äpfel. Falls das Kind etwas essen möchte, empfiehlt es sich, nicht nachzugeben. Es kann jedoch nach Lust und Laune und ohne jegliche Beschränkung Karottensuppe und geriebene Äpfel zu sich nehmen. Am 2. und 3. Tag wird der Karottensuppe Reis und den geriebenen Äpfeln Zwieback hinzugefügt. Bananen sind ebenfalls ab dem 2. Tag möglich. Eine allmähliche Rückkehr zur normalen Ernährung erfolgt erst ab dem 4. Tag. Selbstverständlich sollte das Kind zusätzlich ein Mittel erhalten, das nach den Kriterien auszuwählen ist, die nun beschrieben werden sollen.

Die Wahl des Mittels

Zur Wahl des Mittels ist es hilfreich, einen sauren Durchfall (die Stühle haben einen sauren Geruch) von einem fauligen Durchfall (die Stühle haben einen übelriechenden Geruch wie nach faulen Eiern) zu unterscheiden. Saure Stühle sind eher selten. Sie treten meistens beim Säugling auf und sind Ausdruck einer Zucker- oder Mehlspeisenunverträglichkeit. Wie wir bereits festgestellt haben, gibt es angeborene Enzymmängel, deren jeweilige Konsequenzen von den ersten Lebenstagen an sehr lange anhalten können. Die Behandlung dieser Fälle sollte, wir sagten es bereits, durch einen Kinderarzt erfolgen. Andererseits gibt es auch sporadisch auftretende, meist durch eine an Zucker- oder Mehlspeisen übersättigte Ernährung verursachte Durchfälle, die vor allen Dingen eine Korrektur des Ernährungsfehlers erfordern.

● **SAURER DURCHFALL:**

MIT SCHMERZEN:

MAGNESIUM CARBONICUM: Das Kind hat einen aufgeblähten Bauch. Es krümmt sich vor Schmerzen, wodurch sie allerdings nicht gebessert werden. Es hat außerdem einen starken Blähungsabgang, der ihm Erleichterung verschafft, und sehr wäßrige, grüne, schaumige und sauer riechende Stühle. Manchmal hingegen sind sie ganz weiß, als ob Milch ausgeschieden würde. Sehr oft werden diese Symptome von einer roten, gleichförmigen Windeldermatitis (Gesäßerythem) begleitet, die durch die Reizung der Haut aufgrund der sauren Stühle hervorgerufen wird. Dieses rote, glatte Aussehen der Haut ist bezeichnend und unterscheidet dieses Erythem von jenem, das ebenso aus einer unter Umständen weniger ausgeprägten Rötung besteht, wobei der Po mit roten, manchmal geschwürigen Knötchen übersät ist. Dieses Erythem ist eher die Folge einer zu stark ausgeprägten Alkalinität (laugenhaft) der Stühle oder des Urins im Gegensatz zu dem soeben beschriebenen, durch Azidität (sauer) verursachten Erythem.

RHEUM: Das Kind weint, bevor es zur Toilette geht. Die Stühle sind nicht flüssig, sondern dickflüssig, teigig. Sie riechen sauer, wobei der ganze Körper des Kindes einen sauren Geruch verbreitet. Auch hier wird man oftmals eine rote, glatte, glänzende, gleichförmige Windeldermatitis feststellen.

ARGENTUM NITRICUM: Dieses Mittel ist in der Regel bei älteren Kindern angezeigt. Die Durchfälle werden insbesondere durch übermäßigen Verzehr von Süßigkeiten oder durch Lampenfieber verursacht. Die Stühle sind sauer, wäßrig, grün und von vielen Blähungen begleitet. Der ganze Bauch ist stark aufgebläht. Die Blähungen rühren auch vom Magen her und verursachen starkes Aufstoßen, manchmal sogar Erbrechen.

OHNE SCHMERZEN (3 weniger oft angezeigte Mittel):

CALCIUM CARBONICUM benutzt man eher als Grundmittel. Entspricht einem dicken, schlaffen, apathischen, kälteempfindlichen Kind mit reichlichen Schweißen, die so weit gehen können, daß das Kopfkissen durchnäßt wird. Milch wird nicht verdaut und ruft saures Erbrechen sowie saure, kaum verfärbte Stühle hervor.

NATRIUM PHOSPHORICUM ist besonders nach übermäßigem Verzehr von Zucker bei anhaltendem Erbrechen und saurem Aufstoßen angezeigt; saure, grüne Stühle. Charakteristisches Merkmal ist eine gelbe, cremige, dicke Ablagerung an der hinteren Zunge sowie am hinteren Teil des Gaumens. Manchmal kommt es auch zu kleinen schmerzhaften Geschwürbildungen an der Zungenspitze.

HEPAR SULFURIS: Dieses Mittel kann bei saurem Durchfall bei einem in der Regel kränklichen, schwächlichen, sehr kälteempfindlichen Kind mit vielfachen Drüsenerkrankungen und regelmäßigem Nasenschleimhautkatarrh angezeigt sein. Die Haut sieht ungesund aus. Das Kind ist jähzornig, zuweilen boshaft. Manchmal sind die Stühle sauer, aber nicht immer. Unter Umständen sind sie sogar eher faulig.

● **FAULIGER DURCHFALL:**

Die meisten Durchfälle sind nicht durch Milch- und Zuckerunverträglichkeit hervorgerufene saure Durchfälle, sondern entstehen durch übermäßige alkalische Fäulnis mit starkem fauligen Schwefelwasserstoffgeruch (wie verfaulte Eier). Diese übermäßige Fäulnis wird durch eine Darminfektion verursacht — hier besteht wieder Übereinstimmung mit der schulmedizinischen Vorstellung —, aber ebenso durch eine ernährungsbedingte Überlastung an stickstoffhaltigen Lebensmitteln (insbesondere tierische Eiweiße). Aus homöopathischer Sicht, das sei hier nochmals wiederholt, ist ein Durchfall eine durch Überlastung der Ausscheidungsorgane, insbesondere des

Verdauungstraktes, hervorgerufene akute Erscheinung. Diese Überlastung kann durchaus nicht klar zu erkennen sein, oft ist es ein eher schleichender, fortschreitender Vorgang. Der im folgenden auftretende Durchfall ist also eine gewissermaßen notwendige Ausscheidung, um den Organismus zu entlasten. Es ist demnach völlig wider die Natur, einen Durchfall mit Mitteln zu behandeln, die die Darmtätigkeit hemmen oder verlangsamen. Es ist ebenso nicht von großem Nutzen, Antibiotika zu verabreichen. Diese bekämpfen zwar die Infektion, setzen aber die Widerstandskraft des Patienten herab und rufen in der Regel eine Vergiftung hervor. Dies wurde bereits an mehreren Stellen dieses Buches betont.

Um das entsprechende Mittel herauszufinden, muß man die schmerzhaften Durchfälle von den schmerzlosen sowie die harmlosen von den schweren Formen (gegebenenfalls mit Dehydratation [Abnahme des Körperwassers] sowie Entkräftung) unterscheiden.

MIT SCHMERZEN:

Es kommen folgende Mittel in Betracht: ALOE, BELLADONNA, CHAMOMILLA, CHINA, COLOCYNTHIS, CROTON, CUPRUM, IPECACUANHA, JALAPA, MERCURIUS SOLUBILIS, GAMBOGIA und JATROPHA.

Bei sehr starken Schmerzen denke man an CROTON, CUPRUM, CHAMOMILLA (immer mit den bekannten, charakteristischen Eigenschaften) sowie COLOCYNTHIS (auch hier sind die psychischen Merkmale sehr wichtig). ALOE, BELLADONNA, IPECACUANHA, JALAPA, MERCURIUS SOLUBILIS, GAMBOGIA und JATROPHA zeichnen sich eher durch andere Merkmale aus.

CROTON TIGLIUM ist dann angezeigt, wenn der Schmerz an erster Stelle steht. Bei der kleinsten Nahrungs- oder Getränkeaufnahme hat das Kind das dringende und schmerzhafte Bedürfnis, zur Toilette zu gehen. Der Kot ist wäßrig, gelb, nicht sehr übel riechend und wird sehr kraftvoll, manchmal geradezu explosionsartig ausgeschieden. Oft sind sie von Übelkeit begleitet.

CUPRUM METALLICUM: Hier ist der Krampf vorherrschend, was im Bereich der Speiseröhre (Kullergeräusche beim Schlucken), des Magens (schmerzhafter Schluckauf, starke Übelkeit, Erbrechen) und des Darmes (Durchfall mit Koliken, worunter sehr starke, nach dem Stuhlgang gemilderte Krämpfe zu verstehen sind) festzustellen ist.

Man kann ein plötzliches Auftreten und Abklingen der Koliken beobachten. Der Patient hat ein Verlangen nach kaltem Wasser, welches das Erbrechen lindert.
COLOCYNTHIS ist dann angezeigt, wenn die Schmerzen vor allem im Bereich des Nabels auftreten. Sie klingen vor und während des Stuhlgangs ab, können jedoch auch manchmal danach noch fortdauern und treten anfallartig in Erscheinung. Sie werden durch starken Druck auf den Unterleib oder durch Beugen nach vorne gelindert (CHAMOMILLA und MAGNESIUM PHOSPHORICUM). Der Bauch ist aufgebläht. Der Durchfall wird durch Essen und Trinken verschlimmert. Das Kind ist leicht erregbar, was wiederum Koliken oder Durchfälle hervorrufen kann (CHAMOMILLA, STAPHISAGRIA).
CHAMOMILLA ist das Mittel für verwöhnte, ewig unzufriedene, auch jähzornige Kinder (der Zornesausbruch kann einen Durchfall hervorrufen), die keinen Schmerz vertragen. Der Patient hat ausgeprägte Blähungen und starke Koliken, sehr heftige, als unerträglich bezeichnete Schmerzen. Er beugt sich nach vorn und drückt die Hände auf den Bauch, wodurch die Schmerzen gelindert werden (COLOCYNTHIS). Die Stühle sind oft grün, schaumig und riechen nach verfaulten Eiern. Dem Kind wird es immer besser, wenn man mit ihm spazierengeht. Eine Backe ist rot und warm, die andere blaß und kalt (ACONITUM). Der Kopf ist mit warmen Schweißen bedeckt. Der Durchfall tritt häufig während des Zahnens auf.
BELLADONNA ist ganz besonders in akuten Zuständen mit hohen Temperaturen angezeigt. Die Schmerzen haben ihren Sitz in der Nabelgegend. Das Kind weist eine allgemeine Überempfindlichkeit auf. Es reagiert auf das kleinste Geräusch, die kleinste Erschütterung und kann es nicht ertragen, wenn man seinen Bauch berührt.
IPECACUANHA ist bei heftiger Übelkeit mit nichtbelegter Zunge angezeigt. Das Kind ist bleich und hat Ringe um die Augen. Sein Gesicht ist von Schweißen bedeckt, und der Gesichtsausdruck läßt keinen Zweifel daran aufkommen, daß es dem Kind schlechtgeht. Es hat einen reichlichen Speichelfluß, schaumige, zähschleimige, oft grüne Stühle. Es ist nicht durstig. Trotz der Übelkeit erbricht das Kind nicht, es sei denn, man zwingt es, etwas zu essen. Die Übelkeit wird nicht durch Erbrechen gebessert. Schmerzen treten hauptsächlich im Nabelbereich auf. IPECACUANHA ist oft bei schweren Durchfällen angezeigt.

MERCURIUS SOLUBILIS ist dann angezeigt, wenn der Patient unter Tenesmus (schmerzhafter Stuhldrang) leidet, der jedoch nicht durch Stuhlgang erleichtert wird. Er hat das Gefühl, als könne er seinen Darm einfach nicht leeren. Grüne, sehr übel riechende, oft zähschleimige und den After sowie die Gesäßmuskelhaut reizende Stühle sind die Regel. Der Atem riecht ebenfalls sehr schlecht. Die Zunge ist gelblich belegt. Der Patient hat einen heftigen, unstillbaren Durst, er sabbert ständig, ganz besonders nachts (braune, kreisförmige Flecken auf dem Kissen). Er schwitzt stark, der Schweiß ist klebrig und zähflüssig. Ein charakteristisches Merkmal des Mittels: Sämtliche Beschwerden verschlimmern sich nachts.

JALAPA ist dann angezeigt, wenn das Kind tagsüber ruhig und brav, nachts jedoch unruhig und unverträglich ist. Der schmerzhafte Durchfall hat keine besonderen Merkmale.

ALOE ist das Mittel im Falle einer Blutstauung im Bauchbereich (Pfortaderstauung [portale Hypertension] und zwangsläufig Überfüllung der Leber), die ein Gefühl von Wärme, Schwere, Schwerfälligkeit im Bauch sowie Klopfen im Mastdarm mit Druck nach unten und Stuhldrang hervorruft. Oftmals empfindet der Patient einen Schmerz im Nabelbereich — vor, während und nach dem Stuhlgang —, der zum After ausstrahlen kann. Der Patient hat einen starken Stuhldrang und ist manchmal nicht in der Lage, seinen Schließmuskel zu kontrollieren. Generell sind unwillkürliche Stühle während eines schweren Durchfalls durchaus normal, sollten sie jedoch im Verlauf eines harmlosen Durchfalls auftreten, muß man ALOE in Betracht ziehen. Während des Stuhlgangs kann es zu einem Mastdarmvorfall (Prolapsus recti, Analprolaps) kommen (PODOPHYLLUM). Der Zustand des Patienten wird durch Essen, Trinken und Wärme verschlechtert. Möglicherweise kommt es statt zum Schmerz lediglich zu einem Schweregefühl im Mastdarm.

CHINA kann einem schmerzhaften Durchfall entsprechen, jedoch ist eher ein geruchloser Durchfall das charakteristische Kennzeichen dieses Mittels, von dem noch die Rede sein wird, ebenso wie von VERATRUM ALBUM.

GAMBOGIA ist ein Mittel, dessen Heilanzeige auf den Verdauungsbereich beschränkt ist. Wie bei CROTON TIGLIUM sind die Stühle plötzlich und heftig, wäßrig, von grünlichgelber Farbe, oft mit vorausgehendem Kullern und nachfolgendem Brennen am After. Der Stuhl-

drang wird nicht durch den Stuhlgang gelindert (MERCURIUS SOLUBILIS). Der Durchfall tritt vor allem im Sommer auf, die Symptome verschlimmern sich abends und nachts.
JATROPHA ist ebenfalls bei quasi explosionsartigen Durchfällen mit vorhergehendem lautstarken Kullern angezeigt. Es handelt sich um sehr wäßrige, reiswasserartige Stühle (VERATRUM ALBUM). Der Durchfall ist oft von Übelkeit, Erbrechen und einer Abkühlung des Körpers mit anschließendem Schwächegefühl (VERATRUM ALBUM) begleitet.

OHNE SCHMERZEN:

ALOE ist eigentlich bei schmerzhaften Durchfällen angezeigt. Es kann jedoch statt des Schmerzes ein quälendes Druckgefühl nach unten sowie in Richtung Mastdarm vorkommen (s. o.), und dann ist ALOE das Mittel der Wahl.
CHINA ist bei starken und häufigen Blähungen angezeigt. Die Durchfälle treten hauptsächlich nachmittags sowie — typischerweise — nach jeder Nahrungsaufnahme auf. Gelbe Stühle mit unverdauten Nahrungsresten sind zu beobachten. Obwohl der Durchfall manchmal mit einer großen Schwäche einhergeht, ist er dennoch fast immer harmlos.
FERRUM METALLICUM sollte bei hauptsächlich nächtlich auftretenden geruchlosen Durchfällen verabreicht werden. Es handelt sich immer um einen asthenischen (kraftlosen) und anämischen (blutarmen) Patienten mit häufig sich abwechselnder Blässe und Rötung. Er erbricht sich unmittelbar nach dem Essen oder Trinken und kann keine Eier vertragen. Er ist sehr empfindlich gegenüber Geräuschen.
PODOPHYLLUM kann bei gelben, zähschleimigen Stühlen von widerlichem Geruch, die meist schmerzlos in einem Strahl ausgeschieden werden, angezeigt sein. Die Durchfälle treten hauptsächlich bei einem Zahnungsschub sowie im Sommer auf. Oft kommt es zu einem Mastdarmvorfall (die Mastdarmschleimhaut kommt am After zum Vorschein), was auch ein Symptom von ALOE (s. o.) ist. Während des Zahnens sind beide Backen rot und warm, wogegen der CHAMOMILLA-Patient lediglich eine rote Wange aufweist.
ACIDUM PHOSPHORICUM ist vornehmlich ein Mittel bei psychischer und physischer nervöser Entkräftung. Es hat ein ganz charakteristi-

sches, geradezu widersprüchliches Symptom: Der Patient ist in keiner Weise vom Durchfall selbst, auch bei zahlreichen, wiederholten Stühlen, belastet. Diese sind schmerzlos, in der Regel übelriechend, jedoch manchmal geruchlos, gelb, und sie enthalten unverdaute Speisereste.

PHOSPHORUS ist besonders bei den schmerzlosen, schleppenden, zum Chronischen neigenden und schwächenden Durchfällen angezeigt. Der Patient empfindet immer eine große Schwäche nach den oft von Blut begleiteten Stühlen. Die Stühle sind manchmal unwillkürlich und treten aus, ohne daß der Patient dem gegensteuern könnte. Der ALOE-Patient hat ebenfalls unwillkürliche Stühle, ist aber nicht geschwächt wie bei PHOSPHORUS. Der PHOSPHORUS-Patient hat großen Durst auf kaltes Wasser, erbricht es aber wieder, sobald es in seinen Magen gelangt (BISMUTUM, VERATRUM ALBUM). PHOSPHORUS hat ein sehr eigentümliches Merkmal: Sobald sich der Patient auf die linke Seite legt, was im übrigen sämtliche Symptome verschlechtert, hat er das Bedürfnis, auf die Toilette zu gehen. Die Leber ist vergrößert und schmerzhaft, was den Patienten daran hindert, sich auf die rechte Seite zu legen. Es geht ihm besser, wenn er auf dem Bauch liegt.

BISMUTUM entspricht einem unter Mundentzündung mit geschwollenem Zahnfleisch sowie reichlichem Speichelfluß leidenden Patienten mit wäßrigem, geruchlosem Stuhl. Genau wie PHOSPHORUS hat er einen großen Durst auf kaltes Wasser, das er jedoch ebenfalls wieder erbricht, sobald es den Magen erreicht. Das Kind ist sehr ängstlich und hat ein starkes Verlangen nach Gesellschaft, insbesondere nach seiner Mutter.

DULCAMARA ist das Mittel für ein auf feuchte Kälte extrem reagierendes Kind. Dies kann ausreichen, um bei ihm einen Durchfall hervorzurufen, insbesondere im Sommer, wenn das Wetter sich ganz plötzlich abkühlt. Der Durchfall ist in der Regel schmerzlos, kann aber von Schmerzen im Nabelbereich begleitet werden. Die Stühle sind wäßrig, grün, schaumig, manchmal zähflüssig.

- **HARMLOSE DURCHFÄLLE:**

Selbst wenn eine erhöhte Temperatur gemessen worden ist, sind Durchfälle beim Kind meistens harmlos. Das etwaige Vorhandensein von zähem Schleim im Stuhl ist Ausdruck eines starken, jedoch meist ungefährlichen Befalls der Darmschleimhaut. Die Mehrzahl der obenerwähnten Mittel ist bei harmlosen Durchfällen angezeigt, darüber hinaus sind noch folgende zu nennen.

ANTIMONIUM CRUDUM ist bei »Magenüberladung« oft ausreichend. Es entspricht fast immer einem dicken, gefräßigen Kind, das normalerweise zuviel ißt. Der Durchfall tritt meist nach übermäßigem Essen hauptsächlich von Gebäck oder schlicht und einfach nach zuviel Milch auf. Die Stühle sind oft halb flüssig, halb fest. Die Zunge ist weiß — wie von Milch bedeckt. Das Kind ist brummig, erträgt es nicht, berührt oder gar angesehen zu werden.

PETROLEUM ist das Mittel bei Durchfällen, die nur tagsüber auftreten (bei harmlosen Durchfällen nachts muß man auf FERRUM METALLICUM zurückgreifen). Das Kind hat Hunger nach dem Stuhlgang — ebenfalls während der Nacht — und muß aufstehen, um etwas zu essen. Es verträgt keinen Kohl und ist anfällig für Reisekrankheiten (Übelkeit beim Autofahren).

- **SCHWERE DURCHFÄLLE:**

Es gibt Durchfälle, die von vornherein eine schwere Form annehmen, beispielsweise die mit Brechdurchfall verbundene Cholerainfektion, die meldepflichtig ist und deren Behandlung auf jeden Fall von einem Arzt durchgeführt werden muß. Die zwei großen Mittel bei schweren Durchfällen sind CAMPHORA und VERATRUM ALBUM. Unter Umständen kann man auch JATROPHA hinzufügen. Das gemeinsame Kennzeichen für diese Mittel — im übrigen ein Anzeichen für die Schwere des Zustands — ist der Kollaps, ein heftiger Kreislaufzusammenbruch mit Abkühlung des ganzen Körpers, der sich bei Berührung kalt, ja geradezu eisig anfühlt. Sogar die Zunge ist kalt. Es kommt zu einer Zyanose (bläulichen Verfärbung) insbesondere des Gesichts sowie zu kalten Schweißen. Der Puls ist schwach und weich. Der Durchfall ist strahlartig spritzend, wäßrig, oft reiswasserartig, manchmal schwärzlich (CAMPHORA). Angst, Unterleibsschmerzen sowie Magenkrämpfe treten ebenfalls auf. Anschließend folgt eine sehr große Mattigkeit, wenn nicht völlige Entkräftung.
Diese Merkmale gelten für alle drei Mittel. Wie können sie dennoch unterschieden werden? Es geht hauptsächlich darum, VERATRUM ALBUM und CAMPHORA auseinanderzuhalten.

CAMPHORA ist bei einem vorherrschenden, den Verdauungsbeschwerden vorhergehenden Kollaps angezeigt. Diese Verdauungsbeschwerden gehören gewissermaßen erst an die zweite Stelle. Der Körper des Patienten fühlt sich eisig an, er möchte aber nicht zugedeckt werden.

VERATRUM ALBUM hingegen ist bei vorherrschenden Verdauungsbeschwerden angezeigt, die dann auch den Kollaps verursachen. Die Stühle werden immer von heftigen Brechanfällen begleitet, die den Patienten völlig erschöpfen. Er hat ein starkes Verlangen nach kaltem Wasser, erbricht es aber, sobald es in den Magen gelangt. Er hat ein rotes Gesicht, erbleicht jedoch, sobald er sich hinsetzt.

JATROPHA entspricht einem weniger stark betroffenen Patienten als die beiden vorherigen Mittel. Seine Stühle sind explosiver und sind insbesondere von ausgiebigem, sehr lautstarkem Kullern begleitet.

Ein schwerer Durchfall ist nicht zwangsläufig choleraartig. Sollte der Patient trotz Fehlens eines Kollapszustandes dennoch stark angegriffen sein, kommen folgende Mittel in Frage.

ARSENICUM ALBUM: Das ist ein Mittel für einen Patienten mit starker Erschöpfung nach dem Stuhlgang, was ziemlich erstaunlich ist, da seine Stühle im Gegensatz zu VERATRUM ALBUM mengenmäßig vergleichsweise gering sind. Der Kot wird als brennend empfunden, da er den After sowie die Analgegend wund reibt. Die Stühle sind schwärzlich, manchmal blutig, und sie sondern einen fauligen Geruch ab. Trotz der Erschöpfung ist der Patient extrem unruhig, besorgt, ängstlich; er hat Angst zu sterben, was er insbesondere nachts zwischen 1.00 und 3.00 Uhr zum Ausdruck bringt. Er hat großen Durst und verlangt ständig nach kaltem Wasser, das er in kleinen, oft wiederholten Mengen zu sich nimmt. Außerdem kann er weder den Anblick noch den Geruch von Speisen ertragen.

IPECACUANHA ist ein weiteres Mittel bei schweren Durchfällen, das in diesem Zusammenhang bereits weiter oben beschrieben wurde. Es ist hauptsächlich bei heftiger, am Ausdruck des Kindes deutlich erkennbarer Übelkeit mit nichtbelegter Zunge angezeigt. Das Gesicht ist bleich, leicht zyanotisch (bläulich) und von kalten Schweißen bedeckt.

PHOSPHORUS ist hauptsächlich in chronischen Fällen angezeigt. Es handelt sich immer um einen lange anhaltenden geruchlosen Durchfall, der den Patienten jedoch sehr schwächt. Dieses Mittel wurde bereits auf S. 334 beschrieben (siehe auch »Erbrechen bei einem ernsten Zustand« [S. 317]).

● **DURCHFALL MIT ERHÖHTER TEMPERATUR:**

Es kann vorkommen, daß ein Durchfall — ob schmerzhaft oder nicht, ob harmlos oder schwerwiegend — sich zu einem entzündlichen Zustand mit erhöhter Temperatur entwickelt. In diesem Fall sind, zumindest zunächst, die bereits im Kapitel über Fieber erwähnten Mittel angezeigt. Im folgenden werden noch einmal die charakteristischen Merkmale einiger dieser Mittel im Zusammenhang mit Durchfällen genannt.

ACONITUM: Die Erkrankung beginnt ganz plötzlich. Rasanter Aufstieg der Temperatur auf 40°. Der Patient ist sehr unruhig, ängstlich, hat Angst zu sterben. Der Durchfall tritt oft im Sommer nach einer Verkühlung auf. Die Stühle sind grün. Es handelt sich immer um einen hochakuten Zustand, der jedoch nach 24 bis 48 Stunden überwunden ist. Der Zustand ist sehr eindrucksvoll durch die erhöhte Temperatur und die große Unruhe des Patienten, in Wirklichkeit aber weniger gefährlich, als es scheint.

BELLADONNA: s. S. 331

FERRUM PHOSPHORICUM: Die Temperatur steigt bis auf 38,5°, ist also geringer als bei ACONITUM oder BELLADONNA. Der fiebrige Zustand beginnt oft mit Nasenbluten. Die Gesichtsrötung umfaßt nicht das ganze Gesicht (BELLADONNA), sondern ist auf die Backen begrenzt. Der Durchfall tritt meistens nachts auf. Es handelt sich um wäßrige, oft blutgestreifte Stühle mit unverdauten Speiseresten. Der Patient verdaut die Speisen nicht, die er zu sich nimmt; sie werden dann oftmals zusammen mit Blut erbrochen.

RHUS TOXICODENDRON: Der Patient ist nachts sehr unruhig (ohne die Angst von ACONITUM), und auf der erfolglosen Suche nach der richtigen Stellung bewegt er sich ständig hin und her. Die Zunge ist belegt, jedoch mit einem roten Dreieck an der Zungenspitze, ein charakteristisches Zeichen für dieses Mittel — bei SULFUR tritt lediglich eine rote Zungenspitze auf. Fast immer entstehen Herpesbläschen im Mundbereich. Der Patient ist sehr kälteempfindlich; er hustet, wenn er seine Hände unter der Decke hervorholt. Er hat sehr schleimige, manchmal blutige Stühle. Der Durchfall kann typhusähnliche

Formen (Kräfteverfall) annehmen, jedoch mit der für das Mittel typischen körperlichen Unruhe.
BRYONIA: Das langsame und fortschreitende Auftreten der Symptome ist sehr charakteristisch für dieses Mittel. Der Patient versucht, ganz ruhig zu bleiben, da die kleinste Bewegung seinen Zustand verschlechtert. Er will in Ruhe gelassen, auf keinen Fall gestört werden. Der Mund ist sehr trocken. Das Kind hat einen unstillbaren Durst und trinkt große Mengen Wasser. Der Durchfall sowie die Übelkeit treten oft am Morgen bei der kleinsten Bewegung auf. Das Kind traut sich nicht, sich in seinem Bett hinzusetzen, ja nicht einmal, sich aufzurichten — aus Angst, dies könnte Übelkeit oder Erbrechen hervorrufen.

Die Wahl des Mittels

Wir haben die verschiedenen Arten von Durchfällen aufgezählt, doch selbst mit Hilfe dieser Merkmale ist es nicht immer einfach, die passende Arznei herauszufinden. Daher sollte man vor allem die allgemeinen charakteristischen Symptome der Patienten als Grundlage heranziehen und versuchen, die besonderen, spezifischen Symptome herauszustellen. Auch die Umstände, die den Durchfall verursachen oder begleiten, sind sehr wichtig für die Wahl des Mittels.

- **ZEITPUNKT DES AUFTRETENS ODER DER VERSCHLIMMERUNG:**

Nur tagsüber:
PETROLEUM insbesondere, aber auch NATRIUM MURIATICUM.
Am Morgen:
PODOPHYLLUM: Der Durchfall beginnt zwischen 4.00 und 7.00 Uhr, hört mittags auf und fängt am nächsten Morgen wieder an.
SULFUR: Durchfall beim oder vor dem Aufstehen (der Patient steht infolge des heftigen Stuhldranges auf).
NATRIUM SULFURICUM, SULFUR, BRYONIA: Durchfall nach dem Aufstehen, insbesondere nach dem Frühstück.
Nachmittags:
CHINA, LYCOPODIUM: nach 16.00 Uhr.

Erkrankungen des Verdauungstraktes

Nachts:
ARSENICUM ALBUM, FERRUM METALLICUM, MERCURIUS SOLUBILIS, PODOPHYLLUM, LACHESIS: Verschlimmerung beim Zubettgehen.

- **URSACHEN:**

ÄUSSERE URSACHEN:

— Die Witterungsverhältnisse:
Nach kalter Luft: SILICEA.
Im Sommer nach großer Hitze oder nach kaltem Wind: ACONITUM.
Bei kaltem, feuchtem Wetter: DULCAMARA, CALCIUM CARBONICUM, RHUS TOXICODENDRON.
Bei Gewitter: PHOSPHORUS, NATRIUM CARBONICUM, RHODODENDRON.
Am Meer: ARSENICUM ALBUM.
— Nach einer Verkühlung:
Nach einem kalten Bad: ANTIMONIUM CRUDUM.
Nach dem Bad: CALCIUM CARBONICUM, PODOPHYLLUM, RHUS TOXICODENDRON.
Nach dem Haareschneiden (das mag vielleicht unglaubhaft erscheinen, aber es entspricht völlig der Wirklichkeit): BELLADONNA reagiert sehr empfindlich auf eine Verkühlung des Kopfes.
Nach dem Verzehr von Eis: ARSENICUM ALBUM, CARBO VEGETABILIS, PULSATILLA.
Nach kalten Getränken: ARSENICUM ALBUM, DULCAMARA.
— Sonstige:
Nach einer Verletzung: ARNICA.
Während des Zahnens: CALCIUM CARBONICUM, CHAMOMILLA, DULCAMARA, FERRUM METALLICUM, PODOPHYLLUM, RHEUM. SILICEA.
Beim Autofahren: COCCULUS, PETROLEUM.
— In Zusammenhang mit der Ernährung:
Beim Essen: CHINA, CROTON, FERRUM METALLICUM, PODOPHYLLUM.
Nach dem Frühstück: NATRIUM SULFURICUM, THUJA.
Nach dem Trinken von Wasser: ARGENTUM NITRICUM, ARSENICUM ALBUM, CROTON, FERRUM METALLICUM, NUX VOMICA, PODOPHYLLUM.

— Nach dem Verzehr von bestimmten Nahrungsmitteln:
Früchten allgemein: ARSENICUM ALBUM, CHINA, COLOCYNTHIS, NATRIUM SULFURICUM, PULSATILLA, VERATRUM ALBUM.
Melonen: ZINGIBER.
Orangen: ACIDUM PHOSPHORICUM.
Birnen: VERATRUM ALBUM, BORAX, BRYONIA.
Zwiebeln: PULSATILLA, THUJA.
Kohl: PETROLEUM.
Kartoffeln: ALUMINA.
Zucker: ARGENTUM NITRICUM, MERCURIUS SOLUBILIS, SULFUR.
Gebäck: PULSATILLA.
Eiscreme: ARSENICUM ALBUM, CARBO VEGETABILIS, PULSATILLA.
Limonade: ACIDUM CITRICUM.
Schweinefleisch: ANTIMONIUM CRUDUM.
Milch: CALCIUM CARBONICUM, MAGNESIUM CARBONICUM, MAGNESIUM MURIATICUM, SEPIA, SULFUR, AETHUSA CYNAPIUM.
Eier: CHININUM ARSENICOSUM (s. S. 734).

INNERE ODER PSYCHISCHE URSACHEN:

Angst: ARSENICUM ALBUM (CHINA, COLOCYNTHIS, NATRIUM SULFURICUM), PULSATILLA, VERATRUM ALBUM, ACONITUM, OPIUM, ACIDUM PHOSPHORICUM, ARGENTUM NITRICUM, GELSEMIUM, IGNATIA, KALIUM PHOSPHORICUM.
Erwartungsangst (wegen eines bevorstehenden Ereignisses): ARGENTUM NITRICUM, GELSEMIUM, ACIDUM PHOSPHORICUM.
Kummer: CHAMOMILLA, COLOCYNTHIS, GELSEMIUM.
»Schlechte Neuigkeiten«: IGNATIA, ACIDUM PHOSPHORICUM, STAPHISAGRIA, CALCIUM PHOSPHORICUM, OPIUM, MERCURIUS SOLUBILIS.
Wut: CHAMOMILLA, COLOCYNTHIS, NUX VOMICA, STAPHISAGRIA, ALOE, ACONITUM, CALCIUM PHOSPHORICUM.
Unterdrückte Wut oder Empörung: COLOCYNTHIS, IGNATIA, STAPHISAGRIA.
Aufregung (geistig): ARGENTUM NITRICUM, GELSEMIUM, ACIDUM PHOSPHORICUM, THUJA.
Erwartung einer angenehmen Sache: ARGENTUM NITRICUM.
Freude: COFFEA, OPIUM.
Nach geistiger Arbeit: ARGENTUM NITRICUM, NUX VOMICA, ACIDUM PICRINICUM.

Erkrankungen des Verdauungstraktes 341

● ANDERE MODALITÄTEN:

Schmerzhafter Durchfall: (ALOE, BELLADONNA), CHAMOMILLA (CHINA), COLOCYNTHIS, CUPRUM, IPECACUANHA, JALAPA, CROTON, MERCURIUS SOLUBILIS, GAMBOGIA, JATROPHA, VERATRUM ALBUM, MAGNESIUM CARBONICUM, RHEUM.
Schmerzloser Durchfall: ALOE, CHINA, DULCAMARA, FERRUM METALLICUM, ACIDUM PHOSPHORICUM, PODOPHYLLUM, BISMUTHUM.
Durchfall ohne Mattigkeit: ACIDUM PHOSPHORICUM, PULSATILLA, SULFUR, TUBERCULINUM.
Durchfall mit Entkräftung: CAMPHORA, VERATRUM ALBUM, ARSENICUM ALBUM.
Besserung im Liegen: BRYONIA (auf dem Rücken), CALCIUM CARBONICUM (auf dem Bauch), COLOCYNTHIS, PHOSPHORUS, PODOPHYLLUM.
Verschlechterung in einem warmen Zimmer: PULSATILLA.
Verschlechterung in Rückenlage: CALCIUM CARBONICUM, COLOCYNTHIS, PHOSPHORUS, PODOPHYLLUM.
Verschlechterung beim Liegen auf der linken Seite: PHOSPHORUS.
Durchfall mit Mastdarmvorfall: PODOPHYLLUM, ALOE.
Durchfall bei Migräne: insbesondere IRIS.

Zusammenfassend

Bei Durchfall ist in 90 Prozent der Fälle eine Heilung lediglich durch Wasserfasten zu erreichen (Glukose- und Mineralsalzlösung, in der Apotheke erhältlich, oder Karottensuppe und geriebene Äpfel in den ersten 24 Stunden, anschließend 1 bis 2 Tage lang mit Reis und Zwieback).
Bei geruchlosem Stuhl: CHINA (gelbe Stühle) oder FERRUM METALLICUM (Durchfall hauptsächlich nachts).
Bei schmerzhaften Durchfällen: CHAMOMILLA (grüne Stühle, sehr heftige Schmerzen), CROTON (gelbe Stühle mit Verschlimmerung bei jeder Nahrungs- oder Getränkeaufnahme).
Bei zähschleimigen Stühlen: MERCURIUS SOLUBILIS.
Bei sehr übel riechenden, fauligen Stühlen: ARSENICUM ALBUM.

c) Enkopresis (Einkoten)

Es gibt glücklicherweise nur wenige Fälle, in denen das Kind seine Stühle nicht zurückhalten kann. Dies geschieht oft während eines akuten Durchfalls, der manchmal so stark wird, daß das Kind den Schließmuskel nicht mehr kontrollieren kann. Der unfreiwillige Kotabgang gehört dann zum Durchfall und kann daher nicht als Enkopresis bezeichnet werden. Im Falle einer Enkopresis sind die Stühle nicht durchfallartig, sondern normal und sollten sich demzufolge eigentlich nicht der Kontrolle des Kindes entziehen. Es handelt sich hierbei, schwerwiegende Schädigungen des Nervensystems selbstverständlich ausgenommen, um ein rein psychisches Problem. Die Enkopresis ist als Hilferuf oder als Auflehnungsprozeß des Kindes zu betrachten.

Die Eltern sollten sich darüber im klaren sein, daß es sich nicht um eine körperliche, organische Ursache handelt und die Lösung demzufolge nur durch Heilung des zugrundeliegenden Problems zu erzielen ist. Davon wird später noch die Rede sein.

Erwähnen wir eine besondere Form von Enkopresis, die durch weichere Stühle gekennzeichnet ist, jedoch ohne daß man sie als Durchfall bezeichnen könnte. Die Stühle bestehen aus einer wäßrigen Flüssigkeit, in der manchmal harter Kot zu erkennen ist. Beim Gespräch mit den Eltern stellt sich heraus, daß ihr Kind zuerst an Verstopfung litt und daraufhin die Enkopresis auftrat. Was ist geschehen? Im Grunde genommen ist die Verstopfung immer hartnäckiger geworden, Stück für Stück hat sich der Kot im hinteren Teil des Darmes angesammelt, um schließlich einen regelrechten Pfropfen zu bilden, der leicht durch Röntgen des Unterleibes zu erkennen ist. Die Masse hat dann einen zunehmenden Wassersog im Darm hervorgerufen, sozusagen ein Schwitzen der Darmschleimhäute. Da diese Flüssigkeit unkontrolliert ausgeschieden wird, ist man geneigt, sie für einen Durchfall zu halten. Doch in diesem Fall gibt es wohl keine andere Lösung, als den Pfropfen, der nicht auf normalem Wege ausgeschieden werden kann, durch einen ärztlichen Eingriff zu entfernen. Dies kann nur in einer Klinik durchgeführt werden. Anschließend muß für eine psychologische Betreuung des Kindes gesorgt werden, um das eigentliche Problem zu lösen, das zu der Verstopfung geführt hat.

Die echte Enkopresis tritt häufiger auf als diejenige, die durch eine vorhergehende Verstopfung verursacht wurde. Wie entsteht diese Krankheit? Die Enkopresis zeugt genauso wie die Enuresis (Bettnässen) von einer Frustration des Kindes. Hierbei kommen wir auf das zurück, was im Kapitel über die psychischen Bedürfnisse des Kindes gesagt wurde. Das psychische Gleichgewicht wird im wesentlichen durch Liebesbezeugungen und das Eingehen auf die Bedürfnisse des Kindes aufrechterhalten; andererseits muß es aber auch Selbstbestätigung erfahren können, was die Möglichkeit voraussetzt, daß es selbst in ein Geschehen einzugreifen lernt, also aktiv ist. Befriedigung und Selbstbestätigung sind lebensnotwendige Bedürfnisse, was gleichbedeutend damit ist, daß sich das Kind nur dann optimal entfalten kann, wenn man seinen Bedürfnissen so gut wie möglich entspricht.

Es kommt selten vor, daß in einer harmonischen Familie das Bedürfnis des Kindes nach Zuneigung nicht erfüllt wird. Trotzdem kann es von den Eltern unbemerkte Frustrationen empfinden oder Opfer einer schwierigen Situation sein, die man ihm nicht vorenthalten kann. Ein ganz banales Beispiel ist das eines Einzelkindes, dem nun ein kleiner Bruder oder eine kleine Schwester folgt. Die ganze Familie freut sich natürlich über diese Geburt, nur das erste Kind fühlt sich womöglich benachteiligt, da es fürchtet, seine »Sonderstellung« aufgeben und in jedem Fall von nun an die Zuneigung seiner Eltern mit dem Neugeborenen teilen zu müssen. In der Vorstellungswelt von Kindern wird eine solche Situation sehr intensiv erlebt. Es geschieht häufig, daß ein Kind, das bis zu diesem Zeitpunkt sauber war, wieder anfängt, ins Bett oder, was seltener vorkommt, in die Hose zu machen.

Dies war ein Beispiel unter vielen. Für das Kind gibt es selbstverständlich eine große Zahl von weiteren Ursachen für Frustrationen, zum Beispiel eine ungerechtfertigte Ermahnung oder eine, die als ungerecht empfunden wird. Vielleicht hat auch der Bruder oder die Schwester ein Geschenk bekommen, das man selbst nicht hat oder das schöner ist als das eigene? Diese Beispiele könnten genausogut die Ursache für ein — im übrigen sehr oft nur vorübergehendes — Bettnässen sein, das um so weniger dauerhaft sein wird, je mehr sich die Eltern des wirklichen Problems bewußt werden und dem betroffenen Kind Aufmerksamkeit schenken (siehe auch »Durch Kummer hervorgerufene Störungen« [S. 184]).

In vielen Fällen handelt es sich jedoch um einen Mangel an Selbstbewußtsein. Wenn ein Kind kein Vertrauen zu sich selbst hat, empfindet es eine grundlegende Unzufriedenheit, die sich je nach Temperament auf verschiedenste Art äußert. Ist es eher introvertiert, wird es in sich zurückgezogen, weinerlich werden oder sich in einer Haltung der Leistungsverweigerung, einen »passiven Widerstand« insbesondere in der Schule, flüchten. Diese nach innen gerichtete Unzufriedenheit kann auch andere Beschwerden verursachen, zum Beispiel Verstopfung, Atembeschwerden oder Tics (nervöse Muskelzuckungen, etwa Blinzeln).

Im Gegensatz hierzu wird sich die Unzufriedenheit des extrovertierten Kindes durch Unruhe, ein ständiges Bedürfnis nach Bewegung, Aggressivität gegenüber den Eltern bzw. anderen Kindern oder, wenn es sich um den Typus des »aggressiven Extrovertierten« handelt, durch Wut und Gewalt ausdrücken. Beim »sanften Extrovertierten« wird sie sich durch die Suche nach körperlichen Befriedigungen bemerkbar machen, insbesondere was die Ernährung betrifft: Er verzehrt übermäßig viel Bonbons, Süßigkeiten, ständig knabbert er an irgend etwas und hat immer Heißhunger. Die Frustration kann sich ihr Ventil aber auch im Bettnässen oder unter Umständen in einer Enkopresis suchen.

Wie könnte man das Bettnässen oder das unfreiwillige Einkoten erklären? Erinnern wir uns nochmals an das, was im Kapitel über die psychischen Bedürfnisse des Kindes gesagt wurde. Wenn ein Kind enttäuscht ist oder — ganz besonders — wenn es ihm an Selbstvertrauen mangelt, sehnt es sich danach, alle Schwierigkeiten überwinden zu können. Es fühlt sich unschuldig und ist davon überzeugt, daß es nichts an seiner Unfähigkeit, eine geforderte Leistung zu erbringen, ändern kann. Andererseits ist es insbesondere infolge seiner Abhängigkeit von den Eltern davon überzeugt, daß die Machtlosigkeit, die es empfindet, eben Schuld der Eltern ist. Unbewußt entwickelt es ihnen gegenüber eine vorwurfsvolle Haltung. Kommt dieses Gefühl tagsüber, spürt es, daß es die Vorwürfe nicht ausdrücken darf, auch dann nicht, wenn sie berechtigt sind. Sie werden gewissermaßen unterdrückt. Kommt das Gefühl bei Nacht, im Unterbewußten, werden seine Gefühle nicht mehr kontrolliert und zurückgehalten, sondern sie äußern in der Sprache des Körpers eine erklärte Widerrede: Jetzt läßt es seinen Urin oder sogar seinen Kot los.

Dies ist eine Interpretation. Es gibt natürlich auch andere. Ich bin aber der Meinung, daß die exakte Erklärung des Phänomens von sekundärer Bedeutung ist, wenn man sich in der Hauptsache bewußt ist, daß dem unfreiwilligen Harn- oder Kotabgang in der überwiegenden Mehrzahl der Fälle kein organisches, physisches, sondern vielmehr ein psychisches Problem zugrunde liegt.

Es kommt vor, daß ein Kind auch tagsüber bei vollem Bewußtsein in die Hose macht. Wie ist dies mit der obengenannten Erklärung zu vereinbaren? Nun, der »Mechanismus« ist derselbe. Das Problem hat allerdings ein fortgeschrittenes Stadium erreicht. Es handelt sich um eine durch Unverständnis der vorhergehenden Zeichen hervorgerufene Verschlimmerung. Das Kind macht nicht von vornherein auch tagsüber in die Hose. Andere Hinweise des Kindes, die von den Eltern nicht verstanden wurden, die sie abgelehnt, unterdrückt oder bestraft haben, sind vorausgegangen. Die Folge hiervon ist, daß ihr Kind zunehmend eine masochistische Haltung entwickelt. In der Schule ist es die systematische Weigerung, etwas zu tun. Es sind die Strafen, die es mit einem Grinsen hinnimmt oder die es gar provoziert hat. Es gebärdet sich ungeschickt: Es läßt alles fallen, was es in die Hände bekommt, wirft alles um, was sich im Weg befindet. Das Kind gerät Stück für Stück in eine Situation regelrechter Selbstzerstörung: Es schlägt sich selbst, verletzt sich oder handelt so, daß es verletzt wird, und findet möglicherweise Gefallen an der entrüsteten Reaktion der Eltern, wenn es wieder einmal in die Hose gemacht hat. Leider kann sich das Kind nicht aus dieser Lage befreien. Die Frustration und das Leid, die es empfindet, sind stärker als Vorwürfe oder Strafen. Dieses Leiden siegt über den ganzen Rest. Allein das Verständnis seiner Eltern sowie eine Haltung, die dem Kind dabei hilft, seine Frustration zu überwinden, vermögen dieses Leiden zu beenden.

Welches ist das homöopathische Mittel für die Enkopresis oder Enuresis? Angesichts der oben beschriebenen Vorgeschichte kann das Problem offensichtlich nicht ohne die Hilfe eines erfahrenen Arztes gelöst werden. Das Mittel ist das, welches dem Kind helfen wird, seine Frustration zu überwinden. Dies setzt zunächst voraus, daß die Eltern in ihrer Haltung gegenüber dem Kind geleitet werden.

d) Verstopfung

Eine Verstopfung ist ebenfalls ein häufiges Symptom beim Kind, um dessen Verständnis man sich bemühen sollte. Es kann nicht oft genug wiederholt werden, daß jedes Symptom eine tiefer liegende Bedeutung hat, die Widerspiegelung eines Problems darstellt und daß die Behandlung nicht ausschließlich darauf abzielen darf, deren Äußerung zu unterdrücken. Mit anderen Worten: Eltern, die wegen der Verstopfung ihres Kindes in die Arztpraxis kommen, müssen verstehen, daß es nicht darum geht, auf die Verstopfung einzuwirken. Man sollte die Verstopfung also nicht mit einem Abführmittel behandeln, denn dies würde zwar das Problem fürs erste verdrängen, jedoch nicht grundlegend lösen — da die wirkliche Ursache des Phänomens weiterhin bestehenbleibt! Zudem bringt man den Organismus bei wiederholter Anwendung in eine zunehmende Abhängigkeit von diesem Mittel, bis schließlich kein Stuhlgang mehr ohne Abführmittel möglich ist.

Ursachen der Verstopfung

Welche Ursache hat die Verstopfung? In der Regel ist diese Erkrankung Folge einer fehlerhaften Ernährung oder aber — auch wenn dies nicht gleich plausibel klingen mag — einer Widerstandshaltung des Kindes. Auch hier muß man wieder beim Säugling und beim älteren Kind unterschiedliche Kriterien berücksichtigen.

Der Säugling:

Beim Säugling hat die Verstopfung fast immer ein Ernährungsproblem als Ursache, insbesondere einen Zellulosemangel (Hauptbestandteil der pflanzlichen Zellwände, einer der sogenannten Ballaststoffe, die die Verdauung anregen). Viele Mütter überfüttern ihr Kind mit Milch, was bei manchen zu Durchfällen, bei anderen jedoch zu einer Verstopfung führen kann. Übrigens sollte man, wenn es an der Zeit ist, ein stärkehaltiges Nahrungsmittel in den Speiseplan des Babys aufzunehmen, angesichts harter Stühle nicht auf Reisschleim, sondern Gerstenschleim zurückgreifen. Zudem sollte man ihm statt Weißmehl eher Vollkornmehl geben (Schleim aus Voll-

kornreis oder Mischung aus Vollkorngetreide — ausgenommen, es besteht eine Allergie), das Kleie enthält und infolgedessen die Bildung weicherer Stühle begünstigt.
Es kann vorkommen, daß beim gestillten Kind der Zeitabstand zwischen den Ausscheidungen 2, 3 oder sogar 5 Tage betragen kann! Wenn dies der Fall ist, sind die Mütter meist sehr erschrocken. Es gibt jedoch keinen Grund, beunruhigt zu sein. Zunächst einmal sind die Stühle dieser Kinder fast nie hart. Was sie eigentlich schon beruhigen müßte. Außerdem kann es, da praktisch keinerlei feste Rückstände im Darm sind, auch so gut wie keine Verstopfung geben.
Ganz selten kommt es vor, daß die Stuhlkonsistenz trocken ist und der helle Kot quasi zerbröckelt. Das entsprechende Mittel wäre dann MAGNESIUM MURIATICUM, aber man sollte auf jeden Fall einen Arzt konsultieren.
Wenn man den Speiseplan des Babys im Alter von 2½ oder 3 Monaten mit einem Früchtekuchen bereichert, werden die Stühle fester. Es kommt vor, daß brustgenährte Kinder auch später fast keinen Kot ausscheiden. Dies geschieht nur selten, wobei die Ursache sehr wahrscheinlich bei der Mutter zu suchen ist. Wenn sie dem Kind beispielsweise aus der vermeintlichen Notwendigkeit täglicher Stühle heraus die entsprechenden Zäpfchen verabreichen sollte, besteht die Gefahr, daß es von diesem Mittel abhängig wird und nur noch dann Stühle produziert, wenn man seinen Darm künstlich anregt. Zudem ist es in gewisser Weise eine gegen das Kind ausgeübte Gewalt, ihm ein Zäpfchen zu verabreichen, und durchaus möglich, daß diese Aggression Widerstand provoziert, eine Weigerung, die Stühle zu produzieren, die die Mutter quasi gewaltsam hervorrufen möchte.

Das ältere Kind:

Beim älteren Kind kann die Ursache der Verstopfung ebenfalls in einem Mangel an Pflanzenfasern bestehen, infolgedessen sollte man darauf achten, ihm Früchte und Gemüse, jedoch auch kleiehaltige Vollkorngetreide zu geben, die ein unentbehrliches Element bei der Darmtätigkeit darstellen (Vollkornbrot, Vollkornmehl, Vollkornnudeln usw.).
In der Mehrzahl der Fälle aber ist die zugrundeliegende Ursache der Verstopfung psychischer Art. Das Phänomen ist die Folge eines über-

mäßigen Eingreifens von seiten der Eltern bzw. Erziehungsberechtigten. Wir sagten bereits, daß man um jeden Preis Abführmittel und Zäpfchen vermeiden sollte. Das Kind reagiert darauf letztlich mit einer Weigerung, Stuhlgang zu haben, die unbewußt sein und bereits in den ersten Lebensmonaten zum Ausdruck kommen kann. Das Kind antwortet instinktiv mit einer Weigerung auf den Druck seiner Mutter und auf das, was man ihm mit Gewalt aufzwingen möchte. Dies geschieht beim kleinen, wenn man auf Zäpfchen zurückgreift, und beim größeren Kind, wenn man allzusehr auf das Erlernen der Sauberkeit besteht. Wenn die Mutter ihr Kind beispielsweise dazu zwingt, auf dem Töpfchen zu bleiben, bis es etwas gemacht hat, ist es so gut wie sicher, daß es sich unbewußt weigern wird, diese Aufgabe zu erfüllen, und in der Folge an Verstopfung leidet.
Die Lösung des Problems hängt also hauptsächlich von den Eltern, ihrer Einstellung, ihrem Verständnis sowie ihrer Mitarbeit ab.

Mittel bei Verstopfung

Es kann von Nutzen sein, einem an Verstopfung leidenden Kind eins der folgenden Mittel zu verabreichen. Die wichtigsten Kriterien sind dabei die erstgenannten: scheinbar fehlender Stuhldrang und erfolgloser Stuhldrang.

Scheinbar fehlender Stuhldrang:

OPIUM: Der Mastdarm des Kindes scheint wie gelähmt zu sein. Die Stühle, wenn sie denn kommen, sind hart und schwarz. Sie bestehen aus kleinen Kügelchen. OPIUM ist ein großes Mittel für die Folgen eines Schreckens und der sich daran anschließenden Verstopfung. Es ist ebenso das zu verabreichende Mittel, wenn das Kind Angst hat, auf die Toilette zu gehen — was nicht selten vorkommt. OPIUM ist auch bei einer Verstopfung im Anschluß an eine Betäubung anläßlich eines medizinischen Eingriffs häufig ohne weitere Symptome des Mittels angezeigt.
IGNATIA: Dieses Mittel ist gleichfalls bei den Folgen einer Schrecksituation, allerdings bei einem hypernervösen Kind, angezeigt, das aber auch infolge einer Eifersucht Verstopfungserscheinungen entwickelt haben kann.

BRYONIA: Die Stühle sind hart, schwarz, dick. Es bestehen gleichzeitig weitere Verdauungsprobleme: langsame und mühsame Verdauung, stark belegte Zunge, ausgeprägter Durst nach großen Mengen kalten Wassers. Es ist das Mittel für ein seit Auftreten der Verstopfung »brummig« gewordenes Kind.
GRAPHITES: Die Stühle sind hart, schwarz, von Schleim umhüllt. Sehr häufig hat der Patient eine Afterschrunde (Fissur, Hauteinriß). Es ist in der Regel ein dickes, ekzematöses Kind mit nässenden Schädigungen, ziemlich apathisch und ein großer Esser.
ALUMINA: Das Kind hat so gut wie keinerlei Stuhldrang. Die Stühle bilden kleine, harte, schleimbedeckte Kugeln. Der mangelnde Drang ist in diesem Fall die Folge zweier Phänomene: eine Schwäche der paretischen (teilweise gelähmten) Muskeln und eine sehr stark ausgeprägte Trockenheit der Schleimhäute, im übrigen ganz wie bei der Haut. Das Kind muß enorme Anstrengungen unternehmen. Es muß noch gesagt werden, daß der ALUMINA-Mensch weiche Stühle haben kann, während die Ausscheidung auch in diesem Fall erschwert ist.
SANICULA: Das Kind verspürt erst einen Drang, auf die Toilette zu gehen, wenn schließlich eine große Kotansammlung es quasi dazu zwingt. Die Ausscheidung ist erschwert und von starken Schmerzen im Dammbereich aufgrund der Atonie (Schlaffheit) des Darmes begleitet ist. Dem Kind gelingt es nur teilweise, seinen Mastdarm zu entleeren, und während der Ausscheidung rutschen die Stühle sehr häufig wieder in den Mastdarm zurück (SILICEA). Das Kind ist trotz eines sehr guten Appetits mager, insbesondere am Hals (NATRIUM MURIATICUM). Es hat einen schwierigen Charakter.

Erfolgloser Drang:

In diesem Fall sollte man zunächst an NUX VOMICA, anschließend an NATRIUM MURIATICUM oder PLUMBUM denken. Es können jedoch auch andere Mittel angezeigt sein.
NUX VOMICA: Das Kind verspürt häufig einen Drang, scheidet jedoch nur kleine, ungenügende Stühle aus. Es ist reizbar und häufig gewalttätig.
NATRIUM MURIATICUM: Der Kot des Kindes zerbröselt am Afterrand, und die Ausscheidung ist von einem Krampf begleitet (häufig durch eine Schrunde hervorgerufen), der jede Darmentleerung verhindert.

Es ist häufig ein magerer Mensch, insbesondere am Hals, der trotz eines guten Appetits nicht zunimmt (wie SANICULA). Er hat starken Durst und ein Bedürfnis nach Salz.

PLUMBUM: Die Schmerzen sind sehr heftig, und das Kind hat einen eingezogenen Bauch.

MAGNESIUM CARBONICUM: nach einem Nervenschock.

MAGNESIUM MURIATICUM: Der Stuhl wird immer nur unvollständig entleert. Es tritt eine Verschlimmerung am Meer ein.

PULSATILLA: weinerliches Kind.

SILICEA: Schließmuskelkrampf.

SULFUR: Rötung in der Afterumgebung.

Verstopfung infolge einer Leberinsuffizienz:

Es kommt vor, daß die Verstopfung die Folge einer offensichtlichen Leberschwäche darstellt. In diesem Falle sind die Stühle sehr farblos. Um dem abzuhelfen, kann man auf symptomatische Mittel wie CHELIDONIUM oder CARDUUS MARIANUS zurückgreifen. Man sollte jedoch insbesondere Mittel mit einer tieferen Wirkung wie die folgend genannten in Betracht ziehen.

LYCOPODIUM entspricht einem häufig anzutreffenden Kindertypus, schon immer hat es Verdauungsstörungen mit vielen Blähungen und eine mühsame Verdauung insbesondere gegen Ende des Nachmittags. Es ist ein intelligenter Mensch mit einer grundsätzlich guten Meinung von sich selbst, der aber dennoch häufig an sich zweifelt und schwierig im Umgang ist. Er ist ein »Nörgler«, weil er an sich selbst zweifelt und dabei eigentlich weiß, daß es meist völlig grundlos ist.

CALCIUM CARBONICUM ist ebenfalls ein Mittel mit einem Leberbezug. Das Kind ist gehemmt, weich, bewegungslos. Seine Stühle sind wenig gefärbt, häufig kreidig. Eigenartigerweise fühlt es sich häufig besser, wenn es verstopft ist.

SEPIA: Der Teint ist dunkel mit beigefarbenen Flecken am Körper und manchmal auf dem Nasenrücken. Das Kind macht einen verstimmten, traurigen Eindruck. Die Leber ist dick und schmerzhaft. Verstopfung (manchmal mit Mastdarmvorfall [Prolapsus]). Es hat das Gefühl, eine Kugel wäre in seinem Mastdarm. Dieses Gefühl wird nicht durch den Stuhlgang aufgehoben.

HYDRASTIS: hartnäckige Verstopfung mit Mastdarmvorfall und Afterschrunde. Belegte Zunge, übersät mit Geschwüren. Gleichzeitig Nasen-Rachen-Entzündung, welche die Hauptanzeige des Mittels darstellt.

CHIONANTHUS: Verstopfung mit farblosen Stühlen. Stark belegte Zunge. Gelbe Verfärbung der Bindehäute oder sogar deutliche Gelbsucht (Ikterus). Häufig Migräne, insbesondere im Stirnbereich und über den Augenhöhlen, die durch Bewegung und den kleinsten Stoß verschlimmert wird (s. S. 487).

IRIS: Die Leber ist vergrößert und schmerzhaft. Der Betreffende verspürt ein ausgeprägtes Brennen im ganzen Verdauungstrakt und sogar am After. Ein ganz besonders starker Speichelfluß, Übelkeit, galliges Erbrechen, vor allem während einer Migräne (Hauptmerkmal des Mittels), sind weitere Erkennungszeichen; ebenso kann der Patient auch Durchfall haben.

PHOSPHORUS: Dieses Mittel entspricht einem sehr emotionalen Kind, welches körperlich und psychisch ganz besonders empfindlich ist (es hat große Angst vor Gewitter). PHOSPHORUS hat eine tiefe Wirkung auf die Leber, so daß diese Arznei sogar ohne weitere Heilanzeige bei einer Gelbsucht verabreicht werden kann.

Es gibt noch eine ganze Reihe weiterer Mittel bei einer Leberschwäche. Doch sollen sie hier nicht aufgezählt werden, da nur ein Arzt darüber entscheiden kann, welches davon in Frage kommt. Ein Laie sollte es ohne dessen Hilfe nicht riskieren, Fälle dieser Art zu behandeln.

Weitere Modalitäten:

Die Suche nach dem richtigen Mittel wird manchmal durch besondere Symptome des Kindes erleichtert. Es kommt vor, daß die Verstopfung durch einen Durchfall abgelöst wird oder beide sogar abwechselnd auftreten. Diesen Symptomen entsprechen Mittel wie PODOPHYLLUM (das Kind hat einen Mastdarmvorfall [Prolapsus] vor oder während des Stuhlgangs) und NUX VOMICA, häufig auch ANTIMONIUM CRUDUM und CHELIDONIUM, jedoch weniger häufig BRYONIA, IGNATIA, NATRIUM MURIATICUM, NATRIUM SULFURICUM, ACIDUM NITRICUM, SULFUR und PULSATILLA (der Stuhl sieht immer anders aus). Paradoxerweise kann es zu einer Verstopfung kommen, obwohl die

Stühle weich sind. In diesem Fall sollte man folgende Mittel verabreichen.

ALUMINA: Das Kind muß enorme Anstrengungen unternehmen, um einen weichen Stuhl auszuscheiden.

NUX MOSCHATA: Lähmung des Darms mit Ohnmachtsneigung während und nach dem Stuhlgang.

SEPIA: Gefühl, als sei ein Ball im Mastdarm, der einen Druck nach unten ausübt.

Weniger häufig angezeigt sind:

ANACARDIUM: Gefühl eines Balls im Mastdarm mit Schließmuskelkrampf. Sämtliche Symptome werden beim Essen gebessert.

CALCIUM PHOSPHORICUM: Schmerzen im Nabelbereich.

CHINA: allgemeine Schwäche.

HEPAR SULFURIS: Das Kind hat nicht die Kraft, einen weichen Stuhl auszuscheiden.

IGNATIA: schlimmerer Schmerz bei einem weichen Stuhl als bei einem harten Stuhl.

Es kommt vor, daß die Stühle nach großen Anstrengungen austreten und sogleich wieder in den Darm zurückgezogen werden. In diesem Fall sollte man an folgende Mittel denken: OPIUM, SILICEA; manchmal auch MAGNESIUM MURIATICUM, NATRIUM MURIATICUM und SANICULA.

Manche Kinder können nur stehend Stühle ausscheiden: CAUSTICUM.

Manche Kinder können Stühle nur dann ausscheiden, wenn sie sich nach hinten beugen: MEDORRHINUM.

Bei einer Verstopfung während eines Aufenthalts am Meer, insbesondere bei den Kleinen, sollte man an MAGNESIUM MURIATICUM denken.

Das Zahnen wird in der Regel von Durchfall begleitet, manchmal jedoch von Verstopfung. In diesem Fall sollte man MAGNESIUM MURIATICUM verabreichen.

Wenn die Verstopfung von heftigen Bauchschmerzen begleitet wird, ist PLUMBUM angezeigt. Der Bauch ist in diesem Fall nicht aufgebläht, sondern im Gegenteil wie ausgehöhlt.

Zusammenfassung

Bei einer hartnäckigen Verstopfung sollte man untersuchen, ob es sich um einen Mangel an Ballaststoffen in der Ernährung handelt. In diesem Fall hilft es, wenn man der Nahrung Kleie hinzufügt. Vielfach

liegt aber auch ein psychisches Problem zugrunde: Die Verstopfung ist sehr häufig die Folge eines unbewußten Widerstandes des Kindes.
Bei einer gelegentlichen Verstopfung sollte man folgende Mittel verabreichen:
— Bei erfolglosem Stuhldrang: NUX VOMICA.
— Beim Fehlen des Stuhldrangs:
BRYONIA: harte und dicke Stühle.
OPIUM: Der Kot besteht aus kleinen Kugeln. Das Mittel ist angezeigt, insbesondere wenn das Kind Angst hat, auf die Toilette zu gehen.
GRAPHITES: harte, mit Schleim umhüllte Stühle.
— Bei Verstopfung mit weichen Stühlen: ALUMINA, NUX MOSCHATA.

e) Afterschrunde (Analfissur)

Eine anhaltende Verstopfung mit sehr harten Stühlen kann eine Analfissur hervorrufen. In der Regel genügt es, die Verstopfung zu behandeln, damit die Fissur abklingt. Örtlich trägt man eine CALENDULA-Salbe auf.
Es sei daran erinnert, daß die Verstopfung häufig psychischen Ursprungs ist. Sie ist Ausdruck einer Widerstandshaltung des Kindes. Die Lösung des Problems kann dann folglich nur durch einen angemessenen Umgang mit der psychischen Ursache erreicht werden. Wenn die jeweilige Schwierigkeit nicht deutlich zutage tritt, kann man vorübergehend, bis ein näheres Erfassen möglich ist, auf folgende Mittel zurückgreifen.
CHAMOMILLA: jähzorniges Kind, überempfindlich gegenüber Schmerz.
STAPHISAGRIA: »nachtragendes« Kind.
NATRIUM MURIATICUM: trauriges Kind, das jeden Trost ablehnt.
HYDRASTIS: hartnäckige Verstopfung mit Prolapsus (Mastdarmvorfall). Nasen-Rachen-Entzündung.
Wenn keine einzige Arznei auf eindeutige Art angezeigt ist, kann man nachstehend aufgeführte Mittel mit ausschließlich örtlicher Wirkung ausprobieren.
RATANHIA: Fissur, begleitet von einem Schließmuskelkrampf mit sehr heftigen Schmerzen sowie einem brennenden Gefühl beim Stuhlgang.

PAEONIA: über die Afterschleimhaut hinausragende Fissur, die sich auf die umgebende Haut ausbreitet; mit Krustenbildung.
ACIDUM NITRICUM: bei einem Rückfall sowie Fissuren an weiteren Haut-Schleimhaut-Grenzbereichen.

f) Bauchschmerzen oder Koliken

Koliken können während einer Infektion im Verdauungstrakt oder in einem anderen Bereich auftreten und sind dann von Fieber sowie weiteren Symptomen begleitet. Es gibt jedoch auch Bauchschmerzen, die unabhängig von eine Infektion auftreten. Es sind insbesondere letztere, die charakteristisch für das sind, was man als »Koliken« bezeichnet. Die ersteren sind im Grunde genommen ein Symptom von vielen, das in ein Ganzes eingefügt werden muß. Die Schmerzen können ebenfalls durch die Entzündung eines Bauchorgans hervorgerufen werden, zum Beispiel der Leber, des Magens, des Darmes, der Bauchspeicheldrüse, der Blase, der Nieren, der Harnwege. In diesem Fall geht es darum, das betreffende Organ zu ermitteln. Man sollte insbesondere nicht eine mögliche Wurmfortsatzentzündung außer Betracht lassen, deren Diagnose häufig schwierig, jedoch ganz wesentlich ist, da sie fast immer einen chirurgischen Eingriff erfordert. Dasselbe gilt für eine Harnwegsinfektion, deren Aufspüren ebenfalls eine klinische Untersuchung erfordert. Es liegt auf der Hand, daß ein Laie diese Störungen nicht diagnostizieren kann und notgedrungen auf einen Arzt zurückgreifen muß.

Die Bedeutung der Koliken

● DER SÄUGLING:

Bei manchen Säuglingen treten während der ersten Monate »Koliken« auf, für deren Behandlung das entsprechende Mittel häufig schwer zu finden ist. Es sind immer Kinder von bester Gesundheit, deren Gewichtskurve vollkommen in Ordnung ist, die jedoch sehr viel weinen (im Schnitt mehr als 3 Stunden pro Tag) und offenbar Bauchschmerzen haben. Dies ist zumindest ihrem Verhalten zu entnehmen, da sie während der Weinanfälle die Oberschenkel an den

Bauch ziehen und häufig lautstarke Blähungen entwickeln, wodurch sie vorübergehend erleichtert werden. Diese Schmerzen scheinen gegen Ende des Nachmittags sowie zu Beginn des Abends, etwa von 16.00 bis 21.00 Uhr, stärker zu sein (die Zeit, in der jedes Baby eine verlangsamte Verdauung hat).
Was geschieht hier? Das Kind scheint Schmerzen zu haben, da es weint. Dies ist jedoch nicht ganz sicher, da jede mühsame Situation (Hunger, Ermüdung, »Streß«) bei ihm dasselbe Verhalten hervorruft. Im übrigen können die Blähungen, die das Kind hat, ebensogut die Folge wie auch die Ursache der Schreie sein, ganz wie bei dem manchmal lautstarken Aufstoßen (Ruktation, »Bäuerchen«) des Kindes, wenn es — wegen seines Schreiens — von der Mutter aus seiner Wiege geholt und in den Arm genommen wird. Es ist sehr schwierig, genau zu wissen, ob es sich um einen wirklichen Schmerz handelt, da uns das Kind nichts darüber sagen kann. Sehr häufig drückt sich das Kind während des Weinens auch die Fäuste in den Mund und lutscht heftig daran, wobei die Mutter glaubt, daß es Hunger hat. Etwas zu essen kann vorübergehend Erleichterung verschaffen, verstärkt jedoch in der Folge das Problem.
Bis jetzt hat noch niemand — zumindest meines Wissens — die genaue Ursache dieser Koliken ermitteln können. In manchen Fällen ist das Kind deutlich überernährt. Viele Kinder sind gierig und verlangen ständig, etwas zu trinken, so daß die Mütter ihnen nicht nur übermäßige Mengen an Milch, sondern auch zu häufige, zu schnell aufeinanderfolgende Mahlzeiten geben, wodurch die Verdauung gehemmt wird. Sehr häufig schlucken diese Kinder viel Luft, was in der Folge Schmerzen bereiten kann. Manchmal werden die Koliken durch eine Milchzuckerunverträglichkeit hervorgerufen, diese verursacht jedoch in der Regel gleichzeitig Durchfall und viele Blähungen, nicht nur Bauchschmerzen mit ansonsten normalen Stühlen.
Dieses Problem tritt bei etwa 10 Prozent der Säuglinge in Erscheinung. Da es ohne offensichtliche Unterscheidungskriterien bei bestimmten Babys auftritt und bei anderen nicht, ist man in der Schulmedizin zu der Vermutung gelangt, daß es sich bei diesen weinerlichen Babys um »hypertonische« (einen hohen Blutdruck aufweisende) Kinder handele, die sehr lebhafte motorische Reaktionen äußern. Zudem sollen sie eine sehr niedrige Empfindlichkeitsschwelle aufweisen, das heißt, sie verspüren wesentlich schneller und stärker

Schmerz als die meisten Kinder. Es ist also möglich, daß sie übermäßig auf die Magenschwierigkeiten reagieren, die sie nach dem Essen infolge der Magenausdehnung verspüren. Ebenso kann das Ermüdungsgefühl, das normale Verlangen, nach dem Essen zu schlafen, ihnen Mühe bereiten und eine Reaktion in Form von Schreien und Weinen hervorrufen.

Die Schwierigkeit resultiert offensichtlich jedoch auch vielfach aus einer gestörten Mutter-Kind-Beziehung. Die Mütter dieser Kinder mit Koliken sind häufig äußerst nervöse und ängstliche Menschen. Ängstlich geworden sind sie allerdings nicht durch die Koliken des Kindes, sie waren es bereits vorher.

Man stößt an dieser Stelle erneut auf das Problem der Abhängigkeit des Kindes von seinen Eltern. Da sich das Baby in einem Zustand völligen Ausgeliefertseins befindet, so daß es geradezu in einer Symbiose mit der Mutter lebt, wirkt sich alles, was bei ihr eine Spannung hervorruft, zwangsläufig auch auf das Kleine aus.

Ich will das an einem Beispiel zu verdeutlichen versuchen. Das Baby hat soeben seine Flasche geleert. Es ist völlig gesättigt, vollkommen zufrieden, jedoch auch ermüdet und im Begriff einzuschlummern. Dennoch wird es durch die von der Mahlzeit verursachte Magenausdehnung belästigt, und es weint — lautstark, wenn es sehr empfindlich ist. Läßt man es weinen, beruhigt es sich zumeist und schläft nach wenigen Minuten normal ein. Manchmal jedoch ist die Mutter beunruhigt, stellt sich vor, daß irgend etwas nicht stimmt, holt das Kind aus seiner Wiege heraus, richtet es auf, damit es aufstoßen kann, wechselt seine Windeln und gibt ihm zu allem Überfluß noch etwas zu trinken, da es ja Hunger zu haben scheint. Oder sie trägt das Baby im Zimmer herum und gibt ihm einen Schnuller. Das Baby scheint sich zu beruhigen, und sie legt es in sein Bettchen. In diesem Augenblick fängt es wieder an zu schreien. Die Mutter holt es erneut, und das Ganze fängt von vorn an.

Wenn die Mutter die Nerven gehabt hätte, nicht einzugreifen, hätte sich das Ganze wahrscheinlich von selbst geregelt. Ein Beweis dafür ist, daß Babys mit Koliken, wenn sie von der Familie getrennt sind, beispielsweise durch einen Krankenhausaufenthalt, keine Koliken mehr haben und daß diese erneut auftreten, wenn sie wieder nach Hause kommen.

Darüber hinaus klingen diese Koliken nach drei oder vier Monaten von selbst ab; man weiß nicht, warum. Allerdings weisen diese Kinder häufig in der Folge andere nervöse Symptome auf: erschwertes Einschlafen, Weigerung, zu Bett zu gehen, unruhiger Schlaf, oft Alpträume, häufiges Aufwachen usw. Auch hier rufen diese nervösen Störungen bei den Eltern, insbesondere bei der Mutter, eine große Spannung sowie Angst hervor, wodurch es ganz wie bei den Koliken zu einem Teufelskreis kommt, der die Störungen verschlimmert und im fortgeschrittenen Stadium sehr schwer zu durchbrechen ist.

Es handelt sich hier wieder um die Grundveranlagung (Psora), der eine übertriebene Reaktion (Sykose) folgt (s. S. 76). Es sei daran erinnert, daß diese Veranlagung mit einer sehr starken nervösen Empfindlichkeit, im wesentlichen verursacht durch Angst, verbunden ist und bereits in den ersten Lebenstagen durch krampfartige Erscheinungen im Verdauungstrakt und später im Bereich der Atemwege zum Ausdruck kommt. Es ist ebenfalls nicht selten, daß diese Kinder ab dem 2. bzw. 3. Monat Haut- oder sogar Atemwegsallergien aufweisen. Die Grundveranlagung kommt in einem — in körperlicher wie seelischer Hinsicht — ungünstigen Klima zum Ausdruck, und der Zustand des Betroffenen wird sogar noch verschlimmert.

Diese Störungen der ersten Monate, unter Umständen in Verbindung mit anderen Symptomen, werden den homöopathischen Arzt dazu veranlassen, sich ein klares Bild von der zugrundeliegenden Veranlagung zu machen. Die Behandlung wird nicht etwa auf die Symptome der »Koliken« beschränkt, sondern auf die Konstitution ausgerichtet sein. Die Suche nach dem geeigneten Grundmittel, auch das sei hier noch einmal wiederholt, übersteigt normalerweise die Möglichkeiten eines Laien und gehört in den Zuständigkeitsbereich des erfahrenen Homöopathen.

Freilich kann es nicht genügen, allein das entsprechende Mittel zu verabreichen, sondern man muß ebenfalls die ungünstigen Umweltfaktoren verändern, die das Kind überfordern. Auch hierbei kann der erfahrene Arzt den Eltern mit Rat zur Seite stehen.

- DAS ÄLTERE KIND:

Beim älteren Kind werden die Koliken häufig durch eine »Magenüberladung« verursacht. Sie können jedoch auch, wie beim Säugling, die Folge einer großen nervösen Spannung darstellen. Die psychischen Merkmale sind natürlich genauso wichtig, wie wir es schon bei den Koliken des Säuglings betont haben. Sie finden jedoch auf andere Art und Weise ihren Ausdruck, was in den folgenden Beschreibungen noch angesprochen wird.

Mittel bei Koliken

● DER SÄUGLING:

Beim Säugling sollte man gegebenenfalls die Ernährungsfehler korrigieren und überprüfen, ob das Baby richtig trinkt (elastischer Sauger mit weder zu großer noch zu kleiner Öffnung). Wenn man nicht die genaue Ursache ermitteln kann, ist das Mittel für die Koliken häufig sehr schwer zu finden, da die tiefere und wirkliche Ursache des Problems sowohl in der nervalen Reaktionsfähigkeit des Kindes wie auch in der Umgebung (zum Beispiel Überbehütung oder übermäßiges Eingreifen der Eltern) zu suchen ist. Eine Lösung kann somit nur dann erfolgreich angestrebt werden, wenn eine Einwirkung in diesen beiden Hinsichten erfolgt. — Als Mittel, die von Nutzen sein können, kommen die folgenden Arzneien in Frage.
COLOCYNTHIS: Das Baby hat offensichtlich starke Schmerzen und schreit. Der Bauch ist durch Blähungen ausgedehnt, die sich zum Zeitpunkt der Schmerzanfälle lösen, wodurch das Kind jedoch keine Erleichterung erfährt. Der Schmerz tritt immer stoßweise auf. Dem Baby geht es besser, wenn man es mit angezogenen Oberschenkeln auf den Bauch legt und leicht auf seinen Bauch drückt (die Schmerzen werden beim älteren COLOCYNTHIS-Patienten immer gebessert, wenn er sich nach vorne beugt oder sich zusammenkrümmt).
MAGNESIUM PHOSPHORICUM: Das Baby hat dieselben charakteristischen Merkmale wie im vorigen Fall. Folglich ist es kaum möglich, diese beiden Mittel zu unterscheiden. In der Praxis sollte man damit beginnen, COLOCYNTHIS zu verabreichen, und im Falle eines Mißerfolgs auf MAGNESIUM PHOSPHORICUM zurückgreifen, das im übrigen mehr ein Mittel für chronische Zustände als für akute Schübe ist (diese gehören eher zu COLOCYNTHIS).
CHAMOMILLA: Das Baby hat sehr heftige Schmerzen und wirkt bereits in seinem zarten Alter als jähzornig (der Schmerz scheint es wütend zu machen). Sein Gesicht weist oft ein charakteristisches Merkmal

auf: Eine Wange ist rot und warm, die andere bleich und kalt. Wenn es Schmerzen hat, bedeckt sich sein Gesicht mit warmen Schweißen. Die Schmerzen klingen ab, wenn die Mutter das Baby in ihre Arme nimmt und es spazierenführt oder wenn man es im Auto mitnimmt.

● DAS ÄLTERE KIND:

KOLIKEN MIT FIEBER:

Beim älteren Kind können die Koliken von Fieber begleitet sein, obwohl keine andere organische Infektion zu diagnostizieren ist. Wenn dies zutrifft, sollte man an BELLADONNA und BRYONIA denken.
BELLADONNA: Die Schmerzen kommen und gehen immer plötzlich. Der Bauch ist äußerst empfindlich und verträgt keinerlei Berührung. Das Kind ist überempfindlich gegenüber allem. Wenn man auch nur leicht an sein Bett stößt, ist ihm das unerträglich, und es vergrößert seinen Schmerz — Lärm, beispielsweise von einer Klingel, ebenfalls. Der Patient ist unbeweglich infolge seiner allgemeinen Überempfindlichkeit (und nicht etwa, weil der Zustand durch Bewegung verschlimmert wird, wie es bei BRYONIA der Fall ist).
BRYONIA: Der Patient ist unbeweglich, weil die kleinste Bewegung Schmerzen verursacht (und nicht aufgrund einer allgemeinen Überempfindlichkeit). Insbesondere die Bewegungen der Bauchwand sind schmerzhaft. Es handelt sich um eine mehr örtliche Empfindlichkeit als die von BELLADONNA (Überschärfe sämtlicher Sinne). Der BRYONIA-Patient kann durch Druck auf die Bauchwand Erleichterung erfahren, soweit es sich nicht um eine Wurmfortsatzentzündung (Appendizitis) handelt (der BELLADONNA-Patient erträgt nicht einmal die kleinste Berührung).
Wenn die Bauchwand, vor allem die rechte Seite, hart ist, schmerzhaft auf Druck reagiert und — vollkommen steif — nicht einmal an den Atmungsbewegungen teilnimmt, handelt es sich fast immer um eine akute Wurmfortsatzentzündung (die umgangssprachlich auch Blinddarmentzündung genannt wird). In diesem Fall muß der Wurmfortsatz (Appendix) operativ entfernt werden. Bei sehr heftigen Bauchschmerzen befürchten Eltern fast immer — mit vollem Recht — eine Appendizitis, was jedoch nur durch einen Arzt diagno-

stiziert werden kann. Bestimmte Zeichen können Sie dennoch beruhigen. In der Tat sind »einfache Koliken« manchmal genauso schmerzhaft wie eine Wurmfortsatzentzündung, wobei das Kind in diesem Fall jedoch sehr unruhig ist, Arme und Beine bewegt oder sogar, ganz in Tränen aufgelöst, im Zimmer umherläuft. Dieses Verhalten ermöglicht es, die Vermutung einer Wurmfortsatzentzündung auszuschließen. Die Appendizitis ruft nämlich einen Schmerz hervor, der die Bauchwand lähmt und durch die kleinste Bewegung verschlimmert wird, so daß der Betreffende es vermeidet, sich zu bewegen. Wenn das Kind unruhig ist, hat es sehr wahrscheinlich keine Wurmfortsatzentzündung. Außerdem ist der Schmerz bei Koliken sehr häufig im Bereich des Bauchnabels lokalisiert. Dies ist manchmal (insbesondere am Anfang) während einer Wurmfortsatzentzündung der Fall, jedoch nicht die Regel. Der Appendizitisschmerz befindet sich praktisch immer im rechten Unterbauch — eine anomale Lage des Appendix ausgenommen.

Halten wir also fest, daß man sehr darauf bedacht sein sollte, eine etwaige Wurmfortsatzentzündung aufzuspüren, daß diese jedoch lange nicht die häufigste Ursache von Bauchschmerzen darstellt. Auf die Gefahr hin, Zähneknirschen bei allopathisch orientierten Ärzten hervorzurufen, füge ich hinzu, daß die Wurmfortsatzentzündung nur selten bei einem homöopathisch behandelten Menschen auftritt. Die Appendizitis ist das typische Beispiel einer schlechten Reaktion des Organismus (nach »innen« gerichtete Reaktion), genau das, dem die homöopatische Behandlung vorbeugen kann und soll.

KOLIKEN DURCH »MAGENÜBERLADUNG«:

Meistens sind Bauchschmerzen schlicht und einfach die Folge einer »Magenüberladung« aufgrund einer zu mächtigen Ernährungsweise oder einer übermäßigen Schlemmerei.

BRYONIA kann bei einer Magenüberladung auch ohne Fieber angezeigt sein. Das ältere Kind sagt, daß es das Gefühl hat, »ein Stein« läge in seinem Magen. Der Betreffende ist niemals unruhig im Gegensatz zu COLOCYNTHIS oder CHAMOMILLA. Er bleibt fast vollkommen bewegungslos, da die geringste Bewegung den Zustand verschlimmert. Er hat Schmerzen, insbesondere im rechten Unterbauch, und seine Leber ist häufig vergrößert. Die Zunge ist sehr belegt. Er hat starken

Durst nach großen Mengen kalten Wassers. Er ist in der Regel verstopft. Man muß aufpassen, nicht etwa eine Wurmfortsatzentzündung zu verkennen!
NUX VOMICA ist das Mittel der »Schlemmer«. Das Kind hat Bauchschmerzen insbesondere nach dem Essen und morgens beim Erwachen. Es möchte sich übergeben, jedoch gelingt es ihm trotz seiner Bemühungen kaum. Wenn es sich dennoch übergibt, wird es dadurch Erleichterung erfahren. Es verspürt ständig den Drang, auf die Toilette zu gehen, es gelingt ihm aber nicht, seinen Stuhl auszuscheiden.
COLOCYNTHIS, CHAMOMILLA und MAGNESIUM PHOSPHORICUM (insbesondere bei chronischen Zuständen) können ebenfalls bei einer Magenüberladung in Frage kommen. Beschreibung: s. o.
Eine Magenüberladung mit Bauchschmerzen kann selbstverständlich von Erbrechen und Durchfall begleitet sein. Erinnern wir an bestimmte Mittel.
VERATRUM ALBUM: Das Kind hat einen sehr schmerzhaften Durchfall (verbunden mit Erbrechen). Während des Stuhlgangs ist der Betreffende von kalten Schweißen bedeckt (seine Haut ist kalt), und nach dem Stuhlgang ist er erschöpft. Er wird sagen, daß er ein Kältegefühl im Magen hat. Halten wir fest, daß insbesondere die Erschöpfung nach dem Stuhlgang veranlassen sollte, an dieses Mittel zu denken.
IPECACUANHA: Das Kind hat insbesondere Schmerzen im Bereich des Bauchnabels, jedoch ebenfalls Erbrechen und Durchfall (häufig grünlich), manchmal von Blut begleitet. Es leidet unter einer sehr starken Übelkeit, die nicht durch etwaiges Erbrechen nachläßt, und seine Zunge ist nicht belegt.
DIOSCOREA: Das Kind hat anfallsweise Schmerzen, die es eigenartigerweise zwingen zu laufen, wodurch es Besserung erfährt. Die Schmerzen lassen ebenfalls nach, wenn es sich nach hinten beugt (sie werden verschlimmert, wenn es sich nach vorn beugt) — im Gegensatz zur charakteristischen Eigenschaft von COLOCYNTHIS.

PSYCHISCH BEDINGTE KOLIKEN:

Es kommt ebenfalls vor, daß ohne akuten Zustand, ohne Magenüberladung, ohne Infektion, kurz ohne jegliche erkennbare Ursache das Kind über Bauchschmerzen klagt. Es handelt sich fast immer um wiederkehrende, periodische Schmerzen. Manchmal stören sie das Kind so stark, daß es insbesondere in seinen schulischen Leistungen beeinträchtigt wird. Diesen Schmerzen liegt ein psychologisches Problem zugrunde. Ein typisches Beispiel sind Schmerzen, die morgens beim Aufstehen und vor dem Aufbruch zur Schule auftreten. Die beunruhigte Mutter behält das Kind zu Hause, stellt jedoch fest, daß dann die Schmerzen in Kürze abklingen. Dies ist ebenfalls so bei Schmerzen, die montags oder zu Prüfungszeiten in Erscheinung treten... Es sei deutlich gesagt, daß, wenn es auch Schmerzen psychischen Ursprungs gibt, diese Erklärung nur nach Ausschluß aller weiteren Möglichkeiten beibehalten werden soll. Ist dies tatsächlich der Fall, geht es darum, das Problem entsprechend der psychischen Bedürfnisse des Kindes und der Eltern-Kind-Beziehung zu überdenken.

Der Schmerz ist Ausdruck einer Besorgnis, sogar einer Angst des Kindes, das ein Minderwertigkeits- und Unsicherheitsgefühl sowie eine Enttäuschung des Liebesbedürfnisses signalisiert. Diese Schwierigkeit kann nur bewältigt werden, wenn sich die Eltern dessen bewußt sind, dabei aber um jeden Preis vermeiden, sich selbst etwa mit Schuldgefühlen zu überhäufen. Das würde die Situation nur noch verschlimmern. Zudem sollte ein Mittel verabreicht werden. Auch hier muß das homöopathische Mittel nicht auf das Symptom, sondern auf die allgemeine Reaktionsweise des Kindes ausgerichtet sein. Dies setzt den Rat eines erfahrenen homöopathischen Arztes voraus.

KRAMPFARTIGE SCHMERZEN:

Es kann vorkommen, daß ohne erkennbare Ursache ganz besonders heftige Schmerzen in Form von gewaltigen Krämpfen auftreten. In diesem Fall sollte man insbesondere CUPRUM und PLUMBUM in Betracht ziehen.

CUPRUM: Der Betreffende klagt über sehr heftige Krämpfe eher links als rechts, die plötzlich anscheinend grundlos kommen und genauso plötzlich auch wieder gehen. Das Kind weist außerhalb der Schmerzanfälle keinerlei Störungen auf. Zum Zeitpunkt der Krämpfe kann es zu Übelkeit und manchmal zu Erbrechen kommen. Der Betreffende fühlt sich erleichtert, wenn er Stuhlgang gehabt hat.

PLUMBUM: Die Schmerzen sind sehr lebhaft, und die Bauchwand ist — charakteristisch! — regelrecht eingezogen. Die Muskeln sind sehr angespannt, und der Bauch ist äußerst hart. Normalerweise ist der Betreffende stark verstopft. Er verspürt einen Stuhldrang, aber in der Regel kommt es nicht zur Ausscheidung. Wenn es dennoch dazu kommt, besteht der Kot aus kleinen schwarzen Kugeln.

- **URSACHEN UND MODALITÄTEN DER SCHMERZEN:**

Man kann nicht oft genug betonen, daß homöopathische Mittel weniger aufgrund des akuten Symptoms als vielmehr entsprechend seiner Ursachen oder seiner Modalitäten, also auch der begleitenden Umstände, angezeigt ist. Nennen wir im folgenden einige besonders charakteristische Fälle.

URSACHEN:

Die Schmerzen treten auf:
— Nach einer Verkühlung: CHAMOMILLA, CHINA, COLOCYNTHIS, DULCAMARA (Verkühlung bei feuchtem Wetter), VERATRUM ALBUM.
— Nach dem Verzehr von Eiscreme: insbesondere ARSENICUM ALBUM, jedoch auch PULSATILLA und manchmal CALCIUM PHOSPHORICUM sowie SEPIA.
— In der Folge einer großen Aufregung oder einer starken nervösen Spannung: insbesondere IGNATIA, jedoch auch ACONITUM (nach einem Schrecken) oder CHAMOMILLA und STAPHISAGRIA.
— Nach einem Wutanfall: CHAMOMILLA und COLOCYNTHIS, jedoch auch NUX VOMICA und STAPHISAGRIA; wenn die Wut groß ist und anhält, wird es insbesondere STAPHISAGRIA oder COLOCYNTHIS sein (siehe auch »Durch Wut hervorgerufene Störungen« [S. 186]).

MODALITÄTEN:

Besserung der Schmerzen durch:
— Nach-vorn-Beugen: insbesondere COLOCYNTHIS, jedoch auch CHAMOMILLA, MAGNESIUM PHOSPHORICUM, PULSATILLA, PLUMBUM.
— Nach-hinten-Beugen: insbesondere DIOSCOREA, manchmal auch LAC CANINUM, BELLADONNA, BISMUTUM.

- Liegen auf dem Bauch: BELLADONNA, BRYONIA, COLOCYNTHIS, PHOSPHORUS, STANNUM.
- Wärme: ARSENICUM ALBUM, CHAMOMILLA, COLOCYNTHIS, MAGNESIUM PHOSPHORICUM, NUX MOSCHATA, NUX VOMICA, PODOPHYLLUM, PULSATILLA, RHUS TOXICODENDRON, SABINA, SEPIA, SILICEA.
- Warme Getränke: MAGNESIUM PHOSPHORICUM (ACONITUM, CHELIDONIUM, SPONGIA).

Zusammenfassung

Man muß einen entzündlichen Schmerz (in der Regel mit Fieber) von einem spastischen Schmerz (Krämpfe) unterscheiden. Ein entzündlicher Schmerz kann von einem infektiösen Zustand begleitet werden. Wenn keine Infektion vorliegt, muß man an eine Wurmfortsatzentzündung (Appendizitis) denken. Für die Behandlung des infektiösen Zustandes sind beispielsweise BELLADONNA und BRYONIA angezeigt, die Appendizitis erfordert eine Operation.

Ein spastischer Schmerz wird von Unruhe begleitet (eine Wurmfortsatzentzündung macht den Patienten ganz und gar unbeweglich) und ist fast immer im Bereich des Bauchnabels lokalisiert (der Schmerz bei einer Appendizitis tritt im rechten Unterbauch auf).

Folgende Modalitäten der Schmerzen im Bauchnabelbereich gilt es zu beachten:

COLOCYNTHIS, PLUMBUM (hartnäckige Verstopfung): Die Schmerzen werden durch Nach-vorne-Beugen und Zusammenkrümmen gelindert.

BELLADONNA, BISMUTUM, DIOSCOREA: Die Schmerzen klingen durch Nach-hinten-Beugen ab.

CHAMOMILLA: Die Schmerzen gehen zurück, wenn man sich um das Kind kümmert, wenn man es spazierenführt.

CUPRUM: Dem Kind geht es nach dem Stuhlgang besser.

JALAPA: Der Betreffende ist ruhig am Tag, nachts jedoch sehr unruhig.

ALOE, CROTON: Der Schmerz strahlt vom Bauchnabel zum After hin.

Wenn die Schmerzen immer wiederkehren und ohne weitere Zeichen auftreten, sollte man nach einer etwaigen psychischen Ursache suchen.

g) Hepatitis

Auch hier muß man für die Wahl der Therapie wieder den Säugling vom älteren Kind unterscheiden. Der Ikterus (Gelbsucht) des Neugeborenen stellt ein besonderes Problem dar, das hier nicht besprochen werden soll. Der Kinderarzt in der Entbindungsklinik muß ermitteln, ob es sich beispielsweise um eine Rhesus-Unverträglichkeit, die selten auftritt, um einen Ikterus, der sehr stark ausgeprägt sein kann, oder um eine Anomalie der Gallenwege handelt. Die Gefahr des Ikterus besteht in einem etwaigen Befall des Gehirns, wenn der Gehalt an freiem Bilirubin (gelbbrauner bis rötlicher Farbstoff der Galle) im Blut plötzlich zu stark erhöht ist (Hyperbilirubinämie des Neugeborenen).

Der Ikterus des Neugeborenen (eine angeborene Anomalie ausgenommen) wird durch eine Lichttherapie (Phototherapie) behandelt. Dies genügt in 90 Prozent der Fälle und bedeutet keinerlei Gefahr. Es ist zur Ausnahme geworden, daß man auf einen Blutaustausch zurückgreift. Da die Phototherapie ausreicht, ist es nicht nötig, zusätzlich ein Mittel zu geben. Bei einer beträchtlichen Milzvergrößerung (Splenomegalie) verabreicht man jedoch CEANOTHUS oder CHIONANTHUS: Die Splenomegalie ist weniger ausgeprägt, aber das Kind leidet unter Bauchschmerzanfällen, und häufig ist die Zunge von einem dicken gelben Belag überzogen.

Beim älteren Kind ist der Ikterus Ausdruck einer Leberentzündung durch den Hepatitis-A-Virus (in sehr außergewöhnlichen Fällen handelt es sich um den B-Virus). Es ist die immer häufiger auftretende epidemische Hepatitis. Die Ansteckung erfolgt oral, wobei der Virus, ausgehend vom Darm, die Leber erreicht. Das Wort Hepatitis flößt den Eltern womöglich Angst ein, weil sie eine Ansteckung befürchten. Die Krankheit ist jedoch nur vor ihrem Auftreten ansteckend. Sobald der Ikterus in Erscheinung tritt, ist der Virus nicht mehr ansteckend. Beruhigen wir ebenfalls die Eltern, was die Gefahren einer Hepatitis A betrifft. Beim Kind ist sie so gut wie nie schwerwiegend, sie zieht keinerlei ausgeprägte Kraftlosigkeit nach sich wie beim Erwachsenen und nimmt auch keinen chronischen Charakter an. Zudem ist sie fast immer nur von sehr kurzer Dauer.

Es fängt damit an, daß das Kind einige dem Aussehen nach harmlose Verdauungsstörungen in Form von Erbrechen oder Durchfall, begleitet von mehr oder weniger hohem Fieber, aufweist. Alles scheint sich wieder zu klären, aber man stellt eine zunehmende gelbe Verfärbung zunächst der Augenbindehaut sowie anschließend der Haut mit Juckreiz fest. Der Betreffende hat eine Verstopfung. Die Stühle sind farblos, manchmal weiß, der Urin hingegen ist sehr dunkel, braun. Der Betreffende klagt darüber, ermüdet zu sein, ohne Kraft, aber in der Regel ist dies am Verhalten des Kindes nicht festzustellen. Seine Betätigungen werden in keiner Weise durch die Krankheit verändert. Der Erwachsene ist allerdings sehr stark angegriffen.

In der Mehrzahl der Fälle gibt es keine weiteren Symptome, so daß die Suche nach dem entsprechenden homöopathischen Mittel nicht ganz einfach ist. Beim Fehlen charakteristischer Symptome kann man zunächst generell auf PHOSPHORUS zurückgreifen: Eine einzige Dosis C 30 oder C 200 oder vormittags und abends während 4 Tagen PHOSPHORUS C 4 einnehmen.

Wenn es nach PHOSPHORUS nicht zu einer deutlichen Besserung kommt und weiterhin keine genauen Symptome auszumachen sind, kann man auf CHELIDONIUM oder MERCURIUS SOLUBILIS zurückgreifen.

CHELIDONIUM: Die Lebergegend ist schmerzhaft; der Schmerz strahlt jedoch von der Leber zum Rücken aus und ist besonders unter der rechten Schulterblattspitze ausgeprägt. Die Zunge ist sehr belegt, außer bei den Zahneindrücken (genau wie bei MERCURIUS SOLUBILIS). Der Patient möchte insbesondere warme Speisen und warme Getränke, wodurch sein Zustand gebessert wird.

MERCURIUS SOLUBILIS: Die Zunge ist identisch mit der von CHELIDONIUM, der Betreffende hat einen ausgiebigen Speichelfluß. Der Atem riecht sehr übel. Der Patient hat Durst auf kalte Getränke, er schwitzt viel, insbesondere nachts, und dies erleichtert ihn in keiner Weise (das Mittel ist bei trockener Haut nicht angezeigt).

Es können jedoch bestimmte besondere Symptome auftreten und andere Mittel erfordern. Nachstehend seien einige davon genannt.

Durchfall:
Aufgrund der Leberschwäche besteht eine Verstopfung. Wenn das Kind jedoch Durchfall hat (zum Zeitpunkt der Gelbsucht), kann man PODOPHYLLUM verabreichen: Der Betreffende leidet unter Durchfall (gelbe Stühle), insbesondere morgens, manchmal mit Mastdarm-

vorfall (Prolapsus). Er hat ein Verlangen nach großen Mengen kalten Wassers wie bei BRYONIA. Er übergibt sich nach der Einnahme von Milch. Es geht ihm nur gut, wenn er auf dem Bauch liegt. Die Leberschmerzen werden durch Reiben in der Lebergegend gemildert.

Schwarze Stühle:
Es ist außergewöhnlich, daß der Betreffende schwarze Stühle hat, und in diesem Fall muß man an LEPTANDRA denken: Das Kind weist eine sehr große Blutstauung an der Pfortader mit kleinen Darmblutungen auf. LEPTANDRA ist jedoch kein Mittel für eine gewöhnliche Gelbsucht. Es ist insbesondere in bestimmten infektiösen Zuständen mit sekundärem Leberbefall wie zum Beispiel Typhus angezeigt.
Es kann ebenfalls zu einem Leberbefall in bestimmten schweren septischen Zuständen kommen, verbunden mit Darmblutungen und infolgedessen schwarzen Stühlen. Diese Zustände erfordern Mittel wie CROTALUS oder LACHESIS, müssen aber wegen ihrer Ernsthaftigkeit vom Arzt diagnostiziert und behandelt werden.

Landkartenzunge während einer Gelbsucht (Lingua geographica; von einem weißlichgelben Randsaum umgebene rote Herde auf der Zunge): TARAXACUM.

Ganz besonders intensiver Juckreiz: DOLICHOS (Juckreiz insbesondere der Schultern, aber auch der Ellbogen und der Knie, weiße Stühle).

Heftiges Aufstoßen während der Gelbsucht: KALIUM PICRINICUM.

Befall insbesondere des linken Leberlappens: CHELONE.

Besondere Schmerzlokalisierung:
CHELIDONIUM: Schmerz unter der rechten Schulterblattspitze.
JUGLANS CINEREA: Schmerz in der Lebergegend unter dem rechten Schulterblatt, jedoch ebenfalls im Bereich der Lendenwirbel, gleichzeitig sehr heftige Kopfschmerzen in der Hinterhauptgegend, gelblichgrüne Stühle mit brennendem Gefühl am After (es sei daran erinnert, daß JUGLANS CINEREA ein Ekzemmittel ist).
PTELEA: Schmerz in der Lebergegend (Linderung durch Liegen auf

der rechten Körperseite), begleitet von Gliederschmerzen sowie frontalen Kopfschmerzen, weißer und gelber Belag auf der Zunge, übermäßiger Speichelfluß von bitterem Geschmack.

PHOSPHORUS: Der Schmerz wird durch Liegen auf der rechten Seite gelindert, verschlimmert durch Liegen auf der linken Seite wie bei PTELEA, es besteht jedoch meist ein tieferer Befall der Leber bei einem mageren Menschen. Die Zunge ist im Gegensatz zu den anderen Ikterusmitteln vergleichsweise wenig belegt. Verlangen nach sehr kaltem Wasser, das sofort bei Ankunft im Magen wieder erbrochen wird, sofortiges Erbrechen nach Aufnahme von festen Nahrungsmitteln, brennendes Gefühl zwischen den beiden Schulterblättern.

Sehr ausgeprägte Schwäche:
MYRICA: Schläfriger Mensch, gleichgültig gegenüber allem (ohne schwere Symptome), Schmerzen am Scheitel, an der Stirn und an den Schläfen, völlige Appetitlosigkeit, sehr dunkler Ikterus (bräunliches Gelb).

Sehr dunkel gefärbter Ikterus: MYRICA.
Wenn der Patient während der Genesungszeit sehr schwach bleibt, sollte man ihm CHINA verabreichen: Er hat ein bleiches Gesicht, Ringe um die Augen, schwitzt bei der kleinsten Anstrengung, entwickelt starke Blähungen.

2. Leichtere Verdauungsstörungen

a) Magenüberladung

Bei der Magenüberladung handelt es sich um eine vorübergehende, mehr oder weniger stark ausgeprägte Stauung im Verdauungstrakt, häufig mit Erbrechen (S. 313) oder Durchfällen (S. 323) verbunden. Wenn die Magenüberladung nur wenig ausgeprägt ist, äußert sie sich lediglich durch eine schwierige Verdauung mit Unbehaglichkeit oder Magenschmerzen, mangelnden Appetit oder sogar Ekel vor Nahrungsmitteln, Übelkeit, eine belegte Zunge sowie einen unangenehmen Mundgeruch.

Es sei daran erinnert, daß der hyporeaktionelle Mensch zu Verdauungsstauungen veranlagt ist. Wenn sich infolgedessen Verdauungsprobleme wiederholen, sollte man selbstverständlich die zugrundeliegende Veranlagung behandeln. Gemäß ebendieser Veranlagung weisen die Kinder häufig eine chronische Nasen-Rachen-Entzündung auf, wobei die dieser Erkrankung entsprechenden Mittel angezeigt sind, insbesondere HYDRASTIS, KALIUM SULFURICUM, PULSATILLA, AESCULUS HIPPOCASTANUM, KALIUM BICHROMICUM und außerdem konstitutionelle Mittel wie CALCIUM CARBONICUM, SILICEA, SULFUR, LYCOPODIUM usw., deren Heilanzeige natürlich auf anderen Symptomen als denjenigen der Magenüberladung beruht. Nachstehend werden nun jedoch einige Mittel für eine gewöhnliche Magenüberladung genannt.

ANTIMONIUM CRUDUM ist insbesondere nach fetthaltigen Nahrungsmitteln oder Backwaren angezeigt. Die Zunge ist sehr weiß, wie von Milch bedeckt. Es besteht starkes Aufstoßen, Übelkeit, manchmal Erbrechen oder Durchfall. Erbrechen und Durchfall sind im übrigen günstig, da sie das Problem lösen. Es ist ein »brummiges« Kind, das es nicht erträgt, berührt oder sogar nur angeschaut zu werden.

PULSATILLA ist ebenfalls nach einem Übermaß von Backwaren angezeigt. Im Gegensatz zu ANTIMONIUM CRUDUM ist es ein Kind von sanftem, folgsamem, jedoch weinerlichem Charakter, das es gern hat, wenn man sich um es kümmert. Die Zunge ist belegt, eher gelb als weiß. Das Kind hat keinerlei Durst, was kennzeichnend für dieses Mittel ist.

ARGENTUM NITRICUM ist insbesondere nach einem Übermaß an Süßigkeiten angezeigt, es besteht jedoch fast immer ein grüner, saurer Durchfall.

NUX VOMICA: ein jähzorniges Kind, das besonders reizbar ist, wenn es schlecht verdaut. Es verträgt weder das kleinste Geräusch, noch Gerüche noch Licht. Das Kind erträgt es nicht, wenn man es berührt. Es hat viel Schluckauf, schmerzhaftes Aufstoßen sowie saures Wiederausgewürgtes. Es ist insbesondere durch einen erfolglosen Drang, zu erbrechen sowie auf die Toilette zu gehen, gekennzeichnet.

IPECACUANHA: vielfach Übelkeit, was durch den Gesichtsausdruck des Kindes deutlich sichtbar wird. Die Zunge ist nicht belegt.

CHINA hat ebenfalls eine unbelegte Zunge trotz seiner Verdauungsstörungen, es handelt sich jedoch hierbei um ein heißhungriges Kind, das bereits kurze Zeit nach der Mahlzeit und sogar sofort nach dem Erbrechen zu essen verlangt.

CARBO VEGETABILIS ist nach einer zu reichhaltigen Mahlzeit angezeigt. Das Kind ist bleich, sein Gesicht ist kalt und von kalten Schweißen bedeckt, während der Betreffende ein inneres brennendes Gefühl hat. Seine Zunge ist sehr belegt. Er muß viel aufstoßen und hat saures oder fauliges Wiederausgewürgtes. Um ihn näher zu kennzeichnen, kann man sagen, daß er mehr Aufstoßen als Erbrechen hat. Die Aufblähung betrifft nicht nur den Magen, sondern auch den Bauch. Der Anblick von Speisen ist ihm zuwider. Die Verdauungsstörung wird von Kopfschmerzen begleitet.

CHINA hat ebenfalls viele Blähungen — mehr im Darm als im Magen — mit Schluckauf und starkem Aufstoßen. Sehr häufig kommt es zu einem Durchfall mit gelben, wäßrigen, aber nicht schmerzhaften Stühlen. Auch wenn es dem Anschein nach CARBO VEGETABILIS ähnelt, ist es jedoch deutlich weniger betroffen.

Viele Eltern klagen über einen sehr schlechten Atemgeruch des Kindes, hauptsächlich morgens beim Erwachen. Dieser schlechte Geruch ist manchmal die Folge eines unvollständigen Verschlusses des Magenmundes (Kardia), wo die Speiseröhre in den Magen einmündet, so daß der Geruch des Mageninhalts zum Mund übertragen wird. In der Regel jedoch ist ein übelriechender Atem Ausdruck einer Stauung im Verdauungstrakt, hervorgerufen meist durch eine zu opulente Ernährung oder zu häufige Mahlzeiten. Im übrigen ist diese Symptom stets von einer belegten Zunge begleitet. Die Mittel sind diejenigen der Magenüberladung.

b) Erkrankungen des Mundes und der Zähne

Mundschleimhautentzündung und Aphthen

Auch wenn die Mundschleimhautentzündung wahrscheinlich infektiösen oder mykotischen (Pilzkrankheiten) Ursprungs ist, bleibt die eigentliche Ursache der Aphthen (gelblichweiße Bläschen, Pusteln vor allem im Bereich der Mundschleimhaut) weiterhin rätselhaft. Es sieht so aus, als ob Aphthen sehr häufig ein Zeichen einer Lebens-

mittelallergie darstellen. Im übrigen scheint die Mundschleimhautentzündung ebenfalls mit dem Verdauungszustand in Verbindung zu stehen.
Die gewöhnliche Form von Mundschleimhautentzündung ist die Candidose der Mundschleimhaut, die sogar bei einem Kind, das gestillt wird, auftreten kann. Es handelt sich hierbei um kleine, weiße, zusammenfließende Flecken auf der Zunge, der Innenseite der Wangen und der Lippen und manchmal auf dem Gaumen. Das Baby leidet nicht oder nur sehr wenig darunter. Es verspürt höchstens eine gewisse Unbequemlichkeit beim Saugen. Die Candidose wird durch einen Sproßpilz (Candida) verursacht, die Ansteckung kann durch Übertragung über einen schlecht gewaschenen Schnuller erfolgen. Häufig genügt es, die weißen Flecken mit einer Verdünnung von Wasser und doppeltkohlensaurem Natron einzureiben. Hat das Baby jedoch Schmerzen, so handelt es sich eher um Aphthen, die eine Behandlung mit einem homöopathischen Mittel erfordern.
Man sollte die Aphthen eher als Symptom denn als eine Krankheit an sich betrachten. Aphthen können insbesondere im Verlauf einer schweren infektiösen Krankheit in Erscheinung treten. Sie sind in den meisten Fällen harmlos und scheinen in Beziehung zum Verdauungszustand zu stehen. Im Falle von Funktionsstörungen im Verdauungstrakt aufgrund übermäßiger Nahrungsmittelzufuhr oder Unverträglichkeit des einen oder anderen Nahrungsmittels treten Aphthen, allein oder verbunden mit anderen Störungen, in Erscheinung. Sie sind häufig sehr quälend und können schwierig zu beseitigen sein, wenn der Patient nicht nach einer entsprechenden Diät lebt. Manchmal sind die Aphthen die Folge einer ganz bestimmten allergischen Reaktion: insbesondere auf Nüsse, auf frische Früchte (Äpfel und Bananen), auf Gewürze, auf duftende pflanzliche Substanzen, auf Konservierungsstoffe oder sogar auf Milch und Käse. Deswegen empfiehlt es sich, diese Nahrungsmittel bei der Mundschleimhautentzündung zu vermeiden.
Erwähnen wir noch, daß der Virusherpes eine Mundschleimhautentzündung oder eine Gingivitis (Entzündung des Zahnfleisches) hervorrufen kann, die von Fieber begleitet wird. Diese Erkrankung ist harmlos und endet nach 6 oder 7 Tagen. Das Mittel ist dasjenige der allgemeinen (häufig RHUS TOXICODENDRON) oder der lokalen Symptome.

Die wichtigsten Mittel bei Aphthen beim Kind sind: BORAX, KALIUM CHLORICUM, MERCURIUS SOLUBILIS, ACIDUM SULFURICUM, MAGNESIUM CARBONICUM, BISMUTUM.

Bei der Wahl des Mittels sollte man wissen, ob die Aphthen von einem ausgiebigen Speichelfluß begleitet werden oder nicht. In der Regel ist dies der Fall, ist er jedoch ganz besonders ausgeprägt, sollte man an BORAX und an MERCURIUS SOLUBILIS denken. Der Atem liefert ebenfalls ein wichtiges Merkmal: Riecht er sehr übel, sollte man insbesondere an MERCURIUS SOLUBILIS und an ACIDUM SULFURICUM denken. Zudem unterscheidet sich das Aussehen der Aphthen. Sind sie rot oder zumindest überwiegend von roter Färbung, so ist das Mittel BORAX oder KALIUM CHLORICUM; sind sie von einem weißen oder gräulichen Belag bedeckt, so ist das Mittel MERCURIUS SOLUBILIS oder ACIDUM SULFURICUM.

- WENIGER ERNSTE ZUSTÄNDE:

Betrachten wir zunächst einmal die gewöhnlichen Mittel für weniger ernste Zustände, wenn die Aphthen von keinerlei weiteren Symptomen begleitet sind, und ganz besonders, wenn keine tiefere Beeinträchtigung des Allgemeinzustandes besteht.

BORAX: Das Kind hat weiße, von einem roten Hof umgebene Flecken im Mund, die bei Berührung oder beim Essen bluten. Diese Aphthen verursachen einen brennenden Schmerz. In der Tat ist sowohl die Mundschleimhaut wie auch der Atem brennend. Häufig bestehen ebenfalls Bläschen um die Nasenlöcher und um den Mund herum. Der Zustand wird durch nach unten gerichtete Bewegungen verschlimmert, beispielsweise wenn man das Baby in sein Bettchen legt, wobei es dann weint.

KALIUM CHLORICUM: Das Kind weist eine allgemeine Entzündung des Mundes auf. Die gesamte Schleimhaut ist rot und übersät von Geschwüren mit gräulichem Grund. Der Speichelfluß ist ausgeprägt (jedoch weniger als bei BORAX), und der Atem kann übelriechend sein.

MERCURIUS SOLUBILIS: Die Zunge des Patienten ist stark belegt und behält die Zahneindrücke, der Speichelfluß ist sehr ausgeprägt, und der Atem riecht ganz besonders übel. Der Betreffende hat großen Durst.

BISMUTUM: Das Kind leidet unter einer diffusen Mundschleimhautentzündung (insbesondere Zahnfleischentzündung). Das Zahnfleisch ist geschwollen, der Speichelfluß ist ausgeprägt und manchmal blutig. Die Zunge ist belegt. Der Patient erbricht (insbesondere Flüssigkeiten), sobald er etwas ißt oder trinkt. Ein schmerzloser Durchfall begleitet häufig diese Symptome. Der Betreffende hat ein starkes Bedürfnis nach Gesellschaft.

ACIDUM SULFURICUM: Das Kind hat häufig Aphthen auf dem Zahnfleisch oder auf der Zunge. Sie haben einen gelben Grund und bluten leicht. Der Speichel ist dick, blutig und von schlechtem Geruch. Manchmal gerinnt das Blut in schwarzen Platten die Zähne entlang. Es handelt sich häufig um ein sehr abgemagertes Kind.

ACIDUM NITRICUM: Auch hier ist der Speichel des Kindes mit Blut gemischt. Die Aphthen nehmen das Aussehen von Geschwüren an, die sehr häufig die Lippen und den Umkreis des Mundes erreichen. Der Atem riecht sehr schlecht. Es bestehen häufig Risse an sämtlichen Körperöffnungen.

MAGNESIUM CARBONICUM: Dies ist das Mittel für ein Baby mit saurem Durchfall. Es sind insbesondere die Kennzeichen des Durchfalls, die diese Arznei bestimmen.

Fügen wir dieser Liste noch zwei Mittel mit besonderer Heilanzeige hinzu.

HYDRASTIS: Das Kind leidet unter Leberschwäche. Daraus resultieren zwei für dieses Mittel charakteristische Probleme: zunächst eine chronische Nasen-Rachen-Entzündung mit gelben, dicken, klebrigen Absonderungen im hinteren Nasenraum, die nachts in den Rachen hinunterlaufen und das Kind plötzlich aufwecken; anschließend eine Verdauungsträgheit, die eine hartnäckige Verstopfung mit Mastdarmvorfall (Prolapsus) nach sich zieht. Die Zunge ist von einem dicken weißen Belag bedeckt, die Zahneindrücke bilden sich darauf nicht zurück, und mit Geschwüren übersät, ganz wie die Schleimhaut des Zahnfleisches und des Mundes. Wenn das Kind schon sprechen kann, klagt es über einen sehr ausgeprägten bitteren Geschmack.

KREOSOTUM ist das Mittel für Kinder in einem schlechten Allgemeinzustand. Das Zahnen ist erschwert, frühzeitig tritt Karies auf, die Zähne werden schwarz. Das Zahnfleisch ist geschwollen, bläulich und blutet. Der Atem riecht übel.

● ERNSTE ZUSTÄNDE:

Die Aphthen werden manchmal — selten — von einer Infektion mit Fieber und starker Verschlimmerung des Allgemeinzustandes begleitet. In diesem Fall sind möglicherweise die nachstehend angeführten Mittel angezeigt.

BAPTISIA: Das Zahnfleisch und die Mundschleimhaut sind mit Geschwüren bedeckt. Die Zunge ist gelblichbraun mit roten, glänzenden Rändern. Der Atem riecht sehr übel. Der Patient kann nur Flüssigkeiten schlucken. Das geringste feste Nahrungsmittel ruft einen Krampf der Speiseröhre mit Erbrechen hervor. Nach diesem ersten Ausscheidungsreflex werden die Nahrungsmittel manchmal nicht mehr erbrochen, jedoch sind die für diesen Zustand charakteristischen Erbrechen in der Regel nicht aufzuhalten.

ACIDUM MURIATICUM: Das Kind weist Aphthen mit einem gräulichen Belag auf. Das Zahnfleisch ist geschwollen. Es besteht eine starke Reaktion der Lymphdrüsen des Halsgrenzstranges und der Lymphdrüsen unter dem Oberkiefer. Es bilden sich Geschwüre auf der Zunge. Der Atem riecht sehr übel. Der Betreffende ist stark geschwächt, erschöpft, manchmal bis zu einem Grad, daß er seine Stühle nicht mehr kontrollieren kann (insbesondere beim Wasserlassen) oder es zu einem Mastdarmvorfall (Prolapsus) kommt. Hämorrhoiden können plötzlich in Erscheinung treten. Der After ist sehr empfindlich, sogar bei Berührung mit Papier oder Wäsche.

LACHESIS: Das Zahnfleisch ist geschwollen, bläulich, schwammartig und blutig. Die gesamte Mundschleimhaut ist von kleinen Geschwüren bedeckt, die von einem brennenden Gefühl begleitet werden; sie ist offen. Die Zunge zittert; sie ist rot, geschwollen, brennend und rissig an der Spitze. Die kleinste Berührung ist unerträglich, sogar der äußere Kontakt im Bereich der Lymphdrüsen unter dem Oberkiefer und am Oberkieferwinkel, die angegriffen sind. Der Zustand wird immer zum Zeitpunkt des Einschlafens verschlimmert.

Zusammenfassung:

Aphthen sind fast immer ein Zeichen einer Verdauungsstauung, auch wenn sich dies nicht durch andere Symptome äußert. Manchmal handelt es sich auch um eine Unverträglichkeit von bestimmten

Nahrungsmitteln oder chemischen Produkten (insbesondere Konservierungsstoffe).

Störungen beim Zahnen

Eine Vielzahl der Säuglingsprobleme, sei es ein Durchfall oder ein plötzliches Fieber, wird dem Zahnen zugeschrieben. Es ist ganz klar, daß das Zahnen Fieber hervorrufen kann. Dieses wird jedoch nur von kurzer Dauer sein; hält es länger als 24 Stunden an, muß man eine andere Ursache in Betracht ziehen. Manche Mütter haben Schwierigkeiten, diese Tatsache zu akzeptieren, da sie nach den »kleinen Störungen« feststellen, daß ein oder zwei Zähne herausgekommen sind. Es sei daran erinnert, daß beim Fieber sämtliche Stoffwechselvorgänge des Organismus beschleunigt sind. Folglich wachsen auch Zähne, Nägel und Haare schneller. Es sind also nicht unbedingt die Zähne, die das Fieber verursachen, sondern vielmehr ist es das Fieber, das die Zähne zum schnelleren Wachsen bringt. Ähnliches gilt für die begleitenden Verdauungsstörungen: beispielsweise ein Durchfall. Die Reizung des Zahnfleisches während des Zahnens kann Verdauungsstörungen nach sich ziehen. Dennoch haben diese sehr oft eine andere Ursache. Manchmal ist die Neigung dazu bereits latent vorhanden, und sie kommen anläßlich des Zahnens zum Ausbruch, das hier lediglich als begünstigender Faktor eingreift.
Bei bestimmten Kindern ist das Zahnen von keinerlei Problemen, keinerlei Schmerzen begleitet. Bei anderen wiederum ist es äußerst mühsam und verursacht auch schlaflose Nächte für die Eltern. Das ist individuell verschieden. Kinder verspüren einen Schmerz zu dem Zeitpunkt, in dem der Zahn das Zahnfleisch durchbohrt. Die übrige Zeit in der Periode des Zahnens ist jedoch nicht immer von einem wirklichen Schmerz begleitet, sondern eher von einem lästigen Gefühl im Zahnfleisch. Man kann diesen Zustand dadurch abmildern, daß man dem Kind einen geeigneten harten Gegenstand zum Knabbern gibt. In der Mehrzahl der Fälle geht es also nicht darum, ein Mittel zu verabreichen, es gibt jedoch besonders schmerzempfindliche Kinder, die mit viel Schreien, Weinen und häufig Schlaflosigkeit reagieren. Zwei Mittel, CHAMOMILLA und COFFEA, sind in diesem Fall angezeigt.

CHAMOMILLA: Dieses Zahnungsmittel ist allen Müttern, die auf homöopathische Arzneien zurückgreifen, wohlbekannt. Es wird sogar von allopathischen Ärzten ohne weitere Kenntnis der Homöopathie empfohlen. Es entspricht dem überempfindlichen Kind, das weder den kleinsten Schmerz noch die kleinste Unannehmlichkeit erträgt. Es ist — wenn es älter wird — jähzornig, launisch, ständig unzufrieden. Es verlangt lauthals nach allem möglichen und weist es zurück, sobald man es ihm anbietet. Während des Zahnens ist das Zahnfleisch geschwollen, rot, sehr berührungsempfindlich und blutet leicht. Eine Wange ist rot und warm, die andere ist bleich und kalt. Das Kind erträgt nichts Warmes in seinem Mund, sogar die Zimmerwärme wird ihm unangenehm. Es verhält sich sehr unruhig. Es ist erforderlich, daß die Mutter das Kind ständig in ihre Arme nimmt und es im Haus sowie im Freien spazierenführt oder im Auto mitnimmt. Sobald es getragen wird bzw. in Bewegung ist, hört es auf zu weinen, fängt jedoch um so mehr an, wenn man zum Stehen kommt. Die Besserung durch Bewegung ist eines der großen charakteristischen Merkmale dieses Mittels. Es kann jedoch fehlen. Sehr häufig wird das Zahnen von einem Durchfall mit sehr flüssigen, grünen, sehr schlecht riechenden Durchfällen mit zahlreichen Koliken begleitet. Das Kind ist ganz besonders schwierig am Abend bis Mitternacht.

COFFEA: Auch hier verträgt das Kind keine Wärme. COFFEA ist durch eine Überempfindlichkeit sämtlicher Sinnesorgane gekennzeichnet: Der Betreffende reagiert äußerst stark auf Licht, Geräusche, Berührung, Gerüche und Geschmäcker. Geräusche können manchmal Zahnschmerzen verursachen oder sie zumindest verschlimmern. Sein Geist ist ständig in Bewegung, so daß er abends nicht einschläft. Nachts wacht er häufig auf und möchte nicht mehr schlafen. In diesem Augenblick weint er nicht, wie es das CHAMOMILLA-Kind tun würde; ganz im Gegenteil lacht er sehr häufig, möchte spielen und verbringt somit die Nacht, ohne ein Auge zu schließen. Kommt es jedoch zu einem Schmerz, so wird dieser übermäßig stark empfunden, aber ohne die für CHAMOMILLA typischen Wutausbrüche oder Launen. Das Kind reagiert auch sehr empfindlich auf angenehme Ereignisse, die bei ihm eine beträchtliche Unruhe hervorrufen. Es kann in der Tat einen Zahnschmerz nach einer großen Freude verspüren. Das kann zwar ebenfalls bei CHAMOMILLA vorkommen, wird jedoch vornehmlich nach einer Wut der Fall sein.

• ZAHNUNG MIT FIEBER:

Wenn das Zahnen ohne weitere genaue Symptome von Fieber begleitet ist, sollte man an folgende Mittel denken.
BELLADONNA: An der Stelle, wo der Zahn durchkommen wird, stellt man einen hervorstehenden, glänzendroten, sehr berührungsempfindlichen Wulst fest. Der Schmerz ist insbesondere vor Mitternacht ausgeprägt.
FERRUM PHOSPHORICUM: Dieses Mittel kann bei Fieber angezeigt sein, insbesondere wenn das Zahnen von Durchfall begleitet wird. Das Gesicht ist häufig sehr rot wie bei BELLADONNA, kann jedoch abwechselnd auch bleich sein. Die Symptome werden nachts verschlimmert. Manchmal stellt man eine gleichzeitige Ohrenentzündung fest, die durch die Rötung des Ohres gekennzeichnet ist (wie bei SANGUINARIA ist die Ohrmuschel rot und brennend). Die Wangen sind ebenfalls rot und brennend. Das Kind verspürt insbesondere nachts ein Brennen der Hände und der Füße.

• ZAHNUNG MIT DURCHFALL:

Nicht selten wird das Zahnen von einem Durchfall begleitet. Diese Periode im Leben des Kindes kann einen Durchfall begünstigen, jedoch ist die wirkliche Ursache in der Regel anderweitig zu suchen: Sehr häufig ist sie die Folge einer bis zu diesem Zeitpunkt latenten Verdauungsstauung, die anläßlich des Zahnens in Erscheinung tritt. Eine Vielzahl von Durchfallmitteln beim Kind können in diesem Fall von Nutzen sein. Die Auswahl wird man entsprechend ihrer jeweiligen charakteristischen Merkmale vornehmen. Es empfiehlt sich ganz besonders FERRUM PHOSPHORICUM (s. o.).
PODOPHYLLUM: Das Kind verspürt das Bedürfnis, das Zahnfleisch aufeinanderzudrücken, und knirscht nachts mit den Zähnen.
CHAMOMILLA unterscheidet sich von PODOPHYLLUM dadurch, daß das Kind eine rote und warme Wange hat sowie zähschleimige und grüne Stühle. Bei PODOPHYLLUM sind beide Wangen rot und die Stühle zähschleimig, gelb und werden in der Regel strahlweise, ohne Schmerzen ausgeschieden.
AETHUSA CYNAPIUM: Milchunverträglichkeit mit Erbrechen von dicken Klümpchen, Durchfall und Intertrigo (Wundsein, Hautwolf).

● WEITERE CHARAKTERISTISCHE MERKMALE:

Man sollte jedoch auch auf weitere Besonderheiten achten, die gegebenenfalls ein spezielles Mittel erfordern.
IGNATIA ist bei Kindern mit einer sehr wechselhaften Stimmung angezeigt, die vom Lachen zu Tränen übergehen kann und umgekehrt. Das Kind beißt sich während des Zahnens häufig in die Backen. Es hat immer einen starken Speichelfluß.
PHYTOLACCA ist insbesondere dann angezeigt, wenn das Kind wegen des lästigen Gefühls am Zahnfleisch versucht, an allem möglichen zu knabbern, was ihm unter die Finger kommt. Es beißt manchmal in sein eigenes Zahnfleisch. PODOPHYLLUM weist dasselbe Symptom auf.
Es kommt vor, daß die Zähne sofort nach ihrem Erscheinen kariös werden. Dies ist der Fall bei KREOSOTUM, STAPHISAGRIA und MEZEREUM. Sehr häufig werden sie dann schwarz und zerfallen in Stücke (KREOSOTUM, STAPHISAGRIA). Es sei daran erinnert, daß ein in Honig oder irgendeinen Sirup getunkter Schnuller unweigerlich frühzeitige Karies nach sich zieht, dadurch faulen die Zähne schon, ehe sie herauskommen. Sobald sie durchgebrochen sind, wird sich die Zahnfäule rasch ausbreiten.
KREOSOTUM ist bei geschwollenem, schmerzhaftem, auf die geringste Berührung blutendem Zahnfleisch angezeigt. Der Urin ist sehr scharf und ruft ein Gesäßerythem hervor, das manchmal bis zur Geschwürbildung gehen kann. Es handelt sich um ein Erythem vom ammoniakhaltigen Typus, so wie er im Kapitel über die Durchfälle beschrieben wurde, das aus einer diffusen Rötung, übersät mit hervorstehenden, manchmal geschwürigen Papeln, besteht. Es muß von einem Erythem, bestehend aus einer diffusen, glatten, gleichförmigen Rötung, unterschieden werden, wie es bei einem sauren Durchfall auftritt (insbesondere bei RHEUM). Das Zahnen kann — jedoch nur selten — von einem sauren Durchfall begleitet sein, wobei die Mittel angezeigt sind, die man auch für den Durchfall nähme.
STAPHISAGRIA ist die Arznei für ein Kind mit schwierigem Charakter, immer unzufrieden, aber ohne die Wut und die Launen von CHAMOMILLA. Es hat Zahnschmerzen nach einer Wut oder insbesondere nach einer Verärgerung. Es hat sehr häufig entzündete Augenlider und sogar Gerstenkörner sowie ein Ekzem.

MEZEREUM ist fast immer das Mittel eines Kindes, das unter Seborrhoe der Kopfhaut leidet; diese besteht aus einer dicken, gelben, nässenden Kruste. Das Kind erträgt nicht die geringste Berührung im Bereich der kariösen Zähne. Die Schmerzen sind nachts immer stärker ausgeprägt.

THUJA ist dann angezeigt, wenn der Zahn am Zahnhals schwarz wird (am Zahnfleisch entlang).

CHAMOMILLA, DULCAMARA und insbesondere MERCURIUS SOLUBILIS sind dann angezeigt, wenn der Speichelfluß, der das Zahnen immer begleitet, stark ausgeprägt ist: Der Speichel läuft ständig aus dem Mund des Kindes heraus. Bei MERCURIUS SOLUBILIS ist der Speichelfluß vor allem nachts ausgeprägt und verursacht Flecken auf dem Kopfkissen.

RHODODENDRON ist dann angezeigt, wenn das Kind vor einem Gewitter offensichtlich Zahnschmerzen empfindet.

CAUSTICUM ist bei Intertrigo während des Zahnens angezeigt.

CHEIRANTHUS ist für die Störungen angezeigt, die durch das Wachstum der Weißheitszähne verursacht werden.

Erwähnen wir noch einige spezielle Fälle:

— Durch eine Aufregung hervorgerufene Zahnschmerzen: insbesondere ACONITUM, CHAMOMILLA, COFFEA, GELSEMIUM, aber auch BELLADONNA und HYOSCYAMUS.
— Durch eine Verärgerung hervorgerufene Zahnschmerzen: insbesondere STAPHISAGRIA und CHAMOMILLA, aber auch ACONITUM und RHUS TOXICODENDRON.
— Durch warme Getränke hervorgerufene Zahnschmerzen: insbesondere CHAMOMILLA und COFFEA, aber auch LACHESIS, PULSATILLA, manchmal SEPIA.
— Durch warme Speisen hervorgerufene Schmerzen: CHAMOMILLA, PULSATILLA.
— Durch warme Getränke und durch Wärme gelinderte Schmerzen: MAGNESIUM PHOSPHORICUM.
— Durch kalte Getränke gelinderte Schmerzen: COFFEA, aber auch PULSATILLA.
— Durch das Zahnen verursachte Schlaflosigkeit: CALCIUM BROMATUM, CHAMOMILLA, CIMICIFUGA, COCA (zur Zeit in der Bundesrepublik nicht, aber in fast allen europäischen Ländern erhältlich [Ge-

fahr des Drogenmißbrauchs]), COFFEA, CYPRIPEDIUM (IGNATIA), KREOSOTUM, SCUTELLARIA.
— Bei manchen Kindern kann die Zahnung Krämpfe hervorrufen (siehe auch »Fieber- und Affektkrämpfe« [S. 497]).
Diese verschiedenen Mittel können dem Kind in quälenden Momenten Erleichterung verschaffen. Kommt es jedoch zu wiederholten Zahnschmerzen, so ist dies ein Zeichen dafür, daß das Zahnen erschwert ist, und infolgedessen wird das Mittel insbesondere dasjenige des jeweiligen konstitutionellen Zustands des Kindes sein. Es kommen dann Mittel wie CALCIUM CARBONICUM, CALCIUM PHOSPHORICUM, CALCIUM FLUORATUM und SILICEA in Frage.

Zusammenfassung:

Die Schmerzen beim Zahnen sind um so heftiger, je empfindlicher das Kind ist. Man sollte dann allem anderen voran die nervöse Empfindlichkeit des Kindes durch eine grundlegende Therapie behandeln.
Zum Zeitpunkt der Schmerzen ist CHAMOMILLA angezeigt oder aber COFFEA, insbesondere wenn das Kind nachts unruhig ist.
Wenn das Kind ständig knabbern möchte, sollte man ihm PHYTOLACCA oder PODOPHYLLUM (beide Wangen sind rot, häufiger Durchfall, nächtliches Zähneknirschen) oder aber CHINA (sehr jähzorniges Kind, das nachts mit den Zähnen knirscht und auf dem Bauch mit angezogenen Knien schläft) verabreichen.

Zähneknirschen

Viele Kinder knirschen während des Schlafs mit den Zähnen. Dieses Symptom ist immer Ausdruck einer derartig ausgeprägten nervösen Spannung, daß sie sogar im Schlaf fortbesteht. Man sollte infolgedessen den konstitutionellen Zustand des Kindes behandeln und sich nicht darauf beschränken, ein symptomatisches Mittel zu verabreichen. Nennen wir einige besonders angezeigte Mittel.
ARSENICUM ALBUM ist charakteristisch für das unruhige Kind. Seine Angst ist insbesondere zwischen 1.00 und 3.00 Uhr morgens ausgeprägt.

BELLADONNA ist insbesondere für Zähneknirschen bei Fieber angezeigt.

CANNABIS INDICA (in der Bundesrepublik nicht erhältlich) ist das Mittel eines sehr unruhigen Menschen, der nicht still bleiben kann. Er lacht übertrieben und scheinbar unkontrolliert über die geringste Kleinigkeit. Häufig hat er unwillkürliche Zuckungen des Kopfes (wie eine Art Tic). Abends ist er zwar müde, aber es gelingt ihm nicht einzuschlafen. Er hat Alpträume und knirscht mit den Zähnen.

CHINA ist auf den ersten Blick CHAMOMILLA sehr ähnlich. Das Kind möchte gern spazierengeführt werden, wird jedoch dadurch im Gegensatz zu CHAMOMILLA nicht erleichtert. Es erträgt es nicht, wenn man sich ihm nähert oder es berührt. Streichelt man es, so »antwortet« es womöglich mit Fußtritten. Im Gegensatz zum CHAMOMILLA-Menschen, der durch ein rotes Gesicht gekennzeichnet ist, hat es einen sehr bleichen Teint mit großen Ringen unter den Augen. Es reibt sich ständig an der juckenden Nase und hat sehr häufig Madenwürmer. Nachts schläft es auf dem Bauch, die Knie angezogen und die Ellbogen unter sich gebeugt. Es ist sehr anfällig für Angst in der Nacht und wacht häufig auf, wobei es Schreie von sich gibt. Es knirscht laut mit den Zähnen.

COFFEA, dessen charakteristische Merkmale bereits mehrfach beschrieben wurden, ist ebenfalls angezeigt, wenn das Kind nachts mit den Zähnen knirscht.

HYOSCYAMUS ist das Mittel für ein eifersüchtiges Kind mit sehr streitsüchtigem, boshaftem Naturell, das versucht, anderen weh zu tun, insbesondere den Haustieren. Es hat einen sehr unruhigen Schlaf mit Zähneknirschen und ruckartigem Aufwachen.

PODOPHYLLUM ist dann angezeigt, wenn das Kind während des Zahnens mit den Zähnen knirscht. Es hat zwei rote Wangen (bei CHAMOMILLA ist lediglich eine Wange rot und warm).

Karies

Karies der Milchzähne tritt sehr häufig auf. Zucker und Süßigkeiten sind ihre wichtigste Ursache. Es ist natürlich schwierig, ja fast sogar unmöglich, einem Kind niemals ein Bonbon zu geben. Man sollte es jedoch vermeiden, dies nach den Mahlzeiten und insbesondere

abends vor dem Zubettgehen zu tun. Das ist ganz wesentlich. Die Gärung des im Mund verbleibenden Zuckers (sogar in kleinsten Mengen) erzeugt eine Säure, die den Zahnschmelz angreift. Man sollte diesbezüglich streng sein und das Abendessen nicht durch eine Süßigkeit oder eine gesüßte Speise, beispielsweise ein Marmeladenbrot, beenden. Man kann die Nachspeise, wenn sie denn erforderlich ist, abends durch Obst ersetzen. In jedem Fall sollte sich das Kind, sobald es alt genug ist, vor dem Zubettgehen die Zähne putzen.
Was soll man von Fluor als vorbeugende Maßnahme (Prophylaxe) gegen Karies halten? Es ist unbestreitbar, daß die regelmäßige Einnahme von Fluor die Zähne widerstandsfähiger gegen Karies macht. Man könnte daraus schließen, daß es als positiv zu bewerten ist. Es gibt jedoch einige Vorbehalte. Zuallererst ist die Wirkung auf den Stoffwechsel zum jetzigen Zeitpunkt noch nicht genau bekannt. Es handelt sich hierbei um eine Substanz, die scheinbar im Organismus gebunden wird. Wenn man also Mengen verabreicht, die den Bedarf des Organismus übersteigen, wird der Überschuß nicht ausgeschieden. Nun weiß zur Zeit noch niemand, welches die nachträglichen Folgen dieses Übermaßes an Fluor sein werden. Zudem stellt man häufig auf den Zähnen von Kindern, die übermäßig viel Fluor einnehmen (über 2 mg pro Tag), Flecken fest (Dentalfluorose). Die Zähne weisen eine kalkige, weiße Farbe auf (im Gegensatz zur normalerweise gelblichen Grundfarbe), in schlimmen Fällen sind sie sogar erodiert. Die erzielte Wirkung entspricht also keineswegs dem üblichen Stoffwechsel des Zahngewebes.
Man könnte einwenden, das Wesentliche bestehe darin, solide Zähne zu haben und die obengenannten nur bei bestimmten Kindern vorkommenden Störungen seien im ganzen gesehen nebensächlich. Diese Sichtweise, die die Heilung nur eines Organs oder einer Funktion, auch wenn es auf Kosten der Gesamtheit geschieht, im Blickfeld hat, ist eine kurzsichtige Politik. Der Schaden, den man für die Gesamtheit des Organismus durch Verabreichung eines hauptsächlich symptomatischen allopathischen Mittels verursacht, kann eines Tages sehr wohl in einer anderen Form oder im Bereich anderer Organe zum Ausdruck kommen. Es sei daran erinnert, auch wenn der Vergleich nicht vollkommen ist, welch enorme Schäden vor ungefähr 40 Jahren durch unangebrachte Wiederholung massiver Dosen von Vitamin D verursacht wurden. In der Absicht, eine gute Kno-

chenbildung (Kalzium) zu gewährleisten, hat man zu guter Letzt anomale Kalkablagerungen in verschiedenen Geweben, insbesondere in der Niere, verursacht, leider mit nichtreversiblen Schädigungen.
Kommt es zu Karies, so hat dies eine Ursache — häufig den übermäßigen Verzehr von Süßigkeiten oder schlechte allgemeine hygienische Bedingungen, manchmal auch eine allgemeine Schwäche, die eine spezifische Behandlung erfordert, doch nicht etwa die Verabreichung von Fluor. Auch beim Mangel des einen oder anderen Elements (Kalzium, Vitamine oder andere) ist es eine grobe Vereinfachung, wenn man glaubt, man könnte das Problem einfach dadurch lösen, daß man im Übermaß die fehlende Substanz verabreicht. Jeder Mangel ist die logische Folge, zumindest in unseren Breitengraden, nicht etwa einer ungenügenden Zufuhr der jeweiligen Substanz, sondern ihrer ungenügenden Aufnahme durch den Organismus. Infolgedessen geht es bei einer Behandlung nicht darum, dem Organismus die fehlende Substanz zuzufügen, sondern die Schwäche des Organismus zu beheben.
Man ist gezwungen einzugestehen, daß trotz optimaler Lebensbedingungen und ohne den geringsten sichtbaren Mangel bestimmte Kinder frühzeitig Karies der Milchzähne aufweisen. Es handelt sich hierbei sicherlich um eine genetische Veranlagung; es gibt offensichtlich zu Karies neigende Familien.
Man sollte selbstverständlich die kariösen Zähne behandeln lassen, allerdings weigern sich immer noch einige Zahnärzte, Milchzähne zu therapieren, und dies aus zweierlei Gründen. Zunächst ist es nicht einfach, ein Kind zu behandeln, da es häufig Angst hat und sich sträubt, darüber hinaus halten Füllungen in Milchzähnen schlecht. Diese Schwierigkeiten sind eine Herausforderung für den guten Willen des Zahnarztes, was jedoch nichts an der Tatsache ändert, daß es genauso wie beim Erwachsenen notwendig ist, die kariösen Zähne eines Kindes zu behandeln. Eine wachsende Anzahl von Ärzten behandelt mittlerweile allerdings auch Kinder. Hierzu bedarf es auf seiten des Zahnarztes einer großen Sanftheit, Geduld und der Fähigkeit, Vertrauen zu erwecken.
Es gibt jedoch Kinder, die man trotz des guten Willens der Eltern und der Qualitäten des Zahnarztes nicht in die Praxis bringen kann. Man kann den Kindern aber helfen, die Angst vor dem Zahnarzt zu

überwinden, wobei das Mittel je nachdem, ob das Kind introvertiert oder extrovertiert ist, unterschiedlich sein wird.

GELSEMIUM ist sehr nützlich bei schüchternen, gehemmten, verinnerlichten Menschen, insbesondere wenn die Angst beim Kind Störungen wie Erbrechen, Durchfall, Bauchschmerzen usw. hervorruft.

IGNATIA entspricht nervösen Kindern mit sehr wechselhaften Stimmungen sowie widersprüchlichen Reaktionen. Das Kind schreit wegen irgendwelcher Kleinigkeiten, erträgt aber tapfer eine schwierige Situation.

PULSATILLA ist bei weinerlichen Kindern angezeigt, die ständig den Schutz und die Liebkosungen der Mutter suchen, jedoch gehorchen, wenn man Entschlossenheit zeigt.

CHAMOMILLA entspricht dem extrovertierten Typus, einem jähzornigen Kind, das zappelt und mit den Füßen tritt, weil es eine schreckliche Angst von Schmerzen hat. Eine große Entschlossenheit kann es allerdings zur Vernunft bringen.

ARGENTUM NITRICUM entspricht einem Kind, das nicht still bleiben kann, es läuft hin und her und bekommt immer Durchfall, wenn man ihm ankündigt, daß es zum Zahnarzt gehen muß (ganz wie GELSEMIUM [s. o.], wobei das Kind in diesem Fall unruhig, bei GELSEMIUM ruhig ist [zumindest äußerlich]).

ANTIMONIUM CRUDUM ist ebenfalls ein Mittel für ein reizbares Kind, es handelt sich um ein schwieriges Naturell: sehr häufig heißhungrig, kratzbürstig bis zu einem Punkt, daß es nicht erträgt, wenn man sich ihm nähert oder es nur anschaut. Es ist sehr schmerzempfindlich.

COFFEA entspricht einem Kind, das weder eindeutig introvertiert noch extrovertiert, weder schüchtern noch jähzornig ist. Es leidet unter einer Überempfindlichkeit sämtlicher Sinne: Sehen, Hören, Berührung, Geruch, Geschmack. Es reagiert sehr heftig auf die geringste Sinnesreizung. Es ist ohne Zweifel das Mittel für die größte Schmerzempfindlichkeit. Die geistige Erregung ist sehr ausgeprägt, die Phantasie sehr lebhaft; folglich kann das Kind abends schlecht einschlafen.

Zahnabszeß

Es kommt vor, daß infolge eines kariösen Zahns ein mehr oder weniger schmerzhafter Abszeß in Form einer kleinen Verwölbung (in der Regel von der Größe einer Erbse) auf dem Zahnfleisch beim kariösen Zahn in Erscheinung tritt.
Die Mehrzahl der Zahnärzte verabreicht in diesem Fall Antibiotika und erklärt sich erst dann bereit, den Zahn zu behandeln, wenn keinerlei Vereiterungsspuren mehr vorhanden sind. Dennoch sind diese Milchzahnabszesse nicht mit Zahnabszessen erwachsener Menschen zu vergleichen. Sie sind völlig harmlos und nicht imstande, örtliche oder weiter entfernte Komplikationen nach sich zu ziehen. Das einzige, was passieren kann, ist, daß der Abszeß platzt; infolgedessen entleert sich der Eiter in den Mund, und das Problem hat sich von selbst gelöst.
Man sollte natürlich den kariösen Zahn behandeln, wodurch auch einem Rückfall des Abszesses vorgebeugt wird. Es gibt jedoch keinen Grund, sich zu beunruhigen oder ein Antibiotikum gegen einen Milchzahnabszeß zu verabreichen. Es genügt, wenn das Kind sich den Mund mit einer CALENDULA-Tinktur (20 Tropfen auf ½ Tasse Wasser) ausspült und MYRISTICA C 4 oder aber HEPAR SULFURIS C 4 einnimmt, wenn der Schmerz sehr heftig ist.

c) Schluckauf

Schluckauf ist häufig eine harmlose Erscheinung und erfordert keinerlei Behandlung. Ein Säugling hat regelmäßig Schluckauf nach dem Saugen, es ist jedoch kaum von Nutzen, ihm ein Mittel zu geben. Eigenartigerweise erbrechen Babys mit Schluckauf in der Regel nicht — im Gegensatz zu denjenigen, die sich erbrechen, wobei diese Babys normalerweise, außergewöhnliche Fälle ausgenommen, keinen Schluckauf haben. Wenn der Schluckauf des Babys ernster ist, kann man auf folgende Mittel zurückgreifen:
TEUCRIUM (C 4) viermal am Tag 2 Globuli (Kügelchen) während 3 Tagen (insbesondere wenn das Kind sehr nervös ist und einen unruhigen Schlaf hat); mit chronischer Nasenschleimhautentzündung und häufig Madenwürmern.

CUPRUM ist angezeigt, wenn das Kind beim Saugen an der Brust oder der Flasche würgt oder wenn man beim Trinken ein Kullern, häufig verbunden mit einem Rückfluß, durch die Nase hört. Es hat einen Schluckauf, der — charakteristisches Merkmal! — schmerzhaft ist (was nur selten vorkommt).

Beim älteren Kind kann der Schluckauf nervöser oder verdauungsspezifischer Ursache sein. Dann sind die folgenden Mittel angezeigt:

CARBO VEGETABILIS: Das Kind hat Schluckauf nach dem Essen. Es stößt vielfach und sehr heftig auf, und es hat starke Blähungen.

NUX VOMICA: Der Schluckauf tritt nach einer zu opulenten Mahlzeit in Erscheinung.

Obwohl es sich um ein Verdauungsproblem handelt, ist der Schluckauf in der Mehrzahl der Fälle nervösen Ursprungs und tritt demzufolge bei nervösen oder empfindlichen Menschen auf. MAGNESIUM PHOSPHORICUM nimmt einen besonderen Platz ein, da das Kind eine Mischung aus Verdauungs- und nervösen Störungen aufweist. Es leidet stark unter Koliken, insbesondere im Bereich des Nabels, die durch warme Anwendungen gelindert werden. Die Koliken kommen und gehen plötzlich. Es besteht häufig Schluckauf nach dem Essen.

Die weiteren Schluckaufmittel sind vorherrschend durch nervliche Eigenschaften charakterisiert.

IGNATIA: Das Kind klagt, es habe das Gefühl, als sei eine Kugel in seinem Rachen. Vom Magen aufsteigend, verursacht dies ein Würgegefühl. Dem Kind ist übel, was eigenartigerweise durch Essen gelindert wird.

HYOSCYAMUS: Das Kind hat gegen Mitternacht Schluckauf. Dieser Schluckauf kann sehr heftig sein und stundenlang andauern. Häufig besteht gleichzeitig ein Husten, der sofort nach dem Zubettgehen zum Ausbruch kommt. Die Symptome werden nachts häufig von Bettnässen oder Enkopresis (Einkoten) begleitet. Das Kind versucht, sich im Bett hinzusetzen, da es dadurch Linderung erfährt.

MOSCHUS: Das Kind hat gleichzeitig mit dem Schluckauf ein ausgeprägtes Luftaufstoßen. Dennoch handelt es sich hierbei nicht um wirkliches Luftschlucken. Dieses Aufstoßen ist rein nervöser Natur. Es handelt sich um ein sehr unruhiges Kind mit sehr wechselnden Stimmungen. Es geht abrupt vom Lachen zum Weinen über und umgekehrt.

CICUTA VIROSA: Das Kind hat einen krampfartigen Schluckauf. Im übrigen weist es auch andere Krämpfe im Bereich des Rachens, des Magens, des Darmes sowie sämtlicher Muskeln des Körpers auf. Der Schluckauf kann sogar von regelrechten Konvulsionen (Schüttelkrämpfen) begleitet werden.
CUPRUM: Das Kind hat zahlreiche andere spastische Erscheinungen außer dem Schluckauf (Beschreibung: s. o.).

Für die richtige Mittelwahl ist es wichtig, daß man weiß, wann der Schluckauf typischerweise auftritt.
— Nach dem Trinken: IGNATIA, NUX VOMICA.
— Beim Essen: CYCLAMEN (häufig hustet das Kind nachts, ohne aufzuwachen [wie CHAMOMILLA und ACIDUM NITRICUM]; es ist ebenfalls ein Mittel bei schielenden Kindern).
— Nach der Mahlzeit: CARBO VEGETABILIS, HYOSCYAMUS, IGNATIA, NUX VOMICA, TEUCRIUM.
— Während des Schlafs: PULSATILLA, CHINA.
Schluckauf kann außerdem von Erbrechen begleitet sein (siehe auch »Erbrechen mit Schluckauf« [S. 319]).

d) Hämorrhoiden

Bei Kindern treten Hämorrhoiden im Gegensatz zu Erwachsenen vergleichsweise selten auf. Hämorrhoiden sind genaugenommen Krampfadern, die verursacht werden aufgrund einer Stauung des venösen Rückstromes, der, ausgehend vom Verdauungstrakt, durch die Leber hindurchgeht. Im Grunde genommen ist es ein permanenter Blutüberfüllungszustand der Leber, der die Hämorrhoiden verursacht. Infolgedessen ist es sehr wichtig, daß man die Leber entlastet, dies einerseits durch Umgehung einer zu fetten und übermäßigen Ernährung sowie andererseits durch größtmögliches Vermeiden jeglicher allopathischer Medikamente, die immer giftig für die Leber sind. Zudem sollte man eine sitzende Lebensweise vermeiden und körperliche Übungen durchführen, die durch Stimulation des Blutkreislaufs eine direkte Wirkung auf den venösen Kreislauf im Verdauungstrakt haben.
Es ist sicherlich nützlich, bei Hämorrhoiden bestimmte Mittel zu

verabreichen, man sollte jedoch — allem anderen voran — darauf achten, die Leberfunktion zu fördern. Patienten mit Hämorrhoiden, dies sei noch hinzugefügt, leiden häufig an Verstopfung.

AESCULUS HIPPOCASTANUM: Der Betreffende weist auf sehr deutliche Weise einen Wechsel zwischen Angina (die Folge einer venösen Blutüberfülle im Rachen) und Hämorrhoiden auf. Dies ist ein Beweis für die Bedeutung des Verdauungstrakts bei der Auslösung einer Angina.

HAMAMELIS: Der Betreffende leidet unter blutigen Hämorrhoiden mit ausgiebigem Verlust von schwarzem Blut. Die venöse Empfindlichkeit ist allgemein zu verzeichnen, und das Kind bekommt leicht »blaue Flecken«.

ACIDUM MURIATICUM: Bestimmte Autoren sind der Ansicht, dies sei das einzige Mittel, das beim Kind angezeigt ist. Die Hämorrhoiden sind äußerst schmerzhaft, und das Kind erträgt nicht die kleinste Berührung, nicht einmal die vom Toilettenpapier. Das brennende Gefühl wird durch Wärme gelindert. Es handelt sich fast immer um ein sehr geschwächtes, abgemagertes Kind. Die Hämorrhoiden treten auf, wenn es sich bemüht, Wasser zu lassen.

ARSENICUM ALBUM: Das Kind hat ebenfalls ein brennendes Gefühl, das durch warmes Wasser beruhigt wird. Es handelt sich immer um einen sehr unruhigen Menschen, insbesondere nachts mit deutlicher Verschlimmerung zwischen 1.00 und 3.00 Uhr.

Hier zwei besondere Symptome:

PODOPHYLLUM ist bei gleichzeitigem Mastdarmvorfall (Prolapsus) angezeigt.

IGNATIA entspricht einem ganz aus Widersprüchen bestehenden Menschen. Sein Zustand wird durch Sitzen verschlimmert und gebessert durch Gehen.

Lokal kann man eine Salbe, hergestellt aus der Urtinktur von AESCULUS, RATANHIA und HAMAMELIS, auftragen. Man sollte es vermeiden, auf allopathische Salben oder Zäpfchen zurückzugreifen, welche zwar vorübergehend eine Abschwellung bewirken, jedoch in der Folge die zugrundeliegende Veranlagung nur noch verstärken.

e) Landkartenzunge

Auf einer sogenannten Landkartenzunge (Lingua geographica) befinden sich zahlreiche von einem weißlichgelben Rand umgebene rote Herde. Ihre Gestalt ändert sich oft täglich, und durch das Zusammenfließen entstehen Zeichnungen, die an eine Landkarte erinnern.
Manchmal existiert dieses Phänomen bereits bei der Geburt. Es zieht keine ernsthaften Störungen nach sich und erfordert dann auch keine besondere Behandlung. Häufig ist die Landkartenzunge ein in der Regel wenig störendes Symptom, das andere krankhafte Störungen begleitet.
Letztere sind es, die folgende Mittel erfordern:
ARSENICUM ALBUM: Die Landkartenzunge wird von einer Entzündung der Mundschleimhaut begleitet. Das Zahnfleisch und die Zunge sind trocken und *brennend*. Entsprechend den charakteristischen Merkmalen dieses Mittels wird das Brennen durch Wärme gelindert. Das Zahnfleisch blutet häufig. Die Zunge ist bläulichrot. Der Allgemeinzustand wird stark angegriffen, und der Patient verhält sich stets sehr unruhig und ängstlich, insbesondere nachts.
KALIUM BICHROMICUM: Der Patient hat Durchfall, die roten Herde auf der Zunge sind glänzend, aber trocken, und der Speichel ist häufig zähflüssig. Das Kind befindet sich in einer guten Allgemeinverfassung, erscheint jedoch wie aufgedunsen. Üblicherweise hat es auch eine Nasen-Rachen-Entzündung mit zähflüssigen, fadenziehenden gelben Absonderungen. Die Symptome werden morgens verschlimmert, eine allgemeine Besserung des Zustands erreicht man durch Wärme.
NATRIUM MURIATICUM: Die Landkartenzunge hat manchmal ein »schaumiges« Aussehen: Ihre Ränder sind mit brennenden Bläschen bedeckt, die Lücken ebenfalls. Die untere Lippe weist einen Riß in der Mitte auf. Der Patient klagt über eine »benommene« Zunge sowie kurze stechende Schmerzen. Er hat starken Durst.
RHUS TOXICODENDRON: Die Landkartenzunge begleitet häufig einen akuten Zustand mit Fieberbläschen um den Mund herum und auf dem Kinn. Die Zungenspitze ist sehr rot, die Ränder der Zunge sind es ebenfalls, die Oberfläche wird häufig rissig — wie auch die Mundwinkel. Der Betreffende ist nachts sehr unruhig.

TARAXACUM: Der Patient leidet häufig unter einer Leberschwäche, gegebenenfalls mit Gelbsucht. Die Flecken auf der Zunge sehen aus wie rohes Fleisch. Die weißen Partien sind von einem dicken Belag bedeckt. Der Speichelfluß ist ausgeprägt. Der Patient klagt über einen bitteren Geschmack und Appetitlosigkeit.

f) Darmparasiten

In unseren Breiten gibt es vor allem drei Arten von Darmwürmern: den Bandwurm, den man — in Verbindung mit Darmbeschwerden — dann erkennt, wenn sich flache, weiße Segmente im Stuhl befinden; den Spulwurm, der die Form eines Regenwurms hat; und den kleinen, fadendicken, weißen Madenwurm, der am weitesten verbreitet ist.
Würmer können in Erscheinung treten, wenn das Kind Nahrungsmittel gegessen hat, die Eier oder Finnen (Larvenstadium des Bandwurms) enthalten haben (beispielsweise rohes Schweinefleisch, was den Bandwurm betrifft). Grundsätzlich muß es bei einem völlig gesunden Kind nicht zu einer Schmarotzerkrankheit kommen; auch wenn es Parasiteneier aufnimmt, scheidet es diese möglicherweise von selbst aus. Mit anderen Worten, wenn es zu einer Schmarotzerkrankheit kommt, setzt dies eine entsprechende Veranlagung voraus, und diese gilt es zu behandeln. Wenn die Schmarotzerkrankheit fortdauert, muß man auf ein Medikament zurückgreifen, das direkt auf den Wurm einwirkt, zumindest im Falle des Band- oder Spulwurms. Ein Schmarotzerbefall ist keine wirkliche Krankheit, es ist eine von außen kommende Störung, die infolgedessen häufig eine direkt auf die Ursache ausgerichtete Behandlung erfordert, das heißt den Rückgriff auf ein klassisches Wurmmittel. Rückfälle bei Band- oder Spulwurmbefall sind selten.
Was die Madenwürmer angeht, so ist dieses Problem ein wenig anders geartet. Man findet sie manchmal auf den Stühlen des Kindes, jedoch insbesondere abends um den After herum, wo sie ein starkes Jucken verursachen. Madenwürmereier sind weit verbreitet. Sie befinden sich auf dem Boden oder auf den verschiedenen Gegenständen, mit denen das Kind umgeht. Es ist also so gut wie unmöglich, einen Befall des Kindes zu vermeiden.

Bestimmte Menschen haben nie Madenwürmer, oder sie scheiden sie von selbst aus, andere leiden stark darunter, und dies lediglich aufgrund des Juckreizes (die Madenwürmer rufen keine weiteren Störungen hervor, es sei denn eine sehr große, durch den Juckreiz verursachte Nervosität). Der Madenwurm lebt im Darm, kommt jedoch abends zum Afterrand, um hier seine Eier abzulegen, wodurch der Juckreiz verursacht wird. Wenn sich das Kind am After kratzt, sammelt es die Eier unter seinen Nägeln, und da es häufig seine Finger in den Mund steckt, fängt der Ansteckungszyklus wieder von vorne an. Folglich sollte man die Fingernägel des Kindes regelmäßig kurz schneiden, um die Übertragungsgefahr zu verringern. Es kann ebenfalls von Nutzen sein, den After abends mit einer Creme einzureiben. Dies beruhigt den Juckreiz und hält die Würmer von der Aftergegend fern. Wenn das Kind einen einteiligen Schlafanzug trägt (eine Art Overall), wird die Gefahr, daß seine Finger direkt mit dem After in Berührung kommen, vermindert. Dieser Schlafanzug müßte während des Befalls allerdings täglich gewechselt werden.

Solche einfachen Maßnahmen ohne jegliche Mitteleinnahme können genügen, um die Madenwürmer in kurzer Zeit zu beseitigen. Madenwürmer haben nur eine sehr kurze Lebensdauer; kommt es also nicht zu einer erneuten Infektion, kann der Zyklus nicht aufrechterhalten werden.

Manche Eltern behaupten, der Juckreiz sei unerträglich und man müsse dem Kind notgedrungen ein klassisches Wurmmittel verabreichen. Diese Wurmmittel sind zunächst vielleicht sehr wirksam, es kommt jedoch häufig zu Rückfällen; je mehr man darauf zurückgreift, desto mehr kommen die Würmer wieder, so daß der Betreffende sie nicht mehr los wird. Dieses — auch bei Erwachsenen zu beobachtende — Phänomen entsteht ganz einfach dadurch, daß das Wurmmittel durch Einwirkung auf den Wurm die Veranlagung des Organismus verstärkt, der zunehmend empfänglicher für den Parasiten wird. Man sollte folglich auf die Arzneiverabreichung verzichten und sich an die obenerwähnten sehr einfachen Maßnahmen halten. Man kann darüber hinaus ein homöopathisches Mittel, zum Beispiel CINA, verabreichen.

CINA: In sämtlichen homöopathischen Büchern ist von CINA die Rede, wenn es um die Behandlung bei Madenwürmern geht. Es wirkt jedoch nur, wenn das Kind auch tatsächlich die entsprechenden konstitutionellen Merkmale aufweist. CINA entspricht einem schwierigen Naturell ganz allgemein. Das Kind ist jähzornig, erträgt es nicht, gestreichelt zu werden, insbesondere auf dem Kopf. Das Gesicht ist bleich, unter den Augen sind Ringe. Es reibt sich ständig die Nase. Es ist ein großer Esser, der bereits kurze Zeit nach der Mahlzeit wieder nach Nahrung verlangt. Es hat starke Koliken im Bereich des Bauchnabels und natürlich Jucken am After. Es ist vielleicht nicht absolut notwendig, daß all diese Eigenschaften auftreten, die eine oder andere müßte jedoch zumindest zutreffen, wenn das Mittel wirken soll.

TEUCRIUM entspricht ebenfalls einem sehr nervösen Kind, sehr häufig mit einem chronischen Nasenkatarrh. Als Baby hatte es häufig Schluckauf; es kann sein, daß es immer noch darunter leidet. Es leidet selbstverständlich unter Afterjucken. Sein Schlaf ist unruhig und von häufigem Aufwachen unterbrochen.

SPIGELIA ist auch ein Mittel, das einem sehr nervösen Kind entspricht, bis zu einem Grad, daß es über Herzklopfen klagt, das es nachts dazu zwingt, sich auf die rechte Seite zu legen. Es reagiert sehr empfindlich auf die kleinste Berührung und leidet stark unter Schmerzen im Nabelbereich, die zum Herz ausstrahlen. Häufig stottert es auch. Das Kind hat Angst vor spitzen Gegenständen (Nadeln usw. SILICEA hat dasselbe Merkmal).

SABADILLA ist bei einem von Madenwürmern befallenen kleinen Mädchen angezeigt, wenn der Juckreiz nicht auf den After begrenzt bleibt, sondern sich auf die Vulva ausbreitet (und manchmal sogar Masturbation verursacht).

Von Madenwürmern befallene Kinder sind immer ganz besonders nervös. Es liegt auf der Hand, daß sie nachts durch das Afterjucken gereizt werden. Diese Kinder sind jedoch bereits vor jeglichem Befall durch die Würmer nervös, und diese Empfindlichkeit ist vielleicht ein Bestandteil der Veranlagung für Parasitenbefall. Es ist im übrigen die übermäßige Empfindlichkeit, die verständlich macht, warum das Kind seinen Juckreiz als unerträglich bezeichnet.

Was die Spulwürmer betrifft, die den Körper des Kindes häufig von selbst verlassen oder infolge einer grundlegenden, individuellen Behandlung, kann es von Nutzen sein, auf ABROTANUM zurückzugreifen, das einem mageren Kind in einem schlechten Allgemeinzustand entspricht. Sein Gesicht ist bleich, hat große blaue Augenringe und magert ab trotz eines starken Appetits.

Beim Fehlen spezifischer Symptome (insbesondere bei Spulwürmern, doch auch bei jeder anderen Schmarotzererkrankung) kann man auf CHELONE zurückgreifen: in der Urtinktur einmal pro Tag 5 Tropfen während 6 bis 7 Tagen.

V.
Erkrankungen der Atemwege

Im gesamten ersten Teil dieses Buches, ganz besonders, was die Entstehung der Krankheit betrifft, wurden sowohl die Bedeutung der Veranlagung des Betreffenden wie auch seine Lebensbedingungen betont. Diese sind häufig der unmittelbare Auslöser der Störungen und verstärken insbesondere die Grundveranlagung. Es sei daran erinnert, daß viele Kinder, auch ohne daß eine wirkliche Infektion bestünde, von Geburt an einen kongestiven Zustand (Blutandrang) des hinteren Nasenbereiches, des Rachens und der oberen Atemwege aufweisen. Wie wir festgestellt haben, wird dieser kongestive Zustand im starken Maße durch die Ernährungsweise des Kindes beeinflußt. Ist sie zu reichhaltig, kommt es fast immer zu einer Verdauungsstauung, eine Überlastung, die sogar außerhalb deutlicher Verdauungsstörungen den kongestiven Zustand sämtlicher Schleimhäute, insbesondere die der Atemwege, verstärken wird.
Im übrigen greifen auch andere Umweltbedingungen in dieses Geschehen ein. Es leuchtet ein, daß die Luftverschmutzung, der sich niemand entziehen kann, eine schädliche Rolle spielt. Ohne allergisch veranlagt zu sein, wird die Luft, die wir einatmen, wegen der giftigen oder reizenden Substanzen, mit denen sie befrachtet ist, den anfänglichen kongestiven Zustand selbstverständlich verstärken und infolgedessen eine Infektion begünstigen.
Zudem werden viele Atemwegserscheinungen, insbesondere im Bereich des Kehlkopfes und der Bronchien, von Krämpfen begleitet, deren Ursache in dem psychologischen Zustand des Betreffenden zu suchen ist. Nicht selten werden hartnäckiger Husten und Atemschwierigkeiten lediglich durch Streß verursacht und aufrechterhalten. Es empfiehlt sich, darauf zu achten, und wenn der einzelne allein der Umweltverschmutzung auch nur wenig beikommen

kann, so können wir uns in jedem Fall des psychologischen Faktors bewußt werden und versuchen, nötigenfalls etwas daran zu ändern.

1. Schnupfen

Es sei nochmals daran erinnert, daß das homöopathische Mittel nicht etwa entsprechend der jeweiligen Krankheit, sondern den gesamten Symptomen des Patienten, ihren charakteristischen Merkmalen und ihren Modalitäten angezeigt ist. Diese sind, was den Schnupfen betrifft, manchmal nicht ganz einfach festzustellen, und zu Beginn wird man häufig etwas herumtasten. Sehr häufig bedarf ein Kind bei jedem Schnupfen desselben Mittels; es empfiehlt sich also, sich zu bemühen, damit man es herausfindet.

Es ist wichtig, den Schnupfen in seinem Anfangsstadium zu behandeln, um zu vermeiden, daß er sich in die Länge zieht oder zu einer Luftröhrenentzündung oder einer Bronchitis ausartet. Die ersten Symptome können ganz einfach aus einem Prickeln oder einem Trockenheitsgefühl in der Nase (ACONITUM, NUX VOMICA) oder lediglich aus Niesen bestehen. Meistens gibt es von Anfang an einen in der Regel wäßrigen, in seltenen Fällen von vornherein dickflüssigen Ausfluß. Es empfiehlt sich, festzustellen, ob der Ausfluß scharf oder wundmachend ist und eine Rötung der Nasenlöcher und der oberen Lippe verursacht oder ob er nicht scharf ist. Die Reaktionen des Kindes sind ebenfalls von Bedeutung (Besserung oder Verschlechterung an der frischen Luft und bei Wärme), ganz wie die Witterungsbedingungen zu Beginn des Schnupfens, die einen letzten bestimmenden Faktor bei der Wahl des Mittels darstellen: trockene Kälte (ACONITUM, NUX VOMICA, HEPAR SULFURIS) oder feuchte Kälte (ALLIUM CEPA, CARBO VEGETABILIS, DULCAMARA, MERCURIUS SOLUBILIS, PULSATILLA).

a) Initialstadium

Man sollte so früh wie möglich eingreifen, ganz zu Beginn des Schnupfens, der zu diesem Zeitpunkt lediglich an der »prickelnden«, trockenen oder verstopften Nase oder am Niesen zu erkennen ist.

ganz besonders bei robusten, im großen und ganzen nicht empfindlichen Menschen mit einer guten allgemeinen Reaktionsfähigkeit angezeigt. Man sollte bei einer Verkühlung bei trockenem, kaltem Wetter an ACONITUM denken (Nordwind), wenn der Betreffende lediglich über Prickeln in der Nase oder ein schmerzhaftes Gefühl von Trockenheit in der Nase klagt.

NUX VOMICA ist unter denselben Verkühlungsumständen bei trockenem, kaltem Wetter angezeigt, ganz besonders bei Ostwind, bei einem sehr kälteempfindlichen Menschen, dessen Nase nachts sehr verstopft ist, mit zahlreichem Niesen, jedoch ohne Ausfluß. Erst morgens beim Aufstehen kommt es zu einem ausgiebigen wäßrigen oder schleimigen Ausfluß aus einem oder beiden Nasenlöchern. Der Patient fühlt sich besser an der frischen Luft, obwohl er sehr kälteempfindlich ist.

NATRIUM MURIATICUM ist dann angezeigt, wenn der Schnupfen mit heftigem, salvenartigem Niesen beginnt — wie bei einem allergischen Menschen, obwohl es sich dennoch um einen »richtigen« Schnupfen handelt.

Bei einer Nasenverstopfung des Säuglings sind ACONITUM und NUX VOMICA ebenfalls angezeigt, man sollte jedoch insbesondere an zwei weitere Mittel denken: SAMBUCUS und AMMONIUM CARBONICUM.

SAMBUCUS: Das Baby hat eine stark verstopfte Nase, was beim Saugen stört. Die Nase ist ganz besonders nachts verstopft, und zwar bis zu einem Grad, daß es häufig aus dem Schlaf auffährt, weil es keine Luft durch die Nase bekommt. SAMBUCUS ist insbesondere ein Mittel bei einem akuten Zustand.

AMMONIUM CARBONICUM: Das Baby hat dasselbe Erstickungsgefühl wie bei SAMBUCUS, es ist jedoch chronischer Art. Wie bei SAMBUCUS ist die Nase insbesondere nachts verstopft, ganz besonders beim Einschlafen. Zu diesem Zeitpunkt gerät das Kind in Atemnot, fährt aus dem Schlaf auf und muß sich in seinem Bett aufrichten.

TEUCRIUM: Das Kind hat ebenfalls eine stark verstopfte Nase, insbesondere nachts und bei Wärme, und es niest viel. Es gibt keinen Ausfluß, doch bilden sich trockene Krusten im hinteren Nasenbereich. Das für Madenwürmer sehr anfällige Kind leidet häufig unter After- und Nasenjucken; es reibt sich ständig die Nase. TEUCRIUM ist insbesondere ein Mittel bei chronischer Nasenschleimhautentzündung.

STICTA PULMONARIA: Das Kind klagt über ein Gefühl der Spannung, der Fülle in der oberen Nase (NUX VOMICA). Es besteht kein Ausfluß, die Nase ist trocken (TEUCRIUM), aber der Betreffende verspürt ständig das Bedürfnis, sich zu schneuzen. Er niest unaufhörlich (SABADILLA). Sehr schnell kommt es zu einer Luftröhrenentzündung mit stark ausgeprägtem Husten nachts.

DULCAMARA: Bei kaltem und feuchtem Wetter ist dieses Mittel häufig zu Beginn eines Schnupfens angezeigt, dies ist der Fall im Herbst, wenn ein kühler Abend auf einen warmen Tag folgt oder wenn das Kind von einem Regen durchnäßt wurde. Die Nase ist verstopft und läuft in der Regel nicht. Es kommt jedoch sehr schnell zu einem rauhen Husten. Der Betreffende ist sehr kälteempfindlich, und sein Befinden wird immer durch Wärme gebessert.

CARBO VEGETABILIS ist ebenfalls ein bei kaltem und feuchtem Wetter zu verabreichendes Mittel. Das Kind verspürt ständig das Bedürfnis zu niesen, ohne daß es ihm gelingt. Die Nase läuft nicht. Der Betreffende klagt über ein inneres brennendes Gefühl (in der Nase, in der Brust), während äußerlich seine Haut kalt, häufig ein wenig zyanotisch (blaurot) ist. Die Gesichtshaut ist bleich, kalt und manchmal von ebenfalls kalten Schweißen bedeckt. Die Nasenspitze ist rot. Das Befinden wird nachts und an der frischen Luft verschlimmert.

SANGUINARIA: Dieses Mittel ist angezeigt, wenn der Patient ohne jegliches Schnupfensymptom und ohne fließende Nase über Schmerzen in der Nase klagt. Dieser Schmerz strahlt zum Kopf aus, so daß man an eine Stirnhöhlenvereiterung denkt.

b) Ausflußstadium

Wäßriger Ausfluß

Auf die soeben beschriebene Anfangsphase folgt in der Regel ein wäßriger oder schleimiger, nicht dickflüssiger Ausfluß, der aber auch von Beginn des Schnupfens an bestehen kann. Dieser Ausfluß ist entweder nicht scharf, scharf oder wundmachend, was durch eine Rötung der Nasenlöcher und der oberen Lippe zum Ausdruck kommt. Manche Mütter glauben, daß die obere Lippe durch das Reiben des Taschentuchs rot sei. In Wirklichkeit ist diese Rötung die Folge der Reizung durch einen brennenden und manchmal wundmachenden Ausfluß, die bis zur Bildung von Rissen gehen kann.

- NICHT SCHARFER, WÄSSRIGER AUSFLUSS:

EUPHRASIA: Der Schnupfen wird von einem Tränenfluß begleitet, der wundmachend und brennend ist (entgegengesetzte Modalitäten zu denjenigen von ALLIUM CEPA [s. u.]). Das Befinden wird immer im Freien verschlechtert. Der Ausfluß ist stark, insbesondere morgens, und wird von einem losen Husten mit Schleimauswurf begleitet. Der Husten beruhigt sich nachts im Bett. Insbesondere das rechte Nasenloch ist befallen; das linke im Fall von ALLIUM CEPA.
PULSATILLA: Der Betreffende weist infolge einer Verkühlung bei kaltem und feuchtem Wetter einen nicht scharfen Nasenausfluß mit Nasenverstopfung auf. Er kann wäßrig oder schleimig sein, ist jedoch meistens gelb und dickflüssig. Der Zustand des Patienten wird in einem warmen Zimmer stark verschlechtert, an der frischen Luft gebessert.
NATRIUM MURIATICUM: Nach dem salvenartigen Niesen tritt ein wäßriger, sehr schnell von Verstopfung abgelöster Ausfluß in Erscheinung. Das Befinden wird in einem warmen Zimmer verschlimmert.

- SCHARFER, WÄSSRIGER AUSFLUSS:

ALLIUM CEPA ist das am häufigsten angewandte Mittel bei einer Verkühlung durch kaltes und feuchtes Wetter. Der Betreffende weist, was sehr charakteristisch ist, eine Augenentzündung sowie einen Nasenkatarrh mit scharfem Ausfluß auf (die Nasenlöcher und die obere Lippe sind rot). Der Tränenfluß ist nicht scharf (wohl aber bei EUPHRASIA [s. o.]). Die Nase wird wieder frei, wenn der Patient an die frische Luft geht, hustet er jedoch, so wird der Husten durch Kälte verschlimmert. Insbesondere das linke Nasenloch ist betroffen.
SQUILLA: Der Betreffende hat den gleichen Nasenkatarrh mit Augenentzündung und wunden Nasenlöchern wie ALLIUM CEPA, sein Zustand wird jedoch im Freien und durch Kälte verschlimmert. Der Schnupfen geht praktisch immer mit einem rauhen Kehlkopfhusten

einher, manchmal von Harninkontinenz während des Schleimauswurfs begleitet (CAUSTICUM). Der Husten wird durch kaltes Wasser verschlechtert (bei CAUSTICUM wird er durch kaltes Wasser gebessert) und endet mit Niesen.

ARSENICUM ALBUM: Der Patient leidet ebenfalls unter einem wäßrigen, insbesondere das rechte Nasenloch wundmachenden Nasenausfluß mit einem sehr stark brennenden Gefühl, das durch Wärme gelindert wird. Er hat brennende Augen, und der Tränenfluß ist ebenfalls wundmachend. Er wird durch die Nasenverstopfung sehr gestört — ebenso wie durch das wiederholte Niesen, das ihm allerdings keine Erleichterung bringt. Es handelt sich immer um einen sehr unruhigen Menschen, insbesondere nachts, der sehr kälteempfindlich ist und dessen Befinden stets durch Kälte verschlechtert (die eingeatmete Luft wird als kalt empfunden) und durch Wärme sowie warme Getränke gebessert wird.

ARSENICUM JODATUM: Der Patient leidet unter demselben brennenden, wäßrigen, wundmachenden Ausfluß wie bei ARSENICUM ALBUM. Die Nase ist verstopft, das Kind verspürt ein starkes Prickeln. Es niest häufig, und die Augen tränen. Es ist folglich nicht ganz einfach, dieses Mittel von ARSENICUM ALBUM zu unterscheiden. Bei ARSENICUM JODATUM ist der Betreffende jedoch abgemagerter, hat eine größere Anzahl von häufig sehr verhärteten Lymphdrüsen des Halsgrenzstranges sowie unter dem Oberkiefer, seine Absonderungen sind stärker wundmachend, die Nasenverstopfung ist ausgeprägter, und insbesondere wird das Befinden durch Wärme verschlechtert, was bei ARSENICUM ALBUM niemals der Fall ist. Der ARSENICUM-JODATUM-Husten wird sowohl im Freien durch Kälte als auch im Haus durch Wärme verschlechtert. Wenn der Schnupfen von ARSENICUM JODATUM chronisch wird, bleibt der Ausfluß weiterhin scharf, wird jedoch grünlichgelb und von einem in warmen Zimmern verschlimmerten Husten begleitet, während der Betreffende selbst kälteempfindlich ist und der Zustand durch Kälte verschlechtert wird.

KALIUM JODATUM: Der Betreffende weist anfänglich einen wäßrigen, ausgiebigen, warmen, die Nasenlöcher wundmachenden Ausfluß auf. Wenn der Schnupfen chronisch wird, bleibt der Ausfluß ausgiebig, wird jedoch grünlich und kalt. Er war warm in akutem Zustand. Wenn der Ausfluß dickflüssig wird, ist er praktisch immer von einer

Nebenhöhlenentzündung begleitet. Die Nase ist rot, insbesondere an der Spitze, und geschwollen. Es handelt sich um ein Mittel mit widersprüchlichen örtlichen und allgemeinen Modalitäten. Der Schnupfen wird durch Kälte verschlechtert, der Betreffende selbst aber erfährt durch Wärme eine Verschlechterung. Er hat ein Bedürfnis, nach draußen zu gehen und an der frischen Luft zu laufen.
BROMUM ist das angezeigte Mittel bei wunden Nasenlöchern, Verstopfung des rechten Nasenloches und Schwellung der oberen Lippe. Der Schnupfen artet häufig zu einer Kehlkopfentzündung oder Asthma aus. Eine Verschlechterung erfolgt durch Wärme, eine Besserung am Meer.
Fassen wir die wesentlichsten Modalitäten dieser Mittel bei Schnupfen mit wundmachendem, wäßrigem Ausfluß zusammen.

Wirkung von Kälte (Luft im Freien):
— Verschlechterung: ARSENICUM ALBUM, ARSENICUM JODATUM, SQUILLA, KALIUM JODATUM (der Betreffende fühlt sich jedoch besser im Freien).
— Besserung: ALLIUM CEPA.

Wirkung von Wärme (warmes Zimmer):
— Verschlechterung: ALLIUM CEPA, ARSENICUM JODATUM, BROMUM.
— Besserung: ARSENICUM ALBUM, SQUILLA, KALIUM JODATUM (das Befinden des Betreffenden wird jedoch durch Wärme verschlechtert.

Es sei daran erinnert, daß man einen normalen Schnupfen von einer allergischen Reaktion unterscheiden sollte. Im letzteren Fall ist das Niesen salvenartig und wird in der Regel von einem Tränenfluß begleitet: Der Nasenausfluß ist wäßrig und sehr ausgiebig. Die verschiedenen Schnupfenmittel können entsprechend ihren jeweiligen charakteristischen Merkmalen angezeigt sein, man sollte jedoch insbesondere an SABADILLA denken. Das Niesen ist salvenartig, begleitet von einem ausgiebigen, wäßrigen Ausfluß. Der Tränenfluß wird ebenfalls sehr ausgiebig sein. Das Mittel ist ganz besonders angezeigt, wenn gleichzeitig After- und manchmal Vulvajucken mit Madenwürmern auftreten.

Dickflüssiger Ausfluß

Wenn der Schnupfen nicht unterbunden wird und der Ausfluß andauert, wird dieser nach einigen Tagen dickflüssig und gelb, manchmal grünlich. In diesem Fall muß man auf andere Mittel als die obenerwähnten zurückgreifen.

PULSATILLA ist ein häufig angezeigtes Mittel. Der Ausfluß ist gelb, dickflüssig, jedoch niemals scharf. Ein charakteristisches Merkmal von PULSATILLA ist, daß der Ausfluß niemals scharf wird. Der Betreffende wird durch Wärme eine Verschlechterung und an der frischen Luft eine Besserung seines Allgemeinzustands erfahren.

HYDRASTIS ist ein Mittel, das dann angezeigt ist, wenn der Ausfluß ewig zu dauern scheint. Anfänglich kann ein wäßriger, scharfer Ausfluß mit wundgeriebenen Nasenlöchern bestehen, es sind jedoch insbesondere die dickflüssigen, klebrigen Absonderungen, die chronisch im hinteren Nasenbereich fortdauern, die auf HYDRASTIS hinweisen. Die ständige Gegenwart dieser Absonderungen veranlaßt den Betreffenden dazu, sich ständig zu räuspern. Die Nase wird verstopft bei Wärme und läuft an der frischen Luft. Das Kind reagiert sehr empfindlich auf äußere Kälte und sagt, daß die eingeatmete Luft sehr kalt sei, auch wenn dies nicht zutrifft (ARSENICUM ALBUM). Das Kind leidet immer unter Leberschwäche, begleitet von einer hartnäckigen Verstopfungen (sehr harte, wenig gefärbte Stühle). Es handelt sich um ein Kind mit einer schwachen Muskulatur (allgemeiner niedriger Blutdruck), das häufig sehr abgemagert ist.

KALIUM BICHROMICUM ist HYDRASTIS sehr nahe. Der Patient hat ebenfalls gelbe, dickflüssige, klebrige Absonderungen im hinteren Nasenbereich. Die Nasenabsonderungen bestehen aus langen und dehnbaren Fasern von schlechtem Geruch. Es leidet praktisch immer unter Stirnhöhlenvereiterung sowie Bindehautentzündung mit denselben gelben, faserigen Absonderungen. Das Kind ist rosa, pausbäckig, wohlbeleibt im Gegensatz zu HYDRASTIS.

HEPAR SULFURIS ist bei gelbem, dickflüssigem, deutlich eitrigem, übelriechendem — nach altem Käse — Ausfluß angezeigt. Es ist ein Mittel bei Eiterung. Sehr häufig sieht die Haut ungesund aus. Der Betreffende ist sehr kälteempfindlich, und sein Befinden wird immer an der kalten Luft verschlechtert.

MERCURIUS SOLUBILIS entspricht einem dickflüssigen, gelblichgrünen

Ausfluß von schlechtem Geruch, sehr häufig begleitet von einer Rachenentzündung und wunden Nasenlöchern. MERCURIUS SOLUBILIS ist allem anderen voran wegen der charakteristischen Merkmale angezeigt: ausgiebige schlechtriechende Schweiße, insbesondere nachts, mit feuchter klebriger Haut, stark belegte Zunge, übelriechender Atem, ganz besonders ausgeprägter Speichelfluß. Der Zustand wird immer nachts und durch Wärme verschlechtert, wobei eine Unverträglichkeit von extremen Temperaturen (große Kälte oder große Hitze) besteht.

KALIUM JODATUM ist bei dickflüssigem, scharfem Ausfluß angezeigt. Der Betreffende erfährt durch Wärme eine Verschlechterung und an der frischen Luft Besserung. Häufig folgt eine Ausweitung des Schnupfens auf die Stirnhöhlen mit Schweregefühl an der Stirn, das manchmal wirklich schmerzhaft ist.

AURUM MURIATICUM ist bei häufig geschwürigen Nasenlöchern und eitrigem, schlechtriechendem, oftmals blutigem Ausfluß angezeigt. Der Patient klagt über einen nagenden Schmerz im Nasenknochen. In extremen Fällen kann es zu einer Nekrose (örtlichem Gewebetod, Absterben von Zellen) der Nasenknochen kommen. Der Zustand wird bei kaltem Wetter verschlechtert.

FERRUM JODATUM entspricht einem stark geschwächten, abgemagerten, anämischen (blutarmen) Kind, das unter zahlreichen Drüsenerkrankungen leidet. Der Nasenausfluß ist häufig blutgestreift.

ACIDUM NITRICUM ist dann angezeigt, wenn das Kind über wie von Splittern verursachte Schmerzen klagt. Eigenartigerweise werden all seine Symptome während einer Fahrt im Auto gebessert. Häufig weist es Risse bei sämtlichen Haut-Schleimhaut-Grenzbereichen auf.

KREOSOTUM ist bei einem sich schlecht entwickelnden Kind, sowohl was das Gewicht wie auch die Größe betrifft, angezeigt. Der Ausfluß ist sehr scharf und brennend. Die kleinste Wunde blutet ausgiebig. Das Befinden wird an der frischen Luft verschlechtert und durch Wärme gebessert. Häufig besteht ein Husten mit ausgiebigem Schleimauswurf.

BROMUM entspricht einer wundmachenden Nasenschleimhautentzündung mit dicker Oberlippe und verstopftem rechten Nasenloch. Der Nasenschleimhautentzündung folgt häufig eine Kehlkopfentzündung oder Asthma, das — charakteristisches Merkmal! — am Meer gelindert wird.

Besondere Modalitäten

Wiederholtes Niesen (nicht allergisch): ARSENICUM ALBUM, ARSENICUM JODATUM, CARBO VEGETABILIS, NATRIUM MURIATICUM, NUX VOMICA, STICTA, SABADILLA.

Der Schnupfen betrifft nur ein einziges Nasenloch: rechtes Nasenloch: ARSENICUM ALBUM, EUPHRASIA, SANGUINARIA, CALCIUM SULFURICUM, BROMUM (Verstopfung des rechten Nasenloches); linkes Nasenloch: ALLIUM CEPA, ARUM TRIPHYLLUM.

Der Schnupfen wird von einem Kältegefühl, von Frösteln, auch in Abwesenheit von Fieber, begleitet: ACONITUM, ARSENICUM ALBUM, MERCURIUS SOLUBILIS, NUX VOMICA, PULSATILLA.

Der Ausfluß erfolgt jeweils abwechselnd aus einem Nasenloch: LAC CANINUM.

Der Schnupfen äußert sich lediglich durch eine Nasenverstopfung, was häufig beim Säugling vorkommt: SAMBUCUS, NUX VOMICA, AMMONIUM CARBONICUM (Nase insbesondere nachts und chronisch verstopft), TEUCRIUM (mit Krusten), STICTA (mit vergeblichem Bedürfnis, sich zu schneuzen).

Ständiges Schniefen, jedoch ohne wirklichen Ausfluß: KALIUM BICHROMICUM.

Das Kind klagt darüber, daß die eingeatmete Luft kalt ist: ARSENICUM ALBUM, HYDRASTIS, CISTUS CANADENSIS.

Der Schnupfen tritt nach einem Haarschnitt auf: NUX VOMICA, BELLADONNA (der BELLADONNA-Mensch reagiert ganz besonders empfindlich auf Verkühlungen des Kopfes und kann im übrigen unter denselben Umständen auch eine Angina bekommen.

Das Kind kratzt sich ständig die Nase (wenn gleichzeitig der Darm von Parasiten befallen ist, aber auch wenn keine Wurmkrankheit vorliegt): CINA, TEUCRIUM, ARUM TRIPHYLLUM.

Wenn der Schnupfen wiederholt auftritt und sein Abklingen immer sehr lange dauert, wird das Problem nicht dadurch gelöst, daß man seine Symptome behandelt. Man wird notgedrungen auf ein konstitutionelles Grundmittel zurückgreifen müssen, dessen Wahl den Rat eines Arztes erforderlich macht.

c) Nebenhöhlenentzündung

Wenn ein Schnupfen sehr lange andauert, ist dies fast immer ein Zeichen für eine gleichzeitige Nebenhöhlenentzündung (Sinusitis), auch ohne Schmerzen in den Nebenhöhlen. Diese Entzündungen im Stirn- oder Oberkieferbereich haben beim Kind nicht denselben Schweregrad wie bei Erwachsenen und werden normalerweise nicht zu chronischen Erkrankungen. Wenn die Nebenhöhlen häufig befallen werden, dann deshalb, weil die Hohlräume in den Gesichtsknochen mit den Nasenhöhlen in Verbindung stehen und mit derselben Schleimhaut ausgekleidet sind wie die Nase. Eine Entzündung der Nasenschleimhaut zieht deshalb leicht eine Entzündung der Nebenhöhlenschleimhaut nach sich.

Die Mittel sind diejenigen der chronischen Nasenschleimhautentzündung: ASA FOETIDA, AURUM MURIATICUM, HEPAR SULFURIS, HYDRASTIS, KALIUM BICHROMICUM, KALIUM JODATUM, MERCURIUS SOLUBILIS und STICTA, TEUCRIUM (s. o.).

Einige dieser Mittel haben als charakteristisches Merkmal eine Neigung zu Knochenschmerzen mit nächtlicher Verschlimmerung (hauptsächlich die langen Knochen, insbesondere das Schienbein mit Druckempfindlichkeit). Dies ist insbesondere der Fall bei ASA FOETIDA, AURUM MURIATICUM, CINNABARIS, KALIUM CARBONICUM, KALIUM JODATUM. Erinnern wir uns an einige Besonderheiten dieser Mittel.

CINNABARIS: stechende, von der Nasenwurzel zur Schläfe ausstrahlende Schmerzen, die nachts verstärkt werden, insbesondere bei sinkendem Luftdruck.

ASA FOETIDA: nagender Schmerz in Höhe des Augenbrauenbogens, um die Augen herum oder an der Stirn, Verschlimmerung nachts, nervöses Luftschlucken (starkes Aufstoßen) und (rein psychisch bedingte) Atembeklemmung.

KALIUM BICHROMICUM: Schmerz über den Augenhöhlen, insbesondere rechts, ausgeprägte Nasenverstopfung und gleichzeitige Nasen-Rachen-Entzündung.

Jede Nebenhöhlenentzündung wird normalerweise von einem dickflüssigen Ausfluß begleitet, ist jedoch die Nebenhöhlenentzündung »trocken«, sollte man STICTA und TEUCRIUM in Betracht ziehen.

STICTA: Gefühl von Druck, Fülle an der Stirn, an der Nasenwurzel, erfolgloses Bedürfnis, sich zu schneuzen, verbunden mit einer Nasen-Rachen-Entzündung. Nächtliches Husten aufgrund der im hinteren Nasenbereich hinunterlaufenden Absonderungen. Auf plötzliche Temperaturveränderungen, die rheumatische Schmerzen verursachen und den katarrhalischen Erscheinungen häufig vorausgehen, reagiert der Patient sehr empfindlich.

TEUCRIUM: insbesondere ein Mittel bei chronischer, trockener Nasenschleimhautentzündung mit Krusten in der Nase und Stirnschmerzen. Das Kind ist anfällig für Darmwürmer.

d) Zusammenfassung

● ZU BEGINN DES SCHNUPFENS:

ACONITUM: wenig kälteempfindlicher Mensch.
NUX VOMICA: kälteempfindlicher Mensch.
NATRIUM MURIATICUM: vorherrschend Niesen.

● BEI EINSETZEN DES AUSFLUSSES:

— Nicht scharfer Ausfluß:
   NUX VOMICA: Die Nase ist nachts verstopft, läuft jedoch tagsüber stark.
   EUPHRASIA: Der Tränenfluß ist scharf.
— Scharfer Ausfluß:
   ALLIUM CEPA: Der Zustand des Betreffenden wird im Freien gebessert.
   ARSENICUM ALBUM: kälteempfindlicher Mensch, immer Besserung durch Wärme.
   ARSENICUM JODATUM: Das Befinden des Betreffenden wird sowohl im Freien wie im Haus verschlechtert.

● DICKFLÜSSIGER AUSFLUSS:

PULSATILLA: Verschlechterung durch Wärme, Husten insbesondere nachts.
HEPAR SULFURIS: Verschlimmerung durch Kälte.

● ANHALTENDER DICKFLÜSSIGER AUSFLUSS:

Wenn der dickflüssige Ausfluß fortdauert und chronisch wird, besteht immer eine gleichzeitige Nebenhöhlenentzündung oder eine Nasen-Rachen-Entzündung.

2. Husten

Wenn das Kind hustet, muß man feststellen, ob der Husten aus dem oberen Bereich der Atemwege (Nasen-Rachen-Raum, Kehlkopf und Luftröhre) oder aus den Bronchien hervorgeht. Dies ermöglicht es, den Umfang der Infektion einzuschätzen. Eine Bronchitis ist schwerwiegender als eine Luftröhrenentzündung und ein Hinweis auf eine größere Verschlechterung der Widerstandskraft des Betreffenden. Im Falle einer Bronchitis wird ein Hustenmittel, auch wenn es wirksam ist, nicht ausreichen, um die Krankheit tiefergehend zu heilen. Es ist folglich ganz wesentlich, eine genaue Vorstellung über den Schweregrad des krankhaften Zustandes zu haben und ein angemessenes Mittel einzusetzen, welches dasjenige der Konstitution und nicht dasjenige des Symptoms sein wird.
Was die Behandlung des Hustens als solchen betrifft, so ist es weniger seine Lokalisierung (Kehlkopf, Luftröhre, Bronchien), die von Bedeutung ist, als eine charakteristischen Merkmale und seine Modalitäten; nicht das Symptom, sondern wie es sich äußert, entscheidet über die Wahl des Mittels.
Betrachten wir zunächst einmal die Mittel, die aufgrund der Lokalisierung der Atemwegsinfektion angezeigt sein können.

a) Luftröhrenentzündung

Es handelt sich bei einer Luftröhrenentzündung fast immer um eine oberflächliche, gewöhnliche Entzündung, die allerdings häufig einen lästigen, manchmal schmerzhaften und normalerweise trockenen Husten hervorruft. Gewöhnlich wird eine Luftröhrenentzündung von einem Schnupfen begleitet oder folgt darauf. Deshalb sind die entsprechenden Mittel meist diejenigen des Schnupfens, und es empfiehlt sich, darauf zurückzugreifen. Nennen wir die wichtigsten.

ACONITUM ist dann angezeigt, wenn die Verkühlung bei trockenem Wetter stattgefunden hat, ebenso zu Beginn der Erkrankung. Die Nase prickelt und ist trocken. Der Husten ist ebenfalls trocken und häufig nachts stärker ausgeprägt. Sobald er lose wird, ist die Heilanzeige von ACONITUM nicht mehr gegeben.

CAUSTICUM entspricht einem weniger akuten Zustand als ACONITUM, die Bedingungen sind jedoch die gleichen. Der Patient hat ein brennendes, wundes Gefühl im Bereich der Kehlkopf- und Luftröhrenschleimhaut. Er reagiert empfindlich auf trockene Kälte und fühlt sich besser im Warmen. Der Husten wird durch Zimmerwärme verschlechtert, ebenso im Liegen; er wird gelindert durch einen Schluck kalten Wassers.

ALLIUM CEPA ist dann angezeigt, wenn der Nasenausfluß scharf ist und eine Rötung der Nasenlöcher sowie der oberen Lippe hervorruft; dieses Symptom ist bei ALLIUM CEPA fast immer vorhanden. Die Nase ist im Haus bei Wärme verstopft und wird an der frischen Luft wieder frei, der Husten wird jedoch durch Kälte verstärkt.

BRYONIA ist bei einem sich schrittweise, 2 oder 3 Tage nach der Verkühlung entwickelnden Husten bei trockenem Wetter angezeigt. Es handelt sich um einen trockenen, schmerzhaften Husten (das Kind weint beim Husten), der durch Bewegung und Wärme verschlimmert wird.

RUMEX CRISPUS entspricht einem durch ein ständiges Kitzeln des Rachens und der Luftröhre hervorgerufenen Husten, der sich nachts verschlechtert, und zwar bis zu einem Grad, daß das Kind ohne Unterbrechung hustet, nachdem es zu Bett gegangen ist. Dadurch kann es nicht einschlafen. Der Husten verschlimmert sich auch beim kleinsten Luftzug, beim geringsten Kältegefühl, weshalb das Kind seinen Körper und seinen Kopf bedeckt, da es sich so besser fühlt. Der Husten verschlimmert sich ebenfalls, wenn es spricht und frische Luft einatmet. Man kann den Husten hervorrufen, wenn man an den Kehlkopf kommt. Der Husten wird teilweise durch Schleim verursacht, der vom hinteren Nasenbereich in den Rachen des Kindes hinunterläuft. Er ist sehr ausgeprägt beim Erwachen. Zu diesem Zeitpunkt tritt häufig ein Durchfall in Erscheinung, der das Kind aus dem Bett treibt (SULFUR).

DULCAMARA ist bei feuchtem Wetter angezeigt, insbesondere wenn gleichzeitig eine Bindehautentzündung auftritt.

SAMBUCUS ist dann angezeigt, wenn die Nase nachts verstopft ist und der Husten infolgedessen Erstickungsgefühle bewirkt. Das Kind fängt beim Erwachen an zu schwitzen (im Gegensatz zu CONIUM: Das Kind schwitzt vom Einschlafen an).

NUX VOMICA richtet sich insbesondere an zugleich nervöse und jähzornige Menschen. Die Nase ist ständig verstopft, insbesondere nachts. Das Kind hustet vor allem morgens (und die Nase läuft zu diesem Zeitpunkt) nach den Mahlzeiten.

HEPAR SULFURIS entspricht einem sehr kälteempfindlichen Kind. Der Husten ist bellend, aber lose und besonders abends bis Mitternacht und morgens ausgeprägt.

CARBO VEGETABILIS ist bei einer mit ausgeprägtem Niesen beginnenden Erkrankung angezeigt, dem ein in Anfällen auftretender Husten folgt, der insbesondere abends oder nachts bis Mitternacht heftig ist. Das Kind ist in der Regel stark abgemagert. Es hat viele Blähungen.

CONIUM entspricht einem trockenen anhaltenden Husten (durch ein Kitzeln im Rachen und in der Luftröhre hervorgerufen), der immer nachts und im Liegen verschlimmert wird. Das Kind ist gezwungen, sich aufrecht hinzusetzen, um Erleichterung zu erfahren. Der Husten wird ebenfalls verschlimmert, wenn es spricht oder lacht. Der Kranke fängt zum Zeitpunkt des Einschlafens zu schwitzen an, ein besonderes Merkmal dieses Mittels (im Gegensatz zu SAMBUCUS).

CHAMOMILLA ist angezeigt, wenn das Kind nachts während des Schlafs hustet und dabei nicht aufwacht (CYCLAMEN, ACIDUM NITRICUM). Es ist ein vom Naturell her schwieriges Kind, jähzornig und unzufrieden.

Zusammenfassung

- LUFTRÖHRENENTZÜNDUNG OHNE SCHNUPFEN:

— Trockener Husten:
  CAUSTICUM: Der Patient ist auch heiser (die Heiserkeit klingt beim Sprechen ab). Der Husten wird gelindert durch einen Schluck kalten Wassers. Manchmal besteht Harninkontinenz.
  BRYONIA: Besserung an der frischen Luft.
  RUMEX: Verschlimmerung nachts und an der frischen Luft.

— Loser Husten:
HEPAR SULFURIS: Verschlimmerung durch Kälte.

• LUFTRÖHRENENTZÜNDUNG MIT SCHNUPFEN:

— Verstopfte Nase:
SAMBUCUS: Husten mit Erstickungsgefühl beim Zubettgehen.
NUX VOMICA: morgendlicher Husten beim Erwachen mit zu diesem Zeitpunkt einsetzendem Nasenausfluß (während die Nase nachts verstopft ist).

— Wäßriger, wundmachender Ausfluß:
ALLIUM CEPA: Der Husten verschlimmert sich an der frischen Luft, während der Schnupfen im Freien gelindert wird.
ARSENICUM ALBUM: Husten, Verschlechterung nachts durch Kälte.
ARSENICUM JODATUM: Husten, Verschlechterung durch Wärme und durch Kälte.

— Dickflüssiger Ausfluß:
PULSATILLA: Husten, Verschlechterung nachts und durch Wärme.
HEPAR SULFURIS: Husten, Verschlechterung durch Kälte.

b) Kehlkopfentzündung

Bei einer Kehlkopfentzündung (Laryngitis) sind die Stimmbänder gerötet. Die Stimme ist heiser und der Husten rauh, bellend, häufig schmerzhaft und mit einem Gefühl, als ob die Schleimhaut offen wäre. Die Mittel der Kehlkopfentzündung decken sich häufig mit denjenigen der Luftröhrenentzündung. Es gibt jedoch einige, die spezifisch für die Laryngitis in Frage kommen.
ACONITUM ist bei einer akuten Kehlkopfentzündung mit Fieber angezeigt. Der Husten ist immer trocken. ACONITUM wird nicht mehr das richtige Mittel sein, wenn der Husten lockerer geworden ist. Er wird immer nachts, vor Mitternacht und durch kalte Luft verschlimmert.
CAUSTICUM ist dann angezeigt, wenn die Heiserkeit insbesondere morgens beim Aufstehen ausgeprägt ist und während des Sprechens

abklingt. Das Kind hat das Gefühl, seine Brust sei beim Husten »offen«. Manchmal besteht eine Harninkontinenz während des Hustens. Sie wird nachts zwischen 3.00 und 4.00 Uhr verschlimmert.

AMMONIUM CAUSTICUM entspricht denselben Symptomen wie CAUSTICUM, doch zusätzlich hat das Kind einen völligen Stimmverlust und eine Schleimanhäufung.

ALLIUM CEPA ist dann angezeigt, wenn die Kehlkopfentzündung mit einem Nasenkatarrh (scharfer Ausfluß) und einer Augenentzündung (nichtscharfer Tränenfluß) beginnt. Dem Betreffenden geht es besser im Freien, doch der Husten verschlimmert sich an der frischen Luft.

SQUILLA ist bei den gleichen Symptomen wie bei ALLIUM CEPA angezeigt, doch werden sowohl der Schnupfen wie auch der Husten an der frischen Luft und durch Kälte verschlimmert. Der Husten ist von Harninkontinenz begleitet wie bei CAUSTICUM. Bei diesem Kranken wird der Husten aber durch das Trinken von kaltem Wasser gelindert, während derjenige von SQUILLA in diesem Fall verschlimmert wird. Das Kind reibt sich das Gesicht und insbesondere die Augen mit den Fäusten (CAUSTICUM, PULSATILLA). Der Husten kann von Niesen begleitet werden, meistens beendet jedoch das Niesen den Husten (SENEGA, AGARICUS).

SAMBUCUS ist bei nächtlicher Nasenverstopfung und Husten mit Erstickungsgefühl zu Beginn der Nacht bis Mitternacht angezeigt.

SPONGIA entspricht normalerweise einem Kind von mittelmäßiger Gesundheit, das wenig widerstandsfähig gegenüber Ermüdung ist und zahlreiche Drüsenerkrankungen aufweist. Trockener, pfeifender Husten insbesondere vor Mitternacht mit Erstickungsangst, die das Kind aufweckt, ist ein weiteres Symptom. Die Atemnot wird durch Sitzen mit nach hinten geneigtem Kopf gelindert. Der Husten läßt durch den Genuß warmer Getränke nach und wird durch kalte Getränke sowie durch Kälte verschlimmert.

DROSERA ist bei Hustenanfällen wie beim Keuchhusten mit einem Erstickungsgefühl insbesondere zwischen Mitternacht und 1.00 Uhr morgens angezeigt. Das Kind hält sich die Brust beim Husten. Der Husten kann durch Sprechen, Lachen, Singen oder Trinken ausgelöst werden.

BROMUM entspricht einem Kind mit einem losen Husten (man hört die Absonderungen im Kehlkopf »rollen«) mit Brennen hinter dem

Brustbein. Der Husten wird sehr deutlich in einem warmen Zimmer verschlimmert sowie durch Wärme ganz allgemein. Gelindert wird er an der frischen Luft und am Meer.
SENEGA ist das Mittel eines wenig widerstandsfähigen, schnell ermüdenden Kindes mit zahlreichen geschwollenen Lymphdrüsen des Halsgrenzstranges. Der Husten ist lose (mit Schleimauswurf) und wird durch Niesen beendet. Er wird an der frischen Luft verschlimmert und durch Schwitzen gelindert.
AMMONIUM BROMATUM entspricht einem kräftigen bis fettleibigen, psychisch sehr sensiblen Kind. Es kaut an seinen Fingernägeln. Ein Kitzeln im Kehlkopf ruft einen nicht enden wollenden, häufig krampfartigen Husten hervor, der die ganze Nacht andauern kann. Er ist insbesondere um 3.00 Uhr morgens ausgeprägt. Die Lidränder sind häufig rot und geschwollen.
CUPRUM METALLICUM ist allem anderen voran ein Mittel bei Stimmritzenkrampf. Der Husten tritt plötzlich gegen 3.00 Uhr morgens in Erscheinung. Er wird von einem Kullern und einer derartig ausgeprägten Atemnot begleitet, daß er eine Zyanose (bläulichrote Verfärbung der Haut) hervorruft. Der Husten wird durch das Trinken kalten Wassers gelindert (CAUSTICUM).

c) Pseudokrupp

Eine Form der Kehlkopfentzündung, die eine genauere Beachtung verdient, heißt Pseudokrupp. Das Krankheitsbild dieser besonderen Form von Laryngitis ist sehr auffällig. Viele Mütter kennen es gut und fürchten es deswegen um so mehr. Das Kind schläft friedlich, und plötzlich, gegen Mitternacht oder 1.00 Uhr morgens, wacht es mit bellendem Husten und großen Atembeschwerden auf, die so weit gehen können, daß man den Eindruck erhält, das Kind sei dem Ersticken nahe. Vor allem ist es das Einatmen, das große Schwierigkeiten bereitet, und nicht das Ausatmen (also umgekehrt wie bei einem Asthmaanfall). Das Kind scheint keine Luft mehr in seine Lungen hineinzubekommen, und seine Bemühungen werden von einem sehr auffälligen, rauhen Pfeifen begleitet.
Diese Art von Kehlkopfentzündung findet man überwiegend bei Kleinen im Alter bis zu 2 oder 3 Jahren. Das Kind ist sehr beunru-

higt. Es hat Angst zu sterben, und oft sagt es dies auch. Auch wenn das Krankheitsbild sehr beunruhigend aussehen mag, ist es dennoch ohne Gefahr; vorausgesetzt, es handelt sich wirklich um Pseudokrupp. Die Atemnot ist nicht die Folge einer tatsächlichen Verstopfung des Kehlkopfes wie beim echten Krupp, sondern eines Krampfs des entzündeten Kehlkopfes. Dieser Krampf kann einige Minuten dauern, hört dann aber auf.

Es gibt ein sehr einfaches Mittel, dem Kind zu helfen: Es müßte den Dampf von warmem Wasser einatmen, indem man es zum Beispiel in das Badezimmer bringt und dort warmes Wasser in die Wanne laufen läßt. In 90 Prozent der Fälle ist dies ausreichend. Dennoch muß man dem Kind nach Konsultation des Arztes ein Mittel geben, das fast immer ACONITUM sein wird.

ACONITUM: Das charakteristische Merkmal von ACONITUM ist der »Donnerschlag aus heiterem Himmel«. Ein anscheinend schwerer Zustand tritt urplötzlich, völlig unerwartet und unvorhersehbar ein. Der Krampf tritt demnach sehr plötzlich auf, in der Regel kurz vor Mitternacht, und wird in vielen Fällen von einem Temperaturanstieg bis auf 40° begleitet.

Sollte der Beginn weniger plötzlich sein, muß auf SPONGIA zurückgegriffen werden: Dieses Mittel ist dann angezeigt, wenn der Patient sich 2 Tage zuvor verkühlt und sich die Kehlkopfentzündung Stück für Stück entwickelt hat. Im übrigen muß man, sollte sich die ACONITUM-Krise in der darauffolgenden Nacht wiederholen und sich zusätzlich noch verschlimmern, ebenfalls auf SPONGIA zurückgreifen.

ACONITUM und SPONGIA entsprechen einem trockenen Husten. Sollte der Husten lose werden, muß zu anderen Mitteln übergegangen werden; insbesondere HEPAR SULFURIS (loser Husten bei einem kälteempfindlichen Patienten) und CALCIUM SULFURICUM (loser Husten bei einem wärmeunverträglichen Menschen).

Es ist wichtig hervorzuheben, daß Pseudokrupp praktisch ausschließlich bei Patienten mit allergischer Veranlagung (die ein Ekzem hatten oder noch haben) und einem ängstlichen Naturell auftritt. Zum großen Teil ist es die Angst des Kindes aufgrund der Entzündung des Kehlkopfes, die den Krampf auslöst. Der Krampf verursacht die Atembeschwerden, die wiederum Angst hervorrufen. Wie man sieht, bildet sich ein Teufelskreis, den man um jeden Preis unterbrechen muß. Aus diesem Grunde müssen sich die Eltern, auch

wenn das Krankheitsbild sehr dramatisch ist, darüber im klaren sein, daß es ohne wirkliche Gefahr ist und ihre Ruhe infolgedessen ausreichen kann, um die Ängstlichkeit des Kindes zu besänftigen.
Selbstverständlich ist es von grundlegender Wichtigkeit, einen Pseudokrupp von einem echten Krupp, einer Diphtherie oder anderen erstickenden Erkrankungen des Kehlkopfes zu unterscheiden, beispielsweise einer Epiglottitis (Kehldeckelentzündung). Bei einer Erstickungserscheinung können sich die Eltern nicht darauf beschränken, ein Mittel zu verabreichen. Es muß unbedingt eine genaue Diagnose gestellt werden, und hierzu ist nur ein Arzt in der Lage, zumindest dann, wenn es sich um einen ernsten Anfall handelt. Bei einem Rückfall werden die Eltern die Erkrankung sehr leicht erkennen und in der Lage sein, selbst das passende Mittel zu verabreichen. Merken wir uns diese zwingende Regel: Bei einer Erstickungserscheinung muß man den Arzt rufen.
Um Ihnen eine Orientierungshilfe zu geben, sei hier erwähnt, daß ein echter diphtherischer Krupp nicht auf dieselbe plötzliche Art in Erscheinung tritt wie der Pseudokrupp. Bei einer Diphtherie ist das Kind bereits seit 2 oder 3 Tagen krank, bis es Atemschwierigkeiten bekommt. Diese sind anfänglich sehr leicht, um sich dann zunehmend zu verstärken. Bei einer Diphtherie muß unbedingt das Diphtherieheilserum verabreicht werden.

d) Kehldeckelentzündung

Es gibt eine weitere dramatische Kehlkopfentzündung: die Epiglottitis oder Kehldeckelentzündung, bei der man Gefahr läuft, sie mit einem Pseudokrupp zu verwechseln. Anders als der Pseudokrupp ist die Epiglottitis leider eine äußerst schwerwiegende Erkrankung und erfordert häufig einen Luftröhrenschnitt.
Auch hier ist der Anfang brutal und das Einatmen sehr mühsam. Das Kind ist sehr unruhig. Es bleibt hartnäckig sitzen. Legt es sich hin, so gerät es in Atemnot, würde man es ohne Rücksicht hinlegen, könnte es daran sterben. Das Schlucken ist praktisch nicht mehr möglich, so daß der Speichel aus seinem Mund herausläuft. Die Stimme ist nicht heiser, sondern erstickt. Im Gegensatz zum Pseudokrupp hat das Kind keinen Husten.

Es liegt auf der Hand, daß der Laie diese beiden Formen von Kehlkopfentzündung nur schwer unterscheiden kann und man unverzüglich einen Arzt rufen oder sich sofort in ein Krankenhaus begeben sollte, damit die nötigen Schritte zur Heilung dieser Erkrankungen in die Wege geleitet werden.

Zusammenfassung

● KEHLKOPFHUSTEN:

Beim Aufstehen: CAUSTICUM.
Beim Zubettgehen: SAMBUCUS.
Vor Mitternacht: SPONGIA.
Gegen Mitternacht: ACONITUM, CHAMOMILLA (Husten während des Schlafens).
Nach Mitternacht: von 1.00 bis 2.00 Uhr: DROSERA; von 3.00 bis 4.00 Uhr: CAUSTICUM, AMMONIUM CAUSTICUM (völliger Stimmverlust), AMMONIUM BROMATUM (rote und geschwollene Lider), CUPRUM (erstickender Husten mit Zyanose [bläulichroter Haut]).

● PSEUDOKRUPP:

Das Kind beruhigen, für höhere Luftfeuchtigkeit sorgen, ACONITUM halbstündlich verabreichen, wenn die Besserung ausbleibt: SPONGIA oder CUPRUM.

e) Bronchitis

Man muß die infektiöse, akute Bronchitis, die beispielsweise während einer Grippe auftritt und praktisch immer von Fieber begleitet ist, von der chronischen spastischen bzw. allergischen Bronchitis unterscheiden, bei der üblicherweise kein Fieber auftritt. Die infektiöse Bronchitis kann ohne eine dafür disponierte Veranlagung in Erscheinung treten. Die chronische Bronchitis setzt hingegen das Vorhandensein einer allergischen Konstitution voraus, die in der Homöopathie der psorischen Grundveranlagung oder hyporeaktionellen Konstitution entspricht.

Infektiöse Bronchitis

Bei der infektiösen Bronchitis kommt es normalerweise zu keinem Rückfall. Die chronische spastische Bronchitis ihrerseits neigt zu häufigen Rückfällen, manchmal sogar anläßlich jeder Verkühlung. Eine Bronchitis ist die Folge einer Atemwegsinfektion, die auf eine Verkühlung zurückgeht. Die Symptome sind diejenigen einer Infektion: Fieber sowie allgemeines Unwohlsein (Erschöpfung, Niedergeschlagenheit). Das Mittel ist dasjenige, das den charakteristischen Merkmalen des Patienten bei Fieber entspricht. Allerdings sind wegen des Befalls der Bronchien sowie wegen des Hustens ganz bestimmte Mittel besonders angezeigt:

- TROCKENER HUSTEN:

ACONITUM ist entsprechend den bereits beschriebenen charakteristischen Merkmalen angezeigt. Der Fieberschub ist heftig und erreicht 40°. Die Bronchitis tritt bei trockenem Wetter in Erscheinung. Der Patient ist sehr unruhig und ängstlich. Zu Beginn der Erkrankung klagt er lediglich über Prickeln im Rachen und in der Luftröhre.
BELLADONNA ist entsprechend den Fiebermerkmalen angezeigt. Der Husten ist trocken und tritt besonders nachts in Erscheinung. Der Patient klagt über Trockenheit des Mundes und des Rachens.
ACONITUM und BELLADONNA richten sich an Bronchitisfälle mit heftigem Anfang, und dies einzig und allein während des ersten oder den beiden ersten Tagen. Wenn der Husten lose wird, muß man zu einem anderen Mittel übergehen.
BRYONIA ist sicherlich das am häufigsten bei Bronchitis angezeigte Mittel. ACONITUM und BELLADONNA sind bei einem heftigen, BRYONIA ist hingegen bei einem langsamen und heimtückischen Anfang angezeigt. Es entspricht Zuständen, die erst einige Tage nach der Verkühlung zunehmend zum Ausdruck kommen. Zum Zeitpunkt der Verkühlung besteht weder Husten noch Fieber, die Temperatur steigt jedoch nach 2 oder 3 Tagen (sie kann dann stark erhöht sein), und der Husten tritt in Erscheinung. Zu Beginn ist der Husten trocken und in der Regel schmerzhaft. Der Patient fürchtet sich vor dem Husten, weil er schmerzt. Es handelt sich hierbei um die wesent-

liche Heilanzeige von BRYONIA: die Verschlimmerung durch Bewegung, sogar diejenigen des Brustkorbs während des Hustens. Sehr häufig drückt der Patient mit der Hand auf die Brust, um die Bewegungen und den Schmerz abzuschwächen. Da sein Zustand durch Bewegung verschlimmert wird, bleibt er unbeweglich liegen. Er klagt häufig über Kopfschmerzen, wenn er hustet. Der Patient ist sehr niedergeschlagen und verlangt nach Getränken. Er trinkt große Mengen kaltes Wasser mit weit auseinanderliegenden zeitlichen Intervallen. Er klagt über einen sehr trockenen Mund.

- **LOSER HUSTEN:**

Wenn der Husten lose wird, kommen vor allem die folgenden Arzneimittel in Frage.

HEPAR SULFURIS ist bei einer Verkühlung während trockenen Wetters angezeigt. Der Husten ist lose mit einer rauhen Klangfarbe. Er ist schmerzhaft. HEPAR SULFURIS entspricht einem überempfindlichen Menschen. Der Patient hustet anfallsweise. Es handelt sich um einen sehr kälteempfindlichen Menschen, dessen Husten immer durch Kälte, wenn er kalte Luft einatmet oder wenn er einem kalten Wind ausgesetzt ist, verschlimmert wird. Manchmal genügt es sogar, daß er seine Hände unter der Bettdecke hervorholt, um einen Hustenanfall zu verursachen. Der Husten beruhigt sich hingegen, wenn man das Kind bedeckt oder ihm warme Getränke gibt. Der Patient kann nicht bei offenem Fenster schlafen, da dies seinen Husten verstärkt (was selten vorkommt), oder wenn er nicht hustet, wird er am nächsten Morgen eine heisere Stimme beim Erwachen haben.

PULSATILLA: Dieses Mittel entspricht einem eher kälteempfindlichen Menschen, dessen Befinden jedoch durch Wärme verschlimmert wird. Er hustet, sobald er ein warmes Zimmer betritt. Der Husten ist fast immer tagsüber lose, und der Patient spuckt häufig dicke, gelbe, manchmal grünliche Absonderungen aus. Nachts ist er jedoch trocken, sehr reizend und zwingt das Kind häufig, sich in seinem Bett aufzurichten. Es besteht immer gleichzeitig eine Nasenschleimhautentzündung mit denselben gelben, dicken Absonderungen und derselben Unverträglichkeit von Wärme.

Die folgend aufgeführten Mittel sind insbesondere bei einer Verkühlung bei feuchtem Wetter angezeigt.

DULCAMARA: Der Patient hat eine Temperatur um etwa 38,5° und weist gleichzeitig einen Schnupfen und Bindehautentzündung auf. Der Husten ist lose und wird immer durch feuchte Kälte verschlimmert. Sehr häufig hat das Kind ebenfalls Durchfall, der gleichfalls durch feuchtkaltes Wetter verursacht wird. Es ist hauptsächlich die kalte und feuchte Luft als Ursache für diese Erkrankung sowie die gleichzeitige Bindehautentzündung oder den Durchfall, die einen veranlassen sollten, an DULCAMARA zu denken.
NATRIUM SULFURICUM ist ein ähnliches Mittel wie DULCAMARA, entspricht jedoch einem tieferen Zustand. Es handelt sich ebenfalls um einen kälteempfindlichen, auf feuchtes Wetter sehr sensibel reagierenden Menschen. Es ist ein »brummiges« Kind von schwacher Gesundheit. Es weist ebenfalls eine Neigung zu Durchfällen auf, die charakteristischerweise morgens beim Aufstehen oder sofort nach dem Frühstück auftreten. Der Husten ist sehr lose und von massiven bronchialen Absonderungen begleitet, daß man manchmal sogar auf Distanz ein brummendes Röcheln hören kann. Es kann nützlich sein, den Arzt während des Abhorchens zu fragen, an welcher Stelle die Absonderungen lokalisiert sind. Ist es die linke Zwerchfellhälfte, wird man sicherlich NATRIUM SULFURICUM verabreichen müssen, ein Mittel, das durch eine Verschlimmerung der Bronchitis am Meer gekennzeichnet ist. Dies ist ein hilfreicher Hinweis.
STANNUM: Ist das Mittel des geschwächten Kindes mit einem anhaltenden Husten. Es hat ein Schwächegefühl in der Brust, das sich beim Sprechen verstärkt. Sprechen, Singen oder Lachen verursachen Husten. Dieser ist abends bis Mitternacht sehr trocken. Morgens und tagsüber ist er sehr lose mit ausgiebigen grünen, süßlich schmeckenden Schleimabsonderungen.

Chronische spastische Bronchitis

Diese Erkrankung wurde bereits im Kapitel über die Allergie besprochen, an dieser Stelle sei nur das Wesentlichste wiederholt. Wir haben den kongestiven, sogar ödematösen Zustand der Schleimhäute allergischer Menschen betont (Nasen-, Rachen- oder Bronchialschleimhaut). Daraus resultiert eine Erzeugung von nichtinfizierten, nichteitrigen Schleimabsonderungen sowie eine Neigung zum Krampf. Das Ödem der Schleimhaut ruft Atembeschwerden hervor, die sich zwangsläufig bei einem zusätzlichen spastischen Element oder einer Sekundärinfektion verstärken werden.

Im Gegensatz zur infektiösen Bronchitis, die nur selten erneut wieder in Erscheinung tritt, neigt die chronische Bronchitis zu Rückfällen, denen man nur durch Behandlung der zugrundeliegenden Konstitution vorbeugen kann. Man muß jedoch während des Ausbruchs einer spastischen Bronchitis auf das Mittel zurückgreifen, das den Anfangssymptomen entspricht.

IPECACUANHA entspricht einem durch ein Pfeifen oder Piepsen gekennzeichneten Husten bzw. Atmen, das man auf Distanz hört. Zumeist bestehen keine bronchialen Absonderungen; sollten sie dennoch vorkommen, so ist der Husten eher trocken als lose. Dem Patienten gelingt es nicht, seinen Schleim auszuscheiden. Der Organismus versucht mit dem Husten die Absonderungen loszuwerden, die die Bronchien verstopfen: sollte dies allerdings nicht gelingen, so wird der Husten zunehmend spastischer und sogar erstickend. Es sei noch hinzugefügt, daß die Absonderungen bei CAUSTICUM ebenfalls nicht ausgeschieden werden können, es handelt sich hierbei jedoch um einen völlig anderen Mechanismus: Er wird durch eine Art von Schwäche der Bronchialmuskulatur verursacht. Bei IPECACUANHA ist es der Krampf, der die Absonderungen in den Bronchien blockiert. Der krampfartige Husten verstärkt die Atembeschwerden des Betreffenden, wobei diese Beeinträchtigung im übrigen außerhalb der Hustenperioden in einer abgeschwächten Form weiterbestehen. Der Husten wird durch Kälte verschlimmert und durch Wärme gelindert. Der Patient verspürt Übelkeit, behält jedoch stets eine unbelegte Zunge. Es kommt vor, daß der Husten von Nasenbluten begleitet wird. Bei IPECACUANHA überwiegt von den zwei charakteristischen Elementen der spastischen Bronchitis (Krampf und Absonderung) der Krampf: Er stört den Patienten wesentlich mehr als die Absonderungen.

ANTIMONIUM TARTARICUM: Das charakteristische Merkmal dieses Patienten besteht darin, insbesondere durch den Schleim belastet zu sein (im Gegensatz zu IPECACUANHA). Darüber hinaus ist es ein stärker und tiefer betroffener Patient als der IPECACUANHA-Mensch. Die bronchialen Absonderungen sind voluminös, so daß die Atmung sehr laut ist. Der Husten ist immer lose. In der Regel hustet das Kind mehr im Liegen; es versucht, sich in seinem Bett aufzurichten oder

in halbliegender Position, von Kissen gestützt, zu schlafen. Beim Husten steigt eine große Menge Schleim in den Mund auf, das Kind spuckt ihn jedoch nicht zwangsläufig aus. Es kann vorkommen, daß es seine Absonderungen erbricht.
SENEGA ist ANTIMONIUM TARTARICUM sehr nahe. Man hört bei der Atmung, daß die Bronchien verstopft sind, wobei es dem Kind nicht gelingt, den Schleim hervorzuholen und auszuwerfen. Das charakteristische Symptom von SENEGA ist der Husten, der häufig durch Niesen beendet wird.
NATRIUM SULFURICUM: Wenn die Bronchitis insbesondere bei feuchtem Wetter in Erscheinung tritt (oder dadurch verschlimmert wird), ist dieses Mittel angezeigt. Ein feuchtes Röcheln ist an der linken Zwerchfellfläche feststellbar, was der Arzt beim Abhorchen lokalisieren kann. Es sollte daran erinnert werden, daß bei NATRIUM SULFURICUM eine Verschlimmerung am Meer eintritt, was in bezug auf die Bronchitis selten der Fall ist.
KALIUM CARBONICUM: Ein feuchtes Röcheln ist auf dem ganzen Zwerchfell, insbesondere rechts, beim Abhorchen zu entdecken. Ein besonderes Merkmal des Mittels ist, daß der Husten vor allem zwischen 2.00 und 3.00 Uhr morgens in Erscheinung tritt. Zu diesem Zeitpunkt ist es häufig erstickend und zwingt den Patienten, sich in seinem Bett mit den Armen nach vorn aufrecht hinzusetzen und sich auf der Ebene des Bettes abzustützen, um die Atmung zu erleichtern. Dieses Kind ist, was die Muskeln betrifft, weich. Es ist wenig widerstandsfähig, leicht ermüdet, das allgemeine Erscheinungsbild ist jedoch häufig gut. Es handelt sich um ein dickes, aber eher aufgedunsenes Kind (insbesondere das Gesicht) mit geschwollenen Lidern. Es schwitzt beim Husten und wird vom Husten erschöpft.
GRINDELIA ist angezeigt, wenn der Betreffende in Atemnot gerät: Seine Atmung hört auf zu dem Zeitpunkt, in dem er einschläft. Der Patient fährt aus dem Schlaf auf und muß sich in seinem Bett hinsetzen, um wieder Luft zu schöpfen. Von außen ist ein verstreutes und pfeifendes Röcheln der Lungen hörbar. Der Patient weist häufig gleichzeitig ein — insbesondere herpetisches — Ekzem auf.
KALIUM SULFURICUM: Dieses Mittel ist bei ausgiebigen bronchialen Absonderungen mit gleichzeitiger Nasen-Rachen-Entzündung mit grünlichgelben Absonderungen angezeigt. Der Allgemeinzustand des Betreffenden ist im Gegensatz zu ANTIMONIUM TARTARICUM gut.

Er wird durch Wärme verschlimmert. Die Symptome sind diejenigen von PULSATILLA, jedoch ausgeprägter. Es handelt sich hierbei gewissermaßen um einen verschlimmerten PULSATILLA-Zustand.

Zusammenfassung

In der Rubrik »Wahl des Hustenmittels« wird noch eingehender von den Heilanzeigen der verschiedenen Arzneien die Rede sein. Im folgenden seien jedoch zunächst die wichtigsten Kriterien zusammengefaßt.

● TROCKENER HUSTEN:

BRYONIA: Verschlimmerung bei der ersten Bewegung.
IPECACUANHA: trockener, spastischer Husten.

● LOSER HUSTEN:

— Bei Empfindlichkeit gegenüber trockener Kälte:
HEPAR SULFURIS: durch Kälte verschlimmerter Husten.
ANTIMONIUM TARTARICUM: verstopfte Bronchien.
KALIUM CARBONICUM: Verschlimmerung um 3.00 Uhr morgens.
GRINDELIA: zahlreiche Absonderungen in den Lungen mit Atemnot beim Einschlafen.
— Bei Empfindlichkeit gegenüber feuchter Kälte:
DULCAMARA: mit gleichzeitiger Bindehautentzündung und Durchfall.
NATRIUM SULFURICUM: dickes, feuchtes Röcheln an der linken Zwerchfellfläche, Verschlimmerung am Meer.
— Loser Husten mit Verschlimmerung bei Wärme: PULSATILLA, KALIUM SULFURICUM.

Wahl des Hustenmittels

In der Zusammenfassung haben wir eine erste Orientierung gefunden; dennoch sollten wir uns insbesondere an anderen charakteristischen Merkmalen ausrichten. Es gibt eine Vielzahl an Mitteln bei Husten, und es ist manchmal nicht ganz einfach, das entsprechende herauszufinden. Ein Hinweis kann sein, ob die Verkühlung bei trockenem und kaltem oder bei feuchtkaltem Wetter eingetreten ist. Man wird sich anschließend auf den Beginn des Hustens und die begleitenden Modalitäten stützen.

- **WITTERUNG UND BEGLEITENDE MODALITÄTEN:**

Ein bei kaltem und trockenem Wetter erscheinender Husten erfordert ACONITUM, CAUSTICUM, HEPAR SULFURIS, SPONGIA, NUX VOMICA, BRYONIA.
Ein bei kaltem und feuchtem Wetter auftretender Husten erfordert ARSENICUM ALBUM, ALLIUM CEPA, BELLADONNA, CARBO VEGETABILIS, PULSATILLA, RHUS TOXICODENDRON, TUBERCULINUM.
Die erste Auswahl hilft nicht bei allen Bronchitisanfällen. Eine Vielzahl von Mitteln ist vonnöten. Um sie zu unterscheiden, muß man sich auf die begleitenden Modalitäten stützen, die nicht nur den Husten, sondern auch den Gesamtzustand des Patienten bessern oder verschlimmern, wobei diese Modalitäten gegensätzlich sein können. Diese verschiedenen Modalitäten werden im folgenden wieder aufgeführt.
Lassen Sie sich nicht dadurch entmutigen, daß die Übersicht auf den ersten Blick recht kompliziert erscheint. Man muß geduldig sämtliche charakteristischen Merkmale des Patienten selbst und seines Hustens berücksichtigen und das Mittel suchen, das ihm entspricht. Dies ist eine Geduldsarbeit, die jedoch sehr nützlich ist, da sich die Reaktionen des Patienten während einer Verkühlung später, wenn ein Schnupfen folgt, sehr häufig wiederfinden. Ein Mensch, der bei der Bronchitis in typischer Weise ALLIUM CEPA, PULSATILLA, NUX VOMICA usw. entspricht, wird dies sehr häufig bei jedem Schnupfen tun. Unsere Bemühungen werden also nicht unbelohnt bleiben.

- **VERKÜHLUNG BEI KALTEM UND TROCKENEM WETTER:**

ACONITUM:
Der Zustand des Kranken wird:
verschlimmert: durch Wärme, nachts (gegen Mitternacht), im warmen Zimmer, unter warmen Decken;
gebessert: an der frischen Luft, bei Ruhe, wenn er sich aufdeckt.

Der Husten wird:
verschlimmert: durch Kälte, die kalte eingeatmete Luft, ein Schluck kaltes Wasser, vor Mitternacht.

CAUSTICUM:
Der Zustand des Kranken wird:
verschlimmert: durch trockene Kälte (Nordwind), abends, zwischen 3.00 und 4.00 Uhr morgens, beim Übergang von der frischen Luft zur Wärme;
gebessert: durch Wärme, warme Umschläge, die Bettwärme, bei feuchter Luft.
Der Husten wird:
verschlimmert: beim Ausatmen (die Heiserkeit wird morgens verschlimmert), durch die Bettwärme;
gebessert: durch einen Schluck kaltes Wasser (die Heiserkeit wird durch Sprechen gelindert).

HEPAR SULFURIS:
Der Zustand des Kranken wird:
verschlimmert: durch kalte, trockene Luft, kalten Wind, Luftzüge;
gebessert: durch Wärme, warme Umschläge, durch warmes Umhüllen des Kopfes.
Der Husten wird:
verschlimmert: abends bis mitternachts, morgens durch kalte Luft, durch kalte Getränke, durch Entblößen eines Körperteiles.

SPONGIA:
Der Zustand des Kranken wird:
verschlimmert: nachts, durch Wärme, in einem warmen Zimmer;
gebessert: durch Atmen von frischer Luft, durch warme Getränke und Speisen.
Der Husten wird:
verschlimmert: nachts, vor Mitternacht, beim Sprechen, beim Schlucken, beim Drehen des Kopfes, durch kalte Getränke;
gebessert: durch warme Getränke.

NUX VOMICA:
Der Zustand des Kranken wird:
verschlimmert: durch trockene Kälte, Luftzüge, trockenen Wind,

morgens, nach den Mahlzeiten, durch Lärm, Wut, Gerüche, Kaffee;
gebessert: durch Wärme, warme (nicht zu schwere) Umschläge, warme Getränke, Ruhe, einen ununterbrochenen Schlaf, feuchtes Wetter.
Der Husten wird:
verschlimmert: morgens, nach dem Essen, durch körperliche Bewegung, durch geistige Anstrengung, durch Einatmen von kalter Luft (wohingegen der Schnupfen im Freien gelindert wird).

SQUILLA:
Der Zustand des Kranken wird:
verschlimmert: durch frische Luft, Kälte;
gebessert: durch Wärme.
Der Husten wird:
verschlimmert: durch frische Luft, Kälte, kalte Getränke;
gebessert: durch Wärme.

CUPRUM:
Der Husten wird:
gebessert: durch kalte Getränke.

BRYONIA:
Der Zustand des Kranken wird:
verschlimmert: durch Bewegung und die Erschütterungen des Hustens, kalten und trockenen Wind, Wärme allgemein (die Wärme des Bettes oder der Luft, warme Umschläge), bei Wut, morgens, nach der Mahlzeit;
gebessert: durch Ruhe, Unbeweglichkeit, die Kühle des Zimmers, Schwitzen, frische Luft, nach 3.00 Uhr morgens.
Der Husten wird:
verschlimmert: durch Übergang von der frischen Luft in ein warmes Zimmer, durch kalte Getränke.

VERKÜHLUNG BEI KALTEM UND FEUCHTEM WETTER:

PULSATILLA:
Der Zustand des Kranken wird:
verschlimmert: durch Wärme, warme Umschläge, warme Getränke

und warme Speisen, Ruhe (jedoch ebenfalls durch heftige Bewegungen, die aufwärmen), Mangel an Luft (in geschlossenen Zimmern);
gebessert: durch Kälte, frische Luft, kalte Umschläge, kalte Getränke und kalte Speisen, durch Aufdecken, durch langsame Bewegung.
Der Husten wird:
verschlimmert: beim Liegen, nachts, durch Bettwärme;
gebessert: durch Aufrichten, tagsüber an der frischen Luft.

CARBO VEGETABILIS:
Der Zustand des Kranken wird:
verschlimmert: durch örtliche Wärme (obwohl der Kranke kälteempfindlich ist);
gebessert: durch frische Luft.
Der Husten wird:
verschlimmert: durch Übergang vom Warmen zum Kalten, durch kalte Getränke, nachts und morgens.

MERCURIUS SOLUBILIS:
Der Zustand des Kranken wird:
verschlimmert: sowohl durch Wärme wie auch durch Kälte, nachts, durch Schwitzen, in einem geschlossenen Zimmer;
gebessert: durch gemäßigte Temperaturverhältnisse, durch frische Luft.

DULCAMARA:
Der Zustand des Kranken wird:
verschlimmert: durch kalte Luft, an der frischen Luft, durch Ruhe;
gebessert: durch die Zimmerwärme, durch Bewegung.
Der Husten wird:
verschlimmert: im Liegen, durch die Zimmerwärme;
gebessert: an der frischen Luft, durch Bewegung.

BELLADONNA:
Der Zustand des Kranken wird:
verschlimmert: durch Kälte (insbesondere die am Kopf verspürte Kälte), kalte Luftzüge, Sonnenwärme, Erschütterungen.
Der Husten wird:
verschlimmert: nachts, vor Mitternacht, durch Bewegung, im Liegen.

RHUS TOXICODENDRON:
Der Zustand des Kranken wird:
verschlimmert: nachts, nach Mitternacht, durch kalte Getränke, durch kalte Luft, beim Aufdecken;
gebessert: durch Wärme, warme Umschläge, warme Getränke, Massagen, Schwitzen.
Der Husten wird:
verschlimmert: durch Kälte, die eingeatmete kalte Luft, kalte Getränke, wenn die Hände nicht unter der Decke sind.

ARSENICUM ALBUM:
Der Zustand des Kranken wird:
verschlimmert: nachts zwischen 1.00 und 3.00 Uhr, durch kalte Getränke und kalte Speisen;
gebessert: durch Wärme, warme Getränke und warme Speisen, durch Änderung der Lage.

ALLIUM CEPA:
Der Zustand des Kranken wird:
verschlimmert: durch die Zimmerwärme (insbesondere der Schnupfen);
gebessert: durch frische Luft, im kühlen Zimmer.
Der Husten wird:
verschlimmert: an der frischen Luft (der Schnupfen wird jedoch gelindert);
gebessert: durch die Zimmerwärme (der Schnupfen wird jedoch verschlimmert).

CALCIUM CARBONICUM:
Der Zustand des Kranken wird:
verschlimmert: durch Kälte aller Art (insbesondere die feuchte Kälte), geistige und körperliche (insbesondere Treppensteigen) Betätigungen, durch Stehen, bei Vollmond;
gebessert: durch trockenes Wetter.
Der Husten wird:
verschlimmert: durch Kälte;
gebessert: durch Wärme.

- ERSCHEINEN DES HUSTENS:

In der Regel tritt der Husten sowohl tagsüber wie auch nachts auf, häufig jedoch mit einer Verschlimmerung nachts. Oftmals hustet das Kind ein wenig mehr, wenn es zu Bett geht (dies normalerweise, weil sich die Nase wegen des Liegens und der Zimmerwärme verstopft). Es hustet ebenfalls, wenn es aufwacht (manchmal wird es durch den Husten geweckt). Die nächtliche Verschlimmerung ist teilweise verbunden mit einer für die Nacht charakteristischen Form psychischer Depression (alle Probleme scheinen aus der Sicht des Kindes unermeßlich groß zu sein, während sie tagsüber nicht so empfunden werden).

HUSTEN AUSSCHLIESSLICH TAGSÜBER:

Wenn es sich um einen trockenen, reizenden, »nervösen«, tagsüber sehr ausgeprägten, jedoch nachts, wenn das Kind schläft, abklingenden Husten handelt, liegt der Verdacht einer starken Nervosität nahe, wobei man sich folgenden Mitteln zuwenden sollte.
IGNATIA: besonders angezeigtes Mittel.
STAPHISAGRIA: bei unterdrückter Wut.
CALCIUM CARBONICUM: nach einem Mißerfolg oder einem schlecht verkrafteten, jedoch berechtigten Tadel.
NUX MOSCHATA: Überempfindlichkeit gegenüber den geringsten Eindrücken mit Neigung zur Ohnmacht, wechselhafte Stimmungen, starke Blähungen, schwere Stuhlgangprobleme (sogar bei weichen Stühlen).

Wenn der Husten mit einer Erkältung verbunden zu sein scheint, sind insbesondere folgende drei Mittel angezeigt.
EUPHRASIA: Der Nasenausfluß ist nicht scharf, aber der Tränenfluß beißend, wundmachend (im Gegensatz zu ALLIUM CEPA). Sehr häufig hustet das Kind, sobald es morgens aufwacht, und der Husten beruhigt sich erst, wenn es wieder zu Bett geht.
FERRUM METALLICUM: Eine große Blässe wechselt mit plötzlichen Rötungen, das Kind ist schnell ermüdet und reagiert sehr empfindlich auf Lärm.
MANGANUM: Fast jeder leichte Husten entwickelt sich zu einer Bron-

chitis. Der Husten wird durch Feuchtigkeit und nachmittags verschlimmert. Häufig beginnt er um 16.00 Uhr und beruhigt sich erst beim Zubettgehen. Eine merkwürdige Einzelheit: Der Husten kann durch Berührung des Innenohrs ausgelöst werden (AGARICUS, ARGENTUM NITRICUM, CARBONEUM SULFURATUM, KALIUM CARBONICUM, LACHESIS, SILICEA).

EUPHRASIA, FERRUM und MANGANUM haben als charakteristisches Merkmal, daß eine Besserung durch Liegen auf dem Rücken oder der Seite eintritt (der MEDORRHINUM-Husten wird durch Liegen auf dem Bauch gelindert). Als weitere Mittel, bei denen Husten im Liegen gebessert wird, kann man nennen:

HYDRASTIS (bei chronischer Nasenschleimhautentzündung) und THUJA (dickflüssige und anhaltende Sekrete der Augen, der Nase, der Ohren, der Bronchien; Husten insbesondere morgens beim Aufstehen und abends beim Zubettgehen).

Wenn der Husten vor dem Aufwachen entsteht: NUX VOMICA, BRYONIA, CAUSTICUM, PHOSPHORUS, RHUS TOXICODENDRON.

Wenn der Husten beim Erwachen beginnt:
NUX VOMICA: Husten mit Nasenausfluß, während die Nase nachts verstopft war.
CAUSTICUM: rauher Husten.
IGNATIA: nervöser und emotional erregbarer Mensch.
BRYONIA: trockener Husten, verschlimmert bei der kleinsten Bewegung.
COCCUS CACTI: insbesondere gegen 6.00 Uhr und gegen 23.30 Uhr am Vorabend, Auswurf von weißem, flüssigem Schleim. Der Husten wird an der frischen Luft gelindert.
STANNUM: sehr starke Schleimabsonderung.
RUMEX: Husten mit viel Schleim, häufig begleitet von einem Durchfall, der das Kind zum Aufstehen zwingt (SULFUR). Verschlimmerung durch Einatmen frischer Luft.

Husten beim Aufstehen:
EUPHRASIA: Husten bis zum Zubettgehen (FERRUM METALLICUM und MANGANUM).
BRYONIA, COCCUS CACTI: s. o.

PHOSPHORUS: Der Husten wird immer beim Übergang vom Warmen zum Kalten verschlimmert, ebenfalls durch Sprechen.
SEPIA: Schleimauswurf, der den Husten lindert. Sehr kälteempfindlicher Mensch. Den Betreffenden geht es durch Bettwärme immer besser.
SPONGIA: Der Betreffende hustet, weil er vom Warmen zum Kalten übergeht; rauher, trockener Husten.
Des weiteren gilt es, genau zu beobachten, wann der Husten besonders intensiv ist.
COCCUS CACTI: Husten gegen 6.00 bis 7.00 Uhr.
CALCIUM PHOSPHORICUM: Husten besonders gegen 6.00 bis 7.00 Uhr, der sich bis 18.00 Uhr äußern wird.
NATRIUM MURIATICUM: Husten um 10.00 Uhr, für dieses Mittel charakteristische Verschlimmerungszeit.
ARSENICUM ALBUM: 13.00 bis 14.00 Uhr (jedoch ebenfalls 1.00 Uhr morgens).
CHELIDONIUM: 16.00 Uhr (gleichzeitiger Leberbefall).
MANGANUM: 16.00 Uhr, Husten bis zum Zubettgehen.
LYCOPODIUM: 16.00 bis 18.00 Uhr, für dieses Mittel charakteristische Verschlimmerungszeit.

NACHTS AUFTRETENDER HUSTEN:

Ausschließlich nachts auftretender Husten:
Die Fälle ausschließlich nächtlichen Hustens sind selten. Man sollte in diesem Fall an AMBRA GRISEA und an CAUSTICUM denken.
AMBRA GRISEA: Das Kind ist derartig beunruhigt und besorgt, daß es nicht einschlafen kann. Es handelt sich um ein sehr schüchternes Kind. Es flüchtet vor dem Kontakt mit Gleichaltrigen, und es hat großes Lampenfieber in der Öffentlichkeit. Der Husten ist krampfartig mit Würgen und Erstickungsangst und wird von Aufstoßen begleitet. Auch ohne Husten hat das Kind Probleme mit dem nervlich bedingten Aufstoßen.
CAUSTICUM: Das Kind ist sehr beunruhigt, insbesondere abends. Es fürchtet sich vor dem Zubettgehen; dies ist ihm der schmerzlichste Augenblick. Der Husten ist häufig bellend, reißend, durch Bettwärme verschlimmert und durch einen Schluck kaltes Wasser gelindert.

Die Bedeutung der Angst ist charakteristisch für diese beiden Mittel. Angst spielt ebenfalls bei den Menschen eine Rolle, deren Husten nachts verschlimmert wird.

HUSTEN MIT NÄCHTLICHER VERSCHLIMMERUNG

Die Verschlimmerung kann damit zusammenhängen, daß der Betreffende nachts allgemein ängstlicher ist, doch auch mit dem Liegen und der Bett- oder Zimmerwärme.
Bei der Verschlimmerung durch die nachts verursachte Angst handelt es sich fast immer um asthmaähnliche Phänomene, unter Umständen um tatsächliches Asthma oder Pseudokrupp. Wenn das Kind zu Asthma neigt (vgl. Seite 301), sollte man insbesondere an folgende Mittel denken:
ARSENICUM ALBUM: sehr deutliche Verschlimmerung gegen Mitternacht bis 1.00 Uhr.
IPECACUANHA: krampfartiger, trockener, erschöpfender Husten, der häufig Übelkeit mit sich bringt (jedoch mit unbelegter Zunge).
SAMBUCUS: Nasenverstopfung, ruft Atemnot hervor.
CUPRUM ARSENICOSUM: ausgeprägter Krampf mit Zyanose (bläulichrote Verfärbung der Haut).
CENCHRIS CONTORTRIX: Verschlimmerung abends, die sich zunehmend verstärkt.
KALIUM CARBONICUM: Verschlimmerung insbesondere gegen 3.00 Uhr morgens.

Bei Pseudokrupp muß man sich für ACONITUM, SPONGIA oder AMMONIUM BROMATUM entscheiden. Die Uhrzeit des Hustens ermöglicht es, das angezeigte Mittel auszuwählen (vgl. auch das entsprechende Kapitel).

Die Verschlimmerung kann eintreten, wenn sich das Kind hinlegt (Husten kann aber auch durch Liegen gelindert werden). Sehr häufig ist die Verschlimmerung des Hustens darüber hinaus die Folge einer Nasenverstopfung. In diesen Fällen kommen SAMBUCUS, AMMONIUM CARBONICUM, AMMONIUM CAUSTICUM oder AMMONIUM BROMATUM sowie STICTA PULMONARIA zur Disposition.
SAMBUCUS: Vom Zeitpunkt an, in dem sich das Kind hinlegt, ver-

stopft seine Nase, und es fängt an zu husten. Manchmal ist die Nasenverstopfung derartig ausgeprägt, daß das Kind in Atemnot gerät und sich in seinem Bett hinsetzen muß.
AMMONIUM CARBONICUM: Es sind gewissermaßen dieselben Symptome wie bei SAMBUCUS, jedoch im chronischen Zustand. Bei SAMBUCUS leidet das Kind nur während einer Erkältung an Nasenverstopfung; bei AMMONIUM CARBONICUM ist die Nasenverstopfung chronisch und insbesondere gegen 3.00 Uhr morgens ausgeprägt.
AMMONIUM CAUSTICUM oder AMMONIUM BROMATUM: Die Umstände sind dieselben wie oben beschrieben (dieselbe Uhrzeit: 3.00 Uhr morgens), die Stimme ist jedoch heiser, und bei AMMONIUM BROMATUM sind die Lidränder rot und geschwollen.
STICTA PULMONARIA: Der Husten scheint durch Absonderungen hervorgerufen zu werden, die von der hinteren Nasenhöhle herunterlaufen. Er ist nachts trocken, aber morgens lose.

Bei nächtlichem Husten mit Atembeklemmung (jedoch ohne wirkliches Asthma) sind ARALIA RACEMOSA, GRINDELIA und LACHESIS angezeigt.
ARALIA RACEMOSA: Der Husten ist tagsüber ohne besondere Kennzeichen, wird jedoch asthmatoid, wenn der Patient zu Bett geht oder in seinem ersten Schlaf aufwacht. Dieses Mittel kommt insbesondere in Frage bei Heuschnupfen — oder wenn das Kind beim geringsten Luftzug zu niesen beginnt.
GRINDELIA: Das Kind leidet unter asthmatoider Bronchitis, begleitet von zahlreichen Absonderungen, deren Loslösung auf Distanz hörbar ist. Die Atmung wird sehr kurz und hört manchmal auf, wenn es zu Bett geht. Es ist gezwungen, sich hinzusetzen.
LACHESIS: Das Kind gerät zum Zeitpunkt des Einschlafens in Atemnot. LACHESIS und SULFUR sind die beiden einzigen Mittel bei Asthma, das während des Schlafs auftritt.

Beim nächtlichen Reizhusten handelt es sich um Kinder, die tagsüber überhaupt nicht oder nur sehr wenig husten, jedoch zu husten anfangen, sobald sie im Bett sind. Der Husten ist nicht die Folge einer eigentlichen Entzündung, sondern von einem Reiz oder einem Kitzeln im Rachen oder in der Luftröhre ausgelöst. In dem einen Fall tritt der Husten dann auf, wenn der Betreffende sich hinlegt, in anderen Fällen ein wenig später, wenn es ihm langsam warm wird oder wenn er sich aufregt. Manchmal ist der Husten derartig ausgeprägt, daß das Kind sich in seinem Bett aufrichten muß (insbesondere CONIUM, ebenfalls AGARICUS, CAUSTICUM, COCCUS CACTI, PULSATILLA, SEPIA, ohne die Asthmamittel zu nennen).

Wenn das Kind anscheinend keine Erkältung hat, jedoch nach dem Zubettgehen zu husten anfängt, kann eine bedeutende veranlagungsmäßige Nervosität die Ursache sein. In diesem Fall sollte man an IGNATIA, CONIUM, HYOSCYAMUS und AGARICUS denken.
IGNATIA: übermäßig erregbares Kind mit widersprüchlichen Reaktionen.
CONIUM: Kitzeln im Rachen oder Kehlkopf, ängstliches, depressives Kind, flüchtet vor Menschenansammlungen, ist jedoch ängstlich, wenn es allein ist.
HYOSCYAMUS: Kitzeln im Rachen, meistens ist das Kind gewalttätig eifersüchtig.
AGARICUS: sehr nervöser Mensch mit zahlreichen Tics, Husten, der sofort nach dem Einschlafen einsetzt, das Kind weckt und durch Niesen beendet wird.

Wenn das Kind ganz offensichtlich Erkältungssymptome aufweist und der nächtliche Reizhusten entzündlicher Ursache ist, muß man folgende Mittel in Betracht ziehen.
STICTA PULMONARIA: Der Husten wird durch Absonderungen aus dem Nasen-Rachen-Bereich hervorgerufen, er ist nachts trocken, aber morgens sehr lose.
RUMEX: Es handelt sich um einen ständigen Husten durch Reizung des Rachens, der das Kind am Einschlafen hindert. Der Husten wird durch das geringste Einatmen von frischer Luft verschlimmert, ebenso morgens, wenn sich zahlreiche Schleimabsonderungen bilden.
COCCUS CACTI: Der Husten ist keuchhustenartig, erstickend und wird von weißem, sehr dickflüssigem Schleim begleitet. Er tritt besonders gegen 23.00 und 6.00 Uhr in Erscheinung.
DROSERA: Es handelt sich um einen keuchhustenartigen Kehlkopfhusten, der insbesondere von Mitternacht bis 2.00 Uhr ausgeprägt ist.
PHOSPHORUS: Es handelt sich um einen Kehlkopfhusten, der ver-

schlimmert wird, wenn das Kind auf der linken Seite liegt, und gebessert wird, wenn es auf der rechten Seite liegt (RUMEX, SEPIA).
CAUSTICUM: Der Husten ist trocken, rauh, wird durch Bettwärme verschlimmert und durch einen Schluck kalten Wassers gelindert.
PULSATILLA: Der Husten ist nachts trocken, tagsüber lose und wird durch Bettwärme verschlimmert.
SQUILLA: Es handelt sich um Anfälle von losem Husten, der durch kalte Getränke oder Einatmen von frischer Luft verschlimmert wird. Das Kind hustet besonders gegen 23.00 Uhr.
ACONITUM, BELLADONNA, RHUS TOXICODENDRON, BRYONIA: Diese Mittel sind insbesondere während eines akuten fiebrigen Zustandes angezeigt, selten bei einem Husten während einer einfachen Erkältung.

Bei einem durch Bettwärme verschlimmerten Zustand eignen sich insbesondere CAUSTICUM und PULSATILLA, aber ebenfalls COCCUS CACTI (erstickender Husten), NUX MOSCHATA, VERATRUM ALBUM, BROMUM, DROSERA, MERCURIUS SOLUBILIS, NAJA.
Um den Husten zu beruhigen, genügt es häufig, nachts das Fenster des Zimmers zu öffnen (ein Luftbefeuchter bessert fast nur Kehlkopfhusten), insbesondere wenn die Nase stark verstopft ist, da die frische Luft die Schleimhäute zum Abschwellen bringt. Viele Eltern schließen hartnäckig das Fenster — aus Angst, die Verkühlung des Kindes zu verschlimmern. Halten wir fest, daß die frische Luft nur selten den Husten verschlimmert. Dies ist praktisch nur der Fall bei Menschen, die folgende Mittel benötigen: HEPAR SULFURIS und RUMEX oder RHUS TOXICODENDRON (jedoch nur während einer akuten Krankheit), deren Zustand im übrigen auch dann verschlimmert wird, wenn sie sich aufdecken (ganz besonders die HEPAR-SULFURIS- und RHUS-TOXICODENDRON-Menschen, die bereits dann husten, wenn sie die Hände unter der Bettdecke hervorholen).
Normalerweise weckt der nächtliche Husten das Kind auf. Wenn es weiterhin schläft und dabei hustet, sollte man an CHAMOMILLA, CYCLAMEN und ACIDUM NITRICUM denken.
CHAMOMILLA: das wichtigste Mittel in diesem Fall.
CYCLAMEN: ein Kind von depressivem und traurigem Naturell, das die Einsamkeit sucht; häufig Schluckauf.
ACIDUM NITRICUM: die Nase wundmachende Nasenschleimhautentzündung, Gefühl, als seien Splitter in der Nase, Nasenbluten.

Erkrankungen der Atemwege 433

Es kommt bei BELLADONNA, ACONITUM und RHUS TOXICODENDRON vor, daß der Patient während des Schlafs hustet, es handelt sich dann jedoch um einen akuten fiebrigen Zustand mit seinen eigenen charakteristischen Merkmalen.

Uhrzeit des nächtlichen Hustens:

Abends zum Zeitpunkt des Einschlafens: SAMBUCUS, LACHESIS, AMMONIUM CARBONICUM, GRINDELIA, HEPAR SULFURIS, CONIUM, SPONGIA, LYCOPODIUM, IGNATIA.
22.00 bis 23.00 Uhr: BELLADONNA (akute Zustände).
23.00 Uhr: ARALIA RACEMOSA (mit Atembeklemmung [insbesondere bei Heuschnupfen]), RUMEX (insbesondere wenn das Kind sich aufdeckt), SQUILLA (Anfälle von losem Husten bei einem Kind, das sich während des Hustens heftig die Augen und das Gesicht mit den Fäusten reibt), HEPAR SULFURIS (rauher, jedoch loser Husten), COCCUS CACTI (Hustenanfälle mit Auswurf von weißem, dickflüssigem Schleim, Husten ebenfalls beim Aufstehen [6.00 Uhr morgens]).
Bei RUMEX, SQUILLA, HEPAR SULFURIS und COCCUS CACTI hustet das Kind von 11.00 Uhr abends bis um 2.00 Uhr morgens.
Um Mitternacht: ACONITUM (akuter Zustand, Pseudokrupp), CHAMOMILLA (Husten, der nicht aufweckt), SPONGIA.
Nach Mitternacht: DROSERA (Husten aus dem Kehlkopf von Mitternacht bis 2.00 Uhr), ARSENICUM ALBUM (Husten zwischen 1.00 und 2.00 Uhr, nachmittags ebenfalls), ACONITUM, HYOSCYAMUS, SQUILLA.
Um 2.00 Uhr: ARSENICUM ALBUM, DROSERA.
Von 3.00 bis 4.00 Uhr: AMMONIUM CARBONICUM (starke Nasenverstopfung), CAUSTICUM (Kehlkopfhusten, schlimmer bei Bettwärme), AMMONIUM CAUSTICUM (Stimmverlust), AMMONIUM BROMATUM (Lidränder rot und geschwollen), KALIUM CARBONICUM ([von 3.00 bis 5.00 Uhr] loser Husten, häufig asthmatoid).

- HUSTENMODALITÄTEN:

An der frischen Luft verschlimmert: ARSENICUM ALBUM, ACONITUM, HEPAR SULFURIS, PHOSPHORUS, RHUS TOXICODENDRON, RUMEX, SQUILLA.
Durch kalte Getränke verschlimmert: ARSENICUM ALBUM, HEPAR SULFURIS, PHOSPHORUS, SPONGIA, SQUILLA.

An der frischen Luft gelindert: BRYONIA, COCCUS CACTI, PULSATILLA.
Durch kalte Getränke gelindert: CAUSTICUM, COCCUS CACTI, CUPRUM.
Beim Husten reibt sich das Kind energisch die Augen (und das Gesicht) mit den Fäusten: SQUILLA, CAUSTICUM, PULSATILLA.
Das Kind schläft ein, während es hustet: MAGNESIUM SULFURICUM.
Der Husten wird durch Niesen beendet: AGARICUS, SQUILLA, SENEGA, CARBO VEGETABILIS.
Der Husten wird gelindert, wenn das Kind auf dem Bauch liegt: MEDORRHINUM.
Der Husten ist manchmal von Harninkontinenz begleitet: CAUSTICUM, SQUILLA.
Der Husten ist ein beunruhigendes und störendes Symptom, wenn er das Kind aufweckt oder am Schlaf hindert. Wir haben festgestellt, daß es eine ganze Reihe sehr wirksamer Mittel gibt, um die verschiedenen Formen von Husten zu unterbinden. Kommt es jedoch zu einem Rückfall, so besteht die einzige Lösung darin, die zugrundeliegende Allergie zu behandeln.

f) Keuchhusten

Der Keuchhusten ist eine quälende Krankheit, so daß viele Mütter, die normalerweise auf homöopathische Mittel zurückgreifen, ihr Kind dennoch dagegen impfen lassen möchten.
Auch wenn der Keuchhusten sowohl für das Kind wie auch für seine Mitmenschen sehr anstrengend ist, verläuft er in der Regel ohne Gefahr, sofern man auf eine homöopathische Behandlung zurückgreift. Zudem ist das von Geburt an so behandelte Kind geschützt vor Komplikationen. Die Bedeutung der Homöopathie besteht darin, daß sie die Widerstandskraft der Menschen vergrößert, wohingegen die Impfungen — auch wenn sie den Krankheitskeim daran hindern, den Organismus zu befallen — die Widerstandskraft des Kindes herabsetzen.
Bei Keuchhusten wird der Patient entsprechend seiner Reaktionsfähigkeit mehr oder weniger schwerwiegend betroffen sein. Ein schleppender und unter Umständen mit Bronchitis verwickelter Keuchhusten ist Ausdruck einer Anfälligkeit der Atemwege, die, obwohl sie während des Keuchhustens in Erscheinung tritt, nicht durch diesen

verursacht wird; sie existiert bereits vor der akuten Krankheit. Bei einer Impfung bleibt diese Schwäche weiterhin vorhanden und tritt notgedrungen unter anderen Umständen, gegebenenfalls während einer einfachen Erkältung oder einer Grippe, erneut in Erscheinung.

Es sei daran erinnert, daß die Impfung in keiner Weise die Abwehrreaktionen des Organismus verstärkt, sondern schwächt. Hingegen wird die Anfälligkeit der Atemwege eines homöopathisch behandelten Kindes durch die Therapie der Konstitution vermindert, sogar beseitigt. Man muß jedoch hinzufügen, daß auch bei manchen Menschen mit robuster Konstitution und verminderter Empfindlichkeit der Atemwege ein ziemlich eindrucksvoller Keuchhusten auftreten kann. In jedem Fall sollte man aber auf eine homöopathische Therapie zurückgreifen, deren Erfolgsaussichten wesentlich höher sind als diejenigen einer allopathischen Behandlung und zudem Komplikationen vorbeugt.

Der Keuchhusten ist durch das beeindruckende Erscheinungsbild der Hustenanfälle und die lange Dauer der Krankheit (6 bis 8 Wochen) sehr anstrengend.

Der Keuchhusten wird durch Tröpfcheninfektion (von Mensch zu Mensch) übertragen und ist im Säuglingsalter lebensgefährlich. Die Bakterien (Bordetella pertussis) besiedeln die Schleimhäute der Atemwege, bewirken eine katarrhalische Entzündung und lösen eine schnelle Zunahme der weißen Blutkörperchen vom lymphozytären Typus aus (dies ist im übrigen eines der charakteristischen biologischen Merkmale der Krankheit), wobei die Lymphozyten sich ebenfalls in der Bronchialwand vermehren. Es bildet sich somit ein regelrechter »Ring« in der Bronchialwand, der die Bronchie zunehmend umschließt und eine Verengung verursacht, verbunden mit einer Sekundärreizung der Schleimhaut und Schleimproduktion. Es besteht also gleichzeitig eine Verdickung der Bronchialwand mit Verengung der Bronchie und in einem gewissen Maße eine Verminderung der Atemkapazität. Zudem ist der Husten, wenn er in Erscheinung tritt, krampfartig, was die Luftzirkulation in den Bronchien noch stärker behindert und eine Schleimabsonderung hervorruft.

Die Vermehrung der Lymphozyten in der Bronchialwand, aus der eine regelrechte die Bronchien umgebende Hülse entsteht, erstreckt sich über 2 bis 3 Wochen. Diese organische Produktion kann nicht innerhalb weniger Tage zurückgehen — ganz gleich, welche Therapie man anwendet. Die Beeinträchtigungen durch die »Hülsen« verringern sich Stück für Stück, so wie sie aufgetreten sind, in 2 bis 3 Wochen. Die Therapie hat hauptsächlich zum Ziel, auf den Husten einzuwirken, das heißt, die Häufigkeit und die Intensität der Anfälle zu verringern. Sicherlich kann sie ebenfalls die Auflösung der Enge in den Bronchien begünstigen und beschleunigen, aber nicht auf schnellem Wege. Da das Ausmaß der lymphozytären Infiltration jedoch von der Konstitution des Betreffenden abhängig ist, werden die Lymphozyten, wenn die Konstitution des Patienten zuvor therapiert wurde, weniger hartnäckig und infolgedessen leichter aufzulösen sein.

Der Keuchhustenanfall besteht aus einer Reihe von kleinen, überstürzten, sich in mehr oder weniger kurzen Zeitabständen wiederholenden Hustenstößen, die zumeist von einer intensiven Rötung des Gesichtes begleitet sind. Die stakkatoartigen Stöße mit vorgestreckter Zunge erreichen einen Höhepunkt, lassen plötzlich nach, und es setzt ein weithin hörbares, ziehendes, juchzendes Einatmen bei verengter Stimmritze ein. Die Anfälle, die sich wiederholen (Reprise), werden fast immer durch das Ausstoßen von glasigem, zähem Schleim beendet, der später dickflüssig und gelblich wird. Häufig tränen die Augen während der Anfälle sehr stark.

Man muß hinzufügen, daß die Diagnose des Keuchhustens nicht bei der Auskultation (Abhorchen) gestellt werden kann. Diese erbringt häufig nichts oder zeigt eine Bronchitis an, wobei letztere nur einen Aspekt des Keuchhustens darstellt. Die Diagnose beruht vor allem auf dem Anfall selbst. Es genügt, das Kind husten zu hören, um zu wissen, daß es sich um einen Keuchhusten handelt. In zweifelhaften Fällen kann man auf eine Blutuntersuchung (Vermehrung der Lymphozyten) zurückgreifen, doch vermitteln ihre Ergebnisse nicht immer absolute Gewißheit.

Das Kind wird stets zum Zeitpunkt seiner Anfälle geschüttelt, scheint jedoch, wenn es keine Anfälle hat, nicht krank zu sein. Wenn das Kind zwischen den Anfällen Symptome aufweist, so ist dies ein Zeichen eines besonders schweren Keuchhustens oder einer Komplikation.

Normalerweise tritt bei Keuchhusten kein Fieber auf. Die Tempera-

tur steigt nicht über 37° bis 37,3°. Wenn das Kind Fieber bekommt und dieses nicht abklingt, so ist das ein Zeichen für eine Komplikation — eine Bronchitis oder sogar eine Lungenentzündung. Es sei daran erinnert, daß diese Komplikationen kaum bei einem homöopathisch behandelten Kind in Erscheinung treten.
Auf den ersten Blick sehen die Hustenanfälle sehr ähnlich aus. Dennoch haben sie häufig ganz besondere charakteristische Merkmale, die im folgenden bei den wichtigsten Keuchhustenmitteln beschrieben werden.
DROSERA ist das am häufigsten verwendete Mittel. Der Husten ist bellend wie derjenige einer Kehlkopfentzündung. Der Anfall scheint sehr quälend zu sein, da sich das Kind beim Husten den Bauch hält. Der Husten tritt inbesondere nach Mitternacht in Erscheinung (zwischen 24.00 und 2.00 Uhr). Diese Uhrzeit ist sehr charakteristisch für DROSERA. Er wird häufig von einem Nasenbluten und Erbrechen der Nahrungsmittel oder von blutgestreiften Schleimabsonderungen begleitet. Das Kind scheint durch den Anfall nicht anhaltend beeinträchtigt zu werden; es fängt im Anschluß daran sofort wieder zu spielen an.
CORALLIUM RUBRUM macht durch eine besonders ausgeprägte Rötung des Gesichts auf sich aufmerksam, die man bereits vor dem Anfall beobachten kann. Beim Anfall blutet häufig die Nase, und am Ende wird weißer, fadenziehender Schleim abgesondert, manchmal mit Blut. Der Husten von CORALLIUM RUBRUM hat zwei besonders charakteristische Merkmale, das eine äußert sich vor dem Anfall, das andere danach. Vor dem Anfall hat das Kind Erstickungsangst, die selbstverständlich während des Anfalls und sogar danach anhält; es hat ebenfalls ein rotes Gesicht. Nach dem Anfall bleibt nicht nur die Atemnot noch für eine Weile, sondern das Kind verspürt darüber hinaus eine sehr große Ermüdung. Manchmal sagt es, daß ihm die eingeatmete Luft kalt erscheine, wobei das Einatmen von kalter Luft einen Anfall hervorruft.
COCCUS CACTI ist insbesondere dann angezeigt, wenn der Anfall durch einen sehr ausgiebigen Auswurf von weißem Schleim, der in langen Fäden an jeder Seite des Mundes heraushängt, beendet wird. Der Anfall tritt insbesondere um 23.30 Uhr in Erscheinung, dies ist sehr charakteristisch für das Mittel, und ebenfalls häufig, wenn das Kind aufwacht. Es bestehen also zwei Verschlimmerungszeiten:

23.30 Uhr und beim Erwachen. Zudem wird der Husten durch Wärme verschlimmert. Bei DROSERA, CORALLIUM RUBRUM und COCCUS CACTI hat das Kind ein rotes Gesicht und weißen Schleim, es kommt jedoch vor, daß das Kind während des Anfalls bleich wird. In diesem Fall muß man an andere Mittel denken.

IPECACUANHA entspricht einem bleichen, häufig von kalten Schweißen bedeckten Gesicht, das die Übelkeit sichtbar zum Ausdruck bringt, die gewöhnlich sehr ausgeprägt und vorherrschend ist. Trotz dieser Übelkeit ist die Zunge unbelegt. Von außen ist ein Röcheln in den Bronchien hörbar, der Husten ist jedoch trocken. Sehr häufig läuft ein wenig Blut aus der Nase oder sogar aus dem Mund heraus. Das Kind macht einen erschöpften Eindruck, wobei diese große Ermüdung nach dem Anfall andauert, allerdings nur kurze Zeit (im Gegensatz zu beispielsweise CARBO VEGETABILIS und insbesondere VERATRUM ALBUM).

CINA ist das Mittel eines Kindes mit schwierigem Charakter, das sehr nervös und zu Konvulsionen (Schüttelkrämpfen) während des Anfalls veranlagt ist. Eigenartiges Detail: Das Kind erträgt es nicht, gestreichelt zu werden, insbesondere am Kopf (im Gegensatz zu CHAMOMILLA für ein auf andere Weise sehr schwieriges Kind). Es ist bleich und hat schwarze Ringe unter den Augen. Die Blässe ist insbesondere um den Mund herum ausgeprägt, wo sie ein bläuliches Aussehen annimmt. Sehr häufig hört man nach dem Anfall ein Gluckern, wie wenn man Wasser in eine Flasche laufen läßt. Der Anfall kann durch eine Ermahnung oder einen Ärger hervorgerufen werden (ARNICA). Manchmal wagt es der Patient nicht, sich zu bewegen oder sogar zu sprechen, aus Angst, husten zu müssen.

CARBO VEGETABILIS kann ebenfalls bei Blässe angezeigt sein. In der Regel handelt es sich um eine bläuliche Blässe, die bis zur Zyanose gehen kann. Während des Hustenanfalls kommt es zu kalten Schweißen. Das Kind hat kalte Extremitäten.

KALIUM CARBONICUM entspricht einem sehr geschwächten Menschen. Das Gesicht ist bleich und aufgedunsen (insbesondere im Bereich der Augenlider). Er ist sehr kälteempfindlich, und die Kälte kann einen Hustenanfall auslösen. Dieser tritt insbesondere nachts auf — nach Mitternacht und ganz besonders von 3.00 bis 4.00 Uhr morgens.

VERATRUM ALBUM ist dann angezeigt, wenn das Kind nach dem Anfall derartig erschöpft ist, daß es in den Schlaf fällt. Das Gesicht ist leichenblaß und von kalten Schweißen bedeckt, (CARBO VEGETABILIS ist bleich außerhalb der Anfälle).

CUPRUM ist dann angezeigt, wenn das Kind blau wird (Zyanose des Gesichts). Während des Anfalls versteift es sich und kann sogar richtige Konvulsionen (Schüttelkrämpfe) haben. Der Krampf betrifft immer die Beugemuskeln (das Kind schließt die Hand krampfartig und bedeckt die Finger mit dem Daumen). Es ist vor dem Anfall stets sehr ängstlich.

SENEGA ist ebenfalls ein Mittel bei einem Kind, das während des Anfalls zyanotisch wird. Kennzeichnend ist auch ein Niesen beim Anfall, jedoch insbesondere danach: Der Anfall wird durch Niesen beendet.

MEPHITIS PUTORIUS ist dann angezeigt, wenn die Anfälle die Gefahr mit sich bringen, ein Ersticken zu verursachen. Die Zyanose ist sehr ausgeprägt. Das Kind gerät in Atemnot. Man hat den Eindruck, als ob es sterben würde. Die Anfälle sind immer von Erbrechen begleitet. Sie sind nicht sehr zahlreich tagsüber, sie äußern sich insbesondere nachts. Die Augen sind blutunterlaufen. Häufig hat das Kind Fieber. Zu dem Bronchialkrampf tritt ein Stimmritzenkrampf, was durch ein Kreischen des Kindes zum Ausdruck kommt. (Dieses Mittel sollte in der ersten oder dritten D-Potenz verabreicht werden.)

MOSCHUS ist angezeigt, wenn der Stimmritzenkrampf beim Patienten mit einer extremen Nervosität auftritt, die sich schlecht kontrollieren können (nervöses Lachen), und wenn zahlreiche andere krampfartige Erscheinungen hinzukommen (unkontrollierbares Lachen, Schluckauf).

KALIUM BICHROMICUM ist das Mittel der Wahl, wenn die anfänglich glasigweißen Schleimabsonderungen oder jegliche Komplikationen gelb werden. Diese Schleimabsonderungen sind noch fadenziehender als die von COCCUS CACTI, zähflüssiger und derartig klebrig, daß sie sich im Mund des Kindes ansammeln und man sie herausholen muß. Der Husten tritt vor allem gegen 2.00 bis 3.00 Uhr morgens in Erscheinung.

ARNICA ist ganz besonders dann angezeigt, wenn das Kind nach dem Anfall eine große Ermüdung, sogar Erschöpfung erkennen läßt, während es im allgemeinen nach dem Anfall kein Unwohlsein mehr verspürt und es ihm gutzugehen scheint. Vor dem Anfall weint das

ARNICA-Kind und zieht sich zurück, da es weiß, daß der Anfall kommen und es anschließend sehr erschöpft sein wird. In diesem Fall sind IPECACUANHA, CORALLIUM RUBRUM und KALIUM CARBONICUM, die zuvor besprochen wurden, ebenfalls angezeigt.

Wenn die Erschöpfung sehr stark ist, sollte man an folgende Mittel denken.
CARBO VEGETABILIS ist manchmal zu Beginn des Keuchhustens angezeigt, es ist jedoch vor allen Dingen das Mittel für »sich dahinschleppende« Fälle. Das Kind ist sehr geschwächt durch die Krankheit, es hat den Appetit verloren und ist sehr bleich. Es hat kalte Extremitäten, insbesondere abends und im Bett. Die Anfälle werden von kalten Schweißen begleitet und enden häufig mit Erbrechen, wenn der Husten nach der Mahlzeit auftritt. Die Atemnot ist ausgeprägt und kann eine Zyanose bewirken (CUPRUM). Das Kind ist durch den Anfall erschöpft.
CHININUM ARSENICOSUM ist bei denselben Symptomen wie CARBO VEGETABILIS angezeigt, der Kräfteverfall ist jedoch größer, und die Haut ist kälter. Die Arme und Beine sowie — insbesondere — die Hände und Füße sind eiskalt. Das Kind hat keinerlei Appetit, aber großen Durst (stärker als bei CARBO VEGETABILIS). Es ist sehr anämisch (blutarm).
VERATRUM ALBUM ist bei äußerster Erschöpfung angezeigt. Das Kind hat nach dem Anfall ein Bedürfnis zu schlafen. Während des Anfalls bedeckt sich das Gesicht mit kalten Schweißen, insbesondere die Stirn, und wird sehr bleich. Bei CARBO VEGETABILIS tritt die Blässe in der anfallfreien Zeit auf.

Einige Modalitäten

Vor dem Anfall:
Weinen: ARNICA, BELLADONNA (zu Beginn).
Atemnot: CORALLIUM RUBRUM.

Während des Anfalls:
Ausgeprägter Tränenfluß: NATRIUM MURIATICUM (das kein typisches Keuchhustenmittel ist, aber bei ganz besonders ausgeprägtem Tränenflusses angezeigt ist).

Blässe: CINA.
Zyanose (Blauwerden): CUPRUM.

Nach dem Anfall:
Erschöpfung: ARNICA, IPECACUANHA, CORALLIUM RUBRUM, KALIUM CARBONICUM, jedoch insbesondere CARBO VEGETABILIS, CHININUM ARSENICOSUM und VERATRUM ALBUM (ganz besonders).
Niesen: SENEGA, CINA, JUSTICIA, AGARICUS.
Weinen: ARNICA.

Ursachen des Anfalls:
Ärger: CINA, ARNICA.
Luftzug: KALIUM CARBONICUM.
Kälte: KALIUM CARBONICUM, IPECACUANHA, CORALLIUM RUBRUM (Anfall beim Einatmen von kalter Luft).
Wärme: COCCUS CACTI.

Einige Besonderheiten

AMBRA GRISEA: Der Anfall wird durch starkes Aufstoßen beendet.
TABACUM: Der Anfall wird durch Schluckauf beendet.
SENEGA: Der Anfall wird durch Niesen beendet.
JUSTICIA: Der Anfall wird durch Niesen beendet, es handelt sich hierbei um ein Mittel bei krampfartigem Husten mit Schnupfen. Es ist gewissermaßen zwischen ALLIUM CEPA und EUPHRASIA angesiedelt.
AGARICUS: Krämpfe in sämtlichen Bereichen: Muskelzittern, Tics der Augen und des Gesichts, krampfartiges Gähnen, Schluckauf, nervöses Aufstoßen, krampfartiger Husten.
NATRIUM MURIATICUM: von einem ganz starken Tränenfluß begleiteter Anfall.

Normalerweise entwickelt sich der Keuchhusten ohne Komplikationen. Kommt es beispielsweise zu einer Bronchitis oder einer Lungenentzündung, so ist das Mittel im allgemeinen dasjenige der Bronchitis oder des Lungenproblems, häufig ANTIMONIUM TARTARICUM.
Der Keuchhusten beginnt mit einem einfachen Husten (ohne Schnupfen, ohne wirkliches Fieber), der sich 2 Wochen lang ver-

stärkt. Anschließend treten die Anfälle in Erscheinung, die im allgemeinen 3 bis 4 Wochen dauern. Zu Beginn der Genesung, wenn die Häufigkeit und die Intensität der Anfälle geringer werden, kann es nützlich sein, eine Luftveränderung vorzunehmen. Ein paar Tage am Meer können die Krankheitsdauer auf eindrucksvolle Weise verkürzen. Zu diesem Zeitpunkt kann eine Reise im Flugzeug ebenfalls von Nutzen sein (»Höhenflugbehandlung«), man muß jedoch auf 3000 m während mindestens einer halben Stunde aufsteigen, und selbst dann ist das Ergebnis nicht garantiert. Es sei nochmals hervorgehoben, daß ein Luftwechsel oder eine Reise im Flugzeug nur zum Zeitpunkt der Genesung förderlich sind. Vorher sind diese Maßnahmen nutzlos und haben keinerlei Wirkung mehr während der Genesung.

Wenn das Kind einen Keuchhusten hatte, ist es immun gegen diese Krankheit. Der Schutz dauert aber nicht ein ganzes Leben lang, denn ein alter Mensch kann wieder infiziert werden. Es kommt vor, daß die Anfälle anläßlich einer einfachen Erkältung einige Monate nach Abklingen des Keuchhustens wiederkehren. Es handelt sich hierbei jedoch nicht um einen Rückfall. Dieses Phänomen ist immer die Folge der Tatsache, daß sich das Kind über mehrere Wochen daran gewöhnt hat, auf eine bestimmte Art und Weise zu husten und dieser Husten automatisch während einer Erkältung wiederkehrt. In jedem Fall sind diese Anfälle weniger stark und dauern nur kurze Zeit. Sehr häufig ist dann SANGUINARIA das entsprechende Mittel.

Zusammenfassung

Bei einem Keuchhusten muß man das Problem unter drei Gesichtspunkten untersuchen: die Rückwirkungen des Anfalls auf den Allgemeinzustand, die Färbung des Gesichts und weitere charakteristische Zeichen.

● RÜCKWIRKUNGEN AUF DEN ALLGEMEINZUSTAND:

Keine Beeinträchtigung des Allgemeinzustandes:
DROSERA: Zwischen den Anfällen scheint das Kind nicht zu leiden. Es ist das am häufigsten angezeigte Mittel.

Beeinträchtigung des Allgemeinzustandes:
ARNICA: Das Kind wird durch den Anfall stark angegriffen und spürt es, wenn er bevorsteht.
CORALLIUM RUBRUM: Die Atemnot setzt vor dem Anfall ein und dauert auch im Anschluß daran eine bestimmte Zeit an; das Gesicht rötet sich bereits vor dem Anfall.
KALIUM CARBONICUM: Das Kind ist wohlbeleibt, häufig aufgedunsen und geschwächt. Es wird durch den Anfall erschöpft.
VERATRUM ALBUM: Nach dem Anfall ist die Erschöpfung derart groß, daß das Kind in den Schlaf fällt. Das Gesicht ist bleich und von kalten Schweißen bedeckt.

● FÄRBUNG DES GESICHTS:

Rötung:
DROSERA: während des Anfalls.
CORALLIUM RUBRUM: während des Anfalls, aber auch davor.

Blässe:
CINA: Der Anfall befindet sich sozusagen an der Grenze zur Konvulsion (Schüttelkrampf).
VERATRUM ALBUM: völlige Erschöpfung nach dem Anfall.
IPECACUANHA: Ausdruck von Übelkeit im Gesicht.

Zyanose (Blauwerden):
CARBO VEGETABILIS: leichte Zyanose.
CUPRUM: Das Kind hat Krämpfe (Beugen und Muskeln).

● WEITERE CHARAKTERISTISCHE ZEICHEN:

Ausgesprochen starker Tränenfluß (fast ein »Spritzen«) während des Anfalls: NATRIUM MURIATICUM.
Der Schleimauswurf besteht aus weißem, sehr dickflüssigem Schleim: COCCUS CACTI.
Der Anfall wird mit Niesen beendet: CINA, SENEGA, AGARICUS, JUSTICIA.

VI.
Hals-, Nasen- und Ohrenerkrankungen

Der Schnupfen wurde bereits im Kapitel über die Atemwegserkrankungen besprochen, so daß wir an dieser Stelle lediglich die Erkrankungen des Nasen-Rachen-Raums, des Rachens und der Ohren untersuchen werden. Dies sind die häufigsten akuten Krankheiten beim Kind. Vor dem vollendeten ersten Lebensjahr werden es zumeist Nasen-Rachen- und Ohrenentzündungen sein, danach insbesondere Mandelentzündungen.

1. Nasen-Rachen-Entzündung

Die Nasen-Rachen-Entzündung ist eine derart häufig auftretende Krankheit, so daß wohl jedes Kind einmal davon betroffen sein wird. Im übrigen ist der womöglich etwas bedrohlich klingende Begriff Nasen-Rachen-Entzündung ein großes Wort, um schlicht und einfach eine in der Nasenhöhle zum Rachen hin lokalisierte Erkältungskrankheit zu bezeichnen. Diese Erkrankungen können durch verschiedene Keime (Bakterien oder Viren) verursacht werden, wobei es sich um dieselben wie bei einer gewöhnlichen Erkältung des Erwachsenen handelt. Was beim Erwachsenen lediglich eine Erkältung hervorruft, kann beim Kind also eine Nasen-Rachen-Schleimhautentzündung verursachen. Die Ansteckung erfolgt von Mensch zu Mensch, insbesondere in der Gemeinschaft wie Schule oder Kindergarten. Wiederholt sie sich, so ist dies ein Anzeichen einer zugrundeliegenden Veranlagung (einer zuerst hyporeaktionellen oder psorischen Konstitution), wobei in diesem Fall insbesondere eine konstitutionelle homöopathische Therapie vorgenommen werden sollte. Dennoch erfordert eine akute Nasen-Rachen-Entzündung, ob Rückfall oder nicht, zunächst eine Behandlung, die die Beschwerden lindert. Die konstitutionelle Therapie ist erst in der Folge in Betracht zu ziehen.

Der Beginn einer Nasen-Rachen-Entzündung ist im allgemeinen heftig. In diesem Fall sind die im Kapitel über Fieber beschriebenen Mittel angezeigt, insbesondere ACONITUM, BELLADONNA, FERRUM METALLICUM, NUX VOMICA usw. Außer dem Fieber weist das Kind Erkältungssymptome auf (die Nase läuft). Indessen findet der Ausfluß mehr in der hinteren Nasenhöhle statt als in der Nase, die gewöhnlich stark verstopft ist. Sehr häufig klagt der Patient, insbesondere das sehr junge Kind, gleichzeitig über Bauchschmerzen, manchmal muß es sich auch erbrechen. Die Bedeutung der Verdauungsproblematik für die Entstehung dieser Störung tritt hier erneut in Erscheinung. Der Darm ist, ganz wie der Rachen und der Nasen-Rachen-Bereich, reich an Lymphgewebe, so daß die Entzündung dieses Gewebes nicht auf den Rachen beschränkt bleibt. Die Nasen-Rachen-Entzündung geht stets mit Schleimproduktion und -absonderung einher, die Ausflüsse sind zu Beginn wäßrig und transparent, später jedoch (manchmal aber auch von Anfang an) dickflüssig und gelblich.

Wenn die Nasen-Rachen-Absonderungen gelb und dickflüssig sind, muß man auf andere Mittel als diejenigen des Fiebers zurückgreifen, und zwar auf die folgenden.

KALIUM BICHROMICUM: Absonderungen, die das Aussehen von langen grünlichen Fäden annehmen.

PULSATILLA: Der Ausfluß ist grünlichgelb, nicht scharf, und er findet gleichzeitig in der Nasenhöhle sowie vorn in der Nase statt. Die Temperatur ist im allgemeinen wenig erhöht (38° bis 38,5°). Der Patient hat trotz seines Fiebers keinen Durst. Sein Zustand wird immer abends sowie in einem warmen Zimmer verschlimmert und an der frischen Luft gebessert.

KALIUM SULFURICUM: Die Absonderungen sind ebenfalls grünlichgelb, die Verschlimmerung tritt abends und durch Wärme ein. Der Schleim ist in der Nase und in der hinteren Nasenhöhle lokalisiert, jedoch ebenfalls in den Bronchien (deren Geräusche sind im übrigen weithin hörbar). Das Kind leidet also gleichzeitig unter einer B chitis, wobei diese trotz der auch auf Distanz verneh sche kaum seine allgemeine Widerstandsfähigk scheint nur wenig von seiner Krankheit angegrif gensatz zum ANTIMONIUM-TARTARICUM-Menschen, der Bronchialschleimabsonderung ebenfalls auf Entfernung hörbar sind, der aber einen deutlich schlechteren Allgemeinzustand zu beklagen hat.

HYDRASTIS: Die Nasenabsonderungen sind ganz besonders dickflüssig und gelb (vgl. auch die Beschreibung des Mittels auf S. 401). Der HYDRASTIS-Mensch klagt insbesondere darüber, daß die eingeatmete Luft kalt sei. Dieses kleine Symptom, das man auch bei ARSENICUM ALBUM und CAMPHORA beobachtet, kann sehr nützlich sein, um das angemessene Mittel herauszufinden. Man stellt es jedoch ebenfalls bei denjenigen Nasen-Rachen-Entzündungen fest, bei denen AESCULUS HIPPOCASTANUM, CISTUS CANADENSIS und CORALLIUM RUBRUM angezeigt sind.

AESCULUS HIPPOCASTANUM: Der Betreffende leidet unter einer ausgeprägten Leberschwäche mit venöser Stauung der Schleimhäute, insbesondere des Rachens. In der hinteren Nasenhöhle befindet sich ein dicker Schleim, der ihn dazu zwingt, sich ständig zu räuspern. Er reagiert sehr empfindlich auf die kalte eingeatmete Luft sowohl im Bereich der Nase wie des Rachens. Die Verdauung ist verlangsamt (mit Völlegefühl). Die Pfortaderstauung begünstigt die bei diesem Typus sehr häufigen, wenn nicht üblichen Hämorrhoiden. Die Zunge ist stark belegt.

CISTUS CANADENSIS: Der Patient verspürt ein Kältegefühl am ganzen Körper. Die eingeatmete Luft erscheint ihm nicht nur kalt, sondern bereitet ihm Schmerzen, besonders nach dem Schneuzen. Dickflüssige Absonderungen blockieren den Nasen-Rachen-Bereich. Die Lymphknoten sind verhärtet, und der Zustand des Betreffenden wird durch die kleinste Begegnung mit kalter Luft verschlimmert.

CORALLIUM RUBRUM: Der Patient hat starke Absonderungen in der Nasenhöhle. Er reagiert sehr empfindlich auf das Einatmen kalter Luft, die oft einen keuchhustenartigen Anfall hervorruft — mit ins Violette gehender Rötung des Gesichts (CORALLIUM RUBRUM ist ein Keuchhustenmittel) und häufig Nasenbluten oder Auswurf von Blut. Der Zustand des Patienten wird immer an der frischen Luft verschlimmert.

BARIUM CARBONICUM: chronische Nasen-Rachen-Entzündung und wiederholte Angina mit Schwellung der Mandeln und dicken Lymphdrüsen des Halsgrenzstranges.

ROPHYLLUM: chronische Nasen-Rachen-Entzündung mit gelben,

dickflüssigen Absonderungen, begleitet von einem bläschenartigen Ekzem der Knie und der Anal- bzw. Genitalgegend.
CUBEBA: chronische Nasen-Rachen-Entzündung bei kleinen Mädchen (3 bis 4 Jahre), die an Weißfluß und Harnblasenentzündung erkrankt sind (vgl. »Weißfluß« [S. 627]).

Zusammenfassung

Bei einer Nasen-Rachen-Entzündung im akuten Stadium mit hohem Fieber muß man das Mittel entsprechend den charakteristischen Merkmalen des Patienten während des Fiebers auswählen (vgl. »Das Fieber« [S. 221]).
Nach dem akuten Stadium, wenn die Absonderungen dickflüssig und gelb werden, sind folgende Arzneien angezeigt:
KALIUM BICHROMICUM: Die Schleimabsonderungen hängen in langen, grünlichen Fäden herab. Häufig ist gleichzeitig eine Nebenhöhlenentzündung zu beklagen.
PULSATILLA: Der allgemeine Zustand des Betreffenden wird durch Wärme und im Bett verschlimmert, die Symptome ebenso durch Wärme und nachts.
KALIUM SULFURICUM: Der Patient wird in seinem Befinden durch Wärme verschlimmert und weist gleichzeitig reichlich bronchiale Absonderungen auf.
HYDRASTIS: chronische Nasen-Rachen-Entzündung. Die eingeatmete Luft wird als kalt empfunden.
AESCULUS HIPPOCASTANUM: Ausdehnung der Rachenadern (ins Violette gehendes Aussehen). Die eingeatmete Luft erscheint kalt.
CISTUS: Nasen-Rachen-Entzündung und dicke Lymphknoten.

2. Geschwollene Mandeln

Kommt es zu wiederholten Nasen-Rachen-Entzündungen, so ziehen diese möglicherweise die Bildung von geschwollenen Mandeln (adenoide Vegetationen) nach sich, die manchmal irrtümlich Polypen oder Wucherungen genannt werden. Es handelt sich um eine krankhafte Vergrößerung des lymphatischen Gewebes des Rachenraums, besonders der Mandeln. Es sei daran erinnert, daß der Ur-

sprung der Nasen-Rachen-Entzündung in einer zugrundeliegenden Veranlagung beruht, die schon vor dem Auftreten jeder Infektion durch einen lokalen Blutandrang (Kongestion) der Schleimhaut gekennzeichnet ist. Häufig ist auch eine — manchmal ödematöse — Schwellung zu beobachten.
Auch wenn es manchmal angezeigt ist, sie chirurgisch zu entfernen, löst dieser Eingriff nicht das eigentliche veranlagungsgemäße Problem, das jedoch am wichtigsten ist.
Eine Mandelvergrößerung kann zum Teil erhebliche Störungen verursachen. Einerseits wird sie, wenn sie ausgeprägt ist, eine Nasenverstopfung bewirken; andererseits bildet sie, auch wenn sie noch nicht so fortgeschritten ist, einen Anziehungspunkt für Infektionen, weswegen die Nasen-Rachen-Entzündungen ständig wieder auftreten.
Die adenoiden Vegetationen bilden sich normalerweise bis zur Pubertät zurück. Man sollte es also — wenn irgend möglich — vermeiden, sie chirurgisch zu entfernen. Der Eingriff ist immer traumatisierend und sollte, wenn möglich, umgangen werden.
Die Behandlung der Vegetationen richtet sich nach der zugrundeliegenden Veranlagung und gehört in die Hände des erfahrenen homöopathischen Arztes. Unterstreichen wir jedoch an dieser Stelle die Bedeutung der Nasenatmung. Kinder mit Mandelvergrößerung atmen nur durch den Mund. Eine Nasenatmung wäre jedoch möglich, wenn sie bereit wären, sich dazu zu zwingen. Im Innern des Hauses, in der Wärme, verstopft sich die Nase mehr, an der frischen Luft jedoch kommt es fast immer zu einem Abschwellen der Schleimhaut. Die Mutter sollte das Kind folglich darum bitten, daß es sich die Mühe macht, durch die Nase zu atmen, wenn es im Freien ist. Wenn das Kind keine Luft mehr durch seine Nase hindurchführt und lediglich mit dem Mund atmet, schließt es gewissermaßen eine notwendige Funktion kurz. Darüber hinaus übt der Luftstrom durch die Nase eine Art von Massage der Schleimhaut aus und bringt sie somit zum Abschwellen. Mit anderen Worten, wenn das Kind niemals durch die Nase atmet, wird es schließlich den Blutandrangzustand der Schleimhaut und infolgedessen die Neigung zu Infektionen verstärken. Das Wiedererlernen der Nasenatmung ist nicht leicht und dennoch unumgänglich. Auch ein Kind, dessen Vegetationen entfernt wurden, atmet deswegen nicht unbe-

dingt durch die Nase, weil es dies halt nicht mehr gewohnt ist. Es bedarf manchmal mehrerer Wochen geduldiger Übungen, um die normale Atmung durch die Nase wiederherzustellen.

3. Erkrankungen der Ohren

a) Ohrenentzündung

Akute Ohrenentzündung (ohne Ausfluß)

Eine Nasen-Rachen-Entzündung ist sehr häufig die Ursache einer akuten Mittelohrentzündung. In 90 Prozent der Fälle wird sie von hohem Fieber begleitet, wobei das Mittel der Ohrenentzündung dann dasjenige des Fiebers ist, immer entsprechend der allgemeinen charakteristischen Merkmale des Betreffenden. Zwecks näherer Einzelheiten empfiehlt es sich, das Kapitel der akuten Zustände heranzuziehen (vgl. »Das Fieber« [S. 221]). Erinnern wir an die Mittel, die am häufigsten angezeigt sind.

BELLADONNA: hohes Fieber (39° bis 40°). Das Kind ist eher niedergeschlagen und phantasiert zu bestimmten Zeitpunkten. Der Körper ist warm, die Hände und Füße sind jedoch häufig kalt. Das Gesicht ist rot, die Pupillen sind vergrößert, und das Kind hat eine feuchte Haut. Der Schmerz tritt in Schüben auf, die mit einem noch stärkeren Fieberanstieg einhergehen. Es sei daran erinnert, daß der Betreffende überempfindlich auf Geräusche und den geringsten Stoß reagiert.

FERRUM PHOSPHORICUM: Die Symptome ähneln sehr stark denjenigen von BELLADONNA, doch ist das Fieber weniger hoch (38,5°). Das Gesicht ist abwechselnd rot und bleich. Die Ohrmuschel ist häufig rot. Der Schmerz ist anhaltender als bei BELLADONNA. Das Fieber wird häufig von einem Nasenbluten begleitet.

ACONITUM: Der Schmerz tritt bei kaltem und trockenem Wind (Nordwind) auf, die charakteristischen Merkmale des Mittels sind heftiger Anfang, sehr hohes Fieber, sehr große körperliche und psychische Unruhe (Angst vor dem Tod). Die Heilanzeige von ACONITUM ist immer von kurzer Dauer (einige Stunden).

APIS: Dieses Mittel ist in den hochakuten Fällen mit lauten Schreien bei einem stark wärmeunverträglichen Menschen angezeigt. Das Fieber ist hoch, doch hat der Patient überhaupt keinen Durst. Die Schleimhäute der Nase und des Rachens sind sehr trocken und rot; ganz besonders die Zunge. Da der Patient überhaupt keine Wärme verträgt, verlangt er nach frischer Luft und kalten Umschlägen.

CHAMOMILLA: Dieses Mittel ist sehr häufig beim Kind angezeigt, insbesondere während der Zahnungsperiode. Es ist ein jähzorniges, unzufriedenes Kind, das keinen Schmerz verträgt und ständig in den Armen getragen werden möchte. Häufig ist die eine Wange rot und warm, die andere bleich und kalt. Der Schmerz ist wie bei BELLADONNA intermittierend (stoßweise, mit Unterbrechungen). Häufig zieht das Kind die Beine an den Bauch, als ob es Bauchschmerzen hätte. Manchmal tritt eine Rötung der Ohrmuschel auf wie bei FERRUM PHOSPHORICUM.

SANGUINARIA: Dieses Mittel ist dann angezeigt, wenn die Rötung der Ohrmuschel — eigentlich ein ziemlich normales Symptom bei dieser Krankheit — besonders stark ausgeprägt ist und sich ebenfalls im Bereich der Wangen in Form von roten, abgegrenzten Flecken äußert. Die Ohrenentzündung ist insbesondere rechts lokalisiert. Das Kind verspürt ein brennendes Gefühl vor allem dort, wo sich die Rötung äußert, doch ebenfalls in der inneren Handfläche und an den Fußsohlen. Dieses brennende Gefühl ist aber weniger ausgeprägt als bei ARSENICUM ALBUM. Im übrigen läuft man nicht Gefahr, diese beiden Mittel zu verwechseln, da es sich um sehr unterschiedliche Kinder handelt. (SANGUINARIA ist vom sanguinischen [lebhaften, lebensbejahenden] Typus, während ARSENICUM ALBUM ein anämisches [blutarmes] Aussehen hat.)

ARSENICUM ALBUM: Die Ohrenentzündung kann sich ohne jeden Fieberschub äußern. Das Kind ist äußerst unruhig, sehr ängstlich, insbesondere nachts und ganz besonders zwischen Mitternacht und 2.00 Uhr morgens. Die Unruhe und die Angst könnten einen dazu veranlassen, an ACONITUM zu denken; dieses Mittel entspricht jedoch akuten Zuständen mit hohem Fieber bei einem eher robusten, vollblütigen, sanguinischen Kind, während es im Falle von ARSENICUM ALBUM mager und körperlich nicht sehr widerstandsfähig ist. Es ist sehr kälteempfindlich und sucht Wärme. Infolgedessen wird sein Zustand durch warme Umschläge gebessert. Es hat starken Durst nach kleinen, häufig wiederholten Mengen Wasser.

PULSATILLA: Dieses Mittel ist dann angezeigt, wenn sich die Temperatur im Bereich von 38° bis 38,5° bei einem Kind mit einem mitleiderregenden Gesichtsausdruck befindet. Es ist weinerlich, jammert und sucht ständig Zuflucht und Trost bei seiner Mutter. Es hat Fieber ohne Durst. Die Extremitäten sind häufig ein wenig bläulich (schlechter, für das Mittel charakteristischer venöser Kreislauf). Der Zustand des Kindes wird durch Wärme verschlechtert, obwohl es kälteempfindlich ist.

Neben den mit dem akuten Zustand verbundenen charakteristischen Merkmalen ist es nützlich, die Modalitäten der Ohrentzündung herauszufinden, insbesondere die Linderung bzw. Verschlimmerung des Schmerzes durch Wärme oder Kälte. Bei Besserung durch warme Anwendungen ist das Mittel häufig ARSENICUM ALBUM oder HEPAR SULFURIS, manchmal jedoch auch DULCAMARA, MAGNESIUM PHOSPHORICUM, SEPIA oder sogar CHAMOMILLA (Verschlimmerung im allgemeinen in einem warmen Zimmer, jedoch unter Umständen Besserung durch warme örtliche Anwendungen; da der Betreffende aber eine Unverträglichkeit gegenüber fast allem aufweist, lehnt er häufig sowohl Wärme als auch Kälte ab).
Es sei daran erinnert, daß DULCAMARA durch seine Empfindlichkeit auf feuchtes Wetter gekennzeichnet ist, MAGNESIUM PHOSPHORICUM einem sehr nervösen Kind mit häufigen Bauchschmerzen entspricht und SEPIA bei einem eher introvertierten Kind mit bleicher, gelber, wenn nicht gräulicher Gesichtsfarbe angezeigt ist. Es reagiert empfindlich auf Kälte, sogar in einem ansonsten warmen Zimmer. Der Ohrenschmerz folgt häufig auf eine schleppende Nasenschleimhautentzündung mit grünlichem, dickflüssigem, krustenbildendem Ausfluß. Häufig besteht ebenfalls ein bläschenartiger Hautausschlag der Ohrmuschel und des angrenzenden Bereiches. PULSATILLA und MERCURIUS SOLUBILIS sind dann angezeigt, wenn eine Besserung durch Kälte eintritt. Der Zustand dieser Menschen wird in einem warmen Zimmer verschlimmert.
Es sei daran erinnert, daß die Rötung der Ohrmuschel da, wo der Schmerz lokalisiert ist, keine besondere Bedeutung hat. Ist sie allerdings sehr ausgeprägt, sollte man an SANGUINARIA, unter Umständen an FERRUM PHOSPHORICUM oder an CHAMOMILLA denken (bei CHAMOMILLA ist die Rötung der Ohrmuschel nicht konstant).

Wenn sich die Rötung insbesondere hinter dem Ohr im Bereich des Warzenfortsatzes äußert, sollte man an CAPSICUM denken. Dies ist ein Mittel bei Mastoiditis (Entzündung des Warzenfortsatzes). Es entspricht einem wohlbeleibten, manchmal dicken Kind, das nur scheinbar eine solide Konstitution hat. Seine Abwehrreaktionen sind mittelmäßig. Es ist träge und apathisch, es schreckt vor Anstrengungen zurück und ist sehr besorgt, wenn es über Nacht nicht zu Hause schläft (etwa auf einer Reise). Es ist sehr empfindlich gegenüber Erkältungen, die fast jedesmal auf die Ohren ausstrahlen. Es ist kälteempfindlich; sein Zustand wird an der frischen Luft und durch Aufdecken verschlimmert, durch Wärme und beim Essen gebessert. Wenn sich die Ohrenentzündung auf den Warzenfortsatz ausdehnt, so ist dieser sehr berührungsempfindlich, und die darüberliegende Haut ist rot. Ohne jegliche den Warzenfortsatz betreffende Symptome sollte man an eine latente Mastoiditis denken, wenn sich das Kind bei einer Ohrenentzündung nicht richtig erholt, ein wenig Fieber behält oder aber keinen Hunger hat oder einen Durchfall bekommt. Dies ist eine Heilanzeige für CAPSICUM.

Für Ohrenentzündungen anfällige Kinder sind nervlich sehr empfindlich. Die wichtigsten Mittel (ARSENICUM ALBUM, MAGNESIUM PHOSPHORICUM, CHAMOMILLA) beweisen es indirekt: Es sind Mittel, die sich an empfindliche, unruhige, insbesondere ängstliche Menschen wenden. Es ist nicht übertrieben, wenn man sagt, daß während einer akuten Infektion die nervöse Empfindlichkeit des Betreffenden und seine Angst (verinnerlichte Hyporeaktivität) die Lokalisation am Ohr begünstigt. Ein anderer Beweis dieser nervösen Empfindlichkeit ist die Heilanzeige bei LAC CANINUM. Dieses Mittel ist nicht häufig beim Kind angezeigt, es weist jedoch ein besonderes charakteristisches Merkmal auf: Die Symptome wechseln ständig von der rechten zur linken Körperhälfte und umgekehrt. Während eines Schnupfens ist ein Nasenloch frei, das andere verstopft, und ein wenig später ist es umgekehrt. Während einer Angina oder einer Ohrenentzündung geht der Schmerz ebenfalls von einer Seite zur anderen über. Dieses Phänomen ist Ausdruck einer mehr nervösen als organischen Labilität.

Außer dem gewählten Mittel kann man, um den Schmerz einer Ohrenentzündung zu lindern, schmerzstillende und zum Abschwellen bringende Tropfen in das Ohr einträufeln. Sie bestehen aus einer glyzerinhaltigen Lösung auf der Grundlage von VERBASCUM und PLANTAGO-Urtinktur mit zusätzlich 5 Prozent BENZOCAIN, die in der Apotheke erhältlich ist.

Es kann vorkommen, daß die Ohrenentzündung allein auftritt und es zu keinem Rückfall kommt. Häufig hat das Kind jedoch wiederholte Ohrenentzündungen, die aus ebenfalls erneut auftretenden Nasen-Rachen-Entzündungen hervorgehen. Die Lösung kann nur in einer konstitutionellen Behandlung liegen.
Während einer einfachen Erkältung oder einer Nasen-Rachen-Entzündung bei einem zu Ohrenentzündungen neigenden Kind sollte man ganz besonders darauf achten, daß die Ausbreitung der Infektion auf das Ohr vermieden wird. Folglich ist es sehr wichtig einzugreifen, sobald die Eustachische Röhre verstopft wird (die kleine Röhre, die vom Rachen zum Ohr übergeht [Ohrtrompete, Tuba auditivi]). Dies wird sehr oft durch die Entzündung der Nasen-Rachen-Schleimhaut erreicht. Das Kind hat dann den Eindruck, als ob das Ohr verstopft wäre und hört weniger gut auf der befallenen Seite. (Dieses Gefühl hat auch der Erwachsene vorübergehend bei einem Schnupfen.) Zu diesem Zeitpunkt besteht noch keine Ohrenentzündung, sie kann jedoch von einem Augenblick zum anderen in Erscheinung treten.
Heute genügt es, KALIUM MURIATICUM zu verabreichen, damit die Röhre wieder frei ist. Kommt es jedoch zu keiner Besserung, muß man auf die obengenannten Mittel für die akute Ohrenentzündung zurückgreifen. Wenn die Verstopfung der Eustachischen Röhre während eines Heuschnupfens auftritt, ist das Mittel häufig ROSA DAMASCENA.
Wenn die Röhrenverstopfung (Tubenkatarrh) ständig vorhanden ist (häufig aufgrund einer Mandelvergrößerung), kommt es zu einer serös-schleimigen Ohrenentzündung. Normalerweise ist das Mittelohr, das man mit einem Gehäuse vergleichen kann, mit Luft gefüllt. Bei einer Verstopfung der Eustachischen Röhre besteht keine Verbindung mehr mit der frischen Luft, so daß die Luft zunehmend durch einen Erguß, ausgehend von den Mittelohrwänden, ersetzt wird. Der Mittelohrraum füllt sich mit einem dickflüssigen Schleim, der immer zäher wird. Das Kind hört nicht mehr oder nur noch schlecht.

Zu diesem Zeitpunkt wird man möglicherweise vorschlagen, durch das Trommelfell (Membrana tympani) hindurchgehende Kanülen anzulegen, um den Abfluß der schleimigen Flüssigkeit zu ermöglichen und eine normale Hörfähigkeit wiederherzustellen. Dies ist ein Eingriff, auf den man manchmal zurückgreifen muß, wenn die serös-schleimige Ohrenentzündung hartnäckig ist, er weist jedoch zwei Nachteile auf. Zuallererst verursacht er eine ständige Verletzung des Trommelfells, das monatelang künstlich offengehalten wird. Anschließend bleibt — auch wenn die Hörfähigkeit gebessert ist — die Ursache der Erkrankung dennoch weiterhin bestehen. Folglich muß man darüber hinaus auf eine konstitutionelle homöopathische Behandlung zurückgreifen.

Eitrige Ohrenentzündung

Während einer Ohrenentzündung kann es vorkommen, daß trotz des verabreichten Mittels das Trommelfell durchstoßen ist und ein Ausfluß sichtbar wird. Bei bestimmten Kindern durchbohrt sich das Trommelfell sofort zu Beginn; dies ist häufig der Fall bei wiederkehrenden Ohrenentzündungen. Oftmals ist der Ausfluß von kurzer Dauer und läßt innerhalb von 2 bis 3 Tagen nach; dauert er an, so ist dies das Symptom einer Veranlagung, die eine grundlegende Behandlung erfordert, beispielsweise mit PULSATILLA und HEPAR SULFURIS.
PULSATILLA: Der Eiter ist dickflüssig, gelb bzw. grünlichgelb, ohne besonderen Geruch, jedoch nicht scharf.
HEPAR SULFURIS: Das Kind ist sehr kälteempfindlich und weist eine allgemeine Neigung zur Eiterung auf. Der Ausfluß ist übelriechend (wie nach altem Käse). Er kann wundmachend sein. Der Zustand wird durch Kälte verschlimmert, bei warmem und feuchtem Wetter gebessert.
Wenn bei diesem Typus zuzuordnenden Kindern die Eiterung trotz Verabreichung des Mittels fortdauert, muß man auf folgende Arzneien zurückgreifen.
SILICEA: Dieses Mittel entspricht einem mageren Kind mit im allgemeinen vergrößerten Mandeln und zahlreichen Drüsenerkrankungen. Das Gesicht ist bleich, die Oberlippe geschwollen, unter den Augen sind Ringe. Es hat häufig ein ältliches Aussehen. Trotz seiner Magerkeit hat es einen dicken, hervorstehenden Bauch. Es ist häufig

verstopft. Es schwitzt ausgiebig am Kopf und ist sehr kälteempfindlich, sein Zustand wird durch Kälte verschlimmert und durch Wärme gebessert wie bei HEPAR SULFURIS. Es besteht eine sehr ausgeprägte Neigung zur Eiterung in sämtlichen Bereichen (die geringste Wunde eitert oder braucht sehr lange, um zu heilen).
LAPIS ALBUS: Das Kind ist fettleibig und heißhungrig, jedoch von anämischem (blutarmem) Aussehen. Es hat zahlreiche Lymphknoten von weicher und elastischer Konsistenz, jedoch nicht verhärtet wie bei CALCIUM CARBONICUM, insbesondere CALCIUM JODATUM, BARIUM JODATUM oder CISTUS (Kropf).
CALCIUM SULFURICUM: Dieses Mittel ist dann angezeigt, wenn eine Neigung zur Eiterung bei einem wärmeunverträglichen Menschen besteht (im Gegensatz zu HEPAR SULFURIS und SILICEA.
MERCURIUS SOLUBILIS: Der Ausfluß ist eitrig, übelriechend, gelb, weniger gebunden als derjenige von HEPAR SULFURIS, häufig blutig und wundmachend. Die Haut ist feucht und klebrig. Die Zunge ist belegt, der Atem übelriechend. Der Allgemeinzustand wird nachts sehr verschlimmert.
Wenn die Neigung zum Chronischen sehr deutlich ist, besonders bei Kindern, die von einem Ekzem befallen sind und vielfältige Eiterungen aufweisen (Haut, Augen, Nase, Bronchien), sollte man PSORINUM in Betracht ziehen.
THUJA ist bei einem chronischen, eitrigen, nach faulem Fleisch riechenden Ausfluß angezeigt, häufig mit Gewebsteilchen aus dem Gehörgang, die auch blutig sein können.
Wenn der Ausfluß sehr wundmachend ist, sollte man an die folgend aufgeführten Mittel denken.
ARSENICUM ALBUM ist in diesem Fall vor allen anderen Mitteln angezeigt. Der Eiter ist wenig dickflüssig, sehr übelriechend, häufig von einem modrigen Geruch und brennend wie sämtliche Absonderungen, für die diese Arznei angezeigt ist. Erinnern wir daran, daß der Betreffende unruhig und ängstlich ist, daß sich sein Befinden von Mitternacht bis 2.00 Uhr morgens stark verschlimmert und durch Wärme stets gebessert wird.
ARSENICUM JODATUM: Dieses Mittel ist ARSENICUM ALBUM sehr nahe. Der Eiter ist riecht ebenfalls übel, ist brennend und wundmachend (vielleicht noch stärker), doch wird der Zustand des Patienten häufig sowohl durch Wärme als auch durch Kälte verschlimmert. Er wird

manchmal an der frischen Luft gebessert (während ARSENICUM ALBUM immer eine Besserung bei Wärme bedeutet).
TELLURIUM: Der Ausfluß ist sehr flüssig, riecht nach Fischbrühe, ist wundmachend, manchmal blutig. Der Patient hat häufig ein Ekzem der Hinterohrfalte (Intertrigo) und eine Neigung zur Mykose (Pilzbefall). Die Augenlider sind häufig geschwollen und entzündet. Das Befinden wird durch Kälte verschlimmert.
ACIDUM NITRICUM: An den entsprechenden Stellen fühlen sich die Schmerzen an, als seien sie durch Splitter verursacht worden. Der Ohrenausfluß wird immer von einem chronischen, gelben, übelriechenden, wundmachenden Nasenausfluß begleitet. Es bestehen fast immer Risse an den Winkeln des Mundes, den Augenlidern und um den After herum. Die Beeinträchtigung der Gehörschärfe, die den chronischen Ohrenausfluß begleitet, wird durch Autofahren gelindert — wie im übrigen sämtliche Symptome dieses Mittels.
Wenn die Eiterung fortdauert und chronisch ist, wird häufig eine Nekrose (örtliches Absterben von Zellen) der Warzenfortsatzknöchelchen zu beobachten sein. Beim Fehlen genauer Symptome ist dies eine Heilanzeige für AURUM.
Wenn sich die Ohrenentzündungen, die eitrig oder nicht, wiederholen, muß man notgedrungen auf ein konstitutionelles Grundmittel zurückgreifen, das entsprechend der Individualität vornehmlich CALCIUM CARBONICUM, SILICEA, SULFUR oder LYCOPODIUM sein wird, es kann aber auch eine andere Arznei sein. Die Suche dieses Mittels gehört in den Zuständigkeitsbereich eines Arztes.

Zusammenfassung

• AKUTE OHRENENTZÜNDUNG (nicht eitrig):

Wenn man keine weiteren Symptome außer Schmerz und Fieber beobachtet:
BELLADONNA: hohes Fieber (39° bis 40°), Schmerz in Schüben, sehr rotes Gesicht.
FERRUM PHOSPHORICUM: weniger hohes Fieber (38°), anhaltender Schmerz, abgegrenzte Rötung der Wange.
PULSATILLA: Temperatur von 38°, weinerliches Kind, hängt an seiner Mutter.

Wenn man den Einfluß einer örtlichen warmen oder kalten Anwendung feststellen kann:
— Besserung durch warme Anwendungen:
MAGNESIUM PHOSPHORICUM: sehr nervöses Kind mit häufigen Bauchschmerzen.
DULCAMARA: große Empfindlichkeit gegenüber feuchtem Wetter.
ARSENICUM ALBUM: sehr große Angst nachts, häufig kein Fieber.
HEPAR SULFURIS: große Empfindlichkeit gegenüber Kälte.
CHAMOMILLA: verwöhntes Kind, Schmerz wird als unerträglich empfunden.
SEPIA: Ohrenentzündung als Folge einer schleppenden Erkältung.
— Besserung durch kalte Anwendungen:
PULSATILLA: Verschlimmerung durch die Zimmerwärme (mit nicht wundmachendem Nasenausfluß).
MERCURIUS SOLUBILIS: Verschlimmerung durch die Zimmerwärme (mit übelriechendem, häufig wundmachendem Nasenausfluß).

● EITRIGE OHRENENTZÜNDUNG:

Bei einem kälteempfindlichen Menschen: HEPAR SULFURIS; unter Umständen folgt SILICEA.
Bei einem Wärme bevorzugenden Menschen: CALCIUM SULFURICUM.

b) Das äußere Ohr

Bei einem Ekzem des Gehörgangs empfiehlt es sich, daß man die im Kapitel »Hautallergie« (S. 253) aufgezählten Mittel untersucht. Halten wir jedoch fest, daß ARGENTUM NITRICUM sehr nützlich ist, insbesondere bei einer nächtlichen und einer durch Süßigkeiten ausgelösten Verschlimmerung.
Bei einem Ekzem der Ohrmuschel und der Hinterohrfurche sind besonders GRAPHITES und PETROLEUM angezeigt.
GRAPHITES: honigähnliche Absonderung und häufig gleichzeitig Risse an den Mundwinkeln, nächtliche Verschlimmerung.
PETROLEUM: ausgeprägtes Nässen und verbreiteteres Ekzem der Körperfalten sowie Risse an den Fingerspitzen als bei GRAPHITES; sehr

starker Juckreiz, insbesondere bei Wärme und nachts. Die Haut infiziert sich leicht. Der Patient verträgt keinen Kohl.
Ebenso können SCROPHULARIA und SEPIA angezeigt sein.
SCROPHULARIA: seborrhoisches Ekzem und zahlreiche Drüsenerkrankungen.
SEPIA: herpetisches Ekzem (Bläschen) der Ohrmuschel, aber insbesondere der Hinterohrfalte.
Bei einem Furunkel des Gehörgangs sollte man sich für eines der folgenden Mittel entscheiden.
PYROGENIUM: akuter Zustand mit hohem Fieber, zu schneller Puls, gemessen an der Temperatur; Furunkel mit Neigung, sich in die Tiefe auszubreiten.
ARNICA: kleine, wiederholt auftretende Furunkel.
CALCIUM PICRINUM: Die Heilanzeige dieses Mittels beruht auf zwei Zeichen: kleine wiederholte Furunkel und die vergleichsweise übergroße Niedergeschlagenheit des Patienten, gemessen am Ausmaß der Infektion (sehr nützliches Mittel bei hinter der Ohrmuschel lokalisierten Neuralgien).

4. Nasenbluten

Auch wenn das Nasenbluten sehr stark ist, bedeutet es dennoch keine große Gefahr. Manchmal ist es sogar heilsam, weil es gewissermaßen wie ein »Sicherheitsventil« wirkt, dies insbesondere zu Beginn einer akuten Erkrankung. Während eines plötzlichen Fieberschubs, vor allem am Anfang von Masern, weisen bestimmte Kinder ein Nasenbluten auf, dessen Wirkung entlastend und infolgedessen förderlich ist (FERRUM PHOSPHORICUM).
Es genügt, das blutende Nasenloch zuzudrücken, damit das Nasenbluten aufhört. Im Notfall kann man auch ein Stückchen Verbandsmull in die Nase einführen (nicht Watte), damit die Blutung gestoppt wird.
Machen wir jedoch eine Einschränkung, was Blutungen betrifft, die infolge einer Entfernung adenoider Vegetationen oder der Mandeln auftreten und wegen der durch den Eingriff verursachten offenen Wunde schwerwiegend sein können. Dies ist freilich etwas völlig anderes als ein normales Nasenbluten. Wenn ein Kind sich einem der-

artigen Eingriff unterziehen muß, ist es nützlich, ihm am Vorabend viermal 2 Globuli (Kügelchen) PHOSPHORUS C 4 und am Tag des Eingriffs viermal 2 Globuli CHINA C 4 zu verabreichen.

Wiederholtes Nasenbluten ist selbstverständlich ein Ausdruck einer allgemeinen Störung, und das Mittel wird infolgedessen auf die konstitutionelle Situation des Betreffenden abgestimmt sein. Das macht die Konsultation eines erfahrenen homöopathischen Arztes notwendig. Doch sollen folgend einige Mittel bei Nasenbluten genannt werden.
ARNICA: bei einer Verletzung.
MILLEFOLIUM: beim Fehlen einer genauen Heilanzeige (in niedrig potenzierter Dilution [D 1 oder D 3]).
NATRIUM NITRICUM: ebenfalls in wenig verdünnten Dilutionen (D 2 oder D 3) zu verabreichen, wenn das Kind geschwächt zu sein scheint, beispielsweise bei einer Grippe, und beim Fehlen anderer Zeichen.
Wenn diese Symptome nicht hinreichend sind, kann es nützlich sein, sich auf die Farbe des Blutes zu stützen.

Nasenbluten mit rotem Blut

Außer den bereits erwähnten Mitteln ARNICA und MILLEFOLIUM sind folgende Arzneien bei rotem Blut angezeigt.
PHOSPHORUS kommt besonders dann in Frage, wenn das Nasenbluten anhaltend und von Schweißen begleitet ist. Das Gesicht ist bleich mit großen Ringen um die Augen. Das Kind blutet häufig in der Folge auch einer geringen Anstrengung, beispielsweise wenn es auf der Toilette war.
BRYONIA ist dann angezeigt, wenn das Nasenbluten beim Aufstehen auftritt und durch die kleinste Bewegung verschlimmert wird.
FERRUM METALLICUM entspricht anämischen Kindern (allerdings wechselt eine Rötung des Gesichts mit einer starken Blässe). Das Nasenbluten tritt insbesondere morgens auf und wird durch Bücken verschlimmert. Im allgemeinen ist das Blut rot, besonders wenn es aus nur einem Nasenloch austritt. Manchmal blutet der FERRUM-METALLICUM-Mensch aus beiden Nasenlöchern, und man findet dann schwarze Blutklümpchen in der Nase.

FERRUM PHOSPHORICUM ist FERRUM METALLICUM sehr nahe. Das Kind blutet ebenfalls morgens, beim Schneuzen oder beim Husten.
KALIUM CARBONICUM ist angezeigt, wenn das Nasenbluten morgens auftritt, nachdem das Kind sich das Gesicht gewaschen hat.
AMMONIUM CARBONICUM ist dann angezeigt, wenn das Nasenbluten morgens nach dem Gesichtwaschen auftritt, insbesondere bei Kindern, deren Nase die ganze Nacht verstopft war.
MELILOTUS kommt zur Anwendung, wenn dem Nasenbluten heftige Kopfschmerzen mit starkem Blutandrang (Kongestion) und Rötung des Gesichts vorausgehen. Die kongestive Rötung des Gesichts klingt mit dem Nasenbluten ab.
IPECACUANHA ist das Mittel für Nasenbluten infolge eines Hustens. Dem Patienten ist übel, das Gesicht ist bleich und von kalten Schweißen bedeckt.
DROSERA ist dann angezeigt, wenn das Nasenbluten nach einem Keuchhustenanfall auftritt.
ARNICA sollte bei durch Husten hervorgerufenem Nasenbluten beim Fehlen anderer Symptome zur Anwendung kommen.

Nasenbluten mit schwarzem Blut

Nasenbluten mit schwarzem Blut ist selten beim Kind, zumindest in der frühen Kindheit. Es erfordert andere Mittel. Nennen wir die wichtigsten.
CHINA entspricht einem anämischen, sehr bleichen Menschen (bei FERRUM METALLICUM [s. o.] besteht ein Wechsel zwischen Rötung und Blässe). Es handelt sich um ein geschwächtes, sehr kälteempfindliches Kind mit wiederholt auftretendem Nasenbluten, häufig in Klümpchen. Es bestehen zahlreiche Verdauungsstörungen (Blähungen).
CROCUS ist angezeigt, wenn das Blut in langen schwarzen Fäden gerinnt, die aus der Nase heraushängen.
PULSATILLA wirkt insbesondere bei jungen Mädchen mit unregelmäßiger Menstruation, die unter Kreislaufstörungen der Extremitäten leiden: Die Hände und Füße sind häufig bläulich (zyanotisch).
NUX VOMICA entspricht einem Nasenbluten mit dunklem Blut, das morgens bei Menschen mit einer Verdauungsstörung auftritt.
FERRUM METALLICUM ist das Mittel für schwarzes Blut, das klümpchenhaft aus den Nasenlöchern austritt.

HAMAMELIS ist weniger angezeigt beim Kind. Es entspricht einem Zustand bedeutender venöser Verlangsamung mit Hämorrhoiden und Krampfadern. Der Betreffende weist »blaue Flecken« auf, auch wenn er sich nur sachte an einem Gegenstand stößt. Das Nasenbluten tritt insbesondere im Laufe des Vormittags auf. Es ist sehr ausgiebig und dauert lange an (das Blut gerinnt schlecht). Es wird von einem Druckgefühl zwischen den Augen begleitet.

MERCURIUS SOLUBILIS ist im Grunde genommen kein spezifisches Mittel für Nasenbluten, es ist jedoch sehr hilfreich bei Nasenbluten, das nachts auftritt.

Zusammenfassung

Nasenbluten bedeutet normalerweise keine Gefahr. Die Behandlung ist einfach: Es genügt meist, das blutende Nasenloch zuzudrücken. Zusätzlich wird man vor allem MILLEFOLIUM oder PHOSPHORUS verabreichen.

5. Nebenhöhlenentzündung

Über die Nebenhöhlenentzündung haben wir auch schon im Zusammenhang mit dem Schnupfen gesprochen (S. 404). Das Wort Nebenhöhlenentzündung beunruhigt die Eltern, da sie wissen, zumindest durch Hörensagen, daß es sich hierbei um eine sehr mühsame Erkrankung handelt, deren Behandlung sehr schmerzhaft ist. Dies ist der Fall beim Erwachsenen, beim Kind jedoch ist die Nebenhöhlenentzündung ein ziemlich unbedeutendes Phänomen: Jede Erkältung wird gewissermaßen von einer Ausdehnung des entzündlichen Geschehens zu den Nebenhöhlenschleimhäuten begleitet.

Die Nebenhöhlen sind Hohlräume in den Gesichtsknochen (Oberkiefer, Stirn), die mit den Nasenhöhlen in Verbindung stehen und von derselben Schleimhaut ausgekleidet sind. Es ist ganz klar, daß eine Entzündung der Nasenschleimhaut nicht auf die Nasenhöhlen beschränkt bleibt, sondern sich, man könnte fast sagen, zwangsläufig zu den Nebenhöhlen ausdehnt.

Es kommt sehr häufig vor, daß eine Röntgenaufnahme des Gesichts während einer einfachen Erkältung eine bestimmte Trübung, einen

»Schleier«, der Oberkieferhöhle zeigt: es handelt sich eher um einen kongestiven, reaktionellen Zustand (Blutandrang) der Nebenhöhlen, der die Erkältung begleitet, als um eine Nebenhöhlenentzündung im eigentlichen Sinne. Es kann natürlich vorkommen, daß eine wirkliche Infektion der Nebenhöhlen besteht. Diese spricht beim Kind besser auf die Behandlung an als beim Erwachsenen. Schließlich können bestimmte Kinder unter chronischer Nebenhöhlenentzündung leiden, insbesondere bei einer Allergie oder während einer chronischen Infektion der gesamten Atemwege. Die Behandlung ist dann mehr diejenige der zugrundeliegenden Veranlagung.

Da die Nebenhöhlenschleimhaut lediglich die Fortsetzung der Nasenhöhlenschleimhaut darstellt, ist die Behandlung der Nebenhöhlenentzündung diejenige des begleitenden Schnupfens oder der begleitenden Nasen-Rachen-Entzündung. Bestimmte Mittel sind jedoch besonders angezeigt, besonders die folgenden.

HEPAR SULFURIS empfiehlt sich, wenn die Eiterung das vorherrschende Phänomen darstellt.

KALIUM BICHROMICUM ist insbesondere bei Stirnhöhlenentzündungen angezeigt, wenn das Nasensekret aus langen, gelblichgrünen, sehr klebrigen Fäden besteht.

Zusammenfassung

Eine schleppende Nasenschleimhautentzündung ist stets von einer weniger bedeutenden Nebenhöhlenentzündung begleitet. Die Behandlung ist diejenige der Nasenschleimhautentzündung.

6. Angina

Es sei zunächst nochmals daran erinnert, daß eine direkte Korrelation zwischen Störungen im Rachen und im Verdauungstrakt besteht. Ein Beispiel dafür ist DULCAMARA, bei dem sich die Rachenbeschwerden häufig mit einem Durchfall abwechseln. Eine Stauung im Bereich des Verdauungstraktes wirkt sich praktisch immer auf den Rachen aus, wo sie — ohne jegliche Infektion — einen Blutandrangzustand der Schleimhaut hervorruft. Im Grunde genommen ist es dieser kongestive Zustand, der es dem infizierenden Keim ermöglicht, sich einzunisten. Wie bereits mehrfach angedeutet wurde, besteht folglich eine Rötung des Rachens, die der eigentlichen Angina vorangeht.

Zweifellos kann eine Angina separat — ohne Berücksichtigung der zugrundeliegenden Verdauungsstörung — behandelt werden. Tritt die Angina jedoch wiederholt auf, unter Umständen mit einer zunehmenden Vergrößerung der Mandeln, so wird wohl ein Stauungsproblem im Verdauungsbereich vorliegen, und infolgedessen sollte man zunächst einmal bestehende Ernährungsfehler korrigieren. Selbstverständlich wird man zusätzlich eine grundlegende Therapie durchführen müssen, um eine dauerhafte Heilung zu erreichen. Hier wie bei jeder krankhaften Erscheinung ist das Problem stets von zwei wichtigen Faktoren gekennzeichnet: Einerseits geht es um die Veranlagung des Betreffenden, die nicht ohne die Verabreichung eines auf die Konstitution abgestimmten homöopathischen Mittels therapiert werden kann. Andererseits geht es ebenfalls um die Lebensbedingungen, auf die das Mittel allein freilich keine Wirkung haben wird und die nur durch ein entsprechendes Bewußtsein des Patienten bzw. beim Kind besonders der Eltern korrigiert werden können.

Das Wort Angina erinnert häufig an die Möglichkeit von Komplikationen, zum Beispiel akuter Gelenkrheumatismus oder Nierenentzündung, insbesondere wenn das Kind außer an der Angina noch an Scharlach erkrankt ist. Erinnern wir nochmals daran, daß der Schweregrad einer Erkrankung und ihrer etwaigen Komplikationen vor allen Dingen von der Reaktionsfähigkeit des Betreffenden abhängig ist. Hat er schlechte Abwehrmechanismen, so wird die Angina schwerwiegend sein, doch wenn die Konstitution widerstandsfähig ist, wird die Krankheit ohne Komplikationen verlaufen. Folglich wird man sich stärker um die Widerstandsfähigkeit des Betreffenden kümmern müssen als um die Infektion selbst. Dies ist auch genau das Ziel der Homöopathie: vor allen Dingen die Konstitution zu therapieren. Bei einem akuten Zustand (beispielsweise Angina) wird die Wahl des Mittels, wir wiederholen es noch einmal, nicht durch die Krankheit selbst, sondern durch die Reaktionsfähigkeit des Betreffenden, so wie sie in der Krankheit erscheint, bestimmt. Durch die Stimulation ebendieser Reaktionsfähigkeit bringt man den Patienten dazu, sich seiner Infektion zu entledigen und Komplikationen zu vermeiden.

Die Angina äußert sich durch Fieber. Das Mittel ist dann dasjenige, das den individuellen reaktionellen Merkmalen des Patienten während des Fieberschubs entspricht. Es gibt jedoch charakteristische Zeichen bei Angina, die man hervorheben sollte. Zuallererst müßte man herausfinden, ob es sich um eine rote oder um eine weiße Angina handelt. Im Kapitel über das Fieber haben wir festgestellt, daß eine rote Angina dem ersten Stadium der Entzündung entspricht (BELLADONNA, PHYTOLACCA), während eine weiße Angina eine tiefere Störung der Schleimhaut zum Ausdruck bringt, die eine Absonderung nach sich zieht (MERCURIUS SOLUBILIS).

a) Rote Angina

BELLADONNA: Die Angina erscheint heftig mit einer hohen Temperatur. Das Kind ist ziemlich niedergeschlagen. Seine Haut ist leicht feucht. Das Gesicht ist rot. Es hat ein Gefühl von Trockenheit im Rachen, trinkt aber trotz seines hohen Fiebers nur wenig, da das Schlucken mühsam ist. Beim Trinken zieht sich sein Kehlkopf häufig zusammen, er schließt sich, so daß die Flüssigkeiten durch die Nase wieder zurückkommen. Der Rachen ist gleichförmig rot, von einem leuchtenden, »trocken« aussehenden, charakteristischen Rot, das BELLADONNA mit APIS gemeinsam hat. Die Lymphdrüsen des Halsgrenzstranges sind geschwollen und schmerzhaft. Der Zustand des Kranken wird durch Wärme gebessert. Die Entzündung ist häufig auf der rechten Körperhälfte ein wenig stärker ausgeprägt.

PHYTOLACCA: Das Kind hat Muskelkater. Es verspürt eine große Ermüdung, manchmal mit gleichzeitiger Unruhe. Die Lokalisation der Angina ist häufig eher rechts und ziemlich charakteristisch dadurch, daß die Entzündung fast einzig und allein die vorderen Bögen des Gaumensegels befällt, das heißt den Rachenbereich, der sich genau vor den Mandeln befindet. Die Gaumenbögen sind sehr rot, jedoch ist die Rötung begrenzt, als ob man dort einen Pinselstrich gemacht hätte. Der Patient hat das Gefühl eines Hindernisses, eines Fremdkörpers im Rachen, der ihn ständig zu schlucken zwingt. Er verlangt nach kalten Getränken, die ihm Erleichterung bringen.

APIS: Dieses Mittel kann bei Angina angezeigt sein, es handelt sich jedoch immer um einen hochakuten Zustand. Der Rachen ist stark geschwollen und ödematös. Insbesondere das Zäpfchen ist häufig sehr groß und nimmt das Aussehen eines Glockenschwengels an. Die Schleimhaut ist rot und trocken (BELLADONNA), ebenso diejenige des Mundes und die Zunge. Der Patient klagt über sehr lebhafte Schmerzen, die durch Stechen und Brennen — wie bei einem Bienenstich — gekennzeichnet sind. Sie werden durch Wärme verschlimmert und durch Kälte gelindert. Der Patient hat keinen Durst.

DULCAMARA: Dieses Mittel ist häufig bei feuchtem Klima angezeigt. Die Angina ist häufig von einer Nasen-Rachen-Entzündung mit Schleimproduktion im hinteren Nasenbereich begleitet, die den Patienten dazu veranlaßt, sich ständig zu räuspern. Die Lymphdrüsen des Halsgrenzstrangs sind immer stark vergrößert.

HEPAR SULFURIS: Dieses Mittel wirkt dann gut, wenn die Angina von einer Neigung zur Eiterung, zur Abszeßbildung, begleitet ist. Der Rachen ist derartig geschwollen, daß der Patient das Gefühl hat, dort sitze ein Fremdkörper. Die Mandeln sind sehr dick, häufig ist die Mandel, die sich auf dem Weg zur Abszeßbildung befindet, dicker als die andere. Diese verstopft den Rachen. Der Schmerz ist äußerst stark — wie von einer in den Rachen hineingestoßenen Nadel —, und der Patient erträgt nicht die geringste Berührung des entzündeten Bereichs. Die Schmerzempfindlichkeit ist darüber hinaus auch derartig ausgeprägt, daß der Patient es nicht erträgt, berührt zu werden.

LACHESIS ist ebenfalls ein Mittel bei roter Angina, dessen charakteristisches Merkmal darin besteht, links lokalisiert zu sein oder zumindest auf der linken Körperseite anzufangen, bevor sie sich nach rechts ausbreitet. Das Kind zeigt eine sehr starke Unverträglichkeit gegenüber jeglicher Berührung. Es verträgt es überhaupt nicht, am Hals — sowie übrigens im nicht akuten Zustand an der Taille — beengt zu sein, sogar seine Kleidung stört; es gerät in Atemnot, wenn es am Hals beengt ist. Es hat sogar ein Würgegefühl beim Schlucken, und eigenartigerweise bereiten — insbesondere warme — Flüssigkeiten bei der Aufnahme größere Schwierigkeiten als feste Nahrungsmittel. Sehr häufig tritt das Würgegefühl ebenfalls während des Schlafs auf. Der Patient wacht mit Erstickungsangst auf.

Diese verschiedenen Mittel (BELLADONNA, PHYTOLACCA, APIS, DULCAMARA, HEPAR SULFURIS, LACHESIS) entsprechen einem akuten Zustand. Wenn sich die Angina schleichend entwickelt, sollte man an BARIUM

CARBONICUM denken: Der Patient hat Halsschmerzen, bevor das Fieber auftritt. Bei Barium finden wir sehr dicke Lymphknoten des Halsgrenzstranges, die wesentlich ausgeprägter sind, als es das Aussehen des Rachens zunächst vermuten lassen würde.

b) Weiße Angina

Angina ist eine häufig akute Erscheinung bei psorischen Menschen (hyporeaktionelle Konstitution). Sie fängt oft mit Erbrechen an, insbesondere bei Scharlach. Das erste Symptom der Angina und insbesondere der weißen Angina kann also im Verdauungsbereich anzutreffen sein. Im allgemeinen wird eine weiße Angina als schwerwiegender als eine rote Angina eingeschätzt. In der Tat ist die Entzündung beim Auftreten einer Ablagerung auf den Mandeln sicherlich tiefer, da das erste Stadium jeglicher Entzündung, das heißt der einfache Blutandrangszustand, überschritten ist und eine Absonderung, eine Produktion der entzündeten Schleimhaut in Erscheinung tritt. Diese Absonderung kann man mit einem Spatel leicht von der Mandel lösen. Es kommt jedoch vor, daß sich die Infektion in die Tiefe ausdehnt und von einer regelrechten Zerstörung oder Nekrose der Schleimhaut begleitet ist. In diesem Falle bildet sich das, was man als Pseudomembran bezeichnet: eine gräuliche »Schwarte«, die derartig fest an der Mandel haftet, daß man sie nicht mehr so leicht entfernen kann.

Bei einer weißen Angina handelt es sich in 90 Prozent der Erkrankungen nur um einen leicht lösbaren Belag, der im günstigsten Fall mit dem weißen Belag auf der Zunge des fiebrigen Kindes verglichen werden kann. Diese »belegte Zunge« gehört zum infektiösen Krankheitsbild, sie ist im Grunde genommen Ausdruck einer verlangsamten Verdauungstätigkeit, die während eines Fieberschubs normal ist. Sehr häufig ist die Zunge jedoch schon vor dem Auftreten der Angina belegt, wobei das sich im folgenden, also während des akuten Zustands verstärkende Phänomen selbstverständlich die Konsequenz aus einer vor dem Fieber bestehenden Stauung im Verdauungsbereich ist. Unterstreichen wir erneut die Wichtigkeit des Verdauungstrakts bei der hyporeaktionellen Konstitution. In der Tat ist die Verstärkung der Stauung im Verdauungsbereich, die schließlich zu einem akuten Zustand in Form einer weißen Angina führt. Eine weiße Angina dieser Art ist nicht gefährlicher als eine rote. Man sollte aber auf das zugrundeliegende Verdauungsproblem achten und Abhilfe schaffen, um einen Rückfall der Angina zu vermeiden. Außerdem kann man bei einer weißen Angina die nachstehend angeführten Mittel einsetzen.

MERCURIUS SOLUBILIS ist das am häufigsten angezeigte Mittel bei einer weißen Angina. Das Initialstudium ähnelt in nichts dem, was man bei BELLADONNA feststellen kann: Die Erkrankung tritt wesentlich weniger plötzlich in Erscheinung. Das Fieber ist niedriger, der Rachen nicht leuchtend-, sondern dunkelrot. Vor diesem roten Hintergrund bilden sich weiße Punkte. Die Lymphdrüsen des Halsgrenzstranges sind vergrößert. Der Mund ist sehr feucht, der Speichelfluß stark; trotzdem hat der Patient großen Durst. Der Speichel bildet nachts bräunliche Flecken auf dem Kopfkissen. Der Atem ist übelriechend. Die Zunge hat einen dicken, gräulichen Belag, der die Zahneindrücke frei läßt. Der Patient schwitzt derart, daß er sehr klebrige Haut hat. Dieser Schweiß ist übelriechend — wie sämtliche Sekretionen des MERCURIUS-SOLUBILIS-Menschen. Seine Angina fängt nicht nur langsam an, sondern hat die Neigung, bei Nichtbehandlung 5 oder 6 Tage zu dauern.

Im allgemeinen bedeckt der leicht lösbare weißliche Belag den gesamten Rachen. Wenn eine Mandel stärker betroffen ist als die andere, sind die beiden folgenden Mittel in Betracht zu ziehen.

MERCURIUS PROTOJODATUS: Der leicht lösbare weißliche Belag bedeckt die rechten Mandeln. Die Zunge ist nicht in ihrem gesamten Umfang belegt, sondern insbesondere an der Wurzel, wo eine dicke gelbliche Schicht an ihr haftet. Bei MERCURIUS SOLUBILIS ist der Belag eher weißlich oder gräulich. Die Lymphdrüsen des Halsgrenzstranges sind geschwollen, insbesondere rechts.

MERCURIUS BIJODATUS: Das Exsudat bedeckt die linke Mandel, die links lokalisierten Lymphdrüsen sind ebenfalls mehr geschwollen.

In diesen drei Fällen ging es um eine Angina mit leicht ablösbarem Belag. Ist der Belag hartnäckig, sollte man auf folgende Mittel zurückgreifen.

MERCURIUS CYANATUS: Die Infektion ist deutlich tiefer. Der Rachen ist mit stark anhaftenden Pseudomembranen bedeckt, die manchmal das Zäpfchen erreichen. Die Infektion breitet sich häufig im gesamten Mund aus: Das Zahnfleisch und die innere Seite der Wangen weisen ebenfalls Geschwürbildung mit gräulichem Grund auf. Der Allgemeinzustand des Patienten ist sehr schlecht. Er ist bleich, hat in die Augenhöhlen eingesunkene Augen und erweckt den Eindruck, vergiftet zu sein. Wenn ein Rachenabstrich Diphtheriebazillen zutage bringt, kann man MERCURIUS CYANATUS verabreichen, man muß jedoch zudem und notgedrungen starke Gaben eines Diphtherieserums injizieren.

ACIDUM NITRICUM: Dieses Mittel ist ebenfalls bei einer geschwürigen Angina angezeigt. Das Kind verspürt starke Schmerzen, die sich wie durch Splitter hervorgerufen anfühlen. Die Geschwürbildungen treten im Rachen, jedoch ebenfalls auf dem Zahnfleisch auf. Darauf folgen ein blutiger Speichelfluß und ein übelriechender Atem. Es kann ebenfalls zur Geschwürbildung im Bereich des Mundes, des Afters und an den Genitalien kommen: Sämtliche Haut-Schleimhaut-Grenzbereiche sind betroffen.

KALIUM BICHROMICUM entspricht einem etwas besonderen Typus von weißer Angina. Die bereits zu normalen Zeiten stark vergrößerten Mandeln sind während der akuten Infektion noch stärker angeschwollen. Sie überziehen sich mit kleinen, stärker rechts als links ausgeprägten Geschwürbildungen, die von einem roten Hof umrandet sind. Der Rachen ist geschwollen aufgrund eines Ödems, das ebenfalls das Zäpfchen befällt. Die kleinen Geschwürbildungen verursachen stechende und brennende Schmerzen. Das Ödem der Schleimhaut sowie die stechenden und brennenden Schmerzen könnten dazu veranlassen, an APIS zu denken. Doch ist die Angina hier viel weniger heftig als bei APIS, das ein Mittel für einen hochakuten Zustand ist. Die Geschwürbildungen überziehen sich fast immer mit einer gelben, anhaftenden Absonderung von schlechtem Geruch. Manchmal bilden diese Exsudate regelrecht käsige Pfropfen, welche die tonsillären Krypten (verborgene Gruben an der Mandeloberfläche) füllen. Es besteht immer eine sehr starke Drüsenreaktion.

LYCOPODIUM ist nicht unbedingt ein Anginamittel, sein charakteristisches Merkmal ist jedoch die Lokalisierung auf der rechten Seite. Wenn eine Angina ihren Sitz auf der rechten Körperseite hat oder zumindest rechts beginnt, sei sie rot oder weiß, sollte man an LYCOPODIUM denken. Dieses Mittel ist insbesondere angezeigt, wenn es

sich um eine wiederholt auftretende Angina handelt. Der Patient verlangt nach warmen Getränken, die ihm Erleichterung verschaffen, während sein Zustand ganz allgemein durch Wärme verschlimmert wird, insbesondere durch Zimmer- oder Bettwärme.
IGNATIA ist das Mittel des Patienten mit widersprüchlichen Reaktionen. Er hat insbesondere Halsschmerzen, wenn er nicht schluckt, und Schlucken erleichtert den Schmerz! Zudem fällt es ihm leichter, feste Nahrungsmittel zu sich zu nehmen als Getränke.

Bei alldem sollten wir nicht vergessen, daß die Vergrößerung der Mandeln an sich nicht das eigentliche Problem, sondern nur eine Konsequenz darstellt. Sie entsteht ursächlich aus der Veranlagung des Betreffenden heraus mit einem Blutandrangszustand der Schleimhäute, vor allem im Verdauungsbereich und ganz besonders im Rachen. Dadurch wird das wiederholte Auftreten der Anginaerkrankungen begünstigt. Diese wiederum verstärken jedesmal um so mehr den kongestiven Zustand der Mandeln und ziehen zunehmend ihre Vergrößerung nach sich. Die Mandeln zu entfernen ist in der Regel folglich keine Lösung, im übrigen spielen die Mandeln die Rolle einer Abwehrschranke. Sie ermöglichen es dem Organismus, gegen die Infektion anzukämpfen. Wenn man diese erste »Abwehrfront« beseitigt, wird sich die Infektion notgedrungen an anderer Stelle und tiefergehend äußern (da die Abwehrkraft des Organismus vermindert ist). Man wird dann beispielsweise eine Lungeninfektion oder eine Bronchitis anstelle der Angina erleben. Außerdem trifft bei Allergikern nach der Entfernung der Mandeln typischerweise Asthma auf.
Es kann dennoch in manchen Fällen zwingend sein, die operative Entfernung der Mandeln vorzunehmen, sofern diese tiefgreifend infiziert und eitrig sind (wenn das Mandelgewebe irreversibel zerstört ist und folglich nicht mehr seine Abwehrrolle spielt). Sie sind dann nämlich ein Infektionsherd geworden und gefährden andere lebenswichtige Organe, beispielsweise das Herz und die Nieren (die aber auch schon bei leichteren Anginaerkrankungen beeinträchtigt werden können). Dies ist jedoch ein Extremfall, dem eine homöopathische Therapie vorbeugen kann und muß.

c) Zusammenfassung

Um das entsprechende Mittel zu finden, ist es ganz wesentlich, eine rote von einer weißen Angina zu unterscheiden. Ebenso muß man wissen, ob der Schmerz auf einer Körperseite stärker ist als auf der anderen oder nicht.

Rote Angina

— Heftiger Anfang:
BELLADONNA: insbesondere.
PHYTOLACCA: wenn Muskelkater auftritt.
DULCAMARA: wenn das Wetter sehr feucht ist.
Anfang oder Lokalisation rechts: LYCOPODIUM, PHYTOLACCA.
Links: LACHESIS.
— Schleichender Anfang (das Kind klagt über Beeinträchtigung in seinem Hals, bevor es Fieber hat): BARIUM CARBONICUM.

Weiße Angina

MERCURIUS SOLUBILIS: insbesondere.
— Anfang der Lokalisation rechts: MERCURIUS PROTOJODATUS, LYCOPODIUM.
— Links: MERCURIUS BIJODATUS.

7. Zerklüftete und eitrige Mandeln

Bei bestimmten Kindern sind käsige, gräuliche oder gelbliche Ablagerungen in den tonsillären Krypten (verborgene Gruben an der Mandeloberfläche) eingefaßt. Man kann sie durch Drücken mit einem Spatel herauspressen, es kommt jedoch vor, daß das Kind sie von selbst ausspuckt. Diese kleinen Anhäufungen haben einen fauligen Geruch. In diesem Fall muß man das konstitutionelle Mittel des Kindes suchen. Man kann jedoch, wenn keine genauen Symptome vorliegen, auf die vier folgenden Mittel zurückgreifen.

CHENOPODIUM ANTHELMINTICUM: Die Mandeln sind angeschwollen und gefüllt mit kleinen, käsigen Anhäufungen. Der Atem ist übelriechend. Es kommt vor, daß der Betreffende eine sehr charakteristische Verminderung der Gehörschärfe aufweist: Es hört die Stimme nicht, vernimmt jedoch sehr gut die Verkehrsgeräusche.

KALIUM MURIATICUM: Die käsigen Ablagerungen sind gräulich. Der Zungengrund ist von einer weißlichen oder gräulichen Ablagerung bedeckt. Der Betreffende ist zu Verdauungsproblemen veranlagt. Er ißt übermäßige Mengen von »schweren« und fetten Nahrungsmitteln, die eine Magenüberladung oder Durchfall (wenig gefärbte Stühle) verursachen. Es sei daran erinnert, daß es sich hierbei um ein gutes Mittel bei einer Verstopfung der Eustachischen Röhre (Ohrtrompete) handelt: Man sollte systematisch daran denken, wenn die Zunge belegt ist.

KALIUM BICHROMICUM: s. S. 468.

MAGNESIUM CARBONICUM: Die käsigen Ablagerungen sind sehr leicht herauszudrücken. Die Mandeln sind nicht besonders vergrößert. Der Betreffende klagt über stechende Schmerzen. Besteht eine Verminderung der Gehörschärfe, so ist diese zu verschiedenen Zeiten unterschiedlich stark ausgeprägt. Das Kind hat ein Verlangen nach Früchten, Gemüse, sauren Speisen, Fleisch. Es stößt oft auf, was einen bitteren Geschmack im Mund hinterläßt. Häufig riecht der Körper des Kindes säuerlich. Es verträgt Milch nicht sehr gut.

Zerklüftete und eitrige Mandeln sind kein ausreichender Grund, ihre operative Entfernung vorzunehmen. Es handelt sich hierbei um eine Infektion der verborgenen Gruben an der Mandeloberfläche und nicht des eigentlichen Mandelgewebes. Eine homöopathische Therapie ist durchaus in der Lage, auch diese Erkrankung erfolgreich zu behandeln.

Es empfiehlt sich, zum Ende dieses Kapitels noch ein paar Worte über die Lymphdrüsenerkrankungen, insbesondere diejenigen des Halsgrenzstranges, zu sagen. Diese Lymphknoten sind nicht gefährlich. Sobald es zu einer — sogar leichten — Infektion irgendeines Körperteils, sei es der Haut oder der Schleimhäute, kommt, schwellen die angrenzenden Lymphdrüsen an. So wird eine Kniewunde von einer Vergrößerung der Lymphdrüsen der entsprechenden Leistenfalte begleitet, eine Infektion des Armes von einer Vergrößerung der Lymphdrüsen unter den Achseln usw. Dieses Thema wird ausführlicher im Kapitel über die allgemeinen Störungen behandelt werden.

VII.
Nervöse Beschwerden

Wir werden an dieser Stelle nicht von den organischen nervalen Krankheiten sprechen. Diese fallen in den Zuständigkeitsbereich des Arztes und können nicht, auch nicht gelegentlich, durch den Laien behandelt werden, der Gefahr läuft, mehr Schaden anzurichten, als Nutzen zu stiften. Es wird nur von funktionellen nervösen Störungen die Rede sein, die nicht mit einer besonderen und tiefgreifenden organischen Schädigung verbunden sind. Sie sind reich an der Zahl. Es gibt nur wenige Mütter, die den Kinderarzt nicht irgendwann einmal wegen dieser Störungen konsultieren.

1. Die Nervosität des Kindes

Die nervösen Beschwerden des Kindes, von der einfachen Unruhe über Wein- und Schreikrämpfe bis zu Schüttelkrämpfen, sind reich an der Zahl. Die am meisten verbreiteten Probleme sind: erschwertes Einschlafen, häufiges Aufwachen (mit oder ohne Alpträume), Unruhe (tagsüber oder nachts), Harninkontinenz (unwillkürliches Wasserlassen, Enuresis) oder Einkoten (Enkopresis), Tics, konvulsive Erscheinungen (Schüttelkrämpfe), aber auch charakterliche Auffälligkeiten wie überdeutlicher Ungehorsam, Auflehnungshaltung, gewalttätige Wutausbrüche, übermäßige Eifersucht und dergleichen.
Von der Entstehung dieser Beschwerden war bereits im Kapitel über die psychischen Bedürfnisse des Kindes die Rede (s. S. 112). Was das Wesentliche betrifft, ist es sicherlich nützlich, darauf Bezug zu nehmen. Störungen des nervlichen Zustandes beruhen, wie jede andere krankhafte Erscheinung auch, auf einem Grundzustand: der zugrundeliegenden chronischen Krankheit entsprechend dem psorisch-hyporeaktionellen, dem sykotisch-hyperreaktionellen oder dem syphili-

tisch-dysreaktionellen Typus. Die Beschwerden entstehen aufgrund einer — meist von ungünstigen Lebensbedingungen hervorgerufenen — Verstärkung der veranlagungsmäßigen Beeinträchtigung. In der Hauptsache können bei den nervösen Beschwerden ein übertriebener Schutz oder eine maßlose Strenge, manchmal ein Mangel an Zuneigung dafür verantwortlich gemacht werden.

Das sogenannte »nervöse« Kind ist auch unter normalen Umständen, wenn keine Streßsituationen vorliegen, nervös. In bestimmten Situationen verstärkt sich diese Nervosität und nimmt krankhafte Züge an.

a) *Gewöhnliche Nervosität*

Der Introvertierte

Die Veranlagung, die der Nervosität zugrunde liegt, kommt bereits im »Normalzustand« durch das Verhalten des Kindes zum Ausdruck. Der psorische (hyporeaktionelle) Mensch ist zumeist nicht besonders lebhaft, dafür aber sehr ängstlich. Man kann bei Introvertierten zwei typische Verhaltensweisen erkennen, an denen sich die Wahl des Mittels orientiert: Es gibt unter den in sich gekehrten Menschen solche, die überwiegend unruhig, und andere, die meistens gehemmt sind.

Der unruhige Introvertierte:

Jeder Introvertierte ist zutiefst ängstlich. Wenn sich die Angst vergrößert, äußert sie sich in der Regel durch Unruhe, beispielsweise indem das Kind alle möglichen Gegenstände anfaßt. Anscheinend sehr aktiv, ist es dennoch unfähig, konstant bei einer Beschäftigung, sogar einem Spiel zu bleiben. Es hat ständig das Bedürfnis nach Gesellschaft und ist sehr beunruhigt, wenn seine Mutter nicht bei ihm ist. Es reicht nicht, daß sie sich im Nebenzimmer befindet, sie muß wirklich an seiner Seite stehen. Es folgt ihr überallhin und hängt im wahrsten Sinne des Wortes an ihrem Rockzipfel. Die ständige Unruhe verfolgt das Kind bis in den Schlaf, der unruhig und voller Alpträume ist. Es wacht häufig auf und verlangt nach seiner Mutter. Wenn das Verhalten des Kindes extrem in diese Richtung geht, ist oft das Mittel ARSENICUM AL-

BUM angezeigt. Die innere nervöse Spannung des Kindes äußert sich in einer unermüdlichen Aktivität und einem starken Bewegungsdrang, der es allerdings nicht zu konkreten Beschäftigungen wie Laufen, Springen oder Radeln führt, sondern es ist eher eine ziellose, sporadische Aktivität: Das Kind kümmert sich »um alles und nichts«, ohne längere Zeit bei einer Sache zu bleiben. Im Grunde genommen ist dieses scheinbare Bedürfnis nach Bewegung eher eine nervöse Spannung. Das psorische (hyporeaktionelle) introvertierte Kind kann sehr aktiv erscheinen, ohne daß seine Unruhe auf ein tatsächliches Bewegungsbedürfnis zurückzuführen wäre.

Der gehemmte Introvertierte:

Die psorische (hyporeaktionelle) Veranlagung kann sich auch auf ganz andere Weise äußern. Manche sehr ängstlichen Kinder scheinen träge, apathisch und weich zu sein. Sie vermeiden jede Anstrengung. Ihr In-sich-gekehrt-Sein zieht eine Hemmung nach sich, das heißt eine Verlangsamung, die sich auf ihre körperlichen und psychischen Fähigkeiten auswirkt. Diese Kinder gehören meist zum CALCIUM-CARBONICUM-Typus. Sie bewegen sich bei all ihrem Tun stets innerhalb dessen, was sie als Rahmen ihrer Möglichkeiten erkennen, und zweifeln ständig an sich, haben einen regelrechten Minderwertigkeitskomplex.

Die psorische Veranlagung äußert sich in verschiedenen Formen — entsprechend der Reaktionsfähigkeit des Betreffenden. Der ARSENICUM-ALBUM-Typus ist ein unruhiger Ängstlicher, und seine Angst treibt ihn zu peinlicher Sorgfalt. Der CALCIUM-CARBONICUM-Mensch ist auch ängstlich, aber seine Angst äußert sich durch eine Hemmung. Der unruhige Introvertierte (vom Typus ARSENICUM ALBUM) ist fiebrig, der gehemmte Introvertierte (vom Typus CALCIUM CARBONICUM) ist sehr langsam in dem, was er tut, dabei aber sehr sorgfältig. Wenn ihn jemand drängt, wird er quasi blockiert, und scheinbar ist er dann so dickköpfig und hartnäckig, als ob nichts und niemand etwas daran ändern kann.

Der Extrovertierte

Wenn die Grundveranlagung hingegen sykotisch (hyperreaktionell) Art, so wird der Betreffende dementsprechend extrovertiert sein und ein körperliches Bedürfnis nach Bewegung äußern. Auch hier unterscheidet man zwei Richtungen: den aggressiven Extrovertierten und den »verführerischen« Extrovertierten.

Der aggressive Extrovertierte:

Es ist das Kind, das nicht ruhig bleiben kann; doch im Gegensatz zum introvertierten Psoriker, der im Haus spielen möchte, ist es nur im Freien glücklich und verhält sich dort äußerst aktiv, unermüdlich und draufgängerisch. Es radelt mit voller Geschwindigkeit auf seinem Fahrrad, nimmt so gut wie keine Rücksicht auf andere, jagt geradezu durch alles hindurch und reißt die anderen mit. Ein typisches Beispiel hierfür wäre das MEDORRHINUM-Kind.
Man muß sehr sorgfältig auf den grundlegenden Verhaltensunterschied zum Psoriker eingehen. Dieser verhält sich entweder unruhig oder apathisch. Trifft ersteres zu, so ist seine Unruhe eher nervöser Natur, jedoch nicht Ausdruck eines wirklichen Bewegungsbedürfnisses; und wenn er sich unruhig verhält, dann immer nur in einem beschränkten Rahmen. Der Sykotiker hingegen ist niemals ruhig oder apathisch. Er ist zumeist aufgeregt, tritt stets die Flucht nach vorn an, ohne sich immer des Risikos bewußt zu sein, er kann brutal und gewalttätig werden. Sein Bewegungsbedürfnis ist derart ausgeprägt, daß er jede Bremse und jeden äußeren Eingriff abwehrt. In einer Gruppe von Kindern hat er die Zügel in der Hand, ganz im Gegensatz zum Psoriker, der sich unterwirft. Man muß bei ihm nachgeben, und wenn man ihm widersteht, antwortet er vielfach mit Gewalt. Hier findet man auch das Bedürfnis nach Erfolg, das ihn beseelt. Er möchte keinen Mißerfolg erleben, und wenn sich ein Hindernis in seinen Weg stellt, stößt er es um.
Verlieren wir jedoch nicht die Tatsache aus den Augen, daß der Sykotiker ebenfalls ein ängstlicher Typ ist. Auf den ersten Blick ist dies nicht erkennbar, da er den Eindruck vermittelt, durch alles hindurchzurasen; aber er zweifelt an sich selbst, und dies irritiert ihn und macht ihn ungestüm, wenn nicht gewalttätig. Angesichts einer Schwierigkeit reagiert der Psoriker mit einer Hemmung und läßt die Schultern sinken, während der Sykotiker wütend wird, das eigentliche Problem an einen anderen Platz setzt, es umgeht, verdrängt, ohne es wirklich zu überwinden, ohne es zu lösen. Aggressivität und

Gewalt sind vielfach die üblichen Reaktionen eines hyperreaktionellen Menschen.

Der »verführerische« Extrovertierte:

Es gibt einen Typus von Extrovertierten, der, obwohl er sich ebenfalls reichlich nach außen entlädt und verausgabt, dennoch nicht aggressiv ist. Um ihn gut verstehen zu können, sollten wir berücksichtigen, daß die Aggressivität des Extrovertierten sozusagen einem Kompensationsbedürfnis entspricht. Ist das Naturell des Hyperreaktionellen nicht von Aggressivität dominiert, sondern im Gegenteil ganz sanfter Natur, kompensiert er seine Frustrationen auffällig durch »Liebesbeweise«, verführerische Posen, durch eine übertriebene Suche nach Befriedigung, körperliche Kontakte (»anhängliche« Kinder) oder aber durch Heißhunger und Schlemmerei.

Dies sind also die überwiegenden Verhaltensweisen des hyporeaktionellen, introvertierten Psorikers und des hyperreaktionellen, extrovertierten Sykotikers. Selbst außerhalb von Streßsituationen sind diese Menschen nervlich angespannt, was die soeben geschilderten Verhaltensweisen verständlich macht. In diesem Stadium müßte man mit einer Therapie beginnen, denn andernfalls bestünde die Gefahr, daß sich der nervöse Zustand des Kindes weiter verschlechtert. Wenn seine angeborene Ängstlichkeit durch unangemessene und überfordernde Umweltbedingungen intensiviert wird, steigt seine nervöse Spannung, der Ausdruck seiner Angst, und äußert sich im Laufe der Zeit durch andere Symptome. Anfänglich wird es sich um vergleichsweise harmlose Verhaltensstörungen handeln, die jedoch an Intensität zunehmen und letztlich ihren Niederschlag in krankhaften Störungen finden werden.

b) Krankhafte Nervosität

Der Introvertierte

Der unruhige Psoriker vom Typus ARSENICUM ALBUM stört den Unterricht, obwohl es sich oftmals um einen sorgfältigen und perfektionistischen Schüler handelt. In den Augen des Lehrers erscheint das

Kind als zerstreut, wenig aufmerksam und nicht besonders an der Mitarbeit interessiert. Es ist in Wirklichkeit jedoch guten Willens, aber durch seine innere Unruhe unfähig, seine Aufmerksamkeit über längere Zeiträume hinweg auf ein Thema zu lenken. Erfaßt der Lehrer dieses Problem nicht, kann er es durch etwaige unangemessene Erziehungsmaßnahmen wahrscheinlich nur noch verschlimmern.

Der gehemmte Psoriker vom Typus CALCIUM CARBONICUM, auch sonst schon eher langsam, ist es um so mehr, je größer seine Angst wird. Sie verstärkt seine Hemmung. In der Schule ist es das Kind, das einen abwesenden, gleichgültigen Eindruck macht. Es trödelt, bevor es sich an die Arbeit macht, kommt nicht richtig voran und ist erst lange nach den anderen fertig. Trotz seines apathischen Ausdrucks ist es guten Willens, häufig gar perfektionistisch, was es noch langsamer werden läßt. Je mehr es sich darum bemüht, etwas gut zu machen, desto größer wird seine nervliche Anspannung, was — widersprüchlicherweise, aber dies ist sein grundlegendes Kennzeichen — seine Hemmung noch verstärkt.

Sowohl der unruhige wie auch der gehemmte Introvertierte haben Angst, abends zu Bett zu gehen. Sie sagen, daß sie nicht einschlafen könnten, sie hätten Angst vor der Einsamkeit. Die Angst verschlimmert sich immer nachts; der Schlaf ist unruhig und wird von häufigem Aufwachen unterbrochen sowie von beängstigenden Träumen heimgesucht, in denen das Kind häufig die Ängste und Befürchtungen des Vorabends wiedererlebt. Vor allem das CALCIUM-CARBONICUM-Kind wird nachts in seinen Träumen von den Mißerfolgen und Schikanen des Tages verfolgt. Oftmals wacht es schreiend auf. Es hat Angst und möchte seine Mutter bei sich haben.

In diesem Fall wäre eine ganze Reihe von Mitteln angezeigt, insbesondere COFFEA (das Kind hat eine allzu lebhafte Phantasie), STRAMONIUM (es kann nicht ohne Licht schlafen), KALIUM BROMATUM (es kann seine Hände nicht ruhig halten) usw. Diese Mittel, die im folgenden noch näher untersucht werden, sind manchmal nützlich, haben aber keinerlei tiefgehende Wirkung. Sie üben lediglich einen Einfluß auf die äußeren Erscheinungsformen, die Symptome der Ängstlichkeit des Kindes aus. Nur sein Grundmittel kann das Problem lösen. Behandelt man nicht die Konstitution des Betreffenden, so darf man sich auch nicht wundern, wenn sich sein Zustand nicht verbessert.

Im Gegenteil, seine nervöse Anspannung wird sich verstärken, und seine Verhaltensstörungen werden nunmehr von regelrechten krankhaften Erscheinungen abgelöst werden. Der psorische, introvertierte Mensch wird seine psychische Spannung »verleiblichen«, das heißt, daß er sie »verinnerlicht«, was durch Krämpfe zum Ausdruck kommen wird.

Die einfachste Art Krampf ist die unwillkürliche Muskelzuckung. Es sind die Tics, die man in jeder Muskelgruppe beobachten kann. Der Augentic ist hierbei der häufigste: Das Kind kann nicht anders, als ständig mit den Lidern zu zwinkern. Manchmal kommt es zu unkontrollierbaren Bewegungen der Mund- und Gesichtsmuskeln, und das Kind schneidet ständig Grimassen. Es kommt auch vor, daß es unaufhörlich den Kopf oder die Glieder bewegt, deren Bewegungen es offensichtlich nicht kontrollieren kann. Bei ganz besonders angespannten Menschen können diese krampfhaften Bewegungen anläßlich eines akuten Fieberzustandes zu regelrechten Krämpfen entarten, da die Angst, die den Ursprung dieser Muskelzuckungen darstellt, immer durch Fieber sowie jegliche mühsame Situation verschlimmert wird. Falls die Eltern die nervliche Anspannung des Kindes durch eine übertriebene Besorgnis steigern sollten, kann das Kind gewissermaßen in einen krampfhaften Anfall geraten, der eine tiefgreifende Verschlimmerung seines Zustandes deutlich macht. Seine Reaktionsfähigkeit übersteigt zu diesem Zeitpunkt das hyporeaktionelle Stadium und wird dysreaktionell. Wenn sich die dysreaktionelle Tendenz verstärkt, kommt es auch bei Abwesenheit jeglichen fiebrigen Zustands zu Krämpfen. Es handelt sich dann um eine Form der Epilepsie.

Es gibt, wir sagten es bereits, eine ganze Reihe von Mitteln für diese krampfhaften Zuckungen: AGARICUS (hauptsächlich Gesichtszuckungen), ZINCUM (ständige Unruhe, insbesondere der unteren Gliedmaßen), CUPRUM (Krämpfe generell, insbesondere der Hände, mit unter den Fingern gekrümmten Daumen [als typisches Merkmal]) und viele andere. Diese Mittel haben, wie gesagt, nur eine oberflächliche Wirkung, man muß zwangsläufig auf eine grundlegende Behandlung zurückgreifen.

Die verinnerlichte nervliche Anspannung kann ebenfalls Krämpfe im Bereich der inneren Organe verursachen. Ein Husten ohne entzündliche Störung wäre ein einfaches Beispiel. Dieser Reizhusten wird durch ein Kitzeln im Hals ausgelöst und beruht nicht auf Verschleimung oder dergleichen; er ist sehr hartnäckig (IGNATIA, CUPRUM, HYOSCYAMUS).

Der Extrovertierte

Wenn sich bei einem Sykotiker die nervliche Anspannung verstärkt, wird man zunächst Verhaltensauffälligkeiten feststellen. Der bereits ohne Streßsituation etwas zu aktive aggressive Typus wird unhaltbar und bei dem geringsten Anlaß gewalttätig. Er schlägt die anderen, verursacht Balgereien, will sich prügeln — all dies anläßlich irgendeiner Unzufriedenheit, eines Tadels, eines Mißerfolgs oder aufgrund von Eifersucht, beispielsweise auf eines der Geschwister. Der sanfte Hyperreaktionelle flüchtet wohl in Gefräßigkeit oder die übermäßige Suche nach anderen Befriedigungen. Der Psoriker (Hyporeaktionelle) würde passiv reagieren; er fängt an zu weinen oder setzt sich in irgendeine Ecke und lutscht am Daumen. Schwierigkeiten machen den Sykotiker hyperreaktionell, wütend, auflehnend und aggressiv: Er will anderen weh tun, wenn auch vielfach unbewußt, und scheint sogar eine Befriedigung dabei zu empfinden (HYOSCYAMUS, STRAMONIUM, HEPAR SULFURIS). Diese Gewalt befreit ihn (auf Kosten der anderen) von seiner nervlichen Spannung.
Auch hier findet man die gleichen Symptome wie beim Psoriker. Der Betreffende ist abends hellwach, hyperaktiv und weigert sich, zu Bett zu gehen. In der Regel ist sein Schlaf, den er schon wegen der starken physischen Verausgabung des Tages dringend benötigt, gut, tief, ruhig und erholender als der des Psorikers. Dennoch kann der Sykotiker, wenn er sehr angespannt ist, ebenfalls Alpträume haben. Er gibt schrille Schrei von sich, und im Grunde genommen erfordert sein Zustand dieselben symptomatischen Mittel wie der des Psorikers. Der sanfte Hyperreaktionelle hat ebenfalls einen tiefen Schlaf und leidet häufig unter Bettnässen.
Dem Sykotiker gelingt es meistens, sich durch Bewegung von seiner nervlichen Spannung zu befreien; aber manchmal genügt diese physische Veräußerlichung nicht mehr, und er »verinnerlicht« diese Spannung — ganz wie der Introvertierte, jedoch seltener, wobei man dieselben Erscheinungen wie beim Psoriker feststellen kann: Reizhusten, Pseudokrupp, spastische Bronchitis, Asthma, Dickdarment-

zündung usw. Auch hier wird man zunächst dazu veranlaßt, symptomatische Mittel zu verabreichen, im Bewußtsein, daß sie lediglich eine lindernde Wirkung haben.
Auf jeden Fall sollte man es aber vermeiden, sich nur an den äußeren Erscheinungen festzuhalten. Diese können beim Introvertierten und beim Extrovertierten identisch sein (zum Beispiel ein Asthmaanfall) und dennoch völlig unterschiedliche Konstitutionsmittel erfordern. Nur eine konstitutionelle Behandlung ist aber auf Dauer von wirklichem Nutzen. Anders zu handeln würde bedeuten, daß man das Problem nie wirklich löst. Die richtige Wahl des Grundmittels überfordert in der Regel die Fähigkeiten eines Laien und macht die Zuhilfenahme eines Arztes vonnöten. Die Rolle des homöopathischen Arztes, und darin unterscheidet er sich grundlegend von den allopathischen Ärzten, besteht vor allem darin, die Konstitution — die Veranlagung, die wahre zugrundeliegende chronische Krankheit — zu therapieren. Sie allein ist verantwortlich für den tatsächlichen Gesundheitszustand des Patienten.

2. Kopfschmerzen

a) Bedeutung

Bei Kopfschmerzen handelt es sich um eine Störung, derentwegen die Eltern häufig den Arzt aufsuchen. Sie kann sehr vielfältige Ursachen haben. An dieser Stelle wird nicht die Rede von Kopfschmerzen sein, die mit einem akuten Zustand, beispielsweise einer Grippe oder Angina, verbunden sind und das Fieber begleiten. Es geht nur um solche Kopfschmerzen, die sich ohne sichtbaren Grund und beim Fehlen jeglicher akuter Erkrankung äußern.
Selbstverständlich muß man zunächst festgestellt haben, daß bestimmte organische Ursachen ausgeschlossen sind, zum Beispiel eine Sehstörung, eine chronische Entzündung der Ohren oder Nebenhöhlen (die den Augen und Ohren zugemessene Rolle in der Entstehung dieser Störungen scheint allerdings weiterhin überbewertet zu werden) oder etwa eine schlechte Verdauung.
Viele dieser Kopfschmerzen neigen zu Rückfällen; sie treten in mehr

oder weniger regelmäßigen Abständen in Erscheinung. In der schulmedizinischen Kinderheilkunde ist man der Ansicht, daß diese wiederholten Kopfschmerzen auf eine »migränöse Veranlagung« oder einer Kontraktur (anhaltendem Zusammenziehen) der Nackenmuskeln und unter Umständen der Rückenmuskeln beruhen. Vor Beginn des Jugendalters beobachtet man insbesondere Migränen, ab der Pubertät ebenso viele durch Muskelkontraktionen hervorgerufene Kopfschmerzen wie Migränen. Es gibt jedoch eine dritte Erklärung für die Kopfschmerzen, und zwar diejenigen einer psychischen nervösen Spannung.
Die Eltern weisen oft darauf hin, daß ihr Kind häufig nach der Schule über Kopfschmerzen klagt. Dafür gibt es eine ganz einfache Erklärung. Nicht selten sind die Schulbänke unbequem; deswegen sitzt das Kind schlecht und zieht dauernd die Muskeln des Rückens, des Nackens und sogar der Kopfhaut zusammen. Diese anhaltende Muskelanspannung würde die Kopfschmerzen hervorrufen.
Bei Menschen mit diesen Beschwerden ist es in der Tat möglich, eine ständige Kontraktion der Nackenmuskeln festzustellen: Wenn das Kind auf dem Rücken liegt, kann man einen Widerstand durch Abtasten wahrnehmen. Zu diesem Zweck muß es liegen, da die Kontraktion der Nackenmuskeln beim Stehen normal ist. Diese »Erklärung« ändert jedoch nichts an der Tatsache, daß die psychische Spannung in der Schule sehr stark ist und das Kind einem »Streß« ausgesetzt ist. Im allgemeinen haben die »Kopfschmerzkinder« das eine oder andere Problem — Konzentrations- und Verständnisschwierigkeiten, Angst usw. —, das ohne Zweifel die Ursache des Stresses darstellt. Und der Streß wiederum bewirkt die Kopfschmerzen. Es scheint folglich sehr schwierig zu sein, die wirkliche körperliche Ursache von dem zugrundeliegenden psychischen Problem zu trennen. Im übrigen kann man die Muskelkontraktur, die man der unbequemen Stellung des Betreffenden zuschreibt, genausogut durch eine psychische Spannung erklären, Ursache sowohl der Kontraktur wie auch der Kopfschmerzen...

Kehren wir zu dem zurück, was bereits zuvor gesagt wurde: Kinder mit Kopfschmerzen sind sehr häufig »nervöse« Kinder und weisen weitere Probleme auf, beispielsweise einen Mangel an Aufmerksamkeit oder Konzentration, Angst oder Unruhe. Infolgedessen kann man die Kopfschmerzen auf Dauer nur durch eine Therapie der zugrundeliegenden nervösen Konstitution bannen, die von einem erfahrenen homöopathischen Arzt durchgeführt werden muß. Halten wir ebenfalls fest, daß die wiederkehrenden Kopfschmerzen bei anämischen (blutarmen) oder geschwächten Kindern scheinbar häufiger auftreten.

b) Mittel

Bestimmte Mittel können in symptomatischer Hinsicht von Nutzen sein und die Schmerzen lindern. Im folgenden werden die wichtigsten genannt.

BELLADONNA: Dieses Mittel ist durch den ihm eigenen Blutandrangzustand gekennzeichnet: Die Kopfschmerzen sind klopfend, das Kind spürt das Blut in seinem Kopf klopfen. Dieses Klopfen ist im übrigen an den Halsschlagadern sichtbar. Die Pupillen sind erweitert, die Augen glänzen. Der Betreffende verträgt das kleinste Geräusch ebensowenig wie die kleinste Erschütterung. Der Schmerz kann durch eine Verkühlung des Kopfes ausgelöst werden nach dem Haarewaschen oder -schneiden.

FERRUM METALLICUM: Das Kind hat ein rotes Gesicht, wenn die Kopfschmerzen auftreten, obwohl Rötung und Blässe häufig wechseln. Es verspürt ein Klopfen in den Arterien wie bei BELLADONNA, hat jedoch nicht dessen allgemeines kongestives (Blutandrang) Aussehen. Es handelt sich um einen gewöhnlich anämischen (blutarmen) Menschen mit kalten Extremitäten.

CHINA ist ein Mittel, das anämischen, häufig sehr blassen Menschen entspricht, die eine chronische Ermüdung mit häufigen Verdauungsstörungen aufweisen, insbesondere Blähungen.

PHOSPHORUS: Dieses Mittel ist dann angezeigt, wenn das Wachstum des Kindes zu schnell vonstatten geht und von Ermüdung sowie Anämie begleitet ist. Das Kind klagt über Kopfschmerzen nach der Schule. Eltern und Kindern schreiben die wiederkehrenden Kopfschmerzen häufig der Ermüdung durch die Schule zu.

RUTA GRAVEOLENS ist dann angezeigt, wenn die Kopfschmerzen infolge einer Ermüdung der Augen auftreten, nachdem das Kind lange gelesen oder geschrieben hat. Die Augen sind rot, warm, schmerzhaft,

häufig mit einem tiefen Schmerz in den Augenhöhlen und in Höhe des Augenbrauenbogens. Diese Ermüdung der Augen zieht Akkomodationsstörungen nach sich (Störungen in der Fähigkeit des Auges, sich an nahe und weite Entfernungen anzupassen und in jedem Fall ein scharfes Bild auf der Netzhaut zu erzeugen).
Als weitere Mittel können bei Schulermüdung beispielsweise NATRIUM MURIATICUM, CALCIUM PHOSPHORICUM, KALIUM PHOSPHORICUM, ACIDUM PHOSPHORICUM angezeigt sein, von denen aber später die Rede sein wird. Bei anämischen (blutarmen), ermüdeten Kindern mit wiederkehrenden Kopfschmerzen und häufigen Erkältungen kann es nützlich sein, von Zeit zu Zeit eine Gabe TUBERCULINUM zu verabreichen. MELILOTUS ist die Arznei für heftige, klopfende Kopfschmerzen, die an der Stirn lokalisiert sind, von einer ausgeprägten Rötung des Gesichts begleitet sind und häufig einem Nasenbluten vorangehen (s. S. 458). Die Kopfschmerzen und der Blutandrang des Gesichts klingen ab beim Auftreten eines Nasenblutens oder einer Menstruationsblutung. Kopfschmerzen können schließlich auch durch Kummer hervorgerufen werden. Für diesen Fall verweisen wir auf den Abschnitt »Durch Kummer hervorgerufene Störungen« (s. S. 184).

3. Migräne

a) Definition

Die Migränen sind ganz besondere und sehr starke Kopfschmerzen. Umgangssprachlich wird das Wort Migräne irrtümlich vielfach benutzt, um allgemein besonders heftige Kopfschmerzen zu bezeichnen. In Wirklichkeit entspricht eine Migräne jedoch genauen Kriterien.
Es handelt sich um paroxysmale Kopfschmerzen, das heißt, sie treten anfallsweise auf. Infolgedessen ist ein gewöhnlicher, anhaltender, sogar sehr heftiger Kopfschmerz keine Migräne. Es sind pulsierende, klopfende Schmerzen, die sich nicht im gesamten Kopf, sondern nur auf einer Seite, links oder rechts, äußern (zumindest am Anfang, in der Folge kann der Schmerz den gesamten Kopf umfassen). Die Schmerzen werden von Verdauungsstörungen, insbesondere Übel-

keit oder Erbrechen, manchmal Durchfall begleitet. Den Kopfschmerzen gehen stets, zumindest anfänglich, visuelle Phänomene voraus (in Form flimmernder Zickzacklinien). Die Migräne ist eine erbliche Krankheit. Man findet stets ähnliche Fälle bei den Eltern oder zumindest in der näheren Verwandtschaft.

Die Migräne beginnt häufig morgens — es kommt vor, daß sie den Betreffenden aufweckt — und dehnt sich über mehrere Stunden, häufig bis zum Abend aus. Sie kann manchmal 48 Stunden dauern. Der Schmerz entwickelt sich zunehmend, um einen Höhepunkt in 4 bis 6 Stunden zu erreichen. Der sehr betroffene Patient legt sich im Dunkeln ins Bett, da die Migräne durch Licht, Lärm, Zigarettengeruch usw. verschlimmert wird. Sie wird ebenfalls durch Kopfbewegungen verschlimmert. Die wirkliche Migräne ist folglich sehr quälend. Ein Anfall endet häufig mit Erbrechen und manchmal zusätzlich mit ausgiebigem Wasserlassen.

Es handelt sich hierbei um eine verbreitete Krankheit, die insbesondere Frauen befällt. Sie tritt im allgemeinen in der Kindheit auf, wird jedoch nicht immer diagnostiziert, weil das junge Kind vielfach nicht in der Lage ist, seine Beschwerden genau zu beschreiben, und bei ihm die Verdauungsstörungen — vor allem das Erbrechen — überwiegen. Wenn sich das Kind häufig und insbesondere zyklisch erbricht, ist dies sehr wahrscheinlich der Hinweis auf eine Migräne.

Die Behandlung des Migränepatienten ist vor allen Dingen diejenige der zugrundeliegenden hyporeaktionellen Konstitution. Sie muß in dem Zeitraum zwischen den Anfällen durchgeführt werden. Dennoch ist es unerläßlich, bei Ausbruch der Migräne auf ein Mittel zurückzugreifen, um zu versuchen, dem Patienten Linderung zu verschaffen. Nachstehend werden einige davon beschrieben.

b) Lokalisierung

Rechts

KALIUM BICHROMICUM: Dies ist ein häufig angezeigtes Mittel. Wie bei jeder Migräne treten zunächst die Sehstörungen auf (leuchtende Zickzacklinien, verschwommene Sicht), die anschließend abklingen und denen dann Kopfschmerzen auf einer Stirnseite folgen. Der Patient klagt über Magenbeschwerden und erbricht dickflüssige, gelbliche Absonderungen (für dieses Mittel charakteristisch).

IRIS: Der Patient hat zunächst Sehstörungen und anschließend Kopfschmerzen oberhalb der Augenhöhlen, insbesondere rechts. Die Verdauungsstörungen sind in diesem Fall vorherrschend: »galliges« Erbrechen und zudem ein Durchfall mit Brennen am After. Er klagt über Schmerzen in der Lebergegend und ebenfalls an der rechten Schulter, was ein Zeichen für eine erhebliche Leberbeeinträchtigung ist.

SANGUINARIA: Das charakteristische Merkmal dieses Mittels ist ein am Hinterkopf beginnender und sich zur Stirn ausbreitender Kopfschmerz. Er wird insbesondere in Höhe der rechten Schläfe und des rechten Auges verspürt. Der stark kongestive Zustand (Blutandrang) des Patienten ist ebenfalls charakteristisch. Er klagt über ein Wärmegefühl am Kopf, im Gesicht, in der inneren Handfläche und an der Fußsohle, wo er, wie er sagt, ein Brennen verspürt. Er muß sich stets erbrechen und hat zahlreiche Darmblähungen, deren Freiwerden ihm insgesamt Erleichterung verschafft.

SILICEA: Der Patient hat ebenfalls einen Kopfschmerz, der vom Hinterhaupt, sogar vom Nacken ausgeht, um sich über dem rechten Auge festzusetzen, wie bei SANGUINARIA. Sein reaktioneller Zustand ist jedoch ganz anders: Er klagt darüber, daß ihm ständig kalt sei, und versucht, seinen Kopf warm einzuhüllen. Obwohl er sich bedeckt, bleibt sein Körper kalt, insbesondere die Extremitäten, die sehr kalt sind. Dennoch schwitzt er ausgiebig am Kopf und an den Füßen.

GELSEMIUM: Während des Migräneanfalls ist der Patient stets niedergeschlagen, sogar erschöpft. Dies ist ein vorherrschendes Merkmal dieses Mittels. Wenn die Niedergeschlagenheit derartig ausgeprägt ist, daß der Patient ein völlig unbeteiligtes Aussehen annimmt, muß man automatisch an GELSEMIUM denken. Die Schwäche geht so weit, daß er zittert. Sein Puls ist sehr langsam. Er hat keinen Durst. Ein eigenartiger Umstand ist, daß der Kopfschmerz bei einem ausgiebigen Wasserlassen, welches das Ende des Anfalls anzeigt, gebessert wird.

NATRIUM MURIATICUM: Die Migräne ist häufig die Folge einer überfordernden geistigen Anstrengung. Es handelt sich immer um einen abgemagerten Menschen (insbesondere am Hals), eher deprimiert, in sich gekehrt, der körperlichen Tätigkeiten ausweicht. Im Gegensatz zu GELSEMIUM hat er einen starken Durst. Der Kopfschmerz wird stets um 10.00 Uhr morgens verschlimmert und folgt manchmal der Sonnenlaufbahn, das heißt, daß er sich zunehmend verstärkt, um sich gegen Ende des Nachmittags abzuschwächen. Der Patient hat häufig Herpes an den Lippen.

CYCLAMEN: Der Schmerz tritt auf, sobald der Betreffende morgens aufsteht. Er leidet unter mancherlei Sehstörungen: schwarze Punkte vor den Augen oder auch vielfarbiges Funkeln, unzählige Sterne. Er leidet ebenfalls unter einem Schwindelgefühl (alles scheint sich im Kreis zu drehen). Er verspürt starke Übelkeit und will weder trinken noch etwas essen. Er hütet das Zimmer, weil sein Zustand an der frischen Luft verschlimmert wird. Es handelt sich immer um einen depressiven Menschen, der Schuldgefühle hat und die Einsamkeit sucht.

LAC CANINUM: Der Kopfschmerz geht während eines Anfalls unaufhörlich von der einen zur anderen Seite über. Diese Modalität, die man auch bei anderen Erkrankungen, die LAC CANINUM erfordern, wiederfindet — insbesondere bei Angina — genügt, um das Mittel anzuzeigen.

Links

Die zuvor beschriebenen Mittel sind hauptsächlich beim Auftreten des Schmerzes auf der rechten Seite angezeigt, was häufig bei der Migräne der Fall ist. Manchmal jedoch ist der Schmerz über dem linken Auge lokalisiert.

SPIGELIA: Dieses Mittel entspricht einem Menschen mit neuralgischen Erscheinungen im Bereich des Gesichts und der Augen. Er klagt über Schmerzen in den Augen und in ihrer Umgebung, die sich tief in die Augenhöhlen ausbreiten. Der schmerzhafte Bereich reagiert sehr empfindlich auf die geringste Berührung. Eine Herz-»Nervosität« mit Herzklopfen und insbesondere einer Tachykardie (Steigerung des Herzschlags) begleitet immer die Symptome. Das Kind ist also »nervös«. Im übrigen ist es stark anfällig für Madenwürmer, die seine Nervosität noch verstärken und häufig Schmerzen im Bauchnabelbereich hervorrufen (häufige Lokalisation bei nervösen Menschen). Ein eigenartiges psychisches Symptom ist charakteristisch für SPIGELIA: die Angst vor spitzen Gegenständen (Nadeln usw.).

SEPIA: Der Patient klagt über einen Schmerz am Hinterkopf, der sich bis über das Auge erstreckt (im allgemeinen links). Er leidet stark unter Verdauungsstörungen, vor allem in Form von Übelkeit und Erbrechen. Die Übelkeit ist vorherrschend. Der Patient erträgt weder den Geruch noch den Anblick von Nahrungsmitteln. Die Übelkeit wird häufig von einem in der Magengrube verspürten Schwächegefühl begleitet. Das Kind verträgt keine Milch, wodurch es erbricht oder einen Durchfall bekommt. Es ist von traurigem, deprimiertem Naturell. Es zieht sich in sich selbst zurück und flüchtet vor den anderen. Es verhält sich gleichgültig, sogar seinen Angehörigen gegenüber.

LACHESIS: Es handelt sich um ein Mittel für einen Erwachsenen, es kann jedoch auch beim Kind angezeigt sein. Gemäß seines charakteristischen Merkmals hat der Schmerz seinen Sitz auf der linken Seite, insbesondere an der Nasenwurzel. Er tritt wellenweise in Erscheinung. Der Patient hat ein aufgedunsenes, sehr kongestives (Blutandrang), rotviolettes Gesicht. Er verträgt kein Kleidungsstück, das ihm den Hals oder die Taille einengt. Die Migräne äußert sich insbesondere nach dem Schlaf, sobald der Patient aufwacht.

CEDRON: Der Schmerz ist im allgemeinen ebenfalls oberhalb der Augenhöhle (links), mit dem sehr genauen charakteristischen Merkmal, periodisch, manchmal alle zwei Tage, systematisch um 10.00 Uhr morgens zurückzukehren.

CHIONANTHUS: Dies ist ebenfalls ein Mittel bei periodischen Kopfschmerzen. Der Schmerz ist insbesondere an der Stirn und oberhalb der Augenhöhlen lokalisiert und verursacht ein Druckgefühl an der Nasenwurzel. Die Augäpfel sind schmerzhaft. Sehr häufig bestehen deutliche Leberstörungen mit gelber Färbung der Augenbindehäute oder sogar wirklicher Gelbsucht. Der Patient leidet unter Verstopfung, die Stühle sind hell. Die Zunge ist belegt. Die Kopfschmerzen werden durch Beugen des Körpers, Bewegung und den geringsten Stoß verschlimmert.

c) *Wahl des Mittels*

Der Migräneanfall kann verschiedene Ursachen haben. Er kann durch »Streß« ausgelöst werden, durch bestimmte Nahrungsmittel wie Roquefort, Schweizer Käse, Heringe oder Schokolade sowie durch übermäßige Wärme. Beim Kind, das unter Migräne leidet, ist es wesentlich, die schädliche Wirkung des Fernsehens oder sogar des Kinos zu unterstreichen — wegen der wechselnden Nervenreizungen, die das Bild, ausgehend von der Netzhaut des Auges, auslöst. Die Migräne kann ebenfalls durch Reisekrankheit oder eine — sogar leichte — Schädelverletzung ausgelöst werden.

Wenn der Anfall jedesmal durch ein nervöses Element initiiert zu sein scheint, sollte man an IGNATIA denken: Der Anfall erscheint zu einem beliebigen Zeitpunkt des Tages in der Folge einer gefühlsmäßigen Beeinträchtigung, eines leichten Ärgers oder aufgrund eines sehr starken Geruchs (etwa Parfüm oder auch Tabak). Er klingt genauso plötzlich ab, wie er aufgetreten ist — manchmal einfach während man das Kind ablenkt — und endet häufig, wie bei GELSEMIUM, mit einem ausgiebigen Wasserlassen.

Die Mittel, die bisher beschrieben wurden, sind diejenigen der Migräne; sie sind jedoch ebenfalls bei einfachen Kopfschmerzen ohne Sehstörungen angezeigt, sofern die ihnen jeweils charakteristischen Merkmale vorhanden sind. Im folgenden werden einige Besonderheiten aufgeführt, welche die Auswahl des entsprechenden Mittels erleichtern sollen.

Lokalisierung der Kopfschmerzen

Es kommt vor, daß die Kopfschmerzen eher auf einer Seite des Kopfes als auf der anderen lokalisiert sind; dies ist insbesondere der Fall bei Migräne. Die Lokalisierung hat jedoch nur einen relativen Wert. Die Heilanzeige eines Mittels entsprechend dieses Merkmals muß zwangsläufig durch weitere Zeichen bestätigt werden.

Rechts: insbesondere BELLADONNA und IRIS, jedoch ebenfalls SANGUINARIA, SILICEA, LYCOPODIUM, NATRIUM MURIATICUM, CYCLAMEN.

Links: insbesondere SPIGELIA und LACHESIS, jedoch ebenfalls PHOSPHORUS, CHINA, FERRUM METALLICUM.

Es sei jedoch hinzugefügt, daß, wenn auch BELLADONNA bei einer Lokalisation auf der rechten Seite angezeigt ist, es in manchen Fällen ebenfalls bei einer Lokalisation auf der linken Seite angezeigt sein kann. Was SEPIA, KALIUM BICHROMICUM und IGNATIA betrifft, so sind sie bei einer Lokalisation der Schmerzen sowohl auf der linken wie auch auf der rechten Seite angezeigt.

Zeitpunkt des Auftretens

● MORGENS:

Die Kopfschmerzen treten manchmal morgens beim Erwachen, während das Kind noch im Bett liegt, in Erscheinung. Es sind in diesem Fall angezeigt: ACIDUM NITRICUM, ACIDUM PHOSPHORICUM, BRYONIA, CALCIUM CARBONICUM, GRAPHITES, HEPAR SULFURIS, KALIUM BICHROMICUM, KALMIA, LAC CANINUM, LYCOPODIUM, NAJA, NATRIUM MURIATICUM, NUX VOMICA, PHOSPHORUS, PSORINUM, SULFUR, TARANTULA HISPANICA, THUJA.
Diese — hier nicht vollständig wiedergegebene — Liste der angezeigten Arzneien ist sehr lang, so daß es sehr schwer sein wird, das entsprechende Mittel zu finden, wenn man nicht weitere Zeichen hervorhebt.

Die Kopfschmerzen beim Erwachen treten insbesondere dann auf, wenn das Kind die Augen öffnet: BRYONIA, IGNATIA, KALMIA, NUX VOMICA. Es ist ziemlich einfach, sie zu unterscheiden.
IGNATIA: nervöser Mensch mit widersprüchlichen Reaktionen.
NUX VOMICA: Verdauungsprobleme bei einem kälteempfindlichen Menschen.
BRYONIA: Verdauungsprobleme bei einem Menschen, der nicht kälteempfindlich ist und dessen Zustand stets durch Bewegung verschlimmert wird.
KALMIA: zahlreiche neuralgische Erscheinungen (insbesondere Augen) und sehr häufig Herzklopfen mit Tachykardie, begleitet von stechenden Schmerzen (kurzer, stechender Schmerz) in der Brust.

Die Schmerzen sind insbesondere beim Aufstehen aus dem Bett ausgeprägt: BRYONIA, CYCLAMEN (zahlreiche Sehstörungen).

Der Kopfschmerz beim Aufstehen wird von Übelkeit begleitet: CALCIUM CARBONICUM (Übelkeit, solange der Betreffende nicht gefrühstückt hat), GRAPHITES, NATRIUM MURIATICUM, NUX VOMICA, SEPIA, SILICEA, SULFUR, jedoch insbesondere EUPATORIUM: Der Schmerz hat seinen Sitz insbesondere in den Knochen. Der Patient klagt über Schmerzen sowohl in den Gliedern als auch in der Wirbelsäule — dies ist im übrigen ein Mittel bei Grippe mit Knochenschmerzen. Die Augäpfel schmerzen ebenfalls. Der Patient leidet viel unter Übelkeit und Erbrechen.

Der Schmerz »folgt der Sonnenlaufbahn« (er beginnt bei Sonnenaufgang und klingt bei Sonnenuntergang ab): NATRIUM MURIATICUM insbesondere, jedoch ebenfalls SANGUINARIA, SPIGELIA, KALMIA.

● NACHMITTAGS:

ARSENICUM ALBUM: Die Schmerzen beginnen um 14.00 Uhr (es können ebenfalls Schmerzen nachts zwischen Mitternacht und 2.00 Uhr bestehen).
CHELIDONIUM: großes Lebermittel, dieselben Uhrzeiten.
BELLADONNA: von 15.00 bis 16.00 Uhr.
LYCOPODIUM: von 16.00 bis 20.00 Uhr.

Auslöser der Kopfschmerzen

● PHYSISCHE URSACHEN

KÄLTE:

Die Kopfschmerzen können auftreten:
Ganz besonders nach einer Verkühlung des Kopfes: BELLADONNA, CALCIUM CARBONICUM, CARBO VEGETABILIS, HEPAR SULFURIS, NUX VOMICA, SEPIA, SILICEA.
Nach dem Haareschneiden: BELLADONNA, NUX VOMICA, SEPIA.
Nach dem Baden, insbesondere im kalten Wasser: ANTIMONIUM CRUDUM insbesondere, BELLADONNA, CUPRUM METALLICUM, RHUS TOXICODENDRON.

WÄRME:

Die Wärme kann ebenfalls Kopfschmerzen hervorrufen: ANTIMONIUM CRUDUM (insbesondere die strahlende Wärme einer Feuerstätte), BELLADONNA, CARBO VEGETABILIS, GLONOINUM, LYCOPODIUM.
Durch Sonnenwärme hervorgerufene Kopfschmerzen: ANTIMONIUM CRUDUM, BELLADONNA, BRYONIA, CARBO VEGETABILIS, GLONOINUM, NA-

TRIUM CARBONICUM, NATRIUM MURIATICUM, NATRIUM SULFURICUM, PULSATILLA.
Durch eine beengte Umgebung hervorgerufene Kopfschmerzen: PLATINUM insbesondere, jedoch ebenfalls LYCOPODIUM.

GEWITTER:

Vor dem Gewitter: PHOSPHORUS insbesondere, jedoch ebenfalls NATRIUM CARBONICUM, RHODODENDRON, SEPIA, SILICEA.

DIE VERDAUUNG:

Kopfschmerzen, hervorgerufen durch Fasten, Hunger oder den Umstand, auf ein Essen warten zu müssen: CALCIUM CARBONICUM, LYCOPODIUM, SANGUINARIA, SULFUR.
Kopfschmerzen nach dem Verzehr fetter Nahrungsmittel: CARBO VEGETABILIS, PULSATILLA, SANGUINARIA, SEPIA, ANTIMONIUM CRUDUM.
Kopfschmerzen nach dem Verzehr von Eiscreme: PULSATILLA, ARSENICUM ALBUM.
Kopfschmerzen abwechselnd mit Durchfall PODOPHYLLUM, SECALE.

DIE BEWEGUNG:

Kopfschmerzen, hervorgerufen durch körperliche Tätigkeit: CALCIUM CARBONICUM (Kopfschmerzen beim Treppensteigen, in diesem Falle begleitet von Schwindel); hingegen kann körperliche Tätigkeit den Zustand des SEPIA-Menschen bessern.
Kopfschmerzen, hervorgerufen durch eine passive Bewegung (Auto, Schiff): COCCULUS insbesondere, jedoch ebenfalls SEPIA, LYCOPODIUM, NUX MOSCHATA, SILICEA; hingegen werden die Kopfschmerzen bestimmter Menschen während einer Autofahrt gelindert: ACIDUM NITRICUM, SANICULA.

● PSYCHISCHE URSACHEN:

Schreck: insbesondere ACONITUM und IGNATIA, jedoch ebenfalls ARGENTUM NITRICUM, COFFEA, CUPRUM METALLICUM, NUX VOMICA, PLATINUM, OPIUM, PULSATILLA (siehe auch »Durch Angst verursachte Störungen« [s. S. 183]).

Kummer: insbesondere IGNATIA und STAPHISAGRIA, jedoch ebenfalls PULSATILLA, NATRIUM MURIATICUM, OPIUM, ACIDUM PHOSPHORICUM (siehe auch »Durch Kummer hervorgerufene Störungen« [s. S. 184]).
Übermäßige Freude: COFFEA.

GEISTIGE ERMÜDUNG:

ANACARDIUM ORIENTALE: Besserung beim Essen.
CALCIUM PHOSPHORICUM: insbesondere bei Jugendlichen, die Schmerzen entlang der Schädelknochennähte (Suturae) aufweisen, also beispielsweise an der Stirnnaht zwischen den beiden Stirnbeinhälften (Sutura frontalis) oder an der Lambdanaht zwischen Hinterhauptbein und den beiden Scheitelbeinen (Sutura lambdoidea).
CHINA: bei einem ständig erschöpften Menschen.
IGNATIA: wenn die für das Mittel charakteristischen nervösen Reaktionen — widersprüchliches Verhalten — vorliegen.
GLONOINUM: wenn das Kind keine Wärme am Kopf verträgt.
KALIUM PHOSPHORICUM: bei mehr körperlicher als geistiger Erschöpfung (das Gegenteil bei ACIDUM PHOSPHORICUM).
LYCOPODIUM: sprühender Geist. Das Kind zweifelt jedoch an sich selbst, wodurch es reizbar wird; mühsames Ingangkommen beim Aufstehen.
NATRIUM CARBONICUM: kälteempfindlicher Mensch, verträgt jedoch keine Sonne.
NATRIUM MURIATICUM: Kopfschmerzen, deren Stärke mit dem Sonnenstand des Tages zu- und abnimmt.
ACIDUM PHOSPHORICUM: psychische Ermüdung mit Depression.
PULSATILLA: weinerliches Kind, das an seiner Mutter hängt, mit schwankenden Stimmungen, die plötzlich von Lachen zum Weinen übergehen und umgekehrt.
SILICEA: Kopfschmerzen insbesondere über dem rechten Auge, extrem kälteempfindliches Kind mit sehr kalten Extremitäten, dem es nicht gelingt, sich aufzuwärmen.

Weitere Merkmale

Der Kopfschmerz ist an einem kleinen Punkt lokalisiert, den man manchmal mit dem Finger bedecken kann: KALIUM BICHROMICUM, KALMIA, THUJA OCCIDENTALIS, IGNATIA.

Die Kopfschmerzen äußern sich einzig und allein am Tage: MEDORRHINUM. Es handelt sich um ein übermütiges, turbulentes, tagsüber sehr unruhiges Kind; in der Nacht ist es jedoch im allgemeinen ruhig und hat einen sehr guten Schlaf, der es ihm ermöglicht, sich nach der körperlichen Verausgabung des Tages zu erholen.
Wechsel zwischen Kopfschmerzen und roten Rückständen im Urin: LYCOPODIUM.
Wechsel zwischen Kopfschmerzen und Durchfall: PODOPHYLLUM, SECALE.
Wechsel zwischen Kopfschmerzen und Hämorrhoiden: ABROTANUM, ALOE.
Wechsel zwischen Kopf- und Bauchschmerzen: AESCULUS, CINA, GELSEMIUM, IRIS, PLUMBUM.
Wechsel zwischen Kopf- und Gelenkschmerzen: LYCOPODIUM, SULFUR.
Wechsel zwischen Kopf- und Beckenschmerzen: GELSEMIUM.
Wechsel zwischen Kopf- und Zahnschmerzen: LYCOPODIUM.

- **DIE KOPFSCHMERZEN WERDEN VERSCHLIMMERT:**

Beim geringsten Stoß: BELLADONNA, GLONOINUM, BRYONIA, CHIONANTHUS, NUX VOMICA, SILICEA.
Durch die Bewegung der Augen: insbesondere BRYONIA und NUX VOMICA, jedoch ebenfalls BELLADONNA, SEPIA, NATRIUM MURIATICUM, SILICEA, SPIGELIA.
Durch körperliche Tätigkeit: CALCIUM CARBONICUM, NATRIUM MURIATICUM.
Durch die Zimmerwärme: APIS, ARSENICUM ALBUM, BELLADONNA, BRYONIA, CALCIUM CARBONICUM, CARBO VEGETABILIS, CAUSTICUM, CIMICIFUGA, JODUM, KALIUM SULFURICUM, LYCOPODIUM, NATRIUM MURIATICUM, PHOSPHORUS, PULSATILLA, SULFUR.
Durch warme Getränke: PHOSPHORUS, PULSATILLA, SULFUR.
Durch das Tageslicht: CALCIUM CARBONICUM, HEPAR SULFURIS, NATRIUM MURIATICUM, PHOSPHORUS, SILICEA.
Durch künstliches Licht: SEPIA, SILICEA.
Durch Autofahren: COCCULUS, FERRUM METALLICUM, GRAPHITES, HEPAR SULFURIS, KALIUM CARBONICUM, LYCOPODIUM, NATRIUM MURIATICUM, SEPIA, SILICEA.

Durch Kälteeinwirkung auf den Kopf: AURUM METALLICUM, BELLADONNA, CALCIUM CARBONICUM, CARBO VEGETABILIS, LEDUM, NUX VOMICA, SEPIA, SILICEA.

- **DIE KOPFSCHMERZEN WERDEN GELINDERT:**

Beim Liegen in der Dunkelheit: BELLADONNA, MAGNESIUM PHOSPHORICUM, SANGUINARIA, SEPIA, SILICEA, STRAMONIUM.
Durch Essen: ANACARDIUM, CHINA, IGNATIA, JODUM, KALIUM BICHROMICUM.
Durch körperliche Tätigkeit: SEPIA, RHODODENDRON.
Durch Bewegung: ARSENICUM ALBUM, LYCOPODIUM, PULSATILLA, RHUS TOXICODENDRON.
Durch warme Anwendungen: GELSEMIUM, KALIUM BICHROMICUM, MAGNESIUM PHOSPHORICUM, SILICEA.
Durch Einhüllen des Kopfes: ACIDUM NITRICUM, ARSENICUM ALBUM, BELLADONNA, GELSEMIUM, HEPAR SULFURIS, LACHESIS, MAGNESIUM PHOSPHORICUM, NATRIUM MURIATICUM, NUX VOMICA, PHOSPHORUS, RHUS TOXICODENDRON, SEPIA, SILICEA.
Durch Nasenbluten: CHAMOMILLA, FERRUM PHOSPHORICUM, KALIUM BICHROMICUM, MELILOTUS, PSORINUM, PETROLEUM, TABACUM, MILLEFOLIUM, ANTIMONIUM CRUDUM.
Durch Auftreten der Menstruation: LACHESIS, MELILOTUS.
Durch Schwitzen: NATRIUM MURIATICUM, SULFUR.
Durch Autofahren: ACIDUM NITRICUM, SANICULA.
Durch ein ausgiebiges Wasserlassen: ACONITUM, GELSEMIUM, IGNATIA, KALMIA, MELILOTUS, SILICEA.
Durch Erbrechen: ARSENICUM ALBUM, CYCLAMEN, GELSEMIUM, KALIUM BICHROMICUM, LACHESIS, SANGUINARIA, SEPIA, TABACUM.
Durch Spazierengehen an der frischen Luft: ANTIMONIUM CRUDUM, ARSENICUM ALBUM, IRIS, LACHESIS, LYCOPODIUM, NATRIUM MURIATICUM, PHOSPHORUS, PULSATILLA, SEPIA, SULFUR.

d) Zusammenfassung

Wiederkehrende Kopfschmerzen werden meistens durch ein psychologisches Problem hervorgerufen. Seltener handelt es sich um eine

Migräne oder Verdauungsstörungen. Bei einem psychologischen Problem kann die Schwierigkeit nur mit Hilfe eines Arztes beseitigt werden. Bei einer Migräne besteht die Behandlung vor allem in einer Therapie der Konstitution.

Die Auswahl eines Mittels mit begrenzter Wirkung, das den Symptomen des Kranken entspricht und zunächst dazu bestimmt ist, ihm — in Erwartung einer späteren grundlegenden Behandlung — Linderung zu verschaffen, wird entsprechend folgender Kriterien durchgeführt werden.

Zeitpunkt der Auftretens

Beim *Erwachen* oder beim *Aufstehen*:
BRYONIA: Schmerzen insbesondere beim Aufstehen und stets verschlimmert durch Bewegung.
NUX VOMICA: Häufige Übelkeit.
SEPIA: Schwächegefühl in der Magengrube.
EUPATORIUM: Schmerzen insbesondere in den Knochen und vor allem um die Augen herum.
CALCIUM CARBONICUM: Durch einen leeren Magen hervorgerufene Kopfschmerzen.
CYCLAMEN: Sehstörungen und Schwindel.

Gegen *10.00 Uhr* morgens:
NATRIUM MURIATICUM: Stets Verschlimmerung an der Sonne.
CEDRON: Periodisch mit einer mathematischen Genauigkeit wiederkehrende Schmerzen um 10.00 Uhr.

Gegen *16.00 Uhr*:
CHELIDONIUM: Stets mit Leberstörungen verbunden.
Von *16.00 bis 18.00 Uhr*:
LYCOPODIUM.

Lokalisierung oberhalb der Augenhöhle

Insbesondere rechts:
KALIUM BICHROMICUM: Sehstöhrungen (leuchtende Zickzacklinien).
IRIS: Sehstörungen, Erbrechen, Durchfall.

SANGUINARIA: vom Hinterkopf ausgehende Schmerzen, die sich über dem rechten Auge festsetzen, mit Wärmegefühl.
SILICEA: vom Hinterkopf ausgehende Schmerzen, die sich über dem rechten Auge festsetzen, mit Kältegefühl.

Insbesondere links:
SPIGELIA: Schmerzen in den Augen und Umgebung, doch nicht in den Kochen wie EUPATORIUM.
SEPIA: Übelkeit, begleitet von einem Schwächegefühl in der Magengrube.

Über dem Auge und insbesondere an der Nasenwurzel:
LACHESIS: Aufgedunsenes, bläuliches Gesicht.
CHIONANTHUS: Schmerzen an der Nasenwurzel, helle Stühle.

Schmerzen durch einen leeren Magen
CALCIUM CARBONICUM, LYCOPODIUM, SULFUR.

4. Konvulsionen und Epilepsie

Viele Mütter wissen, daß Kinder bei Fieber Konvulsionen (Schüttelkrämpfe) haben können. Einige setzen folglich alles daran, um den geringsten Fieberschub zu bekämpfen. Die Mehrzahl der Kinder wird niemals Konvulsionen haben, ganz gleich, unter welcher Krankheit sie leiden. Andere hingegen bekommen die Krämpfe beim geringsten Anstieg der Körpertemperatur. Folglich besteht hier, wie bei jeder Krankheit, eine grundlegende Veranlagung, die den Hauptbestandteil des Problems darstellt. Selbstverständlich geht es darum, diese zu behandeln.
Es ist von grundlegender Wichtigkeit, die »oberflächlichen«, einzig durch die nervöse Labilität des Kindes hervorgerufenen Konvulsionen von den »tiefen«, durch einen Befall des Gehirns verursachten — das heißt mit einer zugrundeliegenden Epilepsie verbundenen — Krämpfen zu unterscheiden. Die Diagnosen sind in diesen beiden Fällen sehr unterschiedlich. Anders als die nervösen Störungen haben die epileptischen Anfälle nämlich einen Defekt in den Gehirnfunktionen als Grund.

a) Fieber- und Affektkrämpfe

Man schätzt, daß 3 bis 5 Prozent der Kinder mindestens einmal, bevor sie 5 Jahre alt werden, von Fieberkrämpfen betroffen sind. Es kommt vor, allerdings nur selten, daß sich die Krämpfe ab dem ersten Fieberschub des Kindes äußern. Im allgemeinen hat das Kind bereits vorher Fieberschübe gehabt, die keine Probleme verursacht haben, und plötzlich, anscheinend grundlos, kommt es während einer akuten Krankheit zu Konvulsionen.

Hierbei spielt das Alter eine wichtige Rolle. Die Fieberkrämpfe treten stets zwischen dem 6. Monat und 5 Jahren in Erscheinung und nicht darüber hinaus. Konvulsionen, die vor dem Alter von 6 Monaten erscheinen, sind meistens von einer anderen Art und mit einer Gehirnschädigung verbunden.

Die Fieberkrämpfe erstrecken sich immer auf den ganzen Körper, sie beschränken sich niemals nur auf einen Körperteil und sind stets von sehr kurzer Dauer (einige Sekunden oder Minuten), jedoch in jedem Fall weniger als 15 Minuten. Dauern sie länger als 15 Minuten, handelt es sich mit großer Wahrscheinlichkeit um Epilepsie. Während des Fieberkrampfes verliert das Kind das Bewußtsein, es zuckt unbändig, und der Körper wird geschüttelt. Die Augen verdrehen sich, leichter Schaum kann vor den Mund treten, und obwohl das Kind die Zähne zusammenpreßt, beißt es sich dabei in den seltensten Fällen in die Zunge. Diese Störungen treten nicht während des Schlafs auf und sind nicht Folge einer Fehlfunktion des Gehirns wie bei der Epilepsie.

Während der Krämpfe selbst darf man das Kind nicht allein lassen, aber grundsätzlich muß man natürlich einen Arzt konsultieren. Auch wenn sie eine gewöhnliche akute Krankheit begleitet — zum Beispiel eine Angina —, können sie nämlich trotzdem das Symptom einer Krankheit des Zentralnervensystems sein, etwa eine Meningitis (Hirnhautentzündung). Diese Diagnose kann nur der Arzt stellen. Es wird ebenfalls empfohlen, ein Elektroenzephalogramm (EEG) zu erstellen, um zu überprüfen, ob es sich wirklich um vergleichsweise harmlose Krämpfe oder um Epilepsie handelt.

Die Mehrzahl der Kinder, die von Fieberkrämpfen betroffen sind, haben nicht nur einen Anfall. Einige erleiden zwei oder drei, andere wiederum bekommen wiederholt Anfälle, manchmal bei jedem Fieberschub. Die Rückfälle finden insbesondere bei Kindern unter einem Jahr (50 Prozent der Fälle) statt, und möglicherweise können sie eine nachträgliche Epilepsie ankündigen. Diese Gefahr besteht jedoch nur dann, wenn sich die Anfälle häufig wiederholen, von langer Dauer sind oder nicht am ganzen Körper, sondern halbseitig auftreten. Es gibt eine ganze Reihe von Zeichen, die es ermöglichen, harmlosere Konvulsionen von der Epilepsie zu unterscheiden. Um Gewißheit zu erlangen, muß man aber eine gründliche ärztliche Untersuchung vornehmen.

In ähnlicher Weise wie bei den Fieberkrämpfen sind einige Kinder manchmal »außer sich« infolge eines Schmerzes oder einer Wut (»Affektkrampf«). Es kommt zu einem Tränenfluß, der scheinbar nicht mehr aufhört. Das Kind weint, ohne Luft zu holen, stemmt sich nach hinten: zuweilen wird es blau und kann sogar in eine Ohnmacht mit Atemstillstand fallen. Die Atmung setzt nach einigen Sekunden wieder ein. Wenn sich der Anfall fortsetzt, kann er mit schüttelkrampfartigen Bewegungen enden. Der Affektkrampf tritt nur bei Kindern zwischen 3 und 6 Jahren, am häufigsten im Laufe des 2. Jahres auf. Der »Mechanismus« dieser häufig sehr eindrucksvollen nervösen Störung ist identisch mit demjenigen der Fieberkrämpfe. Es handelt sich um dieselbe vegetative (dem Willen nicht unterworfene) Nervenstörung. Dies bedeutet nicht, daß jedes Kind, das von Affektkrämpfen betroffen ist, ebenfalls von Fieberkrämpfen heimgesucht sein wird und umgekehrt. In beiden Fällen handelt es sich aber um nervlich sehr empfindliche, übermäßig gefühlsbetonte, sehr ängstliche Kinder, die zwar mit einer unterschiedlichen Intensität, aber auf dieselbe Weise — mit Herz- und Atemhemmungen — auf »Streß« (Schmerz, Zorn, Fieber) reagieren.

In diesem wie in dem anderen Fall hebt diese Labilität des vegetativen Nervensystems die Bedeutung des psychischen Faktors hervor. Das durch manche Eltern geschaffene Klima extremer Angst verschlimmert den Zustand eines so veranlagten Kindes sehr. Fieberkrämpfe sind im übrigen häufiger in Familien anzutreffen, bei denen die Empfindlichkeit des vegetativen Nervensystems — mit etwaigen psychosomatischen Krankheiten — sehr groß ist. Zum Zwecke einer wirklichen Heilung dieser Erkrankung ist demzufolge natürlich eine Therapie der Konstitution erforderlich.

Unterstreichen wir noch, daß es nötig ist, der Wiederholung der konvulsiven Anfälle vorzubeugen, da sie in der Folge eine Epilepsie nach sich ziehen können. Wenn es also trotz der Einnahme eines gut ausgewählten homöopathischen Mittels zu einem Rückfall kommen sollte, muß man nach dem Rat des Arztes notgedrungen zum Zeitpunkt des Anfalls oder sogar davor, während des Fieberanstiegs, dem Kind ein krampflösendes Medikament verabreichen. Es gibt sehr wirksame, rektal einzusetzende Mittel, die die Mutter selbst einführen kann. Man sollte jedoch nur bei einem eventuellen Mißerfolg des homöopathischen Mittels darauf zurückgreifen und wenn das Kind bereits mindestens zweimal Konvulsionen gehabt hat.

Mittel bei Fieberkrämpfen

Zunächst empfiehlt es sich, das fieberkranke Kind, wie man es schon immer gemacht hat, in ein warmes Bad zu setzen, dessen Temperatur leicht unter derjenigen des Kindes liegt. Dies beruhigt den kleinen Patienten und senkt das Fieber. Es gibt jedoch Menschen, deren Konvulsionen durch Wärme verschlimmert werden. Diese Möglichkeit ist ziemlich außergewöhnlich, und man muß dann insbesondere auf APIS zurückgreifen, manchmal jedoch ebenfalls auf GLONOINUM, OPIUM oder NATRIUM MURIATICUM. Es sei noch erwähnt, daß die Konvulsionen zum Zeitpunkt des Schüttelfrostes (vor dem Temperaturanstieg) auftreten können, was insbesondere ARSENICUM ALBUM und LACHESIS erfordert und, in manchen Fällen, NUX VOMICA und MERCURIUS SOLUBILIS.

Wir haben mehrfach darauf hingewiesen, daß die Homöopathie keine Therapie allein der Symptome ist. Auch bei Fieberkrämpfen gibt es kein generell wirkendes Mittel, sondern es wird individuell entsprechend der Reaktionsweise des Kindes während des akuten Zustandes gewählt. Wir werden folglich an dieser Stelle im großen und ganzen die im Kapitel über Fieber (s. S. 221) beschriebenen Arzneien wiederfinden. Zudem hat ein introvertiertes Kind eine andere Reaktionsfähigkeit als ein extrovertiertes Kind; auch dies haben wir bereits vielfach betont. Der Introvertierte ist gewöhnlich ein »Kopfarbeiter«, der, wenn er sich nicht im akuten Zustand befindet, eher durch intellektuelle Beschäftigungen angezogen wird (während eines akuten Zustands entspricht ihm BELLADONNA). Der Extrovertierte ist eher »körperlich« orientiert; er bevorzugt Beschäftigungen, die mit einer Muskelbetätigung einhergehen (ACONITUM). Da der Fieberkrampf vom Typus her genau eine »verinnerlichte« Reaktion darstellt, werden die geeigneten Mittel diejenigen sein, die diesem Reaktionstypus (dem Introvertierten) entsprechen. Die zu Krämpfen neigenden nervösen Kinder mit einem labilen vegetativen Nervensystem sind sehr gefühlvoll und empfindlich und reagieren deswegen besonders schnell auf Streß. Deswegen werden die bei sehr großer nervlicher Empfindlichkeit angezeigten Mittel ebenfalls in der folgenden Liste erscheinen.

BELLADONNA: Dieses Mittel ist das erste, an das man bei Fieberkrämpfen denken sollte. Es sei daran erinnert, daß der akute Zustand von BELLADONNA plötzlich und gewaltsam in Erscheinung tritt. Das Kind ist sehr niedergeschlagen, das Gesicht rot, die Augen sind blutunterlaufen und die Pupillen vergrößert, der Kopf ist sehr warm. Die Haut ist nicht trocken wie diejenige des ACONITUM-Menschen, sondern feucht. Zum Zeitpunkt des Temperaturanstiegs (bereits vor den Krämpfen) verträgt das Kind kein Licht. Wenn man nur leicht gegen sein Bett stößt, kann dies die Konvulsionen auslösen. Beim Fehlen weiterer genauerer Symptome sollte man damit beginnen, BELLADONNA zu verabreichen, und den Patienten in ein Bad setzen, dessen Temperatur etwas unter der seinigen liegt. Es sei noch einmal daran erinnert, daß Kinder vom BELLADONNA-Typus außerhalb des akuten Zustandes besonders empfindlich, emotional, »nervös« sind.

CHAMOMILLA: Das Kind ist jähzornig und erträgt nicht den geringsten Schmerz, nicht die sachteste Ermahnung, nicht den kleinsten Ärger. Während des fiebrigen Zustandes ist es stets sehr unruhig; es wirft sich von einer Seite auf die andere. Man kann es nicht mit ACONITUM verwechseln — ein ebenfalls sehr unruhiges Kind, insbesondere äußerst ängstlich, jedoch nicht launisch und widerspenstig wie bei CHAMOMILLA. Das Kind hat einen sehr warmen, insbesondere während des Einschlafens, von warmen Schweißen bedeckten Kopf. Es weist eine rote und warme Wange auf, die andere ist bleich und kalt (sehr charakteristisch). Es ist derartig schmerzempfindlich, daß es Konvulsionen während der Zahnung haben kann. Die Krämpfe werden durch Wärme verschlimmert.

KALIUM BROMATUM: Das Kind kann ebenfalls Konvulsionen während der Zahnung bekommen, die stets von einem ausgiebigen, übelrie-

chenden Speichelfluß begleitet werden. Es handelt sich um ein sehr nervöses Kind, das ständig die Hände bewegt; es tastet immer an irgend etwas herum. Sein Schlaf ist ebenfalls sehr unruhig: Es knirscht mit den Zähnen, fährt nachts aus dem Schlaf auf und schreit.
CINA: Das Kind ist jähzornig und kratzbürstig. Es verträgt nicht die geringste Berührung (wie bei CHAMOMILLA). Zum Beispiel kann es, wenn man seinen Kopf streichelt, in eine so große Wut geraten, daß es anfängt, mit den Füßen um sich zu treten. Diese Reaktion ist heftiger als bei CHAMOMILLA. Es ist stets sehr bleich, hat große Ringe unter den Augen, knirscht die ganze Nacht mit den Zähnen. Es handelt sich um ein Kind mit einer besonderen Empfänglichkeit für Madenwürmer. Es wird regelmäßig davon befallen und reibt sich wegen des Juckreizes ständig die Nase. Die Krämpfe bei CINA sind mehr tonisch (Kontraktion von starker Intensität und langer Dauer) als klonisch (rasch aufeinanderfolgende Zuckungen).
MAGNESIUM PHOSPHORICUM: Das Kind ist wie bei CHAMOMILLA sehr schmerzempfindlich. Wenn es nicht akut erkrankt ist, klagt es häufig über Schmerzen an verschiedenen Stellen des Körpers. Handelt es sich um ein Baby, so weint es viel und schläft schlecht während der ersten Wochen (bis zu 3 Monaten), dies aufgrund der starken Koliken. Die Zahnung ist stets äußerst schmerzhaft (wie bei CHAMOMILLA. Das Kind, das MAGNESIUM PHOSPHORICUM benötigt, ist sehr kälteempfindlich, es friert bei dem kleinsten Kältegefühl, und sein Zustand wird durch Wärme gebessert (bei CHAMOMILLA tritt eine Verschlimmerung durch Wärme ein). Wenn es Schmerzen hat, auch während seiner Konvulsionen, stößt es Schreie aus. Es erträgt nicht die geringste Berührung, ist jedoch nicht jähzornig und widerspenstig (CHAMOMILLA, CINA). Es macht vor allem einen bemitleidenswerten Eindruck.

Diese Mittel, in deren Beschreibung stets von emotionalen Reaktionen oder auch charakteristischen Eigenschaften die Rede war, sind besonders bei Fieberkrämpfen angezeigt und heben die Bedeutung der sehr großen nervösen Empfindlichkeit des Betreffenden beim Phänomen der Konvulsionen hervor. Diese sind wohl eine äußerst lebhafte Antwort auf einen Streß, gegen den sich das Kind anders nicht wehren kann.
Es sei zusammengefaßt, daß sich die »einfachen Fieberkrämpfe« auf

den gesamten Körper erstrecken, daß sie nicht länger als etwa 15 Minuten dauern und normalerweise keine ernsthaften Folgen haben. Wenn die Konvulsionen lokalisiert sind (etwa halbseitig), sich im nachfolgenden auf den ganzen Körper ausbreiten oder wiederholt auftreten, sind es keine einfachen Krämpfe mehr. Es kann sich um »komplexe Fieberkrämpfe« handeln, deren Prognose (Heilungsaussicht) günstig ist, meistens sind sie jedoch Ausdruck einer epileptischen Veranlagung.

b) Epilepsie

Die Epilepsie ist eine sehr anstrengende Erkrankung, natürlich vor allen Dingen für den Patienten, jedoch ebenfalls für seine Umgebung. Es sei von vornherein gesagt, daß die homöopathische Behandlung dieser Erkrankung häufig enttäuschend ist. Es gibt unbestreitbare Erfolge, aber ebenso zahlreiche Mißerfolge. Man sollte daraus nicht schließen, daß es keinen Grund gebe, Epilepsie durch die homöopathischen Mittel zu behandeln. Im Gegenteil, diese Therapie ist unbedingt notwendig zur tiefgehenden Behandlung der nervösen Empfindlichkeit des Betreffenden, auch wenn man gleichzeitig krampflösende Medikamente verabreichen muß.
Unsere Gegner werden sicherlich diese Gelegenheit ergreifen, um die Homöopathie zu verurteilen, die, so werden sie sagen, nicht mit allen Fällen fertigwerden kann, und dies genau dann, wenn sie schwerwiegend sind. — Kehren wir zu dem zurück, was zuvor über die Bedeutung der Krankheit gesagt wurde, und erinnern wir uns daran, daß sie nichts anderes ist als die Konsequenz einer Beeinträchtigung der Reaktionsfähigkeit des Patienten. Wie wir gesehen haben, wird die grundlegende Reaktionsfähigkeit des menschlichen Wesens durch das zentrale Nervensystem gesteuert. Wenn letzteres erkrankt ist, so ist die Reaktionsfähigkeit des Individuums und infolgedessen seine Anpassungsfähigkeit an schwierige Situationen beeinträchtigt. Diese Beeinträchtigung ist zum großen Teil nicht umkehrbar, da sich die Nervenzellen, im Gegensatz zu den anderen Zellen des Organismus, nicht regenerieren. Dennoch erscheint diese zentrale Beeinträchtigung der Reaktionsfähigkeit niemals als erstes Stadium der Krankheit. Den krankhaften Erscheinungen, die deren

Widerspiegelung darstellen, gehen stets andere Störungen voraus. Mit anderen Worten — eine erbliche Beeinträchtigung des Nervensystems oder ein Geburtstrauma mit Gehirnanoxie (Fehlen von Sauerstoff) ausgenommen —, die Störungen, die ein Kind zuerst aufweist, sind weder Krämpfe noch eine Meningitis oder dergleichen fortgeschrittene Krankheiten. Machen wir jedoch eine Einschränkung, was die ersten Tage des Lebens betrifft, und erinnern wir uns daran, daß es infolge einer massiven Ansteckung zu einer Infektion des zentralen Nervensystems auch ohne eine entsprechende Veranlagung kommen kann. Sehr häufig handelt es sich in diesem Fall um eine durch die Mutter kurz vor oder während der Geburt auf das Kind übertragene Infektion. Dies ist jedoch außergewöhnlich, insbesondere wenn sich die Mutter homöopathisch behandelt und das Kind von Geburt an durch einen homöopathischen Arzt betreut wird.

Deswegen kann man sagen, daß — außer den direkt oder indirekt mit der Geburt oder einer Erbkrankheit verbundenen Problemen — das Kind niemals Zeichen einer zentralen, nervösen Beeinträchtigung ohne vorhergehende leichtere Störungen aufweist. Wenn ein Kind Konvulsionen aufweist, hat es vorher andere krankhafte Erscheinungen gegeben, die im allgemeinen unterdrückt wurden, so daß die Reaktionsfähigkeit des Betreffenden Stück für Stück geschwächt wurde. Auf die Dauer kann dies eine Beeinträchtigung des zentralen Nervensystems nach sich ziehen.

So verhält es sich ebenfalls mit der Epilepsie. Wenn man in der Krankheitsgeschichte (Anamnese) eines davon betroffenen Patienten forscht, findet man stets den epileptischen Anfällen vorausgehende Störungen, denen zwar Einhalt geboten wurde, die jedoch nicht entsprechend ihrer wirklichen Bedeutung behandelt worden sind. Die Epilepsie ist ein Folgezustand, den man hätte verhindern können (und sollen), wenn das Kind von den ersten krankhaften Erscheinungen an homöopathisch behandelt worden wäre.

Wenn das Kind anfangs nicht richtig behandelt worden ist und es im fortgeschrittenen Stadium der Krankheit nicht gelingt, einen Epilepsieanfall mit einer homöopathischen Arznei zu beherrschen, muß man notgedrungen auf andere krampflösende Mittel zurückgreifen, denn jeder Anfall hat eine weitere Beeinträchtigung der Gehirntätigkeit zur Folge und trägt dazu bei, den Zustand des Patienten zu verschlimmern. Darüber hinaus sollte man, ob das Kind unter Einfluß eines krampflösenden Mittels steht oder nicht, während der Krise ein homöopathisches Mittel verabreichen.

Einige Mittel

OENANTHE CROCATA ist theoretisch das typische Mittel des epileptischen Krampfes, und man sollte stets mit ihm beginnen. Der Anfall tritt plötzlich auf. Der Bewußtseinsverlust ist mit röchelnder Atmung und Schaumbildung am Mund verbunden. Häufig beißt sich das Kind auf die Zunge; es hat einen starren Blick, vergrößerte Pupillen und klonische Krämpfe am ganzen Körper.
Bei einem Epilepsieanfall sollte man sich wie bei jeder anderen Erkrankung bemühen, charakteristische Merkmale zu erkennen, die es ermöglichen, das angemessene Mittel zu finden. Es empfiehlt sich, insbesondere zu ermitteln, ob die Krämpfe vor der Ausbreitung auf den gesamten Körper am Kopf oder an den Extremitäten beginnen.
CICUTA VIROSA ist dann angezeigt, wenn die Krämpfe am Kopf beginnen und sich zu den Extremitäten ausbreiten, insbesondere bei Epilepsie aufgrund eines Schädeltraumas. Die Anfälle finden zumeist nachts statt.
CUPRUM METALLICUM ist dann angezeigt, wenn die überwiegend klonischen Krämpfe an den Extremitäten (Händen und Füßen) beginnen. Die Hand zeigt ein charakteristisches Merkmal. Die Finger sind krampfhaft über dem gebeugten Daumen verschlossen. Das Gesicht ist stark zyanotisch (bläulich). Die Augen verdrehen sich in sämtliche Richtungen. Der Anfall findet wie bei CICUTA VIROSA fast immer nachts statt.
CINA ist bei überwiegend tonischen Krämpfen angezeigt (CUPRUM METALLICUM).
BUFO RANA ist das angezeigte Mittel, wenn der Anfall mit krampfhaften Bewegungen der Bauchmuskeln beginnt, insbesondere bei Kindern, die geistig leicht geschwächt sind, oder solchen, die übermäßig onanieren. Die Anfälle treten nachts während des Schlafs auf.
ARTEMISIA VULGARIS ist das Mittel, das dann zu wählen ist, wenn die während eines epileptischen Anfalls gewöhnlich gleichförmig vergrößerten Pupillen verschieden vergrößert sind, die linke stärker als die rechte. Man beobachtet gleichzeitig Krämpfe des Gesichtes (ver-

zerrter Mund) sowie der Kiefer. Häufig befallen die Krämpfe nur die rechte Seite des Körpers, während die linke Körperhälfte gelähmt ist.

STRAMONIUM entspricht einem durch sehr helles Licht oder eine Lichtspiegelung auf glänzenden Oberflächen hervorgerufenen Anfall (manchmal BELLADONNA und LYSSINUM).

SILICEA ist dann angezeigt, wenn der Anfall in Beziehung zu den Mondphasen steht (bei SILICEA wird der Zustand des Kindes bei Neumond verschlimmert). Der SILICEA-Mensch ist stets kälteempfindlich und hat, sogar wenn er gut zugedeckt ist, einen kalten Körper. Er spürt den Epilepsieanfall in Form eines intensiven Kältegefühls in der linken Körperhälfte kommen. Es handelt sich um ein demineralisiertes Kind mit schlechten Abwehrreaktionen und einer ausgeprägten Neigung zur Eiterung. Impfungen verträgt es derartig schlecht, daß sie Epilepsie auslösen können.

Mittel mit besonderer Heilanzeige

HELLEBORUS: Das Kind hat automatische Bewegungen eines Armes oder eines Beines. Es kaut und gibt schrille Schreie von sich. Es hat die Augen weit geöffnet, einen starren Blick. Häufig besteht eine Hirnhautreaktion mit Steifheit des Nackens ohne wirkliche Meningitis. Nach den Konvulsionen kann es eine Parese aufweisen (partielle Lähmung).

HYOSCYAMUS: Das Kind hat insbesondere krampfhafte Bewegungen des Gesichts, manchmal der Körpermuskeln. Das Gesicht ist rot und aufgedunsen.

ZINCUM: Die Krämpfe befallen insbesondere die unteren Gliedmaßen.

Diese drei Mittel, HELLEBORUS, HYOSCYAMUS, ZINCUM, können bei »komplexen Fieberkrämpfen« angezeigt sein, entsprechen jedoch im allgemeinen einer tiefen Störung und sind infolgedessen Mittel bei epileptischen Anfällen.

ARGENTUM NITRICUM: Das Kind hat vergrößerte Pupillen vor dem Anfall (BUFO RANA ebenfalls). Es hat große Lust auf Süßigkeiten, verträgt sie jedoch kaum (Durchfall). Es erträgt keine Wärme, insbesondere diejenige des Zimmers. Es ist ein unruhiges Kind, das stets Angst hat, zu spät zu sein.

STRAMONIUM ist vor allen Dingen ein Alptraummittel. Das Kind hat Angst vor der Dunkelheit und schläft nicht ein, wenn es allein ist oder kein Licht brennt. Andererseits kann helles Licht oder ein glänzender Gegenstand, der das Licht reflektiert, einen Anfall hervorrufen. Die Konvulsionen befallen die oberen Gliedmaßen, eine isolierte Muskelgruppe oder aber eine einzige Körperhälfte; die andere Seite scheint gelähmt zu sein. Das Kind verliert nicht immer das Bewußtsein.

AGARICUS MUSCARIUS: Dieses Mittel ist insbesondere bei einem Kind mit einer verzögerten psychomotorischen Entwicklung angezeigt. Zu normalen Zeiten weist der Patient zahlreiche krampfhafte Muskelzuckungen, Krämpfe und Tics auf. Die Konvulsion kann nach einem Tadel in Erscheinung treten (IGNATIA).

CALCIUM CARBONICUM: Dies ist ein sehr großes Mittel bei »Geistesabwesenheiten«. Die Glieder des Patienten sind vor dem Anfall gestreckt.

Besonderheiten

Konvulsionen, die einzig und allein die rechte Körperhälfte befallen: LYCOPODIUM insbesondere, jedoch ebenfalls BELLADONNA und NUX VOMICA, CAUSTICUM.

Konvulsionen, die die rechte Körperhälfte befallen, während die linke Körperhälfte gelähmt ist: ARTEMISIA VULGARIS.

Konvulsionen einer Körperhälfte (unterschiedslos links oder rechts): STRAMONIUM.

Konvulsionen, die insbesondere die unteren Gliedmaßen befallen: ZINCUM.

Konvulsionen, die insbesondere die oberen Gliedmaßen befallen: STRAMONIUM.

Konvulsionen mit Kaubewegung: HELLEBORUS.

Konvulsionen mit Zurückwerfen des Kopfes: CICUTA, IGNATIA, MOSCHUS, NUX VOMICA, OPIUM, TABACUM.

Konvulsionen überwiegend tonisch: CINA.

Konvulsionen, beginnend am Kopf: CICUTA; im Gesicht: HYOSCYAMUS, ARTEMISIA (Augen, Mund, Kiefer), BUFO RANA, LACHESIS, IGNATIA; an den Extremitäten: CUPRUM METALLICUM; an den Armen: BELLADONNA; an den Zehen und Fingern: CUPRUM METALLICUM; am Bauch: BUFO RANA.

Konvulsionen mit vom Körper weggespreitzten Armen und Beinen:
CUPRUM, NUX VOMICA.
Konvulsionen mit Vergrößerung einer einzigen Pupille: ARTEMISIA.
Konvulsionen, die während der Nacht auftreten: ARGENTUM NITRICUM, ARTEMISIA VULGARIS, BUFO RANA, CAUSTICUM, CINA, CUPRUM METALLICUM, HYOSCYAMUS, OPIUM, SILICEA, STRAMONIUM.
Während des Schlafs: BUFO RANA, CUPRUM METALLICUM, HYOSCYAMUS, LACHESIS, OPIUM, SILICEA, STRAMONIUM.

Ursachen

- AUSLÖSER:

Helles Licht oder ein glänzender Gegenstand: STRAMONIUM insbesondere, BELLADONNA.
Schreck: AGARICUS, ARGENTUM NITRICUM, ARTEMISIA VULGARIS, BUFO RANA, CAUSTICUM, CUPRUM METALLICUM, HYOSCYAMUS, IGNATIA, KALIUM BROMATICUM, OPIUM, STRAMONIUM.
Neumond: SILICEA.
Kummer: HYOSCYAMUS, OPIUM, IGNATIA, NATRIUM MURIATICUM, ARTEMISIA (der Anfall kann auch erst am nächsten Tag auftreten).
Wut: insbesondere CHAMOMILLA und NUX VOMICA, jedoch ebenfalls KALIUM BROMATUM, BUFO, CINA.
Strafe: IGNATIA, CHAMOMILLA, CINA.
Gewitter: GELSEMIUM, AGARICUS MUSCARIUS.
Berührung: CICUTA, BELLADONNA, NUX VOMICA, STRAMONIUM, STRYCHNINUM NITRICUM, LYSSINUM.
Schüttelfrost (bei Fieber): ARSENICUM ALBUM, LACHESIS, NUX VOMICA, MERCURIUS SOLUBILIS.
Kälte: ARSENICUM ALBUM, NUX VOMICA, CICUTA, BELLADONNA, MERCURIUS SOLUBILIS.

- VERSCHLIMMERNDE FAKTOREN:

Licht: insbesondere STRAMONIUM, BELLADONNA, OPIUM.
Die geringste Berührung: insbesondere CICUTA, BELLADONNA, STRAMONIUM, STAPHISAGRIA, STRYCHNINUM NITRICUM.
Ein warmes Bad: insbesondere APIS, jedoch ebenfalls GLONOINUM, NATRIUM MURIATICUM, OPIUM.

- **VORHERGEHENDE PHÄNOMENE:**

Vergrößerung der Pupillen: ARGENTUM NITRICUM.
Tonische Verkrampfung: CALCIUM CARBONICUM.
Schrille Schreie: insbesondere CICUTA, CUPRUM METALLICUM, jedoch ebenfalls BELLADONNA, BUFO RANA, CINA, OENANTHE CROCATA, OPIUM.

Zusammenfassung

- **WÄHREND DES ANFALLS:**

Konvulsionen am ganzen Körper: OENANTHE CROCATA.

Konvulsionen auf einer Körperhälfte:
Rechte Körperhälfte:
LYCOPODIUM: überwiegend.
BELLADONNA: Überempfindlichkeit der Sinne. Die Konvulsionen können durch ein helles Licht oder durch Berührung hervorgerufen werden.
NUX VOMICA: häufig durch Fieber zum Zeitpunkt des Schüttelfrostes oder durch Wut oder Kälte hervorgerufene Konvulsionen.
ARTEMISIA: die linke Körperhälfte ist gelähmt, die Konvulsionen treten zunächst an den Mundmuskeln auf, die linke Pupille ist vergrößert.

Linke oder rechte Körperhälfte:
STRAMONIUM (Parese [unvollständige Lähmung] der gegenüberliegenden Seite).
Konvulsionen insbesondere an den Gliedmaßen:
Obere und untere Gliedmaßen: HELLEBORUS (auf einer einzigen Seite).
Obere Gliedmaßen:
STRAMONIUM: Die Konvulsionen können durch ein helles Licht hervorgerufen werden.
BELLADONNA: Die Konvulsionen befallen zunächst die Armmuskeln.
Untere Gliedmaßen: ZINCUM.

Beginn der Konvulsionen:
Kopf: CICUTA (häufig nach einem Schädeltrauma).
Gesicht:
HYOSCYAMUS: Das Gesicht ist rot und aufgedunsen.
BUFO RANA: Die Konvulsionen treten häufig nachts und während des Schlafs auf, befallen jedoch zunächst meistens die Bauchmuskeln.
LACHESIS: bläuliches Gesicht, Berührungsunverträglichkeit (inbesondere am Hals):
IGNATIA: Der Anfall kann durch einen Schreck, einen Kummer, einen Tadel hervorgerufen werden.
ARTEMISIA: verzerrter Mund. Die linke Pupille ist stärker vergrößert als die rechte.
HELLEBORUS: Kaubewegung und automatische Bewegung eines Armes oder eines Beines.
Extremitäten (Hände und Füße): CUPRUM METALLICUM (häufig nachts, Zyanose).
Am Magen: BUFO RANA (häufig auch im Gesicht, Anfall während des Schlafs).
Bei Neumond: SILICEA (eisiger Körper).
Während des Schlafs: OPIUM (in diesem Fall am häufigsten angezeigtes Mittel, Verschlimmerung durch ein warmes Bad). LACHESIS, BUFO RANA.

Überwiegend tonische Konvulsionen: CINA.

● VOR DEM ANFALL:

Vergrößerung der Pupillen: HYOSCYAMUS, manchmal BUFO RANA.
Strecken der Glieder: CALCIUM CARBONICUM.
Schrille Schreie: insbesondere CICUTA und CUPRUM METALLICUM, manchmal BELLADONNA, MAGNESIUM PHOSPHORICUM.

5. Tics

In diesem Zusammenhang empfiehlt es sich, ebenfalls die Tics zu erwähnen. Ein Tic ist eine unwillkürliche Bewegung der Muskeln des Gesichtes, der Augenlider, manchmal des Kopfes oder der Glieder.

Es handelt sich um eine häufige Erkrankung; wir kennen sicherlich alle den einen oder anderen Erwachsenen, der davon betroffen ist. Die Tics treten auch beim Kind auf. Es gibt ganze Familien, bei denen dieses Phänomen beobachtet werden kann, und es ist nicht ausgeschlossen, daß das Kind in einem bestimmten Maße die Tics seiner Eltern nachahmt. Gleichwohl ist der Tic allem anderen voran die Folge einer sehr großen psychischen Spannung, die sich gewissermaßen durch diese unwillkürlichen Bewegungen äußert; sie könnte sich genausogut etwa in Form von Stottern Ausdruck verschaffen.
Für die traditionelle Medizin ist dieses Phänomen die Folge eines konstitutionellen Zustands, der durch eine besondere Empfindlichkeit des Zentralnervensystems gekennzeichnet ist, begleitet von einer Freisetzung von Neurotransmittern, die diese Muskelkontraktionen hervorrufen. Es ist natürlich möglich, das alles anhand chemischer Phänomene zu beschreiben. Aber wenn es auch unbestreitbar ist, daß diese chemischen Substanzen in den Vorgang eingreifen, sollte dennoch die Tatsache unterstrichen werden, daß sie nicht deren Ursache, aber die Konsequenz darstellen. Zudem ist die Absonderung dieser Substanzen nicht etwa die Folge eines physischen, sondern eines psychischen Phänomens.
Was die Behandlung der Tics betrifft, so kann man auf symptomatische Mittel zurückgreifen, diese werden jedoch nur eine oberflächliche Wirkung haben. Eine Heilung kann lediglich durch eine Beseitigung der nervösen Spannung des Betreffenden durch eine konstitutionelle Behandlung erfolgen. Nennen wir einige Mittel bei Tics, deren Heilanzeige häufig vorkommt. (Es sei noch angemerkt, daß sich die Tics niemals während des Schlafs äußern — ein Beweis für die bedeutende Rolle, die der zugrundeliegenden Spannung zugute kommt.)

AGARICUS MUSCARIUS: Der Betreffende ist unruhig, seine Reaktionen sind unvorhersehbar, wie auch immer die Umstände sein mögen. Er ist von sehr wechselhafter Stimmung. Ruhe und Unruhe folgen aufeinander. Er kann geschwätzig oder schweigend, sehr fröhlich (er singt) oder traurig (er weint mit tiefen Schluchzern) sein. Häufig weist das Kind eine bestimmte Verzögerung in der psychomotorischen Entwicklung auf. Beim Einschlafen wird es von Muskelzuckungen bewegt, es fährt auf und wird dadurch geweckt. Diese Unruhe hält nachtsüber an, und der Betreffende rollt seinen Kopf auf dem Kopfkissen. Es sei daran erinnert, daß die Tics während des Schlafs abklingen. Dieses Mittel ist insbesondere bei Tics des Gesichts und der Augenlider, jedoch ebenfalls bei unwillkürlichen Bewegungen anderer Muskelgruppen oder sogar des gesamten Körpers angezeigt. Im übrigen ist es ein Mittel bei Krämpfen.

MYGALE: Der Betreffende ist ängstlich, traurig, introvertiert, jedoch unruhig. Er wird von unwillkürlichen Bewegungen der Beine betroffen und bewegt ständig die Hände. Die Tics befallen insbesondere das Gesicht. Er zwinkert ständig mit den Augen und öffnet und schließt den Mund ohne Unterlaß. Die Tics verschwinden während des Schlafs.

CICUTA VIROSA: Dies ist ein Mittel bei Konvulsionen, die dadurch gekennzeichnet sind, daß sie zunächst den Kopf befallen. Diese krampfhaften Bewegungen, die sich, abgeschwächt, in Form von Muskelkontraktionen äußern, können einzig und allein den Kopf befallen (mit unwillkürlichen Bewegungen des gesamten Kopfes), die Gesichtsmuskeln (Grimassen, Tics der Augen oder des Mundes oder sogar zeitweilig Schielen), den Hals oder die Schultern. Es bestehen stets gleichzeitig weitere krampfartige Erscheinungen (Speiseröhrenkrampf, der das Schlucken verhindert, Zwerchfellkrampf mit Schluckauf, Darmkrämpfe mit Koliken). Der Betreffende kontrolliert seine Bewegungen nicht, manchmal verhält er sich besonders kindisch.

LYCOPODIUM und SEPIA: sehr unruhiger Mensch, der nicht ruhig bleiben kann und übertrieben, unkontrolliert lacht, und das wegen der geringsten Kleinigkeit. Es handelt sich um unwillkürliche Zuckungen des Kopfes eher als um einen wirklichen Tic.

HYOSCYAMUS: Bei großen allgemeinen Verhaltensauffälligkeiten sollte man dieses Mittel in Betracht ziehen. Der Betreffende benutzt eine obszöne Sprache, er stellt womöglich seine Genitalien zur Schau, er lacht ohne Grund und gerät in Wut, wird sehr gewalttätig. Er ist eifersüchtig und sucht immer Streit. Hinzu kommen noch krampfartige Erscheinungen am gesamten Körper, hauptsächlich im Gesicht und an den Augen, jedoch ebenfalls im Bereich der Eingeweide (lautstarkes Aufstoßen, Schluckauf, Bauchkoliken).

IGNATIA: Das Kind ist sehr gefühlsbetont, empfindlich reagiert es auf den geringsten Kummer, wobei es ständig Seufzer von sich gibt. Es weint bei der kleinsten Kleinigkeit, aber das geringste Zeichen von Aufmerksamkeit läßt es seinen Kummer vergessen. Die Krämpfe können auf den Rachen übergehen und das Schlucken behindern, das eigenartigerweise bei festen Nahrungsmitteln leichter vonstatten geht als bei Flüssigkeiten. Sie können ebenfalls den Magen befallen, dies in Form von Schluckauf, lautstarkem Aufstoßen oder in Form von Koliken. Der Betreffende klagt häufig über ein ausgeprägtes, im Bereich des Magens verspürtes Unwohlsein, das durch ein tiefes Atemholen gelindert wird. Er verspürt im übrigen das ständige Bedürfnis, tief einzuatmen, was ihm bei den ersten Atemzügen nach dem Anfall, und das ist sehr charakteristisch, nicht völlig gelingt; es muß zuvor mehrmals wieder anfangen. Bei IGNATIA ist alles widersprüchlich. Dem Betreffenden fällt es leichter, feste Nahrungsmittel zu schlucken, als Flüssigkeit zu trinken; er klagt aber auch darüber, daß er leichte Nahrungsmittel nicht verdaut, während schwerverdauliche Nahrungsmittel sehr gut aufgenommen werden.

CAUSTICUM: Der Betreffende ist sehr empfindsam, jedoch auf eine andere Art und Weise. Das Kind reagiert besonders empfindlich auf den Kummer der anderen. Es fängt an zu weinen beim Anblick eines Leidens. Es ist sehr besorgt, insbesondere am Ende des Tages. Abends hat es eine schreckliche Angst, zu Bett zu gehen, und verlangt ständig nach Gesellschaft. Es handelt sich um einen kraftlosen, ermüdbaren Menschen mit wenig Muskelkraft (als Baby kann es erst sehr spät laufen). Diese Schwäche äußert sich ebenfalls im Bereich der Stimmbänder durch eine häufige Heiserkeit, insbesondere beim Aufstehen, sowie im Bereich der Atemwege durch eine Stockung der Absonderungen in den Bronchien. Aufgrund der Schwäche der Bronchialmuskulatur steigen die Absonderungen nur bis zum Rachen auf und werden dann erneut hinuntergeschluckt, ohne ausgespuckt werden zu können.

PHYSOSTIGMA: Dieses Mittel ist angezeigt bei einer Kontraktion der Pupillen und der Wimpern-(Ziliar-)Muskeln. Das Kind leidet unter Nachtblindheit, jedoch ebenfalls unter Photophobie (Lichtscheu). Man sollte PHYSOSTIGMA verabreichen, wenn die Tics scheinbar durch eine übermäßige Anstrengung der Augen (langes Lesen oder Lesen eines schwierigen Textes) verursacht wird. Das Kind neigt zu Krämpfen der Augenmuskeln.

Wir haben Nachdruck auf die Tatsache gelegt, daß die Tics, wie jede krampfartige Erscheinung, größtenteils durch die sehr große psychische Anspannung des Betreffenden hervorgerufen werden. Man findet diesbezüglich eine Bestätigung der medizinischen Literatur, in der Fälle von überwiegend psychischen Erscheinungen beschrieben werden, die das sogenannte Gilles-de-la-Tourette-Syndrom bilden. Die Betreffenden haben nicht nur motorische Tics, sondern auch stimmliche Tics. Das Kind stößt Schreie aus, es macht Rachengeräusche, oder es schnüffelt sehr geräuschvoll. In schwereren Fällen sagt es Obszönitäten, verhält sich exhibitionistisch, oder aber es schlägt die Menschen, die sich in der nächsten Umgebung befinden. Diese Fälle sind heutzutage nicht selten und recht schwierig zu behandeln, denn der seelische Zustand eines solchen Kindes ist schon tief geschädigt. Mittel wie CICUTA VIROSA oder HYOSCYAMUS, die oben beschrieben wurden, kommen hier in Frage.

In der *homöopathischen Materia Medica* werden, manchmal seit über 150 Jahren, Mittel beschrieben, deren charakteristische Merkmale sehr genau pathologischen Fällen entsprechen, die man erst jetzt in der Medizin entdeckt. Dies ist eine Bekräftigung der universellen Gültigkeit der Homöopathie.

Zusammenfassung

Da die Tics eine Äußerung der zugrundeliegenden Nervosität des Betreffenden darstellen, sollte insbesondere diese behandelt werden. Während der Anfälle kann man veranlaßt werden, auf symptomatische Mittel zurückzugreifen.
Wenn die Tics *einzig und allein das Gesicht* befallen, insbesondere die Augen und den Mund:
MYGALE: unruhiger Mensch, der ständig die Arme und Beine bewegt. Die eigentlichen Tics befallen jedoch fast nur die Augen und den Mund.
IGNATIA: Krampf des Rachens (der paradoxerweise mehr das Schlucken von Flüssigkeiten als von festen Nahrungsmitteln behindert), Seufzer und tiefes Einatmen (das häufig als unzureichend empfunden wird).
CAUSTICUM: auf den Kummer von anderen empfindlich reagierendes Kind, am Abend große Angst, zu Bett zu gehen.

PHYSOSTIGMA: die Augenmuskeln befallender Krampf infolge einer übermäßigen Anstrengung der Augen.

Wenn sich die Tics *ebenfalls im Bereich der Körpermuskeln* äußern:
AGARICUS MUSCARIUS: Augen und Mund, jedoch mit Muskelzuckungen, Krämpfen, insbesondere beim Einschlafen, anhaltende nervöse Spannung während des Schlafs (Kopf rollt auf dem Kopfkissen, wohingegen die Tics während des Schlafs aufhören).
CICUTA VIROSA: Tics der Augen und des Mundes, begleitet von plötzlichen Bewegungen des gesamten Kopfs oder der Schultern, häufig albern wirkende Gebärden.
HYOSCYAMUS: bei tieferen Störungen. Tics begleitet von Schluckauf, sehr lautstarkem Aufstoßen, Exhibitionismus.

Wenn sich die Tics *in Form von unwillkürlichen Zuckungen des Kopfes* äußern: LYCOPODIUM, SEPIA.

6. Lampenfieber

Zahlreiche Kinder leiden unter Lampenfieber, insbesondere zum Zeitpunkt der Prüfungen in der Schule. Das Lampenfieber ist Ausdruck einer Hemmung, wenn der Betreffende mit einer schwierigen Situation konfrontiert ist: Prüfungen, das Wort in der Öffentlichkeit ergreifen usw. Es kann jedoch ebenfalls eine Gefühlsreaktion dieser Art anläßlich angenehmer Ereignisse auftreten, etwa eines Ausflugs oder einer Urlaubsreise. Im folgenden sind einige Mittel aufgeführt, die in solchen Fällen nützlich sein können.

GELSEMIUM: Dies ist ein klassisches Mittel des Lampenfiebers. Wenn keine weiteren typischen oder auffälligen Zeichen zu beobachten sind, sollte man es dem Kind beim Verlassen des Hauses verabreichen, wenn es zu seiner Prüfung geht. Es handelt sich hierbei jedoch um ein eher introvertiertes, gefühlsbetontes Kind, das sehr empfindlich auf jeden Schrecken und insbesondere stark auf schlechte Neuigkeiten reagiert. Der Mensch vom GELSEMIUM-Typus ist stets sehr ängstlich; er hat große Angst vor dem Tod und ist sehr mutig in seinen Unternehmungen. Seine Furcht kann so weit gehen, daß sie Durchfall hervorruft. Im Augenblick des Eintretens der Situation, die er befürchtet, wird er sehr häufig von einem Zittern der Arme, der Hände, der Beine, manchmal des ganzen Körpers ergriffen. Es kommt vor, daß seine Zunge im Augenblick des Sprechens zittert. Wenn die Stunde der Auseinandersetzung mit der Schwierigkeit naht, zieht er sich in sich selbst zurück, möchte nicht, daß man ihn anspricht, und wünscht niemanden in seiner Nähe. Seine nervöse Spannung ist von einem großen Schwäche- und Schwindelgefühl sowie von Kopfschmerzen, die im allgemeinen vom Hinterkopf ausgehen, begleitet.

ARGENTUM NITRICUM: Dies ist ein weiteres großes Mittel des Lampenfiebers. Der Betreffende ist tiefer gezeichnet als im Fall von GELSEMIUM. Zu normalen Zeiten ist er unruhig, ständig in Eile, als ob er stets Angst hätte, nicht rechtzeitig fertig zu werden. Er befürchtet ebenfalls die angenehmen Ereignisse: ein Besuch bei Freunden, eine Abfahrt in den Urlaub. Lange bevor es losgeht, drängt das Kind seine Mutter, fragt es ständig, ob es nicht Zeit ist, um loszugehen, äußert wiederholt die Furcht, zu spät zu kommen. Häufiger als bei GELSEMIUM ruft die Angst einen häufig plötzlichen Durchfall mit sehr wäßrigen, schäumenden, manchmal grünlichen Stühlen hervor. Die Nervosität des Betreffenden kann ebenfalls die Ursache einer erschwerten Magenverdauung sein — mit dem ständigen Bedürfnis, sehr stark aufzustoßen. Das Kind ißt leidenschaftlich gern Süßigkeiten, die Durchfall hervorrufen können.

ANACARDIUM ORIENTALE: Dieses Mittel ist dann angezeigt, wenn das Kind eine ungeheure Angst vor Prüfungen hat oder wenn das Lampenfieber von einem völligen Gedächtnisverlust begleitet wird. Dem Betreffenden gelingt es nicht mehr, sich an das zu erinnern, was er dennoch sehr gut kennt (was nur ein Ausdruck der Tatsache seines mangelnden Selbstvertrauens darstellt). Er vertraut nicht auf sein Gedächtnis. Während eines Diktates, wenn er nochmals durchliest, was er soeben einwandfrei geschrieben hat, ist er davon überzeugt, daß er sich getäuscht hat, und führt Veränderungen durch. Er ersetzt durch Fehler, was zuvor richtig war. Er ist sehr ängstlich, hat Phobien (wenn er auf der Straße geht, hat er das Gefühl, daß man ihn verfolgt), die sich zu Prüfungszeiten und durch intensive geistige Arbeit verschlimmern. Wenn er das Gedächtnis verliert, hat er schreckliche Kopfschmerzen, die eigenartigerweise durch Essen gelindert werden. Es handelt sich um einen nervös-erschöpften Menschen. Das Lampenfieber wird bei ihm von einem Unwohlsein im Bereich des Magens begleitet. Auch dies klingt ab, sobald er etwas ißt. Diese Besserung durch Essen ist ein grundlegendes charakteristisches Merkmal dieses Mittels.

AETHUSA CYNAPIUM: Dieses Mittel ist eher bei Gedächtnislücken und nicht bei völligem Gedächtnisverlust angezeigt (ANACARDIUM ORIENTALE). Sei es bei einer Prüfung oder während eines mündlichen Vortrags, plötzlich erinnert sich der Betreffende an nichts mehr. Dieses Mittel entspricht insbesondere einem Kind, das geistig überarbeitet ist und sich überlastet fühlt. (Es entspricht ebenfalls dem durch die Vorbereitung seiner Prüfungen ermüdeten Studenten, der das Gefühl hat, daß er trotz seiner Bemühungen nicht mehr »in seinen Kopf hinein bekommt«.)

AMBRA GRISEA: Dieses Mittel entspricht einem überempfindlichen Menschen, der errötet, wenn er in der Öffentlichkeit erscheint oder sogar wenn er einfach nur weiß, daß man ihn ansieht. Er ist völlig unfähig, auch nur irgend etwas in Anwesenheit anderer Menschen zu tun. Infolgedessen flüchtet er vor der Öffentlichkeit und möchte allein sein. Es handelt sich selbstverständlich um einen ängstlichen Menschen, und seine Angst macht ihn unruhig und eilig. Sein Auffassungsvermögen ist langsam, wenn er angespannt ist, was seine Aufregung vergrößert. Außerhalb der Lampenfieberperioden äußert er seine Nervosität durch häufiges Aufstoßen. Dies kann ebenfalls beim Husten auftreten, einem Husten, der rein nervöser Natur zu sein scheint. AMBRA GRISEA ist außerdem ein Mittel bei Schlaflosigkeit. Halten wir fest, daß sich die Furcht des Betreffenden mehr auf die Angst, in der Öffentlichkeit zu erscheinen, bezieht als auf irgendeine wirkliche Unfähigkeit.

Das Lampenfieber ist eine Hemmungsreaktion und äußert sich infolgedessen insbesondere bei Introvertierten. Jeder Extrovertierte kann jedoch ebenfalls davon betroffen sein, da er sich jedoch leicht äußern kann, besteht keine oder nur eine sehr geringe Hemmung. Das bei diesen Kindern angezeigte Mittel ist ACONITUM: Der Betreffende ist trotz der Tatsache, daß er sich leicht äußern kann, ein emotionaler und sehr ängstlicher Mensch. In schwierigen Situationen ruft seine Angst eine Beschleunigung des Herzrhythmus hervor. Er spürt das Herz stürmisch in seiner Brust schlagen und hat häufig derartig heftige Schmerzen in der Herzgegend, daß er befürchtet, in Ohnmacht zu fallen oder sogar zu sterben. Dieses Phänomen ist stets von sehr kurzer Dauer.

Weitere Mittel, die zu Lampenfieber neigenden extrovertierten Menschen entsprechen, sind ARGENTUM NITRICUM, MERCURIUS SOLUBILIS und MEDORRHINUM (sehr charakteristisch das Kind, das ein ständiges Bewegungsbedürfnis äußert, insbesondere im Freien; die Ausgelassenheit — jedoch ohne Boshaftigkeit — dieses Menschen wird durch das Lampenfieber verstärkt).

Die bei Lampenfieber angezeigten Mittel sind zu dem Zeitpunkt zu verabreichen, in dem der Betreffende eine schwierige Situation angehen wird. Das Lampenfieber ist jedoch der momentane Ausdruck eines tieferen Problems, eines mangelnden Selbstvertrauens, mit anderen Worten eines Minderwertigkeitskomplexes. Was geschieht in dieser Hinsicht — mit der Unterscheidung zwischen Introvertierten und Extrovertierten?
Der Minderwertigkeitskomplex ist häufig, um nicht zu sagen gewöhnlich, beim Introvertierten festzustellen. Er ist ein ihm eigener Wesenszug. Er existiert jedoch ebenfalls bei Extrovertierten. Hier tritt er weniger zutage, da er versteckt ist. Beim Extrovertierten äußert sich der Minderwertigkeitskomplex nicht durch eine sichtbare, offenkundige Hemmung, sondern im Gegenteil durch eine Verstärkung der Extraversion in Form eines übermäßigen Bewegungsbedürfnisses oder sogar Aggressivität.
Ob der Betreffende nun introvertiert oder extrovertiert ist, sollte man, wenn er zu häufig oder übermäßig unter Lampenfieber leidet, auf ein Grundmittel zurückgreifen, das auf seine Reaktionsfähigkeit einwirkt. Die Auswahl dieser Arznei muß der Arzt treffen, im folgenden seien jedoch die wichtigsten Mittel genannt (die introvertierten und extrovertierten Menschen werden in dieser ersten Aufzählung nicht unterschieden).
ACIDUM FLUORATUM, ACIDUM PHOSPHORICUM, ACONITUM, ANACARDIUM ORIENTALE, AETHUSA CYNAPIUM, AURUM METALLICUM, ARGENTUM NITRICUM, ARSENICUM ALBUM, BARIUM CARBONICUM, BRYONIA, CAMPHORA, CAUSTICUM, CALCIUM CARBONICUM, CARBO VEGETABILIS, CARCINOMINUM, CHINA, CICUTA VIROSA, COFFEA, GRAPHITES, GELSEMIUM, HYOSCYAMUS, IGNATIA, KALIUM BROMATUM, LAC CANINUM, LYCOPODIUM, LYSSINUM, ME-

DORRHINUM, MERCURIUS SOLUBILIS, NATRIUM CARBONICUM, NATRIUM MURIATICUM, PETROLEUM, PHOSPHORUS, NUX VOMICA, PLUMBUM, PSORINUM, PULSATILLA, SILICEA, STILLINGIA, SELENIUM, STRONTIUM, STAPHISAGRIA, THUJA, VERATRUM ALBUM, SEPIA, STANUM, SULFUR.

Lassen wir uns von dieser langen Liste nicht verwirren, und nennen wir die charakteristischen Merkmale einiger dieser Mittel. Manchmal wurde eine Beschreibung bereits in dem einen oder anderen Kapitel gegeben. Wir werden an dieser Stelle insbesondere die geistigen und psychischen Symptome hervorheben.

AURUM METALLICUM: Dieses Mittel entspricht einem gewöhnlich deprimierten Menschen (Selbstmordneigung beim Jugendlichen), der unter Herzklopfen und einem Angstgefühl, das sich auch in der Herzgegend spürbar macht, leidet. Er hat den Eindruck, als ob sein Herz während 2 oder 3 Sekunden stehenbleibt und anschließend stürmisch wieder zu schlagen anfängt, wobei es ein Schwächegefühl in der Magengrube zurückläßt. Er hat große Angst vor dem Tod, obwohl er von Selbstmord spricht. Er fühlt sich schuldig und nicht sehr auf der Höhe. Er meidet Gleichaltrige. Er erträgt keinen Widerspruch und wird dann, aus Mangel an Selbstvertrauen, hitzig und möglicherweise gewalttätig. Er ist stets unruhig und hastig, macht alles überstürzt. Er stellt unaufhörlich Fragen, wartet jedoch nicht auf die Antwort. Er reagiert überempfindlich insbesondere auf Lärm und leidet unter Schlaflosigkeit, schluchzt im Schlaf, ohne aufzuwachen, und hat schreckenerregende Träume. Sein Gedächtnis ist sehr schlecht, was sein Lampenfieber verstärkt.

ARSENICUM ALBUM: Dieses Mittel wurde bereits mehrfach beschrieben. Erinnern wir uns daran, daß es sich um ein sehr unruhiges Kind handelt, das nicht still bleiben kann, sogar in seinem Bett, und dessen Zustand sehr deutlich nachts verschlimmert wird, insbesondere gegen Mitternacht. Zu diesem Zeitpunkt ist es am ängstlichsten. Es hat Angst vor dem Tod und Angst vor dem Alleinsein. Es wird durch die geringste Anstrengung erschöpft. Seine Schmerzen sind brennend und werden durch Wärme gelindert. Sein Zustand wird am Meer verschlimmert (NATRIUM MURIATICUM).

BARIUM CARBONICUM ist das Mittel des Kindes, das häufig eine leichte Verzögerung in der psychomotorischen Entwicklung aufweist. Es ist von kleinem Wuchs, seine Mandeln sind vergrößert, die Lymphknoten des Halsgrenzstranges sind reich an der Zahl. Es ist körperlich schnell erschöpft, geistig jedoch ebenfalls, da seine geistigen Fähigkeiten dürftig sind und sein Gedächtnis sehr schwach ist. Es zweifelt an sich selbst und ist schrecklich schüchtern, insbesondere in Anwesenheit von Menschen, die es nicht kennt. Es weicht vor allem Neuen zurück — aus Mangel an Selbstvertrauen — und hat Angst vor dem Unbekannten. Es ist unentschlossen (Unmöglichkeit, eine Entscheidung zu treffen) und wegen Kleinigkeiten betrübt, klagt häufig über Herzklopfen sowie Angstgefühl mit Beklemmung in der Herzgegend während Streßsituationen. Nachts klagt es darüber, daß ihm zu warm ist, wodurch sein Schlaf gestört wird, der unruhig und von häufigem Zusammenzucken und Aufwachen unterbrochen ist. Das Kind spricht während des Schlafs.

CHAMPHORA ist bei einem heftigen Anfall sämtlicher vitaler Reaktionen sowohl körperlicher wie auch psychischer Art angezeigt. Der Betreffende hat eine Ohnmachtsneigung mit Schwindel. Er hat den Eindruck, als ob er sterben würde, und gleichzeitig scheint ihm sein Körper von einer eisigen Kälte zu sein (er möchte jedoch nicht bedeckt werden). Er leidet unter Schlaflosigkeit aufgrund dieses Kältegefühls. Sein Schlaf ist sehr unruhig.

CAUSTICUM: Dieses Mittel wurde bereits häufig beschrieben. Es sei daran erinnert, daß das Kind, dem es entspricht, sehr empfindlich auf den Kummer der anderen reagiert. Es hat starke Angst, abends ins Bett zu gehen, und zögert dies so weit wie möglich hinaus.

GRAPHITES entspricht einem dicken Kind, das sehr kälteempfindlich und oft verstopft ist, mit einer sehr trockenen Haut, insbesondere im Winter (Ekzem). Das Kind lacht, wenn man es tadelt. Gegenüber Erwachsenen nimmt es eine provokative Haltung ein und widerspricht ihnen stets. Den Gleichaltrigen ist es lästig, es versucht immer, sie zu ärgern. Trotzdem ist es schüchtern, voller Furcht und Unentschlossenheit. Es schreckt schnell auf, weint sogar beim Musikhören, ist träge und sträubt sich dagegen, eine Aufgabe zu übernehmen. Der Betreffende ist unruhig, wenn er sich längere Zeit mit derselben Sache beschäftigen soll.

IGNATIA: Dieses Mittel wurde bereits mehrfach beschrieben. Es entspricht einem stark, zum Teil sogar gefühlsbetonten Kind mit äußerst veränderlichen Stimmungen voller Widersprüche. Wenn es über Schmerzen am Kopf klagt, so werden diese an einem genauen Punkt, den man mit der Fingerspitze bedecken kann, verspürt (THUJA). Es seufzt den ganzen Tag.

LYCOPODIUM: Dieses Mittel ist inbesondere in denjenigen Zuständen angezeigt, die sich, manchmal von Geburt an, fortschreitend entwickelt haben. Das Kind leidet immer gleichzeitig unter Verdauungsstörungen, insbesondere im Leberbereich. Es hat keinerlei körperliche Kraft, es ist mager, ohne Spannkraft und hat einen verhältnismäßig sehr dicken, aufgeblähten Bauch. Es leidet unter häufigen Katarrhen. Wenn es auch schwach ist, was die Muskelkraft betrifft, so ist es geistig rege und intelligent, aber es zweifelt an sich selbst und wird zum Nörgler, häufig eigensinnig und herablassend. Es fühlt sich schon durch Kleinigkeiten belästigt. Es fürchtet sich, etwas in Angriff zu nehmen, was es noch nicht kennt. Das Kind traut sich nicht zu, eine schwierige Situation durchzustehen, fürchtet zusammenzubrechen. Es weiß, daß sein Gedächtnis schlecht ist. Es verwechselt leicht die Buchstaben und die Silben beim Sprechen oder beim Schreiben. Manchmal ist es unfähig, das, was es geschrieben hat, noch einmal durchzulesen. Selbstverständlich handelt es sich um ein ängstliches Kind; es hat Angst vor dem Alleinsein. Es ist traurig beim Aufwachen, reagiert empfindlich auf Kälte, und es mangelt ihm an Lebenswärme. Hände und Füße sind kalt, was jedoch in einem warmen Zimmer verschlimmert wird. Hingegen werden die Rachen- und Magenschmerzen durch Wärme gelindert. Es hat ein Bedürfnis nach warmen Nahrungsmitteln. Es ißt gierig, wobei es schnell satt wird (Luftschlucken).

MERCURIUS SOLUBILIS:
Körperlich: Große Schwäche und zitternde Extremitäten bei der geringsten Anstrengung, insbesondere die Hände. Die Symptome werden nachts in der Bettwärme, durch Schwitzen sowie durch kaltes

und feuchtes Wetter verschlimmert. Unverträglichkeit von Wärme und von Kälte. Übler Geruch des Atems, des Mundes, der Haut, des Schweißes, jedoch kein oder nur sehr geringer Geruch der Stühle (außer MERCURIUS CORROSIVUS) und des Urins.

Psychisch: Große Depression und mangelnder Wille; Angst, den Verstand zu verlieren, und Lebensüberdruß; große Angst; Angst vor bedeutungslosen Dingen, Sorgen, hervorgerufen durch Kleinigkeiten. Manchmal Reizbarkeit, Mißtrauen, Aggressivität, sehr große Unruhe nachts (Zeitpunkt, in dem sämtliche Symptome von MERCURIUS SOLUBILIS verschlimmert werden).

Geistig: sehr schwaches Gedächtnis, Langsamkeit beim Beantworten der gestellten Fragen.

Die sehr ausgeprägte Unruhe nachts von MERCURIUS SOLUBILIS veranlaßt, an ARSENICUM ALBUM zu denken, jedoch wird der Zustand des ARSENICUM-ALBUM-Typus durch die Bettwärme gebessert (bei MERCURIUS SOLUBILIS verschlimmert) und durch die Bettruhe verschlimmert (bei MERCURIUS SOLUBILIS gebessert).

NATRIUM CARBONICUM:

Körperlich: kälteempfindlicher Mensch, der die Sonnenwärme nicht verträgt; manchmal Auftreten von bleibenden Störungen infolge Sonnenbestrahlung. Große Empfindlichkeit gegenüber Lärm, Kälte, Witterungsveränderungen. Langsame Verdauung (Milchunverträglichkeit, die Durchfall hervorruft). Schwäche der Knöchel mit häufigen Verstauchungen.

Psychisch: deprimiertes und ängstliches Kind, das sich Sorgen macht wegen Kleinigkeiten und nicht die Anwesenheit bestimmter Personen erträgt. Es reagiert sehr empfindlich auf Lärm, was verschlimmert wird durch Musik, ist ebenfalls ängstlich und unruhig während eines Gewitters (PHOSPHORUS, RHODODENDRON, PETROLEUM, PSORINUM).

Geistig: langsames Auffassungsvermögen, Kopfschmerzen (verschlimmert an der Sonne oder durch künstliches Licht), hervorgerufen durch die geringste geistige Anstrengung.

PETROLEUM:

Körperlich: Ekzem (Verschlimmerung im Winter), Reisekrankheiten, Durchfall (insbesondere nach Verzehr von Kohl) am Tag, nie-

mals nachts. Hunger sofort nach dem Stuhlgang, Heißhunger (der Betreffende muß nachts aufstehen, um etwas zu essen).
Psychisch: deutliche Verschlimmerung durch gefühlsmäßige Überbeanspruchung und manchmal Auftreten von bleibenden Störungen infolge eines Schreckens, einer Veränderung. Ängstlichkeit, besorgt um sich und die Familie. Das Kind glaubt oft, es müsse bald sterben. Reizbarkeit, Empfindlichkeit. Phobien: Der Betreffende glaubt, daß sich jemand an seiner Seite befindet. Er vergißt den Weg, dem er auf der Straße folgen muß.
Modalitäten: Verschlimmerung durch Feuchtigkeit, vor und während eines Gewitters (NATRIUM CARBONICUM, PHOSPHORUS, PSORINUM, RHODODENDRON), im Auto, im Winter, durch geistige Arbeit. Verbesserung bei trockenem Wetter. Durch Wärme.

PLUMBUM METALLICUM:
Körperlich: chronische Zustände mit langsamer Verschlimmerung ohne Neigung zur Heilung; äußerste Verlangsamung; Parese (teilweise Lähmung) sämtlicher Organe, sämtlicher Funktionen, sowohl körperlicher wie geistiger Art, welche bis zu einer wirklichen Lähmung gehen kann. Verlangsamung des Stoffwechsels mit äußerster Abmagerung, sogar der subkutanen Gewebe, was der Haut ein faltiges, eingeschrumpftes, pergamentartiges Aussehen verleiht. Sinnesverlangsamung mit Verringerung der Empfindlichkeit der Haut, so daß beispielsweise ein Schmerz nur mit Verzögerung verspürt wird (die Unempfindlichkeit ist nur in den chronischen Zuständen vorhanden; in den akuten Zuständen kann es hingegen zu einer Hyperästhesie [Überempfindlichkeit] kommen). Die Darmparese zieht eine hartnäckige Verstopfung (der Kot besteht aus kleinen dunklen Kügelchen) nach sich. Häufige und sehr lebhafte Bauchschmerzen, die vom Bauchnabel ausgehen und nach hinten ausstrahlen, als ob der Bauchnabel durch ein Seil zur Wirbelsäule gezogen würde. Hohler Bauch. Sehr kälteempfindlicher Mensch, der sich bemüht, sich warm zuzudecken (bis auf den Kopf), sogar wenn es warm ist. Übelriechendes Schwitzen der Füße.
Geistig und psychisch: ebenso Verlangsamung: langsame Geistes- und Sinneswahrnehmung. Der Verstand ist wie benebelt, verlangsamt, schwaches Gedächtnis (der Patient findet nicht die genauen Worte, um sich auszudrücken). Eine Antwort läßt lange auf sich warten, und

man vermutet, daß der Betreffende die entsprechende Frage nicht verstanden hat. Sehr gefühlsbetont, wechselnde Stimmungen. Das junge Mädchen kann bis zur Simulation gehen, wenn es weiß, daß man es beobachtet. Es erweckt einen sehr kranken Eindruck, scheint sich jedoch sehr gut zu befinden, wenn es sich beobachtet glaubt.
Sämtliche geistige und psychische Symptome werden durch eine körperliche Tätigkeit verschlimmert, insbesondere an der frischen Luft; eine geistige Beschäftigung hat nicht diese Wirkung. Im Freien spazierenzugehen ruft eine Wärme am Kopf hervor, während die Extremitäten kalt, blau und starr werden.

SEPIA:
Körperlich: charakteristische Verlangsamung des Pfortaderkreislaufs, die eine Leberschwäche und ein Gefühl von Schwere, von Druck nach unten hervorruft. Das Kind hat das Gefühl, eine Kugel sei in seinem Mastdarm, was auch nach dem Stuhlgang bleibt. Leeregefühl im Magen und im Darm. Gelbliche Blässe des Gesichts und gelbliche Färbung der Bindehäute. Häufig Riß in der Mitte der unteren Lippe (NATRIUM MURIATICUM). Große Kälteempfindlichkeit (kalte Füße im Bett, deren Aufwärmen eine Abkühlung der Hände nach sich zieht), Hände und Füße sind ebenfalls am Tag kalt; Hitzewallungen mit Rötung des Gesichts. Häufige Kopfschmerzen, gelindert durch eine heftige Bewegung oder durch einen Spaziergang an der frischen Luft, wobei der Blutkreislauf stimuliert wird (die Besserung tritt bei der Erwärmung auf und folgt manchmal auf eine kurze anfängliche Verschlimmerung). Ohnmachtsneigung bei geringen Anlässen.
Geistig: wenig aktiv, langsame Auffassungsgabe, manchmal dümmlich aussehendes Gesicht. Langsamkeit der Sprache und häufig einsilbige Antworten. Große Verschlossenheit, schlechtes Gedächtnis.
Psychisch: gleichgültig gegenüber allem, sogar gegenüber geliebten Menschen (insbesondere bei jungen Mädchen). Kein Interesse daran, sich zu beschäftigen oder sogar zu spielen, Gleichgültigkeit gegenüber angenehmen oder fröhlichen Dingen oder Ereignissen. Sucht die Einsamkeit (fühlt sich sehr unbehaglich in Anwesenheit von Fremden), die aber sehr gefürchtet ist. Weigerung, bei Freunden zu spielen, aber Zufriedenheit, wenn es dann doch geschieht (aufgrund der Besserung des venösen Kreislaufs durch lebhafte Bewegung, was sehr charakteristisch für SEPIA ist). Das Kind ärgert und kritisiert

Gleichaltrige, betont ihre Fehler und macht sich über sie lustig. Es schätzt, was die anderen eher stört — Donner und Blitz beispielsweise machen dem Kind nicht angst, es wird vielmehr fröhlich. Äußerste Reizbarkeit, auch lautes Fluchen. Angst (große Angst vor Gespenstern), Angst vor einem etwaigen Unglück. Gewöhnlich traurige Grundstimmung, jedoch manchmal fröhlich (hauptsächlich bei einer Stimulation durch eine lebhafte Bewegung). Große Empfindlichkeit gegenüber Lärm (der Betreffende wird wütend wegen einer Tür, die zuschlägt), Musik, Gerüchen (insbesondere der Küche).

PSORINUM wird durch den Mangel an vitaler Reaktion sowohl körperlicher wie auch geistiger und psychischer Natur des Betreffenden gekennzeichnet:
Körperlich: Magerkeit, sogar hageres Aussehen. Extreme Kälteempfindlichkeit (Bedürfnis, sich warm anzuziehen, sogar im Sommer), Verkühlung wegen einer Kleinigkeit mit endlosem Katarrh, starke Neigung zur allergischen Nasenschleimhautentzündung, Niesen beim geringsten Kältegefühl. Trockene, schuppige, häufig mit einem Ekzem behaftete Haut von schlechtem Geruch, sogar nach dem Waschen (was der Betreffende verabscheut wie der SULFUR-Mensch, der seinerseits Wärme verträgt). Große Schwäche, gebessert durch Essen, daher Heißhunger (der Betreffende steht nachts auf, um zu essen). Sehr typisch sind die große Ruhe, das entspannte und sogar heitere Aussehen am Tag und die große Unruhe verbunden mit Schreien die ganze Nacht hindurch. Erschöpfung an der Sonne trotz einer große Kälteempfindlichkeit.
Geistig: langsame Auffassungsgabe.
Psychisch: das »Urbild« des Introvertierten — deprimiert, pessimistisch, Selbstzweifel. Ängstlich, was die Zukunft und den Gesundheitszustand betrifft (das Kind glaubt, es sei unheilbar), Angst vor dem Tod, dem Elend, der Einsamkeit, dem Feuer. Angst, verrückt zu werden. Gewöhnlich schlechte Laune und Reizbarkeit. Bedürfnis nach Einsamkeit; Unruhe vor und bei einem Gewitter.

THUJA:
Körperlich: verblaßter Teint, bleiches, fahles Gesicht, fettige, ölige, ungesunde Haut. Das Kind reagiert sehr empfindlich auf feuchte Kälte und neigt zu Schleimhautentzündungen mit ausgiebigen und häu-

figen dickflüssigen Absonderungen. Vielfach Warzen, insbesondere am After, der zumeist rissig ist. Hautausschläge aller Art, im allgemeinen auf den bedeckten Hautpartien. Schweiße (insbesondere in den akuten Zuständen), die wiederum nur die unbedeckten Partien befallen. Kopfschmerzen, die an einem Punkt lokalisiert sind, der mit der Fingerspitze bedeckt werden kann (IGNATIA, ANACARDIUM ORIENTALE): Gefühl, als sei ein Nagel in den Kopf geschlagen. Karies am Zahnhals.

Psychisch: einmal träge, ein andermal unruhig, fiebrig, ungeduldig, eilig. Sehr gefühlsbetont, insbesondere beim Hören von Musik (dies bringt das Kind möglicherweise zum Weinen und ruft Zittern hervor, hauptsächlich der Füße). Phobien: etwas Lebendiges im Bauch zu haben, verfolgt zu werden, jemanden ständig an der Seite zu haben. Gefühl, »aus Glas« zu bestehen, das bald zerbricht. Eindruck, Beine »aus Holz« oder längere Beine als normal zu haben.

Geistig: träge, Langsamkeit der Sprache, als ob das Kind seine Worte suchen würde. Fehler beim Lesen und beim Schreiben.

Zusammenfassung

Bei Lampenfieber richtet sich die Wahl des Mittels nach dem bevorstehenden angstmachenden Ereignis und den Modalitäten.

— Prüfung: GELSEMIUM und AETHUSA CYNAPIUM (insbesondere angezeigt bei der »Gedächtnislücke«; GELSEMIUM ist durch eine allgemeine Furcht gekennzeichnet).
— Verabredung: ARSENICUM ALBUM, ARGENTUM NITRICUM, GELSEMIUM, MEDORRHINUM.
— Furcht, in der Öffentlichkeit aufzutreten: insbesondere AMBRA GRISEA, GELSEMIUM, SILICEA, jedoch ebenfalls CARBO VEGETABILIS und PLUMBUM METALLICUM.
— Angenehmes Ereignis in Aussicht: ARGENTUM NITRICUM, GELSEMIUM.

Wenn das Lampenfieber von Durchfall begleitet wird: ARGENTUM NITRICUM, GELSEMIUM, ACIDUM PHOSPHORICUM, THUJA, PETROLEUM, KALIUM PHOSPHORICUM, LYCOPODIUM.

7. Schlafstörungen

Die Schlafstörungen (schwieriges Einschlafen, häufiges Aufwachen, Alpträume) stellen mit den Atemwegserkrankungen und den Verdauungsstörungen die wichtigsten Beschwerden des Kindes dar. Es sei daran erinnert, daß diese verschiedenartigen Erscheinungen stets das Spiegelbild einer zugrundeliegenden Veranlagung und der Konstitution sind. Dennoch bleibt die Veranlagung latent, wenn sie nicht durch ungünstige und überfordernde Umweltbedingungen verstärkt würde.

Die nervösen Störungen ganz allgemein und ganz besonders die Schlafstörungen sind eine Widerspiegelung des psychischen Zustandes. Je nachdem, ob das Kind introvertiert oder extrovertiert ist, werden sie sich auf unterschiedliche Art und Weise äußern. Ein grundlegender gemeinsamer Wesenszug ist jedoch die Angst. Sie ist jedem Menschen zu eigen, wobei sie bei einigen stärker ausgeprägt ist als bei anderen. Das Auftreten von psychischen Störungen ist das Zeichen einer Verstärkung dieser Angst, aber auch einer Frustration als Folge eines (tatsächlichen oder eingebildeten) Mangels an Zuneigung und Aufmerksamkeit oder eines Minderwertigkeitskomplexes. Die Angst und die daraus resultierende Veränderung des Verhaltens scheinen zwangsläufig durch alle Beschäftigungen des Kindes hindurch. Wenn es wach ist, kann es sich mehr oder weniger kontrollieren. Im Schlaf hingegen — dies sei gesagt, ohne auf psychoanalytische Betrachtungen zurückzugreifen — kontrolliert es die Gefühle in seinem Unterbewußtsein nicht mehr, die sich dann in Form von Alpträumen, häufigem Aufwachen, schwierigem Einschlafen, größter Unruhe des Körpers oder des Geistes, Schlafwandeln, Bettnässen äußern.

Wenn solche Störungen in Erscheinung treten, müssen die Eltern wissen, daß diese Probleme teilweise körperlich bedingt sind und folglich ein Mittel erforderlich machen; sie sind jedoch ebenfalls auf entsprechende Umwelteinflüsse, also sehr häufig auch auf ihr eigenes Verhalten zurückzuführen. Die Eltern sind vielleicht zu fordernd, zu streng oder im Gegenteil nicht konsequent genug und beschützen ihr Kind übermäßig. Es ist auch wichtig, daß sie ihre Umgangsformen im allgemeinen hinterfragen, die vom Kind als wenig zuneigend oder ohne Zärtlichkeit empfunden werden können. Zumeist sind sich die Eltern der Fehler, die sie begehen, nicht bewußt. Die Rolle des Arztes besteht dann auch darin, sie zu dieser Bewußtwerdung zu führen, ohne jedoch ein übertriebenes Schuldgefühl zu erwecken.

Heben wir hervor, daß ihre Fehler nicht immer genau definiert werden können. Es kann sich allgemein um eine gespannte Atmosphäre handeln, die durch die Unruhe, die Angst, die eigene Unsicherheit der Eltern geschaffen wird. Überängstliche Eltern haben die unangenehme Neigung, sich auch dann, wenn es grundlos ist, die ganze Reihe von Gefahren vorzustellen, die ihr Kind möglicherweise bedrohen könnten. Auch wenn Angst bei den Eltern durch persönliche Probleme, die das Kind nicht betreffen, hervorgerufen wird, entsteht gegen ihren Willen eine gespannte Atmosphäre, der es sich nicht entziehen kann und von der es infolgedessen beeinflußt wird. Aus der Sicht des Kindes ist die Besorgnis der Eltern gleichbedeutend mit einer möglichen Gefahr, und wegen des Abhängigkeitsverhältnisses kann es nicht anders, als diese Gefühle zu teilen.

Die Schlafstörungen des Kindes erfordern folglich (ganz wie die Wiederholung der Störungen im Atemwegs- oder Verdauungsbereich) die Hilfe eines erfahrenen homöopathischen Arztes — um dem Patienten das ihm entsprechende konstitutionelle Mittel zu verabreichen und um die Eltern zu leiten, die ohne seine Hilfe wahrscheinlich nicht wirksam zu handeln wissen. Das Kind bekommt kein »homöopathisches Schlafmittel«, sondern es wird das Medikament gewählt, das der allgemeinen nervösen Reaktionsstörung des Kindes entspricht.

Die wirksamste Behandlung liegt also in der Therapie der Konstitution. Darüber hinaus gibt es jedoch Mittel, die dem Kind während einer gelegentlichen Schlaflosigkeit oder sogar bei wiederkehrenden Störungen beim Auftreten von besonders aufregenden Situationen helfen können. Dennoch ist es ganz wesentlich, vor der Suche nach dem Mittel, das dem nervösen Zustand des Kindes entspricht, zu untersuchen, ob es nicht eine körperliche Ursache für die Schlaflosigkeit gibt. Es liegt auf der Hand, daß jegliche akute fiebrige Krankheit von Schlaflosigkeit begleitet sein kann; in diesem Fall kommen die bereits erwähnten Mittel bei akuten Zuständen in Frage (ACONITUM, BELLADONNA, RHUS TOXICODENDRON usw.). Ebenso kann die Schlaflosigkeit durch einen Schmerz hervorgerufen werden (Koliken, Ohrenentzündung, Zahnung usw.); dann wird die Schlaflosigkeit natürlich automatisch ein Ende haben, wenn diese Ursache beseitigt ist. Hier soll von den Schlafstörungen die Rede sein, die nicht mit einem akuten Zustand oder mit einem körperlichen Schmerz verbunden sind.

a) Gelegentliche und chronische Schlaflosigkeit

ACONITUM ist angezeigt, wenn das Kind in der Folge eines Schreckens gegen Mitternacht weinend aufwacht.

CHAMOMILLA ist dann angezeigt, wenn die Schlaflosigkeit infolge irgendeines Ärgers auftritt und wenn es sich um ein jähzorniges Kind handelt, das nur dann einschläft, wenn die Mutter es mit einem schnellen Gang in ihren Armen trägt.

PULSATILLA entspricht einem weinerlichen Kind, das an seiner Mutter hängt, ständig herumjammernd, ohne Wut, und das man ebenfalls spazierenführen muß, jedoch langsam, indem man auf und ab geht.

Bei einer gelegentlichen Schlaflosigkeit ohne klare Ursache kann es genügen, symptomatisch auf TILIA EUROPAEA zurückzugreifen (20 Tropfen der ersten D-Potenz abends beim Zubettgehen), beim geistig überanstrengten Kind zu Prüfungszeiten auf PASSIFLORA (20 Tropfen der Urtinktur abends beim Zubettgehen) und ferner, wenn die Schlaflosigkeit in der Folge einer schwächenden Krankheit auftritt, auf AVENA SATIVA (20 Tropfen der Urtinktur abends beim Zubettgehen).

Wenn jegliche körperliche Ursache ausgeschlossen ist, muß der Therapeut den *nervösen Zustand* des Kindes ermitteln und sich nach dessen Befinden nicht nur abends und nachts, sondern ebenfalls am Tag erkundigen. Kinder, die nachts sehr unruhig sind, werden im allgemeinen ebenfalls sehr nervöse Kinder am Tag sein; manche verhalten sich jedoch anscheinend ruhig. Die Schlafstörungen sind insbesondere das Los der Introvertierten, ob sie nun zum unruhigen (ARSENICUM ALBUM) oder zum sanftmütigen (CALCIUM CARBONICUM) Typus gehören. Die motorisch unruhigen Extrovertierten, die tagsüber ständig in Bewegung sind, haben zumeist keine Schlafstörungen. Im Gegenteil, ihr Schlaf ist häufig ruhig, tief und stärkend (er ermöglicht es ihnen, ihre Kräfte nach der körperlichen Verausgabung des

Tages wiederzuerlangen). Der MEDORRHINUM-Mensch ist hierfür ein typisches Beispiel, der Kontrast zwischen seiner ständigen Tätigkeit am Tag und seinem tiefen Schlaf in der Nacht ist frappierend. Nichts ist jedoch absolut: Der MEDORRHINUM-Typus kann in der Nacht unruhig sein, dies ist jedoch nicht die Regel. Die schlechten Schläfer sind fast immer ebenfalls sehr unruhig am Tag, es gibt jedoch auch solche, die tagsüber sehr ruhig und nachts unruhig sind. Dies ist der Fall beim PSORINUM-Menschen. Es ist ein ruhiges und stilles Kind am Tag, nachts wird es jedoch unruhig, besorgt, schreit stundenlang und verspürt zudem einen gierigen Hunger, der es zum Aufstehen verleitet, um etwas zu essen. Der JALAPA-Mensch ist ebenfalls ruhig am Tag und unruhig bei Nacht. Er schreit und weint ohne Ende.
Man muß sich auch danach erkundigen, wie die Schlaflosigkeit sich bemerkbar macht. Im allgemeinen bezieht sich das Problem auf das Einschlafen. Das Kind kann nicht einschlafen, und es bleibt manchmal stundenlang wach. Wenn es schließlich eingeschlafen ist, kann es eine ruhige Nacht bis zum Aufwachen am nächsten Morgen haben oder ein oder mehrere Male aufwachen und nur erschwert wieder einschlafen. Schließlich ist es wichtig, die unmittelbare Ursache des erschwerten Einschlafens oder des häufigen Aufwachens klarzustellen.

b) Annäherung an das Mittel

Erinnern wir uns daran, daß immer Angst am Ursprung der Schlafstörungen beteiligt ist. Angst kann jedoch in verschiedenen Formen in Erscheinung treten: Erstickungsangst beim Einschlafen, Alpträume, Sorgen, Wut, Kummer. Diese Angst, die wirkliche Ursache der Schlaflosigkeit, wird von den Eltern nicht immer klar erkannt. Sie meinen manchmal, das Kind sei schlicht und einfach nicht müde genug. Der CAUSTICUM-Mensch beispielsweise weigert sich hartnäckig, zu Bett zu gehen, und gibt nicht zu, daß er Angst vor dem Alleinsein hat. Manche Kinder schlafen nur ein, wenn ihre Mutter ihnen die Hand hält (BISMUTUM, BORAX, PHOSPHORUS). Andere wiederum fallen vor lauter Müdigkeit hin, halten den Kopf nicht mehr gerade, können aber nicht einschlafen, wenn sie im Bett sind (AMBRA GRISEA, CANNABIS INDICA, COCA, AGARICUS).

Ursachen der Schlaflosigkeit

Angst

● ANGST VOR DEM ALLEINSEIN:

ARSENICUM ALBUM: Der Betreffende ist ein ängstlicher Mensch vom unruhigen Typus. Er findet keinen Schlaf, wenn er allein ist, und möchte im Bett seiner Mutter schlafen. Er wacht gegen Mitternacht auf, sehr besorgt, und legt sich ganz in ihre Nähe.
CALCIUM CARBONICUM entspricht einem ängstlichen, anscheinend ruhigen Menschen, der in Wirklichkeit alle Ängste »anhäuft«. Abends verlangt er die Anwesenheit seiner Mutter. Häufig sagt er auch, daß er Angst vor dem Tod hat (wie auch der ARSENICUM-ALBUM-Mensch), und er träumt auch häufig vom Tod.
CAUSTICUM ist dann angezeigt, wenn das Kind zunehmend ängstlicher wird, je näher der Abend heranrückt. Es hat Angst, allein zu sein, und weigert sich, ins Bett zu gehen. Es findet alle möglichen Vorwände, um dies zu verzögern. Es hat ebenfalls sehr große Angst vor der Dunkelheit.
PHOSPHORUS entspricht einem »schmusebedürftigen« Kind, das seine Mutter nicht gern verläßt und förmlich an ihr hängt. Es hat Angst vor der Dunkelheit, eine Nachttischlampe genügt ihm nicht, es braucht ein helles Licht. Häufig wiegt es sich während des Schlafs.
PULSATILLA entspricht einem weinerlichen Kind, das sich nicht von seiner Mutter trennen will. Um es zum Schlafen zu bringen, muß sie es im Zimmer umhertragen (schnelle Bewegung bei CHAMOMILLA). Es hat ebenfalls Angst vor der Dunkelheit.
CHAMOMILLA ist dann angezeigt, wenn es sich um ein verwöhntes, launisches, jähzorniges, widerspenstiges Kind handelt. Seine Mutter muß es in den Armen umhertragen, jedoch in schnellem Gang. Es brüllt, sobald sie stehenbleibt.
LYCOPODIUM entspricht einem Kind, das den Eindruck erweckt, als ob es sich seiner selbst sicher sei, in Wirklichkeit ist es jedoch sehr ängstlich, wodurch es reizbar wird. Es möchte nicht zu Bett gehen, da es von Unfällen träumt.
BORAX ist insbesondere bei erschwertem Einschlafen angezeigt, wenn das Kind seine Mutter braucht.

BISMUTUM ist bei erschwertem Einschlafen eines Kindes angezeigt, das insbesondere ein großes Bedürfnis nach Gesellschaft hat (es muß nicht unbedingt die Mutter sein wie bei BORAX und PHOSPHORUS). Dieses Mittel entspricht hauptsächlich zu Zahnfleischentzündung und Erbrechen neigenden Kindern.
CAMPHORA entspricht einem Kind, daß sehr große Angst hat, allein zu sein, da es weiß, daß es nicht schlafen und die ganze Nacht sehr unruhig sein wird. Es hat kalte Gliedmaßen.
STRAMONIUM ist bei einem Kind angezeigt, das insbesondere Angst vor der Dunkelheit hat. Es braucht eine Nachtlampe. Es fürchtet sich vor dem Schlaf, da es viele Alpträume hat. Es wacht mitten in der Nacht auf, wobei es vor Schreck schreit.

- ANGST VOR DER DUNKELHEIT:

Die Angst vor der Dunkelheit steht fast immer mit der Angst vor dem Alleinsein in Zusammenhang. Sie ist insbesondere bei folgenden Mitteln sehr ausgeprägt: STRAMONIUM, CALCIUM CARBONICUM, CAUSTICUM, PULSATILLA, PHOSPHORUS (Bedürfnis nach hellem Licht), CUPRUM METALLICUM, LYCOPODIUM, MEDORRHINUM, CANNABIS INDICA (letzteres in der Bundesrepublik nicht erhältlich, aber in anderen europäischen Ländern).

- ANGST EINZUSCHLAFEN:

Angst vor Räubern: NATRIUM MURIATICUM.

Angst zu ersticken:
Ohne Atemwegserkrankung:
ARSENICUM ALBUM: Der Kopf des Kindes muß höher als der Körper liegen, weil es fürchtet, sonst zu ersticken.
LACHESIS: Das Kind fährt auf oder gerät in Atemnot während des Einschlafens. Mitten im Schlaf erwacht es ebenfalls und fährt auf, da es Erstickungsangst hat. Es erträgt keinerlei Kleidungsstück, das seinen Hals einengt.
OPIUM: Das Kind ist schläfrig, aber es gelingt ihm nicht, den Schlaf zu finden. Es hat zum Zeitpunkt des Einschlafens Angst zu ersticken. Es kann vorkommen, daß seine Atmung völlig aufhört, und

man muß es schütteln, damit sie wieder anfängt (dies ist bei manchen Babys zu beobachten und wahrscheinlich eine Ursache des »plötzlichen Säuglingstodes« [Krippentodes]). GRINDELIA weist dasselbe Symptom auf. Häufig sagt der OPIUM-Mensch ebenfalls, daß sein Bett zu warm ist, und er deckt sich ständig auf, oder aber daß er nicht schlafen kann, da er einen Hahn in der Ferne krähen oder die Fliegen auf der Wand laufen hört (akustische Übersensibilität).
VALERIANA: Das Kind hat ebenfalls Erstickungsangst zum Zeitpunkt, da es einschläft. Während seines Schlafs werden die unteren Gliedmaßen sehr unruhig (ZINCUM, ZINCUM VALERIANICUM), und es wacht häufig auf.
DIGITALIS: Das Kind fährt aus dem Schlaf auf, da es das Gefühl hat, von einer höheren Stelle herunterzufallen. Es verspürt das Bedürfnis, tief einzuatmen.

Insbesondere während einer Erkältung oder einer anderen Atemwegserkrankung:
SAMBUCUS: Während einer einfachen Erkältung hat das Kind die Nase völlig verstopft, wenn es einschläft, es gerät in Atemnot und hustet mit einem Kehlkopfhusten.
AMMONIUM CARBONICUM: Das Kind leidet unter einer gewöhnlichen Nasenschleimhautentzündung und gerät ebenfalls beim Einschlafen in Atemnot.
LAC CANINUM: Die Nase des Kindes verstopft sich abwechselnd einseitig.
ARUM TRIPHYLLUM: Während einer Kehlkopfentzündung fürchtet sich das Kind vor einem Pseudokruppanfall nachts. Es hat rissige Nasenlöcher und Lippen.
SPONGIA: Das Kind weist dasselbe Symptom wie bei ARUM TRIPHYLLUM auf, jedoch genauer um Mitternacht (wie der ACONITUM-Mensch, jedoch befürchtet es den Anfall nicht beim Zubettgehen).
GRINDELIA: Das Kind leidet unter einer Bronchitis mit ausgiebigen Absonderungen und asthmatoiden Atembeklemmungen, die sich beim Zubettgehen bis zur Erstickungsangst verstärken. Wie beim OPIUM-Typus kommt es vor, daß seine Atmung völlig aufhört und man das Kind schütteln muß.
CARBO VEGETABILIS: Das Kind leidet bei einer asthmatoiden Bronchi-

tis wie der GRINDELIA-Typus unter Atemnot beim Einschlafen. Es hat venöse Stauungen. Die Extremitäten und das Gesicht sind zyanotisch (bläulich).
ARSENICUM ALBUM: Bei Asthma fürchtet sich das Kind vor dem nächtlichen Anfall.
CENCHRIS CONTORTRIX: Die Atmungsschwierigkeiten des Kindes verstärken sich im Laufe des Abends aufgrund der Furcht vor dem nächtlichen Anfall.
GRAPHITES: Das Kind weist ebenfalls Atembeschwerden beim Einschlafen auf, häufig verbunden mit einem Ekzem.

Angst vor Alpträumen:
RHUS TOXICODENDRON insbesondere, jedoch ebenfalls NUX VOMICA und ARSENICUM ALBUM: Die Kinder befürchten, daß sie von sehr mühsamen Arbeiten träumen.
ARSENICUM ALBUM und CALCIUM CARBONICUM: Diese Kinder haben Angst vor dem Schlaf, da sie vom Tod träumen werden.
LYCOPODIUM: Das Kind weiß, daß es von Unfällen träumen wird.

Angst vor einer schlechten Nacht:
MERCURIUS SOLUBILIS: Das Kind fürchtet sich, zu Bett zu gehen, da all seine Symptome stets nachts verschlimmert werden.
CAMPHORA: Das Kind weiß, daß es nicht schlafen wird, und hat einen kalten Körper.
LEDUM: Der Zustand des Kindes wird nachts und durch die Bettwärme verschlimmert (obwohl es ihm an »Lebenswärme« mangelt).

- ANGST VOR DEM BETT:

Diese Angst wird häufig mit der Angst vor dem Einschlafen verwechselt, aber bestimmte Kinder drücken die Angst vor dem Bett sehr genau aus; sie weinen und verlieren beinahe den Verstand, wenn sie ihr Bett sehen. Dies ist insbesondere der Fall bei ACONITUM, ARSENICUM ALBUM, CAMPHORA, CAUSTICUM, LACHESIS sowie bei GRINDELIA und CENCHRIS CONTORTRIX im Falle von Asthma.

- **ANGST VOR DEM TOD:**

ARSENICUM ALBUM, LACHESIS, CALCIUM CARBONICUM, PHOSPHORUS, CANNABIS INDICA (Träume vom Tod: ARSENICUM ALBUM, LACHESIS, CANNABIS INDICA).

- **HEIMWEH:**

CAPSICUM: Das Kind schläft nicht ein, wenn es bei anderen (Freunden, Verwandten usw.) übernachten soll.

Kummer
IGNATIA: Das Kind schläft nicht ein, weil es Kummer hat. Wenn es eingeschlafen ist, so ist sein Schlaf sehr leicht, und es wird von heftigen Zuckungen in den Gliedmaßen ergriffen, die es aufwecken.
NATRIUM MURIATICUM: Das Kind findet keinen Schlaf, wenn es Kummer hat. Zudem fürchtet es sich davor einzuschlafen, da es von Räubern träumen wird.
KALIUM BROMATUM: Das Kind schläft wegen Kummers oder aus Besorgnis nicht ein. Wenn es schläft, ist es sehr unruhig. Es wirft sich von einer Seite auf die andere, knirscht mit den Zähnen, schreit manchmal erschreckt.

Wut
CHAMOMILLA: Das Kind schläft nicht ein, wenn es zuvor wütend gewesen ist. Es ist launisch; es weist auch Dinge zurück, die es zuvor eindringlich gefordert hat.
COLOCYNTHIS: Das Kind ist sehr erschüttert durch einen Wutanfall. Es schläft nicht ein und klagt ebenfalls über Bauchschmerzen.
STAPHISAGRIA: Das Kind schläft nicht ein, vor allem nach unterdrückter Wut mit besonderer Empörung, aber auch, wenn es weniger verärgert ist.

Aufregung
AMBRA GRISEA: Das Kind schläft nicht ein, wenn man mit ihm vor dem Zubettgehen zuviel gespielt oder geplaudert hat. Nachts wacht es sehr besorgt auf; es kann nicht liegen bleiben und setzt sich in seinem Bett auf.

COFFEA: Das Kind schläft nicht ein infolge einer großen Freude. Es gehen ihm alle möglichen Gedanken durch den Kopf. Es wacht häufig zu Beginn der Nacht auf oder ab 3.00 Uhr und ist dann sehr fröhlich: Es singt und möchte spielen.

CYPRIPEDIUM: Das Kind möchte wie bei COFFEA spielen, wenn es mitten in der Nacht aufwacht.

ARGENTUM NITRICUM: Das Kind ist übermäßig aufgeregt durch die Ankündigung eines im allgemeinen freudigen Ereignisses (bevorstehende Urlaubsreise usw.).

NUX VOMICA: Das Kind leidet unter Schlaflosigkeit in der Folge einer großen geistigen Anstrengung (Prüfungen in der Schule). Es hat Mühe einzuschlafen und wacht anschließend häufig ab 3.00 Uhr nachts auf.

PASSIFLORA: Dieses Mittel ist symptomatisch bei überarbeiteten Schülern angezeigt (20 Tropfen Urtinktur abends beim Zubettgehen).

COCA: Das Kind ist häufig schläfrig am Abend, es gelingt ihm jedoch nicht einzuschlafen, oder wenn es schläft, ist sein Schlaf sehr unruhig. Dieses Mittel ist insbesondere während der Zahnungszeit angezeigt. (COCA ist zur Zeit wegen des möglichen Drogenmißbrauchs in der Bundesrepublik nicht erhältlich, aber in vielen anderen europäischen Ländern.)

Sorgen

AMBRA GRISEA: Dieses Mittel wurde im vorhergehenden Abschnitt beschrieben. Es entspricht einem äußerst schüchternen Kind, das große Angst davor hat, in der Öffentlichkeit aufzutreten. Ärger kann es daran hindern einzuschlafen und häufiges Aufwachen verursachen.

KALIUM BROMATUM entspricht insbesondere kleinen depressiven Mädchen mit Ohnmachtsneigung, die willenlos zu sein scheinen sowie eine paretische Schwäche aufweisen, vor allem des Darms (Schwierigkeit, die Stühle auszuschneiden, selbst wenn sie weich sind).

NUX VOMICA: Das Kind kann zu Prüfungszeiten wegen einer zu großen Besorgnis oder einer geistigen Überanstrengung nicht einschlafen.

LILIUM TIGRINUM: Das Kind leidet unter einem Schuldgefühl insbesondere wegen seiner sexuellen Triebe. Es hält sich für »unheilbar« und verspürt ein seltsames Leeregefühl im Kopf.

Übermäßige Ermüdung

- **KÖRPERLICHE ERMÜDUNG:**

ARNICA: Das Kind schläft nicht ein infolge anstrengender körperlicher Tätigkeiten (zudem träumt es häufig vom Tod), und es kommt vor, daß es aufgrund seiner Ermüdung nachts unwillkürlich einkotet (Enkopresis).
GELSEMIUM: Trotz großer Ermüdung schläft das Kind nicht ein, weil sein Geist noch zu aktiv ist; es hört nicht auf zu denken (wie bei COFFEA).

- **GEISTIGE ÜBERANSTRENGUNG:**

NUX VOMICA: Das Kind kann nicht einschlafen in Folge einer zu intensiven geistigen Arbeit; und wenn es schläft, träumt es von anstrengenden Arbeiten.
PASSIFLORA (siehe auch »Aufregung«): 20 Tropfen der Urtinktur können symptomatisch abends beim Zubettgehen verabreicht werden.
AVENA SATIVA: 20 Tropfen der Urtinktur können auch bei gelegentlicher Schlaflosigkeit abends beim Zubettgehen symptomatisch verabreicht werden, wenn die Schlaflosigkeit bei einem durch lange Krankheit geschwächten Kind auftritt.

Atemnot
Atemnot kann beim Einschlafen auftreten oder das Kind mitten im Schlaf aufwecken. Wenn es beim Einschlafen in Atemnot gerät, entsprechen insbesondere die im Abschnitt »Angst einzuschlafen« (s. o.) genannten Mittel. Wenn es während des Schlafs in Atemnot gerät, sind es vor allem folgende Mittel, die angezeigt sein können:
AMMONIUM CARBONICUM: bei einer chronischen Nasenschleimhautentzündung. Das Kind gerät beim Einschlafen in Atemnot, jedoch insbesondere zwischen 3.00 und 4.00 Uhr morgens.
KALIUM CARBONICUM: bei Bronchitis. Das Kind gerät zwischen 2.00 und 4.00 Uhr morgens in Atemnot. Wenn es aufwacht, kann es sehr häufig nicht wieder einschlafen.
LAC CANINUM: Das Kind gerät durch Nasenverstopfung in Atemnot, die abwechselnd das eine und anschließend das andere Nasenloch betrifft. Es träumt von Schlangen.

LACHESIS: Die Atmung des Kindes setzt beim Einschlafen manchmal aus, es wacht darüber hinaus während der Nacht auf und gerät derartig in Atemnot, daß es aus dem Bett eilen muß, um das Fenster zu öffnen.
OPIUM: Das Kind gerät manchmal so sehr in Atemnot, daß seine Atmung ausfällt und man es schütteln muß, damit es wieder zu atmen beginnt (vgl. auch »Angst einzuschlafen« [s. o.]).
CROTALUS (Blutungsneigung unter den Schleimhäuten und der Haut [Purpura]): Das Kind gerät in Atemnot und fährt in seinem Schlaf auf. Es träumt vom Tod.

Auffahren, Zusammenzucken
Das Kind schläft nicht ein oder wacht auf, während plötzlich der gesamte Körper auffährt oder von unwillkürlichen Bewegungen der Gliedmaßen (insbesondere der Beine) bzw. von Zittern oder Muskelzuckungen geschüttelt wird.

● WÄHREND EINES AKUTEN ZUSTANDS MIT FIEBER:

APIS (Fieber ohne Durst): Auffahren beim Einschlafen und während des Schlafs (Alpträume).
BELLADONNA (heftig einsetzender akuter Zustand mit Fieber): Auffahren beim Schließen der Augen und beim Einschlafen (der ACONITUM-Mensch ist ebenfalls sehr unruhig, fährt aber nicht aus dem Schlaf auf.
BRYONIA (langsames und zunehmendes Auftreten des akuten Zustandes): Auffahren beim Einschlafen und Wunsch, ungestört zu sein.

● OHNE AKUTEN ZUSTAND:

AETHUSA CYNAPIUM (insbesondere bei Durchfall): Das Kind kann trotz seiner großen Ermüdung, sogar seiner Erschöpfung, nicht einschlafen, dies infolge von Zuckungen, die es aufwecken, wenn es schläft.
AGARICUS: Am Tag ist das Kind sehr schläfrig, es gähnt stark und anfallartig. Abends im Bett hat es jedoch Reflexbewegungen, die es hindern einzuschlafen oder von denen es aufgeweckt wird.
AMBRA GRISEA: Das Kind war zu aufgeregt oder besorgt vor dem Zu-

bettgehen. Es wird von Zuckungen ergriffen. Es wacht ängstlich auf, kann nicht mehr schlafen und muß sich in seinem Bett aufrecht setzen.

AMMONIUM CARBONICUM: Das Kind fährt auf, da es sich wegen einer gelegentlichen Nasenverstopfung fürchtet zu ersticken.

BARIUM CARBONICUM: Das Kind entwickelt sich schlecht. Es hat einen dicken Bauch, vergrößerte Mandeln und große Lymphdrüsen des Halsgrenzstranges. Es mangelt ihm an Lebhaftigkeit, und es ist schüchtern, insbesondere in Gegenwart von Fremden. Es wird von Muskelzuckungen beim Einschlafen ergriffen. Es sagt häufig, daß es ihm im Bett zu warm sei. Es redet während des Schlafs und neigt zum Nachtwandeln.

COFFEA: Das Kind wird neben seiner geistigen Unruhe von Zusammenzuckungen aufgeweckt.

CUPRUM METALLICUM: Das Kind wird von Zuckungen des gesamten Körpers ergriffen. Es leidet unter einem ständigen Blubbern im Bauch, häufig Muskelkrämpfe. Es ist derartig unruhig in seinem Schlaf, daß es sich nicht selten mit dem Kopf am Fußende des Bettes wiederfindet.

DIGITALIS: Das Kind fährt auf, weil es träumt, daß es aus großer Höhe hinunterfällt.

HYOSCYAMUS: Das Kind leidet unter krampfhaften Zuckungen sämtlicher Muskeln. Es wacht erschrocken auf, wobei es schreit.

LACHESIS: Das Kind fährt beim Einschlafen auf und träumt, wenn es schläft, von Unfällen. Es lacht manchmal während des Schlafs und schläft mit halbgeschlossenen Augen.

LYCOPODIUM: Das Kind fährt beim Einschlafen auf und träumt, wenn es schläft, von Unfällen. Es lacht manchmal während des Schlafs und schläft mit halbgeschlossenen Augen.

SILICEA: Das Kind fährt häufig während des Schlafs auf. Es erwacht durch Hitzewallungen am Kopf und neigt zum Nachtwandeln.

IGNATIA: Das Kind wird von heftigen Zuckungen in den Gliedmaßen ergriffen, die es aufwecken.

IPECACUANHA: Das Kind hat starke Zuckungen in den Gliedmaßen (Übelkeit mit unbelegter Zunge, Atembeklemmungen).

NATRIUM MURIATICUM: Das Kind fährt auf, weil es von Dieben träumt.

SCUTELLARIA: Dieses Mittel ist insbesondere während der Zahnungs-

zeit angezeigt. Das Kind leidet unter einem Zittern sämtlicher Muskeln. Es wacht häufig auf, weil es Alpträume hat.
SULFUR: Das Kind fährt auf und erwacht beim geringsten Lärm.
VALERIANA: Das Kind fährt beim Einschlafen auf (weil es in Atemnot gerät) und leidet anschließend in seinem Schlaf unter großer Unruhe der Beine (ZINCUM, ZINCUM VALERIANICUM).
ZINCUM: Das Kind bewegt unaufhörlich seine Beine während des Schlafs. All seine Gliedmaßen werden von Zuckungen ergriffen, und es wacht erschrocken auf.
ZINCUM VALERIANICUM: Das Kind kann nicht schlafen wegen einer Unruhe, die es in den Beinen verspürt (diese Unruhe tritt nur nachts auf, während sie beim ZINCUM-Typus Tag und Nacht vorhanden ist).

Alpträume
Erschreckende, schreckliche Träume sind häufig bei ängstlichen Kindern anzutreffen und gehören zum Krankheitsbild der Schlaflosigkeit. Im allgemeinen schreit das Kind zum Zeitpunkt seines Alptraums und wacht auf. Manchmal brüllt es während des Schlafs, und man muß es schütteln, um es aus seinem Alptraum herauszuholen (HELLEBORUS, HYOSCYAMUS).
STRAMONIUM ist allgemein das wirksamste Mittel bei Alpträumen. Das Kind kann nicht ohne Licht schlafen.
CINA entspricht einem jähzornigen Kind, das es nicht erträgt, gestreichelt zu werden.
HELLEBORUS ist angezeigt, wenn das Kind ständig seinen Kopf auf dem Kopfkissen rollt und unwillkürliche Bewegungen mit den Armen oder Beinen macht. Es gibt während seines Alptraums Schreie von sich, und es gelingt kaum, es aufzuwecken.
HYOSCYAMUS ist bei einem Kind mit boshaften Wesenszügen angezeigt, das anderen weh tun will, insbesondere auch Haustiere quält. All seine Muskeln sind in Bewegung, was eine ständige Unruhe hervorruft. Es wacht erschrocken auf.
KALIUM BROMATUM entspricht einem Kind, dessen Hände ständig unruhig sind. Es knirscht mit den Zähnen. Die Alpträume treten insbesondere infolge von Kummer, eines unangenehmen Erlebnisses oder eines Mißerfolgs auf. Es neigt zum Nachtwandeln.
LYCOPODIUM: Das Kind träumt insbesondere von Unfällen.
PHOSPHORUS: Das Kind träumt von Feuer.

ZINCUM ist dann angezeigt, wenn das Kind während des Schlafs schreit und unter einer ständigen Unruhe der Beine leidet. Es neigt manchmal zum Nachtwandeln.

SCUTELLARIA ist dann angezeigt, wenn das Kind insbesondere während der Zahnungsperiode Alpträume hat.

Die folgenden Mittel sind bei ganz bestimmten Alpträumen angezeigt. *Das Kind träumt*:
— von Unfällen: ARSENICUM ALBUM, NUX VOMICA und LYCOPODIUM;
— von Tieren: ARNICA, NUX VOMICA, PHOSPHORUS;
— von schwarzen Tieren: PULSATILLA, OPIUM;
— von schwarzen Hunden: ARNICA;
— vom Tod: ARSENICUM ALBUM, LACHESIS, CALCIUM CARBONICUM, PHOSPHORUS, THUJA, CANNABIS INDICA, ARNICA, CROTALUS.
— daß es stirbt: THUJA;
— von Leichen: CANNABIS INDICA;
— daß es fällt: DIGITALIS, KREOSOTUM, PULSATILLA, SULFUR, THUJA;
— von Feuer: ANACARDIUM, HEPAR SULFURIS, ARSENICUM ALBUM, CALCIUM PHOSPHORICUM, MAGNESIUM CARBONICUM, NATRIUM MURIATICUM, PHOSPHORUS, SULFUR, KREOSOTUM;
— von Blutungen: PHOSPHORUS.
— daß man es verfolgt: SILICEA, SULFUR, NUX VOMICA, SEPIA, KREOSOTUM, ZINCUM;
— von Dieben: NATRIUM MURIATICUM (Beendigung erst dann, wenn man mit ihm eine Runde durch das Haus gemacht hat, um ihm zu zeigen, daß keine Diebe da sind, und wenn es auch unter das Bett geschaut hat), ALUMINA, ARNICA, KALIUM CARBONICUM, MAGNESIUM CARBONICUM, MERCURIUS SOLUBILIS, SANICULA, SILICEA, ZINCUM;
— von Schlangen: LAC CANINUM, ARGENTUM NITRICUM;
— von anstrengenden Arbeiten: RHUS TOXICODENDRON, NUX VOMICA, ARSENICUM ALBUM.

Das Kind kann bei Schlafstörungen auch heitere, angenehme Träume haben, wobei dann OPIUM angezeigt ist. Manchmal gelingt es dem Kind beim Erwachen nicht, aus seinem Traum herauszukommen. In diesem Fall können CHINA oder IGNATIA die entsprechenden Arzneien sein.

Zahnung
CHAMOMILLA: Das Kind scheint jähzornig, reagiert überempfindlich auf Schmerz. Seine Mutter muß es in schnellen Bewegungen wiegen und durchs Zimmer tragen. Während des Schlafs sind seine Augen oft nur halb geschlossen.
CIMIFUGA: Geistige Übererregtheit, Unruhe und Schmerz sind charakteristisch für dieses Mittel. Die Schlaflosigkeit tritt nur während der Zahnung auf.
COCA: Das Kind ist tagsüber müde, kann jedoch abends nicht einschlafen. Es kommt vor, daß es nicht unter eigentlicher Schlaflosigkeit, sondern sehr großer Unruhe während des Schlafs leidet.
CYPRIPEDIUM: Das Kind wacht weinend auf und möchte nicht mehr schlafen. Einmal wach, hört es auf zu weinen und wird sehr fröhlich; es lacht und möchte in seinem Bett spielen.
SCUTELLARIA: Das Kind ist sehr unruhig und ängstlich während des Zahnungsschubs. Beim Schlafen leidet es oft unter einem Zittern sämtlicher Muskeln. Es erwacht häufig infolge eines Alptraumes.
KREOSOTUM: Das Kind hat eine sehr schwierige Zahnung. Es ist nachts sehr unruhig und träumt von Feuer, von Verfolgung usw. Es träumt ebenfalls, daß es Wasser läßt, und sehr häufig näßt es ein während des ersten Teils der Nacht (es hat einen sehr starken Harndrang).
CALCIUM BROMATUM: Das Kind entspricht dem CALCIUM-CARBONICUM-Typus, jedoch ohne dessen Trägheit. Es ist im Gegenteil sehr nervös und reizbar. Dieses Mittel wird überwiegend als symptomatisches Mittel in der ersten D-Potenz verabreicht.

Diverse zusätzliche Ursachen
Manche Kinder sagen, daß sie nicht schlafen können, *weil sie Hunger haben:* PSORINUM, LYCOPODIUM, CHINA, IGNATIA, PHOSPHORUS, ACIDUM PHOSPHORICUM.

Andere wachen auf, weil ihnen kalt ist:
kalte Glieder: CARBO VEGETABILIS, CAMPHORA;
kalte Knie: CARBO VEGETABILIS, APIS;
kalte Füße: CARBO VEGETABILIS, PHOSPHORUS;
kalter Körper: ACONITUM, AMBRA GRISEA, CAMPHORA, CARBO VEGETABILIS, CISTUS CANADENSIS, VERATRUM ALBUM;
Kälte im Rachen: CISTUS CANADENSIS.

Anderen wiederum ist es zu warm:
OPIUM: Das Bett ist zu warm.
BARIUM CARBONICUM: Das normalerweise sehr kälteempfindliche Kind sagt, daß ihm zu warm ist.
ARNICA: Dem Kind ist es zu warm am Kopf.
BORAX: Das Kind kann nicht schlafen, weil ihm zu warm ist, insbesondere am Kopf.
CAUSTICUM: Das Kind verspürt eine trockene Wärme am ganzen Körper.
MAGNESIUM MURIATICUM: Das Kind kann nicht schlafen aufgrund eines Wärmegefühls und wegen nervöser Zuckungen.
SILICEA: Das Kind klagt über Hitzewellen am Kopf.
LEDUM: Dem Kind mangelt es an Lebenswärme, es erträgt jedoch nicht die Bettwärme.

Schlaflosigkeit kann durch starke arterielle Pulsschläge verursacht werden: ACONITUM, BELLADONNA, CACTUS, SELENIUM (die Schläge werden insbesondere im Bauch verspürt), SILICEA (arterielle Pulsschläge im Kopf).

Die Schlaflosigkeit kann durch Muskelkrämpfe hervorgerufen werden: COLOCYNTHIS, CUPRUM METALLICUM. Auch Gelenk- oder Knochenschmerzen (siehe »Erkrankungen der Gelenke, der Knochen, der Muskeln« [S. 697]) können als Ursache in Frage kommen.

Das Kind wacht auf, weil es schwitzt:
CONIUM: Das Kind schwitzt, sobald es einschläft und sogar wenn es einfach die Augen schließt.
ARSENICUM ALBUM: Dieses Mittel ist manchmal auch in diesem Fall angezeigt. Man sollte es nicht mit CALCIUM CARBONICUM, SANICULA oder SILICEA verwechseln, die durch ein starkes Schwitzen am Kopf während des ersten Schlafs gekennzeichnet sind, ohne daß der Betreffende aufwacht.

Das Kind wacht auf, weil es Bilder sieht, sobald es die Augen schließt:
CALCIUM CARBONICUM, THUJA.

Das Kind wacht auf, weil es den Eindruck hat, als ob bestimmte Teile seines Körpers (insbesondere die Hände und die Vorderarme) geschwol-

len, vergrößert und schwer seien: ARANEA (der Betreffende reagiert sehr empfindlich auf feuchtes Wetter, das bei ihm Knochenschmerzen, insbesondere an der Ferse, hervorruft).

Unterschied
— Unruhe am Tag und Ruhe bei Nacht: MEDORRHINUM.
— Ruhe am Tag und Unruhe in der Nacht: PSORINUM, JALAPA (gleichzeitig Durchfall).
— Schläfrigkeit am Tag, insbesondere abends, jedoch Schwierigkeiten beim Einschlafen: PULSATILLA, COCA, AGARICUS, OPIUM, AETHUSA.

Uhrzeit der Schlaflosigkeit

Die Uhrzeit, zu der das Kind häufig aufwacht, kann ein wertvoller Hinweis zur Bestimmung des Mittels sein.

Vor Mitternacht: ARSENICUM ALBUM, RHUS TOXICODENDRON, PULSATILLA, AMBRA GRISEA, ARGENTUM NITRICUM, CONIUM, IGNATIA, LYCOPODIUM, PHOSPHORUS, SILICEA, VALERIANA, BORAX.
Ab 3.00 Uhr:
KALIUM CARBONICUM: Überwiegend.
COFFEA und NUX VOMICA: Das Kind hat große Schwierigkeiten, den Schlaf zu finden; und ist es schließlich eingeschlafen, wacht es gegen 3.00 Uhr morgens auf und kann nicht mehr schlafen.
Zwischen 2.00 und 5.00 Uhr: SULFUR.

Verhalten während des Schlafs

Unruhe, plötzliches Sich-Aufrichten, Muskelzittern und Bewegungen der Beine sind beim Kopf häufig während des Schlafens zu beobachten, auch wenn es keine ausgesprochene Schlaflosigkeit zu beklagen hat. Seltener ist eine Unruhe der Hände (TARANTULA HISPANICA, KALIUM BROMATUM). Es kann jedoch auch zu folgenden Symptomen kommen:

Das Kind weint mit tiefen, lautstarken Schluchzern, ohne aufzuwachen:
AURUM, HYOSCYAMUS, ZINCUM, BORAX (letzteres wacht weinend auf).

Das Kind schreit, und es gelingt nicht, es aufzuwecken: HELLEBORUS, HYOSCYAMUS, ZINCUM, APIS, CINA, KALIUM BROMATUM.

Das Kind lacht während des Schlafs: ALUMINA, CAUSTICUM, HYOSCYAMUS, LYCOPODIUM.

Das Kind spricht während des Schlafs: CINA, HELLEBORUS, ZINCUM, BAPTISIA, BARIUM CARBONICUM, BELLADONNA, BRYONIA, CARBO VEGETABILIS, HYOSCYAMUS, GRAPHITES, KALIUM CARBONICUM, LYCOPODIUM, SEPIA, SILICEA, SULFUR (der Betreffende wacht lachend auf).

Das Kind knirscht mit den Zähnen: ACONITUM, ANTIMONIUM CRUDUM, ARSENICUM ALBUM, BELLADONNA, BRYONIA, CANNABIS INDICA, CICUTA, CINA, COFFEA, CROTALUS, HELLEBORUS, HYOSCYAMUS, IGNATIA, KALIUM BROMATUM, KALIUM CARBONICUM, MERCURIUS SOLUBILIS, MYGALE, PLUMBUM, PODOPHYLLUM, SANTONINUM, STRAMONIUM, SPIGELIA, VERATRUM ALBUM, ZINCUM (siehe auch »Zähneknirschen« [S. 380]).

Das Kind schläft mit halboffenen Augen: BELLADONNA, CHAMOMILLA, LYCOPODIUM, OPIUM, COCCULUS, HYOSCYAMUS, IPECACUANHA, PODOPHYLLUM, ZINCUM.

Körperlage

Die Lage des Kindes während des Schlafs, ob schlaflos oder nicht, kann ein nützlicher Hinweis bei der Wahl des Mittels sein:
— *Auf den Ellbogen und den Knien (angezogen), das Gesicht im Kopfkissen vergraben:* MEDORRHINUM, CARCINOMINUM, CALCIUM PHOSPHORICUM, LYCOPODIUM, PHOSPHORUS, SEPIA, CINA, TUBERCULINUM.
— *Mit gekreuzten Beinen:* RHODODENDRON.
— *Die Beine an den Bauch gezogen:* CARBO VEGETABILIS, CHAMOMILLA, HELLEBORUS, LAC CANINUM, MERCURIUS CORROSIVUS, PLATINUM, PULSATILLA, STRAMONIUM.
— *Arme und Beine gespreizt:* CHAMOMILLA, PSORINUM, SULFUR.
— *Die Beine stark gespreizt:* CHAMOMILLA, NUX VOMICA, PLATINUM, PULSATILLA, PSORINUM.
— *Das eine Bein ist ausgestreckt und das andere gebeugt:* LAC CANINUM, STANNUM.

— *Die Arme über dem Kopf:* PULSATILLA, NUX VOMICA, LAC CANINUM.
— *Die Hände unter dem Kopf:* ARSENICUM ALBUM, IGNATIA, NUX VOMICA (der ARSENICUM-ALBUM-Mensch muß eine erhöhte Lage des Kopfes haben).
— *Die Hand auf dem Kopf:* PULSATILLA, LAC CANINUM, VIOLA ODORATA.
— *Das Kind kann nicht auf der linken Seite liegen:* PHOSPHORUS, LACHESIS, LYCOPODIUM, COCCULUS.
— *Das Kind erträgt nicht das Gewicht der Arme auf der Brust, so wie es nicht erträgt, daß sich die Beine berühren:* PSORINUM.
— *Das Kind erträgt nicht das Gewicht der Arme auf dem Bauch:* LACHESIS.

Schaukeln und andere kleinere Störungen

Unter den Schlafstörungen muß man ebenfalls das Bedürfnis mancher Kinder erwähnen, sich zu schaukeln, den Kopf auf dem Kissen zu rollen oder sogar den Kopf gegen die Bettränder zu stoßen. Das Schaukeln ist die häufigste Störung: Wenn man das Kind ins Bett legt, setzt es sich und fängt an, den Oberkörper von vorn nach hinten und umgekehrt zu schaukeln, bis es in den Schlaf fällt (manchmal länger als eine Stunde). Wenn es nachts aufwacht, beginnt es wieder damit. Dieses Verhalten hat keine spezielle pathologische Bedeutung; es ist jedoch Ausdruck einer großen nervösen Spannung. Weil es ihm als Ventil dient, sollte man nicht versuchen, das Schaukeln zu unterdrücken. Dieses Bedürfnis, sich zu schaukeln, äußert sich insbesondere bei Kindern vom extrovertierten Typus, die im großen und ganzen keine weiteren Schlafstörungen aufweisen (häufiges Aufwachen, Alpträume).
Es gibt kein spezielles Mittel für das Schaukeln, aber für den nervösen Zustand des Kindes allgemein. Das Bedürfnis, sich zu schaukeln, kann ebenfalls am Tag auftreten. Dann ist es gut, auf einen Schaukelstuhl oder ein Schaukelpferd zurückzugreifen, auf denen manche Kinder mit Vergnügen ganze Stunden verbringen. Es ist ebenfalls ein Ventil für ihr Bewegungsbedürfnis und infolgedessen für sie von beruhigender Wirkung.
Im folgenden werden einige Mittel aufgeführt, die in solchen Fällen am häufigsten angezeigt sind:

— *Das Kind rollt den Kopf auf dem Kissen:* BELLADONNA, PODOPHYLLUM, APIS, HELLEBORUS, ZINCUM, STRAMONIUM, TARANTULA HISPANICA *(oder schaukelt sich),* TUBERCULINUM, AGARICUS.
— *Das Kind schaukelt sich in der Bauchlage (Knie angezogen, Hände unter der Brust):* PHOSPHORUS.
— *Das Kind schaukelt sich im Sitzen:* ACONITUM, CHAMOMILLA, CINA, RHUS TOXICODENDRON, PHOSPHORUS, TARANTULA HISPANICA *(oder wälzt den Kopf).*

Nachtwandeln

Das Nachtwandeln muß ebenfalls als Ausdruck der nervösen Spannung des Kindes verstanden werden. Wenn diese Spannung Bewegungen der Arme und der Beine verursachen kann, so kann sie ebenfalls am ganzen Körper verbreitete, automatische Bewegungen hervorrufen, die den Betreffenden veranlassen, aufzustehen und sich fortzubewegen. Das Nachtwandeln bedeutet kaum eine Gefahr. Die Eltern werden sehr schnell wahrnehmen, daß das Kind aufgestanden ist, sie werden es vielleicht im Zimmer oder im Gang herumgehen sehen, es besteht jedoch wenig Gefahr, es — wie im Comic strip — auf dem Dach oder auf dem Sims herumspazierend vorzufinden. Auf geheimnisvolle Weise funktionieren während des Schlafwandelns alle Mechanismen, die das Kind auch tagsüber vor Verletzungen schützen. Am besten führt man das Kind sanft zum Bett zurück, wobei man es nicht unbedingt zu wecken braucht.

Jeder akute Zustand, insbesondere diejenigen, die ACONITUM und BELLADONNA erfordern, kann Nachtwandeln hervorrufen. Ohne fiebrigen Zustand sind die an erster Stelle in Betracht zu ziehenden Mittel STRAMONIUM und KALIUM BROMATUM, die in diesem Zusammenhang (s. o.) bereits mehrfach beschrieben wurden. Des weiteren kommen die folgenden Arzneien in Frage.

ANACARDIUM ORIENTALE ist ein großes Mittel bei Lampenfieber (s. S. 514). Das Kind ist durch seine Gedächtnisschwäche gekennzeichnet. Es neigt zu Zwangsvorstellungen, zu Phobien. Beim Gehen bildet es sich ein, daß ihm jemand folgt. Es wird ebenfalls sagen, daß es »zwei Menschen in sich« habe, daß es von »zwei Willen beseelt« sei. Es hat Halluzinationen: Es hört Stimmen in der Ferne oder verstorbene Menschen.

ARTEMISIA: Das Kind neigt zu Konvulsionen (unter Umständen epileptischer Art), wobei diese die Muskeln des Gesichts und der Augen befallen. Wenn es nachts erwacht, widmet es sich Beschäftigungen, denen es auch tagsüber nachgeht, und legt sich anschließend wieder in sein Bett.

KALIUM PHOSPHORICUM: Das Kind ist deprimiert und klagt über ständige Ermüdung. Es geht anderen Menschen aus dem Weg und weigert sich, wenn es eine Aufgabe übernehmen soll: Die geringste Anstrengung macht ihm schwer zu schaffen.

NATRIUM MURIATICUM: Dieses Mittel wurde bereits häufig beschrieben. Es entspricht einem traurigen Kind, das seine Probleme im stillen »wälzt«. Es isoliert sich in seinem Zimmer, um dort zu weinen — weit entfernt von den anderen —, und verweigert jeden Trost.

PHOSPHORUS: Es handelt sich um einen Patienten ohne körperliche und psychische Widerstandskraft. Er ist mager — trotz eines im allgemeinen guten Appetits. Er ist sehr gefühlsbetont, überempfindlich, hat Angst vor allem, insbesondere vor dem Tod, wenn er allein ist. Er wird sehr erschreckt durch ein Gewitter (rennt in den Keller, um Zuflucht zu suchen).

SILICEA: Dies ist das Mittel eines an Mineralmangel leidenden, sehr dünnen, extrem kälteempfindlichen Menschen, der stark schwitzt, insbesondere am Kopf. Er ist überempfindlich, furchtsam, aber auch sehr dickköpfig. Nachts verspürt er einen Blutandrang am Kopf, begleitet von einem Wärmegefühl, das ihn häufig weckt.

ZINCUM: Dieses Mittel entspricht einem nervlich geschwächten Menschen, der Konvulsionen infolge der Unterdrückung eines Hautausschlages durch eine allopathische Behandlung aufweisen kann. Bereits im Wachzustand bewegen sich die Arme und Beine ständig, und dies verstärkt sich während des Schlafs. Im Schlaf schreit das Kind. Seine Nächte sind unruhig, und insbesondere in der Folge eines Schrecks besteht die Neigung zum Nachtwandeln.

c) Zusammenfassung

Das Kind sträubt sich dagegen, ins Bett zu gehen, weil es:
furchtsam ist: CAUSTICUM;
jähzornig ist: CHAMOMILLA;

schmusebedürftig ist: PHOSPHORUS;
weinerlich ist: PULSATILLA.

Das Kind schläft nicht ein, weil es zu aufgeregt ist: COFFEA, AMBRA GRISEA, COCA.

Das Kind schläft nicht ein, weil es:
Angst vor der Dunkelheit hat: STRAMONIUM;
Angst vor dem Alleinsein hat: CAUSTICUM, ARSENICUM ALBUM, CALCIUM CARBONICUM, PHOSPHORUS, PULSATILLA;
Angst vor dem Tod hat: ARSENICUM ALBUM, CALCIUM CARBONICUM;
Angst vor Dieben hat: NATRIUM MURIATICUM.

Das Kind wacht auf und möchte spielen: COFFEA, CYPRIPEDIUM.

Das Kind wacht auf, weil es Alpträume hat: STRAMONIUM, KALIUM BROMATUM, HYOSCYAMUS.

Das Kind wacht während der Zahnung auf: CHAMOMILLA, CIMICIFUGA, SCUTELLARIA.

VIII.
Erkrankungen der Augen

1. Bindehautentzündung

Die Bindehautentzündung ist eine Erkrankung, die vielen Müttern angst macht, weil die Augenlider des Kindes beim Erwachen häufig derart verklebt sind, daß es kaum die Augen öffnen kann. Dennoch ist sie nicht schwerwiegender als ein gewöhnlicher Schnupfen — vorausgesetzt, es handelt sich tatsächlich um eine Bindehautentzündung und nicht um eine Hornhautentzündung, die schwerwiegend ist. Eine Bindehautentzündung entspricht in vielem dem Schnupfen, man findet hier fast alle im Kapitel über den Schnupfen beschriebenen Mittel.

Folgende Arzneien entsprechen in besonderem Maße den Erkrankungen der Augen: DULCAMARA, EUPHRASIA, HEPAR SULFURIS, MERCURIUS SOLUBILIS, PULSATILLA und ARGENTUM NITRICUM.
DULCAMARA ist bei einer Bindehautentzündung während einer Verkühlung bei feuchtem Wetter angezeigt — oder, was häufig vorkommt, wenn sich das Kind einen Spaß daraus gemacht hat, durch Pfützen zu gehen, und die Füße naß geworden sind.
EUPHRASIA ist angezeigt, wenn der Augenausfluß die Lider und sogar die Wangen wund werden läßt, während der Nasenausfluß nicht beißend ist (im Gegensatz zu den Symptomen von ALLIUM CEPA). Der Lidrand ist rot, geschwollen, brennend, der Ausfluß im allgemeinen wäßrig und nicht dickflüssig, eitrig. Der Zustand des Betreffenden wird an der frischen Luft verschlimmert, insbesondere durch Wind.
HEPAR SULFURIS ist das Mittel einer eitrigen Bindehautentzündung (das charakteristische Merkmale des Mittels ist die Neigung zur Eiterung), das heißt, daß die Absonderungen dickflüssig und gelb sind.

Die Augen reagieren äußerst empfindlich auf kalte Luft und auf die geringste Berührung (ein anderes charakteristisches Merkmal dieses Mittels, das nicht nur für die Augen, sondern ebenfalls für jeden anderen Bereich gültig ist). Es handelt sich um einen Menschen, der nicht den geringsten Luftzug verträgt, geschweige denn, in der Nähe eines offenen Fensters zu sein. Die Bindehautentzündung tritt bei kaltem und trockenem Wetter auf, insbesondere nach kaltem Wind (kaltes und feuchtes Wetter bei DULCAMARA). Das Kind, das dieses Mittel braucht, sieht häufig kränklich aus, hat rissige Mundwinkel und einen Riß in der Mitte der Unterlippe. Ob es in Bewegung ist oder nicht, es schwitzt Tag und Nacht, insbesondere am Kopf, doch auch am ganzen Körper, der dann häufig einen säuerlichen Geruch hat.

MERCURIUS SOLUBILIS ist ebenfalls bei einer eitrigen und wundmachenden Bindehautentzündung angezeigt — ganz wie bei der begleitenden Nasenschleimhautentzündung. Die Absonderungen sind dickflüssig und gelb. Die Zunge ist belegt und behält die Zahneindrücke zurück. Der Atem riecht übel. Das Kind hat einen ausgiebigen Speichelfluß, insbesondere nachts, und der Speichel befleckt das Kopfkissen. Sein Zustand wird durch Wärme verschlimmert, insbesondere nachts, und es schwitzt viel. Seine Haut ist feucht, klebrig und riecht schlecht. Dieses Mittel ist insbesondere bei durch Sonnenrückstrahlung auf dem Schnee verursachten Bindehautentzündungen angezeigt. Dieser Patient wird im allgemeinen durch Licht sehr belästigt.

ARGENTUM NITRICUM ist ebenfalls bei starkem eitrigen Ausfluß der Augen (dickflüssig und gelb) mit intensiver Rötung der Bindehaut angezeigt. Der Zustand des Kindes wird in einem warmen Zimmer verschlimmert und an der frischen Luft gebessert. Es handelt sich stets um ein sehr nervöses Kind, das nicht ruhig bleiben kann, immer in Eile ist und Angst davor hat, zu spät zu kommen. Der Verzehr von Süßigkeiten, die es leidenschaftlich gern ißt, hat bei ihm einen grünen, schaumigen Durchfall zur Folge, begleitet von starken Koliken.

Die bisher genannten Mittel entsprechen Bindehautentzündungen mit einem beißenden, brennenden, unter Umständen die Lidränder wundmachenden Ausfluß. Wenn die Sekretion nicht scharf ist, muß man folgende Arzneien in Betracht ziehen.

ALLIUM CEPA: Der Nasenausfluß ist wundmachend, die Sekretion der Augen jedoch nicht.
PULSATILLA: Sowohl die Nasen- als auch die Augenabsonderung sind gelb und dickflüssig, aber nicht scharf (also das Gegenteil von HEPAR SULFURIS und MERCURIUS SOLUBILIS). Der Zustand des PULSATILLA-Typus wird stets durch Wärme verschlimmert.
DULCAMARA ist bei Empfindlichkeit gegenüber Feuchtigkeit angezeigt.
Bei einer chronischen Bindehautentzündung kann man auf TUBERCULINUM zurückgreifen, man sollte jedoch insbesondere das individuelle konstitutionelle Grundmittel suchen. Handelt es sich um ein mit Ekzemen behaftetes Kind mit Neigung zur chronischen Infektion nicht nur der Augen, sondern ebenfalls der Nase, der Ohren, der Bronchien, der Haut, sollte man PSORINUM in Betracht ziehen.

Zusammenfassung

Beißender, wundmachender Ausfluß:
EUPHRASIA: wäßriger oder dickflüssige Sekretion, Verschlimmerung an der frischen Luft, insbesondere durch Wind.
HEPAR SULFURIS: dickflüssiger eitriger Ausfluß, der an der frischen Luft sowie durch Kälte verschlimmert wird.
MERCURIUS SOLUBILIS: dickflüssige gelbe Absonderungen, Verschlimmerung durch Wärme, insbesondere nachts (starkes Schwitzen). Entzündung ausgelöst durch die Sonnenrückstrahlung auf Schnee.
ARGENTUM NITRICUM: dickflüssiger und gelber Ausfluß, Verschlimmerung durch Wärme. Der Betreffende ist stets in Eile.

Nichtscharfer Ausfluß:
ALLIUM CEPA: wäßrige Sekretion, schlimmer in einem warmen Zimmer (wundmachender Nasenausfluß).
DULCAMARA: Verschlimmerung an der frischen Luft und noch mehr durch Feuchtigkeit.
PULSATILLA: gelbe und dickflüssige Absonderungen, an der frischen Luft und durch Wind verschlimmerter Tränenfluß, jedoch Linderung der Entzündung, des Juckreizes und des Schmerzes an der Luft und durch kalte Anwendungen.

2. Gerstenkörner

Wie bereits mehrfach betont wurde, stellt jede Ausscheidung durch die Haut das Zeichen einer günstigen Reaktion des Organismus dar. Sie ist notwendig; wird sie behindert, so treten in der Folge deutlich schwerwiegendere Erscheinungen im Bereich der inneren Organe zutage. Das typische Beispiel ist das Ekzem, das sich, wenn es unterdrückt wird, Asthma nach sich zieht.

Die Gerstenkörner, auch bei einem Rückfall, gehören ebenfalls zu diesen günstigen Phänomenen. Sie treten häufig bei einer sogenannten tuberkulinischen Konstitution auf, die allerdings nichts Tuberkulöses an sich hat: Es handelt sich schlicht und einfach um einen psorischen (hyporeaktionellen) Menschen, der unter wiederholten Atemwegserkrankungen (Nasenschleimhautentzündung, Luftröhrenentzündung, zu Rückfällen neigender Bronchitis) leidet. In diesem Fall treten die Gerstenkörner häufig im Wechsel mit den Atemwegserkrankungen auf, wobei es sehr wichtig ist, nicht auf eine antibiotische Therapie zurückzugreifen (örtlicher oder allgemeiner Natur), die diese notwendige Ausscheidung unterdrücken würde.

Die Mütter haben Angst vor Gerstenkörnern, sie fürchten sich vor allem, was die Augen betrifft. In Wirklichkeit ist das Gerstenkorn an dem Augenlid lokalisiert und hat mit dem Auge im eigentlichen Sinne nichts zu tun. Man sollte sich dem Wunsch widersetzen, auf der Stelle eine Augensalbe oder eine Salbe auf der Grundlage von Antibiotika bzw. Kortison aufzutragen. Dies würde bedeuten, den Wolf im Schafstall einzusperren.

Wenn die Gerstenkörner in Rückfällen auftreten, ist ihre Behandlung selbstverständlich diejenige der zugrundeliegenden Veranlagung. Nachstehend werden einige nützliche Mittel genannt, die bei Gerstenkörnern ohne weitere Erkrankung des Patienten in Frage kommen:

PULSATILLA ist häufig ganz zu Anfang, vor der Eiterung, angezeigt. Der Schmerz (oder das Prickeln) wird stets durch kalte Kompressen gelindert.

HEPAR SULFURIS ist dann angezeigt, wenn sich das Gerstenkorn in einem fortgeschrittenen Stadium befindet. Es ist reif, bereit, sich zu öffnen, und dennoch scheint es so, als ob die Eiterung auf sich warten lassen würde. Es ist sehr schmerzhaft, und der Patient erträgt nicht die geringste Berührung am Auge. An dieser Stelle sollte man die drei grundlegenden charakteristischen Merkmale des Mittels in Erinnerung rufen: Neigung zur Eiterung, sehr lebhafter Schmerz, Überempfindlichkeit bei der geringsten Berührung. Bei HEPAR SULFURIS wird der Zustand des Kranken durch warme Kompressen gebessert.

MERCURIUS SOLUBILIS ist ebenfalls ein Mittel bei Eiterung, das auch eine (örtliche) Besserung durch Wärme zeitigt. Der Zustand des Betreffenden wird durch die Zimmerwärme verschlimmert, nachts durch die Bettwärme. Die Patienten, die durch HEPAR SULFURIS und MERCURIUS SOLUBILIS geheilt werden, sind jedoch sehr unterschiedlich: Der HEPAR-SULFURIS-Mensch schwitzt stark, aber mit Unterbrechungen, in denen er eine trockene Haut hat. Bei MERCURIUS SOLUBILIS ist die Haut immer feucht und klebrig. Der Atem des Patienten riecht übel, und seine Zunge ist stark belegt. Das Gerstenkorn ist von einem gelblichen Weiß, bereit zu platzen. Das Augenlid ist stark geschwollen, ödematös (charakteristischer Hinweis auf das Mittel). Wenn das Augenlid äußerst geschwollen wäre, ödematös und mit einer sehr schwachen Neigung zur Eiterung, dann wäre APIS angezeigt.

STAPHYSAGRIA ist insbesondere bei wiederholt auftretenden Gerstenkörnern angezeigt, die nach ihrem Abklingen eine kleine Knotenbildung auf dem Lid zurücklassen (Chalazion, »Hagelkorn«). Man kann dieses Mittel ebenfalls anläßlich eines ersten Gerstenkorns verabreichen, soweit die Verhärtung vorhanden ist, die scheinbar nicht eitern will, während die Haut sehr rot ist. Das Gerstenkorn bei STAPHYSAGRIA ist insbesondere an dem oberen Lid lokalisiert. Sehr häufig hat das Kind gleichzeitig Intertrigo und ein Ekzem. THUJA folgt gut auf STAPHYSAGRIA im Falle eines Mißerfolgs dieses Mittels.

SILICEA ist ebenfalls bei wiederholt auftretenden Gerstenkörnern angezeigt — oder aber wenn ein reifes Gerstenkorn weiterhin ohne Tendenz zur Heilung eitert.

JUGLANS REGIA ist dann angezeigt, wenn gleichzeitig ein seborrhoisches Ekzem mit Ausdehnung bis hinter die Ohren festgestellt wird.

Zusammenfassung

Gerstenkörner, gebessert durch Kompressen:
kalte: PULSATILLA;
warme: HEPAR SULFURIS oder MERCURIUS SOLUBILIS (klebrige Haut).
Gerstenkörner mit Verhärtung (oder anhaltende Gerstenkörner): STAPHYSAGRIA.
Chalazion (»Hagelkorn«): STAPHYSAGRIA, THUJA.

3. Lidrandentzündung

Manche Kinder haben ständig rote, grindige oder sogar von einer Geschwürbildung bedeckte Augenränder. Dies wird als schuppige oder geschwürige Lidrandentzündung bezeichnet. Auch hier handelt es sich um eine Erkrankung der Augenlider und nicht des Auges. Die Lidrandentzündung ist genaugenommen ein Ekzem der Lider. Infolgedessen sind die Ekzemmittel in Betracht zu ziehen, insbesondere diejenigen, die zu ihren charakteristischen Merkmalen Erscheinungen im Bereich der Lider zählen: GRAPHITES (der Patient hat zudem Risse in den Augenwinkeln), aber auch NATRIUM MURIATICUM und SULFUR. Wenn neben der Lidrandentzündung eine Neigung zur Eiterung besteht, sollte man sich Mitteln wie HEPAR SULFURIS, MERCURIUS SOLUBILIS oder SILICEA zuwenden. Die Lidrandentzündung wird manchmal von einer regelrechten Hautabschürfung der Lider begleitet. Dieses Symptom erfordert vor allem das bereits erwähnte GRAPHITES, jedoch ebenfalls ARSENICUM ALBUM, wenn insbesondere die Augenwinkel betroffen sind.

CHRYSAROBINUM ist dann angezeigt, wenn gleichzeitig eine Intertrigo der Hinterohrfalte auftritt.

LYCOPODIUM weist ebenfalls eine Lidrandentzündung, Intertrigo und ein Ekzem der Hände auf.

TUBERCULINUM ist bei einem ständig erkälteten Kind mit zahlreichen Drüsenerkrankungen in Betracht zu ziehen.

STAPHYSAGRIA: trockenes Ekzem der Lider und des Nackens, jedoch nässend hinter den Ohren. Häufig verhärtete Gerstenkörner.

THUJA: chronische Lidrandentzündung mit Bildung von harten Knoten (Chalazion).

4. Lidlähmung, Verletzung und Bluterguß

Die Lidlähmung (Ptosis) betrifft insbesondere das obere Lid. Wenn sie infolge einer Verkühlung auftritt, sollte man an CAUSTICUM oder RHUS TOXICODENDRON denken. Wenn sie infolge einer Verletzung auftritt, ist LEDUM das zu verabreichende Mittel.

Jede bedeutende Verletzung des Auges erfordert natürlich die Behandlung durch einen Augenarzt. Bei kleineren Verletzungen muß man diejenigen, die das Lid betreffen, von den eigentlichen Augenverletzungen unterscheiden. Wenn das Lid etwa bei einer Rauferei traumatisiert wurde, bildet sich alsbald ein »blaues Auge«, ein Bluterguß, der besonders LEDUM erfordert, manchmal auch ARNICA, das ein typisches Mittel für Prellungen ist; aber LEDUM entspricht spezifischer den Prellungen des Auges. Das Auge kann ein paar Tage lang geschwollen sein, doch die Verfärbung wird noch eine Zeitlang darüber hinaus bleiben.

Nach einem Schlag, der den Augapfel getroffen hat, stellt man manchmal einen roten Fleck in der Sklera fest (Lederhaut, äußere feste Hülle des Augapfels). Das Mittel ist in diesem Fall vor allen Dingen ARNICA; und wenn der Schmerz sehr heftig ist, sollte man SYMPHYTUM verabreichen.

Es kommt vor, daß eine Augenekchymose (»blauer Fleck«) in der Folge eines Hustens auftritt. Gewöhnlich ist in diesem Fall ARNICA zu verabreichen, doch in akuten Zuständen mit Fieber kann es BELLADONNA sein.

5. Schielen

Während der ersten Lebensmonate wird jedes Kind zeitweise schielen, wenn es einen nahe liegenden Gegenstand fixiert, einfach weil es das Sehvermögen seiner Augen noch nicht vollkommen koordinieren kann. Wenn das Kind (besonders nach 3 Monaten) anhaltend schielt, sollte man es ärztlich untersuchen lassen. Es kann zwei Ursachen haben. Es mag sich um eine Schwäche der Augenmuskel handeln, die heutzutage mit einer Übungsbehandlung des beidäugigen Sehens (Orthoptik) therapiert oder unter Umständen durch einen chirurgischen Eingriff korrigiert werden kann; dies ist der häufigste

Fall. Es kann sich ebenfalls um ein sehr mangelhaftes Sehvermögen eines der Augen handeln, und wenn dies der Fall ist, sollte es früh entdeckt werden, wenn möglich vor einem Jahr. Das Auge, das schlecht sieht, läuft nämlich Gefahr, seine Funktion zu verlieren, so daß nur noch ein einziges Auge übrigbleiben würde, um das Sehvermögen zu sichern. Beim Schielen empfiehlt es sich folglich, unverzüglich den Augenarzt aufzusuchen, um die genaue Ursache aufzudecken.

Es gibt einige Mittel, die bei der Behandlung des Schielens (Strabismus) von Nutzen sein können. Beim Einwärtsschielen sollte man an CYCLAMEN und CICUTA VIROSA denken (dieses Schielen tritt manchmal in der Folge einer Verletzung, eines Schlages oder eines Sturzes auf, es kann zeitweise aussetzen, wird stets durch Erregung verschlimmert, insbesondere durch Angst). Wenn der Einfluß der Erregung sehr deutlich ist, sollte man an CICUTA VIROSA denken, jedoch ebenfalls an NUX MOSCHATA (Bauchausdehnung nervösen Ursprungs, Verstopfung mit weichen Stühlen) und an STRAMONIUM. Wenn es sich um ein Auswärtsschielen handelt, ist häufig NATRIUM MURIATICUM das zu verabreichende Mittel, manchmal ist es AGARICUS (zahlreiche Tics des Gesichts und der Lider) oder CONIUM (deutliche Muskelschwäche des gesamten Körpers).

Das Schielen infolge einer Muskelschwäche ist angeboren; es erfordert eine Stimulation der zu langsam arbeitenden Muskeln durch geeignete Übungen (Orthoptik) und eine chirurgische Korrektur im Falle eines Mißerfolgs. Dennoch kann sich diese Muskelschwäche während einer Krankheit des Kindes verstärken; dann muß man selbstverständlich auf dasjenige Mittel zurückgreifen, das den weiteren Symptomen des Kindes entspricht. In Ermangelung genauer Zeichen sollte man, wobei man sich an dem mit der Krankheit verbundenen oder durch sie hervorgerufenen Schwächephänomen orientiert, folgende Mittel in Betracht ziehen: NATRIUM MURIATICUM, CHINA, CALCIUM CARBONICUM, ZINCUM, GELSEMIUM, PHOSPHORUS.

Es kann vorkommen, daß das Schielen scheinbar durch Parasiten (Madenwürmer) hervorgerufen oder verstärkt wird. Dieser Fall erfordert insbesondere SPIGELIA, aber auch CINA.

Erkrankungen der Augen

Zusammenfassung

Wenn das Kind (besonders nach 3 Monaten) anhaltend schielt, sollte man den Augenarzt konsultieren. Man wird auf orthoptische Übungen zurückgreifen, wenn das Schielen auf einer Muskelschwäche beruht. Ergänzend kann man verabreichen:

bei Verschlimmerung durch Erregung:
CICUTA VIROSA: Angst;
NUX MOSCHATA: Bauchausdehnung nervösen Ursprungs, Verstopfung mit weichen Stühlen;
NATRIUM MURIATICUM: Kummer;
AGARICUS: verbunden mit Tics;

wenn der Allgemeinzustand beeinträchtigt ist: NATRIUM MURIATICUM, CALCIUM CARBONICUM, PHOSPHORUS;

in Verbindung mit einem Madenwürmerbefall: SPIGELIA.

IX.
Hautkrankheiten

Die wichtigste Hauterkrankung ist das Ekzem. Dieses Problem wurde im Kapitel über die Allergien behandelt und wird infolgedessen an dieser Stelle unerwähnt bleiben. Es empfiehlt sich, nach diesem Hinweis an erster Stelle von einer für den Säugling charakteristischen Hauterkrankung zu sprechen: dem Gesäßerythem (Windeldermatitis). Anschließend wird von den Hauterkrankungen des älteren Kindes die Rede sein, die allerdings auch beim Säugling vorkommen können.

1. Windeldermatitis und Leiner-Krankheit

Wir haben das Gesäßerythem (Windeldermatitis, Windelpocken; Rötung des Gesäßes und angrenzend der Genitalien sowie der Oberschenkel) bereits beim Thema Ekzem erwähnt. Wir werden lediglich daran erinnern, daß es hauptsächlich infolge einer Reizung der Haut des Babys durch die Stühle und/oder durch den Urin hervorgerufen wird. Bestimmte allergische Kinder sind jedoch mehr dazu veranlagt als andere, so daß die Behandlung vor allem diejenige der Konstitution sein wird.

Die Haut des Gesäßes ist rot, im allgemeinen nässend und oft von Papeln bedeckt (besonders dann häufig vorhanden, wenn der Urin sehr ammoniakhaltig ist, wie es bei einer Infektion oder einem Zahnungsschub der Fall ist) oder sogar von Bläschen oder Geschwürbildungen. Die Behandlung besteht vor allem darin, zu vermeiden, daß das Gesäß gereizt wird, das heißt, die Windeln müssen gewechselt werden, sobald sie feucht sind. Man sollte ebenfalls die Haut mit Hilfe von CALENDULA (10 Tropfen der Urtinktur in einer halben Tasse lauwarmem, abgekochtem Wasser) desinfizieren, sie gut abtrocknen

und anschließend eine Fettcreme oder unter Umständen CALENDULA-Pulver auftragen. Außerdem gibt es Mittel, die man verabreichen kann (s. u.).
Die gewöhnliche Windeldermatitis bleibt auf das Gesäß und die benachbarten Körperregionen beschränkt. Es kommt aber vor, daß sie sich auf den gesamten Unterleib, den Rücken, die Seiten, den Rumpf, manchmal sogar das Gesicht und die Kopfhaut ausdehnt. In diesem Fall handelt es sich um das, was man als Leiner-Krankheit bezeichnet. Die Mittel — neben einer sorgfältigen lokalen Desinfektion — sind diejenigen des einfachen Gesäßerythems. Es gibt eine besondere Form der Leiner-Krankheit, bei der die Infektion nicht auf die Hautoberfläche beschränkt bleibt, sondern sich auf das subkutane Zellgewebe ausdehnt und ein Ödem hervorruft. Das Mittel ist dann EUPHORBIUM. Wenn dieses Ödem von Papeln und einer starken Unruhe des Kindes begleitet ist, sollte man RHUS TOXICODENDRON verabreichen.

CANTHARIS ist eine »Verbrennungsmittel«. Es ist angezeigt, wenn das Gesäß rot ist, als ob es verbrannt wäre. Die Haut ist sehr empfindlich, und das Baby weint, sobald es naß wird.
MEZEREUM ist bei einer stark nässenden Haut angezeigt.
MERCURIUS SOLUBILIS ist angezeigt, wenn das (häufig von Papeln begleitete) Ekzem scheinbar durch die (extrem übel riechenden) Stühle hervorgerufen wurde.
KREOSOTUM ist das Mittel der Wahl, wenn die Reizung derart ausgeprägt ist, daß die Haut blutet.
MEDORRHINUM wird angewandt, wenn es sich um einen sehr ammoniakhaltigen Urin handelt. Das Erythem beschränkt sich dann nicht auf eine einfache Rötung mit sehr glatter Haut, sondern nimmt die Form von hervorstehenden, unter Umständen wundgeriebenen Papeln an. Diese Rötung dehnt sich auf die Genitalien und auf das Gesäß aus. Das Kind schläft auf dem Bauch, die Hände unter dem Körper, die Knie dabei angezogen. Es ist sehr unruhig am Tag und ruhig in der Nacht.
THUJA ist durch dieselbe Art von Hautausschlag gekennzeichnet wie MEDORRHINUM.
BORAX ist dann angezeigt, wenn sich die Haut verdickt hat (jedoch weniger als bei EUPHORBIUM).

ACIDUM BENZOICUM ist dann angezeigt, wenn der Ammoniakgeruch sehr abstoßend ist.

Zusammenfassung

Das Gesäßerythem erfordert vor allen Dingen eine örtliche Pflege. Man kann dem Kind außerdem eines der folgenden Mittel geben:

Wenn das Gesäßerythem glatt ist:
Wenn die Haut einfach nur näßt: MEZEREUM.
Wenn die Haut geschwollen, ödematös ist: EUPHORBIUM.
Wenn die Haut dick ist (ohne Ödem): BORAX.

Wenn das Gesäßerythem von Papeln begleitet ist:
Reizung durch die Stühle: MERCURIUS SOLUBILIS.
Reizung durch Urin: MEDORRHINUM.
Mit Blasen (Brennen): CANTHARIS.
Mit Bluten: KREOSOTUM.

2. Nesselsucht

Die Nesselsucht ist eine sicherlich unangenehme Erkrankung, die jedoch keine ernste Gefahr bedeutet. Es ist die harmloseste Form einer Hautallergie. Sie tritt dann auf, wenn das Kind mit einer Substanz in Berührung gekommen ist, auf die es empfindlich reagiert, oder häufiger, wenn es ein allergenreiches Nahrungsmittel (Erdbeeren, Schalentiere usw.) zu sich genommen hat.
Bei der Bekämpfung der Nesselsucht sollte man es vermeiden, auf (örtlich oder oral verabreichte) Antihistaminika zurückzugreifen, weil diese, auch wenn sie sehr wirksam sind, wie jegliche Unterdrückungstherapie die Gefahr mit sich bringen, die allergische Empfindlichkeit des Betreffenden zu verstärken.
Zunächst besteht häufig nur ein Juckreiz, und die Nesselsuchtpapeln treten dann auf, wenn sich der Patient kratzt. Man sollte folglich versuchen, das Kind davon zu überzeugen, daß es sich nicht kratzt — sicher keine leichte Aufgabe. Örtlich beruhigt die Anwendung einer aus gleichen Teilen Essig und Wasser bestehen-

den Mischung häufig den Juckreiz. Außerdem kann man die folgenden Mittel geben:

URTICA URENS ist das klassische Mittel. Seine Beschreibung entspricht der Reaktion auf Brennesseln, die wohl jeder kennt.
APIS ist dann angezeigt, wenn die Reaktion besonders heftig ist und von einem ausgeprägten Ödem mit stechenden und brennenden Schmerzen begleitet wird, die durch Wärme verschlimmert, jedoch durch kalte Anwendungen gebessert werden.
ARSENICUM ALBUM ist das entsprechende Mittel, wenn der Patient wie bei APIS über brennende Schmerzen klagt, die jedoch in seinem Fall durch warme Anwendungen gelindert werden. Es handelt sich stets um einen sehr unruhigen und ängstlichen Patienten. Das Kratzen verschlimmert den Juckreiz.
RHUS TOXICODENDRON ist dann angezeigt, wenn der Hautausschlag mehr bläschen- als papelartig ist und von einer großen Empfindlichkeit gegenüber Kälte begleitet wird (die Berührung mit frischer Luft ist schmerzhaft).
ANTIMONIUM CRUDUM ist dann angezeigt, wenn die Nesselsucht ohne genaue Ursache auftritt und eine gewöhnliche Reaktion bei einem etwas zu eßbegierigen Kind zu sein scheint, das zu viele fette und schwere Nahrungsmittel zu sich genommen hat. Das Mittel ist aber nur dann richtig, wenn dem Kind gleichzeitig übel ist oder wenn es sich erbricht sowie die für diese Arznei sehr charakteristische Zunge aufweist (sie ist von einem weißen, dicken, milchartigen Belag bedeckt). Das Kind ist leicht erregbar.
PULSATILLA ist unter denselben Umständen wie ANTIMONIUM CRUDUM bei einem weinerlichen Kind angezeigt, das sich nicht von seiner Mutter lösen kann.
ASTACUS ist das Mittel bei ausgeprägten Verdauungsstörungen, die eine Lebererkrankung befürchten lassen (beispielsweise Gelbsucht).
Bei einer tiefgehenden Vergiftung kann die Nesselsucht von einem besonders ausgeprägten Ödem begleitet werden, das eine Schwellung der Hände und Füße oder des Gesichts (Lippen und Ohren insbesondere) nach sich zieht. Dies ist das angioneurotische oder Quincke-Ödem, das im allgemeinen gut auf die folgenden Mittel anspricht.

APIS: Der Zustand des Betreffenden wird durch Wärme sehr verschlimmert.
ARSENICUM ALBUM: Der Zustand des Betreffenden wird durch Wärme gebessert.
Es ist einleuchtend, daß ein Kind mit einem Quincke-Ödem eine sehr große allergische Empfindlichkeit äußert. Dieser Beeinträchtigung der Reaktionsfähigkeit muß man in der Folge Abhilfe schaffen, um eine tiefgehende Heilung zu erzielen. Bei der Wahl des Mittels gilt es, auch die nachstehend aufgeführten Besonderheiten der Nesselsucht zu berücksichtigen.

Nesselsucht, hervorgerufen durch eine Erregung: BOVISTA (gleichzeitiges Herzklopfen und Durchfall), IGNATIA, ANACARDIUM, KALIUM BROMATUM.
Mit Durchfall: PULSATILLA, DULCAMARA, APIS, BOVISTA.
Bei kaltem und feuchtem Wetter: DULCAMARA, RHUS TOXICODENDRON.
Zu Beginn einer Erkältung: DULCAMARA.
Nachdem man durchnäßt wurde: RHUS TOXICODENDRON.
Beim Spazierengehen an der frischen Luft: SEPIA (Besserung in einem warmen Zimmer).
Zum Zeitpunkt der Menstruation: CIMICIFUGA, DULCAMARA (insbesondere vor den Monatsblutungen), MAGNESIUM CARBONICUM, PULSATILLA, KALIUM CARBONICUM (vor allem während der Blutungen).
Hervorgerufen durch einen fiebrigen Zustand:
— Während des Schüttelfrosts: NATRIUM MURIATICUM, RHUS TOXICODENDRON.
— Während des Fieberanstiegs (Wärmestadium): APIS, IGNATIA, RHUS TOXICODENDRON.
— Im Stadium der Schweiße: APIS, RHUS TOXICODENDRON.

Zusammenfassung

Bei einer gewöhnlichen Nesselsucht: URTICA (genügt im allgemeinen).

Wenn die Reaktion stark ist:
APIS: Besserung durch kalte Anwendungen.
ARSENICUM ALBUM: Besserung durch warme Anwendungen.

Nesselsucht mit Durchfall: PULSATILLA.
Nesselsucht, hervorgerufen durch Kälte: DULCAMARA, RHUS TOXICODENDRON.

3. Hautjucken (Pruritus)

Die allergischen Hautkrankheiten und ganz besonders das Ekzem werden fast immer von Juckreiz begleitet. Man neigt folglich zu der Annahme, der Juckreiz werde durch den Hautausschlag hervorgerufen. Häufig jedoch — sowohl beim Ekzem wie auch bei der Nesselsucht — tritt zunächst der Juckreiz auf und erst anschließend kommt der Hautausschlag infolge des Kratzens. Was die tiefe Bedeutung der Hautallergie betrifft, ist der Juckreiz also auch in der Hinsicht symptomatisch, daß er eine wesentliche Mitwirkung des nervösen (psychischen) Zustandes signalisiert.
Es gibt außer dem Juckreiz in Zusammenhang mit den allergischen Hauterkrankungen (»cum materia«) auch Formen von Juckreiz »sine materia« (ohne Hautkrankheit). Das Kratzen bringt in diesem Falle Schädigungen (wunde Stellen, unter Umständen mit Blut) mit sich, aber keine spezifische Hautkrankheit, das heißt weder Papeln noch Bläschen, noch mit einem Ekzem behaftete Flächen. In diesem Falle sind die folgenden Mittel angezeigt.

ALUMINA: große Trockenheit der Haut (Gefühl von trockenem Eiweiß auf dem Gesicht) und der Schleimhäute (Verstopfung ohne Stuhldrang) und unerträglicher Juckreiz in der Bettwäsche. Bedürfnis, sich »bis aufs Blut« zu kratzen; danach Schmerzen an der betreffenden Stelle.
ARSENICUM ALBUM: sehr große Trockenheit der Haut (auch ohne Ekzem). Besserung durch Wärme und Verschlimmerung nachts, insbesondere von 1.00 bis 2.00 Uhr. Große Besorgnis und Unruhe, besonders nachts (die drei bisher genannten Symptome sind stets präsent). Juckreiz verschlimmert durch Kratzen (»bis aufs Blut«).
MEZEREUM: unerträglicher Juckreiz, nachts stärker, Verschlimmerung oder örtliche Verlagerung des Juckreizes nach dem Kratzen.
DOLICHOS PRURIENS: Leberschwäche, sehr heftiger Juckreiz, insbeson-

dere an den Ellbogen, den Knien und an den behaarten Stellen. Verschlimmerung nachts und durch das Kratzen.

GELSEMIUM: große psychische und körperliche Schwäche, Überempfindlichkeit gegenüber schlechten Neuigkeiten, Angst, Lampenfieber. Das Baby klammert sich an seiner Mutter fest, wenn sie es ins Bett legt — aus Angst zu fallen (BORAX, SANICULA, BOVISTA).

MERCURIUS SOLUBILIS: Der Juckreiz wird durch Bettwärme sehr verschlimmert.

PETROLEUM: trockene, sehr kälteempfindliche Haut, Verschlimmerung im Winter. Übelkeit beim Autofahren. Unverträglichkeit von Kohl mit Durchfall (einzig und allein am Tag). Nächtlicher Juckreiz. Superinfektion der Haut, häufig hervorgerufen durch das Kratzen.

PSORINUM: Reaktionsträgheit, schleppende Eiterungen (Augen, Nase, Ohren, Haut), extreme Kälteempfindlichkeit sogar bei warmem Wetter, unerträglicher Juckreiz nachts, Kratzen »bis aufs Blut«.

SULFUR: Gefühl von Wärme und Brennen an der Haut mit durch Bettwärme sehr verschlimmertem Juckreiz (genau das Gegenteil von ARSENICUM ALBUM) sowie durch Kratzen.

CISTUS: chronische Nasen-Rachen-Entzündung mit ausgeprägten Lymphknoten des Halsgrenzstranges. Der Betreffende reagiert äußerst empfindlich auf die eingeatmete kalte Luft, die im Rachen schmerzt. Die Haut der Hände ist sehr trocken, häufig sind Hände und Arme geschwollen.

MEDORRHINUM: Das Kind ist ständig in Bewegung, unruhig am Tag, nachts jedoch ruhig. Gesäßerythem (Windeldermatitis), häufig mit Papeln (bei stark ammoniakhaltigem Urin), beim Säugling oft daneben auch eine sehr ausgeprägte Rötung in der Afterumgebung.

FAGOPYRUM: heftiger Juckreiz der Arme und der Beine, häufig ebenfalls der Vulva und der behaarten Stellen, der abends und nachts verschlimmert wird und an den Händen tiefliegend verspürt wird. Verschlimmerung durch Kratzen, Besserung durch örtliche Anwendungen von kaltem Wasser.

CALADIUM: sehr ausgeprägter Juckreiz, insbesondere im Genitalbereich, mit oder ohne Hautausschlag. Häufig Wechsel zwischen Juckreiz oder Hautausschlag mit Asthma. Der Zustand des Betreffenden wird durch Bewegung sehr verschlimmert.

LACHESIS: häufig heftiger Juckreiz, begleitet von einem brennenden Gefühl, der durch das Kratzen verschlimmert wird und sich insbesondere im Bereich der Gliedmaßen äußert. Manchmal an sehr begrenzten Stellen; möglicherweise Juckreiz am Mastdarm und an der Vulva; eventuell Schlaflosigkeit aufgrund des Juckreizes. Verschlimmerung sämtlicher Symptome durch den Schlaf und morgens beim Erwachen. Unverträglichkeit jeglicher Enge und folglich von beengenden Kleidungsstücken, insbesondere am Hals und an der Taille.

Halten wir also fest, daß man es bei Juckreiz vermeiden sollte, sich zu kratzen. Dies ist leichter gesagt als getan, dennoch vonnöten: Das Kratzen lindert den Juckreiz nur im ersten Augenblick, aber es kann einen Hautausschlag hervorrufen, der anderenfalls nicht in Erscheinung treten würde.

Bei der Wahl des geeigneten Mittels sind die folgenden Besonderheiten des Juckreizes (mit oder ohne Hautausschlag) zu berücksichtigen:

— Juckreiz am Morgen: insbesondere RHUS TOXICODENDRON. Jedoch ebenfalls SARSAPARILLA (die Haut ist trocken, verschrumpelt, was bei SANICULA ebenfalls der Fall ist, und der Juckreiz tritt an der frischen Luft auf), STAPHYSAGRIA, SULFUR.
— Juckreiz beim Aufstehen: insbesondere RUMEX CRISPUS (Husten, der bei der geringsten Einatmung von kalter Luft verschlimmert wird, und Durchfall beim Aufstehen, heftiger Juckreiz, insbesondere der unteren Gliedmaßen, der durch den Kontakt mit frischer Luft und beim Ausziehen verschlimmert wird), jedoch ebenfalls SARSAPARILLA.
— Juckreiz beim Kontakt mit frischer Luft: RUMEX CRISPUS, HEPAR SULFURIS, STAPHYSAGRIA, SEPIA, TUBERCULINUM, DULCAMARA, PETROLEUM, RHUS TOXICODENDRON.
— Juckreiz, verschlimmert durch Ausziehen: ein ziemlich verbreitetes Phänomen, das jedoch, wenn es sehr ausgeprägt ist, veranlassen sollte, an folgende Mittel zu denken: insbesondere RUMEX CRISPUS, jedoch ebenfalls ALUMINA, ARSENICUM ALBUM, KALIUM ARSENICOSUM, MEZEREUM, STAPHYSAGRIA, NATRIUM SULFURICUM.
— Juckreiz während der Monatsblutungen: GRAPHITES, KALIUM CARBONICUM, PHOSPHORUS.
— Juckreiz während des Fieberschubs: HEPAR SULFURIS, PETROLEUM.
— Juckreiz mit Übelkeit (der Betreffende kratzt sich, bis er erbricht): IPECACUANHA.

— Juckreiz, kurzfristig gebessert durch das Kratzen (dies ist allerdings eine weniger zuverlässige Modalität! [s. o.]): IGNATIA, KALIUM ARSENICOSUM, MEZEREUM, RHUS TOXICODENDRON, SARSAPARILLA, SEPIA, SULFUR. Dennoch wird der Zustand dieser Menschen häufiger durch das Kratzen verschlimmert als gebessert.
— Juckreiz, gebessert durch Wärme: ARSENICUM ALBUM, PETROLEUM, RUMEX CRISPUS.
— Juckreiz, gebessert durch Kälte: FAGOPYRUM, MEZEREUM, GRAPHITES, BERBERIS VULGARIS.
— Juckreiz, verschlimmert durch das Kratzen: ARSENICUM ALBUM, MEZEREUM, SEPIA, SULFUR, FAGOPYRUM, ALUMINA, BOVISTA, DOLICHOS PRURIENS, PULSATILLA, RHUS TOXICODENDRON, STAPHYSAGRIA.
— Juckreiz mit dem Bedürfnis, sich »bis aufs Blut« zu kratzen: ALUMINA, ARSENICUM ALBUM, MEDORRHINUM, PSORINUM, PULSATILLA.
— Juckreiz, der sich nach dem Kratzen verlagert: insbesondere MEZEREUM und STAPHYSAGRIA, jedoch ebenfalls IGNATIA, ALUMINA.
— Juckreiz abwechselnd mit Asthma: CALADIUM.
— Juckreiz am After und an der Vulva: Man sollte selbstverständlich zunächst an einen Parasitenbefall (etwa Madenwürmer) denken (siehe »Darmparasiten« [S. 390]).
— Juckreiz an der Nasenspitze: ARGENTUM NITRICUM, CAUSTICUM, CHELIDONIUM (Leberschwäche, Zucken der Nasenflügel), DINA, CONIUM, PETROLEUM, SEPIA, SILICEA.

Zusammenfassung

Ein chronischer Juckreiz wird nur durch eine konstitutionelle Behandlung geheilt werden. Dazu sollte man einen homöopathischen Arzt aufzusuchen. Kurzfristig kann jedoch eines der folgenden Mittel verabreicht werden.

— Bei einem kälteempfindlichen, unruhigen Kind: ARSENICUM ALBUM (stets verschlimmert gegen 1.00 bis 2.00 Uhr morgens).
— Bei einem durch Wärme verbesserten Zustand: SULFUR.
— Juckreiz, der insbesondere die behaarten Stellen befällt: DOLICHOS (Leberschwäche), FAGOPYRUM.
— Juckreiz, verschlimmert durch schlechte Nachrichten: GELSEMIUM.

— Juckreiz beim Aufstehen, beim Kontakt mit frischer Luft: RUMEX CRISPUS, RHUS TOXICODENDRON, STAPHYSAGRIA.
— Juckreiz, der sich durch das Kratzen verlagert: MEZEREUM, STAPHYSAGRIA, IGNATIA, ALUMINA.
— Juckreiz im Wechsel mit Asthma: CALADIUM.

4. Eiterflechte (Impetigo)

Bei der Impetigo handelt es sich um eine Hautinfektion vornehmlich an Kopf, Gesicht, Armen und Händen, hervorgerufen durch Strepto- oder Staphylokokken, häufig beide gleichzeitig. Die Erkrankung fängt mit Bläschen an, die vereitern und anschließend Krusten bilden.

Es handelt sich um eine verbreitete, im allgemeinen harmlose Erkrankung, die jedoch in der homöopathischen Sichtweise eine besondere Bedeutung einnimmt. Die — im übrigen sehr ansteckende — Infektion wird bewiesenermaßen durch Bakterien (Staphylo- bzw. Streptokokken) hervorgerufen, aber man kann nicht oft genug darauf hinweisen, daß jede Hauterscheinung die Widerspiegelung der zugrundeliegenden Veranlagung, der Konstitution darstellt, vor allem des hyporeaktionellen oder psorischen Typus. Das heißt mit anderen Worten, daß man diese Erkrankung nicht mit Antibiotika behandeln darf, was viele jedoch leider fast immer schon deswegen tun, weil sich die Impetigo häufig ein wenig in die Länge zieht.

Nun kann die allopathische Therapie die Ursache einer kleinen Katastrophe sein. Mir sind beispielsweise mehrere asthmatische Kinder begegnet, deren Asthma durch eine homöopathische Behandlung zurückging. Einer bei diesen Kindern durch Antibiotika behandelten Impetigo (selbst mehrere Jahre nach dem Abklingen des Asthmas) folgte praktisch immer ein Asthmarückfall. Dieses dramatische Phänomen beweist, daß die unterdrückenden Therapien schädlich sind. Man sollte Antibiotika tunlichst meiden, dies gilt sogar für nichtallergische Menschen. Es empfiehlt sich natürlich, die Hautschäden zu desinfizieren, sie mit Hilfe von Kompressen mit einer verdünnten CALENDULA-Tinktur oder CALENDULA-Salbe zu behandeln. Es empfiehlt sich jedoch insbesondere, eine innere Behandlung, eine Therapie der Konstitution zu beginnen.

MEZEREUM ist das Mittel, das vor allem im Anfangsstadium der Erkrankung angezeigt ist. Häufig sind die Bläschen von einem auffällig roten Bereich umgeben. Das Kind leidet an einem brennenden Gefühl und Juckreiz.

RHUS TOXICODENDRON ist unter denselben Umständen angezeigt, wobei es manchmal sehr schwierig herauszufinden ist, auf welches Mittel (RHUS TOXICODENDRON oder MEZEREUM) die Wahl fallen soll. Bei RHUS TOXICODENDRON ist die Entzündung jedoch akuter, sie geht mit einer stärkeren Rötung einher (aber nicht der Rand um die Bläschen), und der Betroffene reagiert insbesondere auf frische Luft sehr empfindlich. Die Entzündung hat beim RHUS-TOXICODENDRON-Typus die Tendenz, sich in die Tiefe auszubreiten und folglich das subkutane Zellgewebe zu befallen, wo sie eine regelrechte akute Zellgewebsentzündung hervorrufen kann, die wiederum durch eine Turgeszens, eine Schwellung der Haut, zum Ausdruck kommt.

ANTIMONIUM CRUDUM ist dann angezeigt, wenn sich die Bläschen zu eitrigen Pusteln mit gelblichen Krusten entwickeln. Dieses Mittel entspricht insbesondere der Impetigo des Gesichts. Das Kind hat häufig gleichzeitig ein Ekzem mit im allgemeinen grindigen Rissen an den Mundwinkeln und an den Nasenlöchern.

CICUTA VIROSA ist dann angezeigt, wenn die Pusteln sehr stark und dickflüssig nässen.

ANTIMONIUM TARTARICUM: Das Sekret hat eine bräunliche Farbe. Das Kind leidet fast immer unter wiederholt auftretenden Atemwegserkrankungen, die durch starke, in den Bronchien entstehende und auf Distanz vernehmbare Geräusche infolge der Absonderungen gekennzeichnet sind.

HEPAR SULFURIS sollte man wählen, wenn die Eiterung sehr ausgiebig und schleppend ist.

JUGLANS CINEREA ist das Mittel für eine Impetigo der Hände, der unteren Gliedmaßen oder des Gesäßbereichs.

JUGLANS REGIA ist vor allem ein Mittel des seborrhoischen Ekzems und der Gesichtsakne, kann jedoch bei einer Impetigo der Kopfhaut von Nutzen sein.

VIOLA TRICOLOR ist das Mittel der Wahl, wenn die Impetigo insbesondere im Gesicht und auf der Kopfhaut zu finden ist (es ist ebenfalls ein Mittel des seborrhoischen Ekzems).

Die Impetigo ist häufig eine schleppende Erkrankung, die aber im allgemeinen auf die Haut beschränkt bleibt. Sollte sie sich in die Tiefe ausbreiten, empfiehlt es sich, KALIUM BICHROMICUM zu verabreichen: Die Schädigungen sind tiefgehend, unter den Krusten bilden sich regelrechte Geschwüre.

Zusammenfassung

Die lokale Pflege der betroffenen Hautpartien ist sehr wichtig. Die Auswahl des Mittels erfolgt nach dem Aussehen und der Lokalisierung der kranken Stellen.

● AUSSEHEN:

Im Stadium der Bläschen:
RHUS TOXICODENDRON und MEZEREUM: Bläschen, umgeben von einem roten Hof.

Im Stadium der Krusten:
Gelbliche Krusten: ANTIMONIUM CRUDUM, CICUTA VIROSA.
Bräunliche Krusten: ANTIMONIUM TARTARICUM.
Mit starker Eiterung: HEPAR SULFURIS.
Mit starkem gelben Nässen: CICUTA VIROSA.

● LOKALISIERUNG:

Im Gesicht: ANTIMONIUM CRUDUM.

An der Kopfhaut insbesondere und im Gesicht:
VIOLA TRICOLOR: überwiegend.
JUGLANS REGIA: häufig gleichzeitig Gerstenkörner.
CICUTA VIROSA: ausgeprägtes gelbliches Nässen.

An den Händen: JUGLANS CINEREA.

An den unteren Gliedmaßen: JUGLANS CINEREA.

5. Furunkel und Follikulitis (Haarbalgentzündung)

Ein Furunkel ist eine eitrige Infektion eines Haarbalgs und seiner Talgdrüse. Auslöser sind meistens Staphylokokken. Die Krankheit beginnt mit einer Rötung, Verdickung und Verhärtung, dann wird ein Knoten gebildet (erbsen- bis pflaumengroß), aus dessen Mitte schließlich abgestorbenes Gewebe als Eiterpfropf abgestoßen wird. Ein Furunkel klingt im Gegensatz zu einem einfachen Hautabszeß nur langsam ab. Wenn mehrere benachbarte Haarfollikel gleichzeitig betroffen sind, handelt es sich um ein Karbunkel, das handtellergroß werden kann.

Ein Furunkel ist stets schmerzhaft, bedeutet jedoch zumeist keine Gefahr (außer im Gesicht, da die Infektion in diesem Falle auf die Gehirngefäße übergreifen kann). Es tritt fast ausschließlich bei Menschen mit einer allgemeinen Neigung zu Hautinfektionen auf, was erneut die Bedeutung der zugrundeliegenden Veranlagung zum Ausdruck bringt. Jede krankhafte Hauterscheinung hat gewissermaßen eine notwendige Ventilfunktion. Diese Art der »Ausscheidung« ist sehr häufig auch die Konsequenz einer ungesunden Lebensweise im allgemeinen, vor allem was die Ernährung betrifft. Nicht selten ist beispielsweise der übermäßige Verzehr von Süßigkeiten einer der beteiligten Faktoren, die dafür sorgen, daß sich Furunkel wiederholen. Es ist ganz wesentlich, daß dem Kind und den Eltern verständlich wird, daß die Ernährungsweise aus ebendiesem Grund verändert werden muß.

Darüber hinaus sollte man einer Therapie der zugrundeliegenden Veranlagung wegen einen erfahrenen homöopathischen Arzt konsultieren. — Im folgenden sind einige Mittel aufgeführt, die beim Furunkel in Frage kommen:

APIS ist im Anfangsstadium zu verabreichen, wenn eine ziemlich ausgeprägte örtliche Schwellung mit stechenden und brennenden Schmerzen diagnostiziert wird.
BUFO RANA kann Wunder vollbringen, wenn die Haut rings um das Furunkel sehr rot ist (Lymphgefäßentzündung).
HEPAR SULFURIS ist nach dem Anfangsstadium, wenn die Vereiterung stattfindet, bei einem kälteempfindlichen Menschen angezeigt.
CALCIUM SULFURICUM ist unter denselben Umständen wie HEPAR SUL-

FURIS bei einem Menschen angezeigt, der Wärme bevorzugt und dessen Zustand durch Wärme gebessert wird.
Wenn das Furunkel ein deutlich bläuliches oder sogar ins Violette gehendes Aussehen hat, sind drei Mittel angezeigt: ANTHRACINUM, LACHESIS und TARANTULA CUBENSIS. Alle drei haben als charakteristisches Merkmal äußerst heftige, brennende und stechende Schmerzen wie diejenigen bei APIS, wobei die Haut des APIS-Typus aber nicht diese bläuliche Färbung aufweist.
ANTHRACINUM: Der Patient ist stärker betroffen als bei LACHESIS oder TARANTULA CUBENSIS. Er weist gleichzeitig eine Infiltration des subkutanen (unter der Haut befindlichen) Zellgewebes auf, das geschwollen und verhärtet ist (akute Zellgewebsentzündung). Das Zentrum des Furunkels ist manchmal schwärzlich.
LACHESIS: Um das Furunkel herum sind häufig kleine bläuliche Bläschen gruppiert.
TARANTULA CUBENSIS: Das Brennen ist kräftiger als bei ANTHRACINUM oder LACHESIS. Um das Furunkel ist die Haut häufig von roten Flecken bedeckt.

Die Infektion des Haarbalgs führt nicht zwangsläufig zu einem Furunkel. Sie ist manchmal weniger massiv, mehr oberflächlich und bildet einfach eine kleine Pustel. Häufig sind mehrere Haarfollikel gleichzeitig betroffen, und man sieht dann eine Art von ganz kleinen Furunkeln, im allgemeinen mit einem schwarzen Kopf. Dies wird als Haarbalgentzündung (Follikulitis) bezeichnet. In einem solchen Fall kommen folgende Arzneien in Frage.
CALCIUM PICRINICUM: ein großes Mittel bei örtlich begrenzten Eiterungen.
ARNICA ist dann angezeigt, wenn die entzündeten Stellen leicht bluten (schwarzer Kopf).
BELLIS PERENNIS ist das Mittel, das dem Patienten dann entspricht, wenn die entzündeten Follikel sehr zahlreich auf einer häufig blutunterlaufenen Haut zu finden sind. Es ist ebenfalls ein Mittel bei Akne.

Zusammenfassung

● FURUNKEL:

Anfangsstadium mit örtlich ausgeprägter Schwellung und stechenden, brennenden Schmerzen: APIS.

Ohne besonders auffallendes Aussehen der Haut:
HEPAR SULFURIS: bei einem kälteempfindlichen Menschen.
CALCIUM SULFURICUM: bei einem für Wärme empfänglichen Menschen.

Starke Rötung in der Umgebung des Furunkels: BUFO RANA.

Bläuliches Aussehen der Haut:
ANTHRACINUM: verhärtetes Ödem des subkutanen Zellgewebes.
LACHESIS: bläuliche Bläschen um das Furunkel.
TARANTULA CUBENSIS: rote Flecken in der Umgebung des Furunkels.

● FOLLIKULITIS:

CALCIUM PICRINICUM, ARNICA, BELLIS PERENNIS.

6. Abszeß

Man sollte eine Abszeßbildung im Bereich der Haut oder eines Lymphknotens stets als eine Abwehrreaktion des Organismus betrachten. Dieser Ausscheidung wird eine Besserung des Gesundheitszustandes folgen. Fügen wir allerdings hinzu, daß dies nur für diejenigen Eiterungen gilt, die sich nicht im Bereich eines inneren Organs (Lunge, Leber usw.) äußern. Eine innere Abszeßbildung ist dagegen stets sehr ernst und signalisiert eine sehr schlechte Reaktionsfähigkeit des Organismus.
Wenn ein Abszeß im Bereich der Haut oder eines Lymphknotens in Erscheinung tritt, sollte man dem Patienten natürlich ein Mittel verabreichen, um zu versuchen, die Eiterung zu beherrschen. Setzt sich

diese jedoch fort, muß man sich deswegen nicht beunruhigen. Es wird ausreichen, den Abszeß zu öffnen, damit alles seine Ordnung wiederfindet.

HEPAR SULFURIS kann im Anfangsstadium des Abszesses verabreicht werden, bevor sich der Eiter sammelt. Dies ermöglicht es manchmal, ihn frühzeitig zu verhindern. Die charakteristischen Merkmale des Mittels müssen jedoch beobachtet werden: äußerst heftige Schmerzen, die in keinerlei Verhältnis zu den äußeren, in diesem Stadium als minimal erkennbaren Erscheinungen stehen.
APIS ist im Falle eines ziemlich ausgeprägten Ödems von eher zartrosa als roter Färbung angezeigt, welches von stechenden und brennenden Schmerzen begleitet wird.
BUFO RANA ist dann angezeigt, wenn man eine diffuse Rötung der Haut im Bereich um die Abszeßbildung feststellt (Lymphgefäßentzündung).
CALCIUM SULFURICA ist bei einem wärmeverträglichen Menschen angezeigt, wenn sich der Eiter angesammelt hat und man sich darauf beschränken muß, dessen Ausscheidung zu begünstigen (HEPAR SULFURIS ist unter denselben Umständen bei einem kälteempfindlichen Menschen angezeigt).
SULFUR ist bei einer schleppenden Eiterung bei einem wärmeverträglichen Menschen angezeigt (SILICEA ist im selben Falle das entsprechende Mittel für einen kälteempfindlichen Patienten).

7. Nagelgeschwür (Panaritium)

Das Panaritium oder der »Nagelumlauf« ist eine Infektion (Vereiterung) des Fingerfleisches und manchmal des darunterliegenden Knochens. Ein Panaritium ist stets sehr schmerzhaft, und wenn es nicht gelingt, die Infektion zu unterbinden, muß man notgedrungen den Abszeß einschneiden. Manchmal beschränkt es sich auf die den Nagel umgebende Haut und bleibt sehr oberflächlich. Es handelt sich dann um ein stets harmloses und im allgemeinen wenig schmerzhaftes Nagelgeschwür.
Man findet an dieser Stelle logischerweise dieselben Mittel wie für die Abszesse oder die Furunkel. Es gibt jedoch einige charakteristi-

sche Merkmale des Panaritiums, die zu erkennen man sich bemühen sollte.
Ganz zu Anfang ist an folgende Mittel zu denken:

APIS: stechende, brennende Schmerzen mit rosafarbener Schwellung der Haut.
DIOSCOREA: Stichgefühl (ohne wirklichen Stich).
AMMONIUM CARBONICUM: tief verspürter Schmerz im Knochen bei einem dicken, kälteempfindlichen Kind mit kalten und bläulichen Händen, Ausdehnung der Venen und anschwellenden Fingern, wenn es die Hand hängen läßt.
AMMONIUM MURIATICUM: Geschwürbildungsgefühl, dann stechende Schmerzen in den Fingerspitzen.
ACIDUM FLUORATUM: Gefühl eines Splitters unter dem Nagel (HEPAR SULFURIS und ACIDUM NITRICUM: Splittergefühl im Fleisch selbst).
CISTUS: Die Fingerspitzen reagieren sehr empfindlich auf Kälte (die eingeatmete kalte Luft tut im Rachen weh).

Untersuchen wir im folgenden ebenfalls das Problem der Wahl des Mittels unter dem Blickwinkel der Phänomene, die das Pararitium begleiten oder deren Ursache darstellen.
— Panaritium mit Lymphgefäßentzündung (rote Färbung der Haut, welche weit über den infizierten Bereich hinausgeht):
  BUFO RANA: Schmerz strahlt zum Arm aus.
  HEPAR SULFURIS: deutliche Eiterung.
  LACHESIS: bläuliche Haut.
  RHUS TOXICODENDRON: Haut bedeckt sich mit Bläschen.
— Mit Juckreiz: APIS.
— Mit stechenden Schmerzen:
  APIS: Verschlimmerung durch Wärme, rosafarbene Haut.
  LACHESIS: Verschlimmerung durch Wärme, jedoch bläuliche Haut.
  SILICEA: Besserung durch Wärme, Fingerspitzen häufig trocken und rissig, weiße Flecken auf den Nägeln, Eiterungsgefühl in den Fingerspitzen vom Anfang des Panaritiums an.
— Mit Splitterschmerz:
  HEPAR SULFURIS: überwiegend.
  ACIDUM NITRICUM: im Fleisch.

ACIDUM FLUORATUM: unter dem Nagel.
— Mit im Knochen verspürten Schmerzen: AMMONIUM CARBONICUM.
— Mit Geschwürbildungsschmerzen: AMMONIUM MURIATICUM.
— Mit brennendem Gefühl:
ANTHRACINUM: überwiegend.
TARANTULA CUBENSIS: siehe Furunkel.
— Mit ins Violette gehender Färbung: LACHESIS.
— Panaritium infolge einer Wunde:
HYPERICUM: überwiegend.
LEDUM: Wunde, hervorgerufen durch ein spitzes Werkzeug oder einen Splitter.
— Panaritium, verursacht durch kleine Hautstückchen, die sich um den Nagel herum ablösen (es handelt sich hierbei um ein oberflächliches Panaritium im Nagelbereich, das lediglich die Haut erreicht, die weiß wird und sich ablöst).
NATRIUM MURIATICUM: insbesondere ein Mittel bei Niednägeln.
MERCURIUS SOLUBILIS: ausgiebige Schweiße, insbesondere nachts, Schwitzen an den Händen.
NATRIUM SULFURICUM: große Empfindlichkeit gegenüber Feuchtigkeit, häufige Bronchitis, die am Meer verschlimmert wird.

Als weitere Besonderheiten können ein Panaritium genannt werden, das durch Kälte gebessert wird (APIS, ACIDUM FLUORATUM und LEDUM), und ein solches, das jeden Winter wiederkehrt (HEPAR SULFURIS).
Bei einem Nagelgeschwür werden bestimmte Mittel nicht wegen ihrer Wirkung auf die Infektion, sondern aufgrund ihrer Affinität mit den Fingern und insbesondere den Fingerspitzen angezeigt sein. Es sind HYPERICUM (spezifisches Mittel der Verletzungen der Fingerspitze mit äußerster Schmerzempfindlichkeit), CISTUS CANADENSIS, AMMONIUM MURIATICUM, NATRIUM CARBONICUM (große Affinität mit den Fingerspitzen bei einem kälteempfindlichen, jedoch sonnenwärmeunverträglichen Menschen), NATRIUM SULFURICUM und, natürlich, SILICEA, das seinerseits ein Mittel bei Eiterungen ist. Diese verschiedenen Arzneien wurden bereits zuvor besprochen.
Als Abschluß fügen wir noch hinzu, daß, wenn ein Panaritium kein besonderes Zeichen aufweist, man auf MYRISTICA zurückgreifen sollte: Dieses Mittel wird häufig als spezifisch für das Nagelgeschwür betrachtet.

Zusammenfassung

Oberflächliches Panaritium im Nagelbereich: NATRIUM MURIATICUM (Niednägel), MERCURIUS SOLUBILIS, NATRIUM SULFURICUM.

Tiefes Panaritium:
Mit roter Haut: BUFO RANA.
Mit ins violette gehender Haut: LACHESIS.
Mit Splitterschmerz: HEPAR SULFURIS.
Mit im Knochen verspürtem Splitterschmerz: AMMONIUM CARBONICUM.
Mit Geschwürbildungsschmerz: AMMONIUM MURIATICUM.
In Ermangelung genauerer Symptome: MYRISTICA.

8. Pilzerkrankungen (Mykosen)

Mykosen werden durch pathogene Pilze, beispielsweise Faden- und Schimmelpilze, hervorgerufen. Es hat diese Erkrankungen schon immer gegeben, aber sie sind heutzutage besonders häufig geworden. Ähnlich wie beim Thema Allergie kann man sagen, daß es nicht mehr krankheitserregende Pilze als früher gibt, daß aber die diesbezügliche Empfindlichkeit stark zugenommen hat. Mit anderen Worten, es ist offensichtlich, daß sich eine zunehmende Veranlagung für Mykosen entwickelt. Außerdem treten die Mykosen der Schleimhäute (insbesondere des Mundes und der Därme) sehr häufig bei mit Antibiotika behandelten Menschen auf. Wir kommen somit wieder auf das zurück, was bereits mehrfach wiederholt wurde. Jede allein die Krankheitssymptome unterdrückende Behandlung vermindert die Abwehrkraft des Betreffenden und ruft andere Krankheiten hervor. Wenn eine Mykose nach einer antibiotischen Therapie in Erscheinung tritt, so ist sie natürlich deren Konsequenz, aber die allopathische Therapie hat dann auch eine zugrundeliegende Veranlagung zutage gefördert, die ohne den durch diese Substanz verursachten Angriff vielleicht latent geblieben wäre. Diese Veranlagung ist die psorische oder hyporeaktionelle Konstitution, die man als Grundlage einer jeglichen Hauterkrankung wiederfindet. Im übrigen stellt man fest, daß die Mykosen im allgemeinen nur bei Kindern auftreten, die zuvor unter einem Ekzem gelitten haben oder es weiterhin aufweisen. Die wirkliche Behandlung der Mykose ist folglich diejenige der zugrundeliegenden Konstitution.

Heutzutage ist die häufigste Form einer Mykose diejenige der Füße. Die Schädigungen können den ganzen Fuß betreffen, aber sie äußern sich bevorzugt zwischen den Zehen (weiche und aufgeschwemmte weiße Haut, Juckreiz). Es steht fest, daß die heutige Mode Menschen dazu veranlaßt, nur noch Jogging- bzw. Turnschuhe zu tragen, die Mykosen begünstigt. Diese Schuhe, die häufig aus synthetischen Materialien hergestellt werden, ermöglichen keine ausreichende Belüftung des Fußes und hindern den Schweiß daran, sich zu verflüchtigen. Die Haut weicht folglich auf, und dies begünstigt natürlich das Eindringen der Pilze. Hinzu kommt, daß Strümpfe, die vor allem aus synthetischen Fasern hergestellt werden, ebenfalls die Verdunstung des Schweißes verhindern, was die örtliche Anfälligkeit um so mehr verstärkt.

Um eine Mykose vollkommen zu heilen, muß man selbstverständlich ihre Ursachen beseitigen. Man kann sogar so weit gehen zu sagen, daß es nicht möglich ist, eine Mykose der Füße zu heilen, wenn das Kind weiterhin ausschließlich aus synthetischen Materialien hergestellte Schuhe und Strümpfe trägt.

Aber die Mykosen sind nicht einzig und allein am Fuße lokalisiert, sie können an jeder anderen Stelle des Körpers auftreten. Eine Form der Mykose, die am Rumpf lokalisiert ist und relativ häufig auftritt, ist die Kleienpilzflechte (Pityriasis versicolor; Erreger: Malassezia furfur). Es handelt sich um bis linsengroße, gelblich-bräunliche bis schwarze Flecken, manchmal mit einer zartrosa Nuance, die sich zu größeren Herden vereinigen können. Die Färbung kann von einer Stelle zur anderen und sogar je nach Zeitpunkt unterschiedlich sein, daher die Bezeichnung versicolor. Nach dem Kratzen zeigen die betroffenen Stellen eine kleieförmige Schuppung, deswegen der Name Kleienpilzflechte.

Die Mykosen der unbehaarten Haut stellen kein großes Problem dar und gehen bei einer entsprechenden Behandlung im allgemeinen ziemlich leicht zurück. Wenn sie im Bereich der Kopfhaut vorhanden sind, können sie hartnäckiger sein.

Im folgenden werden einige häufig angezeigte Mittel im Falle einer Mykose genannt:

Mykose der Finger und der Zehen:
GRAPHITES: Die Risse in der weichen, aufgeschwemmten Haut lassen eine gelbliche Flüssigkeit heraussickern.
ACIDUM NITRICUM: Das Fleisch unter der rissigen Haut ist rot und liegt zum Teil offen.

Mykose mit einer anderen Lokalisierung:
SEPIA: kreisförmige Schädigungen der Haut mit vereinzelten Flächen.
TELLURIUM: kreisförmige Schädigungen der Haut mit zusammenlaufenden und sich überlagernden Flächen.

Weitere Mittel, insbesondere ARSENICUM ALBUM und NATRIUM MURIATICUM, können bei Hautpilzerkrankungen entsprechen, aber ihre Heilanzeige beruht hauptsächlich auf den allgemeineren Symptomen. Ihre Wahl wird der homöopathische Arzt treffen, wie auch überhaupt die Pilzkrankheit eine ärztliche Behandlung erforderlich macht.

9. Warzen

Warzen sind heutzutage ebenfalls sehr häufig anzutreffen. Man ist der Ansicht, daß sie im allgemeinen durch Viren hervorgerufen werden (Warzenviren, Papillomaviren). Die öffentlichen Schwimmbäder sind ganz sicherlich eine Ansteckungsquelle, insbesondere was die Fußsohlenwarzen betrifft. Wenn das Kind barfüßig am Wasser entlangläuft, ermöglicht die durch das Wasser aufgeweichte Haut ein leichteres Eindringen des Virus. Man sollte den Kindern das Tragen von kleinen, sehr leichten Plastiksandaletten empfehlen, die das Wasser nicht zurückhalten und die sie während des gesamten Aufenthalts im Schwimmbad an den Füßen behalten können.
Warzen befallen vielfach die Fußsohle (Dornwarzen), können aber an jeder anderen Stelle des Körpers, insbesondere an den Händen und häufig um die Nägel, auftreten.
Warzen sind eine Quelle großer Besorgnis vieler Mütter, obwohl die Hauterscheinung keine ernsthafte Bedrohung darstellt. Sie heilt immer, aber es kommt vor, daß Warzen ziemlich hartnäckig sind und ein bis zwei Jahre benötigen, um abzuklingen.

Wenn die Fußsohlenwarzen schmerzhaft sind, empfiehlt es sich, sie mit speziellen Pflastern — die in der Apotheke oder Drogerie zu bekommen sind — rundherum abzupolstern. Dann ruht das Körpergewicht nicht mehr auf der Warze, wodurch zunächst Linderung geschaffen wird.

Warzen an den Händen, insbesondere um die Nägel herum, lösen beim Kind manchmal psychologische Probleme aus, da seine Schulkameraden möglicherweise alle naselang diesbezüglich Bemerkungen fallenlassen. Dies ist anstrengend für das Kind und kann die Erkrankung sogar verschlimmern. Warzen können ein psychisches Phänomen als Ursache haben, ganz wie es auch feststeht, daß ein psychisches Phänomen die Heilung herbeiführen kann. Besorgnis, Furcht, Erregung können Warzen verursachen — ebenso wie große Befriedigung, Freude, eine Belohnung, eine Wallfahrt, eine sogenannte Besprechung der Warzen (Suggestiv-Behandlung) sowie der Besuch bei einer Kartenlegerin mit dem Abklingen der Hauterscheinung einhergehen können. Zahlreiche Beispiele bestätigen diese Behauptung, und es handelt sich nicht immer um Menschen, die leicht zu beeinflussen sind.

Man sollte möglichst darauf verzichten, Warzen entfernen zu lassen. Dies wird meist vollkommen unnötig sein, und der Rückfall ist in diesem Fall die Regel. Um die Warzen auch auf lange Sicht wirksam zu beseitigen, muß man auf eine grundlegende homöopathische Behandlung zurückgreifen.

THUJA wird in besonderem Maße als *das* Warzenmittel betrachtet. Es ist in der Tat häufig wirksam, aber nicht immer. Man kann damit beginnen, doch bei einem Mißerfolg sollte man selbstverständlich ein anderes Mittel wählen. Es werden ebenfalls örtliche Anwendungen von THUJA empfohlen (häufig eine Mischung aus Urtinkturen von THUJA, CHELIDONIUM und SEMPERVIVUM TECTORUM). Dies ist machbar, aber nicht sofort. Keine Behandlung sollte — von Notfällen abgesehen — mit einer örtlichen Einwirkung beginnen; dies ist eine Regel in der Homöopathie. Die Hauterscheinung, auch wenn sie durch ein Virus hervorgerufen wird, ist niemals etwas anders als das äußere Zeichen einer inneren Störung, einer Beeinträchtigung der Lebensenergie. Die äußere Erscheinung von vornherein, selbst homöopathisch, zu behandeln ist gewissermaßen gleichbedeutend damit, das innere Problem zurückzudrängen und es infolgedessen zu verstärken. Man muß die Kur darum *mit einer inneren Behandlung* beginnen und sollte nur bei Bedarf, gegebenenfalls in der Zeitspanne zwischen zwei aufeinanderfolgenden inneren Behandlungen, auf örtliche Anwendungen der Urtinktur von THUJA oder einer Mischung von Urtinkturen aus THUJA, CHELIDONIUM und SEMPERVIVUM TECTORUM zurückgreifen.

Welches sind nun die bei Warzen üblicherweise angezeigten Mittel? Es sei daran erinnert, daß man beim Fehlen besonderer charakteristischer Merkmale THUJA verabreichen kann, das in etwa 50 Prozent der Fälle wirksam sein wird. Bei einem Mißerfolg muß man das den jeweiligen Symptomen des Betreffenden entsprechende Mittel suchen. Nennen wir einige davon:

CALCIUM CARBONICUM: Das Kind dieses Typus ist sehr stark für Warzen veranlagt, insbesondere an der Fußsohle, sie können jedoch ebenfalls an den Händen und im Gesicht auftreten.

CAUSTICUM: Das Kind neigt ebenfalls sehr stark zu Warzen. Diese sind groß, häufig stielig, manchmal gezackt, häufig nässend, und sie bluten leicht. Sie befinden sich insbesondere an den Fingerspitzen, auf der Nase und den Lidern; Warzen auf den Lidern sind ebenfalls charakteristisch für THUJA.

ACIDUM NITRICUM: Dies ist das angezeigte Mittel, wenn die Warzen sehr nässen, bei der geringsten Berührung bluten und schmerzen.

DULCAMARA ist insbesondere bei Warzen auf dem Handrücken angezeigt. Sie sind fleischig, weich, glatt und reagieren empfindlich auf feuchtes und kaltes Wetter.

Die Wahl des Mittels richtet sich auch nach der Lokalisierung der Warzen, ihrem Aussehen, ihrer Konsistenz oder weiteren begleitenden Phänomenen, die im folgenden besprochen werden sollen:

Warzen sowohl an den Händen und im Gesicht: insbesondere CALCIUM CARBONICUM, CAUSTICUM, DULCAMARA, CARBO ANIMALIS.

Warzen an den Händen: CALCIUM CARBONICUM, CAUSTICUM (an den Fingerspitzen), ANTIMONIUM CRUDUM (hornige Warzen der Hände und der Fußsohlen, begleitet von zahlreichen Schwielen sowie Hühneraugen), ANACARDIUM, ANAGALLIS, CARBO ANIMALIS (Warzen des Gesichts, der Hände mit bläulicher Färbung der Extremitäten), FERRUM PICRINICUM (Hände von Warzen bedeckt; stimmloses Kind, nachdem es viel geredet oder geschrien hat), NATRIUM MURIATICUM, DULCAMARA.

Warzen insbesondere an den Handinnenflächen: ANACARDIUM, ANAGALLIS, NATRIUM MURIATICUM.

Warzen im Gesicht: CALCIUM CARBONICUM, CARBO ANIMALIS.
Stirn: CASTOR EQUI (rissige Brustwarzen).
Lider: THUJA, CALCIUM CARBONICUM, ACIDUM NITRICUM, MERCURIUS SOLUBILIS, CAUSTICUM, STAPHYSAGRIA.
Augenbrauen: ANANTHERUM.
Nase: CAUSTICUM.

Warzen an den Füßen: THUJA, CALCIUM CARBONICUM, ANTIMONIUM CRUDUM, SEMPERVIVUM TECTORUM (insbesondere als örtliche Anwendung oder in der ersten D-Potenz), ACIDUM BENZOICUM (Warze am großen Zeh, die einem Hühnerauge ähnelt; das Kind möchte nicht auf dem Wickeltisch liegen, will in den Armen seiner Mutter bleiben: dasselbe Symptom wie bei BORAX, SANICULA, GELSEMIUM).

Warzen im Genitalbereich: THUJA, MEDORRHINUM, SEPIA, AURUM MURIATICUM (gelber, brennender, wundmachender Weißfluß), NATRIUM SULFURICUM, ACIDUM PHOSPHORICUM (Genitalwarzen, insbesondere an der Vorhaut, sehr große Asthenie [Schwäche] psychischen Ursprungs).

Warzen an der Vorhaut: CINNABARIS (Warzen bluten leicht, Vorhaut und Hoden geschwollen), SABINA (verengte Vorhaut, unerträglicher Juckreiz und Brennen, Verstopfung mit Schmerzen, welche vom Kreuzbein zum Schambein gehen).

— Warzen im Anal- bzw. Genitalbereich: THUJA, MEDORRHINUM (unruhiges Kind am Tag, ruhig in der Nacht, schläft auf dem Bauch liegend, die Hände unter dem Körper, die Knie angezogen).

— Kleine Warzen über den ganzen Körper verstreut: im allgemeinen CAUSTICUM.

— Warzen von brauner Farbe: SEPIA, THUJA.
— Fleischige Warzen: CALCIUM CARBONICUM, CAUSTICUM, DULCAMARA, SILICEA.
— Stielige Warzen: insbesondere CAUSTICUM, ACIDUM NITRICUM, weniger häufig DULCAMARA, THUJA, MEDORRHINUM, RHUS TOXICODENDRON, STAPHYSAGRIA.
— Blumenkohlartige Warzen: insbesondere ANTIMONIUM CRUDUM, THUJA, SILICEA, jedoch ebenfalls ACIDUM NITRICUM und STAPHYSAGRIA.
— Warzen von harter Konsistenz: ANTIMONIUM CRUDUM, CALCIUM CARBONICUM, CAUSTICUM, SEPIA, SILICEA, SULFUR.
— Warzen von hornigem Aussehen: insbesondere ANTIMONIUM CRUDUM, jedoch ebenfalls CALCIUM CARBONICUM, CAUSTICUM, ACIDUM NITRICUM, SEPIA und SULFUR.
— Warzen, die leicht bluten: CAUSTICUM, THUJA, ACIDUM NITRICUM, STAPHYSAGRIA.
— Nässende Warzen: ACIDUM NITRICUM, THUJA, CAUSTICUM, RHUS TOXICODENDRON, STAPHYSAGRIA.
— Warzen reagieren empfindlich auf Berührung: STAPHYSAGRIA, CAUSTICUM, THUJA.
— Warzen mit unregelmäßiger Oberfläche: CAUSTICUM, ACIDUM NITRICUM, SEPIA, THUJA.
— Warzen mit glatter Oberfläche: ANTIMONIUM CRUDUM, DULCAMARA.

Einige besondere Heilanzeigen:

MAGNESIUM SULFURICUM: Warzen bei jungen Mädchen, die einen dickflüssigen Weißfluß aufweisen, der genauso ausgiebig wie die Menstruation ist und durch Bewegung verschlimmert wird. Blutverlust zwischen den Monatsblutungen, starke Blutungen alle 15 Tage.
NATRIUM SULFURICUM: Neigung zu Warzen überall am Körper (Lokalisierung an den Genitalien beim Jungen). Sehr große Empfindlichkeit gegenüber Feuchtigkeit mit chronischem Atemwegskatarrh (der am Meer verschlimmert wird). Durchfall, insbesondere beim Aufstehen.
PHYTOLACCA: große Neigung zu Warzen bei einem stets durch Feuchtigkeit verschlimmerten Zustand des Patienten, der für Angina anfäl-

lig ist (insbesondere mit rechter Lokalisierung), begleitet unter Umständen von einer Lymphknotenreaktion.
Diese lange Liste der Warzenmittel ist bei weitem nicht vollständig. Es gibt noch eine ganze Reihe anderer Mittel. Insbesondere die Heilanzeige von ACIDUM FLUORATUM, ANTIMONIUM TARTARICUM, ARSENICUM ALBUM, GRAPHITES, HEPAR SULFURIS, KALIUM CARBONICUM, LACHESIS, MERCURIUS SOLUBILIS, PSORINUM, RHUS TOXICODENDRON, SILICEA und SULFUR beruht nicht auf dem Vorhandensein der Warzen, sondern auf den charakteristischen Zeichen des Betreffenden selbst, und ihre Wahl muß von einem erfahrenen homöopathischen Arzt getroffen werden.

Zusammenfassung

THUJA reicht in 50 Prozent der Fälle, in den anderen stützt man sich, was die Wahl des Mittels betrifft, vor allem auch auf die Lokalisierung der Warzen.

Fußsohlen:
THUJA: Häufig braune Warzen.
CALCIUM CARBONICUM: fleischige Warzen.
ANTIMONIUM CRUDUM: harte Warzen von hornigem Aussehen.
ACIDUM BENZOICUM: Befall des großen Zehs.

Hände:
CAUSTICUM: insbesondere an den Fingerspitzen (häufig auch an der Fußsohle).
CALCIUM CARBONICUM: Warzen im Gesicht, an der Fußsohle ebenfalls.
DULCAMARA: weiche Warzen, im Gesicht ebenfalls.
FERRUM PICRINICUM: Hände bedeckt von Warzen.

Gesicht
THUJA: Lider.
CAUSTICUM: Nase und Lider, Finger ebenfalls.
CALCIUM CARBONICUM: an den Händen und an der Fußsohle ebenfalls.
DULCAMARA: weiche Warzen, an den Händen ebenfalls.

Anal- bzw. Genitalbereich:
THUJA und MEDORRHINUM: Weißfluß.
CINNABARIS, ACIDUM PHOSPHORICUM und SABINA: insbesondere an der Vorhaut.

10. Molluscum contagiosum (Dellwarzen)

Dellwarzen werden durch Viren ausgelöst. Es handelt sich um körner- bis erbsengroße Geschwülstchen, die den Warzen ähneln. Auf der Höhe zeigen sie eine Delle. Diese Erkrankung konnte früher eher selten beobachtet werden, merkwürdigerweise tritt sie heutzutage jedoch sehr häufig auf. Die weißen, perlmuttfarbenen, manchmal rosa Geschwülstchen haben im allgemeinen einen Durchmesser von 2 bis 3 Millimetern, können jedoch in seltenen Fällen die Größe einer Kirsche erreichen.
Diese kleinen Tumoren enthalten ein Virus, was die Tatsache erklärt, daß sich das Molluscum verbreiten kann. Die Schädigungen treten insbesondere am Rumpf und am Hals auf, jedoch häufig ebenfalls auf den Gliedern. Der Verlauf der Krankheit ist von großer Dauer und kann ein Jahr oder länger andauern.
Im allgemeinen empfiehlt man, die Dellwarzen auszubrennen oder mit der Kürette auszuschneiden, was sehr mühsam ist und keineswegs einen Rückfall ausschließt. Es gibt keine örtlich anzuwendende homöopathische Behandlung. Das Mittel wird entsprechend der allgemeinen charakteristischen Merkmale des Betreffenden ausgewählt werden, der praktisch immer zum sykotischen (hyperreaktionellen) Typus gehört. Es deckt sich häufig mit denjenigen der Warzen (insbesondere THUJA).

11. Akne

Die Akne bringt viele Jugendliche zur Verzweiflung. Dennoch ist es eine normale Erscheinung der Pubertät, eine Zeit, in der die Haarbalgdrüsen besonders aktiv sind. Die Anhäufung von Hauttalg verstopft den Kanal der Drüse und ruft die Bildung dessen, was man als Mitesser bezeichnet, hervor, einer kleinen festen Masse mit einem schwarzen Gipfel.

Es ist praktisch unmöglich, gegen die Hauttalgabsonderung anzukämpfen, da es sich hierbei um ein spezifisches Phänomen der Pubertät handelt (es gibt in der allopathischen Medizin Medikamente, die diese Absonderung bremsen können, aber sie sind ganz besonders gefährlich). Bestimmte Menschen mit einer sehr fettigen Haut sind in besonderem Maße davon betroffen, dies bereits vor der Pubertät.

Zudem ereignet sich häufig eine Superinfektion der verstopften Drüse, wobei man im übrigen einzig und allein auf diese effektiv einwirken kann. Hier findet man dasselbe wieder, was über die Furunkel gesagt wurde. Es ist wichtig, die allgemeine Lebensweise des Patienten zu beobachten, insbesondere seine Eßgewohnheiten, da eine zu reichhaltige Ernährung zwangsläufig die Ausscheidung im Hautbereich vergrößert und folglich die Superinfektion begünstigt. Es empfiehlt sich ebenfalls, die Haut regelmäßig durch Waschen zu entfetten oder gegebenenfalls die allzu hervorstehenden Pickel und die Mitesser mit Lotionen oder Cremes, die rezeptfrei in der Apotheke erhältlich sind, zu behandeln.

Die homöopathische Behandlung ist vor allen Dingen diejenige der Konstitution. Beim Fehlen genauer Symptome kann man auf verschiedene Mittel zurückgreifen, im Grunde genommen diejenigen der Furunkel und der Haarbalgentzündung, insbesondere CALCIUM PICRINICUM; darüber hinaus kommen folgende Arzneien in Frage.

ARNICA: sehr berührungsempfindliche Pickel (im allgemeinen sind Aknepickel nicht schmerzhaft), die leicht bluten.

BELLIS PERENNIS: besonders zahlreiche Pickel.

Weitere rein symptomatische Mittel sind ARSENICUM BROMATUM, ASTERIAS RUBENS, EUGENIA, JAMBOSA und JUGLANS REGIA. Entsprechend der allgemeinen charakteristischen Merkmale des Betreffenden muß man manchmal KALIUM BROMATUM oder SULFUR JODATUM verabreichen.

12. Blutschwamm (Hämangiom)

Das ansonsten vollkommen gesunde und normale Neugeborene weist häufig rote oder bläuliche Flecken (»Blutmäler«) im Nacken oder auf den Lidern auf. Sie klingen praktisch immer von selbst ab.

Das Angiom wird durch eine Gefäßerweiterung in dem Hautgefüge hervorgerufen. Es ist völlig unbedenklich, es sei denn, es ist äußerst ausgedehnt oder hat seinen Sitz im Bereich der Schleimhäute.
Die Angiome sind flach oder hervorstehend (höckerig), jedoch in beiden Fällen harmlos, und sie gehen sehr häufig von selbst zurück.
Sie haben manchmal zu Beginn die Neigung, an Umfang zuzunehmen, häufig bilden sie sich jedoch ab dem Alter von 6 Monaten zurück. Wenn sie sehr bedeutend sind und nach 6 Monaten an Umfang zunehmen, kann es unter Umständen angezeigt sein, sie chirurgisch entfernen zu lassen.
Das Mittel zur Behandlung des Blutschwamms wird anhand weiterer Symptome des Betreffenden im allgemeinen gewählt werden. Deshalb ist es nützlich herauszufinden, ob der Patient bestimmte Krankheitszeichen in irgendeinem anderen Bereich aufweist, von welchem Typus, von welchen Eigenarten er geprägt ist, so daß ein Mittel, das seiner Reaktionsweise genau entspricht, das Basistherapeutikum, gefunden werden kann. Dies wird ihm helfen, sich seiner Angiome schneller zu entledigen.

13. Pigmentale Leberflecken

Die pigmenthaltigen Muttermale sind die Leberflecken größeren Ausmaßes von sehr dunkler, schwärzlichbrauner Färbung. Es handelt sich um kleine gutartige Tumoren, die durch lokalisierte und fast immer isolierte pigmentartige Ablagerungen (Melanin) hervorgerufen werden. Die Muttermale sind flach oder hervorstehend und erfordern keine Behandlung. Man sollte dennoch auf die hervorstehenden Muttermale aufmerksam achten, die, wenn sie einer wiederholten Reizung (durch das Reiben eines Kleidungsstückes) ausgesetzt sind, zu einem bösartigen Tumor entarten können. In diesem Fall muß man sie vorbeugend entfernen lassen.
Es kommt vor, daß die Muttermale, insbesondere die flachen Muttermale, anfangen zu wuchern. Dies ist die Widerspiegelung einer allgemeinen energetischen Störung, die man therapieren muß. Die Behandlung wird sich auf die allgemeinen charakteristischen Merkmale des Betreffenden stützen. In Ermangelung genauerer Zeichen kann man es zunächst mit CARCINOMINUM versuchen.

14. Schuppenflechte (Psoriasis)

Die Schuppenflechte tritt nicht sehr häufig beim Kind auf. Man sollte sie nicht mit einem Ekzem verwechseln, obwohl die Grundveranlagung die gleiche ist. Die Schädigungen bestehen aus roten, meist rundlichen Flecken von unterschiedlicher Größe. Sie sind von kleinen, sehr bröckeligen Schuppen bedeckt, die beim Kratzen einen feinen weißen Staub bilden. Die Haut unter den Schuppen ist rot und glänzend. Es besteht kein Juckreiz. Die Flecken treten insbesondere an den Ellbogen und an den Knien in Erscheinung, können aber auch an jeder anderen Stelle des Körpers auftreten, insbesondere auf der Kopfhaut.

Trotz der Tatsache, daß sich die Psoriasis sehr stark von einem Ekzem unterscheidet, äußert sie sich ebenso bei einem Menschen von hyporeaktioneller (psorischer) Konstitution, dessen charakteristische Merkmale im Kapitel über die Veranlagungen beschrieben wurden. Ein Mensch, der diesem Typus entspricht, ist von einer großen psychischen Verletzlichkeit geprägt. Die Schuppenflechte oder zumindest ihre Entwicklungsschübe (die Krankheit entwickelt sich in Schüben, die von Ruhepausen unterbrochen werden) haben meistens verschiedene Erregungen bzw. Streß als Ursache. Die Behandlung ist die Therapie der Konstitution und gehört in die Hände eines erfahrenen homöopathischen Arztes.

Nachstehend werden einige Mittel aufgeführt, die entsprechend den beschriebenen Merkmalen angezeigt sind:

ARSENICUM ALBUM: sehr unruhiger und ängstlicher Mensch, insbesondere nachts.
GRAPHITES: dickes, kälteempfindliches Kind mit trockener Haut, apathischem Aussehen, jedoch häufig sehr fordernd.
KALIUM ARSENICOSUM: unruhiger und besorgter Mensch wie bei ARSENICUM ALBUM, jedoch mit einem besseren Allgemeinzustand bedacht, wohlbeleibt, sehr weiche Muskeln.
KALIUM BROMATUM: deprimierter Mensch, der nachts häufig erschrickt und dessen Hände ständig unruhig sind.
PETROLEUM: deprimierter Mensch, reagiert sehr empfindlich auf Erregungen. Spricht vom Tod, von dem er glaubt, daß er dicht bevorstünde. Schwächegefühl im Magen, gieriger Hunger, insbesondere

nach dem Stuhlgang. Bedürfnis, nachts aufzustehen, um etwas zu essen. Große Unverträglichkeit von Kohl, dessen Genuß Durchfall zur Folge hat. Der Durchfall des PETROLEUM-Typus, welchen Ursprungs auch immer, tritt fast nur tagsüber auf.
SULFUR: Der Patient verträgt keine Wärme (im Gegensatz zu den bisher genannten Mitteln). Er ist sehr extrovertiert, zeigt ein großes Selbstvertrauen, viel Kühnheit, ist aber auch unordentlich, nicht sehr sorgfältig. Die Kleidung ist fleckig, denn das Kind liebt es, auf dem Boden zu spielen, eventuell auch im Schlamm; dabei beschmutzt es sich natürlich dementsprechend. Es liebt Süßigkeiten, häufig fühlt es eine Schwäche vor dem Essen, insbesondere morgens vor 11.00 Uhr. Es bekommt schnell Durchfälle, und es ist ein typisches Merkmal, daß der SULFUR-Patient morgens beim Aufstehen oder sogar erst kurz vor dem Verlassen des Bettes das Bedürfnis bekommt, auf die Toilette zu gehen.

15. Scheibenrose (Stevens-Johnson-Syndrom)

Diese auch Erythema exsudativum multiforme genannte Erkrankung tritt selten auf, dennoch ist es sehr wichtig, sie von anderen Hautkrankheiten sowie von Ausschlag mit Fieber zu unterscheiden. Der Hautausschlag wird häufig von Fieber begleitet, und da er Masern ziemlich ähnlich sein kann, sind die beiden Krankheiten leicht zu verwechseln. Die Flecken sind im allgemeinen rundlich, erhaben und mit deutlichen Grenzen. Der Rand ist rot, hervorstehend und das Zentrum bläulich, wodurch sie ein kokardenartiges Aussehen erhalten.
Die Schädigungen sind auf dem Handrücken sowie dem vorstehenden Bereich der Knie und der Ellbogen lokalisiert. Es kommt vor, daß die Flecken knollig werden, manchmal sind die Schleimhäute befallen, insbesondere des Mundes, der Augen, der Genitalien oder des Afters. In diesem Fall kann es zu Geschwürbildungen der Schleimhaut kommen, vor allem im Mund, und die Erkrankung wird ziemlich schwerwiegend.
Die Krankheit entwickelt sich in 3 bis 15 Tagen, sehr häufig in Schüben. Es kann zu Rückfällen kommen. Die Ursache ist unbekannt. Es könnte sich in bestimmten Fällen um eine Arzneimittelallergie oder eine Infektion handeln.

Die Behandlung hängt von den Symptomen ab. Besteht einzig und allein ein Befall der Haut, kann man folgende Mittel in Betracht ziehen:

SULFUR: bei einem wärmeverträglichen Patienten.
ARSENICUM ALBUM und RHUS TOXICODENDRON: bei einem kälteempfindlichen Patienten.
MERCURIUS CORROSIVUS: beim Befall der Schleimhäute; auch ACIDUM NITRICUM; aber es handelt sich hierbei um Fälle, die notgedrungen die Hilfe eines Arztes erfordern.

16. Insektenstiche

Die häufigsten Insektenstiche werden den Kindern von Bienen oder Wespen zugefügt. Es handelt sich selten um andere Arten. Unabhängig vom Verursacher ist das zu verabreichende Mittel allen anderen voran APIS, da es den Symptomen in der Folge eines Stichs genau entspricht: zartrosa Ödem, stechende und brennende Schmerzen. Als weitere Mittel kommen die folgend aufgeführten Arzneien in Betracht:

TARANTULA CUBENSIS: bei einem harten Ödem (im Gegensatz zu APIS), das ins Violette geht (bei APIS ist es zartrosa); mit häufiger Entwicklung in Richtung eines Abszesses, welchen dieses Mittel verhindern wird.
LEDUM: im Falle eines Mißerfolgs oder bei einer Ekchymose (»blauer Fleck«), wenn der befallene Bereich eher kalt als warm erscheint.
HYPERICUM: bei äußerst lebhaften Schmerzen, die in keinem Verhältnis zu der Schädigung zu stehen scheinen; auch bei kurzen, stechenden Schmerzen entlang den Nervenbahnen, ausgehend von der Schädigung.
CALADIUM: Die Stiche rufen ein brennendes Gefühl und einen starken Juckreiz hervor; süßlicher Schweiß, der die Insekten anzieht.
CANTHARIS: bei Stichen mit Blasen wie denjenigen einer Verbrennung, begleitet von einer ausgeprägten Rötung und einem sehr heftigen, brennenden Schmerz.
CEDRON: wenn der Insektenstich (giftiger Art) von allgemeinen Beschwerden begleitet wird (Erstarren der Glieder, Migräne, Kopfschmerzen).

17. Frostbeulen

Zahlreiche Kinder weisen im Winter nach der ersten Kälte eine diffuse Rötung der Hände und Füße auf. Die Haut ist glänzend, manchmal leicht bläulich, teilweise teigig verdickt und es bilden sich häufig Risse. Die Erkrankung kann schmerzhaft, doch auch von einem Spannungsgefühl im Bereich der Haut mit Juckreiz begleitet sein. Wenn sie schmerzhaft ist, äußert sich dies insbesondere während der Schübe, die durch die äußere Kälte hervorgerufen werden.

Die betroffenen Patienten weisen stets eine Schwäche des peripheren Kreislaufs auf, so daß ihre Extremitäten sogar zu wärmeren Zeiten manchmal leicht bläulich und kalt sind. Sie gehören im allgemeinen zum tuberkulinischen Typus, der unter chronischen Atemwegserkrankungen leidet, die im allgemeinen von wenig erhöhten Temperaturen, die jedoch lange anhalten, begleitet sind. Außerhalb des akuten Zustands ist das Kind häufig subfebril (leicht fieberhaft): Seine Temperatur liegt bei 37,2° bis 37,5°. Es mangelt ihm an Energie, und es klagt schnell über Ermüdung. Dieser Zustand erfordert ganz bestimmte Mittel, deren Heilanzeige auf der allgemeinen Reaktionsfähigkeit des Betreffenden beruht und in den Zuständigkeitsbereich eines homöopathischen Arztes fällt.

In der traditionellen Medizin ist man der Ansicht, daß die Frostbeulen durch eine Schwäche des Allgemeinzustands hervorgerufen werden, und man empfiehlt, Vitamin C zu verabreichen. Dies ist nicht unnötig, ändert aber nicht viel an dem Problem.

Folgend werden einige Mittel genannt, die (außer ARNICA, CARBO VEGETABILIS, CHAMOMILLA, CYCLAMEN, PHOSPHORUS, SULFUR und ZINCUM) bei Frostbeulen angezeigt sind:

AGARICUS: Beim Fehlen eines genauen Symptoms ist dies das erste Mittel, das man verabreicht. Hände und Füße sind rot, geschwollen, sie brennen und jucken. Der Zustand des Patienten wird stets durch Kälte stark verschlimmert.

ACIDUM NITRICUM ist das angezeigte Mittel, wenn insbesondere die Zehen betroffen sind. Die Zehenspitzen sind kalt und blau. Der Patient klagt häufig über Schmerzen wie von einem Splitter. Sein Befinden wird stets nachts und bei kaltem Wetter verschlimmert, er verträgt die Wärme aber ebenfalls nicht.

PETROLEUM: Dies ist ein Mittel beim trockenen und rissigen Ekzem der Handrücken und der Fingerspitzen. Der Zustand des Betreffenden wird durch Kälte verschlimmert. Bei Frostbeulen näßt die Haut häufig ein wenig, sie juckt und brennt, insbesondere nachts.

PULSATILLA: Der Patient, der PULSATILLA benötigt, ist von allen in diesem Zusammenhang genannten am ausgeprägtesten tuberkulinisch. Er leidet gleichzeitig unter zahlreichen Atemwegserkrankungen, insbesondere einer fortdauernden Nasenschleimhautentzündung mit gelbem, dickflüssigem, nichtbeißendem Ausfluß. Es ist kälteempfindlich, sein Befinden wird dennoch durch Wärme verschlimmert. Er sucht die frische Luft, die seinen Kreislauf stimuliert. Der Blutkreislauf ist verlangsamt, die Füße sind rot, bläulich, geschwollen.

Zur Wahl des richtigen Mittels bei Frostbeulen müssen auch noch folgende Anhaltspunkte berücksichtigt werden:
— Wenn der Schmerz ziemlich heftig ist, sollte man insbesondere an ACIDUM NITRICUM, PETROLEUM und PULSATILLA denken, jedoch ebenfalls an ARNICA, wenn sich der Schmerz so anfühlt, als ob er durch eine Quetschung hervorgerufen würde.
— Wenn der Juckreiz überwiegt, kommt SULFUR in Frage.
— Wenn die Frostbeulen eher bläulich als rot sind, sollte man insbesondere PULSATILLA, aber ebenso LACHESIS, weniger häufig MERCURIUS SOLUBILIS oder SULFUR in Betracht ziehen.
— Wenn sich die Haut mit Bläschen bedeckt: RHUS TOXICODENDRON insbesondere, jedoch ebenfalls ACIDUM NITRICUM.
— Wenn die Frostbeulen insbesondere die Fersen befallen, die geschwollen und rot sind: PETROLEUM.
— Wenn die Frostbeulen sogar bei mildem Wetter auftreten: STANUM, wenn außerdem zahlreiche Atemwegserkrankungen bestehen (mit einem deutlichen Schwächegefühl, das genau in der Brust verspürt wird).
— Wenn die Hände stark geschwollen sind: ZINCUM.
— Wenn die Füße stark geschwollen sind: MERCURIUS SOLUBILIS (und PETROLEUM, wenn es sich insbesondere um die Fersen handelt).
— Wenn die Frostbeulen an der frischen Luft zurückgehen: BORAX.

Zusammenfassung

Die Haut ist *rot:*
AGARICUS: Befall der Hände und Füße, häufig Juckreiz, starke Verschlimmerung durch Kälte.
PETROLEUM: Befall insbesondere der Fersen, viele Risse, häufig mit Ekzem verbunden, große Empfindlichkeit gegenüber Kälte.
ACIDUM NITRICUM: zahlreiche Risse oder Bläschen.

Die Haut ist *blau:*
PULSATILLA: sehr häufig angezeigt. Das Kind neigt zu wiederholt auftretenden Atemwegserkrankungen.
ACIDUM NITRICUM: insbesondere Befall der Zehen (kalt und blau).
LACHESIS: ins Violette gehende Färbung.
MERCURIUS SOLUBILIS: sehr ausgeprägte Schwellung, insbesondere der Füße.
ARNICA: Quetschungsgefahr.

Insbesondere die Hände sind befallen und stark angeschwollen: ZINCUM.

18. Verbrennungen und Sonnenbrand

Die Behandlung der betroffenen Hautstellen richtet sich nach dem Grad der Verbrennung. Auf jeden Fall muß der Arzt konsultiert werden. Man wird gegebenenfalls eine CALENDULA-Salbe anwenden. Parallel dazu ist es von Nutzen, das Kind innerlich zu therapieren. Es versteht sich fast von selbst, daß die angezeigten Mittel durch ein starkes brennendes Gefühl gekennzeichnet sind.

Es handelt sich hierbei hauptsächlich um ARSENICUM ALBUM, CANTHARIS und RHUS TOXICODENDRON. Fügen wir dem noch hinzu, daß BELLADONNA bei einer oberflächlichen Verbrennung angezeigt sein kann, wenn der Betreffende eher ein Wärme- als ein eigentlich brennendes Gefühl verspürt.
ARSENICUM ALBUM ist dann angezeigt, wenn das Kind sehr unruhig und ängstlich ist, insbesondere nachts. Diese Arznei ist sowohl für die

oberflächlichen Verbrennungen (soweit die für das Mittel charakteristischen Symptome zu erkennen sind) sowie auch für die tiefen Verbrennungen mit Gewebszerstörung und Geschwürbildung angezeigt.
RHUS TOXICODENDRON ist im Falle einer gleichförmigen Rötung der Haut, begleitet von einem darunterliegenden Zellgewebeödem und manchmal von einigen Bläschen, angezeigt.
CANTHARIS ist dann angezeigt, wenn Blasen entstehen, was im Grunde genommen am häufigsten der Fall ist. Im Gegensatz zu ARSENICUM ALBUM und zu RHUS TOXICODENDRON besteht bei diesem Mittel eine Besserung durch kalte Anwendungen.

Neben diesen Mitteln können gelegentlich auch noch die folgenden Arzneien angezeigt sein:
CAUSTICUM: Verbrennung, die nur langsam heilt (das Verbrennungsgefühl begleitet sämtliche Symptome von CAUSTICUM).
ACIDUM CARBOLICUM: Verbrennung mit Bläschen, die sich in Richtung Geschwüre entwickeln (brennender Schmerz).
AGARICUS: besonders ausgeprägtes Ödem.
KREOSOTUM: wenig ausgedehnte Verbrennung, die stark blutet.
LACHESIS: Verbrennung, die stark blutet, mit bläulicher Haut ringsherum, welche unter Umständen kleine ekchymotische (blutunterlaufene) Flecken aufweist.

Der Sonnenbrand zählt ebenfalls zu den Verbrennungen, ist jedoch im allgemeinen von sehr oberflächlicher Art, so daß es häufig genügt, auf BELLADONNA zurückzugreifen. Im Falle einer tieferen Schädigung muß man die obengenannten Verbrennungsmittel in Betracht ziehen.

Zusammenfassung

● ROTE HAUT:

Einfache Rötung:
BELLADONNA: leichte Verbrennung, eher Gefühl von Wärme als von Verbrennung, auch bei leichterem Sonnenbrand.
ARSENICUM ALBUM: deutlich brennendes Gefühl, Unruhe, Angst, Besserung durch warme Anwendungen.

RHUS TOXICODENDRON: Rötung, begleitet von einem leichten Ödem, Besserung durch Wärme.
AGARICUS: ausgeprägtes Ödem.

Rötung mit kleinen Bläschen:
RHUS TOXICODENDRON: insbesondere bei einem Ödem und Besserung durch Wärme.
ACIDUM CARBOLICUM: Bläschen, die sich in Richtung Geschwür entwickeln.

Rötung mit Blasen:
CANTHARIS: Besserung durch kalte Anwendungen.

- BLÄULICHE HAUT (mit blutunterlaufenen Flecken):

    LACHESIS: Verbrennung, die stark blutet.

- BLUTENDE VERBRENNUNG:

    KREOSOTUM: wenig ausgedehnte Verbrennung, die stark blutet.
    LACHESIS: beträchtliches Bluten und bläuliche Haut.

- LANGSAM HEILEND: CAUSTICUM.

19. Haarausfall (Alopezie)

Haarausfall oder Alopezie ist kein seltenes Phänomen beim Kind. Er ist manchmal vollständig, häufiger jedoch partieller Art. Die Haare fallen im allgemeinen in rundlichen Flächen aus. Wenn der Haarausfall vollständig ist, kann er mit einem Verlust der Augenbrauen, der Wimpern sowie beim älteren Kind der Scham- und Achselhaare einhergehen.
Dieses Phänomen ist stets Ausdruck einer tiefen Störung des Organismus, wobei der psychische Faktor (Depression, Angst) vorherrschend ist. Die Erkrankung ist die Widerspiegelung einer Art von Selbstzerstörung des Patienten; und das führt uns auf die im Kapitel über die Entstehung der Krankheit dargelegten Überlegungen zurück, in dem wir von der psorischen (hyporeaktionellen), sykoti-

schen (hyperreaktionellen) und der syphilitischen (dysreaktionellen) Konstitution mit Neigung zur Zerstörung (Geschwürbildungen, Krämpfe) sprachen. Die Alopezie äußert sich bei Patienten mit überwiegend — und sei es nur vorübergehend — luetischen (dysreaktioneller) Veranlagung in physischer Hinsicht — die Alopezie ist deren offensichtlicher Beweis —, jedoch ebenfalls auf der psychischen Ebene. Letzteres führt den Betroffenen zu einer Art Selbstzerstörung, da er psychologische Probleme hat, die aus seiner Sicht unüberwindbar geworden sind.

Ein Phänomen wie zum Beispiel ein Schock, wenn man in einen Brand oder einen Autounfall gerät, kann die Ursache dieser Erkrankung darstellen (ACONITUM oder OPIUM). Meistens jedoch ist sie die Folge eines chronischen Zustands. Aufgrund erschwerter Lebensumstände ist ein entsprechend veranlagter Patient zunächst gehemmt, es mangelt ihm an Selbstvertrauen. Allmählich nehmen eine depressive Tendenz und daraufhin eine wachsende Angst zu und verursachen weitere Störungen: Schlaflosigkeit, Unruhe, Krämpfe (im Bereich der Atemwege oder andere) und unter Umständen Alopezie. Diese Probleme sind schwer zu lösen, und ein Laie sollte unbedingt auf einen erfahrenen homöopathischen Arzt zurückgreifen.

Nennen wir die häufigsten Mittel. Die Mehrzahl davon wurde bereits erwähnt, insbesondere als die Veranlagung der allergischen Konstitution, der nervösen Störungen oder die allgemeinen Störungen besprochen wurden. Es sind ALUMINA, AMBRA GRISEA, AMMONIUM CARBONICUM, ANTIMONIUM CRUDUM, ARSENICUM ALBUM, ARUNDO, AURUM, AURUM MURIATICUM, AURUM SULFURICUM, BARIUM CARBONICUM, CALCIUM CARBONICUM, CARBONEUM SULFURATUM, CARBO VEGETABILIS, ACIDUM FLUORATUM, GRAPHITES, HELLEBORUS NIGER, HEPAR SULFURIS, KALIUM CARBONICUM, LACHESIS, LYCOPODIUM, NATRIUM MURIATICUM, OPIUM, PHOSPHORUS, ACIDUM PHOSPHORICUM, SEPIA, SILICEA, SELENIUM, STAPHYSAGRIA, THALLIUM, THUJA, ZINCUM, LUESINUM.
BARIUM CARBONICUM und SILICEA sind besonders bei einem jungen Kind angezeigt.

a) Physische Ursachen

Ein bedeutender und sogar vollständiger Haarausfall tritt manchmal nach einer akuten Erkrankung mit Erschöpfung des Organismus, zum Beispiel Typhus, auf. Zwei Mittel können dann unter Umständen angezeigt sein: SELENIUM und THALLIUM. Man könnte ACIDUM PHOSPHORICUM hinzufügen, doch ist die Erschöpfung in diesem Fall zunächst psychischer Natur, bevor sie sich körperlich niederschlägt.

SELENIUM: Der Patient ist völlig erschöpft, physisch und psychisch. Die geringste geistige Arbeit erschöpft ihn. Er ist sehr depressiv. Der Haarausfall ist vollständig, er betrifft auch die Augenbrauen und die Schamhaare. Ein kleines charakteristisches Zeichen dafür, daß SELENIUM angezeigt ist: Der Kranke dieses Typus leidet an Juckreiz an den Knöcheln und zwischen den Fingern. Die Kopfhaut reagiert schmerzhaft auf jede Berührung.

THALLIUM: Die Alopezie, die durch eine akute, ernste Krankheit hervorgerufen wird, geht mit einer Schwäche (manchmal paretischer Art [teilweise gelähmt]) der unteren Gliedmaßen einher.

THALLIUM ist ein Mittel, auf das man beim Fehlen genauerer Symptome zurückgreifen kann.

b) Psychische Ursachen

Es kommt nur selten vor, daß die Alopezie eine ausschließlich körperliche Ursache ohne psychischen Faktor aufweist. Die Alopezie ist meistens die Widerspiegelung tiefer psychischer Störungen, die mit der Grundveranlagung in Zusammenhang stehen. In diesem Fall sind die obengenannten Mittel angezeigt, die bereits in den entsprechenden Kapiteln beschrieben wurden; nachstehend werden aber noch einige besondere Heilanzeigen angeführt:

CALCIUM CARBONICUM: Die Depression hängt mit einem mangelnden Selbstvertrauen zusammen, der Patient ist wohlbeleibt, physisch und psychisch weich, gehemmt und dennoch dickköpfig.

BARIUM CARBONICUM: Der Patient entwickelt sich körperlich und geistig schlecht. Das Kind ist sehr schüchtern und hat vor Fremden Angst. Seine Mandeln sind vergrößert.

GRAPHITES: Es handelt sich um ein dickes, mit einem Ekzem behaftetes, häufig etwas widerspenstiges Kind. Es lacht, wenn es getadelt wird — dies jedoch mehr aus Schüchternheit denn Aggressivität.
LYCOPODIUM: Der Betreffende zweifelt an sich selbst und fürchtet sich davor, irgend etwas zu unternehmen, hat jedoch trotzdem eine sehr gute Meinung von sich selbst. Er ist mißtrauisch, empfindlich.
SILICEA: Dem Kind mangelt es an Selbstvertrauen wie im Falle von CALCIUM CARBONICUM, es ist jedoch im Gegensatz zu diesem Typus Kind, das wohlbeleibt ist, dünn und von zerbrechlichem Aussehen. Es ist ebenfalls schüchtern und »hängt am Rockzipfel« seiner Mutter. Es plagt sich schrecklich beim geringsten Fehler, wegen Kleinigkeiten. Es ist unfähig, seine Aufmerksamkeit aufrechtzuerhalten.
PHOSPHORUS: Der Patient ist besonders erregbar, gefühlsbetont und sensibel. Er hat große Angst vor Gewitter.
ANTIMONIUM CRUDUM: Das Kind ist sehr ängstlich, es ist reizbar, verstimmt, schweigsam und erträgt es nicht, daß man mit ihm spricht, es berührt, ja nicht einmal ansieht.
CARBO VEGETABILIS: Das charakteristische Merkmal dieses Kindes ist, daß es sich anscheinend niemals völlig von den Krankheiten erholt hat, von denen es betroffen war.
ALUMINA: Aus Angst ist das Kind ständig in Eile und tut alles überstürzt. Es leidet unter hartnäckiger Verstopfung: Es verspürt keinerlei Stuhldrang, und es gelingt ihm trotz großer Anstrengungen kaum, die Stühle auszuscheiden. Es hat das Gefühl, ein Film von trockenem Eiweiß spanne sich über sein Gesicht.
ARUNDO: Dies ist ein sehr wertvolles Mittel, wenn der Betreffende empfänglich ist für Heuschnupfen mit einem sehr ausgeprägten Juckreiz der Nasenlöcher. Die Wurzeln der Haare schmerzen.
ANACARDIUM ORIENTALE und AMBRA GRISEA sind dann angezeigt, wenn sich das mangelnde Selbstvertrauen insbesondere durch Lampenfieber, die Furcht, in der Öffentlichkeit aufzutreten, die Angst vor Prüfungen äußert (vgl. die Mittel bei Lampenfieber [s. S. 514]).
ARSENICUM ALBUM ist das angezeigte Mittel, wenn die Angst eine extreme Unruhe hervorruft und eine Verschlimmerung zwischen 1.00 und 3.00 Uhr morgens beobachtet wird.
ACIDUM PHOSPHORICUM: Dies ist die angezeigte Arznei, wenn der depressive Zustand insbesondere mit Kummer verbunden zu sein

scheint. Der Patient ist körperlich und seelisch niedergeschlagen, aber die psychische Depression war zuerst zu beobachten.

NATRIUM MURIATICUM: Der Patient ist sehr traurig und mag es nicht, getröstet zu werden.

SEPIA: Das Kind dieses Typus meidet Gleichaltrige. Es zeigt sich gleichgültig gegenüber seinen Angehörigen, weigert sich, außerhalb der elterlichen Wohnung zu spielen, ist aber sehr zufrieden, wenn es dann doch einmal außer Haus gegangen ist.

AMMONIUM MURIATICUM: Dies ist ebenfalls ein Mittel für die Folgen großen Kummers mit auch körperlicher Entkräftung. Ein charakteristisches Merkmal: Der Betreffende will weinen, kann es jedoch nicht.

STAPHYSAGRIA entspricht einem Kind, das sich ungerecht behandelt fühlt, gern über Ungerechtigkeit spricht oder sich empört zeigt.

Wenn die Depression besonders tief geht und große Verzweiflung hervorruft, ist die luetische (dysreaktionelle) Veranlagung sehr deutlich. Es kommen dann beispielsweise die nachfolgenden Mittel in Frage:

AURUM METALLICUM: Die Depression ist beim Jugendlichen derart ausgeprägt, daß sie ihn zum Selbstmord führen kann, obwohl der Betreffende eigentlich eine sehr große Angst vor dem Tod hat. Er leidet unter einem Schuld- und Minderwertigkeitsgefühl. Er meidet andere Menschen größtenteils deswegen, weil er keinen Widerspruch verträgt. Er wird dann hitzig und gewalttätig.

ACIDUM FLUORATUM: Der Betreffende ist ein ängstlicher Mensch, obwohl er einen selbstsicheren Eindruck macht. Er rempelt die anderen an. Er trägt einen gewissen Hochmut, sogar Arroganz zur Schau.

ACIDUM NITRICUM: Es handelt sich um einen deprimierten Patienten, und seine Angst kann ihn rachsüchtig und gehässig machen. Er weist häufig Geschwürbildungen auf, insbesondere im Grenzbereich von Haut und Schleimhäuten (Mund, After, Genitalien). Es handelt sich um ein Kind, das Lust auf fettige Nahrungsmittel und Salz hat. Sein Zustand wird stets während einer Fahrt im Auto gebessert.

LUESINUM: Der Betreffende ist von einer Depression betroffen, die ihn zu einem Zustand nahe der Verzweiflung führt. Er hat eine schreckliche Angst vor der Nacht, die all seine Symptome verschlimmert, selbstverständlich auch die Depression. Seine Schmerzen treten nachts vom Unter- bis zum Aufgang der Sonne auf, besonders die Knochenschmerzen, zu denen er sehr neigt. Er hat einen derart starken Speichelfluß, sogar nachts, daß sein Kopfkissen naß ist. Er leidet unter Geschwürbildungen der Haut und der Schleimhäute, Mund, Nase und Genitalien. Eigenartiges Zeichen: Er wäscht sich ständig die Hände.

Zusammenfassung

- PHYSISCHE URSACHEN (erschöpfende akute Krankheit):

SELENIUM: ebenfalls Ausfall der Augenbrauen.
THALLIUM: paretische Schwäche der unteren Gliedmaßen.
CARBO VEGETABILIS: Der Betreffende scheint sich nicht von einer vorhergehenden Krankheit zu erholen.

- PSYCHISCHE URSACHEN:

MANGELNDES SELBSTVERTRAUEN:

— Mit Hemmung:
  CALCIUM CARBONICUM: Langsamkeit und Eigenwilligkeit.
  BARIUM CARBONICUM: geistige Langsamkeit.
  SILICEA: Labilität der Aufmerksamkeit.
  ANACARDIUM: Angst vor Prüfungen, Lampenfieber.
  AMBRA GRISEA: Angst, in der Öffentlichkeit aufzutreten.
— Mit Unruhe:
  ARSENICUM ALBUM: sehr große Angst, Angst vor dem Tod.
  ALUMINA: Eile in allen Dingen.
— Mit Reizbarkeit:
  LYCOPODIUM: große Empfindlichkeit.
  GRAPHITES: Reizbarkeit aus Schüchternheit.
  ANTIMONIUM CRUDUM: »verstimmtes« Naturell, schweigsames Temperament.
— Mit Aggressivität:
  STAPHYSAGRIA: fordernder Wesenszug, häufige Empörung.

ACIDUM NITRICUM: »rachsüchtiger« Patient.
ACIDUM FLUORATUM: freches Kind, das andere beispielsweise anrempelt.
— Mit Erregbarkeit:
PHOSPHORUS: Sehr gefühlsbetonter, sensibler und erregbarer Patient.
— Mit Kummer:
ACIDUM PHOSPHORICUM: depressive Neigung.
NATRIUM MURIATICUM: Der Patient sucht die Einsamkeit.
SEPIA: gleichgültiger Patient.
AMMONIUM MURIATICUM: Das Kind kann offensichtlich nicht weinen.

AUSGEPRÄGTE DEPRESSION (mit Neigung zur Verzweiflung):
AURUM METALLICUM, LUESINUM.

20. Bläschenausschlag und Gürtelrose

Herpes simplex (Bläschenausschlag oder -flechte) ist meistens eine harmlose Erkrankung, die in Form von »Fieberbläschen« auftritt, das heißt kleinen, im Umkreis der Lippen lokalisierten Bläschen, die manche Kinder regelmäßig während eines Fieberschubs aufweisen. Das Mittel wird dann durch die allgemeinen Symptome bestimmt werden, wobei es häufig RHUS TOXICODENDRON oder gegebenenfalls MEZEREUM (wenn die Herpesbläschen von einem roten Hof umgeben sind) sein wird, aber auch ARUM TRIPHYLLUM (die Lippen sind hellrot, und das Kind reißt ständig kleine Hautfetzen davon ab).
Manchmal tritt der Bläschenausschlag ohne Fieber auf und kann durch verschiedene Ursachen hervorgerufen werden: Ermüdung, nervöse Spannung, Verkühlung (DULCAMARA). Bestimmte junge Mädchen haben eine Herpes bei jedem Wiederkehren der Monatsblutungen (DULCAMARA, GRAPHITES, NATRIUM MURIATICUM, NUX MOSCHATA).
Wenn der Herpes wiederholt auftritt, ist das Mittel entsprechend den allgemeinen Symptomen des Betreffenden zu suchen. Es werden insbesondere GRAPHITES, NATRIUM MURIATICUM, ACIDUM NITRICUM, SEPIA und SILICEA sein.
Es kommt vor, daß ein herpetischer Ausschlag um den After herum

auftritt. In diesem Falle sind PETROLEUM insbesondere, jedoch ebenfalls GRAPHITES, NATRIUM MURIATICUM, BERBERIS und LYCOPODIUM angezeigt.

Der Genitalherpes tritt sehr selten vor dem Jugendalter auf. Er ist eine Heilanzeige für DULCAMARA (Rückfall bei jeder Verkühlung), PETROLEUM, SEPIA, THUJA, NATRIUM MURIATICUM, KREOSOTUM. Diese Mittel sind entsprechend der allgemeinen Symptome des Betreffenden zu unterscheiden.

Es gibt ebenfalls ein herpetisches Ekzem, von dem im Kapitel über die Hautallergien die Rede war (vgl. »Bei Ekzem mit Bläschenbildung« [s. S. 280]).

Der Vollständigkeit wegen erwähnen wir noch, daß es auch ernste Formen von herpetischer Infektion gibt. Zunächst die Infektion des Neugeborenen, die in der Neugeborenenabteilung des Krankenhauses behandelt werden muß. Bei Genitalherpes der Mutter ist es erforderlich, auf einen Kaiserschnitt zurückzugreifen, um die Ansteckung des Neugeborenen zu vermeiden. Dann ist noch die herpetische Hirnhautentzündung eine schwere Erkrankung, die ebenfalls die Aufnahme in ein Krankenhaus erfordert. Schließlich tritt manchmal ein Befall der Augen auf (herpetische Hornhautentzündung [Keratitis]), die eine Behandlung beim Augenarzt erfordert.

Bei der Gürtelrose (Herpes zoster) handelt es sich um kleine Bläschen, die im allgemeinen im Bereich der Rippen lokalisiert sind (entlang der Zwischenrippennerven). Der Zoster, selten in der Kindheit, tritt nur bei Patienten auf, die bereits die Windpocken (manchmal wenig sichtbar) gehabt haben. Im Gegensatz zum Erwachsenen ist der Zoster beim Kind nur selten schmerzhaft (manchmal so wenig, daß er unbemerkt bleibt). Das Mittel ist dasjenige des Herpes, das heißt RHUS TOXICODENDRON oder MEZEREUM, und unter Umständen RANUNCULUS BULBOSUS (bläuliche Bläschen).

21. Hautausschlag durch Lebensmittelvergiftung

Wenn man ein verdorbenes Nahrungsmittel zu sich nimmt, ist es ziemlich normal, daß die Verdauung gestört wird und unter Umständen Erbrechen oder Durchfall hierdurch hervorgerufen werden.

Manchmal kommt es dabei, ohne daß eine wirkliche Allergie vorliegt, aber auch zu einem Hautausschlag. Dieser kann charakteristisch sein und die Form einer Nesselsucht, einer Scheibenrose oder eines Ekzems annehmen (vgl. die entsprechenden Kapitel).

Es kommt jedoch ebenfalls vor, daß dieser Ausschlag keiner genauen Hautkrankheit entspricht und sich in Form einer allgemeinen Rötung äußert. Manchmal treten auch rote, von Ort zu Ort sehr unterschiedlich aussehende, flüchtige, mal hier, mal da erscheinende und häufig von Juckreiz begleitete Flecken auf.

Das Mittel wird durch die Symptome des jeweiligen Patienten bestimmt werden. Häufig sind es ARSENICUM ALBUM, SULFUR und CARBO VEGETABILIS, doch ebenfalls CHINA und PULSATILLA. Wenn die Verdauungsstörungen ausgeprägt sind, wird man sich ebenfalls auf die Mittel bei Magenverstimmung, Durchfall, Erbrechen, Nesselsucht und Juckreiz beziehen müssen.

X.
Erkrankungen des Herz-Kreislauf-Systems

1. Das Herz

Wir werden an dieser Stelle nicht von den angeborenen Herzleiden sprechen, deren Behandlung notwendigerweise in den Zuständigkeitsbereich eines Kardiologen oder gegebenenfalls eines Herzchirurgen fällt. Erwähnen wir jedoch die erworbenen Herzkrankheiten, vor allem die Endokarditis und die Herzbeutelentzündung.

a) Endokarditis und Herzbeutelentzündung

Endokarditis bedeutet Entzündung des Endokards (Herzinnenhaut). Diese Haut ist dann hauptsächlich auf den Herzklappen (Mitral- und Aortenklappe) befallen, das heißt der Klappen, welche die Herzkammern schließen, was sich durch ein Herzgeräusch äußert. Dieses Herzgeräusch kann, wenn es sehr ausgeprägt ist, von außen hörbar sein, normalerweise ist es jedoch nur beim Abhorchen feststellbar.
Die Endokarditis tritt während eines akuten Gelenkrheumatismus auf, der seinerseits durch Streptokokken hervorgerufen wird. Das Ganze fängt mit einer gewöhnlichen Angina an, wenn der Patient jedoch empfänglich ist, befallen die Streptokokken die Gelenke und manchmal das Herz.
Wenn die Streptokokken auch den unmittelbaren Auslöser der Infektion darstellen, ist es einzig und allein die zugrundeliegende Veranlagung, die den Gelenk- oder Herzbefall begünstigt. Der homöopathische Arzt, der dies berücksichtigt, wird die Konstitution dergestalt behandeln, daß den Komplikationen der Streptokokkeninfektion vorgebeugt wird. Im übrigen verläuft eine Endokarditis, sogar

wenn sie bereits akut ist (wenn man schon ein Herzgeräusch hört), im allgemeinen günstig und heilt ohne Folgeerscheinungen, wenn der Patient homöopathisch behandelt wird.
Die Wahl des Mittels der Endokarditis hängt natürlich von den charakteristischen Merkmalen des Individuums ab und obliegt dem homöopathischen Arzt. Man kann keine allgemeingültige Behandlung empfehlen. Beim Fehlen von genauen, für den Patienten charakteristischen Symptomen kann es von Nutzen sein, auf BRYONIA zurückzugreifen (dieses Mittel ist durch eine besondere Affinität zum Endothelgewebe gekennzeichnet [Zellschicht an der Innenfläche der Blut- und Lymphgefäße]), das häufig zu guten Ergebnissen führt.
Es empfiehlt sich vielleicht zu unterstreichen, daß die traditionelle Behandlung etwa mit Penicillin, auch wenn sie die Entzündungszeichen schwächt, nicht den Komplikationen des akuten Gelenkrheumatismus vorbeugt (die Autoren der klassischen Medizin geben es im allgemeinen zu). Dies beweist erneut, daß das Problem nicht so sehr in der Infektion selbst, sondern in der Widerstandsfähigkeit des Betreffenden beruht, um die sich der homöopathische Arzt ja gerade kümmert.

Eine Entzündung der äußeren Hülle des Herzens, des Herzbeutels (Perikard), kann ebenfalls auftreten. Die Herzbeutelentzündung (Perikarditis) äußert sich durch einen Schmerz in der Herzgegend und ein beim Abhorchen hörbares trockenes (»Lokomotivgeräusch«) Reibegeräusch der entzündeten Herzblätter.
Die homöopathische Behandlung dieser Erkrankung ist dieselbe wie die der Endokarditis; häufig ist das Mittel ebenfalls BRYONIA. Meistens ist die Herzbeutelentzündung indessen viraler Genese (Entstehung) und kann sich im Rahmen irgendeiner Viruserkrankung (Grippe, Mumps usw.) äußern. Diese viralen Herzbeutelentzündungen heilen ohne ernste Folgen ab, und ihre Behandlung deckt sich mit derjenigen der verursachenden Viruskrankheit.

b) *Herzklopfen*

Manche Kinder klagen über Schmerzen in der Herzgegend. Es handelt sich im allgemeinen um ein Herzklopfen, das man beispielsweise schon einmal nach dem Genuß sehr starken Kaffees verspürt hat. Diese Art von Schmerzen in der Herzgegend sind normalerweise harmlos und nicht die Widerspiegelung irgendeiner Herzkrankheit. Es handelt sich um nervöse Erscheinungen, die auch wenn sie von schnellem und heftigem Klopfen begleitet sind, keine ernste Gefahr bedeuten. Die Behandlung wird diejenige der nervösen Empfindlichkeit des Patienten sein.

Das angezeigte Mittel, wenn sich die Störungen wiederholen, ist im allgemeinen IGNATIA: Es handelt sich stets um einen leicht erregbaren Patienten, der unangemessen heftig auf den geringsten Ärger oder Kummer reagiert. In der Folge fängt das Herz sehr schnell zu schlagen an, und das Kind verspürt schmerzhafte Stiche in der Herzgegend. Sehr häufig klagt es zudem über eine »Kugel im Rachen«, die es daran hindere, zu atmen und zu schlucken. Das Herzklopfen von IGNATIA wird durch Bewegung gebessert.

SPIGELIA ist angezeigt, wenn das Herzklopfen sehr heftig ist und während des tiefen Einatmens verstärkt wird. Das Klopfen tritt schubweise auf und wird von Beklemmungen und Angst begleitet. Es ist sehr heftig, und das Kind klagt darüber, sein Herz nicht nur in der Brust, sondern ebenfalls im Kopf und manchmal sogar in den Fingerspitzen klopfen zu hören. Dieses Herzklopfen wird durch die geringste Bewegung verschlimmert (im Gegensatz zu IGNATIA). Manchmal, wenn sich der Patient hinlegt, insbesondere auf die linke Seite, verspürt er das Herzklopfen in stärkerem Maße. Im Grunde genommen kann er sich nur — mit erhöhtem Kopf — auf die rechte Seite legen. Das SPIGELIA-Kind leidet häufig unter Madenwürmern. Der Schmerz strahlt in beide Arme aus, jedoch insbesondere in den rechten.

LILIUM TIGRINUM ist das Mittel der jungen Mädchen in der Pubertät. Die Patientin klagt darüber, daß ihr Herz »in einen Schraubstock gepreßt« sei, außerdem über Schmerzen im rechten Arm. Ihr Zustand wird verschlimmert, wenn sie auf der Seite liegt, insbesondere der rechten. Sie muß sich auf den Rücken legen. Sie erfährt an der frischen Luft und durch örtliche Reibungen Besserung. Der Puls ist sehr unregelmäßig und zeigt eine Beschleunigung bei der geringsten Bewegung an. Sie klagt über Hitzewallungen, die sie nachts aufwecken. Sie verspürt ein ständiges Bedürfnis, Wasser zu lassen — sowohl tagsüber wie auch nachts. Sehr häufig handelt es sich um junge

Mädchen in der Auseinandersetzung mit ganz normalen sexuellen Trieben, die sie beunruhigen und Schuldgefühle verursachen, so daß sie sehr depressiv und ängstlich sind.

GELSEMIUM: Der Patient hat das Gefühl, daß sein Herz aufhören wird zu schlagen. Er behauptet, er sei gezwungen, sich in Bewegung zu setzen, zu laufen, um dies zu vermeiden (im Gegensatz zum DIGITALIS-Patienten). Bei Ruhe ist das Herz im übrigen äußerst langsam, und das Schlagen beschleunigt sich in der Tat, wenn sich der Betreffende in Bewegung setzt. Die Verlangsamung des Pulses wird stets von einem großen Schwächegefühl begleitet. Das Herzklopfen von GELSEMIUM tritt insbesondere nachts auf. Es hat praktisch immer eine emotionale Ursache: Schock, Schreck, Ärger, Kummer usw.

Häufig und insbesondere bei den Jugendlichen tritt Herzklopfen infolge einer heftigen körperlichen Tätigkeit auf; dennoch ist es mehr Ausdruck der Erregung als einer Herzschwäche: Der Betreffende plagt sich wegen der gewaltigen Anstrengung, die er erbringt, und diese Besorgnis ist es, die das Herzklopfen begünstigt oder hervorruft.

RHUS TOXICODENDRON ist das angezeigte Mittel, wenn sich dieses Phänomen nach einer sportlichen Anstrengung ereignet. Das Herzklopfen tritt nur dann auf, wenn der Patient in Ruhestellung ist, so daß er sich gezwungen fühlt, sich in Bewegung zu setzen. Der Puls bei RHUS TOXICODENDRON ist schnell, aber schwach. Der Patient, veranlagungsmäßig schnell besorgt, ist selbstverständlich noch ängstlicher, wenn das Herz stark klopft. Diese Angst vermindert sich ebenfalls, wenn er sich in Bewegung setzt. Unterstreichen wir, daß der Patient vom Typus RHUS TOXICODENDRON stets unruhig und besorgt ist.

CACTUS GRANDIFLORUS: Infolge einer Anstrengung klagt der Patient darüber, daß sein Herz »in einen Schraubstock gepreßt« sei (wie bei LILIUM TIGRINUM). Der SPIGELIA-Typus kann sich nicht auf die linke Seite legen, und seine Schmerzen breiten sich insbesondere auf seinen rechten Arm und die rechte Hand aus (manchmal auf den linken Arm). Wie letzterer kann sich der CACTUS-Typus nicht auf die linke Seite legen, jedoch mit dem Unterschied, daß die Schmerzen stets zum linken Arm ausstrahlen und vom Kribbeln und manchmal sogar einem Ödem der linken Hand begleitet werden. Zudem ist das Verengungsgefühl nicht auf das Herz beschränkt, sondern wird in der gesamten Brust verspürt. Es ist das Mittel des »überanstrengten Herzens« der Sportler, aber ein Phänomen, das man ebenfalls bei

Kindern beobachten kann, insbesondere bei Jugendlichen. Das Herzklopfen bei CACTUS wird durch Bewegung verschlimmert — im Gegensatz also zu RHUS TOXICODENDRON, wo es in der Ruhe auftritt. DIGITALIS ist ebenfalls ein mögliches Mittel im Falle eines »überanstrengten Herzens«. Das Herzklopfen tritt bei der geringsten Bewegung auf. Der Patient sagt ausdrücklich, daß er gezwungen sei, ruhig zu bleiben, da er das Gefühl habe, das Herz höre zu schlagen auf, wenn er sich bewege — genau im Gegensatz zu GELSEMIUM. Der Puls ist schwach, sehr langsam, intermittierend (zeitweise aussetzend), und der Patient verspürt eine große Schwäche.

Es kommt vor, daß Herzklopfen von einem Bedürfnis, tief einzuatmen, begleitet wird (das Herzklopfen von SPIGELIA wird durch ein tiefes Einatmen verstärkt). Trotz aller Anstrengung gelingt dies dem Patienten jedoch nicht sofort. Er muß mehrmals wieder anfangen, bevor er es schafft. Dieses Phänomen kann plötzlich auftreten, ohne ersichtlichen Grund, sogar ohne Herzklopfen, beispielsweise infolge einer heftigen Anstrengung. Es ist psychisch bedingt und normalerweise ohne Gefahr.

Für die Wahl des richtigen Mittels gibt es jedoch auch einige Besonderheiten zu berücksichtigen, wie sie im folgenden aufgeführt werden:

Herzklopfen beim Treppensteigen (oder während des Besteigens eines Berges): insbesondere ARSENICUM ALBUM, CALCIUM CARBONICUM und NATRIUM MURIATICUM, jedoch ebenfalls CACTUS GRANDIFLORUS, ACIDUM PHOSPHORICUM, PHOSPHORUS und DIGITALIS.

Von außen hörbares Herzklopfen: ARSENICUM ALBUM (insbesondere nachts), CALCIUM CARBONICUM, DIGITALIS, SPIGELIA.

Herzklopfen beim Händewaschen mit kaltem Wasser: TARANTULA HISPANICA.
— Beim Nachvornbeugen: SPIGELIA.
— Während der Verdauung: LYCOPODIUM, CALCIUM, PULSATILLA, NUX VOMICA, SEPIA, IGNATIA.
— Mit Nasenbluten: GRAPHITES.
— Nach einer fröhlichen Gemütsbewegung: COFFEA.

— Nach dem Stuhlgang: ARSENICUM ALBUM.
— Bei Hunger: KALIUM CARBONICUM.
— Beim Einatmen: SPIGELIA.
— Verschlimmert durch Baden: ANTIMONIUM CRUDUM.
— Durch Liegen auf der linken Seite: CACTUS, NATRIUM MURIATICUM, PHOSPHORUS, PULSATILLA, PSORINUM, LILIUM TIGRINUM (der Zustand des Patienten wird einzig und allein auf dem Rücken liegend gebessert), SPIGELIA (stark verschlimmert auf der linken Seite).
— Gebessert durch Liegen auf der rechten Seite: PHOSPHORUS, PSORINUM, LACHESIS, SPIGELIA.
— Gebessert durch ein kaltes Bad: JODUM.
— Gebessert durch Aufstoßen: CARBO VEGETABILIS.
— Hervorgerufen durch Kummer, Angst, Wut und Ärger: vgl. die Abschnitte »Durch Angst (Kummer usw.) verursachte Störungen« (s. S. 183 ff.).
— Durch Schilddrüsenüberfunktion: s. S. 666.

Das Herzklopfen kann im Rahmen einer Krankheit auftreten. Das Mittel ist dann dasjenige, welches durch die vorherrschenden Symptome eher als durch das Herzklopfen angezeigt wird.

Zusammenfassung

● HERZKLOPFEN NERVÖSEN URSPRUNGS:

Besserung durch Bewegung:
IGNATIA: große Erregbarkeit, häufig Gefühl einer »Kugel im Rachen«.
GELSEMIUM: Herzklopfen mit Bedürfnis nach Bewegung (aus Angst, das Herz bliebe stehen [im Gegensatz zu DIGITALIS]).

Verschlimmerung durch Bewegung:
SPIGELIA: Beklemmungen und Angst, Verschlimmerung auf der linken Seite liegend, bei der geringsten Bewegung und während einer tiefen Einatmung.
LILIUM TIGRINUM: Herzklopfen mit Schmerzen im rechten Arm und Verschlimmerung auf der rechten Seite liegend, insbesondere, jedoch

ebenfalls auf der linken Seite und Besserung auf dem Rücken liegend.
Sexuelle Erregung mit Hitzewallungen nachts.
CALCIUM CARBONICUM: Verschlimmerung durch eine aufsteigende Bewegung (Treppe, Berg).

● INFOLGE KÖRPERLICHER ANSTRENGUNG:

Verschlimmerung bei Ruhe:
RHUS TOXICODENDRON: Besserung durch Bewegung.

Verschlimmerung durch Bewegung:
CACTUS GRANDIFLORUS: »Überanstrengtes Herz« und Ausstrahlung zum linken Arm.
DIGITALIS: Herzklopfen bei der geringsten Bewegung; Gefühl das Herz bliebe stehen, falls man sich bewege.

2. Hämorrhagische Diathese (krankhafte Blutungsneigung)

a) Purpura (Blutfleckenkrankheit)

Nicht selten treten kleine, bläuliche, ekchymotische (blutunterlaufene) Flecken von sehr unterschiedlicher Größe auf der Haut des Kindes auf. Es handelt sich hierbei um leichte hämorrhagische Blutungen im Hautgewebe, die man als Purpura bezeichnet.
Eine Purpura kann im Rahmen einer gewöhnlichen Viruserkrankung (Atemwegsinfektion, Windpocken, Masern, Röteln usw.) auftreten. Sehr häufig hat das Kind gleichzeitig Nasenbluten oder, seltener, Hämorrhagien (Blutungen) in irgendeinem Organ. Um die Diagnose der Krankheit zu bestätigen, muß man zwangsläufig auf eine Blutuntersuchung zurückgreifen, die wohl eine Verringerung der Anzahl der Blutblättchen bestätigt. Die Wahl des Mittels wird von den jeweiligen Symptomen des Kindes abhängen.
Die Purpura kann ebenfalls durch eine giftige Substanz hervorgerufen werden; in diesem Falle ist es wichtig, den Verursacher zu ermitteln. Im übrigen gibt es Purpura durch Isoimmunisierung (Bildung von Immunantikörpern durch Antigene eines anderen) oder verbun-

den mit einer Erbkrankheit. Beide erfordern die Behandlung durch einen Hämatologen (Arzt für Bluterkrankungen) — ganz wie im übrigen die Hämophilie (Bluterkrankheit).
Erwähnen wir schließlich noch eine beim Kind relativ häufige Form von Purpura: das Schoenlein-Henoch-Syndrom oder die rheumatoide Purpura oder aber Purpura anaphylactoides, welche weder von einer Störung der Blutblättchen noch von einer Verringerung ihrer Anzahl begleitet ist. Die Erkrankung beginnt mit einem Nesselsuchtausschlag in Verbindung mit zahlreichen, kleinen, purpurartigen Flecken und häufig einem ausgeprägten Ödem. Es sind insbesondere die Füße, die Knöchel und die Handgelenke befallen. Das Kind klagt über Schmerzen in den entsprechenden Gelenken und häufig ebenfalls über starke Bauchschmerzen, oftmals mit Blut in den Stühlen. Zwei Komplikationen sind zu befürchten: die Darmeinstülpung (Invagination) und die Nierenentzündung. Die Erkrankung ist allergischer Natur, wobei der auslösende Faktor sehr unterschiedlich sein kann — beispielsweise eine Impfung. Die Wahl des Mittels muß ein erfahrener homöopathischer Arzt treffen.
Im folgenden sollen nun einige Mittel beschrieben werden, die zur Therapie von Purpura eingesetzt werden.

ARSENICUM ALBUM: Der Patient weist Purpurflecken insbesondere auf dem Rumpf sowie den unteren Gliedmaßen auf und leidet häufig gleichzeitig unter inneren Blutungen vor allem im Darmbereich, so daß die Stühle schwarz sind (Melaena). Man findet auch hier die allgemeinen Symptome des Mittels, das heißt die Unruhe, die Angst (insbesondere nachts ausgeprägt), die Verschlimmerung zwischen 1.00 und 2.00 Uhr morgens, die extreme Kälteempfindlichkeit.
PHOSPHORUS: Die Purpura wird stets von Blutungen mit hellrotem Blut, insbesondere der Nase, begleitet. Der Patient ist sehr erregbar und furchtsam. Er verlangt ständig jemanden an seiner Seite. Er ist ebenfalls kälteempfindlich.
LACHESIS: Die Purpuraflecken sind breiter und nehmen das Aussehen von Ekchymosen (»blaue Flecken«) an. Der Patient leidet ebenfalls unter Darmblutungen mit schwärzlichen Stühlen. Er kann keine Verengung ertragen, insbesondere im Bereich des Halses. Ein Kleidungsstück, das ein wenig eng ist, ruft eine regelrechte Erstickungsangst hervor.

ACIDUM SULFURICUM: Die Purpura wird von einer Schwäche (schwacher und schneller Puls, ausgeprägte Blässe des Gesichts) und einem Gefühl inneren Zitterns (äußerlich nicht sichtbar) begleitet. Das Kind ist unruhig, es tut alles in Eile. Es hat häufig gleichzeitig Verdauungsstörungen: Aufstoßen und sehr saures Erbrechen (Magenbrennen). Der Körper hat einen sauren Geruch. Der Patient leidet unter Aphthen. Es hat einen ausgiebigen Speichelfluß, und sein Atem ist übelriechend.

CROTALUS HORRIDUS ist das Mittel der Blutvergiftungspurpura mit Leberbefall (gelbe Bindehaut). Der Hautausschlag besteht hauptsächlich aus ekchymotischen Flecken (»blaue Flecken«), sehr häufig blutet der Patient durch sämtliche Körperöffnungen, wobei das Blut schwarz ist (ohne Klümpchen).

ARNICA ist ebenfalls bei septischen Zuständen mit Purpura oder ekchymotischen Flecken angezeigt. Der Patient ist in einem halbbewußten Zustand. Das Gesicht ist sehr rot mit in die Augenhöhlen eingesunkenen Augen. Das Gesicht und der Kopf sind sehr warm, während die Nase und der Rest des Körpers kalt sind. Der Patient fröstelt, sobald man ihn aufdeckt.

Wenn es sich um eine rheumatoide Purpura handelt (Schoenlein-Henoch-Syndrom), sind zwei Mittel in besonderem Maße angezeigt: RHUS TOXICODENDRON und LEDUM.

RHUS TOXICODENDRON ist das Mittel, das man im Falle eines polymorphen (vielgestaltigen) Hautausschlags verabreichen sollte, bestehend zugleich aus Papeln, Bläschen und Purpuraflecken, das Ganze auf einer geschwollenen, roten Haut, insbesondere im Bereich der Gelenke. Die Schwellung betrifft mehr das Gewebe um das Gelenk herum als das Gelenk selbst, was charakteristisch für RHUS TOXICODENDRON ist. Die Gelenkschmerzen sind sehr lebhaft, wenn der Patient das Gelenk bewegt, vermindern sich jedoch danach (Besserung durch Bewegung). Die Schmerzen strahlen von oben nach unten aus.

LEDUM: Dieses Mittel hat als charakteristisches Merkmal, daß die Schmerzen von unten nach oben ausstrahlen. Der Gelenkbefall beginnt im übrigen bei den Füßen und breitet sich unter Umständen auf weitere Gelenke aus. Auch hier besteht eine Schwellung um das Gelenk herum, und die Haut ist an dieser Stelle ekchymotisch (blutunterlaufen).

b) Meningokokkämie

Wir müssen dieses Kapitel mit einer Warnung abschließen. Die Purpura ist häufig harmlos, es kommt jedoch vor, daß purpurartige Flecken das Anzeichen einer äußerst schwerwiegenden Krankheit darstellen: der Meningokokkämie, das heißt einer Blutvergiftung durch Meningokokken.

In diesem Fall ist der gesamte Organismus, insbesondere die Hirnhaut, von Meningokokken (Neisseria meningitidis) befallen. Die Temperatur ist im allgemeinen sehr hoch und von einem Schockzustand, Meningitiszeichen und purpurartigen oder ekchymotischen Flecken auf der Haut begleitet. Diese Infektion entwickelt sich stets mit einer überwältigenden Geschwindigkeit und kann den Tod in wenigen Stunden nach sich ziehen.

Es ist folglich von entscheidender Wichtigkeit, sofort eine Diagnose zu stellen, da nur eine auf der Stelle verabreichte Behandlung mit Antibiotika das Kind retten kann. Die Meningokokkämie ist einer der sehr großen Notfälle in der Kinderheilkunde.

Zusammenfassung

Man sollte vor allen Dingen *eine Meningokokkämie nicht verkennen* (welche eine sofortige Krankenhauseinweisung erfordert).

Bei einer *harmlosen Purpura* in Ermangelung genauerer Symptome sind folgende Arzneien angezeigt:
ARSENICUM ALBUM und PHOSPHORUS (Blutung von rotem Blut): wenn die ekchymotischen (blutunterlaufenen) Flecken klein sind.
LACHESIS und CROTALUS HORRIDUS (Leberbefall): wenn die ekchymotischen Flecken groß sind.

Rheumatoide Purpura:
RHUS TOXICODENDRON: Schmerzen, nach unten ausstrahlend.
LEDUM: Schmerzen, nach oben ausstrahlend.

3. Das Blut

a) Beeinträchtigung der roten Blutkörperchen: Anämie

Wir wollen an dieser Stelle nicht versuchen, die verschiedenen Anämieformen des Kindes auch nur annähernd zu beschreiben. Dazu sind sie zu vielfältig. Im großen und ganzen kann man sie aber in zwei Gruppen unterscheiden. Einerseits werden Anämien hervorgerufen durch eine Störung der Produktion von roten Blutkörperchen, andererseits gibt es diejenigen, die infolge einer Zerstörung der roten Blutkörperchen durch Hämolyse entstehen (hämolytische Anämie: verkürzte Überlebenszeit der roten Blutkörperchen).
Zahlreiche Anämien beruhen auf angeborenen oder vererbten Krankheiten und gehören in die Behandlung des Hämatologen. Wir werden uns lediglich den gewöhnlichen Anämien zuwenden, die durch einen Mangel an Eisen oder gegebenenfalls an Folsäure (Folsäuremangelanämie) hervorgerufen werden.
Es sei darauf hingewiesen, daß jeder Neugeborene bis zu einem gewissen Grad anämisch ist. Diese physiologische Anämie des Neugeborenen erfordert normalerweise keine Behandlung, außer bei Frühgeborenen, wo sie eine ernste Form annehmen kann.
Im Verlauf der ersten Lebensmonate kann infolge eines Mangels an Folsäure (in Hefe, Leber, Niere vorkommendes Vitamin des Vitamin-B-Komplexes) manchmal verschlimmert mit einem Mangel an Ascorbinsäure (Vitamin C) eine sogenannte pseudoperniziöse Anämie des Säuglingsalters in Erscheinung treten. Diese Form von Anämie existiert nicht beim brustgenährten Kind oder einem Kind, das mit der heutzutage durch die Industrie hergestellten adaptierten Milch (welche mit Folsäure angereichert wird) ernährt wird, kann jedoch bei einem mit Ziegenmilch ernährten Kind auftreten, die besonders folsäurearm ist. Die Behandlung besteht natürlich darin, dem Kind Folsäure oder gegebenenfalls Ascorbinsäure zu verabreichen.
Häufiger ist die Eisenmangelanämie, welche sich zwischen dem 6. Monat und dem 2. Lebensjahr, ferner im Jugendalter äußern kann. Sie kann ernährungsbezüglichen Ursprungs sein oder durch eine schleppende Infektion, einen chronischen Durchfall oder eine allergische Reaktion auf Kuhmilch hervorgerufen werden. Sie wird häu-

fig von kleinen Blutverlusten in den Stühlen begleitet, die nicht mit bloßem Auge erkennbar sind, doch im Labor nachgewiesen werden können. Diese verstärken nochmals die Anämie und den Eisenmangel. Die Behandlung besteht natürlich darin, gegebenenfalls die Ernährungsstörung, die diese Erkrankung hervorruft, zu korrigieren und dem Kind darüber hinaus Eisen zu verabreichen. Man sollte jedoch insbesondere eine grundlegende Behandlung vornehmen, um die Veranlagung zu therapieren.

Es gibt selbstverständlich viele homöopathische Mittel bei Anämie. Die Wahl wird von den allgemeinen individuellen Symptomen abhängen. Man findet an dieser Stelle erneut die großen Mittel wie ARSENICUM ALBUM, CALCIUM CARBONICUM, CHINA, FERRUM METALLICUM, GRAPHITES, KALIUM ARSENICOSUM, MERCURIUS SOLUBILIS, NATRIUM MURIATICUM, PHOSPHORUS, PULSATILLA, SILICEA und SULFUR.

Wenn die Anämie nach einem ausgiebigen Blutverlust, einer Blutung, auftritt, sollte man sich in Richtung folgender Mittel orientieren: CHINA, FERRUM METALLICUM, CALCIUM, NATRIUM MURIATICUM, ACIDUM PHOSPHORICUM, PHOSPHORUS. Wenn die Anämie die Folgen einer Depression ist, kommt ACIDUM PHOSPHORICUM in Frage, ist Kummer ausschlaggebend, dann wird es NATRIUM MURIATICUM sein.

b) Beeinträchtigung der weißen Blutkörperchen: Leukopenie

Ganz wie es eine Störung der roten Blutkörperchen geben kann, besteht die Möglichkeit einer Störung der weißen Blutkörperchen. Die Leukopenie beruht in einer Verringerung ihrer Anzahl. Diese Erkrankung kann verschiedenartige Ursachen haben. Sie ist häufig die Folge einer Verabreichung bestimmter Medikamente (krampflösende Mittel, Tranquilizer, Antibiotika, Sulfonamide, Antihistaminika usw.), die häufig in der traditionellen Medizin verwendet werden. Sie kann ebenfalls im Rahmen einer viralen oder bakteriellen Infektion auftreten. Schließlich gibt es Leukopenien durch Selbstimmunisierung, erbliche Leukopenien und einige seltene Formen, die hier nicht berücksichtigt werden.

Die Leukopenie äußert sich nicht als solche, man sollte jedoch bei wiederholten Infektionen (insbesondere der Haut) daran denken, wenn die Blutuntersuchung eine Neutropenie ergibt (Verminderung der neutrophilen weißen Blutkörperchen, die am Kampf gegen die Infektion beteiligt sind). Die Behandlung besteht natürlich darin, den verursachenden Faktor zu therapieren und zudem das homöopathische konstitutionelle Mittel zu verabreichen.

Erwähnen wir noch, daß eine Leukopenie bei bestimmten Formen von Leukämie vorhanden sein kann. Es handelt sich hierbei um eine Krankheit, die wegen ihrer Komplexität im Rahmen dieses Buches nicht besprochen wird. Es sei nur angemerkt, daß eine Leukämie mit Hilfe der traditionellen Medikamente behandelt werden muß, man jedoch homöopathische Mittel hinzuziehen kann.

XI.
Erkrankungen des Urogenitalsystems

1. Die Nieren

a) Akute Nierenentzündung

Die akute Nierenentzündung ist fast immer die Komplikation einer Infektion durch Streptokokken, insbesondere einer Angina. Wenn die Infektion abklingt, kommt es zu einem Ödem mit bedeutender Gewichtszunahme durch Wassereinbehaltung. Die Harnuntersuchung läßt das Vorhandensein von roten Blutkörperchen sowie Albumin (ein Eiweißstoff im Blut) erkennen. Der Blutdruck erhöht sich stark, und manchmal (selten) kommt es zu Schüttelkrämpfen. Das Krankheitsbild ist dramatisch, aber der Verlauf ist in 90 Prozent der Fälle von sich aus günstig, obwohl die roten Blutkörperchen und das Albumin manchmal ein Jahr im Harn verbleiben können.
Auch wenn die Streptokokken unmittelbare Auslöser des Problems sind, liegt die wirkliche, tiefe Ursache in der Veranlagung des Betreffenden, und diese sollte insbesondere behandelt werden. Dies kann man nicht oft genug wiederholen.
Im folgenden besprechen wir einige homöopathische Mittel der Nierenentzündung. Halten wir jedoch fest, daß auch im Falle eines akuten Zustandes dasjenige ausgewählt werden sollte, das dem allgemeinen Verhalten des Patienten entspricht.
APIS ist das Mittel, an das man an erster Stelle denken sollte, insbesondere im Anfangsstadium, da sein grundlegendes charakteristisches Merkmal das Ödem ist. Dieses kann allgemein oder lokal begrenzt vorhanden sein, insbesondere im Gesicht (vor allem an den Lidern) oder an den Extremitäten. Es handelt sich nicht um ein hartes Ödem, sondern um ein Ödem von weicher Konsistenz, das eher wie ein Aufgedunsensein aussieht. Die Haut ist nicht rot, sondern

bleich. Der Patient läßt wenig Wasser und hat keinen Durst, auch wenn er fiebrig ist. Er klagt über stechende und brennende Schmerzen (wie von Bienenstichen, was charakteristisch für dieses Mittel ist) im Rücken oder in den Gliedern. Er ist keineswegs unruhig, sondern im Gegenteil sehr niedergeschlagen, auch wenn er im Schlaf wegen Alpträumen Schreie ausstößt. Erwähnen wir noch ein eigenartiges Symptom: Der Patient verspürt einen Stuhldrang beim Wasserlassen.

ARSENICUM ALBUM: Dieses Mittel entspricht einem äußerst unruhigen Kind (im Gegensatz zum Patienten vom APIS-Typus). Es ist ihm unmöglich, im Bett zu bleiben. Es ist besorgt, ängstlich. Es hat Angst vor dem Tod. Das Ödem dehnt sich sehr schnell auf den ganzen Körper aus, beginnt jedoch fast immer an den Gliedmaßen und den Extremitäten, insbesondere den Füßen. Die Haut ist sehr bleich. Der Patient hat stets Atembeschwerden, insbesondere nachts zwischen 1.00 und 3.00 Uhr, ein Zeitpunkt, zu dem die Angst ebenfalls besonders ausgeprägt ist. Aus ebendieser Angst heraus wird er veranlaßt, das Bett zu verlassen. Der Patient hat Durst (im Gegenteil zum APIS-Typus), jedoch nach kleinen, häufig wiederholten Mengen kalten Wassers. Er klagt über brennende Schmerzen, die erstaunlicherweise durch Wärme gebessert werden. In dem spärlichen Harn sind rote Blutkörperchen sowie Albumin.

MERCURIUS CORROSIVUS ist insbesondere angezeigt, wenn die Nierenentzündung nach einer weißen Angina auftritt, welche die charakteristischen Merkmale dieses Mittels aufweist. Der Patient hat stets eine belegte Zunge, welche die Zahneindrücke frei läßt, einen übelriechenden Atem, geschwollenes Zahnfleisch mit häufig zahlreichen kleinen Geschwürbildungen. Er hat einen ausgiebigen Speichelfluß, und der Speichel ist mit Blut gemischt. Die Haut ist feucht und klebrig. Der Patient muß selten Wasser lassen, und sein Durst ist groß.

CANTHARIS: Dieses Mittel ist bei Schmerzen in der Harnröhre und in der Harnblase angezeigt. Der Patient spürt ständig das Bedürfnis, Wasser zu lassen, wobei er trotz seiner zahlreichen Bemühungen nur wenige Tropfen ausscheidet. Das Urinieren wird von einem heftigen brennenden Gefühl begleitet, das bereits vor dem Wasserlassen vorhanden war und danach lange anhält.

b) *Albuminurie (Eiweiß im Harn)*

Wir sagten im vorigen Abschnitt, daß eine mäßige Albuminurie, ob mit oder ohne Hämaturie (Hämoglobinurie; Ausscheidung von rotem Blutfarbstoff im Harn), in der Folge einer akuten Nierenentzündung ein Jahr lang anhalten kann.

Es gibt ebenfalls, insbesondere bei Jugendlichen, eine sogenannte orthostatische Form der Albuminurie. Sie ist insbesondere nach einer körperlichen Anstrengung feststellbar, jedoch morgens, nach der Nachtruhe, praktisch spurlos verschwunden. Diese Albuminurie ist stets bescheidenen Ausmaßes und ohne pathologische Bedeutung. Sie erfordert keinerlei Behandlung.

Wenn man über längere Zeiträume hinweg eine höhere Albuminurie als 100 mg in 24 Stunden vorfindet, kann es sich um eine chronische Nierenentzündung handeln, die therapiert werden muß.

2. Harnwege

a) *Harnwegsentzündungen und urologische Mißbildungen*

Es ist wichtig zu unterstreichen, daß die Harninfektionen beim Kind häufig vorkommen. Wenn ein Kind von weniger als 2 Jahren regelmäßig hohes Fieber aufweist, dessen Ursprung nicht klar zu sein scheint, sollte man Harnuntersuchungen vornehmen, die normalerweise nicht mehr als 10 weiße Blutkörperchen pro Kubikmillimeter hervorbringen sollten.

Andererseits treten die urologischen Mißbildungen (insbesondere der vesiko-ureterale Reflux [ein- oder doppelseitiges Rückfließen von Harn aus der Blase in den Harnleiter]) scheinbar immer häufiger auf. Unterhalb von 2 Jahren äußern sie sich nur durch sehr undeutliche Symptome, insbesondere durch Darmstörungen, Erbrechen und im allgemeinen eine hohe Temperatur. In den unklaren Fällen ist es auf jeden Fall klug, eine Urinuntersuchung vorzunehmen und, auch wenn der Urin normal ist, auf eine Röntgenuntersuchung zurückzugreifen.

Machen wir noch darauf aufmerksam, daß eine intravenöse Urographie (Röntgenkontrastdarstellung der ableitenden Harnorgane, Nierenkelche und Nierenbecken, Harnleiter und Harnblase) nicht ausreichend sein kann und man notgedrungen eine Zystographie hinzufügen muß, das heißt eine Röntgenkontrastdarstellung der zuvor entleerten Harnblase über einen eingeführten Katheter. Eine urologische Mißbildung erfordert fast immer einen chirurgischen Eingriff.

b) Blasenentzündung

Viele Mütter sprechen von einer Blasenentzündung (Zystitis), wenn sie meinen, das Urinieren bereite ihrem Kind Schmerzen. Der Genauigkeit halber sei noch gesagt, daß sie sehr selten beim Jungen, jedoch wesentlich häufiger beim Mädchen vorkommt, da die Vulva in einem stärkeren Maße einer äußeren Infektion ausgesetzt ist. Sehr häufig handelt es sich bei schmerzhaftem Urinieren jedoch um eine Vulvaentzündung, die den Schmerz verursacht, und nicht um einen wirklichen Befall der Harnwege. Unter diesen Umständen genügt es, die Vulva zu desinfizieren (insbesondere mit Hilfe von verdünnter CALENDULA-Urtinktur), um das Problem zu lösen. Diese Erkrankung bei Mädchen wird häufig durch Masturbation hervorgerufen. Hiervon wird später noch die Rede sein.
In bestimmten Fällen kann es sich dennoch um eine wirkliche Entzündung der Harnwege handeln. Es sei darauf hingewiesen, daß die Wahl des angemessenen Mittels schwierig sein kann. Als erster Schritt empfiehlt es sich, daß man herausfindet, ob der Schmerz vor, während oder nach dem Urinieren auftritt. CANTHARIS entspricht Schmerzen, die sich vor, während und nach dem Urinieren äußern. EQUISETUM, THUJA und insbesondere SARSAPARILLA entsprechen Schmerzen, die am Ende des Urinierens auftreten.
CANTHARIS: Der Patient hat ein häufiges und dringendes Bedürfnis, Wasser zu lassen, scheidet jedesmal allerdings nur wenige Tropfen aus. Der Schmerz ist brennend. Er äußert sich vor dem Urinieren und hält dann an, ist folglich ständig vorhanden.
MERCURIUS CORROSIVUS: Der Patient leidet gleichzeitig unter einer Harnröhrenentzündung, die einen dickflüssigen und grünlichen Ausfluß zur Folge hat. Die Symptome von MERCURIUS CORROSIVUS sind dieselben wie von CANTHARIS, werden jedoch von einem heftigen Tenesmus begleitet (schmerzhafte Verkrampfung der After- oder

Harnblasenschließmuskeln), das heißt einem schmerzhaften Bedürfnis, Wasser zu lassen, das jedoch nicht befriedigt werden kann. Der Tenesmus hält nach dem Urinieren an. Der Patient hat wirklich das Gefühl, urinieren zu müssen, es gelingt aber nicht mehr, wobei er eine schmerzhafte Unbehaglichkeit verspürt.

EQUISETUM: Der Patient unterscheidet sich von den vorherigen dadurch, daß er mehr Wasser lassen kann. Die anderen Mittel der Zystitis entsprechen Patienten, die ein Bedürfnis zu urinieren verspüren, sobald eine kleine Menge Urin in der Blase vorhanden ist. Bei EQUISETUM scheint es so, als ob das Bedürfnis zu urinieren sich nur dann äußert, wenn die Blase voll ist, was erklärt, daß die Menge an ausgeschiedenem Urin größer ist. Der Patient klagt über eine Unbehaglichkeit oder sogar einen Schmerz an der Blase, der durch das Urinieren nicht gelindert wird und danach sogar stärker ausgeprägt ist. Zudem ist ein mit den Händen ausgeübter Druck in der Blasengegend schmerzhaft.

STAPHYSAGRIA: Der Patient klagt über einen brennenden Schmerz in der Harnröhre, der beim Urinieren abklingt.

SARSAPARILLA: Der Patient klagt über sehr lebhafte Schmerzen am Ende des Urinierens. Es fällt ihm schwer, im Sitzen zu urinieren. Das Wasserlassen funktioniert nur im Stehen gut.

FORMICA RUFA: Dies ist vor allem ein Mittel bei wiederholt auftretender Zystitis, insbesondere bei Patienten mit einer gewohnheitsmäßigen Stauung im Verdauungsbereich, die eine Harnwegsinfektion (eher subakuter oder chronischer Art) mit Ausgangspunkt im Verdauungsbereich aufweisen, als ob die Kolibakterien (oder andere Keime) des Darms den Harnapparat über den Blutweg infizieren würden. Der Harn ist trüb und von stark ammoniakhaltigem Geruch.

THUJA: Bei einer wiederkehrenden Zystitis muß man unbedingt ein konstitutionelles Mittel in Betracht ziehen, das THUJA sein kann. Es ist dann angezeigt, wenn das Urinieren häufig auftritt, insbesondere nachts, die Blase jedoch nicht vollständig geleert wird. Der Schmerz äußert sich am Ende des Urinierens und hält danach an.

Ohne daß eine wirkliche Zystitis vorliegt, kann man bei einem häufigen und heftigen Bedürfnis, Wasser zu lassen, auf PETROSELINUM zurückgreifen.

Erkrankungen des Urogenitalsystems

Zusammenfassung

Schmerz vor dem Urinieren:
STAPHYSAGRIA: Der Schmerz klingt beim Urinieren ab.

Schmerz vor, während und nach dem Urinieren:
CANTHARIS: wenig Urin (Ausscheidung von einigen Tropfen) und starkes Brennen.
MERCURIUS CORROSIVUS: dieselben Symptome wie CANTHARIS, begleitet von einem scheinbaren Harndrang nach dem Urinieren.
EQUISETUM: große Urinmenge.

Schmerzen am Ende des Urinierens: SARSAPARILLA.

Wiederholte Zystitis:
FORMICA RUFA: trüber, sehr ammoniakhaltiger Urin.
THUJA: Urinieren insbesondere nachts mit anhaltendem Schmerz nach dem Urinieren.

c) Bettnässen (Enuresis)

Die meisten Kinder kontrollieren ihre Schließmuskeln kurz vor dem 2. Lebensjahr; manchen gelingt es jedoch erst mit 2½ Jahren. In diesem Alter näßt das Kind nicht mehr tagsüber ein, kann sich jedoch nachts bis zum Alter von 4 oder 5 Jahren einnässen. Ein wirkliches Enuresisproblem besteht erst ab dem Alter von 5 Jahren.
Wenn die Inkontinenz (Unvermögen, Harn oder Kot zurückzuhalten) sowohl tagsüber wie auch nachts auftritt, muß man eine urologische Mißbildung in Verdacht haben und eine vollständige Untersuchung vornehmen.
Wenn sich die Inkontinenz nur nachts äußert und insbesondere wenn sich das Phänomen nach einer Periode ereignet, während deren das Kind nicht mehr eingenäßt hat, handelt es sich fast immer um ein psychisches Problem. Das Beispiel des Kindes, das erneut wieder ins Bett macht, weil es jetzt einen kleinen Bruder oder eine kleine Schwester hat, ist »klassisch«. Das Problem der gewohnheitsmäßigen Inkontinenz ist schwieriger einzukreisen. In diesen Fällen

kann eine physische Ursache, verbunden mit dem Schließmuskel selbst, in das Geschehen eingreifen, aber das psychische Moment (etwa eine Frustration) ist wohl vorherrschend. Dieses Problem wurde im Kapitel über die Enkopresis (s. S. 342) untersucht. Es sei daran erinnert, daß die Enuresis eine weniger tiefe Störung als die Enkopresis zum Ausdruck bringt; folglich ist sie einfacher zu behandeln. Der unter Enuresis leidende Patient fühlt sich stets gedemütigt, während der unter Enkopresis leidende *scheinbar* Vergnügen daran findet, seine Hose zu beschmutzen.

Die psychologische Betreuung des unter Enuresis leidenden Kindes sollte von einer Erforschung der Qualität seines Schlafs begleitet sein. Sehr häufig haben diese Kinder einen sehr tiefen Schlaf, und nichts kann sie aufwecken. Wenn sie nachts das Bedürfnis haben, Wasser zu lassen, gelangt dieses Bedürfnis häufig nicht ausreichend zu ihrem Bewußtsein, und infolgedessen nässen sie sich gegen ihren Willen ein. Es scheint nützlich zu sein, sie auf einer härteren Matratze schlafen zu lassen oder unter Umständen ein Brett unter die Matratze zu legen, was ihren Schlaf keineswegs behindert, ihn jedoch weniger tief macht, so daß sie sich besser des Bedürfnisses, Wasser zu lassen, bewußt werden. Bestimmte Eltern wecken das Kind während der Nacht — ich habe einige kennengelernt, die es bis zu dreimal während einer Nacht getan haben —, um es auf das Töpfchen zu setzen. Dies ist nicht sehr nützlich, insbesondere wenn, wie es fast immer der Fall ist, das Kind während des Sitzens auf dem »Thrönchen« schläft. Diese Maßnahme kann nur dann wirksam sein, wenn das Kind wirklich wach ist und sich der Tatsache bewußt wird, daß es uriniert. Ansonsten wird das Problem hierdurch eher verstärkt, weil man das Kind nämlich daran gewöhnt, während des Schlafs Wasser zu lassen.

Es gibt im Handel Geräte, die ein Klingeln auslösen und folglich das Kind wecken, sobald es einen Tropfen Urin ausscheidet. Diese Methode löst nichts, da sich die Klingel nur zum Zeitpunkt, wo es einnäßt, auslöst. Vielleicht ist es zweckdienlicher, das Kind aktiv an seiner Heilung zu beteiligen. Wenn es sich um ein Kind im Alter von 8 Jahren oder mehr handelt, kann man es dazu anregen, sich selbst zu korrigieren, indem man ihm vorschlägt, einen Wecker ein- oder zweimal in der Nacht läuten zu lassen, damit es gezwungen ist aufzustehen. Es ist sehr wichtig, daß das Kind, und nicht seine Eltern, selbst den Wecker aufzieht. Es kommt jedoch vor, daß diese Methode unwirksam ist und das Kind einen derartig tiefen Schlaf hat, daß es den Wecker nicht hört, oder aber ihn klingeln läßt, ohne sich die Mühe zu machen, das Bett zu verlassen. Diese letzte Möglichkeit wäre ein Beweis dafür, daß das psychische Problem sehr tief ist und das Kind sich in keiner Weise fähig fühlt, aus eigener Kraft an seiner Heilung zu arbeiten. Man sollte dann auf diese Methode verzichten, ohne das Kind zu schelten, und unter Umständen zu einem späteren Zeitpunkt darauf zurückkommen.

Man empfiehlt ebenfalls, dem Kind beizubringen, seine Schließmuskeln zu kontrollieren: Wenn es im Wachzustand das Bedürfnis verspürt, Wasser zu lassen, soll es versuchen, das Urinieren ein wenig zu verzögern, sich zu kontrollieren — in der Hoffnung, daß ihm dies während seines Schlafs zum Nutzen sein wird.

Das Problem der Enuresis wurde im übrigen im Kapitel über die psychischen Bedürfnisse des Kindes sowie im Kapitel über die Enkopresis erwähnt. Zwecks weiterer Einzelheiten sollte man sich diese Stellen noch einmal anschauen.

Man kann die Störung nur durch eine Antwort auf das psychische Problem des Kindes lösen, folglich ist es erforderlich, auf einen erfahrenen homöopathischen Arzt zurückzugreifen. Hier beschreiben wir jedoch einige Symptome, die uns bei der Wahl des Mittels Orientierungshilfe geben. Im allgemeinen näßt das Kind sowohl zu Beginn wie am Ende der Nacht ein und manchmal sogar mehrere Male während einer Nacht. Wenn das Kind während des ersten Schlafs inkontinent ist, sind CAUSTICUM, SEPIA, manchmal auch KREOSOTUM oder ACIDUM PHOSPHORICUM angezeigt.

Wenn das Kind inkontinent ist, weil es davon träumt, daß es uriniert, können häufig KREOSOTUM (dringendes Bedürfnis), SEPIA, SENEGA, manchmal auch LYCOPODIUM oder LAC CANINUM entsprechen.

Wenn die Inkontinenz mit Unterbrechungen auftritt und insbesondere durch eine Erregung hervorgerufen wird, sollte GELSEMIUM (großes Mittel beim Lampenfieber) in Betracht gezogen werden.

Eine Vielzahl weiterer Mittel kann im Falle von Enuresis angezeigt sein, insbesondere entsprechend dem psychologischen Zusammenhang wie die folgenden Arzneien.

CAUSTICUM (s. o.): besonders emotionales, ängstliches Kind, das bereits am Tag seine Blase schlecht kontrolliert, beispielsweise wenn es lacht oder hustet.

STAPHYSAGRIA: sehr forderndes Kind.

HYOSCYAMUS: eifersüchtiges und jähzorniges Kind, das versucht, anderen weh zu tun.

ARGENTUM NITRICUM: Das Kind äußert große Erwartungsangst.

ARSENICUM ALBUM: Das Kind hat Angst vor dem Tod.

BELLADONNA: Dieses oft beschriebene Mittel erweist sich häufig als sehr nützlich.

XII.
Störungen des Genitalbereichs

1. Ständiges Masturbieren

Die Masturbation ist häufig, üblich, wenn nicht alltäglich im Rahmen von zwei Perioden im Leben des Kindes: im Alter von 3 bis 4 Jahren und im Jugendalter (Pubertät), wobei sie in jeder dieser Perioden eine stark unterschiedliche Bedeutung hat.
Beim Kind im Alter von 3 bis 4 Jahren handelt es sich eher um Neugier: Es entdeckt seine Genitalien und erforscht sie. Es ist ebenfalls das Alter, in dem die Kinder beim bekannten »Doktorspielen« das Geschlecht des jeweils anderen kennenlernen. Diese Erforschungen können für das Kind vergnüglich sein, es merkt, daß es angenehm ist, den Genitalbereich zu reizen, aber das Ganze ist ziemlich harmlos und bereitet keinerlei Probleme.
In der Pubertät weiß das Kind zunächst meist noch nichts mit dem erwachenden Geschlechtstrieb anzufangen und kommt fast zwangsläufig auf die Masturbation. Es ist wichtig, daß es entsprechende Informationen über die Sexualität erhält, um das Phänomen in seiner Bedeutung einschätzen zu können. Der Jugendliche geht fast unausweichlich durch diese Masturbationsperiode hindurch, die man als alltäglich bezeichnen kann und keinerlei Schaden nach sich zieht. Sie nimmt nur dann krankhafte Züge an, wenn ein psychisches Problem das Kind dazu veranlaßt, ständig zu masturbieren. Dieses Problem muß man selbstverständlich zu lösen versuchen. Solche Schwierigkeiten können ebenfalls beim kleinen Kind auftreten: Wenn es sich allzusehr mit seinen Genitalien beschäftigt, deutet dies auf Unstimmigkeiten in psychischer Hinsicht. Das Kind versucht, hierdurch Unzufriedenheit und Frustration zu kompensieren. — An dieser Stelle stoßen wir erneut auf das Problem der psychischen Bedürfnisse des Kindes, ein Thema, das bei vielen

Krankheiten und Störungen unserer kleinen Schützlinge von großem Belang ist.
Es ist wesentlich, daß die Eltern die Unzufriedenheit des Kindes wahrnehmen, versuchen, deren Ursache herauszufinden, und gegebenenfalls auch ihr Verhalten ändern, damit das Kind sein Gleichgewicht wiederfindet. Es nutzt überhaupt nichts, das Kind zu tadeln, weil es masturbiert, oder, noch schlimmer, es gar zu bestrafen oder daran zu hindern. Das Kind wird sein zwanghaftes Masturbieren nur dann wirklich einstellen — bzw. die Selbstbefriedigung auf ein »normales« Maß reduzieren —, wenn man ihm eine Lösung seiner Frustration ermöglicht.
In der homöopathischen Materia medica sind zwar einige Mittel zur Behandlung der ständigen Masturbation genannt, zum Beispiel BUFO RANA, ORIGANUM, HYOSCYAMUS, PLATINUM, USTILAGO MAYDIS und STAPHYSAGRIA. Es ist jedoch ein Irrtum, wenn man meint, die Schwierigkeit könne allein mit Hilfe dieser Arzneien überwunden werden. Das Problem ist lediglich Teil eines Ganzen, und man kann es nur dadurch lösen, indem man es in seiner Gesamtheit in Angriff nimmt — das heißt in Zusammenhang mit dem gesamten Menschen und den äußeren Umständen, die ihn zu der Verhaltensauffälligkeit hingeführt haben. Dies übersteigt in den meisten Fällen die Möglichkeit eines Laien, und man sollte auf den Rat eines erfahrenen homöopathischen Arztes zurückgreifen.

2. Leistenbruch

Ein Leistenbruch ist die Folge eines Prozesses, der sich schon im Mutterleib abspielt: Zwischen dem 3. und dem 9. Monat der Schwangerschaft steigt der Hoden des Kindes von der Bauchhöhle hinunter in den Hodensack. Er wandert dabei durch den Leistenkanal, der sich hinterher in der Regel schließt. Manchmal schließt er sich jedoch nicht, und dann schiebt sich eine Darmschlinge hinein.
Der Leistenbruch kann von Geburt an bestehen oder später in Erscheinung treten. Es ist häufiger bei Jungen als bei Mädchen, gewöhnlich rechts lokalisiert, häufig jedoch beidseitig, auch wenn er nicht auf beiden Seiten sichtbar ist. Wenn ein Leistenbruch links zu erkennen ist, besteht zu 50 Prozent die Gefahr, daß ein nicht sichtbarer

Leistenbruch auch auf der rechten Seite vorhanden ist. Falls ein Leistenbruch rechts sichtbar ist, weisen 10 Prozent der Fälle ebenfalls einen Leistenbruch auf der linken Seite auf.
Bleibt der Bruchsack leer, so kommt es zu keinen Symptomen. Wenn ein Teil des Darms hineingelangt, besteht jedoch die Gefahr eines Darmverschlusses, der häufig innerhalb des ersten Lebensjahres auftritt. Bei den Mädchen kann der Eierstock in den Bruchsack hineingelangen.
Man muß chirurgisch eingreifen, sobald die Diagnose gestellt ist. Man empfiehlt manchmal bestimmte homöopathische Mittel, zum Beispiel LYCOPODIUM oder auch AURUM METALLICUM; sie scheinen jedoch mehr als Unterstützungstherapie von Nutzen zu sein. Das Tragen eines Bruchbandes kommt dann in Betracht, wenn die Operation aus besonderen Gründen nicht möglich sein sollte.

3. Weibliche Genitalien

a) Weißfluß

Viele Mädchen weisen, insbesondere im Jugendalter, Weißfluß (Fluor vaginalis) auf. Diese kann unangenehm sein, hat jedoch meistens keine ernsthaften Folgen. In bestimmten Fällen kann es sich allerdings um eine Infektion handeln, unter Umständen durch Gonokokken; deshalb sollte man immer — auch wenn dies selten ist — eine ärztliche Untersuchung durchführen lassen.
Im allgemeinen ist der Weißfluß eine Äußerung der psorischen (hyporeaktionellen) Konstitution. Der psorische Patient leidet gewissermaßen unter einer Stauung des gesamten Organismus, die einen Blutandrang der Schleimhäute nicht nur des Rachens und der Atemwege, sondern ebenfalls des Genitaltraktes hervorruft. Der Weißfluß ist eine in spezieller Weise notwendige Form der Ausscheidung. Sekundär kann es zu einer leichten Infektion kommen, die im allgemeinen harmlos sein wird.
Die Behandlung des Weißflusses muß diejenige der Konstitution sein. Es ist weniger von Nutzen, die Erkrankung symptomatisch zu behandeln, da sie nur ein Ausdruck eines tieferen Problems darstellt. Hier seien jedoch einige Mittel genannt, die nützlich sein können.

Bevor man aber eine Wahl trifft, ist es ganz wesentlich, zu unterscheiden, ob der Weißfluß scharf (beißend) ist oder nicht.

Nichtscharfer Weißfluß

PULSATILLA ist hier häufig das angezeigte Mittel. Der Weißfluß ist sehr dickflüssig, »sahnig«, stets schmerzlos, nicht scharf und häufig vor den Monatsblutungen stärker ausgeprägt. Er äußert sich insbesondere nachts im Liegen. Wenn das Kind bereits seine Monatsblutungen hat, hören diese hingegen nachts auf, um nur tagsüber in Erscheinung zu treten.
CALCIUM CARBONICUM: Der Weißfluß ist ausgiebig und milchartig. Er ist stärker ausgeprägt vor der Menstruation. Es handelt sich stets um ein dickes, ziemlich apathisches Kind, das über Ermüdung klagt und sehr kälteempfindlich ist, sogar im Bett. Der Weißfluß verstärkt sich während des Urinierens.
BORAX: Dieses Mittel ist angezeigt, wenn der Weißfluß albuminös (eiweißhaltig) aussieht und sehr ausgiebig ist. Der Weißfluß ist warm.

Scharfer Weißfluß

CAUSTICUM: Der Weißfluß ist brennend, tritt nachts in Erscheinung und wird von einer großen Ermüdung begleitet (die Menstruation hört nachts auf).
KREOSOTUM: Der Weißfluß ist regelrecht ätzend und ruft ein heftiges Brennen in der Scheide hervor. Der Ausfluß ist häufig blutgefärbt, eher wenig dickflüssig, wäßrig und hinterläßt gelbe Flecken auf der Wäsche. Er ist ausgiebig. Es handelt sich im allgemeinen um eine geschwächte Patientin, die insbesondere eine Schwäche in den Beinen verspürt.
SEPIA: Der Ausfluß ist gelb, häufig dickflüssig, brennend und sogar wundmachend. Er ist häufig blutgefärbt. Eigenartigerweise tritt der Weißfluß nur tagsüber auf, insbesondere morgens, und ist vor den Monatsblutungen stärker ausgeprägt, oder er »ersetzt« sie.
MERCURIUS SOLUBILIS: Der Ausfluß ist brennend, grünlich, nachts stärker ausgeprägt, häufig blutgefärbt. Der Patient vom Typus MERCURIUS SOLUBILIS hat stets eine stark belegte Zunge, übelriechenden Atem und schwitzt nachts.

HEPAR SULFURIS: Der Ausfluß ist häufig mit Blut vermischt. Er ist sehr scharf, ausgiebig, von eitrigem Aussehen und hat, entsprechend dem charakteristischen Merkmal dieses Mittels, einen Geruch von altem Käse. Die Haut infiziert sich beim HEPAR-SULFURIS-Menschen sehr leicht. Die Wunden brauchen lange, um zu heilen. Der Patient reagiert besonders empfindlich auf Kälte.

ALUMINA: Der Weißfluß ist nicht nur scharf, sondern zudem wäßrig, häufig ein wenig blutgefärbt und insbesondere derartig stark, daß er an den Beinen hinunterläuft. Er tritt häufig plötzlich und unvorhersehbar mitten am Tag in Erscheinung, was sehr lästig für die Patienten ist. Der Patient vom Typus ALUMINA ist stets körperlich niedergeschlagen und deprimiert.

GRAPHITES ist insbesondere dann angezeigt, wenn der Weißfluß die Monatsblutungen »ersetzt«. Der Ausfluß ist stets scharf (mit Wundreibung der Oberschenkel), sehr klebrig, dünnflüssig und morgens sowie vor der Menstruation stärker ausgeprägt. Es handelt sich gewöhnlich um eine dicke, kälteempfindliche Patientin mit einer ungesunden, insbesondere in den Falten rissigen Haut. Die Risse lassen eine honigartige Flüssigkeit hervorquellen.

ACIDUM NITRICUM: Dieses Mittel ist angezeigt, wenn der Weißfluß derart scharf ist, daß er sehr schmerzhafte Geschwürbildungen hervorruft. Der Ausfluß ist braun und enthält häufig Blut.

MAGNESIUM SULFURICUM: Der Weißfluß ist brennend, dickflüssig, genauso stark wie die Monatsblutungen (ALUMINA, CAUSTICUM, KREOSOTUM) und wird durch Bewegung verschlimmert. Man sollte bei solchen jungen Mädchen an MAGNESIUM SULFURICUM denken, die außerdem Warzen aufweisen.

CUBEBA: Dieses Mittel entspricht sehr kleinen Mädchen (der Weißfluß kann bei kleinen Mädchen im Alter von 3 oder 4 Jahren auftreten) beim Fehlen von genauen Symptomen, insbesondere wenn gleichzeitig ein chronischer Nasen-Rachen-Katarrh sowie eine intermittierende (zeitweise aussetzende) Zystitis (Blasenentzündung) besteht.

Zusammenfassung

● SCHÄRFE:

NICHTSCHARFER WEISSFLUSS:
PULSATILLA: »sahniger« Weißfluß, insbesondere nachts (während die Monatsblutungen nachts aufhören), häufig stärker ausgeprägt vor den Monatsblutungen.
CALCIUM CARBONICUM: sehr ausgiebiger, milchartiger Weißfluß, häufig ausgeprägter vor den Monatsblutungen bei einem dicken, apathischen Kind.
BORAX: ausgiebiger Weißfluß, wie Eiweiß und warm.

SCHARFER WEISSFLUSS:
— Genauso ausgiebig wie die Monatsblutungen:
ALUMINA: Der Weißfluß ist häufig ein wenig blutgefärbt und tritt unvorhersehbar auf.
KREOSOTUM: Der Weißfluß ist häufig blutgefärbt und wundmachend.
CAUSTICUM: nächtlicher Weißfluß (während die Monatsblutungen nachts aufhören) mit großer Schwäche.
MAGNESIUM SULFURICUM: Der Weißfluß wird durch Bewegung verschlechtert, Warzen.
— Die Monatsblutungen »ersetzend« oder ihnen vorhergehend:
GRAPHITES: zähflüssiger Weißfluß, welcher die Monatsblutungen »ersetzt« und insbesondere morgens auftritt.
SEPIA: Der Weißfluß »ersetzt« die Monatsblutungen oder ist vor ihnen stärker ausgeprägt, häufig blutgefärbt und tritt tagsüber in Erscheinung, insbesondere morgens.
— Häufig blutgefärbt:
MERCURIUS SOLUBILIS: grünlicher und häufig mit Blut vermischter Weißfluß, nachts stärker ausgeprägt.
HEPAR SULFURIS: Der Weißfluß hat den Geruch von altem Käse und ist häufig mit ein wenig Blut vermischt.
ACIDUM NITRICUM, ALUMINA, KREOSOTUM und SEPIA: häufig blutgefärbter Weißfluß, der Geschwürbildungen hervorruft.

● KONSISTENZ:

DICKFLÜSSIG:
BORAX, CALCIUM CARBONICUM und PULSATILLA: nicht scharf.
MAGNESIUM SULFURICUM, SEPIA (häufig gelatinös): scharf.

FLÜSSIG, WÄSSRIG, SCHARF:
ALUMINA, GRAPHITES: zähflüssig.
KREOSOTUM: häufig von dunkler Farbe und mit Blut vermischt.
ACIDUM NITRICUM: mit Blut.
CAUSTICUM: nachts auftretend.
ALUMINA: plötzliches Auftreten.

● FARBE:

WEISS, NICHT SCHARF:
CALCIUM CARBONICUM: milchartiger Weißfluß, häufig jedoch ebenfalls gelatinös.
BORAX: Weißfluß wie Eiweiß.

GELB:
— Nicht scharf: PULSATILLA, CALCIUM CARBONICUM (häufig jedoch weiß).
— Scharf: SEPIA, KREOSOTUM (Weißfluß von gelber Farbe, der die Wäsche befleckt).

BRAUN: ACIDUM NITRICUM (wundmachender Ausfluß, der Geschwürbildungen hervorruft und die Wäsche befleckt).

GRÜN:
MERCURIUS SOLUBILIS: insbesondere.
ACIDUM NITRICUM, PULSATILLA und SEPIA: manchmal wäßriger Weißfluß.
NATRIUM SULFURICUM: mit begleitender Heiserkeit.

● STARKER GERUCH:

ACIDUM NITRICUM, SEPIA, KREOSOTUM, HEPAR SULFURIS.

- **ZEITPUNKT:**

STÄRKER VOR MONATSBLUTUNGEN:
GRAPHITES, SEPIA und CALCIUM CARBONICUM: insbesondere.
KREOSOTUM, PULSATILLA und ALUMINA: gelegentlich.

NUR NACHTS:
PULSATILLA und CAUSTICUM: Die Monatsblutungen hören nachts auf.
MERCURIUS SOLUBILIS: grünlicher Weißfluß.

NUR TAGSÜBER:
GRAPHITES: insbesondere morgens, vor oder anstelle der Monatsblutungen.
SEPIA: Der Weißfluß tritt insbesondere morgens auf, geht den Monatsblutungen voraus oder »ersetzt« sie.
ALUMINA: Der Weißfluß tritt plötzlich und unvorhersehbar auf.

- **BEI KLEINEN MÄDCHEN:**

CUBEBA: begleitende chronische Nasen-Rachen-Entzündung.
CALCIUM CARBONICUM, PULSATILLA und SEPIA: gemäß den allgemeinen charakteristischen Merkmalen des Kindes.

b) Menstruationsstörungen

Die Pubertät des Mädchens verläuft nicht immer ohne Probleme. Wenn beispielsweise das Auftreten der Monatsblutungen auf sich warten läßt, ist dies häufig ein besorgniserregender Umstand. Vor allem drei Probleme können sich herausstellen: Die Blutungen können ausbleiben, unregelmäßig oder zu ausgiebig sein.

Amenorrhoe und menstruale Unregelmäßigkeiten

Amenorrhoe bedeutet Ausbleiben bzw. Fehlen der monatlichen Regelblutung. Das Erscheinungsdatum der ersten Monatsblutung ist je nach Klima, Art, Rasse und Individuum unterschiedlich. Die erste

Menstruation tritt im allgemeinen vor dem 14. Lebensjahr auf, kann jedoch auch sehr viel später einsetzen, was nicht besorgniserregend zu sein braucht. Wenn die Amenorrhoe allerdings anhält, also bis etwa zum 18. Geburtstag keine Menstruation aufgetreten ist, muß eine ärztliche Untersuchung durchgeführt werden, um herauszufinden, ob hormonelle bzw. organische Störungen die Ursache für diese Anomalie darstellen.

Darüber hinaus ist es selten, daß der Menstruationszyklus, hat er einmal begonnen, von vornherein regelmäßig ist. Es kommt zu zahlreichen Unregelmäßigkeiten in den Monaten nach den ersten Menstruationen; sie sind normalerweise jedoch ohne Bedeutung und korrigieren sich von selbst.

Bei einer Amenorrhoe oder bei menstrualen Unregelmäßigkeiten können homöopathische Mittel verabreicht werden, deren Wahl sich nach den im folgenden beschriebenen Kriterien richten sollte:

PULSATILLA: Dieses Mittel ist häufig nützlich bei jungen Mädchen mit unregelmäßigen Monatsblutungen. Die erste Menstruation tritt erst sehr spät auf, anschließend erweisen sich die Monatsblutungen (von schwarzem Blut) als sehr unregelmäßig; sie treten stets mit einer großen Verspätung auf, sind wenig ausgiebig und von kurzer Dauer. Sehr häufig sind sie intermittierend: Sie hören auf, um ein wenig später wieder einzusetzen. Sie treten nur tagsüber auf und werden nachts von dickflüssigem, jedoch niemals scharfem Weißfluß abgelöst; die Sekretionen des PULSATILLA-Typus, welcher Art auch immer, sind niemals wundmachend. Der periphere, venöse Kreislauf ist schwach: Die Hände und Füße sind häufig bläulich. Das Kind fröstelt leicht, erträgt jedoch nicht die Wärme. Seitdem das Mädchen seine Monatsblutungen hat, ist es sehr leicht erregbar, gefühlsbetont, weint wegen Kleinigkeiten und wechselt insbesondere sehr plötzlich vom Lachen zum Weinen und umgekehrt. Manchmal beobachtet man eine Unterbrechung der Monatsblutungen infolge einer Verkühlung oder wenn es Kummer hatte.

FERRUM METALLICUM: Es kommt vor, daß statt der Monatsblutungen ein Blutverlust an einer anderen Körperstelle einsetzt, insbesondere in der Nase. Die Monatsblutungen sind häufig intermittierend und hören während 2 bis 3 Tagen auf, um anschließend wieder aufzutreten. Der Ausfluß ist wäßrig mit hellem Blut. Das Kind ist stets sehr anämisch (die Blutuntersuchung bestätigt es) mit bleichen Schleimhäuten sowie einem sehr bleichen Gesicht. Dennoch, und dies ist sehr charakteristisch, kann die Blässe von einem Moment zum anderen durch eine starke Rötung abgelöst werden. Die Abwechslung zwischen Rötung und Blässe in der Folge einer Tätigkeit oder einer gefühlsmäßigen Erregung kennzeichnet die Indikation dieses Mittels. Zwischen den Monatsblutungen besteht häufig ein scharfer Weißfluß. Oft blutet das Kind ebenfalls aus der Nase oder spuckt sogar Blut, wenn es hustet, ohne daß es sich deswegen etwa um Tuberkulose handelt.

SENECIO ist angezeigt, wenn es sich um ein junges Mädchen handelt, das viel hustet und beim Fehlen der Monatsblutungen Nasenbluten ebenso wie Blut im Schleimauswurf oder sogar im Urin aufweist. Die Abwesenheit der Monatsblutungen wird von starken Schmerzen im Rücken begleitet. Wenn die Monatsblutungen wieder auftreten, werden der Husten, das Nasenbluten und die etwaige Harninfektion gelindert, oder sie klingen sogar ab.

SEPIA: Dieses Mittel entspricht einem jungen Mädchen mit ungenügenden Monatsblutungen, das als charakteristisches Merkmal ein Gefühl im Unterleib hat, als wäre ein Druck nach unten derart stark ausgeprägt, daß ihre Organe durch die Vulva herauskämen (MUREX PURPUREUS, LILIUM TIGRINUM, LAC CANINUM, BELLADONNA. Dies veranlaßt sie, häufig die Beine zu kreuzen. Außer dem Druckgefühl verspürt sie einen starken Schmerz im Rücken. Das junge Mädchen hat stets einen brennenden und so scharfen Weißfluß, daß er die Oberschenkel wund macht. Manchmal hören die Blutungen infolge einer Verkühlung auf.

CALCIUM CARBONICUM ist das Mittel, an das man denken sollte, wenn das junge Mädchen mit unregelmäßigen Monatsblutungen dick ist und apathisch aussieht. Die Patientin schwitzt stets sehr stark, insbesondere am Kopf, sogar bei Ruhe oder in einem kalten Zimmer. Trotzdem ist sie sehr kälteempfindlich und klagt insbesondere darüber, daß ihr kalt an den Beinen sei, als ob sie kalte und feuchte Strümpfe tragen würde. Man beobachtet stets Weißfluß, der sich während des Urinierens verstärkt. Es handelt sich um ein Kind von umgänglichem, folgsamem Naturell, das jedoch schnell eingeschnappt ist. Die Monatsblutungen hören manchmal infolge einer Verkühlung, nachdem es sich durchnäßt hat, auf.

GRAPHITES: Dies ist ebenfalls ein Mittel, das einem kälteempfindlichen, fettleibigen Kind entspricht. Das Mädchen leidet stets an Verstopfung und ist stark veranlagt für Ekzeme, die nässend und rissig sind. Die Monatsblutungen liegen zeitlich weit auseinander und sind wenig ausgiebig; das Blut ist sehr bleich, enthält jedoch manchmal schwarze Klümpchen. Wenn die Monatsblutungen aufhören, tritt ein weißer, ausgiebiger, sehr zähflüssiger Weißfluß in Erscheinung und ruft einen heftigen Juckreiz hervor. Das Kind vom GRAPHITES-Typus sieht träge aus wie bei CALCIUM CARBONICUM. Es widersetzt sich jedoch leicht, und scheinbar macht es sich über Ermahnungen, die man ihm zuteil werden läßt, lustig.

KALIUM CARBONICUM ist ebenfalls eine Arznei für ein wohlbeleibtes Kind, das häufig eine Schwellung des oberen Lids und der Nasenwurzel aufweist. Es ist kreidebleich, anämisch, hat sehr weiche Muskeln, und es klagt stets über Ermüdung. Es schwitzt sehr stark auch bei der geringsten Anstrengung und leidet nach einer körperlichen Tätigkeit immer unter Muskelkater sowie Rückenschmerzen, die sich insbesondere zwischen 2.00 und 3.00 Uhr morgens äußern. Man sollte vor allem dann an KALIUM CARBONICUM denken, wenn die Blutungen seit Monaten nicht mehr aufgetreten sind.

Es sei darauf hingewiesen, daß der Ausfall der Monatsblutungen eine Schilddrüsenüberfunktion nach sich ziehen kann (s. S. 666). Als Mittel kommen in diesem Fall dann häufig FERRUM JODATUM oder LACHESIS in Frage.

Menorrhagie, Metrorrhagie und Dysmenorrhoe

Die Blutungen können aufgrund ihres Auftretens außerhalb der Menstruation (Metrorrhagie) und der sie begleitenden Schmerzen (Dysmenorrhoe), durch ihre zu lange Dauer oder ihre häufige Wiederholung (Menorrhagie) anomal sein. Ungewöhnlich starke und schmerzhafte Monatsblutungen sind überhaupt nicht selten beim jungen Mädchen. Manchmal nehmen sie das Aussehen von regelrechten Hämorrhagien (krankhaften Blutungen) an. Es ist unerläßlich, zu überprüfen, ob nicht eine organische Störung (Blutkrankheit mit Störungen der Gerinnung, Entzündungszustand oder Tumor des Eierstocks) die Ursache dieses Phänomens darstellt. Meistens sind diese anomalen Hämorrhagien jedoch einzig

und allein die Folge einer noch unvollkommenen Eierstockfunktion.
Für die Wahl des Mittels ist es nützlich, daß man unterscheidet, ob die Blutungen von roter oder schwarzer Farbe sind.

- ROTES BLUT:

BELLADONNA: Die Monatsblutungen sind sehr stark, das Blut ist hellrot (manchmal mit schwarzen Klümpchen) und wird als warm wahrgenommen. Die Patientin hat das Gefühl, es bestehe ein Druck der Organe nach unten (LILIUM TIGRINUM, MUREX, SEPIA, LAC CANINUM).
ERIGERON: Die Monatsblutungen sind ausgiebig, das Blut ist leuchtend rot. Bei der geringsten Bewegung setzt eine Verstärkung des Ausflusses ein. Die Patientin klagt über gleichzeitige Schmerzen im Mastdarm und in der Blase mit einem häufigen und schmerzhaften Bedürfnis, Wasser zu lassen.
IPECACUANHA: Die Monatsblutungen liegen sehr nahe beieinander, sind sehr stark, das Blut ist leuchtend rot. Sie werden von Übelkeit und Atembeklemmung begleitet. Die Patientin klagt über Schmerzen im Nabelbereich, die zur Gebärmutter ausstrahlen.
TRILLIUM PENDULUM: Die vielfältigen hämorrhagischen Erscheinungen (Zahnfleisch, Nase, Darm, Magen, Atemwege) werden durch ein großes Gefühl von Schwäche und Schwindel begleitet. Der Gebärmutterausfluß (häufig alle 15 Tage) ähnelt einer regelrechten Hämorrhagie. Das Blut ist hellrot und läuft »in Strömen«. Das Befinden der Patientin wird durch die geringste Bewegung verschlimmert, und sie fühlt sich sehr schwach. Sie hat den Eindruck, als ob sich ihr Becken ausrenken würde, und möchte es demzufolge mit einem engen Verband umschließen.
SABINA: Die Symptome sind diejenigen von TRILLIUM PENDULUM sehr nahe. Es besteht eine Hämorrhagie mit hellrotem Blut (vermischt mit schwarzen Klümpchen), das »in Strömen« fließt. Der Zustand der Patientin wird durch die geringste Bewegung verschlimmert, ebenfalls durch Wärme, vor allem die des Zimmers. Sie verspürt kongestive Wallungen (Blutandrang) und möchte die Fenster geöffnet haben. Wie bei TRILLIUM PENDULUM leidet sie unter einem sehr lebhaften Schmerz im Becken, doch strahlt er in diesem Fall vom Kreuzbein zum Schambein aus. Zudem gehen stechende Schmerzen von

der Scheide aus und strahlen nach oben hin. Der Schmerz ist derart ausgeprägt, daß die Patientin gelegentlich schreit. Ein eigenartiges Symptom: Sie erträgt keine Musik, die sie nervös macht. Manchmal sagt sie, die Musik durchdringe ihre Knochen! SABINA ist hauptsächlich bei den Mädchen angezeigt, die ihre Monatsblutungen sehr früh bekommen haben und häufig leichte Blutverluste zwischen den Perioden aufweisen.

- **SCHWARZES BLUT:**

CHINA: Der Ausfluß ist mit dicken schwarzen Klümpchen gemischt. Es handelt sich immer um eine anämische (große Blässe der Haut und der Schleimhäute), erschöpfte Patientin mit starken nächtlichen Schweißen.
BOVISTA: Die Patientin weist insbesondere kleine Blutverluste zwischen zwei normalen Menstruationen auf, kann jedoch sehr starke Regelblutungen mit schwarzem Blut und Klümpchen haben — tagsüber kaum, aber deutlich stärker nachts, manchmal nur nachts. Sehr häufig tritt ein Durchfall vor oder während der Menstruation in Erscheinung (AMMONIUM CARBONICUM). Es sei noch erwähnt, daß der Patient vom Typus BOVISTA stottert und sehr ungeschickt mit seinen Händen ist: Er läßt oft fallen, was er gerade in den Händen hat. Dies ist sowohl auf Ungeschicklichkeit zurückzuführen, wie auch auf einen Mangel an Kraft.
CHAMOMILLA: Der Ausfluß ist mit dicken schwarzen Klümpchen gemischt. Die Patientin ist besonders durch ihre Schmerzunverträglichkeit gekennzeichnet. Sie hört nicht auf zu seufzen, kann nicht still sitzen und sagt, ihre Schmerzen seien unerträglich. Sie geht so weit zu behaupten, daß sie es vorziehen würde zu sterben, als so zu leiden!
SECALE: Die Blutungen entstehen aus schwarzem Blut und werden durch die geringste Bewegung verschlimmert (wie TRILLIUM PENDULUM und SABINA). Sie werden von starken Schmerzen begleitet. Nach den Monatsblutungen bleibt ein wäßriger, blutiger Ausfluß bis zu den nächsten Menses bestehen. Die Patientin neigt zu Ekchymosen (»blauen Flecken«) beim geringsten Stoß. Es handelt sich stets um eine geschwächte, häufig sehr anämische Patientin mit faltiger Haut und schwachen Muskeln. Die Haut des Kindes ist sehr kalt, sogar eisig beim

Berühren, insbesondere im Bereich der Extremitäten. Dennoch erträgt es das Kind nicht, bedeckt zu werden, und sucht stets die Kühle.

MAGNESIUM CARBONICUM: Die Monatsblutungen sind wenig ausgiebig und treten mit Verspätung auf. Sie bestehen aus schwarzem Blut und sind nachts stärker oder treten manchmal nur nachts während des Schlafs auf. Vor den Monatsblutungen leidet die Patientin unter Schmerzen im Rachen oder an einer Nasenschleimhautentzündung mit verstopfter Nase.

MAGNESIUM SULFURICUM: Die Monatsblutungen sind stark; das Blut ist dunkel. Sie treten alle 15 Tage auf, es bestehen häufig Blutverluste zwischen den Monatsblutungen. Das charakteristische Merkmal dieses Mittels ist ein genauso starker Weißfluß wie die Monatsblutungen. Es handelt sich im allgemeinen um junge Mädchen, die auch zu Warzen neigen.

THLASPI: Der Ausfluß ist gemischt mit dicken schwarzen Klümpchen. Die Menorrhagie und die Schmerzen treten insbesondere am zweiten Tag der Monatsblutungen auf, diese sind stets von langer Dauer; sie dauern 10 bis 15 Tage. Eigenartigerweise sind die Monatsblutungen nur bei jedem zweiten Zyklus ausgiebig.

LILIUM TIGRINUM: Die Blutverluste treten nur tagsüber auf und wenn sich die Patientin in Bewegung setzt, wenn sie geht; sie hören auf, wen sie unbeweglich bleibt. Wie im Falle von SEPIA und MUREX verspürt sie einen Druck der Organe nach unten. Es handelt sich um ein junges Mädchen, das einen starken Sexualtrieb hat, was ihr ein Schuldgefühl gibt. Sie ist sehr besorgt um ihre Gesundheit und fürchtet sich sehr vor Krankheit.

MUREX PURPUREUS: Der Sexualtrieb ist beim MUREX-PURPUREUS-Typus ebenfalls stark und wird durch die geringste Berührung der Genitalien verstärkt. Wie bei LILIUM TIGRINUM verspürt die Patientin einen Druck der Gebärmutter nach unten, der sie dazu verleitet, sich zu setzen und die Beine zu kreuzen. Die Monatsblutungen sind ausgiebig und weisen dicke Klümpchen auf. Sie liegen zeitlich sehr nahe beieinander und sind von langer Dauer.

USTILAGO MAYDIS: Das Blut gerinnt in kleinen schwarzen Klümpchen oder aber in langen Fäden. Zwischen den Perioden fängt das Blut bei der geringsten Ursache zu laufen an. Die Patienten klagt über einen Schmerz unter der linken Brust (und nicht in der Brust), ebenfalls im linken Eierstock.

● DYSMENORRHOE

Die Störung, durch die das junge Mädchen am häufigsten beeinträchtigt wird, ist der Schmerz. Dieser wird im allgemeinen von anderen, zuvor beschriebenen Symptomen begleitet, die uns die Richtung zum entsprechenden Mittel weisen. Es ist jedoch nützlich, die für eine Dysmenorrhoe spezifischen Mittel zu erwähnen.
Dysmenorrhoe bedeutet, wir sagten es bereits weiter oben, soviel wie schmerzhafte Monatsblutungen. Wir werden jedoch ebenfalls die manchmal sehr große Schwäche, an der bestimmte junge Mädchen während der Blutungen leiden, unter dieser Rubrik einordnen.
Es sei noch hinzugefügt, daß man ermitteln muß, ob die Schmerzen am ersten Tag in Erscheinung treten, zum Zeitpunkt, wenn die Monatsblutungen einsetzen, ob sie während ihrer gesamten Dauer anhalten oder unter Umständen in der Zeit zwischen den Menses auftreten. Zudem muß man feststellen, ob die Blutungen zu früh oder zu spät auftreten und ob sie aus rotem oder schwarzem Blut bestehen.

ACTAE RACEMOSA: Dies ist ein Mittel, das insbesondere dann angezeigt sein kann, wenn die Schmerzen am ersten Tag der Periode auftreten. Der Ausfluß ist sehr ausgiebig, und je stärker er ist, desto heftiger sind die Schmerzen. Sie sind hauptsächlich links lokalisiert. Das Blut enthält schwarze Klümpchen.
MAGNESIUM PHOSPHORICUM: Die sehr starken Schmerzen äußern sich insbesondere am ersten Tag der Menses. Sie verringern sich, wenn die Blutung eingesetzt hat. Ihr Sitz ist insbesondere rechts, und sie werden durch Wärme gelindert — und wenn sich die Patientin zusammenkrümmt. Das Blut ist schwarz. Die Menstruation tritt zu früh auf.
BELLADONNA: Wenn die Schmerzen während der Monatsblutungen anhalten, ist dies das Mittel, das man in Betracht ziehen sollte. Sie sind sehr lebhaft und beginnen plötzlich, um genauso plötzlich wieder abzuklingen. Sie werden durch die geringste Erschütterung, die geringste Berührung verschlimmert. Die Patientin hat den Eindruck, das Blut sei warm. Es ist rot, kann jedoch schwarze Klümpchen enthalten. Die Menses treten zu früh auf.
CHAMOMILLA: Die Schmerzen sind äußerst heftig, werden als unerträg-

lich bezeichnet und rufen eine große Unruhe sowie Wutanfälle hervor. Die Blutungen sind zu früh (BELLADONNA und MAGNESIUM PHOSPHORICUM). Das Blut ist schwarz wie bei der Patientin vom Typus MAGNESIUM PHOSPHORICUM (bei BELLADONNA ist das Blut rot).

PULSATILLA: Die Patientin beklagt Störungen in sämtlichen Stadien der Menstruation. Vor den Blutungen klagt sie über Frösteln. Während der Menses hat sie Tränen in den Augen vor lauter Schmerzen (das Kind vom Typus PULSATILLA ist weinerlich, hängt an seiner Mutter). Nach der Periode verbleibt ein Verengungsgefühl im Bereich der Gebärmutter. Häufig tritt noch ein Durchfall während und nach der Regel auf, die oft verspätet einsetzt. Sie besteht aus schwarzem Blut. Nachts hören die Blutungen auf.

VIBURNUM OPULUS: Die Monatsblutungen treten mit Verspätung auf. Die Schmerzen befinden sich im Bauch- und Bauchnabelbereich. Sie werden manchmal von einem häufig auftretenden Bedürfnis, Wasser zu lassen, begleitet.

BORAX: Den sehr schmerzhaften Monatsblutungen geht ein starker eiweißähnlicher Weißfluß voraus.

CAULOPHYLLUM: Die Monatsblutungen sind nicht sehr stark, werden jedoch von Krämpfen begleitet, die häufig in der Zeit zwischen den Menses anhalten.

GELSEMIUM: Dies ist das angezeigte Mittel, wenn die Monatsblutungen mit einer großen Schwäche sowie Zittern einhergehen. Die Schmerzen sind sehr lebhaft und strahlen zum Rücken und den Hüften aus. Eigenartiges Symptom: Die Patientin ist während der Monatsblutungen heiser, manchmal sogar stimmlos.

COCCULUS: Eine große Schwäche, doch ohne Zittern, begleitet die Perioden, die sehr eng beieinanderliegen (alle 15 Tage), sehr ausgiebig (mit Klümpchen) und schmerzhaft sind. Das charakteristische Merkmal von COCCULUS ist eine ständige Präsenz von Übelkeit, Schwindel und Kopfschmerzen. Die Menses werden verschlimmert, wenn die Patientin steht oder geht.

Besserung von Störungen durch die Menses

Einige weitere Besonderheiten verdienen es, erwähnt zu werden. Sie können als zusätzliche Orientierungspunkte zur richtigen Wahl des Mittels dienen.

Für zahlreiche Frauen sowie in noch stärkerem Maße für die jungen Mädchen sind die Monatsblutungen beispielsweise ganz wie die vorhergehende oder darauffolgende Periode eine Quelle von Problemen. Wenn die vor der Periode auftretenden Störungen automatisch beim Einsetzen des menstrualen Ausflusses nachlassen, sollte man an zwei Mittel denken: LACHESIS und ZINCUM.

LACHESIS: Dieses Mittel entspricht einer Patientin, die, obwohl sehr redselig, von depressivem Naturell ist (sie reagiert sehr empfindlich auf Kummer und Ärger), insbesondere morgens. Abends oder nachts ist sie deutlich aktiver, vor allem geistig. Sie fürchtet sich davor, zu Bett zu gehen, da es vorkommt, daß insbesondere ihre Atmung zum Zeitpunkt des Einschlafens aussetzt. Im übrigen werden all ihre Symptome durch Schlaf verschlimmert, so daß der Morgen, beim Aufwachen, für sie der schlechteste Augenblick eines Tages ist. Sie ist eifersüchtig, argwöhnisch. Sie verträgt keinerlei Verengung: Ein Kleidungsstück, das ihre Taille oder ihren Hals einengt, ruft Beklemmungsängste hervor. Diese Unverträglichkeit sowie die häufigen Kopfschmerzen, das Spannungsgefühl und die depressive Neigung klingen beim Einsetzen der Monatsblutung ab.

ZINCUM ist ein Mittel, das einer Patientin mit einer schwachen Vitalität entspricht. Sie ist sehr asthenisch (kraftlos), häufig stark abgemagert (trotz eines beträchtlichen Appetits). Sie verspürt das ständige Bedürfnis, Beine und Füße zu bewegen, sogar im Schlaf; während des Schlafens wird ihr gesamter Körper durch Zusammenzuckungen geschüttelt. Manchmal wird sie ebenfalls von unwillkürlichen Bewegungen des Kopfes und der Hände ergriffen. Die etwaigen Kopf- und Bauchschmerzen, die Nervosität und die Depression gehen mit der Ankunft der Monatsblutung ganz zurück.

Menstruationsstörungen durch psychische Faktoren

Bestimmte psychische oder physische Phänomene können die Ursache des verfrühten Auftretens, der Stärkung oder der Unterdrückung der Monatsblutung sein. Kummer kann die Monatsblutungen bei einer Patientin vom Typus IGNATIA hervorrufen oder völlig abklingen lassen. Eine Erregung verschlimmert die Monatsblutung der Patientin vom CALCIUM-CARBONICUM-Typus.

— Kummer: IGNATIA insbesondere, jedoch ebenfalls ACONITUM, CHINA, COLOCYNTHIS, PULSATILLA, STAPHISAGRIA.
— Wut: CHAMOMILLA, COLOCYNTHIS, STAPHISAGRIA.
— Schreck: ACONITUM, OPIUM, jedoch ebenfalls KALIUM CARBONICUM und LYCOPODIUM.
— Erregung: CIMICIFUGA, CALCIUM CARBONICUM.
(Siehe auch die Abschnitte »Durch Angst [Kummer usw.] verursachte Störungen« [s. S. 183 ff.])

Ausbleiben der Menses wegen physischer Probleme

— Nachdem sie sich verkühlt hat: ACONITUM, DULCAMARA, PULSATILLA, SEPIA, AMMONIUM CARBONICUM.
— Nachdem sie durchnäßt wurde: CALCIUM CARBONICUM, DULCAMARA, PULSATILLA, RHUS TOXICODENDRON, SENECIO.
— Nachdem sie nasse Füße gehabt hat: PULSATILLA, RHUS TOXICODENDRON.
— Nach einem Bad: ACONITUM, AETHUSA, ANTIMONIUM CRUDUM.
— Indem sie die Hände in kaltes Wasser eintaucht: CONIUM, LAC DEFLORATUM.

Verschiedene Modalitäten

— Die Monatsblutungen treten nur tagsüber auf: insbesondere PULSATILLA, jedoch ebenfalls CACTUS GRANDIFLORUS, CAUSTICUM, LILIUM TIGRINUM.
— Die Monatsblutungen treten nur nachts während des Schlafs auf: BOVISTA, MAGNESIUM CARBONICUM (Monatsblutungen hören auf beim Gehen).
— Die Monatsblutungen hören auf im Liegen: CACTUS GRANDIFLORUS, CAUSTICUM und LILIUM TIGRINUM (Monatsblutungen nur bei Bewegung und Gehen).
— Die Monatsblutungen werden verschlimmert durch Bewegung, beim Gehen: ERIGERON, TRILLIUM PENDULUM, SABINA, SECALE CORNUTUM, LILIUM TIGRINUM, AMBRA GRISEA, CALCIUM CARBONICUM, COCCULUS (Monatsblutungen ebenfalls verschlimmert bei stehender Haltung, heftige Reisekrankheiten).

— Die Monatsblutungen werden durch Bewegung gebessert: KREOSOTUM, MAGNESIUM MURIATICUM, MAGNESIUM CARBONICUM (die Monatsblutungen hören auf beim Gehen).
— Der Ausfluß ist sehr bleich: FERRUM METALLICUM, GRAPHITES, NATRIUM MURIATICUM.
— Das Aussehen des Ausflusses ändert sich ständig: PULSATILLA.
— Der Ausfluß ist scharf, wundmachend: AMMONIUM CARBONICUM, GRAPHITES, KALIUM CARBONICUM, LACHESIS, SILICEA.

Begleitende Störungen

● DURCHFALL:

— Den Blutungen vorausgehend: AMMONIUM CARBONICUM (zu häufige und starke, im Stehen verstärkte Monatsblutungen, scharfer Weißfluß), BOVISTA, LACHESIS (die Schmerzen hören beim Auftreten der Monatsblutungen auf), NATRIUM SULFURICUM (Nasenbluten während der Monatsblutungen, grüner Ausfluß mit Heiserkeit), VERATRUM ALBUM (stark ermüdende Monatsblutungen).
— Während der Monatsblutungen: AMMONIUM CARBONICUM, BOVISTA, CAUSTICUM (Monatsblutungen nur am Tag; Weißfluß nachts mit großer Schwäche), KREOSOTUM (Monatsblutungen, begleitet von einer Verringerung der Gehörschärfe und von Ohrensausen; die Blutungen hören auf im Sitzen oder Gehen, treten wieder auf im Liegen), PHOSPHORUS, PULSATILLA, VERATRUM ALBUM.
— Nach den Monatsblutungen: BOVISTA, LACHESIS, TUBERCULINUM.

● VERSTOPFUNG:

— Vor den Monatsblutungen: GRAPHITES, KALIUM CARBONICUM, LACHESIS, SILICEA.
— Während der Monatsblutungen: GRAPHITES, KALIUM CARBONICUM, NATRIUM MURIATICUM, NATRIUM SULFURICUM, NUX VOMICA, PLATINUM, SEPIA, SILICEA.
— Zum Zeitpunkt, an dem die Periode einsetzen müßte, aber ausbleibt: GRAPHITES.

- **NASENBLUTEN:**

  — Vor den Monatsblutungen: BARIUM CARBONICUM (sehr kälteempfindliche Patientin mit Vergrößerung der Mandeln; sehr spärliche Blutungen, denen ein Schmerz in der Magengrube und in der Mitte des Rückens vorausgeht; häufiges Nasenbluten), LACHESIS, NATRIUM SULFURICUM, PULSATILLA, SULFUR, VERATRUM ALBUM.

  — Während der Monatsblutungen: NATRIUM SULFURICUM, TRILLIUM, SEPIA, SULFUR.

  — Statt der Monatsblutungen: FERRUM METALLICUM, GRAPHITES, HAMAMELIS (venöse Verlangsamung, die Krampfadern, Hämorrhoiden sowie eine Blutungsneigung in allen Körperbereichen nach sich zieht), LACHESIS, SENECIO (PULSATILLA), PHOSPHORUS (körperlich und psychisch überempfindliche Patientin mit Angst vor Gewitter; dünn trotz eines guten Appetits; wenig starke, doch schleppende Monatsblutungen und Blutverlust zwischen den Perioden), auch SABINA.

- **OHNMACHT (oder Ohnmachtsneigung):**

  — Vor den Monatsblutungen: COCCULUS, LACHESIS, LYCOPODIUM, MUREX, NUX MOSCHATA, NUX VOMICA, SEPIA, THUJA.

  — Während der Monatsblutungen: CALCIUM CARBONICUM, CHAMOMILLA, CIMICIFUGA, COCCULUS, IGNATIA, IPECACUANHA, LACHESIS, MOSCHUS, NATRIUM MURIATICUM, NUX VOMICA, PULSATILLA, SARSAPARILLA, SEPIA.

  — Nach den Monatsblutungen: CHINA, LACHESIS, LYCOPODIUM.

Weitere Besonderheiten

  — Wenn gewisse Störungen durch das Auftreten von Monatsblutungen gebessert werden, kommen LACHESIS, ZINCUM und MAGNESIUM CARBONICUM in Betracht.
  LACHESIS: Die verschiedenen Symptome — Kopfschmerzen, Spannungsgefühl, Unverträglichkeit von einengenden Kleidungsstücken, depressive Neigung — klingen ab, wenn die Monatsblutungen einsetzen.
  ZINCUM: Die Nervosität (Unruhe der Beine), die Kopf- und Bauch-

schmerzen, die Depression gehen mit der Ankunft der Monatsblutungen zurück.
MAGNESIUM CARBONICUM: Vor den Monatsblutungen hatte die Betreffende Halsschmerzen und eine verstopfte Nase.
— Blutverlust zwischen den Monatsblutungen: BOVISTA, CALCIUM CARBONICUM, FERRUM METALLICUM, KREOSOTUM, LACHESIS, MAGNESIUM SULFURICUM, PULSATILLA, SECALE, SILICEA, PHOSPHORUS.
— Schmerz in der Bauchnabelgegend: IPECACUANHA, NUX MOSCHATA, VIBURNUM.
— Heiserkeit während der Monatsblutungen: GELSEMIUM.
— Ohrensausen und Verringerung der Gehörschärfe: KRESOSOTUM.

Die Liste von Arzneien und ihren jeweiligen Symptomen ist selbstverständlich nicht vollständig. Außerdem kann ein Mittel entsprechend anderen charakteristischen Merkmalen als denjenigen der Monatsblutungen angezeigt sein. Man kann sich, will man eine dauerhafte Heilung erzielen, nicht auf eine rein symptomatische Therapie beschränken, auch wenn sie zunächst wirksam ist. Mit anderen Worten, wenn sich die menstruellen Störungen wiederholen, kann man dem nur durch eine grundlegende Therapie begegnen, welche die Reaktionen der Patientin in der Gesamtheit berücksichtigen muß.

Zusammenfassung

- **AMENNORRHOE UND MENSTRUALE UNREGELMÄSSIGKEITEN:**

PULSATILLA: insbesondere bei intermittierenden Monatsblutungen, die nur tagsüber auftreten (Weißfluß nachts). Sehr dunkles Blut, Stillstand der Blutungen infolge einer Verkühlung, nach Kummer. Weinerliches Kind.
FERRUM METALLICUM: Nasenbluten (oder Weißfluß) »anstelle« der Monatsblutungen. Sehr bleiches Blut (GRAPHITES), auffällige Anämie, Wechsel zwischen Rötung und Blässe des Gesichts.
SENECIO: Nasenbluten, Husten (manchmal Harnwegsinfektion) bei ausbleibenden Blutungen. Manchmal auch Stillstand der Monatsblutungen nach einer Verkühlung.

SEPIA: ungenügende Monatsblutungen oder Stillstand, manchmal infolge einer Verkühlung. In der Gebärmutter Gefühl eines Drucks nach unten. Scharfer Weißfluß.
CALCIUM CARBONICUM: dickes und weichliches Mädchen. Manchmal Stillstand der Monatsblutungen als Folge einer Verkühlung (nachdem sie sich durchnäßt hat). Sich während des Urinierens verstärkender Weißfluß.
GRAPHITES: Die Monatsblutungen bleiben aus, statt dessen tritt ein scharfer, zähflüssiger Weißfluß auf. Sehr bleicher Ausfluß (FERRUM METALLICUM), Ekzem.
KALIUM CARBONICUM: Amenorrhoe, die seit Monaten andauert. Weichliches Mädchen, das schnell ermüdet und ein aufgedunsenes Gesicht hat.
— Stillstand der Monatsblutungen infolge einer Verkühlung: CALCIUM CARBONICUM, PULSATILLA, SEPIA, SENECIO.
— Stillstand der Monatsblutungen, statt dessen Weißfluß: GRAPHITES, SEPIA, FERRUM METALLICUM.
— Stillstand der Monatsblutungen, statt dessen Nasenbluten: FERRUM METALLICUM und SENECIO.

- **MENORRHAGIE UND METRORRHAGIE:**

ROTES BLUT:
BELLADONNA: Eindruck von warmem Blut, Gefühl eines Drucks der Gebärmutter nach unten.
ERIGERON: häufiges Bedürfnis, Wasser zu lassen.
IPECACUANHA: Übelkeit und Ohnmachtsneigung.
TRILLIUM PENDULUM: sehr nahe beieinanderliegende Monatsblutungen (alle 15 Tage), Nasen- und Zahnfleischbluten.
SABINA: Hitzewallungen (Bedürfnis, die Fenster zu öffnen).

SCHWARZES BLUT:
CHINA: Anämie, dicke schwarze Klümpchen.
BOVISTA: sehr starke Monatsblutungen nachts (oder nur nachts auftretend) mit Klümpchen.
CHAMOMILLA: dicke schwarze Klümpchen, überstarke Schmerzempfindlichkeit.
SECALE: Ekchymosen (»blaue Flecken«) beim geringsten Stoß.

MAGNESIUM CARBONICUM: Halsschmerzen, Schnupfen und verstopfte Nase vor den Monatsblutungen.
MAGNESIUM SULFURICUM: Monatsblutungen alle 15 Tage, sehr starker Weißfluß, Warzen.
THLASPI: ausgiebige Blutungen bei jeder zweiten Periode.
LILIUM TIGRINUM: Monatsblutungen nur tagsüber und bei Bewegung bzw. Gehen. Starker Geschlechtstrieb.
MUREX: sehr nahe beieinanderliegende und langanhaltende Monatsblutungen, starker Sexualtrieb.
USTILAGO MAYDIS: Schmerz unter der linken Brust.

- DYSMENORRHOE:

SCHMERZ ZU BEGINN:
ACTAE RACEMOSA: sehr ausgiebige Blutungen mit schwarzen Klümpchen, Schmerz nur am ersten Tag, insbesondere links.
MAGNESIUM PHOSPHORICUM: schwarzes Blut, Schmerz nur am ersten Tag, insbesondere rechts.
THLASPI: Schmerz insbesondere am zweiten Tag.

WÄHREND DER GANZEN PERIODE:
— Zu frühe Monatsblutungen:
  BELLADONNA: rotes, warmes Blut.
  CHAMOMILLA: schwarzes Blut, unerträgliche Schmerzen.
— Verspätete Monatsblutungen:
  PULSATILLA: schwarzes Blut. Die Blutungen hören nachts auf.
  VIBURNUM OPULUS: Schmerzen in der Bauchnabelgegend. Häufiges Bedürfnis, Wasser zu lassen.

ZWISCHEN DEN PERIODEN: CAULOPHYLLUM.

- SCHWÄCHE:

GELSEMIUM: große Schwäche und Zittern.
COCCULUS: Schwäche, Schwindel und Übelkeit, Verschlimmerung im Stehen und beim Gehen.
VERATRUM ALBUM: gleichzeitig Durchfall.

4. Männlicher Geschlechtsapparat

a) Hydrozele (Wasserbruch)

Bei einer Hydrozele befindet sich eine serös-entzündliche Flüssigkeit in der Scheidenhaut des Hodens, der im allgemeinen stark vergrößert ist. Der »Wasser«- unterscheidet sich vom Leistenbruch u. a. auch dadurch, daß die Schwellung durchscheinend ist (sie leuchtet auf, wenn man eine Taschenlampe hinter den Hodensack hält, im Falle eines Leistenbruchs bleibt sie undurchsichtig.

Die Hydrozele existiert von Geburt an und bildet sich im Laufe des ersten Lebensjahres von selbst zurück. Sie erfordert normalerweise keinerlei Behandlung, es sei denn, es besteht gleichzeitig ein Leistenbruch, was einen chirurgischen Eingriff nötig macht. Wenn die Hydrozele nicht von selbst resorbiert wird — was selten vorkommt —, kann der Arzt eine Punktion vornehmen (Eingehen mit einer Hohlnadel [Kanüle] in eine Körperhöhle) und den Hohlraum anschließend zum Verschluß bringen.

Es scheint so, als ob die Resorption der Flüssigkeit durch die Gabe von homöopathischen Mitteln beschleunigt würde. Man kann, wenn man keine weiteren genauen Symptome kennt, RHODODENDRON verabreichen — oder aber, indem man sich auf die charakteristischen Merkmale des Patienten stützt, Mittel wie CALCIUM CARBONICUM, AURUM METALLICUM und SILICEA geben.

b) Hodenentzündung, -torsion und Kryptorchismus

Wenn das männliche Kind geschlechtsreif ist, kann sich eine Mumpserkrankung mit einer Hodenentzündung (Orchitis) verkomplizieren. Bei einem Mädchen wird es sich um eine Eierstockentzündung handeln, die sich durch Bauchschmerzen äußert und keinerlei andere Behandlung als die des Mumps selbst erfordert. Die häufig sehr beängstigende und insbesondere schmerzhafte Hodenentzündung macht eine angemessene Behandlung nötig, zumal Sterilität die Folge sein kann, wenn beide Hoden betroffen sind.

Das Mittel der Hodenentzündung ist dasjenige, welches den allgemeinen charakteristischen Merkmalen des Patienten während des

akuten Zustands, den er durchmacht, entspricht: Dies kann ACONITUM sein oder BELLADONNA. Gleichwohl können bestimmte lokale Symptome auf weitere Mittel hinweisen.
Bei einer Orchitis ist der Hoden angeschwollen. Der Patient hat starke Schmerzen, die über den Samenstrang in die Schenkel hineinstrahlen, was nicht zu diesem Krankheitsbild gehört und keine besondere Bedeutung hat.
PULSATILLA scheint das nützlichste Mittel zu sein, insbesondere falls die Haut dunkelrot sein sollte und keinerlei Besserung der Symptome (wenn nicht gar eine Verschlimmerung) durch warme Anwendungen zu verzeichnen ist. Vor allem bei einer Hodenentzündung, die einseitig auftritt (diese Erkrankung kann beidseitig sein) und links lokalisiert ist, sollte man auf PULSATILLA zurückgreifen.
CLEMATIS ERECTA ist bei einem Befall des rechten Hodens angezeigt. Der Zustand des Patienten wird stets nachts und durch Wärme verschlimmert.
ARNICA ist angezeigt, wenn die Haut des Hodensacks bläulich, ins Violette gehend, ekchymotisch (blutunterlaufen) aussieht.
Um den Schmerz zu lindern, kann es nützlich sein, örtlich eine Salbe mit 3 Prozent PULSATILLA-Urtinktur aufzutragen.

Ein geschwollener, roter, harter, sehr schmerzhafter Hoden vor und während der Pubertät bedeutet nicht zwangsläufig, daß eine Entzündung besteht, sogar bei Fieber. Es kann sich um eine akute Hodentorsion handeln. Plötzlich, häufig ohne sichtbaren Grund, kann es im Hodensack zu einer Drehung des Gefäßstiels um die eigene Achse kommen (oder der Morgagni-Hydatide [gestieltes, mit Wasser gefülltes Bläschen neben den Hoden]). Der Schmerz ist sehr lebhaft. Der Hoden ist ödematös (rot oder zartrosa); beim Abtasten spürt man, daß sein Umfang und derjenige des Samenstrangs stark zugenommen haben.
Es ist sehr wichtig, eine Torsion zu erkennen, da sie einen sofortigen chirurgischen Eingriff erfordert. Sollte dies nicht geschehen, ist der Hoden funktionell verloren. Dies ist einer der großen Notfälle in der Kinderheilkunde.

Beim Neugeborenen überprüft der Arzt, ob beide Hoden aus der Bauchhöhle in den Hodensack abgestiegen sind. Dabei wird er gegebenenfalls einen hochstehenden Hoden (Kryptorchismus), der nie im Hodensack ist, von einem beweglichen Hoden zu unterscheiden haben. Die tatsächliche Ektopie (Lageveränderung) bedeutet eine ständige Abwesenheit des Hodens, er befindet sich nie im Hodensack. Ein beweglicher Hoden (dies ist häufiger der Fall) ist in bestimmten Zeiten an seinem Platz (Hodensack) und zu anderen Momenten, insbesondere bei den leicht erregbaren Patienten und vor allem während der ärztlichen Untersuchung im Leistenkanal direkt über dem Hodensack. Der bewegliche Hoden erfordert keinerlei Behandlung. Im Falle einer wirklichen Ektopie ist es häufig unbedingt notwendig, chirurgisch einzugreifen, um einer Beeinträchtigung der Hodenfunktion möglichst vorzubeugen.

c) *Phimose (enge Vorhaut)*

Die Mehrzahl der kleinen Jungen weist bei der Geburt eine Phimose auf, das heißt, daß die Vorhaut mit der Eichel verwachsen ist, sie völlig bedeckt und nur eine kleine Öffnung am vorderen Ende zum Vorschein kommen läßt. Viele Eltern und Ärzte sind der Ansicht, dies sei nicht richtig und man müsse die Eichel enthüllen, das heißt die Vorhaut zurückschieben oder im Notfall die Beschneidung durchführen.
Normalerweise bedeutet eine enge Vorhaut im Säuglingsalter gar kein Problem. Es besteht keine Notwendigkeit, diesen Eingriff durchführen zu lassen. Die Manie, die kleinen Jungen zu beschneiden, ist nicht gerechtfertigt. Ein Beweis hierfür ist beispielsweise, daß man früher, bevor dieses Verfahren üblich war, als die zum Militärdienst einberufenen Männer bei der ärztlichen Untersuchung erschienen, praktisch keinen Phimosefall mehr vorfand. Das Problem hatte sich folglich von selbst gelöst.
Die Vorhaut erfährt zum Zeitpunkt der Pubertät eine Reihe von Veränderungen und wird dehnbar: Die Erweiterung geschieht folglich von selbst und schrittweise. Man wendet möglicherweise ein, daß es nicht hygienisch sei, die Eichel bedeckt zu lassen — wegen der weißen Absonderungen, die man zwischen der Eichel und der Vorhaut findet, wobei man sich dabei wohl denkt, es handle sich hierbei um eine Infektion. In Wirklichkeit sind diese Absonderun-

gen (Smegma) völlig normal und schützen gewissermaßen die Eichel.
Die beste Lösung im Falle einer Phimose ist folglich, die Pubertät abzuwarten und zu diesem Zeitpunkt zu überprüfen, ob sich die Vorhaut leicht zurückzieht. Die anderen Verfahren richten mehr Schaden als Gutes an. Wenn man mit einemmal die Vorhaut hinter die Eichel zurückschiebt, zerreißt man zwangsläufig die Haut und die Schleimhaut an einer oder mehreren Stellen. Diese Risse vernarben natürlich, aber das Narbengewebe ist weniger geschmeidig als eine normale Haut oder Schleimhaut. Wenn sich das Zurückschieben wiederholt, jedesmal mit neuen Rissen und neuen Narben, erhält man eine sklerotische (verhärtete) Vorhautöffnung, das heißt, daß sie sich nicht mehr zurückschieben läßt, was genau das gegenteilige Ergebnis von dem erstrebten ist. Die Kinderchirurgen bestätigen diese Theorie und geben zu, daß es insbesondere diejenigen Kinder sind, deren Eichel enthüllt wurde, welche man schließlich operieren muß. Folglich sollten wir Geduld haben und die Pubertät abwarten.
Manche Mütter werden vielleicht nicht überzeugt sein und möchten trotzdem die Eichel eines kleinen Jungen enthüllen. In diesem Fall muß man es mit sehr viel Zartheit und sehr allmählich tun, um keine Risse hervorzurufen. Es sei ebenfalls daran erinnert, daß die Vorhaut stets wieder über die Eichel geschoben werden muß. Wenn man die Vorhaut hinter der Eichel läßt, kann es zu einer äußerst quälenden Einklemmung der Vorhaut (Paraphimose) kommen, die man nur schwer beheben kann und manchmal den Eingriff eines Chirurgen erfordert. Fügen wir noch hinzu, daß, wenn die Eltern aus dem einen oder anderen Grund wünschen, daß die Eichel des kleinen Jungen freiliegt, es in diesem Fall empfehlenswerter ist, von vornherein auf die Beschneidung zurückzugreifen.

d) Gynäkomastie (Brustentwicklung bei Jungen)

Bei dieser Erkrankung handelt es sich um eine Vergrößerung der Brustdrüse beim Jungen. Sie ist häufig einseitig, manchmal beidseitig, jedoch fast immer reversibel. Sie geht zumeist von allein wieder zurück. Dennoch sollte man die Brustentwicklung immer von einem Arzt untersuchen lassen.

Diese Gynäkomastie sieht man häufig beim Neugeborenen. Sie ist die Folge des Übergangs der mütterlichen Hormone durch die Plazenta. Sie heilt von selbst innerhalb einiger Wochen. Eine Warnung ist angesagt vor jeglicher Behandlung, die darin besteht, die in der Drüse enthaltene Milch herauszupressen oder aber auflösende Salben aufzutragen. Dies könnte zu einer Abszeßbildung führen. Es ist fast immer besser, nicht einzugreifen, alles wird dann seine Ordnung wiederfinden. Ein homöopathisches Mittel kann dennoch sehr wirksam sein, es ist LAC CANINUM.

In der Pubertät, zwischen 11 und 16 Jahren, beobachtet man manchmal ebenfalls eine einseitige oder beidseitige Gynäkomastie beim Jugendlichen. Dies stellt häufig ein psychisches Problem für ihn dar, er traut sich beispielsweise nicht mehr, ins Schwimmbad zu gehen. Dieses Phänomen hat jedoch keinerlei pathologische Bedeutung und die Symptome gehen im allgemeinen von selbst zurück, wenn auch manchmal sehr langsam. Mittel wie CALCIUM CARBONICUM, LAC CANINUM und PULSATILLA können nützlich sein.

Bei einer Gynäkomastie stellte man stets überprüfen, ob nicht eine Einnahme von weiblichen Hormonen stattgefunden hat. Bestimmte Medikamente, sogar Salben, und manche Nahrungsmittel können Östrogene enthalten. Das ist eine der häufigsten Ursachen dieser Erkrankung, wobei man beim Jungen eine übermäßige Pigmentbildung der Brustwarze sowie des Warzenhofs feststellt.

Der Arzt wird bei der Untersuchung — die auf jeden Fall durchgeführt werden muß — zunächst prüfen, ob der Patient nicht an einer der Krankheiten leidet, die eine Gynäkomastie nach sich ziehen können: vor allem die Tumoren des Hodens oder der Nebennierenrinde — beides sehr seltene Erkrankungen.

XIII.
Allgemeine Beschwerden

1. Grippe

Gewöhnlich bezeichnet man mit Grippe eine ganze Reihe von sehr unterschiedlichen Krankheiten, die infolge einer Verkühlung auftreten und durch Fieber mit starken Gliederschmerzen und im allgemeinen einem Gefühl sehr großer Ermüdung gekennzeichnet sind. Diese Symptome werden häufig von einer Entzündung des Rachens oder der oberen Atemwege begleitet. Die grundlegenden charakteristischen Merkmale der Erkrankung bleiben jedoch die Gliederschmerzen und die Niedergeschlagenheit.
Die eigentliche Grippe, die »echte Grippe«, wird durch ganz spezifische Viren (Influenzaviren) hervorgerufen, doch sind auch andere Viren für identische Symptome verantwortlich, weswegen all diese Erscheinungen unter der Bezeichnung Grippe eingeordnet werden. Es gibt viele sehr wirksame homöopathische Mittel, die entsprechend den Symptomen ausgewählt werden sollten, die nachstehend beschrieben sind.

a) Gewöhnliche Grippe

Da es sich um einen akuten Zustand handelt, findet man an dieser Stelle die im Kapitel über das Fieber ausgesuchten Mittel, vor allem BELLADONNA und ACONITUM, die insbesondere im Anfangsstadium angezeigt sind, noch bevor die eigentlichen Symptome der Grippe in Erscheinung treten. Zu Beginn dieser Erkrankung sollte man ebenfalls an die folgenden Mittel denken:

CAMPHORA: Dem Patienten scheint es äußerst kalt zu sein, er vermittelt den Eindruck, durchgefroren zu sein. Die Haut ist kalt, eisig, das

Gesicht ist sehr bleich und kalt, die Zunge ebenfalls. Der Patient klagt sogar darüber, daß die eingeatmete Luft eisig sei. Dennoch erträgt er es nicht, bedeckt zu sein, und wirft seine Bettdecke zurück. Er klagt außer über allgemeine Gliederschmerzen über Schmerzen in den Stirnhöhlen. Die Grippe kann ebenfalls durch einen Schnupfen beginnen, dessen charakteristisches Merkmal hier darin besteht, daß er von Schüttelfrost und einer starken Blässe sowie manchmal einer Ohnmachtsneigung begleitet ist. Unterstreichen wir, daß der Zustand von CAMPHORA nur kurze Zeit dauert (maximal 24 Stunden). Man muß dann zu einem anderen Mittel übergehen.

Nach 1 oder 2 Tagen Krankheitsverlauf erreicht die Grippe ihre Höhepunkt, zu diesem Zeitpunkt überwiegen dann auch die Gliederschmerzen und die Niedergeschlagenheit. GELSEMIUM und EUPATORIUM sind im allgemeinen die angezeigten Mittel.

GELSEMIUM: Das Fieber übersteigt im allgemeinen nicht 38°, der Patient ist jedoch sehr niedergeschlagen und derart schläfrig, daß er einen benommenen Eindruck macht. Er kann nur mit Mühe und Not die Augen öffnen, seine Schwäche ist so ausgeprägt, daß es ihm nicht gelingt, deutlich zu sprechen, er murmelt. Er zittert viel, insbesondere wenn er aufsteht. Der Puls ist schwach und langsam. Der Patient hat im allgemeinen sehr wenig Durst. In Extremfällen, diese Symptome sind jedoch völlig charakteristisch für das Mittel, ist das Kind wie niedergeschlagen durch das Fieber, unfähig, die geringste Bewegung auszuführen, sich aufrecht hinzusetzen. Wenn man es aufrichtet, läßt es sich fallen. Wenn man ihm ein Glas reicht, nimmt es dieses nicht oder läßt es fallen. Es traut sich nicht, sich aufzurichten, wenn man es darum bittet, da es Angst hat zusammenzubrechen; und wenn es aufsteht, wird es von einem Zittern erfaßt. Es bittet im übrigen darum, daß man es festhält, oder es klammert sich an seiner Mutter fest — aus Angst zusammenzubrechen.

EUPATORIUM: Der Patient klagt über eine allgemeine Niedergeschlagenheit, Gelenk- und Muskelschmerzen, hauptsächlich in den Waden. Er klagt weiter über Knochenschmerzen insbesondere in der Augengegend, über Schmerzen hinter den Augen und in den Augäpfeln selbst. Hierdurch wird das Mittel gekennzeichnet.

RHUS TOXICODENDRON ist insbesondere angezeigt, wenn die Grippe bei feuchtem Wetter auftritt. Der Patient klagt — wie jeder Grippekranke — über Niedergeschlagenheit, Steifheit und Schmerzen in den Gliedern. Er ist jedoch ein unruhiger Kranker, der sich ständig in seinem Bett bewegt, einen bequemen Platz sucht, den er niemals findet. Die Schmerzen beruhigen sich, wenn er seine Stellung ändert; sie kehren jedoch sehr schnell zurück, so daß er sich erneut bewegt. Es sind im Grunde genommen seine Schmerzen, die ihn dazu veranlassen, sich unaufhörlich zu bewegen; und dieses Symptom ist sehr charakteristisch für RHUS TOXICODENDRON. Der Patient hat ebenfalls sehr eigentümliche Träume: Er sieht sich, wie er eine sehr mühsame Arbeit verrichtet, beispielsweise eine sehr schwere Last tragen, die zu schwer ist für ihn, deren er sich trotz seiner ungeheuren Ermüdung jedoch nicht entledigen kann. Dies beweist, daß ein gut Teil Angst seiner scheinbar rein körperlichen Unruhe zugrunde liegt. Das Fieber ist hoch und anhaltend (während es bei Kindern normalerweise häufig schwankt). Der Patient hat Bauchschmerzen während des Fiebers (wie bei CINA, jedoch ohne dessen Wutanfälle). Sehr häufig hat er ein rotes Dreieck an der Zungenspitze und Herpes (Fieberbläschen) auf den Lippen. Er ist derart kälteempfindlich, daß er anfängt zu husten, sobald er die Hände unter den Decken hervorholt, selbst wenn er ansonsten gar keinen Husten hat.

DULCAMARA: Dieses Mittel ist bei einer Grippe angezeigt, die während feuchter Witterung auftritt, ebenso im Herbst, wenn ein kühler Abend auf einen warmen Tag folgt. Die Haut ist brennend, aber der Patient schwitzt nicht. Es geht ihm stets nachts weniger gut, insbesondere nachdem er geschlafen hat. Die Symptome des RHUS-TOXICO-DENDRON-Typus sind auch hier charakteristisch, jedoch ohne die Unruhe.

OPIUM ist bei tiefer Schläfrigkeit angezeigt und wenn sich das Kind überhaupt nicht bewegt, außer um sich aufzudecken, weil sein Befinden durch Wärme verschlimmert wird. Das Gesicht ist sehr rot. Die Temperatur steigt stets während des Schlafs.

b) Schwere Grippe

Die Grippe ist im allgemeinen harmlos. Es gibt jedoch besonders ernste Formen. In diesem Fall muß man zwei Mittel in Betracht ziehen: ARNICA und BAPTISIA TINCTORIA.

ARNICA: Der Patient ist sehr entkräftet. Das Bewußtsein ist stark getrübt, so daß der Kranke kaum antwortet, wenn man mit ihm spricht. Er gibt zumeist richtige Antworten, unmittelbar danach fällt er jedoch in einen dämmerartigen Zustand zurück. Wenn man ihn nach seiner Gesundheit fragt, sagt er möglicherweise, alles sei in Ordnung, obwohl es auf der Hand liegt, daß er sehr krank ist. Das Gesicht ist sehr rot, und die Augen liegen tief in ihren Höhlen. Das Gesicht und der Kopf sind sehr warm, die Nase und der übrige Körper kalt. Manchmal findet man in der Mitte der sehr warmen Stirn eine deutlich kältere Stelle. Der Patient fröstelt, sobald man ihn aufdeckt. Der Atem riecht sehr schlecht. Es kann zu unwillkürlichem Stuhlgang kommen, insbesondere nachts. Dieser septische Zustand wird manchmal von hämorrhagischen Erscheinungen im Bereich der Haut begleitet (Ekchymosen oder Purpura [s. S. 609]).

BAPTISIA TINCTORIA: Dies ist ein Mittel, das man in Betracht ziehen sollte, wenn es im Rahmen eines schweren Grippezustandes zu einem sehr starken Gestank des Atems, des Kots, des Urins und des Schweißes kommt. Wie im Falle von RHUS TOXICODENDRON veranlaßt ein Muskelkatergefühl den Patienten, ständig die Stellung zu wechseln. Man läuft jedoch nicht Gefahr, diese beiden Mittel zu verwechseln. In der Tat wird die Steifheit des RHUS-TOXICODENDRON-Patienten durch Bewegung gebessert, während das Befinden des BAPTISIA-TINCTORIA-Patienten, auch wenn er sich unaufhörlich bewegt, im Grunde genommen durch Bewegung verschlimmert wird. Dieses Symptom veranlaßt, an BRYONIA zu denken, doch erfährt der Patient — im Gegensatz zum Kranken vom Typus BRYONIA, dessen Zustand durch den geringsten Druck gebessert wird — eine Verschlimmerung durch die geringste Berührung (das Abtasten der Muskeln erweist sich als sehr schmerzhaft). Zudem ist der Patient fast bewußtlos, verhält sich gleichgültig gegenüber allem, was um ihn herum geschieht. Wenn man ihn etwas fragt, antwortet er zwar, schläft aber beim Sprechen ein. Im Falle von ARNICA antwortet der Patient richtig und schlummert sofort danach ein. Er hat Halluzinationen: Er bildet sich ein, daß er in Stücke geteilt sei, und bewegt sich in seinem Bett auf der Suche nach diesen Stücken!

Die Symptome von ARNICA und BAPTISIA TINCTORIA scheinen ziemlich außergewöhnlich und wenig üblich für eine Grippe zu sein. In der Tat handelt es sich bei diesen Fällen um schwere septische Zustände, deren Krankheitsauslöser sehr unterschiedlich und sowohl bakterieller als auch viraler Art sein können.

c) Grippe mit Husten

Kehren wir zu den häufiger auftretenden Fällen zurück. Die Grippe infolge Verkühlung kann außer den Gliederschmerzen und der Niedergeschlagenheit auch von Erkältungssymptomen begleitet werden. Es handelt sich hierbei möglicherweise um einen einfachen Schnupfen oder einen Husten (Luftröhrenentzündung [s. S. 406] oder Bronchitis [s. S. 414]. Die Mittel, die im Zusammenhang mit diesen Erkrankungen besprochen wurden, sind auch hier angezeigt.

BRYONIA ist häufig bei einem trockenen Husten nützlich, der durch die geringste Bewegung verschlimmert wird und nicht nur Schmerzen in der Brust, sondern ebenfalls im Kopf und im Bauch verursacht. Hat der Patient eine Bronchitis, so leidet er unter Brustschmerzen, die stets durch Ruhe und Druck gelindert und durch Bewegung verschlimmert werden.

PULSATILLA kann bei einem losen Husten mit einer Temperatur zwischen 38° und 38,5° das entsprechende Mittel sein.

ANTIMONIUM TARTARICUM ist bei losem Husten mit starker bronchialer Absonderung angezeigt.

HEPAR SULFURIS ist angezeigt, wenn der Husten lose ist, häufig mit einer rauhen Klangfarbe. Der Patient ist sehr kälteempfindlich.

d) Darmgrippe

Die Grippe kann ebenfalls von Verdauungsstörungen begleitet sein: Erbrechen oder Durchfall (vgl. auch S. 313 und 323). In diesem Fall empfiehlt es sich, eins der folgenden Mittel zu verabreichen.

BRYONIA ist angezeigt, wenn eine Verschlimmerung durch Bewegung eintritt. Der Patient bleibt völlig unbeweglich, da die Übelkeit, das Erbrechen bzw. der Durchfall auftreten, sobald er sich bewegt. Der Durchfall äußert sich insbesondere morgens bei der ersten Bewegung. Der Kranke klagt häufig über Bauch- und Kopfschmerzen, die ebenfalls durch Bewegung verschlimmert werden. Er hat einen sehr trockenen Mund und eine stark belegte Zunge, hat Lust auf kaltes Wasser und trinkt es in großen Mengen, jedoch nach ziemlich langen Zeitabständen dazwischen (im Gegensatz zum Kranken vom Typus ARSENICUM ALBUM, der häufig und dabei sehr wenig auf einmal trinkt).

ARSENICUM ALBUM ist bei ernst aussehenden Darmgrippen angezeigt. Von den ersten Zeichen an scheint der Kranke stark betroffen zu sein, und sein Zustand verschlimmert sich zunehmend. Das häufige Erbrechen und der starke Durchfall haben eine sehr deutliche Entkräftung zur Folge, die, gemessen an den ausgeschiedenen Mengen, übertrieben zu sein scheint (alles wirkt übertrieben bei ARSENICUM ALBUM). Der Kot ist schwärzlich und von modrigem Geruch, er macht den After wund. Der Patient ist sehr ängstlich. Er hat Angst zu sterben und glaubt, daß man nichts für ihn tun kann, um ihn zu heilen — und das in einem Maße, daß er manchmal jegliches Medikament ablehnt. Diese Angst ruft trotz der Entkräftung eine starke, insbesondere nachts, vor allem zwischen 1.00 und 3.00 Uhr morgens ausgeprägte Unruhe hervor. Das Kind will nicht allein bleiben, es verlangt ständig nach Gesellschaft. Es will häufig trinken, kaltes, sogar eisiges Wasser, das es in vielen kleinen Mengen trinkt.

MERCURIUS SOLUBILIS: Der Kot ist oft zäh und schleimig; das Kind hat starke Schmerzen. Die Symptome verschlimmern sich nachts.

CROTON TIGLIUM: Der Kot ist gelb. Es setzt eine Verschlimmerung bei der geringsten Nahrungs- oder Getränkeaufnahme ein.

Zusammenfassung

- NORMALE GRIPPE:

— Anfangsstadium:
ACONITUM: heftiger Beginn bei trockenem Wetter, große Unruhe (Angst) und häufig Anfang einer Erkältung.
BELLADONNA: heftiger Anfang bei feuchtem Wetter, im allgemeinen Einsetzen von Angina.
CAMPHORA: Gefühl, von Kopf bis Fuß durchgefroren zu sein (sogar die eingeatmete Luft ist kalt). Schmerz in den Nebenhöhlen.

— Höhepunkt:
GELSEMIUM: große Schwäche mit Zittern, kein Durst.

EUPATORIUM: Gliederschmerzen und Schmerzen in den Augenhöhlen.
RHUS TOXICODENDRON: Grippe bei feuchtem Wetter, große körperliche Unruhe nachts.
DULCAMARA: besonders empfindlich gegenüber Feuchtigkeit ohne die Unruhe von RHUS TOXICODENDRON und die Niedergeschlagenheit von BELLADONNA. Trockene Haut.
OPIUM: tiefe Schläfrigkeit.

- **SCHWERE GRIPPE:**

ARNICA: halbbewußter Zustand, ekchymotische (blutunterlaufene) Flecken auf der Haut.
BAPTISIA: Halbkoma mit Unruhe.

- **GRIPPE MIT HUSTEN:**

— Trockener Husten: BRYONIA.
— Loser Husten:
PULSATILLA: Temperatur zwischen 38° und 38,5°.
ANTIMONIUM TARTARICUM: starke bronchiale Absonderungen.
HEPAR SULFURIS: loser Husten, häufig mit einer rauhen Klangfarbe. Große Kälteempfindlichkeit.

- **DARMGRIPPE:**

BRYONIA: Erbrechen und Durchfall, großer Durst, Verschlimmerung bei der geringsten Bewegung.
MERCURIUS SOLUBILIS: häufig zähschleimiger Kot, Schmerzen beim Stuhlgang. Verschlimmerung nachts.
CROTON TIGLIUM: gelber Kot, Verschlimmerung bei der geringsten Nahrungs- oder Getränkeaufnahme.
ARSENICUM ALBUM: äußerste Niedergeschlagenheit, Verschlimmerung (und Angst) insbesondere zwischen 1.00 und 3.00 Uhr morgens. Sehr übel riechender Kot.

2. Drüsenentzündung oder geschwollene Lymphknoten

Für die Mehrzahl der Mütter ist das Vorhandensein von tastbaren Lymphknoten, insbesondere am Hals, das Zeichen einer allgemeinen Schwäche oder sogar das erste Anzeichen einer schweren Krankheit, zum Beispiel Tuberkulose oder Leukämie. Es sei von vornherein gesagt, daß fast alle Kinder zahlreiche kleine Lymphknoten des Halsgrenzstranges aufweisen, die häufig von der Dicke einer Erbse sind. Dieses Phänomen ist nicht ungewöhnlich. Erkennen wir jedoch die Tatsache an, daß die Schwellung eines Lymphknotens (Lymphom) Zeuge einer Abwehrreaktion des Organismus ist, die Antwort auf eine Entzündung oder die Reizung des benachbarten Organs. Eine Wunde am Bein beispielsweise zieht das Anschwellen von Lymphknoten in der Leistenfalte nach sich, eine Entzündung am Arm wirkt sich auf die Lymphknoten unter den Achseln aus. Eine gewöhnliche Reizung der Haut genügt, um eine Lymphknotenreaktion hervorzurufen.

Wie verhält es sich nun mit den Lymphknoten des Halsgrenzstranges? Im Grunde genommen können ein leichter Befall des Zahnfleisches, der Mundschleimhaut oder eine minimale Entzündung des Rachens eine Vergrößerung der Lymphknoten am Hals hervorrufen. Da nun der Mund, das Zahnfleisch oder der Rachen beim Kind häufig entzündet oder etwas angeschwollen sind, beobachtet man eine chronische Vergrößerung dieser Lymphknoten. Indessen kann eine bedeutende Lymphknotenreaktion eine genaue Ursache haben. Etwa wenn ein Kind geschwollene Mandeln oder eine Infektion der Mandeln hat, die nicht zwangsläufig vergrößert sind, stellt man bei ihm im allgemeinen das Vorhandensein von dicken Lymphknoten des Oberkieferwinkels etwa von der Größe einer Haselnuß oder größer fest, die in diesem Falle nicht unbedeutend sind. Beim Fehlen weiterer Symptome und sogar von Fieber sind diese Drüsenerkrankungen die Widerspiegelung der chronischen Infektion der Mandeln bzw. deren latenter Schwellung, die eine Behandlung erfordern. Das Mittel wird dasjenige der Infektion sein, und das Lymphom klingt zur gleichen Zeit ab wie die Infektion des Rachens oder des hinteren Nasenbereichs, durch die es hervorgerufen wurde.

Zusammenfassend kann man sagen, daß die Mehrzahl der Lymphdrüsenanschwellungen des Halsgrenzstranges ungefährlich sind und keine besondere Behandlung erfordern. Wenn sie ausgeprägt sind, muß man zumeist ein benachbartes Organ behandeln, das ihre Ursache darstellt. Dies bedeutet nicht, daß jede Drüsenvergrößerung mit einer Infektion in unmittelbarer lokaler Nähe verbunden ist. Manchmal, jedoch wesentlich seltener, können Lymphome durch eine andere, tiefe Störung hervorgerufen werden, zum Beispiel Tuberkulose, Leukämie, eine Lymphsystemerkrankung (etwa die Hodgkin-Krankheit [Lymphogranulomatose], die ohne Behandlung tödlich verläuft) oder Krebs. Aber in diesen Fällen alarmieren im allgemeinen auch weitere beunruhigende Symptome die Eltern und den Arzt, der infolgedessen die Diagnose der jeweiligen Krankheit stellen wird. Diese schweren Krankheiten sind glücklicherweise sehr selten. Meistens hat man es mit harmlosen Entzündungen zu tun.

Oben war von den eher chronischen Drüsenanschwellungen die Rede, die Lymphome des Halsgrenzstranges können aber auch im Rahmen irgendeiner akuten Erkrankung (»Verkühlungskrankheit«) bakteriellen oder viralen Ursprungs auftreten. Da es sich um einen akuten Zustand handelt, sind die Mittel diejenigen, die im Kapitel über das Fieber (s. S. 221) untersucht wurden. Nachstehend werden einige davon genannt, die spezifischer angezeigt sind.

BELLADONNA: Infolge einer Verkühlung nehmen die Lymphknoten am Hals plötzlich an Umfang zu. Sie werden von selbst schmerzhaft und druckempfindlich. Die darüberliegende Haut ist gespannt, rot, warm, und die Wärme strahlt in gewisser Weise davon aus. Die allgemeinen Symptome sind diejenigen des Mittels, das heißt eher Niedergeschlagenheit als Unruhe, feuchte Haut, jedoch ohne wirkliches Schwitzen, Überempfindlichkeit aller Sinne mit Unverträglichkeit von Lärm, Licht, Berührung.

DULCAMARA: Dies ist das angezeigte Mittel für eine Verkühlung bei feuchtem Wetter. Während es keinerlei Symptome am Vorabend hatte, wacht das Kind mit einer bedeutenden Lymphknotenschwellung auf. Es sind insbesondere die Lymphknoten des Halsgrenzstranges, die betroffen sind, diejenigen der Leistenfalten und der Achseln können jedoch ebenfalls angeschwollen sein.

Die akute Drüsenentzündung heilt im allgemeinen in einigen Tagen. Es kann jedoch vorkommen, daß eine Eiterung stattfindet, sich also ein regelrechter Lymphknotenabszeß bildet. In der homöopathischen Sichtweise ist die Bildung eines Abszesses an der Peripherie, obwohl äußerst mühsam, in Wirklichkeit heilsam. Die Abszeßbildung ist das Kennzeichen einer guten Abwehrreaktion des Organismus, es geht dem Kranken nach der Heilung des Abszesses besser, als es ihm vor dessen Entstehung erging.

Früher, vor dem Zeitalter der Antibiotika, griff man häufig auf einen »Ableitungsabszeß« zurück, wenn ein Kranker ein schleppendes Fieber ohne genau lokalisierte Symptome aufwies. Die Methode bestand darin, an einer Stelle des Körpers Terpentinessenz zu injizieren. Entsprechend der Reaktion des Organismus kam es zur Bildung eines Abszesses, den man einschnitt, wenn er zur Reife gelangt war. Wenn der Patient mit einer Eiterung reagierte, war dies der Beweis, daß er heilen würde, so daß man auf dieses Verfahren als therapeutisches Mittel bei schleppenden Infektionen zurückgriff. Für manche hatte dieser »Ableitungsabszeß« keinerlei therapeutische Wirkung, sondern belegte lediglich, daß der Organismus noch eine ausreichende Widerstandskraft besaß und es demzufolge zu einer Heilung kommen würde. Für sie war es folglich eher ein Mittel, den Verlauf der Krankheit vorherzusagen. Die Erklärung spielte keine große Rolle, worauf es ankam, war, daß diese Abszeßbildung — Ursache oder Konsequenz — nützlich in dem Sinne war, daß sie den Beweis einer kommenden Heilung darstellte.

Kehren wir zur akuten Drüsenentzündung zurück. Wenn sich der Lymphdrüsenabszeß bildet, wird der Schmerz immer lebhafter, die Haut leuchtend und gespannt, und der Kranke erträgt nicht mehr die geringste Berührung. Das Mittel ist häufig HEPAR SULFURIS, das entsprechend dem Entzündungsstadium den Abszeß resorbiert oder im Gegenteil die Bildung von Eiter erleichtert. Wenn sich die Eiterung hinzieht, ist SILICEA häufig das zu verabreichende Mittel.

Eine akute Drüsenentzündung heilt oder entwickelt sich zur Eiterung, wird aber nicht chronisch. Die chronische Drüsenentzündung hingegen wird häufig durch Mandelanschwellungen und -infektionen aufrechterhalten.

Wenn die Lymphknoten des Halsgrenzstranges bei jeder Erkältung des Kindes vergrößert sind, ist es häufig angezeigt, CALCIUM CARBONICUM, unter Umständen CALCIUM JODATUM oder aber BARIUM CARBONICUM bzw. BARIUM JODATUM, wenn die Lymphknoten sehr hart sind, zu verabreichen. Beim Fehlen von genauen Symptomen kann es nützlich sein, bei einem Kind, dessen Allgemeinzustand mittelmäßig ist und das trotz eines guten Appetits nicht zunimmt, auf ARSENICUM JODATUM zurückzugreifen.

Betonen wir noch einmal, daß man das Problem der Drüsenerkrankung nicht isoliert in Angriff nehmen sollte. Sie ist nur die örtliche Erscheinung einer allgemeinen Störung. Sie tritt häufig bei Kindern auf, die wiederholt Erkältungen aufweisen (Nasen-Rachen-Entzündung, Luftröhrenentzündung, Bronchitis). Das Mittel ist folglich dasjenige der (im allgemeinen psorischen) Konstitution.

3. Störungen der Schilddrüse

In der Pubertät, aber auch im übrigen Kindes- und Jugendalter beobachtet man häufig eine geringe Vergrößerung der Schilddrüse, was man manchmal auch als »Blähhals« bezeichnet. Diese Vergrößerung der Schilddrüse ist normalerweise nicht besorgniserregend; und das Kind sowie die Eltern werden nach einer ärztlichen Untersuchung, die die normale Funktion der Schilddrüse bestätigt, zumeist wieder beruhigt werden.

Der wirkliche, beim Kind selten vorkommende Kropf ist dagegen die Widerspiegelung einer ungenügenden Produktion von Schilddrüsenhormonen (Hypothyreose oder Schilddrüsenunterfunktion) bzw. einer übermäßigen Produktion dieser Hormone (Hyperthyreose oder Schilddrüsenüberfunktion).

Beim Kind ist die Hypo- häufiger als die Hyperthyreose. Diese kann man fast nur bei Mädchen in den Jahren vor oder nach der Pubertät beobachten. Erwähnen wir noch, daß eine Funktionsstörung bestehen kann, ohne daß es zu einer Vergrößerung der Drüse kommt. Es kann ebenfalls sein, daß der Kropf äußerlich nicht sichtbar ist. In diesem Falle sind es die klinischen Zeichen, die eine Schilddrüsenstörung vermuten lassen und eine quantitative Bestimmung der Schilddrüsenhormone im Blut veranlassen sollten.

a) *Hypothyreose (Schilddrüsenunterfunktion)*

Die Synthese der Schilddrüsenhormone kann im Falle eines Jodmangels oder einer Jodfehlverwertung nicht stattfinden. Dies war die Ursache der »Kropfepidemien« in bestimmten bergigen Gegenden, zum Beispiel der Schweiz. Die Schilddrüsenunterfunktion kann angeboren oder erworben sein. Es kommt vor, daß ein Kind mit einer Hypoplasie (Unterentwicklung) oder sogar einem vollständigen Fehlen der Schilddrüse (Athyreose) zur Welt kommt. Nach der Geburt kann die Schilddrüsenunterfunktion die Folge eines Jodmangels — wir haben soeben darauf hingewiesen, aber dieser Umstand existiert praktisch nicht mehr — oder einer hormonellen Störung sein. Darüber hinaus kann die Ursache der Hypothyreose außerhalb der Schilddrüse liegen; sie ist beispielsweise abhängig von einer weiteren Drüse, der Hypophyse (Hirnanhangdrüse), und zwar über ein Hormon, das Thyreotropin (TSH) genannt wird. Dessen quantitative Bestimmung ist unbedingt notwendig, wenn beim Kind der Verdacht auf Schilddrüsenunterfunktion besteht.

Angeborene Schilddrüsenunterfunktion

Heutzutage nimmt man in allen Entbindungskliniken bei der Geburt eine quantitative TSH-Bestimmung (TSH-Test) vor, um eine angeborene Hypothyreose aufzuspüren. Es ist unerläßlich, auf diesen Test zurückzugreifen, da eine verkannte und folglich nicht behandelte Schilddrüsenunterfunktion beim Kind einen beträchtlichen körperlichen und geistigen Rückstand nach sich zieht, der — das sei hier hervorgehoben —, wenn er erst einmal besteht, nicht wiedergutzumachen ist.
Das an einer angeborenen Schilddrüsenunterfunktion leidende Kind ist von Geburt an dick, weich, apathisch, schläfrig, mit einem plumpen, eher aufgedunsenen Gesichtsausdruck. Der halbgeöffnete Mund läßt die Zunge hindurchkommen. Die Haut ist sehr trocken. Das Kind leidet unter häufig sehr hartnäckiger Verstopfung und einem dicken Nabelbruch. Es ist ganz wesentlich, es sofort durch Verabreichung von Schilddrüsenhormonen zu behandeln.

Erworbene Schilddrüsenunterfunktion

Die erworbene Schilddrüsenunterfunktion äußert sich durch einen Rückstand in der Entwicklung des Kindes, die bis zum Zeitpunkt der Störung normal war. Es wird sehr langsam, apathisch und unge-

wöhnlich kälteempfindlich. Seine schulischen Leistungen sinken. Es setzt zuviel Gewicht an. Seine Haut ist trocken und kalt. Die erworbene Hypothyreose kann durch einen Jodmangel in der Ernährung, durch eine sekundäre Störung der Hormonsynthese oder durch eine Thyreoiditis (Schilddrüsenentzündung) hervorgerufen werden.
Wie sieht nun die Behandlung der Schilddrüsenunterfunktion aus? Zunächst sei noch einmal gesagt, daß die angeborene Schilddrüsenunterfunktion notgedrungen durch die Verabreichung von Schilddrüsenhormonen behandelt wird, die sowohl für die körperliche wie auch geistige Entwicklung des Patienten unerläßlich sind. Dies kann man mit einer homöopathischen Behandlung entsprechend den jeweiligen charakteristischen Merkmalen des Patienten unterstützen.
Um die erworbene Hypothyreose zu behandeln, ist es im allgemeinen nicht notwendig, auf Schilddrüsenhormone zurückzugreifen, vorausgesetzt, es gelingt, das genaue homöopathische Mittel herauszufinden. Die Unterfunktion der Schilddrüse bedeutet eine Verlangsamung des Stoffwechsels, was zwangsläufig eine Verlangsamung der körperlichen und geistigen Tätigkeiten des Patienten nach sich zieht. Er ist folglich langsam, weich, apathisch, häufig dick mit einer ödematös-teigigen infiltrierten Haut (Myxödem), was den Typus von CALCIUM CARBONICUM kennzeichnet.
CALCIUM CARBONICUM ist das angezeigte Mittel, soweit man beim Patienten die hauptsächlichen charakteristischen Merkmale des Mittels beobachtet. Geistig ist es ein an sich selbst zweifelndes, gehemmtes Kind, das sich jedoch blindlings auf etwas versteift. Es ist sehr kälteempfindlich und bleich; die Haut ist weiß, kreidig. Es schwitzt ausgiebig am Kopf, insbesondere nachts. Es leidet an Verstopfung, und sein Kot ist hell. Die Mandeln sind häufig vergrößert, ganz wie die Lymphknoten des Halsgrenzstranges. Wenn es sich um ein Mädchen in der Pubertät handelt, sind die Monatsblutungen stark, zu früh und von langer Dauer. Der Kropf bei CALCIUM CARBONICUM ist von weicher Konsistenz — entsprechend dem Patienten.
CALCIUM JODATUM ist das Mittel, das einem Kropf von harter Konsistenz entspricht, wobei die weiteren Symptome dieselben wie bei CALCIUM CARBONICUM sind.
LAPIS ALBUS: Der Kropf ist von eher elastischer Konsistenz. Das Kind hat einen stark anämischen (blutarmen) Ausdruck, ist jedoch sehr

dick und heißhungrig. Sehr häufig beobachtet man zahlreiche verhärtete Lymphknoten am Hals. LAPIS ALBUS ist ebenfalls ein gutes Mittel bei eitriger Mittelohrentzündung.

Diese Arzneien sind häufig angezeigt, es gibt jedoch noch weitere Mittel, die bei einer Hypothyreose in Frage kommen, insbesondere AMMONIUM CARBONICUM, BROMUM, GRAPHITES, KALIUM CARBONICUM, LYCOPODIUM und SILICEA. Sind außer der Fettleibigkeit und der hartnäckigen Verstopfung keine weiteren sichtbaren Symptome auszumachen, kann man FUCUS VESICULOSUS versuchen. Es ist Sache des homöopathischen Arztes, dasjenige Mittel herauszufinden, das am besten den charakteristischen Merkmalen des Patienten entspricht.

b) Hyperthyreose (Schilddrüsenüberfunktion)

Die Schilddrüsenüberfunktion ist selten vor der Pubertät und tritt insbesondere bei Mädchen auf. Sie äußert sich durch eine sehr ausgeprägte Abmagerung trotz eines häufig sogar übertriebenen Appetits (Heißhunger), große Nervosität, Unruhe sowie Störungen im Wesen des Betroffenen: Er bekommt leicht Wutanfälle und wird unbeständig. Der Puls ist sehr schnell, häufig tritt Herzklopfen auf (Tachykardie). Die Extremitäten zittern, und die Augäpfel stehen hervor (Exophthalmus [Glotzauge]). Der Patient hat einen übermäßigen Durst, und er sondert viel Urin ab. Die Diagnose beruht auf der quantitativen Bestimmung der Schilddrüsenhormone im Blut.

Die Schilddrüsenüberfunktion kann sehr häufig ohne die Verabreichung von Thyreostatika (Substanzen, welche die Synthese der Schilddrüsenhormone hemmen) einzig und allein mit Hilfe von homöopathischen Mitteln behandelt werden. Dennoch ist es gewöhnlich sehr schwierig, das angemessene Mittel zu finden, und zudem dauert die Behandlung stets sehr lange. Die Gegner der Homöopathie werden sagen, diese Vorbehalte bewiesen, daß die homöopathische Behandlung ungewiß sei. Dies ist keineswegs der Fall. Eine Schilddrüsenüberfunktion ist vielmehr das Zeichen eines tiefen Befalls des Organismus, einer ausgeprägten Verschlechterung der Gesundheit des Patienten, und diese kann nicht von heute auf morgen wieder in Ordnung gebracht werden.

Die tiefe Störung sollte dazu veranlassen, sich zweier Probleme bewußt zu werden. Einerseits ist es möglich, daß der Patient ungünstigen Lebensbedingungen ausgesetzt war, andererseits, daß er von Anfang an eine krankhafte Veranlagung aufwies, wobei das eine das andere nicht ausschließt. Die sehr große nervöse Spannung des unter Schilddrüsenüberfunktion Leidenden (eines der hervorstechenden Symptome) ist im Grunde genommen das Anfangsstadium dieser Erkrankung. Eine Hyperthyreose setzt nicht ohne weiteres bei einem gewöhnlich ruhigen und sanftmütigen Menschen ein. Es handelt sich stets um einen Patienten, der ständig nervös ist. Er ist aktiv, immer in Bewegung, ein wenig zu angespannt bei Schwierigkeiten. Es ist die Rede von einem extrovertierten Menschen mit hyperreaktioneller Konstitution. Es kann sich jedoch ebenfalls anfänglich um einen gehemmten Patienten von sehr ruhigem Aussehen — diese Ruhe ist nur äußerlich — handeln, dessen unterdrückte nervöse Spannung sich zunehmend verstärkt und schließlich in eine sehr große äußere Unruhe mündet.

All dies wurde gesagt, um zu zeigen, daß die krankhafte Veranlagung stets vor dem Ausbruch der Schilddrüsenüberfunktion vorhanden ist. Im übrigen ist es so gut wie sicher, daß die Hyperthyreose vermieden werden kann, wenn der Patient in einer grundlegenden homöopathischen Behandlung ist. Fügen wir dem noch hinzu, daß die äußeren Umstände und insbesondere das psychische Klima, in dem der Patient lebt, die Veranlagung verstärken können. Die möglicherweise generell gereizte Atmosphäre in der Familie, Unstimmigkeiten zwischen den Eltern oder zu hohe Anforderungen an das Kind, Schulschwierigkeiten wie auch andere psychische Spannungen können sich hier auswirken.

Der homöopathische Arzt wird die Wahl der entsprechenden Arznei anhand der Konstitution des Patienten treffen. Im folgenden werden einige häufig angezeigte Mittel beschrieben.

JODUM: Die charakteristischen Merkmale dieses Mittels entsprechen spezifisch der Schilddrüsenüberfunktion, die Ausdruck einer Steigerung des Stoffwechsels ist, das heißt einer übermäßigen Zunahme des Zellstoffwechsels. Der Organismus des Betreffenden »brennt«. In der Tat hat er Hitzewallungen, und es ist ihm stets zu warm. Er erträgt keine Wärme: Ein warmes Zimmer erscheint ihm als unerträglich. Er hat das Bedürfnis hinauszugehen, mit großem Tempo an der frischen Luft zu gehen. Selbstverständlich ist es die Beschleunigung seines Stoffwechsels, die ihn dazu veranlaßt, das Kühle und die Bewegung zu suchen. Im übrigen ist das Ausmaß dieses Zellstoffwechsels derart ausgeprägt, daß der Patient seine eigene Substanz »verbrennt«: Er magert trotz Heißhungers beträchtlich ab. Er möchte ständig etwas essen, da hierdurch all seine Symptome gebessert werden. Er leidet unter Herzklopfen bei der geringsten Tätigkeit (Besserung durch ein kaltes Bad); diese verstärken natürlich seine bereits sehr starke Grundangst. Außerdem sind die gewöhnlichen Symptome der Schilddrüsenüberfunktion vorhanden: schmerzhafter (ganz besonders während der Monatsblutungen) und häufig harter Kropf, glänzende Augen, vergrößerte Pupillen, »tragischer« Blick und Beklemmung in der Herzgegend.

SPONGIA ist JODUM sehr nahe (SPONGIA enthält im übrigen Jod). Die gesamte Schilddrüse ist vergrößert (im Falle von JODUM ist es häufig nur einer der beiden Lappen) und hart. Man beobachtet die klassischen Symptome der Schilddrüsenüberfunktion mit einem charakteristischen Merkmal dieses Mittels: Der Kranke wacht nachts, gegen Mitternacht, erschrocken auf, weil er Erstickungsangst hat. Er sagt, es scheine ihm, als ob er durch einen Schwamm atmen würde. Diese Atemnot wird von Herzklopfen begleitet und verursacht natürlich sehr große Angst. Die Stimme ist häufig heiser. Der Kehlkopf schmerzt. Der Zustand des Patienten wird im Sitzen durch Beugen des Kopfes nach hinten gebessert. Beim SPONGIA-Typus schmerzt der Kropf beim Schlucken. Das vorherrschende charakteristische Merkmal dieses Mittels ist die Verschlimmerung nachts während des Schlafs.

LACHESIS ist im allgemeinen nur nach der Pubertät angezeigt. Zudem tritt der Kropf sehr häufig nach einer Unterbrechung der Monatsblutungen auf. Der Patient hat deutlich hervorstehende Augen (Exophthalmus). Sein Zustand wird stets nachts sehr verschlimmert. Häufig hört seine Atmung im Augenblick des Einschlafens eine Zeitlang auf. Er kann nicht im Bett bleiben und öffnet das Fenster, um frische Luft zu haben. Der Kropf ist besonders empfindlich: Der Patient erträgt nicht die geringste Berührung in diesem Bereich, auch keine Kleidungsstücke. Er hat das Gefühl, an der Nasenwurzel sei ein Band verschnürt, das die Augen nach hinten zieht. Die Symptome von LACHESIS sind stets links stärker ausgeprägt als rechts.

FERRUM JODATUM ist ein anderes Mittel bei Schilddrüsenüberfunktion, welche nach einer Unterbrechung der Monatsblutungen beim jungen Mädchen auftritt. Man sollte jedoch zunächst an LACHESIS denken. Ein sehr besonderes Symptom: Wenn die Patientin sitzt, hat sie den Eindruck, einen Schub nach oben in der Scheide zu verspüren.

KALIUM JODATUM entspricht einem Patienten, der ebenfalls wärmeunverträglich ist sowie ein großes Bewegungsbedürfnis hat. Er kann es nicht ertragen, im Innern des Hauses zu bleiben, insbesondere in einem beheizten Raum. Er fühlt sich dort unbehaglich, deprimiert, ermüdet. Sobald er nach draußen an die frische Luft geht, fühlt er sich besser; und wenn er zu gehen anfängt, verspürt er ein wirklichen Wohlbehagen, das sich zunehmend verstärkt. Folglich kann er stundenlang gehen, ohne eine Ermüdung zu verspüren. Sobald er nach Hause zurückkehrt, fühlt er sich erneut sowohl körperlich wie auch psychisch deprimiert, erschöpft. Sämtliche Symptome von KALIUM JODATUM (Kopfschmerzen, Nervosität, Angst) werden im Hause verschlimmert und an der frischen Luft gebessert. Nur der Schnupfen, mit einem wundmachenden Ausfluß, bildet eine Ausnahme; er wird an der frischen Luft verschlimmert. Dieser Schnupfen wird häufig von einer Kehlkopfentzündung mit ausgeprägter Heiserkeit und bellendem, schmerzhaftem Husten begleitet. Der durch die äußere Kälte gebesserte Zustand des Patienten wird dennoch durch kühle Getränke und kalte Speisen verschlimmert. Wie alle Menschen mit einem beschleunigten Stoffwechsel hat er starken Durst und möchte große Mengen trinken (aber kein kaltes Wasser, das sein Befinden verschlimmert). Die Schilddrüse ist vergrößert und verhärtet. Dies kann übrigens bei allen weiteren Drüsen des KALIUM-JODATUM-Typus der Fall sein.

ACIDUM FLUORATUM entspricht einem Patienten, der ebenfalls ein Bedürfnis nach schneller Bewegung hat und auch wärmeunverträglich ist. Er gerät in Atemnot in einem warmen Zimmer und möchte das Gesicht und den Kopf in kaltem Wasser baden, was ihm sehr guttut. Er hat brennende Füße nachts und streckt sie aus dem Bett heraus. Am Tag sind Füße und Hände kalt (Kreislaufschwäche). Ein Gefühl von brennender Wärme durchfährt seinen Körper. Sein Befinden wird sowohl durch äußere Wärme wie auch durch warme Getränke und warme Speisen (ein warmes Getränk verursacht Durchfall) verschlimmert. Der ACIDUM-FLUORATUM-Typus fühlt sich niemals zufrieden bei sich zu Hause. Er möchte hinaus und irgendwo anders hingehen. Seinen nahen Verwandten gegenüber verhält er sich gleichgültig. Zu Hause zieht er sich in eine Ecke zurück und bleibt still; man bekommt kein einziges Wort aus ihm heraus. Außerhalb seines Heims kann er sehr offen, selbstsicher (dem Anschein nach), heiter, manchmal sehr lebendig, jedoch mehr mit sich selbst als mit den anderen beschäftigt sein. In gewisser Weise wirkt er häufig hochmütig. Er ist stets hungrig und durstig (JODUM). Essen bringt Erleichterung, doch nur kurze Zeit. Sehr schnell verspürt er ein Schwächegefühl in der Magengrube. Der Schweiß ist wundmachend, insbesondere zwischen den Zehen. Sämtliche Absonderungen (Tränen, Nasenausfluß usw.) sind brennend und scharf. Die Haut sieht ungesund aus, die Wunden brauchen lange, um zu heilen. Die Nägel sind gefurcht, brechen und werden sehr leicht rissig. ACIDUM FLUORATUM entspricht manchmal ebenfalls, wenn eine Schilddrüsenunterfunktion und eine Schilddrüsenüberfunktion miteinander verflochten sind, wobei der Patient zu bestimmten Zeitpunkten die eine und zu anderen Zeitpunkten die andere Erkrankung aufweist.

Auch wenn der an Hyperthyreose erkrankte Mensch offensichtlich als ein sehr extrovertierter Patient, sogar vor dem Krankwerden, erscheint, kann es sich wie gesagt ebenfalls zunächst um einen introvertierten Menschen handeln, dessen nervöse Spannung zu stark geworden ist und nun nach außen dringt. Die nervöse Spannung insbesondere beim JODUM-Typus — ein stets extrovertierter Mensch — äußert sich durch ein Bedürfnis nach Muskelbewegung, beispielsweise nach einem Gang an der frischen Luft. Beim zunächst introvertierten Menschen äußert sich die Spannung durch ein Bedürfnis, sich an Ort und Stelle zu bewegen, sich ständig zu rühren, in einem Zimmer von einer Stelle zur anderen zu gehen, Gegenstände umzustellen, um sie sogleich wieder woanders hinzustellen. Dieses Verhalten ist dasjenige des Patienten vom Typus ARSENICUM ALBUM, wobei in diesem Falle insbesondere ARSENICUM JODATUM angezeigt sein wird.

Wir haben bereits darauf hingewiesen, daß es eine psychische Ursache der Schilddrüsenüberfunktion geben kann. Sie ist manchmal sehr schwer hervorzuheben, da sie zur gewöhnlichen und normalen Umgebung des Individuums gehört und folglich nicht als solche wahrgenommen wird. Es gibt jedoch Ursachen, denen sich der Patient bewußt sein kann, zum Beispiel Kummer oder ein Schreck.

NATRIUM MURIATICUM entspricht ganz besonders bei unterdrücktem Kummer, einer Kränkung, einem Tadel, der als ungerechtfertigt betrachtet wird, oder einer mühsamen Situation. Dennoch ruft eine emotionale Ursache allein, außer in Ausnahmefällen, keine Schilddrüsenüberfunktion hervor; es ist die Wiederholung dieser Störungen, insbesondere bei einem entsprechend veranlagten Patienten, die weitere Beeinträchtigungen hervorrufen kann. Der Patient vom Typus NATRIUM MURIATICUM neigt grundsätzlich zum Traurigsein. Er weint oft wegen einer Kleinigkeit, erträgt keinen Zuspruch und flüchtet, wenn man versucht, ihn zu trösten. Er lehnt es ab, daß man sich ihm nähert, er entfernt sich und geht in eine Ecke oder in sein Zimmer, um zu schmollen. Es handelt sich trotz eines guten Appetits stets um einen sehr abgemagerten Patienten, der häufig ein großes Verlangen nach Salz äußert. Er erträgt nicht die Sonnenwärme und meidet sie. Seine Störungen verschlimmern oder verbessern sich im Lauf des Tages entsprechend dem Sonnenstand.

AURUM METALLICUM ist das Mittel, welches dann angezeigt ist, wenn der Patient sehr depressiv ist und ein derartig starkes Minderwertigkeitsgefühl verspürt, daß er eine Art von Lebensüberdruß hat. Er hat eine große Angst vor dem Tod und spricht dennoch vom Selbstmord, wenn er stark deprimiert ist. Sein depressiver Zustand macht ihn überempfindlich gegenüber dem geringsten Vorwurf und der kleinsten Verärgerung, so daß er schnell erregt und wütend werden kann. Er meidet die Menschen, um diese Unannehmlichkeiten nicht über sich ergehen lassen zu müssen. Er reagiert ebenfalls sehr empfindlich auf Lärm, Gerüche, Geschmack und Berührung. Er ist im allgemeinen sehr unruhig, eilig und kann die Dinge nicht schnell genug erledigen. Er ist sehr ängstlich, insbesondere was die Zukunft betrifft. Die sehr schnellen Herzschläge rufen häufig einen Blutandrang sowie Hitzewallungen insbesondere im Gesicht, im Kopf und in der Brust hervor — vor allem nach einer Anstrengung. Der Patient hat manchmal den Eindruck, sein Herz bleibe während 2 oder 3 Sekunden stehen und setze sich anschließend wieder in Gang, wobei es heftiger schlage. Er klagt viel über Herzklopfen. Der Kropf im Falle von AURUM METALLICUM ist häufig die Konsequenz von Wut, eines Schrecks, einer Verärgerung oder Empörung. Diese verschiedenen Auslöser haben, dies sei nochmals gesagt, nur eine Wirkung, weil der Betreffende entsprechend veranlagt ist.

LYCOPUS VIRGINICUS ist das Mittel, das man versuchsweise verabreichen kann, wenn außer Kropf und Exophthalmus keinerlei weiteren herausragenden Symptome auszumachen sind. Das Herz schlägt äußerst schnell, sogar stürmisch, was Schmerzen in der Herzgegend sowie Angst nach sich zieht. Die Augen stehen hervor, und der Patient nimmt an dieser Stelle die Herzschläge wahr, welche die Augen nach außen zu drücken scheinen.

Zusammenfassung

Hyperthyreose bei einem *extrovertierten* Patienten:
JODUM: Magerkeit trotz Heißhungers, Besserung sämtlicher Symptome durch Essen.
SPONGIA: Atemnot gegen Mitternacht mit Heiserkeit.
LACHESIS: Schilddrüsenüberfunktion nach Unterbrechung der Monatsblutung, Atemnot beim Einschlafen.
FERRUM JODATUM: Schilddrüsenüberfunktion nach Unterbrechung der Monatsblutung, Gefühl eines Schubes nach oben in der Scheide.
KALIUM JODATUM: Bedürfnis, stundenlang zu gehen.
ACIDUM FLUORATUM: Bedürfnis, das Haus zu verlassen. Der Patient ist zu Hause niemals zufrieden.

Bei einem *introvertierten* Patienten:
NATRIUM MURIATICUM: Schilddrüsenüberfunktion als Folge von unterdrücktem Kummer.
AURUM METALLICUM: Unruhe, jedoch auf der Grundlage von Depression mit Selbstmordneigung.

4. Reisekrankheiten

Die Reisekrankheit (im Auto, Bus, Schiff) ist sowohl beim Kind wie auch beim Erwachsenen sehr häufig. Das Phänomen hat sicherlich eine körperliche Ursache, verbunden mit dem Gleichgewichtsorgan im Innenohr, jedoch ebenfalls einen sehr wesentlichen psychischen Aspekt. Wer beispielsweise an der Autoreisekrankheit leidet, wenn man ihn transportiert, und diese nicht verspürt, wenn er selbst fährt, liefert einen guten Beweis für diese These. Bei einem Kind genügt es im übrigen sehr häufig, es dazu zu bringen, die entgegenkommenden Autos zu zählen oder zu singen, um das Unwohlsein zu vermeiden. Wenn man es nicht ablenkt, sollte man es darum bitten, geradeaus auf die Straße zu schauen; wenn es in einem Buch blättert, wird es viel schneller Übelkeit verspüren.

COCCULUS ist hier das am häufigsten angezeigte Mittel. Übelkeit (und manchmal Erbrechen) werden von Schwindel begleitet. Das Kind klagt gleichzeitig über Kopfschmerzen, insbesondere am Hinterkopf und im Nacken. Es fühlt sich besser durch Schließen der Augen. Der Kranke fühlt sich schlecht, wenn er die Landschaft vorbeiziehen sieht. Seine Empfindlichkeit ist derart ausgeprägt, daß er schon durch den Anblick eines vorüberziehenden Schiffes seekrank werden kann! Er erträgt keine frische Luft: Er möchte im Warmen ohne jeden Luftzug sein. Er bleibt still, er bewegt sich nicht.

TABACUM ist das angezeigte Mittel, wenn der Patient die frische Luft sucht. Er bittet darum, daß man das Fenster öffnet, um Luft zu bekommen. Auch er muß, wie bei COCCULUS, die Augen schließen. Die Symptome sind genau diejenigen, die jemand verspürt, der seine erste Zigarette raucht: Übelkeit, unter Umständen Erbrechen und Schwindel mit ausgeprägter Blässe des Gesichts und kalten Schweißen. Die Übelkeit wird durch die geringste Bewegung verschlimmert. Eigenartiges Symptom: Das Kind versucht, seinen Bauch zu entblößen, was die Übelkeit und das Erbrechen lindert. TABACUM, wie COCCULUS, ist insbesondere durch Übelkeit mit wenig Erbrechen gekennzeichnet.

PETROLEUM ist dann angezeigt, wenn das Erbrechen stark und unter Umständen von Durchfall begleitet ist. Außerdem wird der Zustand des Patienten stets vor und während Gewittern verschlimmert (NATRIUM CARBONICUM, PHOSPHORUS, PSORINUM). Wenn der Patient Durchfall hat, insbesondere nachdem er Kohl gegessen hat, tritt dieser nur tagsüber, niemals nachts auf. Der Kranke hat häufig einen gierigen Hunger, den er auf schmerzhafte Weise im Magen verspürt. Dies drängt ihn dazu, ständig zu essen, was sein Befinden stets bessert. Das ist auch der Grund, warum er vor Antritt einer Reise ißt — um nicht krank zu werden. Eigenartigerweise hat er jeweils großen Hunger nach dem Stuhlgang.

SEPIA ist bei Übelkeit im Auto angezeigt, doch insbesondere im Falle einer Ohnmachtsneigung mit Leeregefühl im Magen, das manchmal durch Essen gebessert wird.

COLCHICUM wird bei einer sehr großen Geruchsempfindlichkeit empfohlen, wobei die Übelkeit beim Autofahren durch den Benzingeruch verursacht wird.

LACHESIS entspricht einem Patienten, der ganz allgemein stets durch Schließen der Augen eine Verschlimmerung seines Zustandes erfährt. Er kann kein Kleidungsstück ertragen, das seinen Hals umschließt.

ARGENTUM NITRICUM entspricht einem Patienten, der völlig unfähig ist, mit geschlossenen Augen zu gehen. Sein Befinden wird durch Wärme sehr verschlimmert, und es geht ihm an der frischen Luft stets besser. Er stößt häufig auf, was ihn erleichtert.

THERIDION ist bei Übelkeit durch die geringste Bewegung mit Kopfschmerzen und Schwindel angezeigt. Der Patient spürt eine deutliche Verschlimmerung durch das Schließen der Augen, das geringste Geräusch (das seinen gesamten Körper zu durchdringen scheint) und im Liegen.

Zusammenfassung

Besserung durch Schließen der Augen:
COCCULUS: Bedürfnis nach Wärme.
TABACUM: Bedürfnis nach frischer Luft.

Verschlimmerung durch Schließen der Augen:
LACHESIS: Unverträglichkeit von engen Kleidungsstücken.
ARGENTUM NITRICUM: Besserung an der frischen Luft, häufiges Aufstoßen.
THERIDION: starke Geräuschempfindlichkeit.

Besserung durch Essen:
PETROLEUM: starkes Erbrechen und manchmal Durchfall, besonders nach dem Genuß von Kohl.
SEPIA: Ohnmachtsneigung und Leeregefühl im Magen (manchmal gebessert durch Essen).

5. Verletzungen

Inwieweit kann die Homöopathie bei einer Verletzung, einer Wunde oder einem Knochenbruch von Nutzen sein? Es liegt auf der Hand, daß die Stücke eines gebrochenen Knochens wieder aneinandergesetzt werden müssen, daß eine Wunde genäht oder ein ausgerenktes Gelenk wieder eingerenkt werden muß. Dies ändert jedoch nichts an der Tatsache, daß, wenn man dem Patienten das seinen jeweiligen Symptomen entsprechende homöopathische Mittel verabreicht, seine Heilung dadurch stark beschleunigt wird. Die Wirkung von ARNICA ist zweifellos die eindrucksvollste Vorführung der Wirksamkeit der homöopathischen Mittel. Während einer Quetschung mit Bluterguß und ausgeprägter ödematöser Reaktion genügt es, ARNICA zu verabreichen, um in wenigen Stunden einen deutlichen Rückgang der Symptome herbeizuführen. Ein Versuch genügt, um sich davon zu überzeugen.

Hier werden nun einige nützliche Mittel im Falle von Verletzungen genannt. Es empfiehlt sich, die Quetschungen getrennt von den eigentlichen Wunden zu betrachten.

a) Verletzungen im allgemeinen

QUETSCHUNG

Quetschung der weichen Gewebe:
ARNICA ist sehr wirksam bei einer einfachen Quetschung mit Ekchymose (»blauer Fleck«), und dies sowohl für die Quetschung selbst wie auch für den Schmerz, der sie begleitet.
BELLIS PERENNIS ist angezeigt, wenn die tiefen Gewebe — die Muskeln und die Nerven — gequetscht zu sein scheinen. Die Schwellung und die Ekchymose sind sehr ausgeprägt. Das Quetschungsgefühl ist nicht nur auf der Haut lokalisiert, sondern wird insbesondere in der Tiefe verspürt.
HAMAMELIS ist im Falle eines schwachen venösen Kreislaufs, insbesondere in den Extremitäten (unter Umständen mit Krampfadern), angezeigt, der bereits vor der Quetschung besteht.
HYPERICUM hilft bei Quetschungen der nervenfaserreichen Bereiche,

insbesondere der Finger und Zehen. Man sollte an dieses Mittel denken, wenn der Schmerz außergewöhnlich stark zu sein scheint. Dieses Mittel ist ebenfalls sehr nützlich bei Quetschungen der Genitalen (Vulva, Hoden, Penis) sowie Verletzungen durch stechende Werkzeuge (LEDUM). Man sagt, es wäre — wie LEDUM — ein vorbeugendes Mittel gegen Tetanus.
CONIUM ist angezeigt, wenn einige Tage nach der Verletzung die gequetschten Gewebe gewissermaßen verhärtet sind; dieser Zustand wird manchmal von einer leichten Schwellung der entsprechenden Lymphknoten begleitet.
ACIDUM SULFURICUM ist das zu verabreichende Mittel, wenn die Quetschung sehr heftig war und die Ekchymose über den gequetschten Bereich hinausragt und von einer Ohnmachtsneigung begleitet wird (Blässe, kalte Schweiße). Dieses Mittel ist ebenfalls angezeigt, wenn die Ekchymose in der Folge einer Quetschung sehr lange anhält.

Quetschung des weiblichen Brustgewebes:
BELLIS PERENNIS ist beim Gefühl einer tiefen Quetschung angezeigt.
CONIUM ist dann angezeigt, wenn man in der Folge der Quetschung eine oder mehrere schmerzhafte Knötchen im Busen ertastet (die Quetschung im Falle von CONIUM ist von einer Verhärtung begleitet).

Prellung des Auges:
Bei einer Prellung des Auges oder genaugenommen des Augenhöhlenrandes (»blaues Auge«) sollte man LEDUM am häufigsten, ARNICA unter Umständen und SYMPHYTUM, wenn das Auge selbst geprellt ist, verabreichen.

Prellung eines Knochens (wenn der Schmerz auf der Ebene des Knochens selbst verspürt wird):
RUTA GRAVEOLENS, das ebenfalls ein Verstauchungsmittel ist, entspricht in diesem Fall, insbesondere wenn ein Befall des Periosts (Knochenhaut) besteht. Der kommt in den Bereichen vor, wo die Haut, welche die Knochen bedeckt, sehr dünn ist: das Schienbein, die Rückseite der Finger und der Zehen, die Wirbel, der Schädel, die Knöchel.

SYMPHYTUM begünstigt gleichfalls die Kalzifizierung bei einem Knochenbruch.

WUNDE:

Eine Wunde (Schnitt der Haut) muß man ab einer gewissen Tiefe selbstverständlich nähen lassen, und dies in den Stunden, die auf den Unfall folgen. Wenn man den nächsten Tag abwartet, hält die Naht nicht mehr. Zudem kann man dem Kind eines der folgenden Mittel geben.
ARNICA: Dieses Mittel ist insbesondere bei einer bedeutenden Ekchymose und starkem Quetschungsschmerz angezeigt.
CALENDULA ist dann angezeigt, wenn der Schmerz wie derjenige ist, der durch ein scharfes Werkzeug hervorgerufen wird, mit Hämorrhagie von rotem Blut eher als einer Ekchymose — und insbesondere wenn die Wunde unregelmäßige, zerklüftete Ränder aufweist. CALENDULA beugt der Infektion vor und gewährleistet eine schnelle Vernarbung.
STAPHISAGRIA ist bei einem sehr exakten Schnitt wie von einem Messer und nach einem chirurgischen Eingriff angezeigt.
LEDUM ist das Mittel, auf das man zurückgreifen sollte, wenn die Wunde durch ein stechendes Werkzeug, einen spitzen Gegenstand (Nagel) oder durch einen Insektenstich hervorgerufen wurde. Dieses Mittel ist ganz besonders angezeigt, wenn das die Narbe umgebende Gewebe sehr angeschwollen ist, die Haut ein ekchymotisches Aussehen hat und bei der Berührung kalt ist.

b) Schädeltraumen

Die Schädeltraumen sind häufig beim Kind. Sie treten sogar zu oft auf, und dies sowohl durch die Unvorsichtigkeit des Kindes als auch infolge mangelnder Aufsicht der Eltern. Wie viele Kinder sind nicht aus ihrem Bett oder sogar vom Wickeltisch gefallen, während man die Windel auswechselte! Sehr häufig — glücklicherweise — geht alles gut; es kann jedoch im schlimmsten Falle vorkommen, daß der Sturz einen Schädelbruch mit Gehirnblutungen hervorruft und das Kind stirbt.

Bei einem Schädeltrauma muß man folglich ganz besonders aufmerksam sein, was einen etwaigen Schädelbruch betrifft, der mit Sicherheit diagnostiziert werden kann, wenn eine starke Blutung durch die Nase und die Ohren beobachtet wird. Im Zweifel muß man auf jeden Fall eine ärztliche Untersuchung durchführen lassen. Zudem ist es sehr wichtig, das Kind ständig zu bewachen, um zu beobachten, ob es nicht bewußtlos wird. Im allgemeinen schläft es nach einer Gehirnerschütterung ein; es kann sich hierbei um einen normalen Schlaf handeln, man sollte sich aber dessen vergewissern und es zu diesem Zweck jede Stunde (während der nächsten 24 Stunden) wecken. Wenn es aufwacht, ist alles in Ordnung; im gegenteiligen Fall handelt es sich um ein Koma (Bewußtlosigkeit). Dann muß man es dringend in ein Krankenhaus bringen, weil die Verletzungen möglicherweise einen chirurgischen Eingriff erforderlich machen.

Ganz allgemein ist es nützlich, bei einem Schädeltrauma, ob mit oder ohne Gehirnerschütterung, folgende Arzneien zu verabreichen.

ARNICA: vorrangig.

CICUTA VIROSA: bei Konvulsionen oder selbst bei einfachen Muskelzuckungen.

NATRIUM SULFURICUM: bei einer Fortdauer der Symptome (Kopfschmerzen oder unter Umständen psychische Störungen) nach 2 oder 3 Tagen.

c) *Verstauchungen, Verrenkungen, Schwäche der Knöchel*

Bei einer *Verstauchung* sollte man eines der folgenden Mittel verabreichen.

RHUS TOXICODENDRON ist angezeigt, wenn der Schmerz insbesondere um das Gelenk herum in den Bändern (häufig am Knie oder der Hüfte) verspürt wird.

RUTA GRAVEOLENS entspricht eher einem Knochenschmerz und ist insbesondere für das Handgelenk und die Hand angezeigt.

KREOSOTUM ist für den Daumen angezeigt.

FERRUM MURIATICUM ist im Falle einer Verstauchung der Schulter (sehr häufig, seitdem es Windsurfen gibt) zu verabreichen, insbesondere wenn sie rechts lokalisiert ist.

Bei einer *Verrenkung* muß man zunächst selbstverständlich die Knochen wieder einrenken und anschließend RHUS TOXICODENDRON oder RUTA GRAVEOLENS verabreichen.

Bestimmte Kinder verstauchen sich regelmäßig die Knöchel. Es handelt sich in diesem Fall um eine konstitutionelle Schwäche der Bänder, die eine Behandlung entsprechend dem allgemeinen Typus des Kindes erfordert. Nennen wir die am häufigsten angezeigten Mittel: LEDUM, CALCIUM CARBONICUM, CALCIUM PHOSPHORICUM, CAUSTICUM, NATRIUM CARBONICUM und SILICEA.

LEDUM: bei einer bedeutenden Ekchymose.

BELLIS PERENNIS: wenn es zu keiner schnellen Besserung kommt. Die Schwellung ist ausgeprägt, die Haut ekchymotisch, sie reagiert sehr empfindlich bei Berührung.

RHUS TOXICODENDRON: bei einem Knöchelschmerz, der vorübergehend beim Gehen gebessert wird.

VALERIANA: wenn der Schmerz beim Gehen gebessert wird und die Besserung anhält.

Zusammenfassung

● QUETSCHUNG:

Weiches Gewebe:
— Leichte:
 ARNICA im allgemeinen.
 HYPERICUM für die Finger und die Zehen.
— Mittlere:
 BELLIS PERENNIS: Ekchymose und bedeutende Schwellung.
— Tiefe:
 ACIDUM SULFURICUM: bedeutende Ekchymose.

mit Verhärtung:
CONIUM (manchmal begleitende Lymphdrüsenreaktion).

● PRELLUNG DES AUGES:

LEDUM: am häufigsten (blaues Auge).
SYMPHYTUM: Befall des Auges selbst.

● PRELLUNG EINES KNOCHENS:

RUTA GRAVEOLENS: an der Oberfläche.
SYMPHYTUM: in der Tiefe.

● WUNDE:

ARNICA: mit Ekchymose.
STAPHISAGRIA: mit klarem Schnitt.
CALENDULA: mit unregelmäßigen Rändern.
LEDUM: durch spitze Werkzeuge.

● SCHÄDELTRAUMEN:

ARNICA: vorrangig.
CICUTA VIROSA: bei nervösen Störungen.
NATRIUM SULFURICUM: im Falle von fortdauernden Störungen.

● VERSTAUCHUNGEN, VERRENKUNGEN, SCHWÄCHE DER KNÖCHEL:

Allgemein: RHUS TOXICODENDRON: Befall der Bänder (oberflächlich).
RUTA GRAVEOLENS: Knochenschmerz.

Besonders:
— Knie und Hüfte: RHUS TOXICODENDRON.
— Handgelenk und Hand: RUTA GRAVEOLENS.
— Daumen: KREOSOTUM.
— Schulter: FERRUM METALLICUM.
— insbesondere für die rechte Schulter: FERRUM METALLICUM.
— Knöchel: RHUS TOXICODENDRON (ohne Ekchymose), LEDUM (mit Ekchymose), BELLIS PERENNIS (mit Ekchymose und Schwellung).
— Knöchelschwäche mit Besserung beim Gehen: RHUS TOXICODENDRON (vorübergehend), VALERIANA (dauerhaft).

d) Tortikollis (spastischer Schiefhals)

Ohne erkennbare Ursache

Das Kind kann morgens beim Aufwachen einen Tortikollis aufweisen, ohne daß es zur geringsten Verkühlung gekommen wäre.

In diesem Fall sind die folgenden Mittel angezeigt.
CALCIUM CARBONICUM: dickes, ermüdbares und apathisches Kind, weiche und kraftlose Muskeln, schmerzhaft und steif bei der geringsten Ermüdung sowie bei feuchtem und kaltem Wetter.
KALIUM CARBONICUM: dickes Kind mit aufgedunsenem Gesicht, weichen Muskeln, sehr ermüdbar. Häufige Parästhesien (»eingeschlafene« Beine). Sehr kälteempfindlicher Patient, Befinden stets gebessert durch Wärme.
PHYTOLACCA: Veranlagung zu rheumatischen Schmerzen, besonders bei kaltem und regnerischem Wetter, stets morgens verschlimmert.
RHODODENDRON: Veranlagung zu rheumatischen Schmerzen in der warmen Jahreszeit, welche stets vor einem Gewitter verschlimmert werden (ebenfalls psychische Verschlimmerung) und bei Ruhe, am Ende der Nacht, gegen Morgen stärker ausgeprägt sind.
BRYONIA: Verschlimmerung beim Aufwachen, bei der geringsten Bewegung, Verlangen, sich auf die betroffene Seite zu legen.

Durch Verkühlung

Meistens tritt der Tortikollis infolge einer Verkühlung auf. Folgende Mittel sind in diesem Fall angezeigt.
ACONITUM: verursacht durch eine Verkühlung bei sehr trockenem Wetter, warm oder kalt, bei einem Patienten mit energischen Reaktionen.
BELLADONNA: verursacht durch eine Verkühlung des Kopfes, zum Beispiel nach dem Haarewaschen.
BRYONIA: verursacht durch Ostwind; Verlangen, völlig unbeweglich liegen zu bleiben.
CIMICIFUGA: großes Mittel der neuralgischen Schmerzen oder Muskelschmerzen des Nackens und des Rückgrats mit Steifheit. Der Zustand des Patienten wird stets in der Wärme gebessert, und er ist psychisch sehr empfindlich (die körperlichen und seelischen Probleme wechseln einander häufig ab).
COLCHICUM: Affinität für das faserreiche Gewebe und die Muskeln, insbesondere auf der linken Seite, prickelndes Gefühl (wie durch Nadeln).
RHUS TOXICODENDRON: Schmerz bei der ersten Bewegung, jedoch Besserung durch fortgesetzte Bewegung (im Gegensatz zu BRYONIA).

LACHNANTHES: häufig angezeigt bei den rheumatischen Schmerzen des Nackens, starkes Kältegefühl zwischen den Schulterblättern. Dies ist das zu verabreichende Mittel, wenn kein anderes besonders zu entsprechen scheint.

— Bei trockenem Wetter:
Wenn die Tortikollis infolge einer Verkühlung bei trockenem Wetter auftritt (im Winter bei Nordwind, jedoch ebenfalls im Sommer bei sehr warmem und trockenem Wetter), sind nachstehend aufgeführte Mittel angezeigt.
ACONITUM: energischer Patient, der mehr körperlich als geistig orientiert ist.
CAUSTICUM: Muskelschwäche in sämtlichen Bereichen (spätes Gehen, zerbrechliche Knöchel, Stimmlosigkeit morgens durch Schwäche der Stimmbänder, Enuresis [Einnässen] beim Husten oder Niesen), Steifheit zwischen den Schultern und am Nackenansatz. Die Schmerzen werden stets durch Wärme gelindert, insbesondere Bettwärme.

— Bei feuchtem Wetter:
Insbesondere DULCAMARA und RHUS TOXICODENDRON, jedoch ebenfalls BELLADONNA (Verkühlung des Kopfes).

— Durch einen Luftzug:
Wenn der Tortikollis infolge eines Luftzugs auftritt — ohne daß man weiß, ob die Kälte trocken oder feucht war —, sollte man insbesondere an CALCIUM PHOSPHORICUM denken: starke Veranlagung zu rheumatischen Schmerzen durch Kontakt mit Luftzügen und große Empfindlichkeit gegenüber feuchter Kälte, insbesondere bei Schneewetter.

Zusammenfassung

● TORTIKOLLIS OHNE VERKÜHLUNG:

CALCIUM CARBONICUM, KALIUM CARBONICUM, PHYTOLACCA, RHODODENDRON, BRYONIA.

Allgemeine Beschwerden 683

● NACH EINER VERKÜHLUNG:

— Durch Ostwind: BRYONIA.
— Durch Nordwind und bei trockenem, warmem oder kaltem Wetter: ACONITUM oder CAUSTICUM.
— Bei feuchtem Wetter: DULCAMARA insbesondere oder RHUS TOXICODENDRON.
— Durch einen Luftzug: CALCIUM PHOSPHORICUM.
— Durch Verkühlung des Kopfes: BELLADONNA.

e) Muskelkater

Wenn der Muskelkater infolge einer übermäßigen Muskelanstrengung auftritt, muß man eines der folgenden Mittel verabreichen.
ARNICA: beim Fehlen weiterer charakteristischer Merkmale.
RHUS TOXICODENDRON: bei Besserung durch Bewegung (ein charakteristisches Merkmal dieses Mittels) und insbesondere bei Schmerzen der Wirbelsäule (vom Nacken bis zum Kreuzbein).
BELLIS PERENNIS: nach einer übermäßigen Bauchgymnastik mit Schmerzen der Bauchmuskeln und unter Umständen Zerrung dieser Muskeln, was bei heftigen Übungen vorkommen kann.

f) Narben

Eine saubere, lineare Wunde (etwa eine Schnittwunde) heilt im allgemeinen in wenigen Tagen ab und hinterläßt eine glatte und weiche Narbe. Ohne jede Superinfektion kommt es vor, daß eine Narbe länger braucht, um zu heilen, und eine unregelmäßige Narbe hinterläßt, die das Aussehen eines hervorstehenden und harten Wulstes (Keloid) hat, der manchmal schmerzt. Ein Keloid tritt insbesondere nach einer Verbrennung auf, die stets langsam vernarbt, einer nichtgeraden Wunde mit unregelmäßigen Rändern, infolge einer Pockenimpfung oder sogar nach einer perfekten Naht wie nach einem chirurgischen Eingriff. Im Grunde genommen ist diese mangelhafte Vernarbung weniger auf die Wunde als auf die Qualität der Haut zurückzuführen: Bestimmte Patienten vernarben immer schlecht.

Man kann es in Betracht ziehen, den Wulst herauszuschneiden, um eine saubere Wunde zu erhalten, doch wird sich sehr häufig erneut dieselbe auffällige Narbe bilden. Fügen wir noch hinzu, daß diese anomale Vernarbung keine pathologische Störung darstellt. Sie kann sich bei einem Patienten äußern, der im übrigen von bester Gesundheit ist.

Die Wahl des angezeigten Mittels bei Wulstnarben orientiert sich an den allgemeinen charakteristischen Merkmalen des Patienten. GRAPHITES, SILICEA, CAUSTICUM, ACIDUM FLUORATUM und CARCINOMINUM (bläuliche Skleren [Lederhaut des Auges], zahlreiche pigmenthaltige Muttermale, »milchkaffeefarbener« Teint, vorhergehende Fälle von Krebs in der Familie oder Ahnenreihe) sind die häufigsten. Im folgenden werden einige Besonderheiten der Mittel bei mangelhafter Narbenbildung genannt.

Die Narbe blutet:
PHOSPHORUS: Die Wunde blutet viel vor der Vernarbung (rotes Blut) und öffnet sich erneut nach der Heilung.
LACHESIS: venöses Blut, bläuliche Haut.

Die Narbe wird rot:
ACIDUM SULFURICUM: Die Narbe wird rot oder blau und schmerzt.
ACIDUM FLUORATUM: Die äußeren Enden der Narbe sind von Bläschen umgeben und werden rot. Der Patient leidet an Juckreiz. Besonderes Zeichen des Mittels: Die Nägel wachsen sehr schnell.

Die Narbe wird blau:
ACIDUM SULFURICUM: blaue oder rote und schmerzende Narbe.
LACHESIS: Die benachbarte Haut ist ebenfalls bläulich. Neigung zu Hämorrhagien venösen Bluts.

Die Narbe wird hart: GRAPHITES (sehr trockene, dicke Haut, die bereits ohne Wunden rissig ist).

Die Narbe wird schmerzend:
ACIDUM SULFURICUM: rote oder blaue schmerzhafte Narbe.
GRAPHITES: harte und schmerzende Narbe.
SILICEA: Die Narbe wird plötzlich nach der Heilung schmerzend (stechende Schmerzen), häufig bei einer Wunde, die geeitert hat.

ACIDUM NITRICUM: ausgeprägtes Granulationsgewebe (»knospentreibende Wunde«), während der Heilung mit stechenden oder wie von Splittern verursachten Schmerzen. Die Narbe bereitet insbesondere bei Witterungsumschlägen wieder Schmerzen.
HYPERICUM: insbesondere im Falle einer gewundenen, zerklüfteten Wunde mit Zerreißung des Gewebes.

Die Narbe brennt: CAUSTICUM, GRAPHITES, ARSENICUM ALBUM.

Die Narbe juckt: ACIDUM FLUORATUM.

Die Narbe öffnet sich erneut: PHOSPHORUS, SILICEA, CAUSTICUM (insbesondere nach einer Verbrennung).

6. Ermüdung

Die Müdigkeit des Kindes stellt einen häufigen Grund für den Arztbesuch dar. Die Eltern sind davon überzeugt, daß dieses Phänomen die Widerspiegelung eines besonderen körperlichen Zustandes sei — einer Schwäche, eines Mangels, einer Anämie oder einer zugrundeliegenden Erkrankung.
Es ist unbestreitbar, daß die Müdigkeit durch eine bestimmte körperliche Ursache hervorgerufen werden kann, insbesondere durch einen Mangel eines wesentlichen Elements (Eisen, Kalzium), durch eine akute oder chronische Krankheit (insbesondere einer Anämie, eine Blutstörung, unter Umständen bösartiger Art, zum Beispiel eine Leukämie), ganz wie sie aber auch die Genesung einer Krankheit begleitet. Sie kann ebenfalls die Folge von übermäßigen intellektuellen oder körperlichen Anstrengungen sein. Wenn diese Ursachen ausgeschlossen sind, drückt ein gewohnheitsmäßiger, chronischer Müdigkeitszustand insbesondere eine Störung des psychischen Gleichgewichts aus und stellt somit gewissermaßen eine Depression dar.
Wir erkennen an dieser Stelle erneut die Bedeutung der psychischen Bedürfnisse des Kindes. Wenn man diesen nicht oder nur ungenügend entspricht, tritt ein Leiden in Erscheinung. Das Kind, das sein psychisches Gleichgewicht verliert, ist in seinem Anpassungsvermö-

gen an jegliche schwierige Situation gestört und muß aufgrund dieser Tatsache eine größere Anstrengung machen, welche zu groß ist im Verhältnis zur erlebten Situation und eine Ursache von Ermüdung und Spannung darstellt.
Die Müdigkeit wird häufig in Zusammenhang mit einem Abfallen der schulischen Leistung entdeckt. Viele Eltern kommen in die Sprechstunde, weil das Kind in der Schule zerstreut, unaufmerksam oder träge ist. Sie sind davon überzeugt, daß dieses Verhalten durch die Müdigkeit hervorgerufen wird, und befürchten einen Mißerfolg in der Schule. Vielfach hat sich auch der Lehrer oder die Lehrerin dahingehend geäußert, daß die Unaufmerksamkeit des Kindes vielleicht krankhaften Ursprungs sei, man solle es doch mal vom Hausarzt untersuchen lassen. Unterstreichen wir hier, daß die Lehrkraft durch solcherart Äußerungen sich möglicherweise eines Problems zu entledigen versucht, dessen Lösung zu einem großen Teil von ihr abhängig ist. Die schulische Leistung des Kindes, seine Müdigkeit, seine Unaufmerksamkeit und seine Zerstreutheit sind eng mit der Beziehung zwischen Lehrer und Kind verbunden.
Allem anderen voran muß man klar und deutlich herausstellen, daß kein Kind — wie normalerweise niemand auf der Welt — willentlich in dem scheitern möchte, was es unternimmt. Wenn das Kind so handelt, daß es versagt, dann geschieht dies in der Regel gegen seinen eigentlichen Willen. Es ist ihm unmöglich, sich anders zu verhalten, weil es etwas in seinem Innersten gibt, das es daran hindert, die notwendige Anstrengung zu erbringen.
Es tritt dann ein unterschiedliches Verhalten je nach Temperament des Kindes auf. Der gehemmte Introvertierte entwickelt daraus einen Minderwertigkeitskomplex. Er ist davon überzeugt, daß er unfähig ist, zum Ziel zu gelangen; und dieser Mangel an Selbstvertrauen hemmt ihn um so mehr und legt ihn quasi lahm. (Stellen wir uns einen debütierenden Schauspieler vor, der auf der Bühne von Lampenfieber ergriffen wird: Er kennt seine Rolle, er möchte sie tadellos vortragen, und nun ist er unfähig, auch nur ein einziges Wort von sich zu geben.) Andere verzweifelte Kinder ziehen sich in den Negativismus zurück, manchmal sogar in eine Art von Masochismus. Sie verspüren ein derartiges Schuldgefühl — berechtigt oder nicht —, daß sie versuchen, sich weh zu tun, sich zu zerstören.
Die Haltung des Kindes ist nicht immer die genaue Widerspiegelung

der Gefühle, die es empfindet. Es kann sogar durch sein Verhalten das Gegenteil dessen äußern, was es sich eigentlich wünscht. Es liegt an uns Erwachsenen und Eltern, die Bedeutung seiner Handlungen und seiner Gebärden zu verstehen. Stellen wir uns ein Kind vor, das frustriert ist, weil es sich nicht anerkannt und ungeliebt fühlt. Wenn es introvertiert ist, zieht es sich in sich zurück und legt unter allen Umständen eine Hemmung, Passivität, sogar Trägheit an den Tag. Diese Passivität kann sich jedoch zu bestimmten Zeitpunkten aufgrund eines übermäßigen Leids in Gewalt, in Aggressivität verwandeln. Das extrovertierte Kind wird seinerseits, wenn es mit denselben Schwierigkeiten konfrontiert wird, überaktiv. Es kann nicht seine Aufmerksamkeit aufrechterhalten, da es nicht still sitzen kann. Es bewegt sich hin und her auf seiner Bank, hört nicht auf zu reden oder seine Nachbarn zu ärgern. Während der Introvertierte zu ruhig ist und fast so aussieht, als ob er schlafen würde, ist der Extrovertierte überreizt und hyperkinetisch (Muskelzuckungen und unwillkürliche Bewegungen). Der eine wie der andere verspürt jedoch eine große Müdigkeit. Die Spannung, die die beiden antreibt — sei es verinnerlicht oder nach außen gekehrt —, erschöpft sie und verhindert eine konstante geistige Anstrengung.
Wie ist dies zu erklären? Kehren wir zum unaufmerksamen, zerstreuten Kind zurück. Es möchte in Wirklichkeit aufmerksam sein. Es kann ihm jedoch nicht gelingen, da — wenn es gehemmt ist — die Furcht, es nicht zu schaffen, die Oberhand hat über seine Fähigkeit, aufmerksam zu sein. Wenn es zum hyperaktiven Typus gehört, so hindert es sein Bewegungsbedürfnis daran, seine Aufmerksamkeit aufrechtzuerhalten. Zudem zieht die innere Spannung, welche den einen wie den anderen bewohnt, ihre Kräfte ab. Aufgrund dieser Tatsache ist der Introvertierte durch seine Hemmung und der Extrovertierte durch seine übermäßige Regsamkeit erschöpft. Darüber hinaus verstärkt die Müdigkeit beider krankhafte Veranlagung. Wenn der Gehemmte langsam ist, wird er dies in immer stärkerem Maße sein: Er wird eine regelrechte Trägheit entwickeln, die sich bis zur Sturheit steigern kann. Wenn er zum unruhigen Typus gehört, wird sich seine innere Spannung durch eine ständige Unruhe ausdrücken. Der Extrovertierte wird seine Motorik nicht mehr kontrollieren. Wenn er zur Gewalt neigt, wird er aggressiv und streitsüchtig werden. Gehört er zum sanften Typus, wird er sich unter Umständen in

Heißhunger oder die übertriebene Suche nach äußerlichen Befriedigungen flüchten.
Folglich kann man der Müdigkeit oder einem schlechten Leistungsstand in der Schule nicht allein mit einer Arznei, Vitaminen oder einem Stärkungsmittel wirksam begegnen. Dies wäre eine Illusion! Gewiß kann man zunächst ein Mittel verabreichen, das die übermäßige Müdigkeit korrigiert, etwa ACIDUM PHOSPHORICUM bzw. KALIUM PHOSPHORICUM oder andere, dies wird jedoch nur ein vorläufiges Linderungsmittel sein. Der Arzt sollte die Eltern vor allen Dingen auf die Bedeutung der Müdigkeit — die Störung des psychischen Gleichgewichtes — ihres Kindes aufmerksam machen. Man muß gemeinsam danach suchen, was die Ursache sein kann (übermäßiges Beschützen, zu hohe Anforderungen, mangelnde Zuneigung usw.) und sie dazu bringen, gegebenenfalls ihre Haltung dem Kind gegenüber zu ändern, damit es ihm ermöglicht wird, sich optimal zu entfalten. Man muß ebenfalls wissen, daß das Kind zu solchen Störungen veranlagt ist und diese Veranlagung therapiert werden sollte — eher als die Ermüdungserscheinungen selbst.

a) Mittel bei Introversion

Da es für die Eltern kaum möglich ist, allein das angemessene Mittel zu finden, und sie sich folglich einem homöopathischen Arzt anvertrauen müssen, werden wir uns im folgenden darauf beschränken, an die großen charakteristischen Merkmale bestimmter Arzneien zu erinnern (vgl. auch »Das Verhalten des Kindes« [s. S. 154] und »Lampenfieber« [s. S. 514]).
CALCIUM CARBONICUM: Als grundlegende Wesensmerkmale des Kindes beobachtet man Trägheit und Eigensinn.
ARSENICUM ALBUM: Das Kind ist gründlich erschöpft durch eine ständige Unruhe.
NATRIUM MURIATICUM: Das Kind zieht sich in sich selbst zurück, isoliert sich, schließt sich in sein Zimmer ein, um dort weit entfernt von den anderen zu weinen, und verweigert jeglichen Trost.
SEPIA: Das Kind ist depressiv, verhält sich gleichgültig gegenüber allem und äußert keine Zuneigung mehr für diejenigen, die es eigentlich mag.

SILICEA: Der Patient hatte bereits in der ersten Kindheit Probleme (verzögertes Wachstum und Sprachvermögen). Er ist schwächlich, wenig widerstandsfähig und hat große Selbstzweifel. Er meidet den Kontakt mit Gruppen und ist äußerst schüchtern in der Öffentlichkeit. Er schränkt sich in seinen Freundschaften ein (er hat nur einen Freund). Die Nase läuft ständig.

b) Mittel bei Extraversion

MEDORRHINUM: Der MEDORRHINUM-Typus weist die ausgeprägteste Extraversion auf. Er hat ein starkes Bewegungsbedürfnis und hält sich am liebsten im Freien auf. Er ist ein Draufgänger und wirft — auch bildlich gesprochen — alles im Weg Stehende einfach um. Er ist sehr offen und schließt schnell Freundschaften.
ACIDUM FLUORATUM: Das Kind äußert Gleichgültigkeit gegenüber seinen Freunden und Angehörigen, nicht aus Hemmung (wie bei NATRIUM MURIATICUM und SEPIA), sondern aus Ablehnung. Im Gegensatz zum Gehemmten verschanzt es sich nicht im Innern des Hauses, in seinem Zimmer. Im Gegenteil, es muß hinaus und gehen, sich bewegen. Es kümmert sich wenig um die anderen und erscheint möglicherweise arrogant.
KALIUM JODATUM: Ein Kind dieses Typus kann nicht konsequent eine Schularbeit erledigen. Es muß stundenlang an der frischen Luft gehen. Es ist depressiv, wenn es sich im Innern des Hauses befindet.
LYCOPODIUM: Der Patient ist introvertiert (Lampenfieber) und extrovertiert (herrschsüchtig). Es handelt sich um ein sehr intelligentes Kind, das jedoch stark an sich zweifelt, obwohl es nach außen hin selbstbewußt, nicht selten sogar herablassend wirken kann. Der Umgang mit ihm gestaltet sich aufgrund dieser Wesenszüge recht schwierig.

c) Gelegentliche Müdigkeit

Gelegentliche Müdigkeit kann die Folge einer zu heftigen oder zu ausgedehnten körperlichen Anstrengung sein, wobei dieselben Mittel wie bei einem Muskelkater angezeigt sind: ARNICA und RHUS TOXI-

CODENDRON. Häufiger wird sie durch eine intellektuelle bzw. schulische Überanstrengung hervorgerufen, beispielsweise zu Prüfungszeiten. Man sollte in diesem Fall an folgende Mittel denken.

CALCIUM CARBONICUM: Minderwertigkeitskomplex und Langsamkeit.

KALIUM PHOSPHORICUM: derart ausgeprägte Müdigkeit, daß die geringste Arbeit eine unüberwindliche Aufgabe zu sein scheint.

KALIUM CARBONICUM: Der Betreffende ist dem Patienten vom Typus CALCIUM CARBONICUM sehr nahe, jedoch aufgedunsener, insbesondere im Bereich der Augen, reizbarer. Er hat Angst, dabei ein in der Magengrube verspürtes Druckgefühl und eine insbesondere im Rücken ausgeprägte Ermüdung. Seine Beschwerden werden gegen 2.00 bis 3.00 Uhr morgens verschlimmert (er wacht auf und kann nicht wieder einschlafen).

LACHESIS: Der Patient ist insbesondere morgens deprimiert, hat Kopfschmerzen beim Aufstehen; und es widerstrebt ihm, sich an die Arbeit zu machen. Er ist abends aktiver. Er erträgt keine engen Kleidungsstücke, insbesondere im Bereich des Halses.

LYCOPODIUM: Der Patient glaubt, er sei »zu Höherem bestimmt«, zweifelt jedoch an sich, was ihn reizbar macht.

NATRIUM CARBONICUM: kälteempfindlicher Patient, aber Unverträglichkeit gegenüber Sonnenwärme.

NATRIUM MURIATICUM: sehr introvertiertes, schweigsames Kind, das schnell weint, aber nicht getröstet werden will.

ACIDUM PHOSPHORICUM: Die Müdigkeit ist stets zunächst psychisch bedingt und durch Streß hervorgerufen (Angst, Kummer usw.).

PULSATILLA (häufiger bei Mädchen angezeigt): weinerliches Kind, das sich stets an seine Mutter anschmiegt und ein starkes Bedürfnis hat, gestreichelt zu werden.

Erwähnen wir noch einige auffällige Zeichen, die bei der Wahl des Mittels nützlich sein können.

— Die Sommerwärme, insbesondere die Sonne, ruft eine große Müdigkeit hervor: vor allem NATRIUM CARBONICUM und SELENIUM, doch ebenfalls ANTIMONIUM CRUDUM, NATRIUM MURIATICUM und SULFUR.

— Die Zimmerwärme ermüdet: PULSATILLA.

— Der Hunger ruft eine große Müdigkeit und sogar eine Schwäche

oder einen Schwächeanfall hervor: insbesondere JODUM und SULFUR, doch ebenfalls PHOSPHORUS, ZINCUM, ALUMINA.
— Die Müdigkeit ist die Folge von Kummer: CAUSTICUM, IGNATIA, ACIDUM PHOSPHORICUM, NATRIUM MURIATICUM.

7. Schwitzen

Schwitzen ist ein normales physiologisches Phänomen, das nützlich und sogar notwendig ist, zum Beispiel bei einer anstrengenden körperlichen Tätigkeit oder auch einem Fieberschub. Es kann jedoch sonderbar, sogar anomal sein, etwa durch seine übermäßige Menge, seine Lokalisierung, seinen Geruch oder durch den Zeitpunkt seines Auftretens.

a) Allgemeine Merkmale

Bei Fieber

Während eines fiebrigen Zustands beobachtet man normalerweise drei reaktionelle Stadien. Zunächst den Schüttelfrost, anschließend eine Periode von starker trockener Hitze und schließlich die Schweiße (welche häufig den Temperaturabfall anzeigen). Man kann folgende zwei Besonderheiten beobachten.
— Schweiße im Stadium des Schüttelfrostes: CALCIUM CARBONICUM, EUPATORIUM PERFOLIATUM, NATRIUM MURIATICUM, NUX VOMICA, PYROGENIUM, RHUS TOXICODENDRON, PULSATILLA, TUBERCULINUM.
— Wenig oder keinerlei Schweiße nach dem Hitzestadium: ARSENICUM ALBUM, BELLADONNA, BRYONIA, CHAMOMILLA, GELSEMIUM, GRAPHITES, LYCOPODIUM, NUX MOSCHATA, PHOSPHORUS, RHUS TOXICODENDRON.

Im nichtakuten Zustand

Starkes und kaltes Schwitzen: ACIDUM PHOSPHORICUM, ARSENICUM ALBUM, AURUM METALLICUM, BARIUM CARBONICUM, BELLADONNA, BRYONIA, CALCIUM CARBONICUM, CARBO VEGETABILIS, FERRUM METALLICUM, GELSE-

MIUM, HEPAR SULFURIS, KALIUM CARBONICUM, LYCOPODIUM, MERCURIUS SOLUBILIS, NATRIUM MURIATICUM, PHOSPHORUS, SEPIA, SILICEA, TUBERCULINUM, VERATRUM ALBUM. Dieses ausgiebige Schwitzen äußert sich sowohl am Tag wie auch nachts. Es ist jedoch nachts ausgeprägter bei ARSENICUM ALBUM, CARBO VEGETABILIS, HEPAR SULFURIS, MERCURIUS, VERATRUM ALBUM.

Einige Besonderheiten:

HEPAR SULFURIS und MERCURIUS schwitzen Tag und Nacht ohne Unterbrechung (es geht ihnen jedoch besser, wenn sie nachts das Bett verlassen).
SAMBUCUS schwitzt nur, wenn er wach ist (seine Haut ist warm und trocken nachts, er fängt jedoch an, ausgiebig zu schwitzen, wenn er aufwacht; und sein Schwitzen hört auf, sobald er einschläft).
SEPIA schwitzt ebenfalls hauptsächlich, wenn er wach ist. Wie bei SAMBUCUS hört sein Schwitzen auf oder wird schwächer, wenn er einschläft.
CONIUM hingegen fängt an zu schwitzen, sobald er einschläft (oder sogar, wenn er die Augen schließt). Das Schwitzen weckt ihn nachts auf.
THUJA: Das Schwitzen tritt während des Schlafs auf und klingt beim Aufwachen ab (im Gegensatz zu SAMBUCUS).

Schlaflosigkeit, verursacht durch das Schwitzen: ARSENICUM ALBUM, CONIUM.

Verschlimmerung morgens (schwitzt, wenn er aufwacht): SAMBUCUS, SEPIA, SULFUR.
Besserung beim Aufwachen: NUX VOMICA, PHOSPHORUS, PULSATILLA, THUJA.

b) Lokalisierung

Hauptsächlich am Kopf: CALCIUM CARBONICUM (insbesondere morgens und nachts), CHAMOMILLA, HEPAR SULFURIS, KALIUM CARBONICUM, LYCOPODIUM, MERCURIUS (insbesondere nachts), PHOSPHORUS, PULSA-

TILLA, SEPIA (insbesondere morgens, von saurem Geruch), SILICEA (insbesondere nachts, saurer Geruch).
— Im Gegensatz hierzu schwitzen manche überall, außer am Kopf: RHUS TOXICODENDRON, SAMBUCUS, THUJA, NUX VOMICA, SECALE.

In der Aftergegend: ALUMINA, BELLADONNA, HEPAR SULFURIS, KALIUM CARBONICUM (nachts), THUJA (morgens), PSORINUM, RHUS TOXICODENDRON.

Im Bereich der Genitalien: CALCIUM CARBONICUM, ACIDUM FLUORATUM (beißender, stechender Geruch), HYDRASTIS, JODUM, LYCOPODIUM, NATRIUM MURIATICUM, MERCURIUS SOLUBILIS, PETROLEUM, SARSAPARILLA, SEPIA, SILICEA, THUJA (süßlicher Geruch), SULFUR.

Unter den Achseln (starker, abstoßender Geruch): ACIDUM NITRICUM, HEPAR SULFURIS, HYDRASTIS, LACHESIS, LYCOPODIUM, PETROLEUM, SELENIUM, SEPIA, SILICEA, SULFUR.
— Unter den Achseln mit Geruch von Knoblauch oder Zwiebeln: BOVISTA, KALIUM PHOSPHORICUM, SULFUR, TELLURIUM.

An den Händen (im allgemeinen kalter Schweiß): ACIDUM NITRICUM (ausgiebig), ARSENICUM ALBUM, CALCIUM CARBONICUM, HEPAR SULFURIS, LYCOPODIUM, POSPHORUS, SEPIA.
— An den Händen infolge einer geistigen Anstrengung: CALCIUM CARBONICUM, GRAPHITES, HEPAR SULFURIS, LYCOPODIUM, NATRIUM MURIATICUM, NUX VOMICA, PHOSPHORUS, SEPIA, SILICEA.

An den Füßen mit Hautabschürfung: ACIDUM FLUORATUM, ACIDUM NITRICUM, BARIUM CARBONICUM, CALCIUM CARBONICUM, CARBO VEGETABILIS, JODUM, LYCOPODIUM, SANICULA, SEPIA, SILICEA.
— Abstoßender Geruch der Füße *ohne Schwitzen*: GRAPHITES, SEPIA, SILICEA.

c) Geruch

— Übelriechend: DULCAMARA, HEPAR SULFURIS (nach Husten), MERCURIUS SOLUBILIS, PSORINUM, TUBERCULINUM.

— Nach Honig: THUJA (im Bereich der Genitalien, sonst saurer Geruch).
— Nach Moschus: APIS, PULSATILLA, SULFUR.
— Nach Schimmel: NUX VOMICA, PULSATILLA, RHUS TOXICODENDRON.
— Faulig: BAPTISIA TINCTORIA, CARBO VEGETABILIS, PSORINUM, STAPHYSAGRIA.
— Modrig: ARSENICUM ALBUM, THUJA.
— Sauer, ranzig (insbesondere nachts): HEPAR SULFURIS, GRAPHITES, SEPIA, SULFUR, THUJA (jedoch ohne Geruch der Genitalgegend).
— Nach Käse: HEPAR SULFURIS, PLUMBUM, SULFUR.
— Süßlich: CALADIUM (Geruch, der die Fliegen anzieht, ebenso wie derjenige von PULSATILLA und THUJA).
— Nach verfaultem Ei: STAPHYSAGRIA, SULFUR.
— Nach Holunder: SEPIA.

d) Weitere Besonderheiten

Öliger Schweiß: MERCURIUS, THUJA.

Starker Schweiß beim Musikhören: TARANTULA HISPANICA.

Starker Schweiß im Sitzen ohne Bewegung: KALIUM BICHROMICUM.

In Gegenwart von Fremden: AMBRA GRISEA, BARIUM CARBONICUM, LYCOPODIUM, SEPIA, STRAMONIUM.

Hervorgerufen durch Angst: ACIDUM PHOSPHORICUM, ARSENICUM ALBUM (insbesondere nachts), CALCIUM CARBONICUM, CHAMOMILLA, FERRUM METALLICUM, PHOSPHORUS, PULSATILLA, SEPIA.

Kalter Schweiß an den Händen bei der geringsten körperlichen oder geistigen Tätigkeit: CALCIUM CARBONICUM, HEPAR SULFURIS, SEPIA.

Kalter Schweiß der Extremitäten während der Monatsblutungen: ARSENICUM ALBUM, PHOSPHORUS, SECALE, VERATRUM ALBUM.

Will sich nicht aufdecken, obwohl er schwitzt: CALCIUM CARBONICUM, EUPATORIUM PERFOLIATUM, NATRIUM CARBONICUM, NUX VOMICA, RHUS TOXICODENDRON (fängt an zu husten, wenn er sich aufdeckt), SAMBUCUS, STRAMONIUM, STRONTIUM.

Schwitzt an der *kalten* Luft: CALCIUM CARBONICUM, BRYONIA, ARSENICUM ALBUM, LYCOPODIUM, SEPIA, VERATRUM ALBUM.

8. Schwindel

Der Schwindel (Vertigo) ist eine sehr unangenehme Empfindung, als ob sich alles drehe oder als ob der Boden schwanke. Das Schwindelgefühl tritt häufig zusammen mit Bewußtseinsstörungen, Schweißen, Übelkeit und anderen Erscheinungen auf. Es kann sich um Störungen bzw. Erkrankungen des Gleichgewichtsorgans im Innenohr handeln, um Kleinhirnerkrankungen und anderes mehr. Deswegen muß der Arzt konsultiert werden, wenn dem Kind auffällig oft schwindlig wird.

Im folgenden sind einige Mittel und die entsprechenden Kriterien beschrieben, die zu berücksichtigen sind, wenn der Schwindel nicht in Zusammenhang mit einer Erkrankung obengenannter Art auftritt.

— Schwindel morgens beim Aufstehen: ACIDUM NITRICUM, BRYONIA, BELLADONNA, LYCOPODIUM, NATRIUM MURIATICUM, PHOSPHORUS, PULSATILLA, RHUS TOXICODENDRON; muß sich nach dem Aufstehen wieder hinlegen: ACIDUM NITRICUM, PULSATILLA; beim Aufwachen: LACHESIS, NATRIUM MURIATICUM.
— Durch die Bewegung des Aufstiegs einen Abhang hoch: BORAX, CALCIUM CARBONICUM, PHOSPHORUS, SULFUR; eine Treppe hoch: CALCIUM CARBONICUM, KALIUM BICHROMICUM.
— Durch die Bewegung des Abstiegs: BORAX, COFFEA, CONIUM, FERRUM METALLICUM, GELSEMIUM, MAGNESIUM MURIATICUM, SANICULA, STANNUM; eine Treppe hinunter: BORAX, CONIUM PLATINUM.
— Beim Eintreten in ein dunkles Zimmer: AGARICUS, ARGENTUM NITRICUM, STRAMONIUM.
— Nach einem Schrecken: ACONITUM, OPIUM.
— Nach einer Verärgerung: CALCIUM CARBONICUM, IGNATIA, NUX VOMICA.

- Höhenschwindel: ARGENTUM NITRICUM, AURUM METALLICUM, CALCIUM CARBONICUM, GELSEMIUM, NATRIUM MURIATICUM, PHOSPHORUS, PULSATILLA, STAPHYSAGRIA, SULFUR, ZINCUM.
- Beim Niederknien: MAGNESIUM CARBONICUM, SEPIA, STRAMONIUM.
- Liegend: CAUSTICUM, CHAMOMILLA, CONIUM, LACHESIS, PULSATILLA.
- Durch geistige Anstrengung: ACIDUM PHOSPHORICUM, AGARICUS, ARGENTUM NITRICUM, BORAX, NATRIUM CARBONICUM, NATRIUM MURIATICUM, NUX VOMICA, PULSATILLA, STAPHYSAGRIA.
- Schwindel, gebessert durch intellektuelle Anstrengung: PHOSPHORUS.
- Hervorgerufen durch Lärm: THERIDION.
- Durch den Geruch von Blumen: HYOSCYAMUS, NUX VOMICA, PHOSPHORUS.
- Beim Gehen an der frischen Luft: AGARICUS, CALCIUM CARBONIUM, CYCLAMEN, LACHESIS, LYCOPODIUM, NUX VOMICA, PHOSPHORUS, SEPIA.
- Hervorgerufen durch die Sonnenwärme: ACONITUM, AGARICUS, BROMUM, GLONOINUM, NATRIUM CARBONICUM, NUX VOMICA.
- Schwindel hervorgerufen durch das Licht (und die Wärme) der Sonne: AGARICUS, GLONOINUM, NATRIUM CARBONIUM, NUX VOMICA, ACONITUM, BROMUM.

XIV.
Erkrankungen der Gelenke, der Knochen, der Muskeln

1. Gelenke

a) Akuter Gelenkrheumatismus und Arthritis

Der akute Gelenkrheumatismus (rheumatisches Fieber) ist eine Komplikation, die gewöhnlich zwischen 4 und 15, insbesondere im Alter von 8 Jahren infolge einer Streptokokkenangina (manchmal 2 oder 3 Wochen nach dieser Erkrankung) auftritt. Unterstreichen wir, daß Anginaerkrankungen durch eine Streptokokkeninfektion nicht zwangsläufig einen akuten Gelenkrheumatismus verursachen. Diese Erkrankung setzt eine Veranlagung voraus. Der Vorteil der Homöopathie beruht in der Therapie der Konstitution, was es nicht nur ermöglicht, die Komplikationen der Angina zu vermeiden, sondern ebenfalls einer Wiederholung dieser Erkrankung vorzubeugen.

Beim akuten Gelenkrheumatismus sind insbesondere die großen Gelenke (Hüfte, Knie, Knöchel, Schulter, Ellbogen) betroffen, und zwar stets mehrere auf einmal. Die Gelenke sind angeschwollen (manchmal wenig ausgeprägt), und das Kind hat Gelenkschmerzen, die schnell vom einen zum anderen Gelenk wechseln können. Manchmal leidet es unter Bauchschmerzen und Herzrhythmusstörungen (Tachykardie, die in keinem angemessenen Verhältnis im Vergleich zur Stärke des Fiebers steht), eventuell begleitet von einem Herzgeräusch. Auch beim Fehlen dieser Zeichen muß man ein Elektrokardiogramm erstellen.

BRYONIA ist im allgemeinen das angezeigte Mittel aufgrund seiner Entsprechung für die Gelenke und die seröse Haut sowie das langsame und zunehmende Einsetzen der Symptome. BRYONIA ist zugleich nützlich für die Polyarthritis und für den eventuellen Befall des Herzens. Weitere Mittel akuter Zustände sind manchmal angezeigt, zum Beispiel BELLADONNA, RHUS TOXICODENDRON oder APIS. Man sollte sich auf ihre Beschreibung im Kapitel der akuten Krankheiten beziehen (vgl. »Das Fieber« [S. 221]).

Jede Infektion vor allem viraler Art, beispielsweise die Röteln, kann sich mit einer Arthritis (Gelenkentzündung) komplizieren, die im allgemeinen harmlos ist. Auch hier ist das Mittel dasjenige des akuten Zustandes. Die chronische Arthritis bzw. fortschreitende chronische Polyarthritis (an mehreren Gelenken gleichzeitig auftretende Arthritis) ist eine beim Kind seltene Erkrankung und zu komplex, um hier ausführlich besprochen zu werden. Sie erfordert in jedem Fall die Behandlung durch einen Arzt. Diese äußerst mühsame Krankheit beruht ebenfalls auf einer zugrundeliegenden Veranlagung. Ihren Äußerungen kann durch eine konstitutionelle Therapie vorgebeugt werden.

b) Sonstige Gelenkbeschwerden

Die akuten, infektiösen Gelenkzustände sind glücklicherweise selten. Wenn ein Kind über ein Gelenk klagt, so handelt es sich meistens nur um eine zu große Schlaffheit der Bänder, die einen Schmerz durch Ermüdung der Bänder nach sich zieht oder wiederholte Subluxationen (unvollständige Verrenkungen) hervorruft. In diesem Falle sind folgende Mittel angezeigt:

CARBO ANIMALIS: Das Kind ist mager, es hat wenig Vitalität und einen schlechten Kreislauf. Die Verdauung ist langsam und von vielen Blähungen begleitet. Sämtliche Gelenke sind schwach, insbesondere dasjenige des Knöchels, weswegen sich das Kind leicht den Fuß verstaucht.
CAUSTICUM: Das Kind hat insbesondere eine große Muskelschwäche, die von häufigem Muskelkater sowie Schmerzen in den Muskeln bei Beanspruchung begleitet ist. Es läuft erst spät. Seine Gangart bleibt im übrigen labil, und es fällt leicht. Es hat häufig Verstauchungen des Knöchels. Es ist nachts sehr unruhig (insbesondere die Beine), da es in seinem Bett einen bequemen Platz sucht. Es ist häufig heiser,

hauptsächlich morgens beim Aufstehen. Es hat Angst vor der Dunkelheit und fürchtet sich abends, zu Bett zu gehen.
NATRIUM CARBONICUM: Es handelt sich um ein bleiches Kind von anämischem (blutarmem) Aussehen mit weichen Muskeln. Es ist leicht ermüdbar, kälteempfindlich, jedoch sehr unverträglich gegenüber der Sommerwärme und insbesondere der Sonne. Die Muskelschwäche, unter der es leidet, ist besonders in den Beinen ausgeprägt, und dies seit der Geburt. Das Kind verstaucht sich häufig den Fuß, sobald es anfängt, gehen zu lernen.
COCCULUS: Dies ist insbesondere ein Mittel für Übelkeit beim Autofahren. Dem Kind ist jede Bewegung abträglich, sei sie passiv (Übelkeit beim Fahren) oder aktiv, und zwar aufgrund einer Muskelschwäche (die man sogar in seiner Stimme wiederfindet, denn es spricht leise) und einer Koordinationsstörung (es läßt Gegenstände leicht fallen). Zu der Muskelschwäche kommt noch eine Schlaffheit der Bänder insbesondere im Bereich der Halswirbelsäule hinzu. Daher hat der Patient manchmal Mühe, den Kopf aufrecht zu halten, und ist (bereits als Kind) veranlagt für Halssubluxationen (unvollständige Verrenkungen). Diese Schlaffheit der Bänder existiert ebenfalls im Bereich der Beine, besonders an den Knien. Man hört häufig ein »Gelenkekrachen« im Hals und den Knien. Das Kind leidet auch häufig unter Parästhesien (»Einschlafen« der Glieder).
BOVISTA: Das Kind hat eine Schwäche sämtlicher Gelenke zu beklagen; es ist sehr ungeschickt mit den Händen (es läßt fallen, was es in den Händen hält) und den Füßen (es stolpert). Verstauchungen sind üblich. Zudem hat es eine starke Tendenz zum Stottern. Es leidet häufig unter einem Ödem der Haut und manchmal unter Nesselsucht infolge einer Erregung. Es kann ein nässendes Ekzem auf den Handrücken haben.
PINUS: Dieses Mittel kann symptomatisch anämischen, »rachitischen« (mangelhafte Verkalkung des Knochengewebes) Kindern verabreicht werden, deren untere Gliedmaßen sehr mager sind und die erst spät gehen konnten. Ihre Knöchel sind sehr geschwächt. Man stellt bei ihnen ebenfalls eine deutliche Veranlagung zur Nesselsucht fest. PINUS ist in niedrigen Dilutionen anzuwenden (etwa D 3).
Die Tendenz zu Verstauchungen äußert sich bei sämtlichen demineralisierten Patienten. In diesem Falle muß man insbesondere CALCIUM CARBONICUM, vor allem CALCIUM PHOSPHORICUM, jedoch eben-

falls SILICEA, NATRIUM MURIATICUM, PHOSPHORUS, SULFUR in Betracht ziehen, deren Heilanzeige in den allgemeinen charakteristischen Merkmalen des Patienten beruht. Die gewöhnlichen Verstauchungsmittel wie LEDUM, RHUS TOXICODENDRON und RUTA GRAVEOLENS sind natürlich ebenfalls angezeigt.

2. Knochen

Es gibt verschiedene akute Erkrankungen der Knochen, deren Behandlung sich mit derjenigen eines akuten Zustands deckt. Was die etwaigen chronischen Knochenerkrankungen betrifft (eventuell Knochentuberkulose), so fallen diese in den alleinigen Zuständigkeitsbereich eines Arztes. Es gibt jedoch eine häufige und sicherlich weniger bedeutende Störung: Schmerzen in den Knochen. Diese können verschiedenerlei Ursachen haben. Es kommt jedoch vor, daß man sie nicht erklären kann, man spricht dann häufig von »Wachstumsschmerzen«, deren genaue Ursache allerdings nicht bekannt ist. Diese Schmerzen treten insbesondere nachts auf. Sie sind häufig am Periost (Knochenhaut) lokalisiert, und in diesem Fall ist das Abtasten des entsprechenden Glieds schmerzhaft.

Die Knochenschmerzen sind im allgemeinen organisch bedingt, können jedoch psychischen Ursprungs sein. Es ist manchmal sehr schwer, dies zu ermitteln. Wenn der Schmerz organischer Natur ist, kann das Kind ihn im allgemeinen lokalisieren und ihn beschreiben. Ist es nicht in der Lage, dies zu tun, so ist eine seelische Ursache wahrscheinlich.

AGARICUS ist ein häufig angezeigtes Mittel bei Schmerzen, die während der Wachstumsperiode auftreten, stets bei einem Kind mit einem mehr oder weniger ausgeprägten psychomotorischen Rückstand, das sehr unruhig ist, vielfache Tics aufweist und unter nächtlichem Erschrecken im ersten Schlaf leidet.

ASA FOETIDA: Periostschmerzen insbesondere in den Schienbeinen und hauptsächlich links, die als unerträglich beschrieben und nachts verschlimmert werden. Neigung zu eitrigen Mittelohrentzündungen. Häufig lautstarkes Aufstoßen von üblem Geruch.

ARANEA DIADEMA: Knochenschmerzen insbesondere an der Ferse bei

feuchtem Wetter mit dem Eindruck einer Schwellung der Glieder, was Schlaflosigkeit verursacht.
AURUM METALLICUM: Schmerzen, die sich insbesondere in den Beinen äußern, besonders in den Knien, und nachts verschlimmert werden. Kind mit später Entwicklung und Neigung zu anhaltenden eitrigen Mittelohrentzündungen.
CALCIUM PHOSPHORICUM: Schmerzen nachts in den langen Knochen, langgestrecktes Kind, dünn; reagiert sehr empfindlich auf feuchte Kälte.
ACIDUM FLUORATUM: stechende Schmerzen nachts in den langen Knochen, Karies des Zahnhalses (schwarze Ränder).
LUESINUM: Schmerzen in den langen Knochen, die nachts verschlimmert werden. Sämtliche Symptome von LUESINUM werden stets nachts sehr verschlimmert; das ist der Grund, warum sich der Patient vor dieser Zeit fürchtet. Die Heilung erscheint dem Kind als unwahrscheinlich. Es hat ein ständiges Bedürfnis, sich die Hände zu waschen (dies ist ein auffälliges und charakteristisches Zeichen).
ACIDUM NITRICUM: nächtliche Schmerzen in den Schienbeinen mit Prickelgefühl, die bei feuchtem Wetter verschlimmert werden. Sehr kälteempfindliches, depressives, gleichgültiges, jedoch sehr reizbares Kind, das jegliches Mitgefühl ablehnt, eine Abneigung gegen die Schularbeit entwickelt, ein schwaches Gedächtnis hat und häufig an Mundschleimhaut- sowie Zahnfleischentzündung leidet. Es hat Risse in den Mundwinkeln und am After. Es verlangt häufig nach fettigen Nahrungsmitteln und Salz.
CINNABARIS: Schmerzen in den langen Knochen bei fallendem Luftdruck, sehr ausgeprägter Schmerz nachts bei einer Stirnhöhlenentzündung.
KALIUM JODATUM: Periostschmerz, der nachts und bei feuchtkaltem Wetter verschlimmert wird, Schmerz bei Druck insbesondere im Bereich des Schienbeins, Tendenz zur Stirnhöhlenentzündung während einer Erkältung.
MANGANUM: Der Patient reagiert mit großer Empfindlichkeit auf kaltes und feuchtes Wetter. Empfindlichkeit des Knochens gegenüber Druck, häufige Krämpfe in den Waden.
MERCURIUS SOLUBILIS: Verschlimmerung nachts in sämtlichen Fällen, Speichelfluß, übelriechender Atem, belegte Zunge, klebrige Schweiße, kalte Schweiße der Beine insbesondere. Die Schmerzen werden bei feuchtem Wetter verschlimmert.

MEZEREUM: brennender Schmerz in den langen Knochen und den Schienbeinen, der bei feuchtem Wetter verschlimmert wird. Unverträglichkeit von Berührung des empfindlichen Körperteils. Parästhesien der Gliedmaßen: Die Beine und die Füße »schlafen ein«.

CHAMOMILLA: als unerträglich bezeichneter Schmerz, der den Patienten aus dem Bett drängt (MERCURIUS SOLUBILIS, FERRUM METALLICUM) und ihn dazu verleitet, im Zimmer auf und ab zu gehen. Jähzorniges, launisches Kind, das ständig unzufrieden ist.

KALMIA: blitzartige Schmerzen, die von oben nach unten ausstrahlen. Der Schmerz geht häufig von der Hüfte zum Knie oder zum Fuß aus.

PHYTOLACCA: Der Schmerz betrifft das Periost wie bei ASA FOETIDA, DROSERA, LACHESIS, KALIUM JODATUM — blitzartiger Schmerz oder ähnlich einer elektrischen Entladung, der bei feuchtem und kaltem Wetter und durch die Bettwärme verschlimmert wird. Neigung zu Angina mit Gliederschmerzen oder rheumatischen Schmerzen. Bedürfnis, zu beißen, das Zahnfleisch oder die Zähne zusammenzudrücken, insbesondere während der Zahnung.

ACIDUM PHOSPHORICUM: körperlich, jedoch insbesondere psychisch geschwächter Patient. Phosphaturie (milchiger Urin). Schmerz in den Schienbeinen, als ob sie mit einem Messer abgeschabt würden. Besserung in der Wärme.

DROSERA: nächtlicher periostbezüglicher Schmerz in den langen Knochen, insbesondere in den Schienbeinen. Bei Patienten mit entsprechender persönlicher Disposition oder Fällen von Tuberkulose in der Familie. Schmerz auf der Seite, auf der man liegt, als ob das Bett zu hart wäre (ARNICA). Schmerz auf Druck.

LACHESIS: Periostschmerz in den Schienbeinen, häufig infolge einer Angina. Verschlimmerung nachts.

CAUSTICUM: Unruhe nachts, insbesondere der Beine, mit Schmerz in der Gelenkumgebung und Knochenschmerz, welche bei feuchtem Wetter verschlimmert werden. Ängstliches Kind: Es hat insbesondere Angst, abends zu Bett zu gehen. Heiserkeit hauptsächlich beim Aufstehen.

Das zu Nebenhöhlenentzündungen neigende Kind (Entzündung der Knochen des Gesichts) weist häufig ebenfalls Schmerzen in den Knochen der Gliedmaßen auf (vgl. »Nebenhöhlenentzündung« [S. 404, 461]). An dieser Stelle sollte STICTA erwähnt werden, das sehr empfindlich auf Temperaturwechsel reagiert, wobei diese die rheumatischen Schmerzen hervorrufen, die den Atemwegserscheinungen (Nasen-Rachen-Entzündungen, Husten) vorausgehen.

3. Muskeln

Muskelschmerzen (Myalgien) können im Rahmen jeder akuten Krankheit, zum Beispiel einer gewöhnlichen Grippe, auftreten. Das Mittel deckt sich mit demjenigen der jeweiligen akuten Krankheit. RHUS TOXICODENDRON ist die häufigste Arznei bei Muskelschmerzen. Es ist charakteristisch wegen der Besserung während einer fortgesetzten Bewegung, wobei die ersten Bewegungen schmerzhaft sein können.

Die häufigsten Muskelstörungen sind jedoch die »Krämpfe«. Sie treten wie die Knochenschmerzen insbesondere nachts auf und sind im allgemeinen an der Wade lokalisiert. Sie können die Folge einer starken Muskelanstrengung während des Tages sein (ARNICA, RHUS TOXICODENDRON) und werden manchmal bei feuchtem Wetter verschlimmert. In einem solchen Fall sind die folgenden Mittel häufig angezeigt:

CALCIUM CARBONICUM: große Empfindlichkeit gegenüber feuchtem Wetter, große Kälteempfindlichkeit, insbesondere kalte und feuchte Füße: Der Patient hat das Gefühl, nasse Socken zu tragen. Kalte Knie, der Krampf tritt häufig im Bett beim Strecken der Beine auf.

CALCIUM PHOSPHORICUM: große Empfindlichkeit gegenüber feuchter Kälte und Kälteempfindlichkeit allgemein (kalte Extremitäten). Langgestreckter, dünner, häufig unruhiger Patient (CALCIUM CARBONICUM: häufig dicker und weicher Patient).

CARBONEUM SULFURATUM: Patient vom SULFUR-Typus, jedoch kälteempfindlich, ausgedehnter Bauch, starke und übelriechende Darmblähungen.

CAUSTICUM: große nächtliche Unruhe, insbesondere der Beine, Schwierigkeit, einen bequemen Platz zu finden, um zu schlafen.

FERRUM METALLICUM: Eine auffällige Blässe wechselt sich mit plötzlichen Rötungen ab, Überempfindlichkeit insbesondere bei Lärm. Häufig derart heftiger Schmerz, daß er den Patienten aus dem Bett treibt (CHAMOMILLA, MERCURIUS SOLUBILIS). Besserung durch langsame Bewegung.

KALIUM CARBONICUM: dickes und aufgedunsenes Kind, sehr kälteempfindlich, sehr ermüdbar. Stets Verschlimmerung durch Liegen auf der linken bzw. der schmerzhaften Seite und gegen 3.00 Uhr morgens. Der Schmerz breitet sich häufig von der Hüfte zum Knie aus.
RHUS TOXICODENDRON: Der Schmerz tritt insbesondere nach einer Anstrengung der Muskeln auf — einem langen Spaziergang, einer Gymnastikstunde usw. Die ersten Bewegungen sind schmerzhaft, jedoch Besserung bei fortgesetzter Bewegung.
SULFUR: für Wärme empfängliches Kind, das auch Wärme ausstrahlt. Es klagt häufig über ein brennendes Gefühl vor allem an der Fußsohle, das nachts auftritt und es aus dem Bett treibt. Rötung sämtlicher Körperöffnungen (Mund, Augen, Nasen, Ohren, After).
ACIDUM SULFURICUM: geschwächtes, entkräftetes und unruhiges Kind (stets in Eile, alles muß schnell gehen). Schwache Muskeln, die zu Krämpfen neigen (beispielsweise die Hand beim Schreiben). Hämorrhagische Tendenz (Blutung) mit häufigen Ekchymosen (Blutergüssen). Narben, die bläulich und schmerzend werden. Langsame und folglich schwierige Verdauung. Häufig Aphthen (gelblichweiße Pusteln).
MANGANUM: Krämpfe in den Waden bei kaltem und feuchtem Wetter (jedoch insbesondere Knochenschmerzen), chronische Heiserkeit, Husten, der abends verschlimmert, aber durch Liegen gebessert wird.

XV.
Körperliches und geistiges Zurückbleiben

1. Verzögerung oder Stillstand der körperlichen Entwicklung

Bestimmte Kinder weisen ab den ersten Lebensmonaten eine wenig zufriedenstellende Gewichts- und Wachstumskurve auf, die sich unterhalb des Durchschnitts befindet. Es handelt sich manchmal um ein familienspezifisches genetisches Merkmal. In bestimmten Familien ist man von jeher dünn und klein, doch ohne jegliche Mangelerscheinungen. Manchmal handelt es sich aber um einen Mangel des einen oder anderen wesentlichen Elements (insbesondere Kalzium). Für diese demineralisierten Patienten sollte man Mittel wie CALCIUM CARBONICUM, CALCIUM PHOSPHORICUM, NATRIUM MURIATICUM, SILICEA, PHOSPHORUS und SULFUR in Betracht ziehen.

Man beobachtet zuzeiten ebenfalls eine auffällige Abmagerung ohne erkennbaren Grund, die sehr häufig von einem normalen oder sogar übertriebenen heißhungrigen Appetit begleitet ist. Mittel wie ABROTANUM, CALCIUM CARBONICUM, CALCIUM PHOSPHORICUM, JODUM, LYCOPODIUM, NATRIUM MURIATICUM, SILICEA, SULFUR, PETROLEUM, PHOSPHORUS, TUBERCULINUM und BARIUM CARBONICUM sind — entsprechend dem Rat eines erfahrenen homöopathischen Arztes — in diesem Falle angezeigt.

PETROLEUM: Die Abmagerung ist oftmals die Folge von häufigen Durchfällen, die nur tagsüber auftreten. Großer Hunger nach dem Stuhlgang. Bedürfnis, nachts aufzustehen, um etwas zu essen.

TUBERCULINUM: endlose Erkältungen und anhaltende subfebrile (leicht erhöhte) Temperatur. Abneigung gegenüber jeglicher körperlicher oder intellektueller Tätigkeit, jedoch ständige, ermüdende Unruhe.

ABROTANUM: Abmagerung insbesondere der unteren Gliedmaßen und von unten nach oben fortschreitend.

NATRIUM MURIATICUM: Abmagerung des oberen Körpers (magerer Hals), die von oben nach unten fortschreitet. Verlangen nach Salz.

Trotz ihrer Magerkeit haben diese Kinder häufig einen dicken Bauch, wodurch sie sich von anderen dünnen Kindern unterscheiden. Folgende Mittel können in diesem Falle angezeigt sein.

LYCOPODIUM: Abmagerung nur des oberen Körpers, der untere Rumpf und vor allem die Beine bleiben kräftig. Verlangen nach Zucker, häufige Leberprobleme, Blähungen, dicker Bauch. Schwieriges Naturell: arrogant wirkender, jedoch an sich zweifelnder Patient.

CALCIUM CARBONICUM: Trägheit, Apathie, Hemmung, jedoch häufig Dickköpfigkeit.

BARIUM CARBONICUM: körperliche und geistige Langsamkeit und stets geschwollene, verhärtete Lymphknoten.

SILICEA: gleichmäßige Abmagerung des gesamten Körpers, die im Gegensatz zum dicken Bauch steht. Stets verspätetes Gehen- und Sprechenlernen.

SANICULA: wie SILICEA, jedoch starke Gemütsschwankungen: Lachen und Weinen beispielsweise wechseln einander ohne Übergang ab. Sehr starker Geruch sämtlicher Absonderungen und Ausscheidungen, was dazu veranlaßt, an SULFUR zu denken. Verschlimmerung durch jegliche nach unten gerichtete Bewegung (BORAX und BOVISTA).

SULFUR: Heißhunger gegen 11.00 Uhr morgens. Der Kopf ist stets warm, die Füße sind jedoch kalt.

2. Geistige Behinderung

Eine geistige Behinderung ist fast immer die Folge einer genetischen Krankheit (Mongolismus zum Beispiel) oder einer Zerebralanoxie bei der Geburt (problematische Entbindung, welche Atmungsschwierigkeiten und damit eine mangelhafte Sauerstoffversorgung des Gehirns bei dem Neugeborenen nach sich zieht). In diesen Fällen ist die Beeinträchtigung organischer Natur (Zerstörung bestimmter Zellen, vor allem des Zentralnervensystems), und der Zustand des Patienten ist nicht reversibel. Folglich kann man, welche Therapie man

auch immer anwendet, keine Heilung erwarten. Es ist jedoch möglich, den Zustand dieser Kinder zu bessern, vor allem bei Mongoloiden, indem man ihre Lebenskraft durch das entsprechende homöopathische Mittel stimuliert. Es mangelt nicht an Beispielen. Es handelt sich diesbezüglich selbstverständlich um ein sehr spezielles Gebiet, in dem der Rat eines homöopathischen Arztes unerläßlich ist.
Im folgenden nennen wir einige häufig nützliche Arzneien bei der geistigen Behinderung, die oft mit seelischen Störungen sowie körperlichen bzw. motorischen Beeinträchtigungen einhergeht.

AGARICUS: Die Behinderung äußert sich ab den ersten Lebensmonaten durch eine Verzögerung im Erlernen des Sitzens, anschließend des Stehens und Gehens. Später stellt man eine Retardation beim Erlernen der Sprache sowie eine mangelhafte Koordinationsfähigkeit der Bewegungen fest und infolgedessen eine große Ungeschicktheit. Das Kind ist im allgemeinen unruhig und wird von Muskelzuckungen ergriffen; es hat Tics. Es leidet unter Ängsten aller Art, vor allem unter nächtlichem Erschrecken.

AURUM METALLICUM: Dem Kind mangelt es an körperlicher, psychischer und intellektueller Vitalität. Es ist sehr depressiv (Selbstmordneigung bei Jugendlichen). Seine Intelligenz und sein Gedächtnis sind schwach. Es leidet unter Schmerzen der Augenhöhlen und in den Schädelknochen, insbesondere nachts, sowie unter chronischer eitriger Ohren- und Nasenschleimhautentzündung (beide mit üblem Geruch). Es schluchzt während des Schlafs, und sein Befinden wird stets nachts verschlimmert.

BARIUM CARBONICUM: Das Kind ist körperlich und geistig sehr langsam und auffällig schüchtern, es flüchtet vor Fremden. Es hat Angst vor allem, was es nicht kennt. Es ist dick, hat einen hervorstehenden Bauch, ist sehr kälteempfindlich und leidet unter hartnäckiger Verstopfung; die Stühle bestehen aus sehr harten Kügelchen. Es ist zu einer chronischen Nasen-Rachen-Entzündung veranlagt sowie zu wiederholt auftretender Angina. Die Mandeln sind angeschwollen, ebenso die Lymphknoten des Halsgrenzstranges, insbesondere diejenigen des Oberkieferwinkels und des Hinterhaupts.

BARIUM MURIATICUM: Die Symptome sind identisch mit denjenigen von BARIUM CARBONICUM, aber das Kind weist eine deutlichere Muskelschwäche auf, insbesondere der Beine.

BORAX: Die körperliche, motorische und intellektuelle Entwicklung ist langsam. Das Kind fürchtet sich schrecklich vor abwärts gehenden Bewegungen (SANICULA). Das Baby hat einen ängstlichen Gesichtsausdruck, wenn man es in seine Wiege legt und es darin schaukelt. Es ist schnell erschrocken, verängstigt (nachts, sogar während des Schlafs, sucht es die Hand seiner Mutter [PHOSPHORUS, BISMUTUM]). Es reagiert besonders empfindlich auf Lärm und Gewitter. Es ist zu Aphthen veranlagt, begleitet von einem sehr starken Speichelfluß. Es weist zwei auffällige körperliche Symptome auf: Die Nasenspitze ist häufig rot und glänzend (NATRIUM CARBONICUM), manchmal rissig; und die Haare verwickeln sich an ihren Enden (wenn man sie schneidet, fängt es wieder an).

BUFO RANA: Das Kind ist deutlich geistig zurückgeblieben. Es ist meist traurig, sucht die Einsamkeit und widmet sich einer übermäßigen Masturbation. Das äußerst reizbare Kind kann einen sogar beißen, wenn es zornig ist. Es neigt zu Konvulsionen (nachts, während es schläft).

ACIDUM NITRICUM: Das Kind hat eine äußerst langsame Auffassungsgabe. Die Arbeit in der Schule ist ihm zuwider. Seine Aufmerksamkeit schwankt, sein Gedächtnis ist schwach. Es ist sehr ängstlich, jedoch reizbar, rachsüchtig, und es ärgert sich zuweilen über Kleinigkeiten. Es hat Risse am Mundwinkel und um den After mit stechenden oder splittcrartigen Schmerzen während des Stuhlgangs oder Urinierens. Es verlangt nach fettigen Nahrungsmitteln und Salz (SULFUR). Seine psychische Erscheinung ist derjenigen von SEPIA ziemlich nahe, aber der SEPIA-Typus verabscheut fettige Nahrungsmittel und hat im allgemeinen keine Lust auf Salz.

MEDORRHINUM: Das Kind ist stürmisch, es wirft — auch im bildlichen Sinne — alles im Weg Stehende um (aber ohne Boshaftigkeit). Es mag sämtliche körperliche Tätigkeiten, bei denen es sich verausgaben kann, wozu es ein wirkliches Bedürfnis hat. Die Schularbeit ist ihm jedoch zuwider (sein Gedächtnis ist schwach). Die Konzentration fällt ihm schwer, schon allein aufgrund des übermäßigen Bewegungsdranges.

XVI.

Kinderkrankheiten

Als Kinderkrankheiten bezeichnet man die überwiegend im Kindesalter auftretenden akuten entzündlichen Infektionskrankheiten wie Masern, Röteln, Scharlach, Windpocken, Roseola und Fünfte Krankheit (Ringelröteln) sowie Mumps. Es handelt sich hierbei um exanthematische (Ausschlags-)Krankheiten, die — der Scharlach ausgenommen — früher bei den meisten Kindern irgendwann im Laufe ihrer Entwicklung auftraten. Heutzutage impft man gegen die Mehrzahl von ihnen. Im Kapitel über die Impfungen (s. S. 202) habe ich dargelegt, daß die Infektion durch eine antibiotische Therapie zu beseitigen oder ihr durch Impfung vorzubeugen keine wirklichen Lösungen darstellen. Die Erkrankungen auf diese Art und Weise aus dem Weg zu räumen, läuft darauf hinaus, die Widerstandsfähigkeit des Organismus zu vermindern, die eigentlich stimuliert werden sollte. Eine Heilung ist nur dann eine wirkliche Heilung, wenn sie vom Organismus bewerkstelligt wurde, und dies wird einem durch die allopathische Methode nicht gelingen.

Die Kinderkrankheiten sind wohl von jeher das Los der Menschheit. Wenn es sie gibt, dann deshalb, weil sie eine Bedeutung haben. Sie äußern sich nicht einzig und allein, weil es einen Kontakt des Organismus mit einem bestimmten Keim gegeben hat; dieser hat seine krankhaften Auswirkungen nur deshalb, weil die Reaktionsfähigkeit des Menschen beeinträchtigt ist. Die Veranlagung des Patienten ist nicht nur die Folge eines Mangels an Antikörpern für den jeweiligen Keim, sie ist insbesondere die Widerspiegelung einer Schwäche, einer der menschlichen Gattung eigenen und in ihr, wenn nicht schon immer, so zumindest seit Jahrtausenden vorhandenen Empfänglichkeit.

Die exanthematischen Erkrankungen stellen in gewisser Weise eine »Pflichtübung« dar, welche die Abwehrreaktionen des Individuums auf die Probe stellt. Während dieser Erkrankung zeigt der Patient zweifellos eine erblich bedingte Schwäche, aber indem er sie überwindet, vergrößert er seine Widerstandskraft. Es mangelt nicht an Beispielen, die klar belegen, daß etwa Masern den Allgemeinzustand bestimmter nichtgesunder Kinder deutlich bessern, die unter verschiedenen wiederholten Erkrankungen (insbesondere im Atemwegsbereich) leiden. Es sind die meisten, denen es nach dieser Krankheit bessergeht. Dagegen geht es vielen Kindern weniger gut nach einer Impfung, da diese die Abwehrreaktionen des Organismus blockiert und einschränkt.

1. Masern

Die Masern sind die bedeutendste Kinderkrankheit, diejenige, die am meisten Fieber hervorruft. Sie hinterläßt eine lebenslange Immunität.

Die Inkubation (Zeit von der Ansteckung bis zum Ausbruch der Krankheit) von 10 bis 14 Tagen wird von keinem Symptom begleitet. Am Ende dieser Periode treten das Fieber sowie die Zeichen einer gewöhnlichen Erkältung auf: Schnupfen, Bindehautentzündung, Husten, der häufig sehr ausgeprägt, hartnäckig und sehr trocken in diesem Stadium ist, jedoch stets ohne Hautausschlag. Dennoch kann man auf der Wangenschleimhaut bläulichweiße, leicht erhabene Flecken im Mittelpunkt einer linsengroßen Schleimhautrötung, besonders gegenüber den unteren Backenzähnen, entdecken (Koplik-Flecken). Zwei Tage später tritt eine diffuse Rötung des Rachens auf und am dritten Tag ein Exanthem, das heißt eine Rötung der Haut, bestehend aus kleinen, roten Flecken von 5 bis 10 mm Durchmesser. Der Hautausschlag äußert sich zunächst im Gesicht und anschließend auf dem Rumpf und den Gliedern. Lymphknoten werden an verschiedenen Körperstellen ertastbar. Das Fieber erreicht seinen Höhepunkt zum Zeitpunkt des Hautausschlags (manchmal 40°). Die Augen sind sehr rot, tränend und lichtscheu. Der Husten ist hartnäckig, häufig nicht enden wollend, sehr trocken. Bei einer schlechten Abwehrkraft des Patienten können die klassischen Komplikationen in Erscheinung treten: Bronchitis, Ohrenentzündung, Nebenhöhlenentzündung, Pneumonie. Im Falle eines normalen Verlaufs hält die Temperatur noch ein bis zwei Tage an und fällt dann konstant. Der Husten wird sehr lose, und die Krankheit heilt in ein paar Tagen.

Da wir es mit einem akuten Zustand zu tun haben, finden wir an dieser Stelle erneut die in diesem Falle angezeigten und bereits beschriebenen Mittel. Es sind insbesondere ACONITUM, BELLADONNA und FERRUM PHOSPHORICUM, letzteres bei Nasenbluten, das man manchmal zu Beginn der Masern beobachtet (bei vielen Kindern beginnt eine Krankheit, welcher Art auch immer, mit Nasenbluten). Dieses Nasenbluten ist nicht gefährlich. Manchmal ist es sogar nützlich, da es den Patienten entlastet.

EUPHRASIA ist häufig angezeigt, wenn die Zeichen der Masern deutlicher werden, insbesondere die Bindehautentzündung mit Unverträglichkeit von Licht. Dieses Mittel wurde im Kapitel über den Schnupfen beschrieben. Erinnern wir an seine charakteristischen Merkmale: Der Nasenausfluß ist nicht scharf, während der Tränenausfluß wundmachend ist. Der Lidrand ist rot, geschwollen, brennend. Der Husten ist tagsüber stärker ausgeprägt als nachts.

ALLIUM CEPA ist unter Umständen bei wundmachendem Nasenausfluß angezeigt, was selten bei Masern vorkommt (ARSENICUM ALBUM oder GELSEMIUM können entsprechen, jedoch seltener, wenn der Ausfluß wundmachend ist, aber diese beiden letzteren Mittel sind insbesondere in den schweren Fällen angezeigt).

SABADILLA ist bei sehr starkem Niesen eines allergischen Patienten angezeigt.

Sehr schnell nach der Augen- und Nasenschleimhautentzündung dominiert der Husten, der das vorherrschende Phänomen dieser Erkrankung darstellt. Man kann behaupten, daß es keine Masern ohne Husten gibt. Mit anderen Worten, man kann im Falle eines völlig charakteristischen masernartigen Hautausschlages ohne Husten die Möglichkeit einer Masernerkrankung ausdrücklich ausschließen. Dieser Husten ist stets sehr heftig, nicht enden wollend, manchmal keuchhustenähnlich, sehr trocken. Er ist Ausdruck der Reizung der Atemwegsschleimhäute (es besteht im Bereich dieser Schleimhäute dieselbe Rötung wie im Bereich der Haut), dessen starker kongestiver Zustand zwangsläufig Husten auslöst. Dies bedeutet, daß kein

Mittel diesen Husten schnell beenden kann. Er wird so lange dauern wie die Entzündung der Schleimhäute, das heißt ein paar Tage. Zu Beginn der Masern handelt es sich um eine trockene Entzündung (ohne Produktion von Absonderungen), so daß der Husten ebenfalls trocken und reizend ist.

BRYONIA ist unbestreitbar das am häufigsten angezeigte Mittel in diesem Stadium. Sein charakteristisches Merkmal ist genau die Trockenheit der Schleimhäute, die erklärt, daß der Husten schmerzhaft ist und manchmal den Eindruck vermittelt, als ob sich die Schleimhaut zerreißen würde. Wenn BRYONIA angezeigt ist, wird der Patient, auch wenn er bis dahin sehr unruhig war, ruhiger, er bewegt sich wenig, er verlangt zu trinken, nicht sehr häufig, aber er trinkt jedesmal große Mengen vorzugsweise kalten Wassers.

RHUS TOXICODENDRON ist dann angezeigt, wenn der Patient in dem Stadium, in dem man BRYONIA verabreichen würde, unruhig bleibt. Die Hautausschlagsflecken sind eher erhöht als flach und stark juckend.

Der Husten kann besondere Formen annehmen, wovon im entsprechenden Kapitel schon die Rede war.

DROSERA ist angezeigt, wenn der Husten durch Kehlkopfreizung rauh, bellend ist und zwischen Mitternacht und 1.00 Uhr morgens verschlimmert wird.

ARUM TRIPHYLLUM ist bei rauhem Husten angezeigt, wenn die Schleimhaut des Mundes und des Rachens ein rohes Aussehen aufweist (von offenem Fleisch). Die Lippen sind sehr rot und von kleinen trockenen Häutchen bedeckt (die Nasenlöcher ebenfalls), die das Kind ständig abreißt.

STICTA PULMONARIA ist dann angezeigt, wenn es sich um ein Kind handelt, bei dem früher jeder Schnupfen planmäßig von einem Husten abgelöst wurde. Dieser wird stets nachts verschlimmert und scheint häufig nicht aufhören zu wollen.

PULSATILLA ist oft nach 2 oder 3 Tagen angezeigt, wenn der Husten lose wird. Die Absonderungen der Augen und der Nase sind gelb, dickflüssig, nicht scharf. Die Temperatur übersteigt nicht mehr 38°.

ANTIMONIUM TARTARICUM ist in Betracht zu ziehen, wenn das Kind durch ausgiebige bronchiale Absonderungen stark überfüllt zu sein scheint, die es nur schwer ausscheidet. Es handelt sich um einen im allgemeinen abgemagerten Patienten von mittelmäßigem Allgemeinzustand.

AMMONIUM CARBONICUM ist bei bronchialer Überfüllung vom selben Typus wie ANTIMONIUM TARTARICUM mit »schnarchendem« Röcheln bei einem wohlbeleibten Kind (dick, jedoch mit sehr weichen Muskeln) angezeigt. Dieses Mittel zeichnet sich im allgemeinen durch eine stark verstopfte Nase aus, insbesondere abends und nachts (manchmal mit Nasenbluten), und einen häufig wenig ausgeprägten Hautausschlag.

TUBERCULINUM ist das zu verabreichende Mittel, wenn sich der Husten in die Länge zieht, während die Temperatur seit einigen Tagen wieder normal geworden ist.

Diese Mittel sind die üblichsten, andere können entsprechend der allgemeineren Symptome des Patienten angezeigt sein. Es ist sicherlich nützlich zu unterstreichen, daß die Masern, auch wenn sie zu den Ausschlagskrankheiten gehören, was ihre Bedeutung betrifft, vor allem eine Atemwegserkrankung sind. Das Mittel ist hauptsächlich vom Husten abhängig, die Eigenschaften des Hautausschlages selbst sind im allgemeinen nur von geringer Bedeutung. Es kann jedoch vorkommen, daß der Ausschlag derart heftig ist, daß er hämorrhagisch wird. Die Flecken sind dann nicht mehr rot, sondern ins Violette gehend, manchmal schwärzlich, ekchymotisch, und das Aussehen des Patienten wirkt sehr bedrohlich. Dennoch bedeutet diese Form von Masern im Prinzip keine Gefahr; der Ausschlag benötigt einfach ein wenig mehr Zeit, um zu verschwinden. Diese eindrucksvollen Erscheinungen sind die Folge einer sicherlich sehr (oder zu) energischen Reaktion des Organismus, die jedoch in der Mehrzahl der Fälle günstig bleibt, soweit, geben wir es klar und deutlich an, nicht gleichzeitig ein starker Befall des Allgemeinzustandes des Patienten besteht. Wenn der ins Violette gehende, hämorrhagische Hautausschlag gleichzeitig mit einem Entkräftungszustand auftritt, handelt es sich offensichtlich um eine bösartige Masernerkrankung.

Bösartige Formen der Masern sind glücklicherweise sehr selten, außergewöhnlich. Man muß dennoch ein paar Dinge hierzu sagen. Im Falle eines ins Violette gehenden Hautausschlages sollte man zunächst an CARBO VEGETABILIS, dann an GELSEMIUM denken.

CARBO VEGETABILIS: Der Patient scheint überhaupt keine Reaktionsfähigkeit mehr zu besitzen. Die Haut ist bläulich, kalt, außer am Kopf, der warm ist. Der Husten ist rauh. Es bestehen viele Blähungen, begleitet von einer bedeutenden Aufblähung des Bauches.
GELSEMIUM: Der Patient ist sehr niedergeschlagen, erschöpft. Die Haut nimmt eine aschgraue Färbung an. Im Gesicht herrscht ein starker Blutandrang, es ist aufgedunsen; die Lider sind herunterhängend. Der Nasenausfluß ist wundmachend. Der Patient ist derartig schwach, daß er zittert. Er hat keinen Durst.

Die schweren Formen entsprechen häufig dem, was man eine »nach innen gehende Masernerkrankung« nennt. Wenn der Hautausschlag nicht zustande kommt oder nach innen geht, während die Krankheit noch nicht beendet ist, können schwere Komplikationen, unter Umständen eine Enzephalitis (Hirnhautentzündung) in Erscheinung treten. Der Begriff der »nach innen gehenden« Masern, von dem die Homöopathen von jeher sprechen, wurde lange Zeit, was seine wirkliche Bedeutung betrifft, durch die offizielle Medizin abgelehnt. Heutzutage räumen die im Bereich der Neurologie zuständigen Kinderärzte jedoch ein, daß die Komplikationen insbesondere dann auftreten, wenn sich der Hautausschlag nicht äußert. Diese Feststellung bestätigt, was zuvor gesagt wurde. Wenn ein Organismus gut reagiert, besteht eine »Veräußerlichung«, das heißt Auftreten von Symptomen im Bereich der Haut oder der oberen Atemwegsschleimhäute; auf diese Art und Weise »scheidet« er gewissermaßen die Giftstoffe aus. Wenn die Reaktionsfähigkeit des Patienten stark beeinträchtigt ist, gelingt es ihm nicht mehr, die Krankheit zu veräußerlichen, die sich infolgedessen im Bereich der inneren Organe (Lungen, Herz, Zentralnervensystem) äußert. Es sei daran erinnert, daß ein konstitutionell homöopathisch behandelter Mensch, dessen Reaktionsfähigkeit stimuliert wurde, gute Abwehrreaktionen hat, er »bringt die Krankheit heraus«.
Unterstreichen wir jedoch, daß ein wenig ausgeprägter Hautausschlag nicht zwangsläufig bedeutet, daß die Masern »nach innen gehen« oder schwerwiegend sind. Es gibt völlig harmlose Formen von Masern mit wenig oder keinem Hautausschlag, ganz einfach deshalb, weil der Patient die Krankheit in abgeschwächter Form durchmacht. In diesem Falle beobachtet man im übrigen keinerlei beun-

ruhigende Symptome. Nur wenn der Patient stark befallen zu sein scheint, wenn er eine allgemeine schlechte Reaktionsfähigkeit zeigt, auch ohne genaues Symptom, und ganz besonders wenn er erschöpft ist, muß man den Hautausschlag unbedingt begünstigen. Die in Betracht zu ziehenden Mittel sind die folgenden.

SULFUR ist das erste zu verabreichende Mittel, da seine Wirkung vor allem zentrifugal ist, das heißt, daß es den Patienten dazu bringt, die Krankheit zu veräußerlichen.

ZINCUM ist dann angezeigt, wenn man nach dem Verabreichen von SULFUR weder Besserung noch Hautausschlag beobachtet. Der Patient war bereits vor seinen Masern bei schlechter Gesundheit, anämisch, abgemagert, und seine Reaktionsfähigkeit war beeinträchtigt. Die Krankheit macht ihn sehr bleich. Er hat in die Höhlen eingesunkene Augen und scheint sehr krank zu sein. Er reagiert kaum auf etwas. Häufig, obgleich er sehr erschöpft ist, bewegt er ständig die Beine und die Füße, sogar während des Schlafs. Manchmal hat er (ernstes Zeichen) eine automatische Bewegung des Kopfes, den er von einer Seite zur anderen rollt. Trotz der Schwere seines Zustands bleibt er bei Bewußtsein.

HELLEBORUS NIGER ist bei identischen Symptomen mit denjenigen von ZINCUM bei einem halbkomatösen oder bewußtlosen Patienten angezeigt. Der Kranke nimmt nicht mehr teil an dem, was ihn umgibt, er antwortet nicht oder antwortet kaum, wenn man mit ihm spricht. Er liegt mit offenen Augen; er hat einen starren Blick, reagiert nicht auf Licht. Auch er rollt den Kopf auf dem Kopfkissen und kann eine automatische Bewegung eines Armes oder eines Beines haben.

Die Heilanzeige dieser beiden letzten Mittel beruht insbesondere auf den unwillkürlichen Bewegungen (der Glieder und manchmal des Kopfes). Man sieht sich einem unruhigen Kranken gegenüber, dessen Unruhe jedoch lokalisiert ist (sie äußert sich einzig und allein an den Extremitäten).

ARSENICUM ALBUM ist auch beim Fehlen von wirklichen Konvulsionen angezeigt, wenn die Unruhe allgemein ist. Es ist ein Mittel bei bösartigen Masern, das im übrigen häufiger angezeigt ist als ZINCUM oder HELLEBORUS NIGER. Das Kind ist tief erschöpft und äußert insbesondere eine sehr große Angst (grundlegendes charakteristisches Merkmal dieses Mittels), die es dazu antreibt, sich ständig zu bewegen. Seine Schwäche ist derart ausgeprägt, daß es nicht mehr fähig ist, das Bett zu verlassen. Es bewegt sich auf der Stelle, es bewegt unaufhörlich Arme und Beine. Wenn der Patient nicht mehr fähig ist, dies zu tun, bittet er seine Mutter, ihn in seinem Bett anders hinzulegen und dies immer wieder, alle fünf Minuten. Diese Unruhe ist nur der Ausdruck der Angst. Unruhe und Angst werden stets zwischen Mitternacht und 3.00 Uhr morgens verschlimmert. Der Kranke leidet sehr häufig unter Durchfall (den man ebenfalls während einer gewöhnlichen Masernerkrankung beobachten kann) von modrigem Geruch, der den After wund macht. Die ausgeschiedenen Kotmengen sind gering, doch jedesmal folgt ihnen eine deutliche Entkräftung, die in keinem angemessenen Verhältnis zu der ausgeschiedenen Menge steht. Das Kind verlangt häufig, etwas zu trinken, trinkt jedoch nur kleine Mengen.

Die Untersuchung dieser Mittel machte deutlich, daß ein fehlender Hautausschlag oder ein Ausschlag von aschgrauem Aussehen nur dann bedenklich ist, wenn gleichzeitig eine starke Beeinträchtigung des Allgemeinzustandes, insbesondere eine große Entkräftung, zu verzeichnen ist. Wir haben ebenfalls gesehen, daß nervöse Störungen, insbesondere in Form von unwillkürlichen Bewegungen, ein weiteres ernsthaftes Kriterium darstellen. Es gibt Fälle, in denen beide kombiniert sind; CUPRUM METALLICUM ist dann angezeigt.

CUPRUM METALLICUM ist im Falle von aschgrauem Hautausschlag mit Entkräftung und nervösen Störungen zu verabreichen. Der Körper wird von Muskelzuckungen bewegt. Die Haltung der Hand ist charakteristisch: Die Faust ist geschlossen, der Daumen unter den anderen Fingern gekrümmt. Manchmal beobachtet man wirkliche Konvulsionen (tonische und klonische).

Masern, insbesondere wenn sie homöopathisch behandelt werden, sind wie gesagt eine harmlose Krankheit, die ohne Komplikation verläuft. Das Ganze ist in 5 bis 7 Tagen beendet. Dennoch kann man bei Patienten mit einer schwachen Widerstandskraft ernste Formen beobachten, insbesondere mit einer Reaktion der Hirnhaut. Es sei hinzugefügt, daß es sich im allgemeinen um »Zeichen« einer meningoenzephalitischen Reaktion handelt, jedoch selten um eine wirkliche Hirnhautentzündung. Im Falle von bösartigen Masern sollte man bei Entkräftung und ins Violette gehendem Hautausschlag an CARBO VEGETABILIS denken und bei begleitendem Zittern an GELSEMIUM.

Bestehen unwillkürliche Bewegungen, sollte man ZINCUM und HELLEBORUS NIGER (welche glücklicherweise selten angezeigt sind) in Betracht ziehen. Wenn die Bewegungen konvulsiv sind, sollte man an CUPRUM METALLICUM denken. Fügen wir noch hinzu, daß es wesentlich ist, diese Mittel von ARSENICUM ALBUM zu unterscheiden, dessen klinisches Bild ziemlich ähnlich, dessen grundlegendes charakteristisches Merkmal jedoch die starke Unruhe insbesondere zwischen Mitternacht und 3.00 Uhr morgens ist. Es wird sicherlich ARSENICUM ALBUM sein, das am häufigsten in den bösartigen Formen angezeigt ist.

Machen wir eine Klammer, was die etwaige Unruhe des Patienten betrifft, und unterstreichen wir die Tatsache, daß man niemals ein Symptom, so eindrucksvoll es auch sein mag, isoliert betrachten kann. Es ist wichtig, es in die Gesamtheit des symptomatischen Bildes einzufügen, um dessen wirkliche Bedeutung herauszustellen. Dies trifft ganz besonders im Falle von Unruhe zu. Unruhe, selbst mit nächtlicher Verschlimmerung, erfordert nicht zwangsläufig ARSENICUM ALBUM. Im Anfangsstadium der Krankheit kann ACONITUM oder BELLADONNA (Halluzinationen) angezeigt sein. Am Höhepunkt RHUS TOXICODENDRON oder STRAMONIUM. Diese Mittel können bei einem unruhigen Kind im Rahmen einer vollkommen harmlosen Masernerkrankung angezeigt sein. Nehmen wir das Beispiel von STRAMONIUM, welches noch nicht als Masernmittel erwähnt wurde. STRAMONIUM ist ein großes Mittel bei nächtlichem Erschrecken. Das Kind wacht mitten in der Nacht auf, wobei es Schreie von sich gibt. Es hat große Angst vor der Dunkelheit und verlangt ständig helles Licht (bei BELLADONNA erträgt das Kind kein Licht). Machen wir noch darauf aufmerksam, daß STRAMONIUM bei einem die Arme, die Beine und die Füße ständig bewegenden Kind angezeigt sein kann, jedoch in einem völlig anderen Zusammenhang als bei den vorhergehenden Mitteln.

Zusammenfassung

- **NORMALE MASERN:**

Anfangsstadium
— Am ersten Tag:
  BELLADONNA: niedergeschlagener Patient.

ACONITUM: unruhiger Patient.
FERRUM PHOSPHORICUM: bei Nasenbluten.
— Im Stadium der Bindehautentzündung:
EUPHRASIA: im allgemeinen.
ALLIUM CEPA: bei wundmachendem Nasenausfluß.
SABADILLA: bei wiederholtem Niesen bei einem allergischen Patienten.

Höhepunkt (heftiger Husten):
BRYONIA: fast immer trockener Husten.
DROSERA: bellender Husten.
STICTA PULMONARIA: stets Husten in der Folge eines Schnupfens.

Endphase (das Fieber fällt, und der Husten ist lose):
PULSATILLA: fast immer.
ANTIMONIUM TARTARICUM (bei einem wenig reagierenden Patienten): wenn viele bronchiale Absonderungen vorhanden sind.
AMMONIUM CARBONICUM: bei Vorhandensein von vielen bronchialen Absonderungen, bei einem Patienten von kräftigem Aussehen (im Gegensatz zu ANTIMONIUM TARTARICUM).

Rekonvaleszent
TUBERCULINUM (wenn sich der Husten in die Länge zieht).

● BÖSARTIGE MASERN:

»Nach innen gehend«: SULFUR; bei Mißerfolg: ZINCUM.

● BÖSARTIG MIT NEURALGISCHEN STÖRUNGEN:

Allgemeine Unruhe und Angst: ARSENICUM ALBUM.

Entkräftung:
— Mit ins Violette gehendem Hautausschlag:
CARBO VEGETABILIS: kalte Haut, rauher Husten, starke Blähungen.
GELSEMIUM: große Schwäche und Zittern.

— Mit neuralgischen Störungen:
ZINCUM METALLICUM: ständige Bewegungen der Arme und Beine. Der Kopf wird auf dem Kissen hin und her gewiegt. Das Bewußtsein bleibt erhalten.
HELLEBORUS NIGER: halbkomatöser Zustand, automatische Bewegungen eines Arms oder Beins. Der Kopf wird auf dem Kissen hin und her gewiegt.
— Mit ins Violette gehendem Hautausschlag und neuralgischen Störungen: CUPRUM METALLICUM (konvulsive Bewegungen).

2. Röteln

Die Inkubationsperiode der Röteln beträgt etwa 15 Tage. Die Krankheit äußert sich durch einen leichten Anstieg der Temperatur, selten über 38,5° hinaus. Sehr schnell treten rote Flecken, welche denjenigen der Masern ähneln, in Erscheinung. Manchmal sind die Flecken jedoch sehr klein und können ein scharlachartiges Aussehen annehmen. Der Rachen ist mäßig rot. Es besteht kein Katarrh der oberen Atemwege im Gegensatz zu den Masern. Die Lymphknoten insbesondere im Hals und Nacken sind stark vergrößert.

Die Diagnose ist manchmal schwer zu erstellen, weil weitere Viruskrankheiten oder sogar eine Arzneimittelvergiftung einen identischen Hautausschlag hervorrufen können. Komplikationen sind sehr selten. Es kann zu einer Verringerung der Blutplättchen und zu kleinen purpurfarbenen ekchymotischen Flecken auf der Haut sowie — sehr selten — einer Arthritis kommen.

Das Mittel ist dasjenige, welches den allgemeinen Symptomen des Kindes entspricht. Häufig handelt es sich um BELLADONNA, FERRUM PHOSPHORICUM oder PULSATILLA.

Man sollte hervorheben, daß es besonders für Mädchen wichtig ist, die Röteln während der Kindheit zu bekommen und somit dagegen immun zu werden. Denn es besteht die Gefahr, daß Frauen während der Schwangerschaft an Röteln erkranken, wodurch das Kind mit Mißbildungen auf die Welt kommen kann.

Wenn ein junges Mädchen in das Jugendalter kommt, ist es nützlich, das Blut auf Rötelnantikörper hin zu untersuchen. Sie sind fast immer ausreichend vorhanden, sogar wenn das Kind anscheinend niemals eine Rötelnerkrankung durchgemacht hat. Diese Krankheit kann in der Tat asymptomatisch (symptomlos) sein, also so harmlos verlaufen, daß man sie kaum bemerkt. Wenn keine Antikörper gemessen werden, sollte man die junge Frau impfen, sobald sie im Alter ist, daß sie schwanger werden kann. Dies ist angesichts der möglichen Mißbildungen des Fötus das deutlich geringere Übel.

3. Roseola oder Dreitagefieberexanthem

Es handelt sich um eine harmlose Viruserkrankung, welche man fast nur bei Kleinkindern zwischen 6 Monaten und 3 Jahren beobachtet. Das Kind weist ein häufig hohes Fieber (40° bis 40,5°) während 3 Tagen auf, ohne weitere Symptome zu haben. Anschließend tritt ein ähnlicher Hautausschlag wie im Falle der Masern auf, und zu diesem Zeitpunkt, das ist typisch für diese Krankheit, wird die Temperatur wieder normal, und die Beschwerden klingen ab. Die Roseola ist harmlos. Dennoch wird sie manchmal von einer Ohrenentzündung begleitet.
Das angezeigte Mittel ist dasjenige, welches den Symptomen des akuten Zustands entspricht, im allgemeinen BELLADONNA, ACONITUM oder FERRUM PHOSPHORICUM.
Obwohl die Krankheit durch Viren verursacht wird, ist sie wenig ansteckend, sogar für Kinder, welche im direkten Kontakt mit dem Kranken waren.

4. Erythema infectiosum oder Fünfte Krankheit

Bei der auch Ringelröteln genannten Erkrankung handelt es sich um eine ansteckende Virusinfektion. Wenn ein Fall in einer Familie oder einer Gemeinschaft auftritt, stellt man fest, daß 15 Tage später weitere Menschen betroffen sind. Die Inkubationszeit beträgt folglich im allgemeinen ungefähr 2 Wochen. Das Ganze beschränkt sich auf einen Hautausschlag ohne Fieber und ohne weiteres Symptom, außer manchmal Juckreiz. Er tritt zunächst im Gesicht, be-

sonders auf den Wangen, in Form von Flecken auf, die sich sammeln und manchmal den Eindruck einer Landkarte vermitteln können. Die Flecken sind warm und leicht erhöht. Der Umkreis des Mundes bleibt bleich und steht infolgedessen im Gegensatz zu der Rötung der Wangen. Am folgenden Tag nach seinem Auftreten breitet sich der Hautausschlag auf die Gliedmaßen, zunächst auf die Streck- dann auf die Beugeseite aus und anschließend auf den Rumpf. Der Hautausschlag dauert ungefähr eine Woche, manchmal 10 oder 15 Tage. Es kommt vor, daß er einige Tage nach dem Verschwinden wieder auftritt.
Die Krankheit verursacht keinerlei Schwierigkeiten und erfordert keinerlei Behandlung, der Arzt muß nur Masern und Scharlach ausschließen. Man kann unter Umständen SULFUR verabreichen, um dem Organismus in seiner zentrifugalen Reaktion zu helfen.

5. Windpocken

Die Windpocken sind leicht von den anderen Kinderkrankheiten zu unterscheiden, weil sie die einzige Erkrankung ist, deren Hautausschlag aus Bläschen besteht.
Die Inkubationszeit beträgt 14 Tage. Im Anfangsstadium stellt man eine wenig erhöhte Temperatur während einiger Stunden fest, daraufhin tritt der Hautausschlag in Erscheinung. Dieser besteht zunächst aus Flecken, welche rasch papelig werden. Diese können an irgendeiner Stelle des Körpers auftreten, insbesondere auf der Kopfhaut. Die Flecken verwandeln sich anschließend in Bläschen (von 1 bis 4 mm Durchmesser), erhaben und mit durchsichtigem Inhalt, stets sehr juckend. Schließlich öffnen sich die Bläschen und bedecken sich mit einer schwärzlichen Kruste.
Sehr häufig äußert sich der Hautausschlag zwei- oder dreimal. Es bestehen gleichzeitig Flecken, Papeln, Bläschen und Krusten. Ziemlich häufig befällt er die Schleimhäute, vor allem diejenigen der Augen, des Mundes, des Rachens, jedoch ebenfalls die Genitalschleimhäute. In diesem Fall ist der Hautausschlag wirklich schmerzhaft, anderenfalls nur juckend. Erwähnen wir, daß der Juckreiz auch bei gleich starkem Hautausschlag individuell äußerst unterschiedlich und ohne jeglichen Zweifel mit der allgemeinen Nervosität des Kin-

des verbunden ist. Ein chronisch nervöser und schmerzunverträglicher Mensch wird sich ungeheuer beklagen; ein anderer, ruhigerer, wird nur wenig betroffen sein. Der Hautausschlag, auch wenn er sehr stark ist, hinterläßt praktisch keine Narben, und Komplikationen sind selten. Manchmal äußert sich eine Impetigo oder eine subkutane Zellgewebsentzündung durch Streptokokken-Superinfektion. In sehr außergewöhnlichen Fällen beobachtet man eine Hirnhautentzündung.

Der Virus der Windpocken ist der gleiche wie derjenige der Gürtelrose (Herpes zoster), so daß eine Gürtelrose beim Erwachsenen die Ursache einer Windpockenerkrankung beim Kind sein kann und umgekehrt.

Kann man einen an Windpocken erkrankten Patienten baden? Es ist vorteilhafter, dies zu unterlassen (dies ist nicht der Fall bei den anderen Ausschlagsfiebererkrankungen), um eine Verbreitung der Infektion zu vermeiden. Dennoch kann im Stadium der Krusten ein Bad dazu beitragen, dieselben zum Abfallen zu bringen; und zu diesem Zeitpunkt ist der Patient nicht mehr ansteckend.

Kinderkrankheiten sind nur durch direkten Kontakt mit dem Kranken übertragbar. Die Eltern eines an Masern erkrankten Kindes zum Beispiel können ein anderes Kind nicht anstecken. Dasselbe gilt eigentlich auch für die Windpocken; da sie jedoch die ansteckendste von allen Ausschlagsfiebererkrankungen ist, kann es vorkommen, daß eine Person, die einen an Windpocken erkrankten Patienten pflegt und unmittelbar danach in ein Nachbarzimmer geht, die Viren einem sich dort befindlichen Kind übermittelt. Dies ist aber nur innerhalb einer sehr kurzen Zeitspanne möglich (Übergang von einem Zimmer zum anderen, nicht von einem Haus zu einem anderen).

Die Windpocken sind eine harmlose Erkrankung, die eigentlich keine Behandlung erfordert. Der Juckreiz kann aber äußerst unangenehm sein, und man sollte versuchen, ihn zu mildern. Das einfachste Mittel besteht darin, den Kranken ausgiebig mit CALENDULA-Puder einzupudern. Außerdem kann man auf folgende homöopathische Mittel zurückgreifen.

RHUS TOXICODENDRON ist das im allgemeinen angezeigte Mittel. Die Haut zwischen den Bläschen ist rot und geschwollen. Der Patient klagt häufig über Muskelkater, der ihn dazu veranlaßt, sich ständig zu bewegen, weil die Bewegung seinen Zustand bessert (auf jeden Fall vorübergehend). Die Zungenspitze ist rot (im Dreieck), und sehr häufig treten Bläschen um den Mund auf.

MEZEREUM ist das zu verabreichende Mittel, wenn die Bläschen mehr brennend als juckend sind. Brennen und Juckreiz sind nachts stärker ausgeprägt. Wenn es sich im Falle von RHUS TOXICODENDRON um eine diffuse Rötung der Haut handelt, so ist es bei MEZEREUM eher ein roter Hof um die Bläschen herum. MEZEREUM ist insbesondere im Stadium der Eiterung angezeigt, wenn die Bläschen eine gelbe, eitrige Flüssigkeit enthalten.

MERCURIUS SOLUBILIS ist bei besonders eitrigen Bläschen mit Bildung von Pusteln angezeigt. Die Zunge ist stark von einem gelblichen Belag bedeckt, der den Zahneindruck behält. Der Patient hat starken Durst. Er schwitzt nachts stark, und diese Schweiße erschöpfen ihn.

ANTIMONIUM TARTARICUM ist dann angezeigt, wenn die Bläschen ein leicht bläuliches Aussehen haben (wenn es sich um eine Gürtelrose mit wirklich bläulichen Bläschen handelt, ist RANUNCULUS BULBOSUS das zu verabreichende Mittel).

6. Scharlach

Der Scharlach tritt deutlich weniger häufig als früher auf (vielleicht gibt es mehr Formen ohne Hautausschlag) und verläuft insbesondere viel weniger ernst. Es handelt sich hierbei um eine Krankheit, die angst macht wegen ihrer möglichen Komplikationen (Nierenentzündung und akuter Gelenkrheumatismus). Trotzdem sind diese selten und setzen stets eine entsprechende Veranlagung voraus. Bei einem konstitutionell homöopathisch behandelten Patienten sind diese Komplikationen im Prinzip ausgeschlossen.

Auslöser der Krankheit sind Streptokokken, die nach einer Inkubation von 3 bis 7 Tagen eine Angina hervorrufen, häufig roter, manchmal weißer Art. Die Zunge ist zunächst belegt mit erhöhten Papillen. Sehr schnell entfernt sich dieser Belag, und die Zunge nimmt dann ein sehr charakteristisches himbeerartiges Aussehen an. Zur gleichen Zeit wie die Angina oder ab dem darauffolgenden Tag tritt der Hautausschlag, bestehend nicht aus Flecken, sondern aus einer Vielzahl von kleinen roten Punkten (nicht dicker als ein Stecknadelkopf), in Erscheinung, die durch ihre große Zahl den Eindruck einer gleichförmigen Rötung vermitteln. Eigenartigerweise ist der Umkreis des Mundes nicht befallen und bleibt weiß. Der Hautausschlag kann sehr diskret sein und nur im Bereich der Körperfalten, insbesondere der Leistenfalten, auftreten. Die Rötung verschwindet nicht auf Druck, was ein Mittel ist, die Krankheit in den sehr zurückhaltenden Formen zu diagnostizieren.

Das Fieber ist im allgemeinen wenig hoch, es kann jedoch 40° erreichen. Ziemlich häufig beginnt die Krankheit durch Erbrechen (was, wie gesagt, der Beweis der Verdauungsbeteiligung bei jeder Rachenentzündung ist).

Die Diagnostik des Scharlachs ist klinisch. In den zweifelhaften Fällen kann es notwendig sein, auf eine Blutuntersuchung zurückzugreifen, welche eine Vermehrung der weißen Blutkörperchen ergeben wird sowie eine Erhöhung der Antistreptolysine (Antikörper gegen Toxine von Streptokokken). Dies ermöglicht es, den Scharlach von einer viralen Krankheit zu unterscheiden.

In den meisten Ländern ist der Scharlach eine meldepflichtige Krankheit. Um zu beweisen, daß ein Kind nicht mehr ansteckend sei, werden vielfach 2 negative (streptokokkenfreie) Rachenabstriche im Abstand von 8 Tagen verlangt. Es ist vielleicht nicht ganz unnötig, darauf hinzuweisen, daß die Suche nach diesen Streptokokken im Rachen keinerlei praktischen Nutzen hat. Wenn die Krankheit beendet ist, so sind die Streptokokken sehr häufig verschwunden. Bei bestimmten Patienten können sie jedoch monatelang im Rachen bleiben, ohne daß sie deswegen ansteckend wären. In diesem Falle ist es völlig unnötig, Penizillin zu verabreichen, wie man es offiziell empfiehlt. Es hat häufig keinerlei Wirkung, und wenn die Streptokokken infolge dieser Behandlung verschwinden, treten sie kurze Zeit danach erneut wieder auf.

Wenn ein Fall von Scharlach auftritt, ist es ebenfalls unnötig, einen Rachenabstrich bei den Familienmitgliedern zu veranlassen. Ein negatives Ergebnis schließt nicht aus, daß ein Kind, das soeben einer Ansteckung ausgesetzt war, die Krankheit in den darauffolgenden Stunden oder Tagen entwickelt. Wenn das Ergebnis positiv ist, ohne jegliches Krankheitszeichen, so beweist dies einzig und allein, daß das Kind Träger des Keims ist (*gesunder* Träger) und die Krankheit gerade nicht bekommen wird.

a) Normaler Scharlach

Noch einmal sind es die Mittel eines akuten Zustands, welche hier angezeigt sind, und in besonderem Maße die Anginamittel. Im Grunde genommen ist der Scharlach eine Angina, begleitet von einem Hautausschlag. BELLADONNA ist infolgedessen am häufigsten angezeigt; es ist das große Mittel des Scharlachs.

BELLADONNA ist dann zu verabreichen, wenn der Rachen diffus rot ist und der Patient eine große Trockenheit des Rachens verspürt. Deswegen möchte er ständig kleine Mengen Wasser trinken, aber das Schlucken ist mühsam, und er hat den Eindruck, daß sich sein Rachen schließt, wenn er schluckt. Das Gesicht ist rot. Die Pupillen sind vergrößert, die Haut ist feucht, aber ohne wirklichen Schweiß. Das Kind ist eher niedergeschlagen. Es kann phantasieren und insbesondere Halluzinationen haben: Es sieht um sich herum Gespenster, Phantome, Tiere; und zu diesem Zeitpunkt erkennt es seine Umgebung nicht mehr. Bei BELLADONNA beginnt das Fieber stets plötzlich und heftig. Die Heilanzeige dieses Mittels beruht vor allem auf dem hellroten Aussehen des Rachens, jedoch ebenfalls der Zunge (welche himbeerartig ist, was sehr schnell in Erscheinung treten kann).

ARUM TRIPHYLLUM ist dann angezeigt, wenn die Rötung des Rachens und der Zunge derartig ausgeprägt ist, daß diese ein Aussehen von rohem, offenem Fleisch haben. Die Lippen sind sehr trocken und von kleinen Häutchen bedeckt (die Nasenlöcher ebenfalls), die das Kind ständig abreißt (das ist sehr charakteristisch für dieses Mittel).

PHYTOLACCA ist bei einer Rötung der vorderen Bögen des Rachens insbesondere und bei Muskelkater angezeigt.

APIS ist dann angezeigt, wenn die Angina von einem Ödem begleitet wird, welches insbesondere auf der Ebene des Zäpfchens, das sehr geschwollen und rosa ist, sichtbar wird. Der Patient klagt über brennende und stechende Schmerzen. Er ist unfähig, warme Getränke zu schlucken. Sein Befinden wird durch kalte Getränke und kalte Anwendungen am Hals gebessert.

ARSENICUM ALBUM ist bei einem Ödem des Rachens angezeigt, das durch Wärme gebessert wird (folglich genau im Gegensatz zu APIS). Dies ist selten der Fall, und es handelt sich dann um eine schwere Scharlacherkrankung. Die weiteren Anginamittel wie beispielsweise PHYTOLACCA, MERCURIUS SOLUBILIS und LYCOPODIUM können ebenfalls entsprechend ihren jeweiligen charakteristischen Merkmalen angezeigt sein.

Da der Scharlach im allgemeinen harmlos ist, genügen diese Mittel in der Mehrzahl der Fälle. Nennen wir jedoch einige bei schwerem Scharlach in Betracht zu ziehende Mittel.

b) Bösartiger Scharlach

Wenn der Scharlach bösartig ist, entwickelt sich der Hautausschlag schlecht, und die Haut kann ein aschgraues Aussehen annehmen. GELSENIUM ist zu verabreichen, wenn der Patient sehr niedergeschlagen, erschöpft ist. Man kann kein Wort aus ihm herausbekommen. Er hat ein aufgedunsenes Gesicht, hängende Lider, und er zittert bei der geringsten Bewegung. Er ist unfähig zu stehen. Trotz des Fiebers ist der Puls äußerst langsam. Der Patient hat keinen Durst. LACHESIS ist dann angezeigt, wenn der Hautausschlag nicht hell-, sondern dunkelrot ist. Es handelt sich um einen hämorrhagischen Hautausschlag, der im allgemeinen aus kleinen schwarzen Flecken besteht (Purpura). Der Rachen ist ebenfalls dunkelrot. Der Kranke schluckt nur mit Mühe und würgt, wenn es sich um warme Getränke handelt, wie der Kranke vom Typus APIS, der jedoch keine Purpura und keinen dunkelroten Rachen hat. Der Patient verspürt Schwierigkeiten, die Zunge herauszustrecken, und diese ist stets nach links gekrümmt. Es ist ein erschöpfter Kranker. Er erträgt keinerlei Berührung, weder diejenige seiner Decke noch die des Hemdkragens. Während des Schlafs wird der Zustand des LACHESIS-Typus sehr verschlimmert. Er gerät in Atemnot beim Einschlafen und verlangt nach frischer Luft.

AILANTHUS GLANDULOSA ist ebenfalls bei einem Hautausschlag aus aschgrauen, manchmal violetten Flecken angezeigt, die man auch im Rachen beobachtet. Die starke Vergrößerung und Verhärtung der Lymphknoten des Halsgrenzstranges ist sehr charakteristisch. Daher ist der Hals sehr dick, die Schwellung wirkt häufig besorgniserregend.

ARSENICUM ALBUM: siehe »Normaler Scharlach«.

Wir sagten bereits, daß Scharlach vor allem eine Angina ist und infolgedessen weitere Mittel entsprechend den charakteristischen Merkmalen angezeigt sein können.

Zusammenfassung

● NORMALER SCHARLACH:

Rote Angina (der häufigste Fall):
BELLADONNA: fast immer.

ARUM TRIPHYLLUM (seltener): offene Zunge, Lippen (sehr rot und trocken) und Nasenlöcher bedeckt von kleinen Häutchen, die das Kind ständig abreißt.

PHYTOLACCA: Rötung insbesondere der vorderen Gaumenbögen und Muskelkater.

APIS (in außergewöhnlichen Fällen): Ödem des Zäpfchens, Verschlimmerung durch Wärme.

Weiße Angina: MERCURIUS SOLUBILIS (starker Speichelfluß, sehr ausgeprägte Schweiße nachts).

Deutliche Lokalisierung rechts: LYCOPODIUM (rote und weiße Angina, Besserung durch warme Getränke).

Deutliche Lokalisierung links: LACHESIS (Schlucken der Flüssigkeiten [insbesondere warme Getränke] schwieriger als Schlucken der festen Nahrungsmittel).

● BÖSARTIGER SCHARLACH:

GELSEMIUM: ins Violette gehender Ausschlag, Entkräftung, Zittern.
LACHESIS: ekchymotischer, purpuraartiger Hautausschlag, Unverträglichkeit gegenüber der geringsten Berührung, sogar diejenige der Decke, Atemnot beim Einschlafen und Lokalisierung der Symptome links.
AILANTHUS GLANDULOSA: ins Violette gehender ekchymotischer Hautausschlag, sehr dicke Lymphknoten des Halsgrenzstranges.
ARSENICUM ALBUM: Ödem des Zäpfchens, Entkräftung und dennoch große Unruhe mit Angst vor dem Tod. Besserung durch Wärme (im Gegensatz zu APIS).

7. Mumps

Mumps (Parotitis epidemica, Ziegenpeter) ist stets eine harmlose Erkrankung. Die klinischen Erscheinungen sind sehr unterschiedlich. Manche Kinder weisen eine enorme Schwellung der befallenen Drüsen auf, begleitet von sehr lebhaften Schmerzen und hohem Fieber. Bei anderen ist die Schwellung derart wenig ausgeprägt, daß sie unbemerkt bleibt. Es steht fest, daß sich die Krankheit nicht immer durch erkennbare Zeichen äußert, und in diesem Fall wird nur eine Blutuntersuchung die Anwesenheit der Mumpsantikörper beweisen. Wenn in einer kinderreichen Familie, in der Mumps auftritt, ein oder zwei Kinder der Krankheit zu entrinnen scheinen, ist stark zu vermuten, daß sie sie noch durchmachen werden oder bereits asymptomatisch durchgemacht haben.
Es ist manchmal schwierig, Mumps von einer Speicheldrüsenentzündung zu unterscheiden, weil die entzündete Parotis (Ohrspeicheldrüse) sich unter dem Kieferwinkel befindet, wo sich auch die Drüsenentzündung äußert. Mumps wird jedoch durch eine ziemlich diffuse teigige Anschwellung gekennzeichnet, die man nicht mit den Fingern abgrenzen kann: Man nimmt keinen deutlichen Rand wahr. Bei einer Drüsenentzündung ist die Grenze genauer.
Mumpsviren greifen nicht nur die Parotis (Ohrspeicheldrüse am Kieferwinkel), sondern häufig ebenfalls die Drüsen unter dem Oberkiefer an, so daß es zu einer Schwellung unter dem horizontalen Unter-

kieferbogen kommen kann. Die Bauchspeicheldrüse, die dasselbe Verdauungsenzym absondert wie die Ohrspeicheldrüse (Amylase), ist fast immer betroffen, was bei bestimmten Kindern manchmal sehr lebhafte Bauchschmerzen hervorruft. Sehr häufig befallen die Viren die Meningen und rufen gewissermaßen eine Meningitis (Hirnhautentzündung) hervor. Diese, das sei von vornherein gesagt, verläuft fast immer gutartig; sie bleibt gewöhnlich unbemerkt und erfordert keinerlei Behandlung.

In den zweifelhaften Fällen kann es, um die Krankheit zu diagnostizieren, erforderlich sein, die Amylase im Blut und im Urin quantitativ zu bestimmen. Bei Mumps ist der Prozentsatz sehr viel höher. Zudem offenbart die Analyse in den Wochen nach dem Auftreten der Erkrankung das Vorhandensein von Antikörpern für die Mumpsviren.

Wie bei sämtlichen Kinderkrankheiten empfiehlt man heutzutage eine Impfung auch gegen Mumps. Wir haben bereits über Impfungen (s. S. 202) gesprochen. Diese Maßnahme scheint bei Mumps nur für Erwachsene und Jugendliche nach der Pubertät nützlich zu sein, um zu vermeiden, daß sich der Ziegenpeter unter Umständen mit einer gefährlicheren Orchitis (Hodenentzündung) kompliziert.

Welches sind die Symptome des Mumps? Zuallererst eine mehr oder weniger ausgeprägte Schwellung, entsprechend dem jeweiligen Patienten. Dann ein Schmerz, der stets verschlimmert wird, wenn der Betreffende den Mund öffnet und wenn er ißt. Die Kaubewegungen sind mühsam, da sich das Kiefergelenk in der Nähe der entzündeten Gegend befindet. Zudem ist die begleitende Speichelabsonderung schmerzhaft, weil die Drüse, die ihn herstellt, entzündet ist. Bauchschmerzen (Befall der Bauchspeicheldrüse) und Kopfschmerzen (Meningitis) können wie bereits gesagt ebenfalls auftreten.

Die Behandlung des Mumps ist diejenige der akuten Zustände allgemein, und sie hängt von den reaktionellen Symptomen des Kranken ab.

BELLADONNA ist sehr häufig das zu verabreichende Mittel.

MERCURIUS SOLUBILIS entspricht manchmal, wenn der Atem übel riecht und die Zunge sehr belegt ist.

RHUS TOXICODENDRON ist angezeigt, wenn die Haut, welche die Ohrspeicheldrüsengegend bedeckt, geschwollen und rot ist (man muß die Schwellung der Drüse selbst von derjenigen der Haut, die sie bedeckt, sehr genau unterscheiden). Der Patient ist nachts unruhig.

Dies sind die klassischen Mittel. Es gibt jedoch noch andere, vor allem die im folgenden beschriebenen Arzneien.

BRYONIA ist das entsprechende Mittel, wenn die Kopfschmerzen und die Bauchschmerzen sehr ausgeprägt sind, dies aufgrund seiner bevorzugten Wirkung auf die serösen Häute (die Hirnhautreaktion ist die Folge eines Befalls der serösen Haut). Der Zustand des Kranken wird bei der geringsten Bewegung verschlimmert.

PULSATILLA ist nach dem akuten Stadium angezeigt (der 2 bis 3 Tage dauert), wenn der Patient einen übelriechenden Atem behält, jedoch keinen Durst hat (bei MERCURIUS SOLUBILIS hat der Patient ebenfalls einen übelriechenden Atem, aber starken Durst).

Die Lokalisierung der Mumpserkrankung kann ein nützlicher Anhaltspunkt bei der Wahl der Arznei sein. Wenn sie links auftritt oder anfängt, kann man auf BROMUM (sehr harte Drüse) oder LACHESIS (Unverträglichkeit gegenüber der geringsten Berührung und Verschlimmerung nachts) zurückgreifen. Erscheint sie rechts, wird man an die folgenden Mittel denken.

BARIUM MURIATICUM: sehr harte Drüse (wie bei BROMUM).

LYCOPODIUM: Die Schwellung beginnt auf der rechten Seite und breitet sich anschließend nach links aus. Gleichzeitiger Befall der Speicheldrüsen unter dem Oberkiefer und der typischen Verschlimmerungszeit dieses Mittels zwischen 16.00 Uhr und 20.00 Uhr.

TRIFOLIUM PRATENSE ist bei einem besonders starken Speichelfluß angezeigt.

Zusammenfassung

- ALLGEMEINE SYMPTOME:

Anfangsstadium:
BELLADONNA: niedergeschlagener Patient, hohes Fieber.
RHUS TOXICODENDRON: Der Patient ist nachts unruhig, die Haut der Ohrspeicheldrüsengegend ist rot und geschwollen.
MERCURIUS SOLUBILIS: übelriechender Atem, belegte Zunge, starker Speichelfluß.
BRYONIA: Bauchschmerzen und heftige Kopfschmerzen, Verschlimmerung bei der geringsten Bewegung.

Höhepunkt (nach 2 oder 3 Tagen): PULSATILLA.

● LOKALISIERUNG:

— *Links:*
BROMUM: sehr harte Drüse.
LACHESIS: Unverträglichkeit der geringsten Berührung.
— *Rechts:*
BARIUM MURIATICUM: sehr harte Drüse.
LYCOPODIUM: Anfang rechts, dann Ausdehnung nach links und auf die Speicheldrüse unter dem Oberkiefer.
TRIFOLIUM PRATENSE: besonders ausgiebiger Speichelfluß.

8. Pfeiffersches Drüsenfieber

An dieser Stelle sollen einige Worte zum Pfeifferschen Drüsenfieber (»Studentenfieber«, Mononucleosis infectiosa) gesagt werden, eine Krankheit, die jedoch nicht für das Jugendalter charakteristisch ist. Die Eltern machen sich stets deswegen Sorgen. Dennoch ist diese Erkrankung gutartig, sie zieht keine ernsten Komplikationen nach sich und heilt immer.

Weisen wir ebenfalls darauf hin, daß es sich hierbei um eine Krankheit handelt, die sich jedermann genau wie die Masern, die Röteln oder jede andere Kinderkrankheit zuziehen kann. Sehr häufig hat sie jedoch keine auffälligen Zeichen. Das Pfeiffersche Drüsenfieber ist in 50 Prozent der Fälle asymptomatisch (symptomlos). Es verläuft dann unbemerkt und hat lediglich eine Rückwirkung im Bereich des Blutes, wo die Antikörper hergestellt werden, welche die Immunität des Patienten gewährleisten. Diese Immunität währt lebenslang.

Da die Erkrankung allgemein verbreitet ist, kann man sagen, daß jedes Kind sie sich früher oder später, sichtbar oder nicht, zuziehen wird. Sie ist insbesondere zum Zeitpunkt des Jugendalters oder beim jungen Erwachsenen häufig anzutreffen. Sie würde sich beim Kind nur in 35 bis 40 Prozent der Fälle äußern. Doch selbst wenn das Drüsenfieber von Symptomen begleitet ist, können diese sehr wenig ausgeprägt oder diejenigen einer gewöhnlichen Angina sein. Viele Anginen sind authentische Pfeiffersches-Drüsenfieber-Erkrankungen, deren wirklichen Symptome nicht in Erscheinung treten. Die Krankheit kann sich ebenfalls in Form einer einfachen Lymphknotenanschwellung oder einer Erkältung äußern. In diesen Fällen kann, da die klassischen Symptome der Krankheit fehlen, einzig und allein eine Blutuntersuchung bestimmen, ob der Patient tatsächlich ein Pfeiffersches Drüsenfieber gehabt hat. Doch ist dies ohne praktische Bedeutung, da es sich um eine Krankheit handelt, die stets auch ohne Behandlung heilt.

Kommen wir jetzt zu den Symptomen eines vollkommen in Erscheinung getretenen Pfeifferschen Drüsenfiebers (in 30 Prozent der Fälle beim Kind vor der Pubertät, wobei die asymptomatischen Formen häufiger beim Kind sind als beim Jugendlichen oder beim jungen Erwachsenen). Es gibt drei grundlegende Symptome: die Angina, die Entzündung der Lymphknoten des Halsgrenzstranges und die Ermüdung. Die Angina ist rot oder weiß und begleitet von einem leichten Ödem des Zäpfchens oder des Gaumensegels (was ein gewisses Näseln hervorruft). Häufig sind die Lymphknoten des Halsgrenzstranges stark vergrößert. Die sehr große Ermüdung nimmt das Aussehen einer wahrhaftigen Asthenie an, welche eher besorgniserregend für die Eltern ist. Das Fieber steigt häufig nicht sehr hoch, kann jedoch manchmal 39° oder 40° erreichen. Manchmal tritt ein Hautausschlag ähnlich demjenigen einer Rötelnerkrankung in Erscheinung. In bestimmten Fällen ist es sogar sehr schwierig, diese beiden Krankheiten klinisch zu unterscheiden. Das Fieber hält während 2 bis 3 Tagen an, fällt dann, und die Heilung geschieht ohne Folgen. Dennoch kann eine homöopathische Behandlung dem Kind helfen. Das Mittel ist vor allem dasjenige der Angina, entsprechend deren jeweiligen charakteristischen Merkmalen. Im Kapitel über die Anginaerkrankungen haben wir festgestellt, daß eine rote Angina ein anderes Mittel erfordert als eine weiße Angina (rote Angina: BELLADONNA, PHYTOLACCA; weiße Angina: MERCURIUS SOLUBILIS, MERCURIUS CYANATUS, MERCURIUS BIJODATUS, MERCURIUS PROTOJODATUS). Im folgenden werden die weiteren eventuellen Mittel beschrieben:

APIS ist bei einem bedeutenden Ödem des Zäpfchens angezeigt (das derartig ausgeprägt ist, daß es das Schlucken behindert); es sieht aus, dies ist das typische Zeichen, wie ein Glockenklöppel. Manchmal besteht ein begleitendes Ödem des Augenlidrandes oder um die Augenhöhlen. Der Kranke klagt über brennende und stechende Schmerzen. Sein Befinden wird durch warme Getränke und Wärme im allgemeinen verschlimmert.

ARSENICUM ALBUM ist bei einem Ödem vom selben Typus bei einem durch Kälte verschlimmerten Zustand angezeigt.

AILANTHUS GLANDULOSA ist das zu verabreichende Mittel, wenn die Drüsenerkrankungen des Halsgrenzstranges sehr ausgeprägt sind und eine bedeutende Schwellung des Halses nach sich ziehen. Die Angina ist im allgemeinen sehr stark; ins Violette gehende Flecken und manchmal sogar Geschwürbildungen bedecken die Rachenschleimhaut. Man kann ebenfalls purpuraartige Flecken auf der Haut beobachten. Der Atem ist sehr übelriechend. Der Patient leidet häufig unter Durchfall.

LACHESIS ist unter ähnlichen Umständen wie AILANTHUS GLANDULOSA angezeigt. Man beobachtet dieselben purpuraartigen Flecken auf der Haut und der Rachenschleimhaut. Es gibt jedoch einige Unterschiede. Die Symptome sind deutlich links lokalisiert. Das Verengungsgefühl im Rachen ist stark, und der Kranke würgt, wenn er warme Getränke zu sich nimmt. Er reagiert unverträglich auf die geringste Berührung, insbesondere im Bereich des Halses.

AMMONIUM CARBONICUM ist ebenfalls bei einer bedeutenden Vergrößerung der Lymphknoten des Halsgrenzstranges angezeigt. Die Angina ist sehr ausgeprägt und kann dasselbe Aussehen haben wie bei AILANTHUS GLANDULOSA und LACHESIS. Bei AMMONIUM CARBONICUM leidet der Kranke jedoch unter einer starken Nasenverstopfung, vor allem nachts und insbesondere gegen 3.00 oder 4.00 Uhr morgens.

GELSEMIUM ist das zu verabreichende Mittel, wenn die Asthenie von Beginn der Krankheit an das vorherrschende Symptom ist und das Aussehen einer völligen Entkräftung annimmt. Der Patient ist sehr niedergeschlagen, in gewisser Weise abgestumpft. Das Gesicht ist aufgedunsen, die Augenlider hängen herab. Das Kind fühlt sich derartig schwach, daß es sich weigert zu sprechen. Es zittert mit all seinen Gliedern, wenn es aufsteht. Es spricht sehr langsam. Es hat keinen Durst.

Wenn die Asthenie nach dem akuten Zustand anhält und sehr ausgeprägt ist, muß man weitere Mittel in Betracht ziehen, welche einer Form von Anämie entsprechen, die bei einem Pfeifferschen Drüsenfieber häufig ist.

CHINA: Der Kranke fühlt sich sehr geschwächt. Er ist äußerst kälteempfindlich und empfänglich für Wärme. Er klagt stets über Blähungen, und diese Blähungen rufen eine Ausdehnung des Bauchs hervor. Sehr häufig besteht ein Durchfall, der von vielen Blähungen, jedoch niemals von Schmerz begleitet ist; er tritt unmittelbar nach der Mahlzeit auf. Die Milz ist oftmals vergrößert, was bei dieser Krankheit häufig vorkommt.

CHININUM ARSENICOSUM: Die Asthenie hält an und ist sehr ausgeprägt. Der Kranke ist derartig geschwächt (er hat häufig Herzklopfen), daß er davon ängstlich wird. Die Hände und Füße sind kalt (häufig die Beine und die Knie ebenfalls). Die Zunge ist sehr belegt. Das Kind hat keinerlei Appetit und reagiert unverträglich auf Eier, die bei ihm Durchfall verursachen.

FERRUM METALLICUM: Die Anämie scheint vorherrschend zu sein. Der Kranke ist insbesondere durch das Abwechseln zwischen Rötung und Blässe gekennzeichnet: Er ist gewöhnlich sehr bleich, aber die geringste Erregung oder Tätigkeit rufen bei ihm eine starke Rötung hervor, abgelöst kurz darauf erneut von Blässe. Sein Befinden wird stets durch eine langsame Bewegung gebessert; dies ist der Grund, warum er spazierengehen möchte, jedoch ohne Eile.

KALIUM PHOSPHORICUM: Die Ermüdung hat psychische Rückwirkungen und nimmt das Aussehen einer Depression an. Der Patient wird gleichgültig gegenüber allem, zieht sich in sich selbst zurück, möchte niemanden sehen. Die geringste Anstrengung erscheint ihm unüberwindbar, so daß er jede geistige oder körperliche Betätigung ablehnt. Er sucht Stille, Ruhe, Frieden, Wärme.

ACIDUM PHOSPHORICUM: Dieses Mittel entspricht einem Patienten, der bereits vor dem Krankwerden ziemlich depressiv ist. Es ist insbesondere bei Jugendlichen angezeigt, die zu schnell gewachsen sind, eine zu große schulische Anstrengung geleistet haben oder aber gefühlsmäßig verletzt wurden. Der Patient ist sehr bleich mit großen blauen Ringen um den Augen. Er verlangt mit Nachdruck erfrischende Getränke, Fruchtsäfte, verträgt sie jedoch schlecht. Sein Schwächezustand wird häufig von einem sehr wäßrigen Durchfall begleitet, der völlig schmerzlos ist und ihn — was sehr charakteristisch ist — weder stört noch in irgendeiner Weise seine Schwäche verstärkt, sogar wenn die Kotmengen groß sind.

PHOSPHORUS kann ebenfalls angezeigt sein, jedoch als konstitutionelles Mittel. Darunter muß man verstehen, daß der Patient schon vor dem Krankwerden Symptome aufwies, welche PHOSPHORUS erfordern. Der Patient ist sehr erregbar, sowohl körperlich wie auch psychisch überempfindlich. Er ist im allgemeinen trotz eines übermäßigen, heißhungrigen Appetits sehr dünn. Er klagt über starken Hunger unmittelbar oder sehr kurze Zeit nach der Mahlzeit. Es ist ein Leeregefühl im Magen, das ihn dazu drängt, ständig zu essen. Er verlangt eiskalte Getränke, erbricht sie jedoch, sobald er sie zu sich genommen hat. Er hat ein starkes Verlangen nach Salz und neigt zu Hämorrhagien, insbesondere Nasenbluten. Er weist zwei auffällige charakteristische Merkmale auf: Er kann sich nicht auf die linke Seite legen und hat ein brennendes Gefühl zwischen den Schulterblättern.

Zusammenfassung

- **ANFANGSSTADIUM:**

EINFACHE ANGINA:

Rote Angina:
BELLADONNA: hohes Fieber, niedergeschlagener Patient, feuchte Haut (ohne wirkliches Schwitzen).
PHYTOLACCA: Angina mit Muskelkater, Rötung insbesondere der vorderen Gaumenbögen.

Weiße Angina:
MERCURIUS SOLUBILIS: stark belegte Zunge, großer Durst.
MERCURIUS PROTOJODATUS: Lokalisierung rechts.
MERCURIUS BIJODATUS: Lokalisierung links.

ANGINA MIT ZÄPFCHENÖDEM:

APIS: Verschlimmerung durch Wärme.
ARSENICUM ALBUM: Verschlimmerung durch Kälte.
KALIUM BICHROMICUM: Ödem des Zäpfchens und des Gaumensegels mit kleinen Geschwürbildungen, die stechende und brennende Schmerzen hervorrufen.

ANGINA MIT AUSGEPRÄGTEN DRÜSENERKRANKUNGEN:

AILANTHUS GLANDULOSA: purpurfarbener Rachen (manchmal mit Geschwürbildungen), ekchymotische Flecken auf der Haut von Zeit zu Zeit.
LACHESIS: Die Symptome sind links lokalisiert. Ekchymotische Flecken im Rachen und auf der Haut (Purpura). Würgen beim Aufnehmen warmer Getränke.
AMMONIUM CARBONIUM: bedeutende Nasenverstopfung, insbesondere gegen 3.00 oder 4.00 Uhr morgens.

ANGINA MIT AUFFÄLLIGER ASTHENIE:

GELSEMIUM: häufiges Zittern (insbesondere wenn der Patient aufsteht), aufgedunsenes Gesicht, langsame Sprache, kein Durst.

● HÖHEPUNKT (wenn die Asthenie anhält):

CHINA: anämischer Patient, viele Blähungen, häufiger schmerzloser Durchfall.
CHININUM ARSENICOSUM: Schwäche und Herzklopfen, die angst machen.
FERRUM METALLICUM: Wechsel zwischen Rötung und Blässe und Besserung durch eine langsame Bewegung.
KALIUM PHOSPHORICUM: depressiver Zustand.
ACIDUM PHOSPHORICUM: Der Patient ist bereits vor seiner Krankheit depressiv.
PHOSPHORUS: gieriger Hunger, häufige Hämorrhagien (insbesondere Nasenbluten).

XVII.

Notfälle

Schließen wir dem Kapitel über die Kinderkrankheiten einige Warnungen bezüglich wirklich dramatischer Situationen an, die auf den ersten Blick nicht zwangsläufig als solche erscheinen. Die therapeutischen Hinweise, die Gegenstand des zweiten Teils dieses Buches sind, haben zum Zweck, Eltern bei der Behandlung ihrer Kinder im Falle von gewöhnlichen Erkrankungen oder unter Umständen bis zum Eintreffen des Arztes zu helfen. Es ist jedoch einleuchtend, wir haben es mehrfach unterstrichen, daß die Eltern als Laien auch nicht die genaue Bedeutung der beobachteten Störungen beurteilen können. Wenn Sie nicht ganz sicher sind, allein zurechtzukommen, und beim geringsten verdächtigen Symptom müssen Sie notwendigerweise auf einen Arzt zurückgreifen oder sich sogar in bestimmten Fällen unmittelbar in das nächstgelegene Krankenhaus begeben. Notfälle erfordern einen sofortigen Eingriff ärztlicher oder chirurgischer Art.

1. Medizinische Notfälle

a) *Vergiftungen*

Die leider immer häufigeren Vergiftungen gehören in die Reihe der Notfälle. Die Hausapotheke der Eltern enthält vielfach giftige Medikamente (Schlafmittel, Antidepressiva usw.), und was die Küche betrifft, bewahrt man dort, dies ist nicht selten, gefährliche Produkte wie beispielsweise Natronlauge, Reinigungs- oder Lösungsmittel auf. Es kommt zu häufig vor, daß sich diese Produkte in der Reichweite von kleinen Kindern im Alter von 1½ bis 2 Jahren und darüber hinaus befinden, die — dies ist nun einmal so in ihrem Alter — alles in den Mund stecken, was sich um sie herum befindet.

In dem Augenblick, wo sich die Eltern des Unfalls bewußt werden — wenn sie das Kind in der Nähe eines offenen Fläschchens mit schädlichem Inhalt vorfinden, wenn sie es weinen (Brennen der ätzenden Produkte) oder ein heftiges Erbrechen, Atmungsstörungen, Konvulsionen, Bewußtlosigkeit aufweisen sehen —, müssen sie es dringend in ein Krankenhaus bringen. Alles andere, etwa das Warten auf den Hausarzt, dauert meist zu lange, und die Frist zwischen der Kontaktaufnahme und der Verabreichung des Gegenmittels kann in den schweren Fällen zu lang und infolgedessen tödlich für das Kind sein. Im Falle einer Vergiftung ist es folglich besser, das Kind sofort in ein Krankenhaus einzuliefern.

b) Schwere Erkrankungen

Es gibt eine bestimmte Anzahl von schweren Krankheiten. Sie sind es nur selten von Anfang an. Wenn die Eltern sich bereits an den Arzt gewendet haben, wird dieser über eine etwaige Krankenhauseinweisung entscheiden (beispielsweise im Falle einer Lungenentzündung). Dennoch gibt es eine Krankheit, die von den ersten Symptomen an äußerst schwerwiegend ist, sie trifft das Kind »wie ein Donnerschlag aus heiterem Himmel«. Es ist die Meningokokkämie, von der bereits die Rede war (s. S. 612). Das Kind weist plötzlich ein hohes Fieber auf, und kleine ekchymotische Flecken (Purpura) treten auf dem Körper in Erscheinung. Eine sofortige Krankenhauseinweisung ist unbedingt notwendig. Das Leben des Kindes hängt davon ab.

2. Chirurgische Notfälle

Sie wurden bereits in anderen Zusammenhängen erwähnt. Rufen wir sie ins Gedächtnis zurück.

a) Blinddarmentzündung (akute Appendizitis)

Die Blinddarm- bzw. Wurmfortsatzentzündung ist eine selbst für den Arzt manchmal schwer zu diagnostizierende Erkrankung. Es liegt auf der Hand, daß die Eltern angesichts akuter Bauchschmerzen ihres Kindes nicht versuchen können, allein damit zurechtzukommen. Sie müssen den Arzt rufen und bei einer möglichen Wurmfortsatzentzündung darauf bestehen, daß man im Krankenhaus einen chirurgischen Eingriff durchführt. Es ist besser, möglicherweise unnötig einzugreifen, als einen Wurmfortsatzdurchbruch zu riskieren.

b) Darmeinstülpung (Invagination)

Sie äußert sich insbesondere im Alter von etwa 6 Monaten hauptsächlich beim Jungen. Das Kind ist von bester Gesundheit, wenn plötzlich äußerst heftige Bauchschmerzen in Erscheinung treten; sie werden häufig von Erbrechen begleitet. Der Kranke gibt schrille Schreie von sich, und man bemerkt sofort, daß er sehr krank ist: Die Haut ist sehr bleich, gräulich, die Augen sind von Ringen umgeben, der Puls ist schnell und sehr schwach. Der Schmerz entwickelt sich in Krisen, unterbrochen durch Nachlassen. Manchmal besteht ein kleiner Blutverlust durch den After. Zwischen den Krisen lehnt das Kind hartnäckig jegliche Ernährung ab. Wenn man auch vielleicht den Arzt rufen kann, muß das Kind schnell in ein Krankenhaus, damit man eine Röntgenaufnahme nach einem Kontrastmitteleinlauf vornimmt. Dieser kann im übrigen genügen, um die Einstülpung aufzuheben. Ist dies nicht der Fall, muß man chirurgisch eingreifen.

c) Meckelsches Divertikel

Diese etwa 6 bis 10 cm lange Ausstülpung am unteren Ende des Ileums (Dünndarms) ist die Folge eines anomalen Fortbestehens des Dottergangs, der sich normalerweise völlig zurückbildet.
Das Meckelsche Divertikel kann folgende Störungen hervorrufen: eine Entzündung (Divertikulitis), welche in jeder Hinsicht einer Blinddarmentzündung ähnelt; Darmhämorrhagien (Blutungen); einen Verschluß (durch Zusammenschnürung bzw. Einstülpen). Auch hier ist die Einweisung in ein Krankenhaus unerläßlich, und sei es nur zu Beobachtungszwecken.

d) Akute Hodentorsion

Bei der Hodentorsion handelt es sich um eine Drehung des Gefäßstiels um seine Längsachse, und zwar infolge einer abnormen Beweglichkeit der Hoden. Dieses leider häufig verkannte Leiden bei Knaben vor und während der Pubertät hat die folgenden Symptome: Plötzlich setzt an einem der Hoden ein starker Schmerz ein, der Hodensack (Skrotum) schwillt mit Ödembildung an. Auch eine Torsion beider Hoden ist möglich.

Die Operation muß innerhalb von etwa 4 Stunden durchgeführt werden, da sonst eine Hodenatrophie (Schwund) eintritt. Darüber hinaus kann bei der Torsion des einen Hodens der andere ebenfalls geschädigt werden. Daher muß die Einweisung in ein Krankenhaus schon beim Verdacht dieser Erkrankung schnellstens erfolgen!

XVIII.
Vererbte oder angeborene Krankheiten

Wir werden uns nicht bei diesen Krankheiten aufhalten, da sie fast immer ein endgültiges, nichtreversibles Defizit nach sich ziehen, das auf keine Therapie anspricht. Nur ein chirurgischer Eingriff kann in bestimmten Fällen helfen (insbesondere bei den angeborenen Herzleiden). Manchmal ist der Ausfall nicht Folge einer Verletzung bzw. Schädigung, sondern eher funktioneller Art (beispielsweise Fehlen der Schilddrüsensekretion). In diesem Falle greift man auf eine Substitutionsbehandlung zurück, das heißt, man gibt dem Kind diejenige Substanz oder dasjenige Hormon, das ihm fehlt. Mit anderen Worten, diese Erkrankungen können durch keine homöopathische Behandlung geheilt werden, weil das homöopathische Mittel seine Wirkung vor allen Dingen auf die Reaktionsfähigkeit des Betreffenden ausübt und man selbstverständlich kein Organ und keine Sekretion stimulieren kann, die nicht vorhanden sind. Die einzige Lösung ist folglich gegebenenfalls eine Substitutionstherapie.

Dennoch, selbst in den Fällen, in denen die Homöopathie keine Wirkung auf die Krankheit hat, behält sie ihre Heilanzeige entsprechend der Konstitution des betroffenen Menschen: Das homöopathische Mittel kann dem Organismus helfen, die Sekundärfolgen der Erbkrankheit zu ertragen. So wird zum Beispiel keine Therapie der Welt bei Mongolismus die chromosomale Störung verändern, aber sämtliche Sekundärstörungen, denen diese Kinder ausgesetzt sind (insbesondere häufigere Nasen-Rachen-Entzündungen), können durch die Homöopathie wirksam behandelt werden. Man kann sogar so weit gehen zu sagen, daß eine homöopathische Therapie die intellektuelle Leistungsfähigkeit der mongoloiden Menschen zu stimulieren scheint.

Wir werden an dieser Stelle nicht die Erbkrankheiten und die angeborenen Krankheiten aufzählen. Sie sind reich an der Zahl. Nennen wir nur diejenigen, welche dringend von Geburt an aufgespürt werden sollten.

Heutzutage nimmt man in Entbindungskliniken Reihenuntersuchungen bei Neugeborenen vor, um die Phenylketonurie, die angeborene Schilddrüsenunterfunktion, die Mukoviszidose und die angeborene Hüftluxation aufzuspüren.

Die *Phenylketonurie* ist eine enzymatische Stoffwechselstörung, die auf die Dauer eine Vergiftung des Zentralnervensystems mit irreversibler geistiger Zurückgebliebenheit nach sich zieht. Wenn die Störung bei der Geburt aufgespürt wird (Guthrie-Test), genügt es, dem Kind eine phenylalaninarme Diät zu verordnen (es gibt entsprechende Milchsorten dieser Art). Damit kann man dem Kind eine normale körperliche und geistige Entwicklung gewährleisten.

Die *Schilddrüsenunterfunktion* ist eine Krankheit, die von der Geburt an nachgewiesen werden muß, da das Kind, wenn es sofort behandelt wird, eine normale körperliche und geistige Entwicklung haben wird.

Die *Mukoviszidose* muß aufgespürt werden. Es ist nützlich, sich der Existenz dieser Krankheit bewußt zu sein, bevor sie Störungen hervorruft, obwohl es unglücklicherweise bis zum Tage kein wirksames Mittel gibt, um sie zu bekämpfen. Die Therapie besteht einzig und allein darin, die Atemwegsinfektionen zu unterbinden, wenn sie auftreten, und dem Kind parallel hierzu diejenigen Bauchspeicheldrüsenenzyme zu verabreichen, die ihm fehlen, da die Erkrankung durch ein Fehlen bzw. einen Mangel der äußeren Bauchspeicheldrüsensekretionen hervorgerufen wird.

Die *angeborene Hüftluxation* muß zwingend von der Geburt an nachgewiesen werden, da sie durch das Einrichten und Fixieren der Hüfte in der adäquaten Position mittels einer orthopädischen Maßnahme korrigiert werden kann. Wenn diese Anomalie nicht in den ersten Tagen aufgespürt wird, wird sie erst zum Zeitpunkt des Gehenlernens (Hinken) bemerkt werden und fast immer einen chirurgischen Eingriff erfordern, dessen Erfolg nicht sicher ist.

Das Neugeborene kann weitere Störungen aufweisen, die einen sofortigen Eingriff erfordern, insbesondere eine Ösophagusatresie (angeborener Verschluß der Speiseröhre), eine Imperforation (Verschluß) des Afters, einen Darmverschluß usw. Diese Mißbildungen werden im Prinzip von den ersten Tagen an, solange das Kind noch in der Entbindungsklinik ist, nachgewiesen und dann chirurgisch behandelt.

EPILOG

Beim Schreiben dieses Buches hatte ich kein anderes Ziel, als den interessierten Eltern bei der Gestaltung ihrer Beziehungen zu ihren Kindern behilflich zu sein, spezieller auch meinen eigenen Kindern, die ihrerseits die Eltern meiner Enkel sind.

Dieses Buch weicht natürlich von der traditionellen Linie ab, da keine wirkliche Lösung der gesundheitlichen Probleme des Kindes über den Umweg der allopathischen Medizin herbeigeführt werden kann. Die Zivilisation, insbesondere diejenige, die wir in den industrialisierten Ländern kennen, ist durch eine aktive, wenn nicht verzweifelte Suche nach Mitteln gekennzeichnet, welche die Probleme der Menschen beseitigen sollen. Es ist jedoch einleuchtend, daß die Unterdrückung einer Schwierigkeit nicht zwangsläufig ihre endgültige Lösung ist. Alexander der Große hat beim Durchschneiden des Gordischen Knotens die Schwierigkeit, vor der er stand, »übersprungen«; er hat sie aber nicht gelöst, da er den Knoten nicht entwirrt hat.

Angesichts der vielfältigen Probleme, die sich den Menschen stellen, können wir nicht mehr tun, als ihnen dabei zu helfen, daß sie jeweils selbst eine Lösung zu finden bzw. angemessen auf Schwierigkeiten zu reagieren lernen. Wenn wir versuchen, ihnen die Probleme »abzunehmen«, nutzen wir ihnen nicht wirklich, da sie immer wieder vor den gleichen Schwierigkeiten stehen werden, die ihnen dann immer unüberwindbarer erscheinen.

Dieses Phänomen läßt sich ganz besonders beim Kind feststellen; und es gilt, unsere Beziehung zu ihm auch aus dieser Perspektive zu betrachten. Wir müssen uns ebenfalls bewußt sein, daß jede Schwierigkeit, die beim Kind in Erscheinung tritt, eine an uns gerichtete Botschaft ist.

Das kleine Kind drückt das, was es verspürt, in der Regel nicht deutlich durch Worte aus, sondern überwiegend durch sein Verhalten. Wenn es froh ist, lacht es. Wenn es traurig ist, weint es. Wenn es krank ist, drücken sich die Störungen, die es verspürt, ob körperlicher oder psychischer Art, ebenfalls in seinem Verhalten aus und äußern sich sowohl körperlich (Fieber, Husten, Durchfall usw.) wie auch psychisch (Ängste, Wut, Hemmung, Gewalt usw.). Es ist unsere Aufgabe, aufmerksam gegenüber diesen Erscheinungen zu sein und zu versuchen, den Ruf des Kindes zu verstehen. Das Kind ist sich vielleicht nicht des Inhalts dieses Rufs bewußt, und trotzdem ist sein Verhalten eine Widerspiegelung seiner Probleme — bereits wenn es gesund ist, jedoch vor allem dann, wenn es leidet, wenn es krank ist.

Der erste Teil dieses Buches ist dazu bestimmt, den Eltern zu helfen, das zu verstehen, was das Kind durch sein Verhalten ausdrückt. Dies ist meiner Meinung nach unerläßlich. Man wird eine Schwierigkeit nicht wirklich lösen, die man nicht erklären kann. Die Gegebenheiten eines Problems wahrzunehmen, führt uns bereits zur Hälfte auf den Weg zu seiner Lösung. So verhält es sich mit der Bedeutung der Symptome einer jeglichen Krankheit, die uns als ersten Schritt dazu veranlassen sollten, die gegebenenfalls schädigenden Umwelteinflüsse möglichst zu vermeiden, und uns anschließend die Richtung zu dem homöopathischen Mittel weisen, dem sie entsprechen.

Der zweite Teil nimmt demgegenüber einen nachgeordneten Rang ein. Hier werden spezielle Situationen beschrieben und die jeweils nützlichen Mittel genannt. Es ist einleuchtend, daß jede Krankheit ein Mittel erfordert, das die Eltern im übrigen häufig selbst finden können. Dies reicht jedoch nicht immer aus. Es kann zu häufigen Rückfällen kommen, die dann von einer zugrundeliegenden Veranlagung zeugen. Allem anderen voran muß diese therapiert werden, was wohl nur durch einen erfahrenen homöopathischen Arzt getan werden kann.

Den Eltern, die mehr zum Thema Homöopathie wissen möchten, empfehle ich zwei Bücher, denen die Betrachtungen, die dem vorliegenden Buch Nahrung geben, viel verdanken. Was den Teil über die Bedeutung der Krankheit betrifft, der mehr philosophischen Charakters ist, empfiehlt es sich, folgendes Werk zu lesen: *Lectures on Homœopathic Philosophy* von James Tyler Kent, das in Deutschland unter dem Titel *Theorie und Philosophie der Homöopathie* (Leer 1976) erschienen ist. Für den zweiten Teil stützte ich mich auf ein weiteres

Werk von James Tyler Kent: *Lectures on Homœopathic Materia Medica*. Im Rahmen des vorliegenden Buches wäre es zu weit gegangen, die verschiedenen Mittel genauer zu schildern; folglich wurden lediglich ihre allgemeinen charakteristischen Merkmale beschrieben. Ein Mittel kann jedoch nur zweckmäßig verabreicht werden, wenn man eine vollkommene Kenntnis davon besitzt. Denjenigen also, die an einem vertieften Studium der verschiedenen homöopathischen Mittel interessiert sind, empfehle ich die Lektüre des bedeutenden Werks von James Tyler Kent, das eine sehr lebendige Beschreibung der gebräuchlichen Mittel enthält.

Ergänzend ist es nützlich, die *Materia medica* von Boericke (siehe Literaturverzeichnis) zu Rate zu ziehen, ein sehr detailliertes Werk, das sich eher an den Arzt als an den Laien wendet. Es handelt sich hierbei um ein Werk zum Nachschlagen — im Gegensatz zu den genannten Werken von Kent, deren Lektüre an sich ein Vergnügen ist.

Es sei daran erinnert, daß sich der Laie darauf beschränken sollte, aus eigener Initiative nur die ungefährlichen akuten Krankheiten zu behandeln. Was die schweren Krankheiten und die chronischen, der krankhaften Veranlagung, die wir praktisch alle in uns tragen, entsprechenden Zustände betrifft, ist es unbedingt notwendig, sich einem erfahrenen homöopathischen Arzt anzuvertrauen.

Dies schließt keineswegs aus, daß der Patient bzw. seine Eltern, wenn es sich um ein Kind handelt, sich darum bemühen, die homöopathischen Mittel besser kennenzulernen und infolgedessen die Verschreibung des homöopathischen Arztes besser zu verstehen. Manche Ärzte werden es vielleicht ärgerlich finden, daß der Patient auf seine Kenntnisse Bezug nimmt oder mit ihm darüber diskutiert. Ich glaube vielmehr, daß der homöopathische Arzt einen viel größeren Einfluß auf die Person hat, die er behandelt, wenn er ihr die genauen Gründe darlegt, weswegen er ein bestimmtes Mittel verabreicht und nicht dasjenige, an das der Kranke vielleicht dachte. Es ist auch die Gelegenheit, dem Patienten verständlich zu machen, daß dieser, wenn er persönlich von dem Problem in Anspruch genommen wird, zumeist nicht die notwendige Objektivität besitzt, um sein Mittel von anderen genau unterscheiden zu können. Niemand kennt sich vollkommen. Niemand kennt seine Kinder vollkommen. Die Eltern sehen ihre Kinder zwangsläufig unter dem Einfluß ihrer eigenen Gefühle, Befürchtungen und Sehnsüchte. Sie legen dem Arzt peinlich genau beobachtete und zweifellos auch ganz reale Symptome dar, deren tiefe Bedeutung ihnen jedoch entgehen kann. Nur der homöopathische Arzt, der von dem Problem nicht selbst betroffen und infolgedessen objektiver ist, kann dessen gesamte Tragweite einschätzen.

ARZNEIFORMEN UND POTENZEN

Grundlage der homöopathischen Arzneimittel sind Pflanzen, die zumeist frisch verarbeitet werden, tierische Produkte bzw. Tiere sowie Mineralien.

Folgende Arzneiformen werden aus den Urstoffen und Urtinkturen mit Alkohol usw. Milchzucker zubereitet:

— Dilutionen (flüssige Zubereitungen, Tropfen),

— Triturationen (pulverförmige Verreibungen),

— Tabulettae (Tabletten, die man durch maschinelle Pressung der Verreibung ohne Zusatz von Bindemitteln herstellt),

— Globuli (Kügelchen; Zucker, der mit dem flüssigen Wirkstoff im Verhältnis 1:100 angefeuchtet und dann getrocknet wird),

— Ampullen (für Injektionen).

Inzwischen gibt es auch homöopathische Arzneimittel in Form von Dragees, Salben und Cremes, um die Anwendungsmöglichkeiten entsprechend zu erweitern.

Bei den Verdünnungen (Potenzen) herrschen heute in Deutschland die D-Potenzen vor, C-Potenzen, wie sie Hahnemann ursprünglich verwendete, sind aber ebenso erhältlich. C-Potenzen werden im Verhältnis 1:100 (von lat. »centum« = 100), D-Potenzen im Verhältnis 1:10 (von lat. »decem« = 10) verdünnt. Die Potenz D 1 entspricht einem Verdünnungsgrad von 1:10, D 2 von 1:100, D 3 von 1:1000 usw.; bei den C-Potenzen analog: C 1 = 1:100, C 2 = 1:10 000, C 3 = 1:1 000 000 usw.

Welche Potenzen man bei den verschiedenen Erkrankungen wählen sollte, ist im Kapitel »Die Krankheit und das homöopathische Mittel« (s. S. 217) erläutert.

LITERATUR

Boericke, W.: *Pocket Manual of Homœopathic Materia Medica* (*Homöopathische Mittel und ihre Wirkungen* [Leer 1972])
Hahnemann, S.: *Organon der Heilkunst*, Stuttgart 1982 (Nachdruck Haug Verlag, Heidelberg)
Kent, J. T.: *Lectures on Homœopathic Materia Medica*, Boericke and Tafel, Philadelphia 1905
Ders.: *Lectures on Homœopathic Philosophy* (*Theorie und Philosophie der Homöopathie* [Leer 1976])
Tyler, M. L.: *Homœopathic Drug Pictures*, The Homeopathic Publishing Company, London 1952

REGISTER

Abhängigkeit 89, 92, 115, 119f., 344, 356, 527
Abmagerung 264, 705, 706, 711
Absonderungen 255-257, 266, 273, 279, 281, 282
Abszeß 230, 385, 465, 572f., 589, 652, 661f.
Abtreibung 19
Abwehrfähigkeit 44, 84
Abwehrreaktion 82, 85, 88, 205, 208, 221, 323, 435, 572, 660, 662, 710, 714
Adenosintriphosphat (ATP) 29
Adrenalin 57, 64f., 245
Ätiologie 235
Afterschrunde 266, 351, 353
Afterverschluß 742
Aggressionen 125, 127
Aggressivität 181, 475, 521, 599, 687
Akkomodationsstörungen 483
Akne 568, 571, 584
Albumin 617
Albuminurie (Eiweiß im Harn) 618
Alkohol 69
Allergen 138, 243-247
Allergen-Antikörper-Reaktion 248f., 251
Allergie 108, 111, 140, 142, 243-310, 295f., 302, 417, 434, 469, 576, 602
Allergien 70, 109f., 138f.
Alpträume 357, 472f., 479, 506, 518, 526, 529, 531, 539f., 545, 548, 617
Amenorrhoe 632f.
Aminosäuren 27-29, 69, 103
Amylase 102
Anämie 613f., 645, 685, 733f.
Anfall 507
Angina 21, 41, 51f., 70f., 74, 80, 82-84, 87, 135, 145, 219, 227, 238, 242, 281, 313, 388, 403, 446, 452, 462-470, 480, 486, 497, 582, 603, 616, 658, 697, 723-727, 731-733
Angina pectoris 56, 76
Angst 114f., 117-119, 121, 145-147, 152, 154f., 157, 161, 163, 166-169, 171, 199f., 225, 239, 245, 261, 272, 294, 302-304, 306, 308, 310, 312, 322, 335-338, 340, 351, 353, 357, 380., 383, 392, 412, 429, 450f., 457, 473f., 476-478, 481, 486, 504, 506, 512-516, 518-521, 525-527, 529-531, 533 547f., 556, 564, 593-597, 599, 605f.,

608, 617, 644, 659, 669, 672, 690, 694, 699, 702, 707, 716-718, 744
Anorexie (s. a. Appetitlosigkeit) 107, 172, 184, 187
Anpassungsfähigkeit 38-40, 58, 64-66, 72, 81f.
Ansteckung 68, 84, 136
Ansteckungsgefahr 144
Antibiotika 19, 48, 51-53, 81, 85, 140f., 212, 250, 326, 330, 385, 552, 567, 576, 614, 662, 709
Antigen 138, 211
Antigen-Antikörper-Reaktion 139, 248
Antihistaminika 560, 614
Antikörper 204f., 209-212, 243f., 709, 720, 724, 729, 731
Aphthen 317, 320, 370-374, 611, 704, 708
Appetitlosigkeit 126-128, 130, 368, 390
Arthritis (Gelenkentzündung) 229, 697f., 719
Arzneimittelprüfung (AMP) 215
Assimilation 26, 30, 56
Asthenie (Kraftlosigkeit) 173, 175, 235, 581, 732-734, 736
Asthma 49, 53, 70, 76, 80, 127, 138, 140-144, 186, 188, 244-247, 255, 261, 264, 272-274, 276, 279, 281, 295f., 299-303, 305-310, 312, 400, 402, 411, 429f., 469, 479f., 533, 552, 564, 567
Atembeklemmung 186, 404, 433, 532, 538, 636
Atembeschwerden 136, 314, 344, 394, 411, 417f., 533, 738
Atemnot 275, 302, 304f., 309, 396, 410f., 413, 419f., 429f., 437, 439, 443, 465, 531-533, 536f., 668, 672, 727f.
Atemstillstand 498
Atemsurren 295
Atemwegserkrankungen 74, 208, 230, 264, 287, 295, 312, 444, 526, 568, 590, 591, 713
Atemwegskatarrh 582
Atemwegsinfektion 406, 609
Atemwegsstörungen 275, 320
Athyrose 664
Atmosphäre 26f., 31
Atmung 26, 66, 117, 118
Atmungskrämpfe 127
Atonie 549

Atopie (Überempfindlichkeit) 138 f., 142, 243, 246, 254, 301
atopisches Ekzem 53
Aufstoßen 98 f., 136 f., 277, 316-320, 329, 367, 369 f., 404, 428, 442, 512, 516, 608, 611
Augenentzündung 398, 410, 711
Ausfluß 239, 265, 281 f., 291, 294, 296, 301, 395-397, 398-407, 409 f., 426, 445, 449, 454-456, 551, 591, 637
Ausscheidung 26, 87, 264 f., 297
Ausscheidungsorgane 137
Ausschlag 264, 279, 600, 713, 728
Auswurf 240, 272

Bakterien 41, 47, 96, 102, 247, 259, 435, 657
Bandwurm 390
Bauchschmerzen 186-188, 234, 352, 354 f., 359-361, 365, 384, 445, 450 f., 457, 493, 522, 534, 641, 648, 655, 657, 697, 729, 730, 739
Bauchspeicheldrüse 103
Bedürfnisse 89, 105, 115, 118-120, 123, 127, 145, 343, 362
Bedürfnisse, physische 90, 94, 112 f., 120, 122, 137
Bedürfnisse, psychische 90, 94, 112 f., 116, 120, 122, 146, 155, 472
Behinderung, geistige 706
Beklemmung 299 f., 306, 519, 605
Beklemmungsängste 641
Beruhigungsmittel 147
Bettnässen (s. a. Enuresis) 343 f., 542
Bewegung 20, 26-28, 59, 66, 71, 77, 90, 151, 173 f., 233, 241, 359, 360, 407, 423, 459, 474 f., 479, 517, 564, 605 f., 629 f., 636 f., 643, 657, 669, 674, 681, 683, 689, 695, 703, 706-708, 730, 734, 736
Bewußtlosigkeit 678
Bilirubin 365
Bindehaut 278
Bindehautentzündung 151, 231, 241, 244, 298 f., 306, 401, 408, 417, 420, 549-551, 710, 718
Blähhals 663
Blähungen 112, 258, 277, 316, 318 f., 322, 328 f., 331, 333, 350, 355, 358, 368, 370, 386, 408, 460
Bläschen 253, 255, 257, 269, 271, 275 f., 278-280, 285, 287-292, 294, 317, 372, 389, 563, 568 f., 571 f., 574, 591, 593 f., 611, 721, 723
Blasen 290
»Blaues Auge« 676, 679
Blinddarmentzündung s. Wurmfortsatzentzündung

Blasenentzündung 619, 629
Blut 52, 69, 116 f., 211, 213, 245, 248, 436, 459 f.
Blutandrang (kongestiver Zustand) 70-72, 183, 225-228, 238, 246, 394, 448, 460, 462, 466, 469, 482 f., 485, 487, 627, 671, 711, 714
Blutkörperchen 117, 141, 435
Blutkrankheit 635
Blutkreislauf 59, 66, 387
Blutschwamm (Hämangiom) 585 f.
Blutungen 609 f., 610, 612, 614, 739
Blutungsneigung, krankhafte 609
Blutuntersuchung 51
Blutvergiftung 611
Brechdurchfall 335
Brechreiz 369
Bronchialkrampf 439
Bronchien 275
Bronchitis 45, 49, 60, 70, 74-76, 80 f., 84, 140, 143 f., 224 f., 227, 240, 264, 293, 296, 301 f., 308, 324, 395, 406, 414 f., 417-419, 421, 426, 430, 436 f., 441, 445, 469, 479, 532, 536, 575, 657, 710
Bronchitis, asthmatoide 49, 142
Brusteinengung 186
Brustschmerzen 657

Chalazion (»Hagelkorn«) 553 f.
Chinarinde 44
Chinin 44
Chloramphenicol 53
Cholera 335 f.
Chromosomen 28 f., 34, 36, 57

Darmbeschwerden 186
Darmblutungen 739
Darmentzündung 200
Darmeinstülpung (Invagination) 610, 739
Darmgrippe 658
Darminfektionen 140, 326
Darmkrampf 511
Darmparasiten 390
Darmstörungen 106, 618
Darmträgheit 251
Darmverschlingung 311
Darmverschluß 627, 742
Darmwürmer 405
Daumenlutschen 119
Dehydratation 223, 321, 330
Delirium 236, 241
Dentalflurose 382
Depression 163 f., 174 f., 426, 431 f., 492, 594, 596, 598 f., 641, 645, 685, 707, 734, 736
Desoxyribonukleinsäure (DNS) 28 f.

Diabetes 104, 111, 135
Diät 248, 251 f.
Diagnose 45 f., 50 f., 153 f., 230
Dickdarmentzündung 479
Diphtherie 83, 153, 202, 213 f., 413, 468
»Doktorspiele« 625
Dornwarzen 578
Dritte Welt 20
Drüsen 51, 59
Drüsenentzündung 660-662, 728
Drüsenerkrankungen 264, 274-276, 287, 329, 402, 410, 458, 733
Durchfall 45, 53 f., 69, 71, 99, 106, 108, 136, 140, 142, 183, 186, 188, 212, 219, 222, 231, 241, 244, 257, 264, 266, 269, 272, 277, 281, 310-312, 315-318, 320, 323-328, 330-335, 337 f., 341 f., 346, 351, 361, 365 f., 368-370, 373, 375, 376-378, 380, 384, 389, 407, 417, 420, 462, 471, 483, 485, 487, 491, 493, 495, 514 f., 521, 525, 562 f., 582, 588, 601 f.
Dynamisierung 63, 210
Dysmenorrhoe 635, 639, 647

Eierstockentzündung 648
Eifersucht 472, 479
Eisen 108
Eisenmangel 613 f.
Eiter 258, 281, 284, 292, 454 f., 462
Eiterung 262, 287, 505, 552 f., 568-570, 573-575, 661
Eiweiß 102
Ekchymosen (»blaue Flecken«) 589, 610 f., 637, 646, 675-677, 680, 704, 713
Ektopie 650
Ekzem 70, 76, 138-143, 189, 244, 247, 253-255, 257 f., 260-267, 269-272, 274-287, 289-295, 309, 324, 378, 419, 447, 454, 456-458, 519, 521, 524, 533, 552-554, 558, 563, 568, 587, 591 f., 597, 601 f., 635, 646, 699
Elektroenzephalogramm (EEG) 497
Embryo 62
Endokarditis 603 f.
Energie 26-30, 34, 50, 56 f., 60, 62 f., 66 f., 71 f., 78, 94, 207, 210
Enkopresis (Einkoten) 342-345, 386, 472, 536, 622
Enterkolitis, nekrotische 326
Entfaltung 32, 92
Entkalzifizierung 91
Entkräftung 341, 716, 718, 728
Entwicklung 90, 106, 108, 120 f.
Entzündung 48, 70, 75, 153, 229, 238 f., 242, 406, 430, 464, 568, 604, 635, 660-662, 739

Entzündung des Warzenfortsatzes (Mastoiditis) 452
Enuresis (s. a. Bettnässen) 343, 345, 472, 621-623, 682
Enzephalitis (Gehirnentzündung) 722
Enzyme 28, 57, 101, 103, 210, 222, 328, 742
Epidemie 84, 202 f., 212, 214
Epilepsie 76, 478, 496-499, 502-505
Erbgut 28 f., 34-36, 41, 62
Erbkrankheit 19, 36, 61 f., 113
Erbrechen 45, 98 f., 108, 127, 136 f., 186, 188, 212, 222, 305, 311-317, 319-322, 329-331, 333, 336, 338, 351, 361 f., 365, 368-370, 374, 384, 437, 466, 484, 487, 490, 494 f., 531, 602, 611, 618, 658 f., 673, 674, 724
Erkältungen 136, 144, 189, 223, 239, 430 f., 435, 453 f., 457, 461 f., 532, 562, 657, 662 f., 705, 732
Ermüdung 356, 536, 653, 681, 685, 688, 690, 734
Ernährung 68, 90, 92, 94, 106, 108, 111 f., 137
Ernährung, pflanzliche 91
Erreger 47, 51, 75, 82-84, 202, 209
Erregung 384, 562, 699
Erschöpfung 202, 206, 322, 336, 439-441, 443, 482, 524, 596
Erstickungsangst 396, 408, 410, 428, 437, 529, 531 f., 610, 668
Euthanasie 19
Evolution 31
Exanthem 709 f.
Exhibitionismus 513
Exophthalmus (Glotzauge) 666, 668, 672
Exsudate 242
Exsudation 238
Extraversion 41 f., 77, 116, 124, 155, 173, 175 f., 178, 199, 273, 294, 344, 384, 474-476, 479 f., 499, 516 f., 526 f., 545, 588, 667, 670, 672, 687, 689

Fermente 103
Fette 103
Fettsäuren 69, 103, 250
Fetus 243
Fieber 21, 44, 46, 49, 51, 54, 71, 88, 126, 151, 187, 203, 205, 220, 221-242, 313, 325, 331, 334, 337, 359 f., 364, 366, 374 f., 377, 380 f., 389, 403, 409, 412, 414 f., 417, 432 f., 436 f., 441, 445, 447, 449-452, 456, 458, 464, 466, 470, 496 f., 496, 498-500, 508, 537, 562, 565, 588, 618, 653-655, 657, 659-662, 691, 697, 699, 705, 710, 712, 718 f.

Fieberkrämpfe 88, 497-502, 505
Fluor 382 f.
Folsäuremangelanämie 613
Fortpflanzung 26, 30
Fötus 62
Freiheit 32, 125, 127, 131 f.
Freßsucht 312
Frösteln 223, 230, 233, 241, 403
Frostbeulen 590 f.
Frustration 111, 114, 116, 121, 123 f., 130, 134, 172, 312, 343-345, 476, 526, 622, 625 f., 687
Frühgeburten 48
Fünfte Krankheit (Ringelröteln) 709, 720
Furunkel 265, 458, 570-573, 575
Fußpilz 577

Geburt 26, 247
Geburt, sanfte 116-118
Gedächtnisschwäche 546
Gedächtnisverlust 516
Gefäßerweiterung 586
Gehenlernen 123 f.
Gehirn 59, 76, 87, 90, 110
Gehirnanoxie 503
Gehirnblutung 677
Gehirnerschütterung 678
Gehirnschädigung 117
Geist 31-33, 36, 38, 58, 66, 112
Gelbsucht 187, 189, 351, 365-367, 390, 561
Gelenkentzündung s. Arthritis
Gelenkrheumatismus 463, 603 f., 697, 723
Gelenkschmerzen 234, 493, 654, 697
Gene 35, 62, 114
Gerstenkorn 257, 261, 284, 286, 378, 552-554
Gesäßekzem (Gesäßdermatitis) 253, 290
Gesäßerythem 289
Gesamtheit des Menschen 21, 54 f., 112 f., 118, 154, 202, 208, 323, 626, 645
Geschlechtstrieb 625, 638, 647
Geschwüre 83, 274, 329, 351, 373 f., 468, 574-576, 593, 595, 598 f., 617, 629-631, 735
Gesundheit, physische 18, 21, 28, 33, 37 f., 43, 57 f., 66, 72, 75, 80, 88, 113
Gesundheit, psychische 18, 21, 28, 33, 37 f., 43, 57 f., 72, 74 f., 80, 89, 113
Gewicht 100, 142
Gilles-de-la-Tourette-Syndrom 513
Glammaglobulin 214
Gleichgewicht, inneres 33, 36, 38, 43, 55, 89 f., 145, 246, 323, 343, 626, 685, 687
Gliederschmerzen 654, 657, 659

Globuli 218, 322, 385, 459, 747
Glukose 27, 69, 78 f., 103
Glutenallergie 325
Gonokokken 627
Grippe 74, 80, 84, 206, 236, 414, 435, 459, 490, 653 f., 657-658
Grundmittel 85 f., 151, 154 f., 219, 255, 295, 312, 329, 357, 380, 456, 463, 470, 480, 551
Grundveranlagung 357
Gürtelrose (Herpes zoster) 600 f., 722
Guthrie-Test 742
Gynäkomastie (Brustentwicklung bei Jungen) 651 f.

Haarausfall 184, 274, 594-596
Haarbalgentzündung (Follikulitis) 265, 570-572
Hämolyse 613
Hämophilie (Bluterkrankheit) 610
Hämorrhagie 636, 677, 684, 736
Hämorrhoiden 387 f., 461, 493, 644
Hahnemann, Samuel 42-44, 69, 747
Halluzinationen 152, 226, 236, 546, 717, 725
Hals-Nasen-Ohren-Erkrankungen 444
Hals-Nasen-Rachen-Entzündung 200
Halsentzündung 140
Halsschmerzen 153, 466, 469, 645, 647
Harndrang 621
Harnröhrenentzündung 619
Harnstoff 110
Harnwegsinfektion 354, 618, 620, 645
Hausmilbe 245
Haut 60, 71
Hautallergie 357, 560
Hautausschlag 71, 137, 140, 151, 255-258, 262, 265, 269, 274, 279, 282, 284, 288, 295, 310, 525, 547, 559, 561, 564 f., 588, 601, 611, 710-721, 724-727, 732
Hautentzündung 234
Hauterkrankungen 253 f., 259, 301, 558, 563, 602
Heilanzeigen 17
Heimweh 170, 534
Heiserkeit 304, 409, 416, 631, 643, 645, 669, 704
Heißhunger 277, 318, 321, 335, 344, 369, 384, 455, 476, 522, 524, 666, 688, 705, 735
Hemmung 474, 514, 516, 599, 689, 706, 744
Hepatitis 311, 365
Herpes 234, 241, 264, 267, 269-272, 285, 288, 290, 294, 486, 600 f., 655
Herz 56, 59, 66, 76, 87
Herzbeutelentzündung (Perikarditis) 603 f.

Register

Herzgeräusch 603 f.
Herzklopfen 184 f., 187 f., 518 f., 562, 604-607, 666, 671, 736
Herzkrankheit 605
Herzleiden 741
Herzmißbildungen 135
Herzrhythmusstörungen s. Tachykardie
Herzschwäche 606
Herzstörungen 184 f., 187 f.
Heuschnupfen 138, 246, 297, 299-301, 309, 430, 433, 453, 597
Hiatushernie (Zwerchfellbruch) 105, 136
Hirnhaut 76
Hirnhautentzündung (Meningitis) 48, 88, 207, 313, 497, 503, 505, 722, 729
Histamin 243, 245, 249
Histidin 249
Hitzewallungen 187, 189, 320, 523, 538, 542, 604, 609, 646, 671
Hodenatrophie (-schwund) 740
Hodenentzündung 648 f., 729
Hodentorsion 648 f., 740
Hodgkin-Krankheit 661
Höhenflugbehandlung 442
Hormon 57
Hornhautentzündung (Keratitis) 601
Hüftluxation, angeborene 742
Hühneraugen 227, 580
Husten 45, 49, 54, 74, 136, 140, 151, 153, 183, 185 f., 188, 219, 232, 239 f., 265, 274, 276, 281, 299-301, 305-310, 386, 394, 397-399, 404-412, 414-439, 441 f., 460, 478, 516, 532, 555, 634, 645, 657, 659, 669, 703 f., 710-714, 718, 744
Hydrozele (Wasserbruch) 648
Hygiene 140 f.
Hyperbilirubinämie 365
Hyperthermie (Wärmestauung) 223
Hypertrophie 75-77
Hypoklasie 664

Immunabwehr 28, 51, 80, 82, 136, 202-205, 210, 212 f.
Immunglobulin 203, 207, 243, 247
Immunität 82, 731
Impetigo (Eiterflechte) 261, 269, 285, 567 f.
Impfungen 200, 205, 207-214, 434 f., 505, 709 f., 729
Individualität 28
Infarkt 41
Infektionen 19, 51, 61, 70, 72, 81 f., 95, 136, 140, 202-204, 206 f., 209, 227, 239, 244, 247, 259, 265, 276, 299, 313, 320, 323, 325 f., 330, 354, 359, 361, 364, 374, 406, 448, 453, 458, 462 f., 466, 468 f., 471, 551, 558, 567, 570 f., 573, 588, 603, 614-616, 660 f., 677, 709
Influenza 653
Inkontinenz 399, 408, 410, 434, 472, 621, 623
Insektenstich 589, 677
Insulin 103
Intertrigo 254, 257, 259-263, 270, 272 f., 277, 279 f., 284 f., 288, 291, 377, 456, 554
Introversion 41 f., 74, 116, 124, 155-158, 169-173, 176, 199, 294, 344, 384, 473, 475, 477 f., 480, 499 f., 511, 514, 517, 524, 526, 528, 672, 686-690

Jodmangel 663 f.
Juckreiz 264 f., 267, 269 f., 272, 274, 281, 290-292, 298 f., 301, 366 f., 391 f., 400, 458, 501, 551, 560 f., 563-568, 587, 589-592, 597, 602, 635, 684, 722 f.

Kalfizierung 570
Kalzium 91, 383, 705
Karbunkel 570
Karies 111, 120, 261, 272, 276, 292, 373, 378 f., 381-383, 385, 525, 701
Katarrh 275, 520
Kehldeckelentzündung 413
Kehlkopfentzündung (Laryngitis) 186, 307, 309, 400, 402, 409-412, 414, 437, 532, 669
Keuchhusten 202, 207, 213, 410, 431, 434-437, 440, 442, 446, 460, 711
Kieferverformung 119 f.
Kinderkrankheiten 709-736, 737
Kinderlähmung 117, 202, 211, 214
Klaustrophobie 168
Knochen 91, 404
Knochenbruch 153, 675, 676
Knochenentzündung 404
Knochenmarksaplasie 53
Knochenschädigung 153
Knochenschmerzen 241, 490, 543, 599, 654, 678, 680, 700, 703 f.
Knochentuberkulose 700
Kohlehydrate 27, 103
Kohlensäure 117
Kohlenstoff 27
Kohleunverträglichkeit 294
Koliken 102, 187, 315, 330 f., 354-361, 386, 392, 511 f., 527
Kollaps 40, 184, 187, 194, 200, 335 f.
Kompensation 190
Konditionierung 103

Konservierungsstoffe 250
Konstitution 154, 327, 414, 418, 435 f.,
   477, 482, 526
Konstitution, dysreaktionelle 76, 78, 80,
   88 f., 181, 204, 473, 478, 595, 598
Konstitution, hyperreaktionelle 75-78,
   80, 88, 89, 99, 181, 244, 472, 474-476,
   479, 584, 595, 667
Konstitution, hyporeaktionelle 69-75,
   78-81, 88, 110, 139 f., 156, 181, 244-246,
   250, 276, 311, 368, 414, 444, 466, 472,
   474-479, 484, 552, 567, 576, 594, 627,
   663
Kontraktur der Nackenmuskel 481
Konvulsion (Schüttelkrämpfe) 185, 387,
   438 f., 443
Konzentrationsfähigkeit 164
Kopfschmerzen 315, 367, 370, 416,
   480-495, 515, 520 f., 523, 589, 640 f., 644,
   657, 669, 673 f., 690, 729 f.
Koplik-Flecken 710
Kortikoide 140
Kortison 53, 552
Kot 266, 269 f.
Krämpfe 178, 247, 305, 307, 315, 318,
   323, 330, 362, 364, 380, 387, 394, 412,
   478, 497, 504, 506, 513 f., 595, 703
Kraftlosigkeit 365
Krampfadern 461, 644
Krankheiten, akute 19, 21, 35, 46, 68,
   80-82, 84-88, 139, 141, 151 f., 154, 197,
   199, 202, 204, 217-219, 221, 226-228,
   230, 239 f., 304, 307, 325, 331, 337,
   432 f., 435, 444, 447, 449-451, 458,
   463-468, 527 f., 546, 599, 616, 649, 661,
   685, 698, 700, 703, 711, 745
Krankheiten, chronische 22, 35, 68, 80 f.,
   86, 139, 199, 217 f., 296, 336, 399, 415,
   430, 472, 480, 522, 595, 660, 685, 745
Krankheiten, psychosomatische 498
Krebs 60, 112, 135, 661
Kreislauf 26, 68, 227, 272
Kropf 663-665, 668, 671 f.
Krupp 412 f.
Krusten 256-259, 265-267, 274 f., 279, 286,
   569, 721
Kryptorchismus 648, 650
Kummer 169-171, 173, 184, 306, 310, 340,
   343, 483, 507, 511, 513, 519, 529, 534,
   557, 597-600, 608, 633, 641 f., 645, 670 f.,
   690

Labilität 452
Lähmung 522
Lampenfieber 160, 514-517, 525, 564,
   597, 623, 686, 688 f.

Landkartenzunge 367, 389
Leben 18 f., 21, 25-31, 33 f., 55, 58 f.
Lebenskraft 34, 40, 47, 55-58, 60, 154,
   207 f., 266
Lebenskraft, Beeinträchtigung der 21, 25,
   35-37, 40, 42, 46, 50, 53, 56-58, 61-63,
   67, 87
Lebensmittelallergie 370
Lebensmittelvergiftung 601
Lebensmittelzusätze 206
Lebenspotential 206
Leber 52, 69 f., 110, 245, 251, 258, 271 f.,
   278, 311, 350 f., 354, 366-368, 387 f., 428,
   485, 495, 520, 561, 572, 611 f., 706
Leberentzündung 365
Leberflecke 586
Leberinsuffizienz (Leberschwäche) 69,
   251, 277, 297, 350 f., 373, 390, 401, 446,
   523, 563
Leberzirrhose 69
Leboyer, Frédérick 116
Leiner-Krankheit 254, 558 f.,
Leistenbruch 626 f., 648
Leukämie 135, 615, 660, 685
Leukopenie 614 f.,
Lidlähmung (Ptosis) 555
Lidrandentzündung 244, 261, 273, 286,
   554
Löffelnahrung 104-108, 120 f.
Luftröhrenentzündung 46 f., 135, 140,
   208, 227, 395, 397, 406, 408 f., 552, 657
Luftschlucken 96, 98, 100, 105 f., 355,
   386, 404, 520
Luftverschmutzung 394
Lunge 59, 68, 71, 75 f., 87, 238
Lungenabszeß 75
Lungenentzündung (lobuläre Pneumonie) 46-49, 70, 75, 153, 227, 232,
   437, 443, 710, 738
Lungenfell 76
Lungenkreislauf 117
Lupus (tuberkulöse Hautflechte) 141
Lymphdrüsen 374, 399, 411, 446, 464 f.,
   467, 538, 662, 680
Lymphdrüsenerkrankung 471
Lymphgefäßentzündung 570, 573 f.
Lymphknoten 83, 231, 238, 257, 261 f.,
   266, 271, 283 f., 446 f., 455, 466, 519,
   572, 583, 660-662, 665 f., 676, 706 f., 710,
   719, 727 f., 732 f.
Lymphknotenschwellung 287
Lymphom 660 f.
Lymphozyten 207

Madenwürmer 381, 385, 390-392, 400,
   501, 556, 565

Magenbeschwerden 485
Magen-Darm-Katarrh 45, 47f., 84, 95
Magengeschwüre 312
Magenkrämpfe 335
Magenschmerzen 183, 186, 312, 368, 520
Magenstörungen 106
Magenüberladung 264, 311, 315, 357, 360f., 368f., 471
Malaria 61
Mandeln 18, 75, 83, 238, 274, 447, 458, 463-465, 467, 469-471, 596, 644, 660, 662, 665
Mangelerscheinungen 90, 93, 705
Masern 135, 151, 202, 204, 208, 213, 609, 709, 711, 713, 716-718, 720f., 731
Masochismus 686
Mastdarm 59
Mastdarmvorfall (Prolapsus recti) 321, 341, 350f., 353, 373f., 388
Mastoiditis (Entzündung des Warzenfortsatzes) 452
Masturbieren 176, 619, 625f., 708
Mattigkeit 335
Meckelsches Divertikel 739
Medizin, allopathische 18, 20, 42, 44f., 64-66, 72, 80-82, 85f., 138-142, 147, 203, 205, 208, 219, 222, 243, 245, 250, 252, 302, 327, 329, 360, 382, 387f., 435, 510, 585, 590, 604, 614, 709, 743
Medizin, alternative 18
Medizin, psychosomatische 57f.
Melanin 586
Meningokokkämie 612, 738
Meningokokken 612
Menorrhagie 635, 638, 646
Menstruation 183, 185f., 188, 460, 483, 494, 562, 565, 582, 600, 628-630, 632-647, 665, 668f., 672, 694
Menstruationsstörungen 632-647
Metrorrhagie (nichtmenstruelle Blutung) 186, 188, 635, 646
Migräne 193f., 341, 351, 481, 483-485, 487f., 495, 589
Milchsäure 78f.
Milchschorf 256
Milchunverträglichkeit 319, 321f., 325, 329, 355, 377, 471, 521
Milz 59
Milzvergrößerung (Splenomegalie) 365
Minderwertigkeitskomplex 145, 160, 162f., 165, 167, 362, 474, 517, 526, 598, 671, 685, 690
Mineralmangel 547
Mißbildung 19, 61f., 719, 742
Mittelohrentzündung 95, 449, 666, 700f.
Molluscum contagiosum (Dellwarzen) 584

Mongoloismus 62, 706f.
Mukoviszidose 325, 742
Mumps (Ziegenpeter) 135, 202, 648, 709, 728-730
Mundentzündung 334
Mundgeruch 257, 370, 372-374, 402, 455, 470, 550, 611, 730, 733
Mundschleimhautentzündung 370-372, 701
Muskelkater 464, 470, 635, 683, 689, 698, 725, 735
Muskelkrampf (Tetanie) 79, 538, 542
Muskeln 68, 78f., 419
Muskelschmerzen 236, 241, 654, 681, 703
Muskelschwäche 557, 682, 698, 699
Muskelzuckung 308, 478, 506, 510, 678, 687, 707, 716
Muttermal 586
Myxödem 665

Nachtwandeln 538f., 546
Nässen 259, 283, 286
Nagelgeschwür (Panaritium) 573-576
Nahrungsmittelzusätze 249, 251
Nahrungsverweigerung 106, 128f.
Narben 683
Nasenausfluß 297-300, 306, 308f., 456f., 549, 551, 670, 711, 718
Nasenbluten 241, 337, 418, 432, 437, 446, 449, 458-461, 494, 607, 609, 634, 644-646, 711f., 718, 735f.
Nasenkatarrh 392, 398, 410
Nasen-Rachen-Entzündung 70, 76, 135, 140, 208, 241, 276, 281, 290, 293, 351, 353, 369, 373, 389, 404-406, 419, 444-449, 462, 465, 564, 629, 632, 663, 703, 707, 741
Nasenschleimhautentzündung 244, 276, 294, 296, 299, 306f., 329, 385, 396, 402, 405, 416, 427, 432, 451, 461f., 524, 532, 536, 552, 591, 638, 707, 711
Nasenverstopfung 143, 270, 290, 296, 298, 301, 304f., 307, 396, 398-400, 403-405, 408-410, 429f., 433, 448, 460
Naturheilkunde 21, 112, 141
Nebenhöhlenentzündung 199, 400, 404, 406, 447, 461f., 702, 710
Nebennierenmark 245
Nebenwirkungen 19, 141
Negativismus 132
Nekrose 402, 456, 466
Nerven 225
Nervensystem 64, 113, 116
Nervensystem, vegetatives 26, 41
Nervensystem, zentrales 59f., 206f.
Nervosität 145, 306, 391, 426, 472f., 476, 486, 513, 516, 641, 644, 666, 669, 722

Nesselsucht 138, 244, 248, 253, 560-563,
  602, 610, 699
Neugeborenes 117, 248, 313, 325, 365, 585,
  613, 649, 652, 706, 742
Neuralgien 458
Niedergeschlagenheit 654, 657, 659
Niednägel 575
Nieren 52, 71
Nierenentzündung 229, 463, 610, 616-618,
  723
Niesen 296-299, 306, 395 f., 398-400, 403,
  405, 408, 411, 430 f., 434, 439, 441, 443,
  524, 682, 711, 718
Notfälle 737 f.
Nukleotide 27

Ödem 70, 229, 241, 243, 247, 254, 296, 305,
  417, 468, 559, 561, 572, 589, 593 f., 606,
  610, 616, 699, 726-728, 732 f., 735, 740
Östrogen 573, 652
Ohnmacht 517, 535
Ohnmachtsneigung 310, 352, 426, 519,
  523, 646, 654, 674, 676
Ohrenentzündung 146, 199, 262, 313,
  326, 377, 444, 449-454, 456 f., 528, 707,
  710, 720
Ohrensausen 643, 645
Ohrtrompete (Eustachische Röhre) 453,
  471
Organon der Heilkunst 42
Orthoptik 555-557

Papeln 254 f., 289, 559, 563 f., 611, 721
Parasiten 35, 63, 245, 556, 565
Parästhesien (»eingeschlafene« Beine) 681,
  699, 702
Paraphimose 651
Parese 508, 522
Penicillin 51, 250, 604, 724
Pfeiffersches Drüsenfieber
  (»Studentenfieber«) 731-733
Pfortaderstauung 446
Phenylketonurie 742
Phimose 650 f.
Phobie 522, 525, 546
Phosphaturie (milchiger Urin) 702
Photophobie (Lichtscheu) 512
Photosynthese 27
Phototherapie 365
Pickel 264, 585
Pigment 290 f.
Pigmentbildung 278
Pilzbefall (Mykose) 370, 456, 576-578
Pityriasis (Kleienpilzflechte) 577
Platzangst (Agoraphobie) 168

Plazenta 117
Pocken 202
Pockenimpfung 683
Pollen 139
Pollenallergie 297
Polyarthritis 697 f.
Polyglobulie 117
Polypen 76, 447
Potenzen 64, 217 f., 259, 322, 747
Prellungen 555, 676, 679
Proteine 90, 91, 95, 103, 110 f., 139, 222,
  244, 247
Pruritus (Hautjucken) 254
Pseudokrupp 411-414, 429, 433, 479
Pseudomembran 83, 153, 466 f.
Psora 69, 76, 137, 139, 204, 245, 357
Psychomotorik 107
Ptyalin 103 f.
Pubertät 448, 584 f., 605, 625, 632,
  650-652, 663, 665, 668, 732
Puls 227
Purpura (Blutfleckenkrankheit) 537,
  609 f., 726, 736, 738
Pusteln 270, 280, 292, 317, 370, 704
Pylorus-(Magenpförtner-)Verengung 105,
  136

Quetschung 591 f., 675-677, 679 f.
Quincke-Ödem 561 f.

Rachenabstrich 51
Rachenbeschwerden 231, 462
Rachenentzündung 82, 226, 402, 653,
  660, 724
Rachenschmerzen 520
Rachitis 93
Radio-Allergen-Sorbent-Test
  (RAST) 138
Reaktionsfähigkeit 40, 42-48, 50 f., 53-57,
  63, 75 f., 82, 85 f., 88, 126, 147 f., 151,
  202, 205-210, 212-214, 219, 246, 266,
  326, 358, 396, 434, 463, 474, 502, 572,
  714 f., 741
Reaktionsfähigkeit, Beeinträchtigung
  der 63, 65 f., 68
Reaktionsweise 499
Reaktionszustand 154
Reisekrankheit 266, 335, 488, 521, 672
Reizhusten 430
Rezeptoren 57
Rhesus-Unverträglichkeit 365
Rheumatismus 229, 405
Rippenfellentzündung 232
Röntgen 62, 313, 342, 461, 618, 739
Röntgenkontrastdarstellung 618

Register

Röteln 62, 135, 202, 609, 698, 709, 719 f., 731
Rötung 238, 240 f., 253, 256, 259, 288, 292
Roseola 709, 720
Rückenmark 59
Rückenschmerzen 635

Säugling 346, 354, 357 f., 365, 375, 385, 396, 435
Säuglingstod, plötzlicher 532
Sanguiniker 225
Sauerstoff 27, 66, 117 f., 214
Sauerstoffmangel (Anoxie) 116, 117
Schädelbruch 677
Schädeltrauma 488, 509, 677, 678, 680
Scharlach 84, 313, 466, 709, 721, 723-727
Scheibenrose (Stevens-Johnson-Syndrom) 588, 602
Schielen (Strabismus) 555-557
Schilddrüsenüberfunktion (Hyperthyreose) 184 f., 189, 635, 663, 666-678, 670-672
Schilddrüsenunterfunktion (Hypothyreose) 663-666, 742
Schlaf 145-147, 157, 230, 234, 241, 265, 274, 477, 501, 504, 507, 509 f., 514, 518 f., 526, 529 f., 532, 538, 540, 547, 565, 623, 641, 678, 692, 707, 715
Schlaffheit (Atonie) 349
Schlaflosigkeit 146, 185, 188, 379, 516, 518, 527, 540, 545
Schleimabsonderung 247, 275
Schleimhäute 60
Schleimhautentzündung 524
Schließmuskelkrampf 350, 353
Schluckauf 315, 317, 330, 369 f., 385-387, 441, 511 f., 514
Schluckimpfung 211-214
Schmerz 118, 121, 123, 146, 152-154, 184, 188, 199 f., 210, 228 f., 231, 272, 298, 300, 306, 328 f., 331, 334, 349 f., 352 f., 355 f., 358 f., 361-364, 367 f., 375 f., 387, 397, 404, 416, 446, 449, 451 f., 456, 459, 465, 468 f., 471, 482-484, 486 f., 489 f., 492, 495 f., 498, 500 f., 518, 527, 551, 553, 561, 571, 573-575, 589, 591, 605, 608, 619-621, 634, 636-640, 643, 647, 649, 654 f., 658, 662, 676 f., 679, 681, 698, 700 f., 704, 707 f., 726, 733-735, 740
schmerzhafter Stuhldrang 332
Schnupfen 54, 208, 239, 298, 324, 395-406, 410, 417, 421, 423, 441, 444, 461, 549, 647, 654, 657, 669, 710-712
Schock 203, 246, 307, 595
Schoenlein-Henoch-Syndrom 610 f.

schulische Leistungen 156
Schüttelfrost 184 f., 187, 189, 197, 499, 507 f., 562, 654, 690
Schüttelkrämpfe (Konvulsionen) 387, 438 f., 443, 472, 496-503, 506-509, 511, 547, 616, 708, 715
Schuppen 253, 272, 588
Schuppenflechte (Psoriasis) 269, 587
Schwäche 187, 189, 264, 306, 319 f., 333 f., 352, 485, 495 f., 640
Schwangerschaft 719
Schweiß 184, 187, 189, 223, 226, 228, 233, 239, 242, 257 f., 261 f., 174, 281, 329, 331 f., 335 f., 359, 361, 370, 397, 438-440, 443, 500, 525, 542, 551, 562, 575, 589, 637, 670, 691-695, 701, 723, 725
Schwellung 238, 570, 592, 611, 635, 680, 728
Schwindel 183, 187, 194, 486, 491, 515, 640, 647, 673 f., 695 f.
Seborrhoe 254-256, 258 f., 261-263, 269, 271, 273 f., 276 f., 280 f., 283-285, 290, 321, 379
Sehstörungen 484-486, 495
Sekretion 76, 325
Sekundärinfektion 240, 247, 253 f., 265, 267, 418, 564, 585, 683
Selbständigkeit 120 f., 123, 126, 131
Selbstbehauptung 122 f., 127, 134
Selbstmordneigung 163, 182, 200, 518, 598, 707
Selbstvertrauen 121
Serotonin 245
Sexualität 625
Simile-Gesetz 44, 83, 86, 205
Smegma 651
Soja 91, 111, 139
Sonnenbrand 244, 592 f.
Soorpilz 259
Spasmen 76 f.
Speicheldrüsenentzündung 728
Speichelfluß 256, 281, 283
Speisen, stärkehaltige 104, 106
Speiseröhrenkrampf 511
Speiseröhrenverengung 313
Speiseröhrenverschluß 742
Splenamegalie (Milzvergrößerung) 365
Spontanverformungen 91
Spulwurm 390, 392 f.
Staphylokokken 567, 570
Stauung 69, 88, 137, 140, 143, 239 f., 276, 313, 324, 368 f., 374, 394, 446, 462, 466
Sterilität 648
Stickstoff 27
Stillen 94-98, 100 f., 120, 136, 142
Stimmlosigkeit 183, 186, 682
Stimmritzenkrampf 439

Stirnhöhlenentzündung 462, 701
Stirnhöhlenvereiterung 401
Stockung 98
Stoffwechsel 28, 47, 69, 78, 110, 210, 217, 221 f., 382, 552, 665, 668 f.
Stoffwechselstörung 742
Stottern 510, 699
Streptokokken 41, 51, 82, 84, 567, 603, 616, 723 f.
Streptokokkeninfektion 697, 722
Streß 57, 65, 118, 312, 394, 473, 476, 481, 487, 498, 500 f., 690
Stuhldrang 349, 353, 361, 363, 369, 563, 597, 617
Stuhlgang 110, 277, 314, 319, 325-337, 341 f., 346-350, 352 f., 361 f., 364, 367, 370, 390, 426, 471, 496, 522, 535, 557-559, 597, 608, 610, 614, 659, 673, 708
Süßigkeiten 103, 111, 190, 249, 277, 286, 316, 318, 344, 369, 381 f., 457, 505, 515, 570
Subluxation 698 f.
Sulfonamide 614
Sykose 75-77, 357
Symptom 20, 43-46, 50, 57, 69, 71, 81 f., 84-86, 88, 94, 126 f., 138 f., 141 f., 151-155, 158, 189, 195 f., 204, 212, 214 f., 217, 220, 224 f., 227, 231 f., 238, 243, 254, 256, 263, 270, 281, 295-300, 306 f., 312 f., 319, 322, 326, 333 f., 338, 346, 348, 351 f., 354, 357, 362 f., 366, 368 f., 371, 373, 377 f., 380, 385, 388 f., 393, 395, 402 f., 406, 410, 415, 418-420, 430, 434, 436, 440, 445-447, 449 f., 452, 454, 456, 459, 466, 470, 476 f., 479, 486, 495, 497, 499, 518, 520 f., 523, 533, 543, 554, 563, 565, 576, 580, 585, 589 f., 593, 596, 599-602, 604, 608, 614, 617-619, 621, 627, 629, 636 f., 640 f., 644 f., 648 f., 652 f., 655, 658, 660-662, 665, 668 f., 673, 675, 678, 697, 710, 713-715, 719-721, 728 f., 731 f., 735 f., 738, 740, 744, 746
Synthese 27, 31

Tachykardie (Herzjagen, Herzrhythmusstörungen) 41, 173, 486, 489, 697
Teilhard de Chardin, Pierre 32, 36, 66
Tenesmus 332, 619 f.
Tetanus 202, 213 f.
Threotropia (TSH) 664
Thyreoditis (Schilddrüsenentzündung) 665
Tics 344, 381, 431, 441, 472, 478, 506, 509-511, 513 f., 557
Tod 26, 35, 37, 77, 87, 114, 152, 200

Todesangst 225, 228, 236, 240, 449, 517 f., 530, 534, 548, 598 f., 617, 624, 658, 671, 728
Tortikollis (spastischer Schiefhals) 680-682
Trägheit 144, 156
Tranquilizer 614
Tröpfcheninfektion 435
TSH-Bestimmung 663
Tubenkatarrh (Verschluß der Ohrtrompete) 299, 453
Tuberkulose 47, 93, 135, 230
Tumor 153, 586, 635, 652
Turgeszens 568
Typhus 326, 337, 367, 596

Übelkeit 315, 318, 320, 323, 330 f., 333, 335, 338, 351, 362, 368 f., 418, 429, 438, 443, 483, 487, 490, 495, 496, 640, 646, 647, 657, 673 f., 695, 699
Überanstrengung 535 f., 590
Überempfindlichkeit 165 f., 376, 384, 426, 522, 553, 564, 703
Umweltverschmutzung 244, 252, 294
Unabhängigkeit 122
Unfall 34-36, 38, 60, 147, 530, 595, 677
Unruhe 158, 225 f., 228, 234, 236, 254, 281, 289, 337, 376, 449, 464, 472 f., 475, 477 f., 481, 521, 524, 527, 538 f., 543, 593, 595, 597, 599, 655, 658 f., 666 f., 702 f., 716, 718, 728
Unterernährung 90
Unterleibsschmerzen 137, 183, 187, 335
Unverträglichkeiten 154
Urin 110, 253

Vannier, Leo 230
Vegetarier 111
Veranlagung 28, 36-38, 43, 57, 67, 68, 74 f., 78 f., 84 f., 88 f., 110, 114, 137, 140, 145, 147, 204, 260, 302, 307, 312, 324, 326, 369, 388, 394, 412, 444, 454, 462 f., 469, 474, 496, 567, 570, 596, 616, 698, 723, 744 f.
Verbrennung 592-594, 685
Verdauung 26, 103, 110, 297
Verdauungsschwäche 69, 251, 311
Verdauungsstörungen 70 f., 74, 95 f., 100, 102, 105, 109, 127, 136 f., 139 f., 142 f., 145, 183, 186, 189, 229, 264, 273, 276-278, 289, 295, 312 f., 315, 336, 350, 365, 368-370, 375, 386, 394, 460, 463, 467, 471, 483, 487, 489, 495, 520, 561, 602, 611, 657

Register 759

Verdauungstrakt 59, 66, 69, 71 f., 103, 143, 220
Verdünnung 63, 86, 211
Vergiftungen 36, 58, 60-63, 70-72, 83, 245, 302, 330, 561, 737, 742
Verhalten 154
Verhaltensauffälligkeiten 511, 626
Verhaltensstörungen 107, 189, 476, 478
Verkühlung 235, 241, 274, 296, 316, 337, 363, 396, 398, 403, 407, 415 f., 421, 423, 432, 490, 525, 549, 633, 634, 645 f., 653, 657, 661, 680-683
Verletzung 35 f., 339, 459, 555, 575, 675 f., 678, 741
Verreibung 211
Verrenkung 678-680
Verschüttelung 63, 211
Verstauchung 676, 678, 680, 698-700
Verstopfung 69, 112, 266, 270, 277, 311 f., 322, 342, 344, 346-348, 350-354, 364, 366, 373, 388, 401, 453, 487, 522, 557, 563, 643, 664
Virus 62, 96, 211, 247, 365, 578, 580, 584, 653, 657, 720, 722, 729
Virusinfektion 720
Viruskrankheiten 719
Vitamin C 109
Vitamine 102, 383
Vollwertkost 111 f.

Wachstum 26, 30, 90, 93, 121
Wachstumsschmerzen 700
Warzen 274, 290, 578-583, 629 f., 647
Wasserfasten 222 f., 327, 341
Wasserstoff 27
Wechselfieber 44
Weißfluß 447, 581 f., 627-635, 638, 640, 643, 645-647
Widerstandsfähigkeit 96, 147, 213, 445, 463, 604, 709 f.
Widerstandskraft 18, 47-49, 52, 96, 173, 203 f., 238, 330, 406, 434, 662
Widerstandskraft, Beeinträchtigung der 22, 43, 206

Windeldermatitis (Gesäßdermatitis, -ekzem) 253 f., 328, 378, 558-560, 564
Windpocken 135, 253, 601, 609, 709, 721 f.
Wucherungen 447
Wunde 36, 63, 575, 660, 675, 677, 680
Wundrose 234
Würgen 106
Wurmfortsatzentzündung 315, 334, 359-361, 364, 738 f.
Wurmkrankheit 403
Wut 159, 178 f., 181, 186, 295, 340, 344, 363, 376, 426

Zähne 119-121, 261
Zähneknirschen 380 f., 501, 534, 539
Zahnabszeß 385
Zahnfleischbluten 647
Zahnfleischentzündung 261, 373, 531
Zahnschmerzen 189, 376, 378-380, 493
Zahnung 104, 121, 158, 262, 276, 286, 290, 321, 331, 333, 352, 375-380, 450, 500 f., 535, 538, 540 f., 548, 558
Zelle 28 f., 55 f., 58, 69, 79, 206
Zellstoffwechsel 52, 79
Zellulosemangel 346
Zerebralanoxie 706
Zittern 158, 184, 187, 189, 318, 515, 539, 611, 640, 654, 658, 718, 728
Zöliakie 325
Zorn 498
Zucker 102-104, 111, 190 f., 249
Zuckungen 158, 381, 501, 514, 537 f., 542
Zustände 555
Zwerchfellentzündung 313
Zwerchfellkrampf 511
Zyanon 504
Zyanose 116, 305, 308, 317, 319, 322, 335 f., 397, 411, 414, 429, 438-441, 443, 460, 533
Zystis 620
Zystographie 619
Zytoplasma 28

VERZEICHNIS DER ARZNEIMITTEL

ABROTANUM 392, 493, 705
ACIDUM 600
ACIDUM BENZOICUM 271, 560, 581, 583
ACIDUM CARBOLICUM 593 f.
ACIDUM CITRICUM 340
ACIDUM FLUORATUM 159, 162, 174 f., 177, 192, 195, 197 f., 517, 574 f., 583, 595, 598, 600, 669 f., 672, 684 f., 689, 693, 701
ACIDUM HYDROCYANICUM 305, 308
ACIDUM MURIATICUM 193, 195, 270, 281, 291, 293, 320, 374, 388
ACIDUM NITRICUM 160-166, 168-171, 173, 178-181, 187, 189, 191-193, 195, 267, 270, 282, 288-291, 351, 353, 373, 387, 402, 408, 432, 456, 468, 489, 491, 494, 574, 578, 580-582, 589-592, 598, 600, 629-631, 685, 693, 695, 701, 708
ACIDUM PHOSPHORICUM 156 f., 159-167, 170, 172, 183-185, 188, 191 f., 194-196, 198, 333, 340 f., 483, 489, 492, 517, 525, 541, 581, 584, 595-597, 600, 607, 614, 623, 691, 694, 696, 702, 734, 736
ACIDUM PICRINICUM 340
ACIDUM SULFURICUM 174, 191, 194, 197, 317-319, 372 f., 611, 676, 684, 704
ACONITUM 152, 162 f., 165-169, 175, 183-189, 192, 195, 199-201, 225-230, 232 f., 235 f., 238-240, 331, 337, 339 f., 363 f., 379, 395 f., 403 f., 407, 409, 412, 414, 415, 421, 429, 432 f., 445, 449 f., 494, 500, 516 f., 527 f., 532 f., 537, 541 f., 544, 546, 595, 642, 649, 653, 658, 681 f., 695 f., 711, 717 f., 720
ACTAE RACEMOSA 639, 647
AESCULUS 195, 197, 388, 493
AESCULUS HIPPOCASTANUM 369, 388, 446 f.
AETHUSA 164, 167, 193, 321, 543, 642
AETHUSA CYNAPIUM 260, 262, 289, 317 f., 322, 340, 377, 516 f., 525, 537
AGARICUS 164, 180 f., 188, 196, 410, 427, 431, 434, 441, 443, 478, 507, 529, 537, 543, 546, 556 f., 590, 592-594, 695, 696, 700
AGARICUS MUSCARIUS 506 f., 514
AILANTHUS GLANDULOSA 727 f., 733, 736

ALLIUM CEPA 177, 195, 239, 297, 298-300, 395, 398, 400, 403, 405, 407, 409 f., 421, 425 f., 441, 549, 551, 711, 718
ALNUS 270, 280, 292 f.
ALOE 186, 188, 192, 195, 330, 332-334, 340 f., 364, 493
ALUMINA 156 f., 160, 162 f., 167, 191 f., 136, 198, 270, 277, 279, 282, 287, 288, 292 f., 340, 349, 352 f., 540, 544, 563, 565, 566 f., 595, 597, 599, 629-632, 691, 693
AMBRA GRISEA 161, 164 f., 170, 187, 195, 307, 309, 428, 441, 516, 525, 529, 534 f., 537, 541, 543, 548, 595, 597, 599, 642, 694
AMMONIUM BROMATUM 411, 414, 429 f., 433
AMMONIUM CARBONICUM 156, 162, 165, 195, 200, 260, 262, 270, 276, 283, 289 f., 296, 396, 403, 429 f., 433, 460, 532, 536, 538, 574-576, 595, 637, 642 f., 666, 713, 733, 736
AMMONIUM CAUSTICUM 410, 414, 429 f., 433
AMMONIUM CRUDUM 595
AMMONIUM MURIATICUM 574-476, 598, 600
ANACARDIUM 156 f., 179, 197, 270, 277, 280, 288, 292, 352, 540, 562, 580 f., 599
ANACARDIUM ORIENTALE 160-164, 168, 170, 177-182, 184, 200, 281, 492, 494, 515-517, 525, 546, 597
ANAGALLIS 270, 279, 292, 580 f.
ANATHERUM 176, 291
ANANTHERUM 581
ANGUINARIA 193
ANTHERUM 162
ANTHRACINUM 571 f., 575
ANTHRACOKALI 271, 280, 290 f., 293
ANTIMONIUM CRUDUM 156, 160, 163, 165 f., 170, 173, 178, 182, 192, 196, 198, 200, 271, 277, 279, 282, 286-288, 290, 315 f., 318 f., 323, 335, 339 f., 351, 369, 384, 490 f., 494, 544, 561, 568 f., 580-583, 597, 599, 608, 642, 690
ANTIMONIUM TARTARICUM 186, 188, 191-194, 239 f., 304 f., 308, 317 f., 418-420, 441, 445, 568 f., 583, 657, 659, 712 f., 718, 723
APIS 156, 162, 164, 168, 195, 229 f., 241,

449, 464 f., 493, 507, 537, 541, 544, 546,
562, 570-575, 589, 617, 694, 698, 725-727,
732, 735
APOCYNUM 317 f.
ARALIA RACEMOSA 299-301, 305, 309, 430,
433
ARANEA 543
ARANEA DIADEMA 700
ARGENTUM METALLICUM 196
ARGENTUM NITRICUM 156 f., 159-164,
167-174, 181, 183 f., 186 f., 191, 316, 318,
320, 328, 339 f., 369, 384, 427, 457, 491,
505, 507 f., 515, 517, 525, 535, 540, 543,
549-551, 566, 624, 674, 695 f.
ARNICA 156, 164-166, 168, 177, 180,
185-187, 196, 236, 241, 339, 439-441, 443,
458-460, 536, 540, 542, 555, 571 f., 585,
590-592, 611, 649, 655 f., 659, 675-680,
689, 702, 703
ARSENICUM ALBUM 152, 157, 159-178,
180-182, 186-189, 260, 263-265, 272, 275,
279, 283, 291, 293 f., 297-301, 304 f.,
308-310, 317, 322, 336, 339-341, 363 f.,
380, 388 f., 399-401, 403, 405, 409, 421,
425, 428 f., 433, 440, 446, 450-452, 455-457,
473 f., 476, 490 f., 493 f., 499, 507, 517 f.,
521, 525, 528, 530 f., 533 f., 540, 542-545,
548, 554, 561-566, 578, 583, 587, 589,
592 f., 595, 597, 599, 602, 607 f., 610, 612,
614, 617, 624, 658 f., 670, 685, 688, 691-
695, 711, 715, 717 f., 726-728, 733, 735
ARSENICUM JODATUM 157, 159, 172, 198,
271, 279, 283, 294, 298-300, 399 f., 403,
405, 409, 455, 663, 670
ARTEMISIA 506-509, 547
ARTEMISIA VULGARIS 185, 504, 506 f.
ARUM TRIPHYLLUM 288, 403, 532, 600,
712, 725, 727
ARUNDO 299, 301, 595, 597
ASA FOETIDA 318, 404, 700, 702
ASARUM 185
ASTACUS 561
ASTERIAS RUBENS 585
AURUM 201, 456, 543, 595
AURUM METALLICUM 156, 159-161,
163-166, 168, 170-174, 176-182, 184,
187-189, 191, 195-198, 200 f., 494, 517 f.,
598, 600, 627, 648, 671 f., 691, 696, 701,
707
AURUM MURIATICUM 184, 188, 195, 402,
404, 581, 595
AURUM SULFURICUM 595
AVENA SATIVA 528, 536

BAPTISIA 165, 167, 314, 316, 374, 544, 659
BAPTISIA TINCTORIA 655 f., 694

BARIUM CARBONICUM 156 f., 159-162,
164, 168, 170, 177, 186, 193, 195 f., 446,
465, 470, 517, 519, 538, 542, 544, 595 f.,
599, 644, 662, 691, 693 f., 705-707
BARIUM JODATUM 455, 662
BARIUM MURIATICUM 707, 730 f.
BELLADONNA 152, 156, 158 f., 162,
165-169, 173, 175, 178, 181-184, 195-201,
226 f., 230, 232 f., 235 f., 238 f., 241, 316,
330 f., 337, 339, 341, 359, 363 f., 377,
379, 381, 403, 415, 424, 432 f., 440, 445,
449 f., 456, 464 f., 467, 470, 482, 488,
490, 493 f., 499 f., 505-509, 527, 537, 542,
544, 546, 555, 592 f., 624, 634, 636,
639 f., 646-648, 653, 658 f., 661, 681 f.,
691, 693, 695, 698, 711, 717, 719 f., 725,
727, 729 f., 732, 735
BELLIS PERENNIS 571 f., 585, 675 f., 679 f.
BENZOCAIN 453
BERBERIS 271, 278, 290 f., 601
BERBERIS VULGARIS 566
BISMUTUM 158, 171, 180, 316, 334, 341,
363 f., 372, 529, 531, 708
BORAX 156, 158, 161 f., 165, 168 f., 172,
181, 192, 195, 258, 260 f., 171, 173, 282,
288, 292 f., 340, 373, 529-531, 542 f.,
559 f., 564, 581, 591, 628, 630 f., 640,
695 f., 706, 708
BOVISTA 169, 271, 280, 288, 292, 562, 564,
566, 637, 642 f., 645 f., 693, 699, 706
BROMUM 156, 192, 195, 307, 309, 400,
402 f., 410, 432, 666, 696, 730 f.
BRYONIA 156, 162 f., 165, 176, 178, 182 f.,
186-189, 192, 194 f., 196, 198, 231-237,
239, 241, 319, 338, 340 f., 349, 351, 353,
359 f., 364, 367, 407 f., 415, 416, 420 f.,
423, 427, 432, 434, 459, 489 f., 493, 495,
517, 537, 544, 604, 656 f., 659, 681 f.,
691, 695, 697, 712, 718, 730
BUFO 170, 178 f., 507
BUFO RANA 164, 176, 182, 504-509, 570,
572-574, 576, 626, 708

CACTUS 184, 200, 542, 606-608
CACTUS GRANDIFLORUS 606-609, 642
CALADIUM 272, 276, 309 f., 564, 566 f.,
589, 694
CALCIUM 607, 614
CALCIUM BROMATUM 379, 541
CALCIUM CARBONICUM 155-157, 159-171,
176-183, 186 f., 190-193, 195-198, 255,
258-261, 263, 267 f., 273, 276 f., 279, 283,
286, 293 f., 319, 329, 339-341, 350, 369,
380, 425 f., 455 f., 474, 477, 489-491,
493-496, 506, 508 f., 517, 528, 530 f.,
533 f., 540-542, 548, 556 f., 580-583,

595-597, 599, 607, 609, 614, 628,
630-632, 634 f., 641 f., 644-646, 648, 652,
662, 665, 679, 681 f., 688, 690 f., 693-696,
699, 703, 705 f.
CALCIUM FLUORATUM 195, 380
CALCIUM JODATUM 195, 257 f., 283, 286,
455, 665
CALCIUM PHOSPHORICUM 157-159, 166,
169, 171-173, 176, 180, 184, 186, 188 f.,
191 f., 195, 198, 278, 340, 352, 363, 380,
428, 483, 492, 540, 544, 679, 682, 699,
701, 703, 705
CALCIUM PICRINUM 458, 571 f., 585
CALCIUM SULFURICUM 195, 257, 260,
262, 282, 284, 289, 403, 412, 455, 457,
570, 572 f.
CALENDULA 259, 353, 385, 558 f., 567,
592, 619, 677, 680, 722
CAMARA 363
CAMPHORA 156, 167, 182, 196, 198,
335 f., 341, 446, 517, 519, 531, 533, 541,
653 f., 658
CANNABIS INDICA 177, 181, 381, 529,
531, 534, 540, 544
CANTHARIS 181 f., 195, 272, 280 f., 285,
290 f., 559 f., 589, 592-594, 617, 619, 621
CAPSICUM 156, 170, 186, 452, 534
CARBO ANIMALIS 167, 170, 580 f., 698
CARBONEUM SULFURATUM 156, 160-162,
164, 170, 182, 195, 427, 595, 703
CARBO VEGETABILIS 156 f., 159-161,
163-168, 171, 182 f., 191-196, 198, 272,
282, 288, 297 f., 317, 319 f., 339 f., 370,
386, 395, 397, 403, 408, 421, 424, 434,
438-443, 490 f., 493 f., 517, 525, 532, 541,
544, 590, 595, 597, 599, 602, 608,
691-694, 713 f., 716
CARCINOMINUM 193, 197 f., 517, 544, 684
CARDUUS MARIANUS 350
CASTOR EQUI 581
CAULOPHYLLUM 647
CAULOPHYSSUM 640
CAUSTICUM 156, 158-161, 163-168, 170-178,
180 f., 185, 191 f., 194 f., 197 f., 260, 262,
272, 286, 289 f., 352, 379, 399, 407-411,
414, 418, 421 f., 427 f., 431-434, 493,
506 f., 511, 513, 517, 519, 529-531, 533,
542, 544, 547 f., 555, 556, 580-583, 593 f.,
623, 628-632, 642 f., 679, 682, 684 f., 691,
696, 698, 702 f.
CEANOTHUS 365
CEDRON 487, 495, 589
CENCHRIS 191
CENCHRIS CONTORTRIX 306, 309, 429, 533
CEROPHYLLUM 276
CHAMOMILLA 158-161, 165 f., 169-173,
175, 182, 185-189, 192, 195, 197, 200 f.,
228 f., 235-237, 241, 330 f., 333, 339-341,
353, 358, 360 f., 363 f., 375-381, 384, 387,
408, 414, 432 f., 438, 450-452, 457, 494,
500 f., 507, 528, 530, 534, 541, 544,
546-548, 590, 637, 639, 642, 644, 646 f.,
691 f., 694, 696, 702 f.
CHEIRANTHUS 379
CHELIDONIUM 156, 187, 195 f., 350 f.,
364, 366 f., 428, 490, 495, 566, 579, 580
CHELONE 367, 393
CHENOPODIUM ANTHELMINTICUM 470
CHINA 156, 160, 163, 165 f., 168 f., 172,
177, 183, 185 f., 188, 191-195, 316,
318-321, 330, 332 f., 338-341, 352, 363,
368-370, 380 f., 387, 459 f., 482, 488, 492,
494, 517, 540 f., 556, 602, 614, 637, 642,
644, 646, 734, 736
CHININUM 191
CHININUM ARSENICOSUM 340, 440 f.,
734, 736
CHIONANTHUS 351, 365, 487, 493, 496
CHRYSAROBINUM 260 f., 286, 554
CICUTA 169, 172, 177, 182, 192, 506-509,
544
CICUTA VIROSA 162, 172, 256, 258, 280,
283-285, 289, 387, 504, 511, 513 f., 517,
556 f., 568 f., 678, 680
CIMICIFUGA 166 f., 172, 180, 195, 197 f.,
379, 493, 541, 548, 562, 642, 644, 681
CINA 159 f., 162, 166, 171 f., 176, 178-182,
192 f., 198, 391 f., 403, 438, 441, 443,
501, 504, 506-509, 539, 544, 546, 556, 655
CINA LYCOPODIUM 173
CINNABARIS 196, 404, 581, 584, 701
CISTUS 195, 447, 455, 564, 574
CISTUS CANADENSIS 403, 446, 541, 575
CLEMATIS 170, 281, 283 f., 286, 649
CLEMATIS RECTA 256-261
COCA 379, 529, 535, 541, 543, 548
COCCULUS 161, 164-166, 168, 172,
186-188, 192, 194 f., 199 f., 339, 491, 493,
544 f., 640, 642, 644, 647, 673 f., 699
COCCUS CACTI 195, 427 f., 431-434,
437-439, 441, 443
COFFEA 165 f., 169, 171-173, 177, 183 f.,
195, 200, 201, 340, 375 f., 379-381, 384,
477, 491 f., 517, 535 f., 538, 543 f., 548,
607, 695
COLCHICUM 165, 193-195, 199, 321, 674,
681
COLOCYNTHIS 171, 176, 180, 184-188,
200, 330 f., 340 f., 358, 360 f., 363 f., 534,
542, 642
CONDURANGO 288
CONIUM 168, 170, 178, 195 f., 198, 408,
431, 433, 542 f., 556, 566, 642, 676, 679,
692, 695 f.

Verzeichnis der Arzneimittel 763

CONIUM PLATINUM 695
CORALLIUM RUBRUM 437f., 440f., 443, 446
CROCUS 162, 180, 195 f., 460
CROTALUS 317, 319 f., 367, 537, 540, 544
CROTALUS HORRIDUS 611 f.
CROTON 260 f., 285, 287, 330, 339, 341, 364
CROTON TIGLIUM 269, 277, 280 f., 290, 330, 332, 658 f.
CUBEBA 447, 629, 632
CUPRUM 157 f., 162, 166-169, 172, 176-179, 181-183, 186 f., 308, 314 f., 330, 341, 362, 364, 386 f., 414, 423, 434, 439-441, 443, 478 f., 507
CUPRUM ARSENICOSUM 305, 308, 429
CUPRUM METALLICUM 173, 305, 330, 411, 490 f., 504, 506-509, 531, 538, 542, 716 f., 719
CYCLAMEN 195, 387, 408, 432, 486, 488 f., 494 f., 556, 590, 696
CYPRIPEDIUM 380, 535, 541, 548

DIGITALIS 185, 194, 532, 538, 540, 606-609
DIOSCOREA 361, 363 f., 574
DIPHTEROTOXINUM 214
DOLICHOS 367, 566
DOLICHOS PRURIENS 563, 566
DROSERA 195, 410, 414, 431-433, 437 f., 442 f., 460, 702, 712, 718
DULCAMARA 156, 198, 200, 230, 235, 237, 241, 256, 272, 276, 280, 283, 285, 298, 301, 316, 334, 339, 341, 363, 379, 395, 397, 408, 417, 420, 424, 451, 457, 462, 465, 470, 549-551, 562 f., 565, 580-583, 600 f., 642, 655, 659, 661, 682, 693

ELAPS 170
ERIGERON 636, 642, 646
EUGENIA 585
EUPATORIUM 192, 236, 241, 495, 654, 659
EUPATORIUM PERFOLIATUM 194, 197, 691, 695
EUPHORBIUM 254, 289, 559 f.
EUPHRASIA 195 f., 297 f., 301, 398, 403, 405, 426 f., 441, 549, 551, 711, 718
EQUISETUM 619-621

FAGOPYRUM 564, 566
FERRUM JODATUM 195, 402, 635, 668, 672
FERRUM METALLICUM 165, 168, 172-174, 190-198, 316, 318, 320, 333, 335, 339, 341, 426 f., 445, 459 f., 482, 488, 493, 614, 633, 643-646, 680, 691, 694 f., 702 f., 734, 736

FERRUM MURIATICUM 678
FERRUM PHOSPHORICUM 166, 227 f., 235, 237, 241, 317, 319 f., 337, 377, 449-451, 456, 458, 460, 494, 711, 718-720
FERRUM PICRINICUM 581
FORMICA RUFA 620, 621
FUCUS VESICULOSUS 666

GAMBOGIA 330, 332, 341
GELSEMIUM 161, 164-169, 171 f., 183-185, 187, 189, 197-199, 233, 235, 237, 241, 340, 379, 384, 485 f., 488, 493 f., 507, 514 f., 517, 525, 536, 556, 564, 566, 581, 606-608, 623, 640, 645, 647, 654, 658, 691, 695 f., 711, 713 f., 716, 726, 728, 733, 736
GLONOINUM 184, 196, 198, 490, 492 f., 499, 507, 696
GRAPHITES 156 f., 159-168, 170, 177 f., 180, 191-193, 195, 198, 255, 257-263, 266-268, 279, 282 f., 285-290, 292-294, 349, 353, 457, 489, 493, 517, 519, 533, 544, 554, 565 f., 578, 583, 587, 595, 597, 599-601, 607, 614, 629-632, 635, 643 f., 646, 666, 684 f., 691, 693 f.
GRINDELIA 275, 280, 419 f., 430, 433, 532 f.

HAMAMELIS 388, 461, 644, 675 f.
HAMAMELIS VIRGINIANA 195
HEDERA HELIX 305, 308
HELLEBORUS 159, 163 f., 505 f., 508 f., 539, 544, 546
HELLEBORUS NIGER 162, 170, 195, 595, 715, 717, 719
HEPAR SULFURIS 156, 159-162, 164, 166 f., 171 f., 174, 177 f., 180-182, 191-193, 195, 198, 200, 239 f., 242, 255, 257, 268, 276, 281 f., 284, 287, 294, 329, 352, 385, 395, 401, 404 f., 408 f., 412, 416, 420-422, 432 f., 451, 454 f., 457, 462, 465, 479, 489 f., 493 f., 540, 549, 551-554, 565, 568-570, 572-576, 583, 595, 629-631, 657, 659, 662, 692-694
HISPANICA 489
HYDRASTIS 351, 353, 369, 373, 401, 403 f., 427, 446 f., 693
HYOSCYAMUS 157, 161-164, 167 f., 170-174, 176-178, 180-183, 185, 194 f., 379, 381, 386, 431, 433, 479, 505-507, 509, 511, 513 f., 517, 538 f., 543 f., 548, 624, 626, 696
HYPERICUM 169, 192, 195, 575, 589, 675 f., 679, 685

IGNATIA 159-166, 170-175, 177-188,
191-195, 306, 310, 316, 322, 340, 348,
351 f., 363, 378, 380, 384, 386-388, 426 f.,
431, 433, 469, 479, 488, 492, 494, 506 f.,
509, 511-513, 517, 520, 525, 534, 538,
540 f., 543-545, 562, 566 f., 605, 607 f.,
641 f., 644, 691, 695
IPECACUANHA 161, 163, 165, 172, 186,
188, 193 f., 196, 198, 215, 304 f., 308,
315, 318, 320 f., 323, 330 f., 336, 341,
361, 369, 418, 420, 429, 438, 440 f., 460,
538, 544, 565, 636, 644-646
IRIS 341, 350, 488, 493-495

JALAPA 157 f., 330, 332, 341, 364, 529, 543
JAMBOSA 585
JATROPHA 330, 332 f., 335 f., 341
JODUM 166, 173, 175, 182, 188, 191,
195-198, 493 f., 608, 668, 670, 672, 691,
693, 705
JUGLANS CINEREA 272, 278, 290 f., 293,
367, 568 f.
JUGLANS REGIA 256 f., 260, 284, 286, 553,
568 f., 585
JUSTICIA 441, 443

KALIUM ARSENICOSUM 157, 171, 192,
195, 198, 272, 277, 279, 283, 294, 565 f.,
587, 614
KALIUM BICHROMICUM 192, 194 f., 198,
369, 389, 401, 403 f., 439, 445, 447, 462,
468, 471, 484, 488 f., 492, 494 f., 544,
569, 694 f., 735
KALIUM BROMATUM 157 f., 162, 164 f.,
167, 170 f., 180, 182, 185, 477, 500, 507,
517, 534 f., 539, 543, 546, 548, 562, 585,
587
KALIUM CARBONICUM 156, 159 f., 162,
164-175, 178, 182 f., 187-189, 194-198,
305, 308, 404, 419 f., 427, 429, 433, 438,
440 f., 443, 460, 536, 540, 543 f., 562,
565, 583, 595, 608, 635, 642 f., 646, 666,
681 f., 690, 692 f., 704
KALIUM CHLORICUM 195, 372
KALIUM JODATUM 174 f., 178, 195, 197,
198, 306, 308 f., 399 f., 402, 404, 669,
672, 689, 701 f.
KALIUM MURIATICUM 256 f., 276, 283,
453, 471
KALIUM PHOSPHORICUM 164-166, 171 f.,
182 f., 188, 195, 197, 340, 483, 492, 525,
547, 690, 693, 734, 736
KALIUM PICRINICUM 367
KALIUM SULFURICUM 195, 197 f., 239 f.,
369, 419 f., 445, 447, 493

KALMIA 489 f., 492, 494, 702
KREOSOTUM 165, 181, 191, 195, 200, 272,
275 f., 290-292, 317, 320, 373, 380, 402,
540 f., 559 f., 593 f., 601, 623, 628-632,
642 f., 645, 678, 680

LAC CANINUM 165-167, 169, 171, 180,
191 f., 363, 403, 452, 486, 489, 517, 532,
536, 540, 544 f., 623, 634, 636, 652
LAC DEFLORATUM 642
LACHESIS 156, 160 f., 163-169, 171,
174-182, 184, 192 f., 195-201, 307, 309,
339, 367, 374, 379, 427, 430, 433, 465,
470, 487 f., 494, 496, 499, 506 f., 509,
531, 533 f., 537 f., 540, 545, 564, 571 f.,
574-576, 583, 591-595, 608, 610, 612,
635, 641, 643-645, 668, 672, 684, 690,
693, 695 f., 702, 726-728, 731, 733,
736
LACHNANTHES 682
LAPIS ALBUS 455, 665
LAUROCERASUS 180
LEDUM 195, 494, 533, 542, 555, 575, 589,
611 f., 676 f., 679 f., 700
LEPTANDRA 367
LILIUM TIGRINUM 166, 169, 174, 176,
178, 180, 191, 195, 201, 535, 605 f., 634,
636, 638, 642, 647
LUESINUM 161, 198, 200, 595, 598, 600,
701
LYCOPODIUM 156, 158-161, 163-172,
174-184, 187-189, 191 f., 194-200, 255,
258, 260 f., 269, 273, 276-279, 284, 286 f.,
291, 295, 338, 350, 369, 428, 433, 456,
468, 470, 488-496, 508, 511, 514, 517,
520, 525, 530 f., 533, 538-541, 544, 554,
595, 597, 599, 601, 607, 623, 627, 642,
644, 666, 689-696, 705 f., 726 f., 730 f.
LYCOPUS VIRGINICUS 672
LYSSINUM 168, 182, 505, 507, 517

MAGNESIUM 200
MAGNESIUM CARBONICUM 156, 166, 178,
184, 191-193, 195, 199, 201, 314, 328,
340 f., 350, 372 f., 471, 540, 562, 638,
642-645, 647, 696
MAGNESIUM MURIATICUM 198, 340, 347,
350, 352, 542, 643, 695
MAGNESIUM PHOSPHORICUM 195, 200,
331, 358, 361, 363 f., 379, 386, 451 f.,
457, 494, 501, 509, 639 f., 647
MAGNESIUM SULFURICUM 434, 582, 629-
631, 638, 645, 647
MALANDRINUM 291, 293
MANGANUM 195, 426-428, 701, 704

MEDORRHINUM 164, 166, 173, 177 f., 180, 191 f., 196-199, 273, 276, 295, 307, 309, 352, 434, 475, 493, 517, 525, 529, 531, 543 f., 559 f., 564, 566, 581 f., 584, 689, 708
MELILOTUS 460, 483, 494
MENYANTHES 191
MEPHITIS PUTORIUS 439
MERCURIUS 83, 199, 281, 283, 694
MERCURIUS BIJODATUS 467, 470, 732, 735
MERCURIUS CORROSIVUS 521, 544, 589, 617, 619, 621
MERCURIUS CYANATUS 83, 467 f., 732
MERCURIUS JODATUS 194
MERCURIUS PROTOJODATUS 467, 470, 732, 735
MERCURIUS SOLUBILIS 157-164, 167 f., 171 f., 174 f., 177 f., 180-182, 184, 187, 189, 191-193, 196, 235 f., 238 f., 242, 256 f., 260, 276, 281 f., 330, 332 f., 339-341, 366, 372, 379, 395, 401-404, 424, 432, 451, 455, 457, 461, 464, 467, 499, 507, 517 f., 520 f., 533, 540, 544, 549-551, 553 f., 559 f., 564, 575 f., 581, 583, 591 f., 614, 628, 630-632, 658 f., 692 f., 701-703, 723, 726 f., 729 f., 732, 735
MEZEREUM 156, 171, 191 f., 197, 199, 255, 259 f., 268 f., 275 f., 280 f., 284, 290 f., 309, 378 f., 559 f., 563, 565-569, 600 f., 702, 723
MILLEFOLIUM 459, 461
MOSCHUS 309 f., 386, 439, 506, 644
MUREX 636, 638, 644, 667
MUREX PURPUREUS 634, 638
MYGALE 511, 513, 544
MYRICA 368
MYRISTICA 385, 575 f.,

NAJA 432, 489
NAPHTHALINUM 299-301, 306, 309
NATRIUM ARSENICOSUM 195
NATRIUM CARBONICUM 156, 159 f., 162, 164-168, 170, 177 f., 180, 193 f., 195-199, 339, 490-492, 521 f., 575, 673, 679, 690, 695 f., 699, 708
NATRIUM MURIATICUM 156, 160-170, 172, 174-176, 178-181, 184 f., 187-189, 191-198, 200, 267, 274, 280, 282, 284 f., 287-289, 293, 295, 299 f., 308 f., 338, 349, 351-353, 389, 396, 398, 403, 405, 428, 440, 443, 483, 485, 488-495, 499, 507, 518, 523, 531, 534, 538, 540, 547 f., 554, 556 f., 562, 575 f., 578, 581, 595, 598, 600 f., 607 f., 614, 643 f., 671 f., 688-693, 695 f., 700, 706 f.
NATRIUM NITRICUM 459

NATRIUM PHOSPHORICUM 197, 329
NATRIUM SULFURICUM 163, 165, 171, 178, 180, 182, 187-189, 194 f., 198, 273, 275, 290, 292 f., 307, 309, 338-340, 351, 417, 419 f., 491, 565, 575 f., 581 f., 631, 643 f., 678, 680
NUX MOSCHATA 162, 164, 184 f., 195, 200, 306, 310, 352 f., 364, 426, 432, 491, 556 f., 600, 644 f., 691
NUX VOMICA 156, 159-173, 175-183, 186-189, 191-201, 223, 229 f., 235, 237, 239, 241, 296 f., 315, 318 f., 323, 339 f., 349, 351, 353, 361, 363 f., 369, 386 f., 395-397, 403, 405, 408 f., 421 f., 427, 445, 460, 489-491, 493-495, 499, 506-508, 518, 533, 535 f., 540, 543-545, 607, 643 f., 691-696

OENANTHE CROCATA 504, 508
OLEANDER 256-258, 260 f., 277, 280, 284 f., 321
OPIUM 159, 161 f., 164-167, 170, 177, 180 f., 183-185, 195 f., 200, 237, 241, 340, 348, 352 f., 491 f., 506-509, 531 f., 537, 540, 542-544, 595, 642, 655, 659, 695
ORIGANUM 176, 626

PAEONIA 354
PALLADIUM 175, 177, 180, 187
PARIS QUADRIFOLIA 269
PASSIFLORA 528, 535 f.,
PETROLEUM 157, 160 f., 171, 176, 178, 182, 185, 187-189, 193 f., 198, 256-258, 260-263, 266, 273, 277, 279 f., 282 f., 286-289, 291-294, 335, 338-340, 457, 518, 521, 525, 564-566, 587 f., 591 f., 601, 673 f., 693, 705
PETROSELINUM 620
PHOSPHORUS 152, 156-168, 170-173, 175 f., 180-183, 185, 187 f., 191-200, 320, 334, 336, 339, 341, 351, 364, 366, 368, 427 f., 431, 433, 459, 461, 482, 488 f., 491, 493 f., 518, 521 f., 529-531, 534, 539-541, 543-548, 556 f., 565, 590, 595, 597, 600, 607 f., 610, 612, 614, 643-645, 673, 684 f., 691-696, 700, 705, 708, 734, 736
PHYSOSTIGMA 512, 514
PHYTOLACCA 182, 200, 378, 380, 464 f., 470, 582, 681 f., 702, 725-727, 732, 735
PINUS 699
PIX LIQUIDA 273, 279, 282, 291 f.
PLANTAGO 453
PLATINUM 159, 161 f., 166 f., 169 f., 172, 175-178, 180-184, 195, 200, 491, 544, 626, 643

PLUMBUM 157, 161-163, 167, 171, 175, 177, 182f., 191, 195, 197, 349f., 352, 362-364, 493, 518, 544, 694
PLUMBUM METALLICUM 164, 168, 522, 525
PODOPHYLLUM 193, 195, 197, 321, 332f., 338f., 341, 351, 364, 366, 377f., 380f., 388, 491, 493, 544, 546
PRIMULA FARINOSA 273, 282, 292
PSORINUM 158-161, 163f., 166f., 169, 171, 176, 195, 197-199, 256, 258-260, 265f., 275, 277, 279-284, 286, 289, 293f., 300, 309, 489, 518, 521f., 524, 529, 541, 543-545, 551, 564, 566, 583, 608, 673, 693f.
PTELEA 367f.
PULSATILLA 152, 157, 159-168, 170-178, 180f., 183-185, 188, 191-198, 239, 315f., 323, 339-341, 350f., 363f., 369, 379, 384, 387, 395, 398, 401, 403, 405, 409f., 416, 420f., 423, 431f., 434, 445, 447, 451, 456f., 460, 491-494, 518, 528, 530f., 540, 543-545, 548f., 551f., 554, 561-563, 566, 591f., 602, 607, 614, 628, 630-633, 640, 642-647, 649, 652, 657, 659, 690-692, 694-696, 712, 718f., 730
PYROGENIUM 195, 318, 458, 691

RANUNCULUS BULBOSUS 189, 299, 601, 723
RATANHIA 353, 388
RHEUM 195, 328, 339, 341, 378
RHODODENDRON 168, 195f., 199, 339, 379, 491, 494, 521f., 544, 648, 681f.
RHUS TOXICODENDRON 156-161, 163, 166f., 172, 174, 183f., 189, 192, 195, 197-199, 233-237, 241, 254, 256, 258, 268-270, 276, 278, 280f., 289f., 292, 294, 309f., 337, 339, 364, 371, 379, 389, 421, 425, 427, 432f., 490, 494, 527, 533, 540, 543, 546, 555, 559, 561-563, 565-569, 574, 582f., 589, 591-594, 600f., 606f., 609, 611f., 642, 654-656, 659, 678, 680-682, 689, 691, 693-695, 698, 700, 703f., 712, 717, 722, 729f.
ROSA DAMASCENA 299, 453
RUMEX 195, 408, 427, 431-433
RUMEX CRISPUS 407, 565-567
RUTA 166, 195
RUTA GRAVEOLENS 482, 676, 678-680, 700

SABADILLA 194f., 298-301, 392, 397, 400, 403, 711, 718
SABINA 195, 364, 581, 584, 636f., 642, 644, 646

SAMBUCUS 183, 274, 308, 396, 403, 408-410, 414, 429f., 433, 532, 692f., 695
SAMBUCUS NIGRA 183, 296, 304f.
SANGUINARIA 192, 194, 299, 377, 397, 403, 442, 450f., 485, 488, 490f., 494, 496
SANICULA 168f., 191, 258, 260f., 271, 273, 282, 285, 291, 349f., 352, 491, 494, 540, 542, 564f., 581, 693, 695, 706, 708
SANTONINUM 544
SARSAPARILLA 195, 256f., 274, 280, 282, 284f., 292f., 565f., 619-621, 644, 693
SCROPHULARIA 256, 258, 260f., 286, 458
SCUTELLARIA 380, 540f., 548
SECALE 195, 491, 493, 637, 645f., 693
SECALE CORNUTUM 166, 642
SELENIUM 193, 196, 198, 274, 279, 285, 290-293, 518, 542, 595f., 599, 690, 693
SEMPERVIVUM TECTORUM 579-581
SENECIO 634, 642, 644-646
SENEGA 410f., 419, 434, 439, 441, 443, 623
SENNA 322
SEPIA 156f., 159-165, 167-172, 174, 177f., 180, 183f., 186-189, 191-199, 255, 257f., 269, 276, 279, 283-286, 288, 290, 294, 340, 350, 352, 363f., 379, 428, 431f., 451, 457f., 487-491, 493-495, 511, 514, 518, 523, 540, 544, 562, 565f., 578, 581f., 595, 598, 600f., 607, 623, 628, 630-632, 634, 636, 638, 642-644, 646, 674, 688f., 692-696, 708
SILICEA 159-166, 168-172, 177f., 181, 184, 190, 192f., 195, 197-199, 255, 258, 261, 273f., 282f., 287, 298f., 339, 349f., 352, 364, 369, 380, 392, 427, 454-457, 485, 489, 491-494, 496, 505, 507, 509, 518, 525, 538, 540, 542-544, 547, 553f., 566, 573-575, 582f., 595, 597, 599f., 614, 643, 645, 648, 662, 679, 684f., 689, 692f., 700, 705f.
SPIGELIA 168f., 183, 194f., 392, 486, 488, 490, 493, 496, 544, 556f., 605-608
SPONGIA 166f., 169, 195, 197-199, 364, 410, 412, 414, 421f., 428f., 433, 532, 668, 672
SQUILLA 398, 400, 410, 423, 432-434
STANNUM 163, 194f., 197, 199, 274, 282, 286, 320, 364, 417, 427, 518, 544, 695
STAPHISAGRIA 159f., 162f., 167-170, 176-178, 180-182, 184-189, 193, 196, 260f., 269, 275, 279, 284-287, 331, 340, 353, 363, 378f., 426, 507, 518, 534, 553f., 565-567, 581f., 595, 598f., 620, 624, 626, 642, 677, 680, 694, 696
STICTA 403f., 431, 702
STICTA PULMONARIA 396, 429f., 712, 718
STILLINGIA 518

STRAMONIUM 159, 161 f., 167 f., 170-172, 174-178, 180-184, 195, 200, 477, 479, 494, 505-508, 531, 539, 544, 546, 548, 556, 694-696, 717
STRONTIUM 518, 695
STRYCHNINUM NITRICUM 507
SULFUR 156-161, 164, 166-168, 170-172, 174-178, 180, 186, 188, 191-195, 197 f., 234, 256, 259 f., 263-265, 275, 277, 279, 283, 285, 287-290, 292 f., 295, 307, 309 f., 310, 337 f., 340 f., 350 f., 369, 407, 430, 456, 489, 491, 493 f., 496, 518, 539 f., 543 f., 554, 564-566, 573, 582 f., 588-591, 602, 614, 644, 690 f., 693 f., 696, 700, 704-706, 708, 715, 721
SULFUR JODATUM 264, 295, 309, 585
SYMPHYTUM 555, 676, 680

TABACUM 168 f., 441, 494, 506, 673 f.
TARANTULA CUBENSIS 571 f., 575, 589
TARANTULA HISPANICA 160, 162, 165 f., 172, 174, 180-182, 189, 192, 197, 489, 543, 546, 607, 694
TARAXACUM 317, 367, 390
TELLURIUM 166, 260, 262, 279, 286, 456, 578, 693
TEUCRIUM 187, 385, 387, 392, 396 f., 403-405
THALLIUM 595 f., 599
THERIDION 195, 674, 696
THLASPI 638, 647
THUJA 156 f., 163-166, 168, 174, 178, 180, 192, 197, 274, 276, 279, 282 f., 290, 295, 305, 309, 340, 379, 427, 455, 489, 518, 520, 524 f., 540, 542, 553 f., 559, 579-584, 595, 601, 619-621, 644, 692-694
THUJA OCCIDENTALIS 492
TILIA EUROPAEA 528
TRIFOLIUM 256, 283
TRIFOLIUM PRATENSE 730 f.
TRILLIUM 644
TRILLIUM PENDULUM 636 f., 642, 646

TUBERCULINUM 157, 168, 173, 177, 191, 197-199, 274, 276, 287, 321, 341, 421, 483, 544, 546, 551, 554, 565, 643, 691-693, 705, 713, 718

URTICA 562
URTICA URENS 561
USTILAGO MAYDIS 626, 638, 647

VALERIANA 168, 177, 186, 195 f., 200, 532, 539, 543, 679 f.
VERATRUM ALBUM 160 f., 163 f., 166, 168 f., 171 f., 176 f., 181-184, 186, 188 f., 191-194, 198, 200 f., 317, 319, 332-336, 340 f., 361, 363, 432, 438, 440 f., 518, 541, 544, 643 f., 647, 692, 694 f.
VERBASCUM 453
VIBURNUM 645
VIBURNUM OPULUS 640, 647
VINCA MINOR 256, 258, 274, 280, 283, 285, 288
VIOLA ODORATA 545
VIOLA TRICOLOR 256-259, 280, 282, 284 f., 287, 568 f.

WYETHIA 299, 301, 309, 443

XANTHOXYLON 194
XEROPHYLLUM 164, 275, 280 f., 290, 293, 446

ZINCUM 171, 173, 196, 478, 505 f., 508, 532, 539 f., 543 f., 546 f., 556, 590-592, 595, 641, 644, 691, 696, 715
ZINCUM METALLICUM 157 f., 165, 168 f., 171, 178, 180, 183, 187, 192 f., 195, 197, 719
ZINCUM VALERIANUM 158, 532, 539
ZINGIBER 340